陳存仁編校

皇漢醫學叢書

六

上海科学技术文献出版社

第六册

傷寒論輯義

傷寒論述義

傷寒論集成

陳存仁編校

皇漢醫學叢書

丹波元簡著

傷寒論輯義

傷寒論輯義

提要

本書七卷。原爲十册。日本丹波元簡之傑作。爲其畢生之結晶。鑽研歷代註釋。甄別瑕瑜。博輯蘊奧精義。故名輯義。凡有新奇惑世者。則駁正之。設有啓發運用者。則發揚之。傷寒原本。衆說不一。有蜀本。有宋本。有金本。惟宋本尙不失舊格。故是書一遵其本。遇有脫誤。則加註辨於後。猶如漢儒遵經之遺意也。元簡氏癖嗜聚書。頗多儲蓄。廣求旁搜。融會諸家。著有素靈二識、金匱輯義。而本書爲其最後之撰述。一生心血之所在。沉思研覈。溯源經旨。鏟秕糠而揀精粹。正紕繆而補遺闕。則臨證措治之際。有應變無窮之慨。且全書體例。尤爲縷晰。摘傷寒原文。分爲段落。原文之次。附以諸說。末列己所闡發與辨駁。而所附諸家。僅冠一姓字。至其人名。俱詳凡例。披覽之餘。殊爲活用傷寒之第一書也。

傷寒論輯義序

許叔微曰。讀仲景論。不能博通諸醫書。以發明其隱奧。專守一書。吾未見能也。余蚤奉家庭之訓。讀傷寒論。問從一二耆宿。有所承受。然既無超卓之才。何有創闢之識。因循苟且。粗領會厓略。以爲臨證處方之資。忽忽二十餘年矣。唯癖嗜聚書。以所入之贏。頗多儲畜。如傷寒一科。殆至四十餘家。以事務倥偬。不克顓心於抽繹。僅供一時披尋耳。會丙辰秋。爲人講斯書。因顧世爲仲景書者。或謂傷寒論只當於原文中字櫛句比。參證互明。以求其歸趣。別開心眼。後世注家。迂腐之談。無益方術。一槩抹撥而可矣。是蓋性高明者。宜如此也。如余則謂宋元而降。解釋此書者。亡慮數十家。深討覃窮。各竭其心。其間雖意見各出。得失互存。均之非無追溯仲景淵源者焉。嗚呼。余也才識不能逮今人。安能望于前賢。矧竭一人之心力智巧。孰與假數百年間。數十賢之所竭心力智巧。而以爲吾有也。於是公私應酬之暇。陳所儲畜。逐條歷攷。旁及他書。廣求密搜。沈思默想。竊原許氏之旨。而期闡發其隱奧。臨證以辨疑。處方得精當而已。遂錄以成一書。亦聊便於講肄。是吾志也。而取誚於高明者。吾不憂也。凡七卷。名曰傷寒輪輯義。昔人云。易稿則技精。屢刪則藝進。是書之成。但恐決擇未精。或失繁蕪。輯以俟他日之刪汰云爾。峕享和紀元春二月望。直舍書。丹波元簡廉夫

傷寒卒病論集原序

柯本。卒。作雜。宜從。詳見于綜概。方氏以降諸本。並無集字。

論曰。程本。刪論曰二字。錫志柯同。余每覽越人入虢之診。望齊侯之色。二事。見史記扁鵲傳。未嘗不慨然歎其才秀也。慨。嘅通。說文。嘅。嘆也。詩王風。嘅其嘆矣。又曹風。愾我寤嘆。愾。卽嘅字。案晉潘岳間居賦序。岳嘗讀汲黯傳。至司馬安四至九卿。而良史書之。以巧宦之目。未嘗不慨然廢書而歎。文法略同。並原於史孟軻列傳。怪當今居世之士。曾不留神醫藥。精究方術。史秦始皇紀，召文學方術之士。漢平帝紀，方術本草。上以療君親之疾。下以救貧賤之厄。中以保身長全。以養其生。但競逐榮勢。企踵權豪。漢蕭望之傳。天下之士。延頸企踵。爭願自效。孜孜汲汲。博雅。孜孜汲汲。劇也。惟名利是務。崇飾其末。忽棄其本。華其外而悴其內。皮之不存。毛將安附焉。左傳。僖十四年文。卒然遭邪風之氣。嬰非常之疾。嬰疾。又見後漢李膺傳。患及禍至。而方震慄。降志屈節。論語微子。不降其志。不辱其身。家語。宰予進于孔子曰。夫子之于司寇也。日少而屈節數矣。不可以已乎。欽望巫祝。爾雅。欽。敬也。楚語。在男曰覡。在女曰巫。說文。祝。祭主贊詞者也。告窮歸天。束手受敗。束手。見後漢光武紀。賫百年之壽命。賫。當作賷。賷。齎同。千金方作齎。齎。亦持也。左傳僖三十二年注，上壽百二十歲。中壽百歲。下壽八十。莊子盜跖篇。人上壽百歲。中壽八十。下壽六十。持至貴之重器。委付凡醫。恣其所措。咄嗟嗚呼。何休公羊注曰。噫。咄嗟也。厥身已斃。神明消滅。變爲異物。賈誼鵩鳥賦。化爲異物兮。又何足患。幽潛重泉。江淹述哀詩。美人歸重泉。李善注。引潘岳悼亡詩。之子歸窮泉。重壤永幽隔。徒爲啼泣。痛夫。舉世昏迷。莫能覺悟。不惜其命。若是輕生。彼何榮勢之云哉。案從當今居世之士至此。千金方序論。引張仲景曰。文與此少異。而進不能愛人知人。退不能愛身知己。遇災值禍。身居厄地。厄。何本作死。蒙蒙昧昧。

惷若遊魂。惷。千金作蠢。柯本作惷。禮哀公問。寡人惷愚冥煩。易繫辭。遊魂爲變。皇甫謐甲乙經序曰。夫受先人之體。有八尺之軀。而不知醫事。此所謂遊魂耳。蓋此義也。
哀乎趨世之士。馳競浮華。不固根本。忘軀徇物。莊子讓王篇。今世俗之君子。危身棄生以徇物。危若冰谷。潘岳寡婦賦。若履冰而臨谷。李善注。毛詩曰。惴惴小心。如臨於谷。又曰。戰戰兢兢。如履薄冰。北史周武帝紀。詔曰。每一念及。若臨冰谷。至於是也。余宗族素多。向餘二百。建安紀年。案紀年。紀元之年也。漢書武帝紀。元狩元年。冬十月。祠五時。獲一角獸。以燎。始以天瑞紀元。以來。猶未十稔。左傳襄二十七年。不及五稔。注。稔。年也。熟也。穀一熟。爲一年。其死亡者。三分有二。案此乃當今居世之士。委付凡醫。故如是爾。傷寒十居其七。感往昔之淪喪。書微子篇。今殷其淪喪。博雅。淪。沒也。傷橫夭之莫救。乃勤求古訓。書畢命。不由古訓。于何其訓。博采衆方。撰用素問。九卷。八十一難。志云。素問九卷者。素問八十一篇。內有遺闕。故舉其卷。靈樞君臣問答八十一篇。毫無遺闕。故舉其篇。案九卷。卽靈樞。八十一難。卽難經也。志聰注太謬妄。陰陽大論。案林億等。以素問運氣七篇。爲陰陽大論。然無明據焉。胎臚藥錄。志云。胎臚藥錄者。如神農本經。長桑陽慶禁方之類。胎臚者。羅列之謂。案此說未有所據。幷平脈辨證。柯云。仲景言平脈辨證。爲傷寒雜病論。是脈與證。未嘗兩分也。案平脈辨證。亦似書名。然史志未著錄。今無所攷。爲傷寒雜病論。合十六卷。雖未能盡愈諸病。庶可以見病知源。若尋余所集。思過半矣。易下繫辭。知者觀其彖辭。則思過半矣。王弼云。過半之益。不亦宜乎。孔穎達云。聰明知達之士。觀彖辭。則能思慮有益。以過半矣。夫天布五行。以運萬類。人稟五常。以有五藏。白虎通曰。五常者何。謂仁義禮知信也。五藏。肝仁。肺義。心禮。腎知。脾信也。經絡府俞。氣府。俞穴。陰陽會通。易上繫辭。觀其會通。以行其典禮。玄冥幽微。變化難極。自非才高識妙。豈能探其理致哉。案才高。與首段才秀應。上古有神農黃帝岐伯伯高雷公少俞少師仲文。案仲文。史書醫傳等。無攷。中世有長桑扁鵲。漢有公乘陽慶及倉公。下此以往。未之聞也。觀今之醫。卽前段所謂凡醫。不念思求經旨。以演其所知。

各承家技。終始順舊。省疾問病。務在口給。論語。禦人以口給。何晏注。佞人口辭捷給。相對斯須。斯須。猶須臾。禮樂記。禮樂不可斯須去身。便處湯藥。按寸不及尺。寸謂寸口。尺謂尺膚。握手不及足。人迎趺陽。三部不參。十便良方。引王既脈訣曰。說脈之法。其要有三。一曰人迎。在結喉兩旁。法天。二曰三部。謂寸關尺。在於腕上側。法人。三曰趺陽。在足面繫鞋之所。法地。三者皆氣之出入要會。所以能決吉凶死生。凡三處。大小遲速。相應齊等。則爲無病之人。故曰。人迎趺陽。三部不參。動數發息。不滿五十。未知生死。所以三者決死生之要也。動數發息。不滿五十。靈樞根結篇曰。脈。不滿五十動。而一止者。一藏無氣。故須候五十動。短期未知。陸機歎逝賦。嗟人生之短期。李善注。素問。雷公曰。請問短期。決診九候。見素問三部九候論。曾無髣髴。說文曰。仿。相似也。佛。見不審也。明堂闕庭。盡不見察。靈樞五色篇曰。明堂。鼻也。闕者。眉間也。庭者。顏也。所謂窺管而已。莊子曰。魏牟謂公孫龍曰。乃規規而求之以察。索之以辨。是直用管窺天。用錐指地。不亦小乎。夫欲視死別生。實爲難矣。案齊侯猶生。而視其死。虢太子已死。而別其生。首以越人之才秀起。故結以此二句。○夫天以下。止難矣。千金方。載治病略例首。文與此少異。孔子云。生而知之者上。學則亞之。多聞博識。知之次也。論語季氏篇曰。孔子曰。生而知之者上也。學而知之者次也。困而學之又其次也。文異義近。余宿尚方術。請事斯語。論語顏淵篇。雍雖不敏。請事斯語。○案生而知之者。乃前段所謂其才之秀者也。學與多聞博識。乃前段所謂勤求古訓。博采衆方之類是也。蓋生而知之者。天之所賦。不可企而及。學與多聞博識。人之所能。皆可勤而至矣。當今居世之士。不留神醫藥。精究方術。獨仲景宿尚之。然無越人之才之秀。唯欲多聞博識。以精究之。故誦孔子語。以服膺之而已。此蓋仲景之謙辭。漢長沙守南陽張機著。

程應旄曰。案古人作書大旨。多從序中提出。故善讀書者。未讀古人書。先讀古人序。從序法中讀及全書。則微言大義。宛然在目。余讀傷寒論仲景之自序。竟是一篇悲天憫人文字。從此處作論。蓋即孔子懼作春秋之微旨也。

林億等校定序曰。張仲景漢書無傳。見名醫錄。云南陽人。名機。仲景乃其字也。舉孝廉。官至長沙太守。始受術於同郡張伯祖。時人言。識用精微過其師。太平御覽。引仲景方序論。文同按皇甫謐甲乙經序云。漢有華佗張仲景。仲景見侍中王仲宣。時年二十餘。謂曰。君有病。四十當眉落。眉落半年而死。令服五石湯可免。仲宣嫌其言忤。受湯勿服。居三日。見仲景。謂曰。服湯否。仲宣曰。已服。仲景曰。色候固非服湯之診。君何輕命也。仲宣猶不言。後二十年。果眉落。後一百八十七日而死。終如其言。此事。雖扁鵲倉公。無以加也。太平御覽。引何顒別傳。文同又晉書皇甫謐傳。仲景垂妙于定方。抱朴子仲景開胸納赤餅。出初學記。及素問王冰註。今抱朴子無所攷。晉去漢未遠。其見稱于當時。如何仲景雖於漢書無傳。其爲漢末人無疑矣。後漢書劉表傳。建安三年。長沙太守張羨。率零陵桂陽三郡畔表。表遣兵攻圍。破羨平之。註。英雄記曰。張羨南陽人。蓋仲景。羨之族。豈表破羨之後。使仲景代之乎

凡例

一傷寒論有二本。一爲宋本。係宋治平中高保衡等校定。一爲金成無已注解本。而金匱玉函經。亦是傷寒論之別本。同體而異名者。蓋從唐以前傳之。大抵與千金翼所援同。外臺。柴胡加芒硝湯方後。引玉函經。方與今本符。脈經外臺祕要所引。互有少異同。方有執以降諸家注本。盡原成本。案成本。今收醫統正脈中。而又有汪濟川王執中張遂辰等校本。余家所藏。獨爲元板。蓋係聊攝之舊本。而又有小小異同者。蓋各家以意所改。非敢有別本而訂之。方氏所謂蜀本。程氏所謂古本。未知何代所刊。特可疑耳。今行宋板。明趙開美所翻雕。雖非原本文字端正。不失治平之舊格。成氏注本。又有少異。唯明理論所載。或有與宋本文同者。又案李時珍本草綱目。人參柴胡。惟張仲景傷寒論。作人蓡茈胡。今世未見此本。唯成注釋音。載蓡音參。茈音柴。的知古本如此。今原文一遵宋板。而諸本異同。盡注各條下。以備參攷。

一書名輯義。每條必鑽研諸家注解。虛心夷攷。衡別是非。採輯其最允當於本文者。或一條止一二家。或一條兼衆說。大抵以文義相須爲先後。不敢拘注家之世次。删冗語節要義。不致彼此迭見。眩惑心眼。要使文義較著。旨趣融貫而已。但其中脫文誤字。其義難領會者。則姑舉數說。不敢判其然否。以俟來哲。所輯入諸家。一倣金壇王氏之義例。〔成〕者。無已也。傷寒論注解〔趙〕者。嗣眞也。〔宸〕者。沈亮宸也。以上二家。係仲景全書中所引。〔兼〕者。張兼善也。（係準繩所引。）〔王〕者宇泰也。（傷寒準繩）〔方〕者有執也。（傷寒條辨）〔喻〕者昌也。（傷寒論篇）〔徐〕者彬也。（傷寒原方發明）〔程〕者應旄也。（傷寒後條辨）〔錢〕者潢也。（傷寒溯源集）〔柯〕者琴也。（傷寒論注）〔周〕者揚俊也。（傷寒三注）〔張〕者璐也。（傷寒纘論）〔志〕者張志聰也。（傷寒論集注）〔印〕者。傷寒宗印也。（張志聰著）〔錫〕者張錫駒也。（傷寒直解）〔魏〕者荔彤也。（傷寒論本義）〔三〕者王三陽也。（傷寒綱目）〔汪〕者琥也。（傷寒辨注）〔閔〕者芝慶也。（傷寒闡要編）〔林〕者瀾也。〔沈〕者明宗也。〔鄭〕者重光也。〔知〕者程知也。〔駒〕者吳人駒也。（以上六家。係金鑑所引。）〔鑑〕者乾隆御纂醫宗金鑑也。〔吳〕者儀洛也。（傷寒分經）〔舒〕者詔也。（再重訂傷寒論集注）此餘不專疏釋。而別立論。以闡發本經之義者。作注外之注。附各條後。其姓氏書目。以涉繁瑣。今不揭示于此。

一注家有爲新奇之說者。遽見之則似可依據。然其實大眩惑後人。如是者。則略加辨駁。亦注于各條之後。

一古今方書。用仲景方立醫案。及爲之加減者。足以啓發運用之機。故隨所見。而附各方後。

一文字訓釋。非醫家可深研。然几几溫溫劑頸擗地之類。不究其義。於臨證施理之際。不無疑滯。故細檢查攷。多方引證。亦附條末。非敢鶩博也。

一論中誤文脫字。不敢妄加删改。並注各條後。本漢儒尊經之遺意而已。

綜概

傷寒論。後漢張仲景著。晉王叔和撰次。經六朝隋唐。而未見表章者。至宋治平中。始命儒臣校定之。高保衡孫奇林億等序。載開寶中。節度使高繼沖。曾編錄進上。其文理舛錯。未嘗攷正。案開寶。宋太祖時號。劉完素原病式云。唐開寶中。誤。歷代雖藏之書府。亦闕於讎校。國家詔儒臣校正醫書。先校定張仲景傷寒論十卷。總二十二篇。合三百九十七法。除複重有一百一十二方。案原一百十三方。闕禹餘糧丸一方。故云爾。其命書以傷寒者。仲景自序。稱其宗族餘二百。建安紀年以來。猶未十稔。其死亡者。三分有二。傷寒十居其七。感往昔之淪喪。傷橫夭之莫救。遂作此書。攷論中。傷寒乃外感中之一證。太陽病或已發熱。或未發熱。必惡寒體痛嘔逆。脈陰陽俱緊者。名爲傷寒。此即麻黃湯之所主。其十分之七。豈盡以麻黃湯一證而死乎。蓋傷寒者。外感之總稱也。素問。黃帝問熱病者。傷寒之類也。而岐伯答以傷寒一日太陽云云。難經。傷寒有幾。曰有中風。有傷寒。有濕溫。有熱病。有溫病。千金方。引小品云。傷寒雅士之辭。云天行溫疫。是田舍間號耳。不說病之異同也。攷之衆經。其實殊異矣。肘後方云。貴勝雅言。總呼傷寒。世俗因號爲時行。外臺秘要。許仁則論天行病云。此病。

方家呼爲傷寒。而所以爲外感之總稱者。蓋寒爲天地殺厲之氣。亘於四時。而善傷人。非溫之行於春。暑之行於夏。各王于一時之比。是以凡外邪之傷人。盡呼爲傷寒。仲景所以命書者。秖取于此而已。如麻黃湯證。則對中風而立名者。即傷寒中之一證。其義迥別矣。後漢崔寔政論。夫熊經鳥伸。雖延歷之術。非傷寒之理。呼吸吐納。雖度紀之道。非續骨之膏。案所謂傷寒。乃指天行病。蓋用雅士之辭也。張子和儒門事親云。春之溫病。夏之暑病。秋之瘧及痢。冬之寒氣及欬嗽。皆四時不正之氣也。總名之曰傷寒。孫應奎醫家類選云。凡風寒暑濕熱燥。天之六氣。自外而中人五藏六府。十二經絡者。四時之中。皆得謂之傷寒。程氏後條辨云。傷寒有五之寒字。則只當得一邪字看。而係之以論者。程氏後條辨曰。論即論定後官之論。案禮王制。司馬辨論官材。論定然後官之。是也。論之爲言。有法有戒。有案有例。在仲景儼然以筆削自任。作一部醫門斷定之書。故論字斷不可以曰篇曰書曰集等字代之。方氏條辨亦曰。書曰論。何也。論也者。仲景自道也。蓋謂憤傷寒之不明。感宗族之非命。論病以辨明傷寒。非謂論傷寒之一病也。其文經也。其事則論。其意則又不欲以經自居。易曰。謙謙君子。此之謂也。吾故曰。名雖曰論。實則經也。雖然若曰傷寒經。殊乖矣。必曰醫經稱情哉。案論。是論難之論。內經諸篇。有岐黃問答之語者。必係以論字。無之者則否。金匱要略。各篇標題下。有論幾首。證幾條。方幾首。攷之於原文。其云論者。乃問答之語也。丹溪朱氏格致餘論序云。假說問答。仲景之書也。則其爲論難之論。蓋較然矣。後人尊崇之至。遂以論語之論釋焉。

恐非命書者之本旨也。

仲景自序首。題曰傷寒卒病論。卒。乃雜之訛。序中云。作傷寒雜病論合十六卷。其爲傳寫之謬可知矣。隋經籍志。有張仲景方十五卷。而無傷寒論之目。蓋得非當時以湮晦而不見之故耶。舊唐經籍志。亦因隋志。而不收其目。至新唐藝文志。則云王叔和張仲景方十五卷。傷寒卒病論十卷。雜之訛。卒。其來舊矣。雜病。乃對傷寒。而謂中風歷節血痺虛勞等之類。雜病論。即今金匱要略。喻氏云。卒病論。已不可復睹。錢氏云。卒病論。早云亡。程氏云。本論具有治雜病之方法。故云傷寒雜病論。柯氏云。凡條中不貫傷寒者。皆是雜病。故曰傷寒雜病論。此數說皆不可從也。又隋經籍志注。載梁七錄張仲景辨傷寒十卷亡。今傷寒論。每篇盡冠辨字。即此指今傷寒論。而其云亡者。蓋千金方稱江南諸師。祕仲景傷寒方法不傳。然則隋志云亡者。其實非亡也。七錄藝文志並云十卷。攷諸仲景自序。乃缺六卷。蓋傷寒論十卷。雜病論六卷。各別行於世者。而王燾外臺祕要。載金匱要略諸方。而曰出張仲景傷寒論某卷中。則唐時其全帙十六卷。不易舊目者。才存臺閣中。王氏知弘文館圖籍方書等時。特得探其祕要而載之其著書。今所傳十卷。雖重複頗多。似強足十卷之數者。然逐一對勘。大抵與外臺所引符。則今傷寒論。不可斷爲非七錄及唐志之舊也。案外臺引傷寒論。攷其卷目。桂枝湯云。出第二卷中。知太陽上篇。在第二卷。葛根湯。麻黃湯。小柴胡湯。小建中湯。云出第三卷中。知太陽中篇。在第三卷。柴胡桂枝乾薑湯。大陷胸丸。大小陷胸湯。大柴胡湯。半夏瀉心湯。文蛤散。白散。云出第四卷中。知太陽下篇。在第四卷。大承氣湯。茵陳蒿湯。猪苓湯。云出第五卷中。知陽明篇。在第五卷。半夏散及湯。眞武湯。乾薑黃連黃芩人參湯。云出第六卷中。知少陰厥陰二篇。在第六卷。其第一。第七。第九。雖無所攷。而葛根黃芩黃連湯。云出第七卷中。其餘不引藥方。則當第一卷。辨脈等篇。第七以下。乃汗吐下可不可等篇。太陽病三日云云。屬調胃承氣湯條。今本載第五卷陽明篇。而云出第十卷。傷寒汗出惡寒。身熱。大渴不止。欲飲水一二斗者。白虎加人參湯主之。此條今本不載。蓋係于脫漏。而亦云出第十卷中。知辨發汗吐下後病。在第十卷。由是觀之。傷寒論。大抵與今本。無大異同。如雜病。則痓濕暍。在第十一卷。黃疸。在第十四卷。瘧病。胸痺心痛。寒疝。在第十五卷。嘔吐噦。在第十六卷。而百合病論幷方。霍亂。理中湯。附子粳米湯。四逆湯。通脈四逆湯。並云出第十七卷中。肺脹。小青龍加石膏湯。越婢加半夏湯。肺癰桔梗白散。並云出第十八卷中。是王氏所見本。不止第十卷。乃知雜病分門次第。與金匱要略。大不同。此可以窺唐舊本之厓略也。故備錄于此

晉皇甫謐序甲乙經云。伊尹以元聖之才。撰用神農本草。以爲湯液。漢張仲景論廣湯液。爲十數卷。用之多驗。近世大醫令王叔和撰次仲景遺論甚精。皆可施用。案伊尹作湯液。所未經見。唯漢書藝文志。載湯液經法四十卷。活人書。本事方。衞生寶鑑等。間引伊尹湯液。此後人依士安言所僞托。史志等。未見著錄者。此豈伊尹所作與。然仲景自序。特云博採衆方。未言及湯液。士安去仲景時不遠。豈親覩所謂湯液者。而爲此說與。自序又云。撰用素問九卷八十一難陰陽大論胎臚藥錄。幷平脈辨證。作傷寒雜病論合十六卷。蓋傷寒三陰三陽。乃原于素問九卷。傷寒中風溫病等之目。本于八十一難。其他如陰陽大論。雖未知何等書。然要之纂舊典以文。而編著者。非悉仲景之創論立方也。元吳澄作活人書辨序云。漢末張仲景著傷寒論。予嘗嘆東漢之文氣。無復能如西都。獨醫

家此書。淵奧典雅。煥然三代之文。心一怪之。及觀仲景於序。卑弱殊甚。然後知序乃仲景自序。而傷寒論。即古湯液論。蓋上世遺書。仲景特編纂云爾。吳氏此說。原于士安。其論未可定然。但至論文章之更變。則雖非我醫家所能及。而宜以資攷鏡也。

高保衡等校定序。稱自仲景于今八百餘年。惟王叔和能學之。成無已亦云仲景之書。逮今千年。而顯用於世者。王叔和之力也。蓋仲景書。當三國兵燹之餘。殘缺失次。若非叔和撰集。不能延至於今。功莫大矣。而明洪武中。鄞溪黃氏作傷寒類證辨惑曰。仲景之書。六經至勞復而已。其間具三百九十七法。一百一十二方。纖悉具備。有條而不紊也。辨脈法平脈法傷寒例三篇。叔和采摭羣書。附以己意。雖間有仲景說。實三百九十七法之外者也。又痓溼暍三種一篇。出金匱要略。叔和慮其證與傷寒相似。故編入六經之右。又有汗吐下可不可并汗吐下後證。叔和重集于篇末。比六經中。倉卒尋檢易見也。今一以仲景書爲正。其非仲景之書者。悉去之。庶使眞僞必分。至理不紊。易於學者也。案此說。淵源于王履溯洄集。但履以傷寒例。爲仲景原文。從此而降。方有執喻昌柯琴輩。從而宗其說。或駁或貶。以加詆譏。如序例則云。搜採仲景舊論。外臺乃載其文。揭以王叔和曰。則此一篇。叔和所撰。非敢僞託而作也。至辨脈平脈汗吐下可不可等編。叔和既於脈經中。引其文。以爲仲景語。又高湛養生論云。王叔和性沈靜。好著述。攷覈遺文。採摭羣言。撰脈經十卷。叔和脈經序。亦云。今撰集岐伯以來。逮于華佗經論要決。合爲十卷。其王阮傅戴吳葛呂張所傳異同。咸悉載錄。傷寒例。固多不合仲景之繩墨。而言屬荒謬者。然叔和亦一名士也。豈有以我所立論。嫁名於前賢。而爲採摭于己著書中。如毒手狡獪之伎倆乎。陰陽五行。漢儒好談之。五藏六府。經絡流注。史記扁倉傳。間及于此。漢書藝文志。亦多載其書目。仲景生於漢末。何獨屏去之。今依臨川吳氏之言而攷之。如六經至勞復。文辭典雅簡奧者。係于所撰用古經之文。其他言涉迂拘。而文氣卑弱。世人以爲叔和所羼入者。豈知非却是仲景之筆乎。因意傷寒例。及原文中。或云。疑非仲景方。或云無大黃。恐不爲大柴胡湯。或本云云云之類。皆叔和所錄。其語氣爲明顯。此餘盡是仲景舊文。而前後義相矛盾。文理晻曖難曉者。古書往往有之。又何疑焉。方喻諸家。逐條更定。刪改字句。以爲復仲景之舊。殊不知益乖本來。惑亂後人。莫此爲甚。視諸叔和。其功罪之輕重。果奈何也。案程氏。志聰。錫駒等。以序例。爲叔和所撰。其他爲仲景原文。是固然矣。錢氏以序例及發汗吐下可不可等篇。爲叔和所增。殆無明據焉。又案張遂辰本。及全書卷首。載醫林列傳云。王叔和次張仲景方論。爲三十六卷。大行於世。此原出太平御覽。引高湛養生論。然隋志等。不載三十六卷之目。汪氏云。仲景爲傷寒雜病論合十六卷。叔和編次。何至遽增二十卷書邪。則云三十六卷。誤矣。要之傷寒論一部。全是性命之書。其所關係大矣。故讀此書。滌盡胸中成見。宜於陰陽表裏虛實寒熱之分。發汗吐下攻補和溫之別。而痛著工夫。欲方臨證處療身親試驗之際。而無疑殆也。其中或有條理牴牾。字句鉤棘。不易曉者。勿敢妄爲穿鑿。大抵施之于行事。深切著明者。經義了然。無太難解者。太陽病。頭痛發熱。汗出惡風者。桂枝湯主之之類。豈不至平至易乎。學者就其至平至易處。而細勘研審。辨定眞假疑似之區別。而得性命上之神理。是爲之得矣。其所難解釋。諸家費曲說者。縱令鑽究其旨。不免隔靴抓癢。如以其不的確明備者。施之于方術。則害於性命。亦不可測。然則其所難解釋者。置諸闕如之例而可也。諺云。開卷了然。臨證茫然。是醫家之通患。學者宜致思於此。亦何苦以詆詰古人爲事乎哉。

寛政辛酉正月之望。元簡撰。

目錄

卷七

傷寒論輯義卷一

東都　丹波元簡廉夫　學

辨太陽病脈證幷治上

太陽之爲病。脈浮。頭項強痛。而惡寒。

〔方〕太陽者。六經之首。主皮膚而統榮衛。所以爲受病之始也。難經曰。浮。脈在肉上行也。滑氏曰。脈在肉上行。主表也。表即皮膚榮衛麗焉。故脈見尺寸俱浮。知爲病在太陽之診也。項。頸後也。強痛者。皮膚榮衛。一有感受。經絡隨感而應。邪正爭擾也。惡寒者。該風而言也。風寒初襲表而鬱於表。故不勝復被風寒外迕。而畏惡之。及其過表而入裏。則不復惡。仇讐之義也。此揭太陽之總病。乃三篇之大綱。已下凡首稱太陽病者。皆指此而言之也。〔程〕凡云太陽病。便知爲皮膚受邪。病在腠理榮衛之間。而未涉乎府藏也。太陽之見證。莫確於頭痛惡寒。故首揭之。使後人一遇卒病。不問何氣之交。而但兼此脈此證。便可作太陽病處治。亦必兼此脈此證。方可作太陽病處治。雖病已多日。不問其過經已未。而尚見此脈此證。仍可作太陽病處治。〔柯〕凡言太陽病者。必據此條脈證。如脈反沈。頭不痛。項不強。不惡寒。是太陽之變局矣。仲景立六經總綱法。與內經熱論不同。太陽只重在表證表脈。不重在經絡主病。看諸總綱。各立門戶。其意可知。

案方云。太陽者。以太陽經所主之部屬皮膚言也。皮膚爲人一身之表。表之爲言。外也。風寒本天之二氣。於人身爲外物。故其中傷於人。必自外而內。人之中傷之。必皮膚先受起。以病方在皮膚。皮膚屬太陽。故曰太陽病。蓋舉大綱而言始。以見周身之皮膚具病。後人不察。以經絡之一線而囂訟。豈不太謬。此說出于痙書。以其論太陽之大綱。故附于此。

柯氏凡例云。太陽病脈浮頭項強痛六字。當作六句讀。言脈氣來尺寸俱浮。頭與項強而痛。若脈浮兩字連讀。頭項強痛而惡寒。作一句讀。踈略無味。則字字讀斷。大義先明矣。

太陽病。發熱汗出。惡風脈緩者。名爲中風。玉函。千金翼。出下有而字。脈緩者。作其脈緩。无名字。

〔方〕太陽病。上條所揭云云者。是也。後皆倣此。發熱。風邪干於肌膚而鬱蒸也。汗出。腠理踈。玄府開。而不固也。此以風邪鬱衛。故衛逆而主於惡風。緩。即下文陽浮而陰弱之謂。中。當也。凡首稱太陽中風者。則又皆指此而言也。〔喻〕中字。與傷字無別。即謂傷風亦可。〔汪〕脈緩。當作浮緩看。浮是太陽病脈。緩是中風脈。〔錢〕緩者。緊之對稱。非遲脈之謂也。風爲陽邪。非勁急之性。故其脈緩也。

案中風。又稱傷風。活人書。傷風之候。頭痛發熱。脈緩汗出惡風。三因方。敘傷風論。寒泣血。無汗惡寒。風散氣。有汗惡風。爲不同。本事方。今傷風。古謂之中風。

太陽病。或已發熱。或未發熱。必惡寒。體痛。嘔逆。脈陰陽俱緊者。名爲傷寒。逆。成本作噎。爲。作曰。玉函。脈上。有其字。无者名二字。

〔方〕或。未定之詞。寒爲陰。陰不熱。以其著人而客於人之陽經。鬱而與陽爭。爭則蒸而爲熱。已發熱者。時之所至。鬱爭而蒸也。未發熱者。始初之時。鬱而未爭也。必。定然之詞。言發熱早晚不一。而惡寒則必定即見也。〔錢〕體痛者。寒傷營分也。營者。血中精專之氣也。血在脈中。隨營氣而流貫滋養夫一身者也。此因寒邪入於血脈之分。營氣濇而不快於流行，故身體骨節皆痛也。〔鑑〕胃中之氣。被寒外束。不能發越。故嘔逆也。寒性勁急。故脈陰陽俱緊也。此承首條。言太陽病。又兼此脈此證者。名曰傷寒。以爲傷寒病之提綱。後凡稱傷寒者。皆指此脈證而言也。〔喻〕仲景恐見惡寒體痛嘔逆。又未發熱。認爲直中陰經之證。蚤於辨證之先。揭此一語。慮何周耶。一語。乃或未發熱四字也。〔柯〕陰陽。指浮沈而言。不專指尺寸也。〔魏〕傷寒中風。同一浮脈。而彼爲浮緩。此爲浮緊。陽邪舒散。故緩。陰邪勁急。故緊。同爲在表之浮。而一緩一緊。風寒迥異矣。

案驗之病者。有其未發熱。則脈沈緊。而其已發熱。則浮緊者。診視之際。宜仔細辨認也。張介賓脈神草有說。當攷。

明理論云。惡風。則比之惡寒而輕也。惡寒者。嗇嗇然憎寒也。雖不當風。而自然寒矣。惡風者。謂常居密室之中。幃帳之內。則舒緩而無所畏也。一或用扇。一或當風。淅淅然而惡者。此爲惡風者也。

案風寒二證。譬如人之呵與吹。呵之風屬陽。吹之寒屬陰。陽主泄。陰主閉。故人之感邪氣。其表虛泄而汗出者。名爲中風。其表實閉而無汗者。名爲傷寒。其實受邪之風寒。不知果何如。只就其表虛表實。無汗有汗。而立其目。以爲處療之方耳。故不曰此傷寒也。此中風也。而下名爲二字。其意可自知也。

傷寒一日。太陽受之。脈若靜者。爲不傳。頗欲吐。若躁煩。脈數急者。爲傳也。

躁。成本。方本。作燥。玉函。无下若字。爲傳也。作乃爲傳。

〔錢〕傷寒一日。太陽受之者。即內經熱論。所謂一日巨陽受之。二日陽明受之之義也。因太陽主表。總統營衞。故先受邪也。然寒傷營之證。其脈陰陽俱緊。或見浮緊之脈。若一日之後。脈安靜恬退。則邪輕而自解。不至傳入他經矣。倘見證頗覺欲吐。則傷寒嘔逆之證。猶未除也。況吐則邪入犯胃。乃內入之機。若口燥而煩熱。脈數急者。爲邪氣已鬱爲熱。其氣正盛。勢未欲解。故爲傳經之候也。〔方〕一日。二日。三四五六日者。猶言第一第二第三四五六之次序也。大要譬如計程。如此立箇前程的期式約模耳。非計日以限病之謂。

案燥煩。即躁煩之訛。以爲口燥煩熱者。誤矣。諸注並以煩躁爲解。

錫云。數急。對靜而言。柯云。欲字。若字。是審其將然。脈之數急。是診其已然。此因脈定證之法也。

傷寒二三日。陽明少陽證不見者。爲不傳也。

〔鑑〕傷寒二日。陽明受之。三日少陽受之。此其常也。若二三日。陽明證之不惡寒。反惡熱。身熱心煩。口渴不眠等證。與少陽證之寒熱往來。胸脇滿。喜嘔口苦耳聾等證。不見者。此爲太陽邪輕熱微。不傳陽明少陽也。〔方〕不傳有二。一則不傳而遂自愈。一則不傳而猶或不解。若陽明少陽雖不見。太陽亦不解。則始終太陽者有之。餘經同推。要皆以脈證所見爲準。若只蒙朧拘拘。數日以論經。則去道遠矣。

太陽病。發熱而渴。不惡寒者。爲溫病。玉函。無者字。

〔鑑〕發熱不渴惡寒者。太陽證也。發熱而渴。不惡寒者。陽明證也。今太陽病始得之。不俟寒邪變熱。轉屬陽明。而即熱渴不惡寒者。知非太陽傷寒。乃太陽溫病也。由於膏粱之人。冬不藏精。辛苦之人。冬傷於寒。內陰已虧。外陽被鬱。周身經絡。早成溫化。所以至春一遇外邪。即從內應。感寒邪者。則名曰溫病。〔程〕太陽初得之一日。即發熱而渴。不惡寒者。因邪氣早已內蓄。其外感於太陽。特其發端耳。其內蓄之熱。固非一朝一夕矣。蓋自冬不藏精。而傷於寒。時腎陰已虧。一交春陽發動。即病未發。而周身經絡。已莫非陽盛陰虛之氣所布濩。所云至春發爲温病者。蓋從其胚胎受之也。此證初治。可用辛涼治標。一經汗下後。芩連梔膏。祇增其熱。王冰云。寒之不寒。責其無水。須大劑六味地黃湯重加生地麥冬。救腎水爲主。若乾嘔煩逆者。加山查貝母。折其衝勢。金水兩虧者。宜二地二冬加人參爲固本湯。滋水之上源。若見斑衄等證。此爲上竭。宜四物湯倍生地赤芍。加山查丹皮。復營分之虧。以生陰氣。煎法俱用童便。或加金汁和服。蓋病源得之冬不藏精。故滋陰可以退火。而涼血即能清熱。余以此活人多矣。因附識於此。〔錢〕其見證之初。以大青龍湯之涼解。爲治温之首劑。而作一大柱石也。然無汗者宜之耳。其有發熱而渴。不惡寒。而汗自出者。不宜更汗。則有桂枝二越婢一湯之法也。其無表證。但熱渴而不惡寒者。爲已入陽明。又有白虎湯可用也。

案活人書。温病渴而不惡寒者。主以竹葉石膏湯。蓋其方清涼潤補相兼也。又案錢氏主用石膏。程氏專用地黃。不知孰是。嘗驗温病。亦未能無虛實之分。虛者宜從程法。實者當依錢法。學者要須參諸脈證。勿令誤也。

若發汗已。身灼熱者。名風温。風温爲病。脈陰陽俱浮。自汗出。身重。多眠睡。鼻息必鼾。語言難出。若被下者。小便不利。直視失溲。若被火者。微發黃色。劇則如驚癇。時瘈瘲。若火熏之。一逆尚引日。再逆促命期。成本。名上有日字。張卿子本無鼻字。玉函。被下者。作下之。无火者之者。及色字。瘈瘲。作瘛瘲。下有發作字。若以火熏之。作復以火熏之。

〔成〕傷寒發汗已。則身涼。若發汗已。身灼熱者。非傷寒。爲風温也。風傷於上。而陽受風氣。風與温相合。則傷衞。脈陰陽俱浮。自汗出者。衞受邪也。衞者。氣也。風則傷衞。温則傷氣。身重多眠睡者。衞受風温。而氣昏也。鼻息必鼾。語言難出者。風温外甚。而氣擁不利也。若被下者。則傷藏氣。太陽。膀胱經也。內經曰。膀胱不利爲癃。不約爲遺溺。癃者。小便不利也。太陽之脈。起自內眥。內經曰。瞳子高者。太陽不足。戴眼者。太陽以絕。小便不利。直視失溲。爲下後竭津液。損藏氣。風温外勝。經曰。欲絕也。爲難治。若被火者。則火助風温成熱。微者熱瘀而發黃。劇者熱甚生風。如驚癇而時瘈瘲也。〔方〕灼熱。謂熱轉加甚也。風温。謂觸犯於温。而有風也。〔程〕冬時傷腎。則寒水被虧。是温病源頭。誤治温病。而辛温發散。是風温源頭。風温。即温病之壞病。非温病外又有風温也。一逆者。若汗若下若火也。再逆者。汗而或下。下而或火也。温乃陽盛陰虛之病。一逆已令陰竭。況再逆乎。甚矣。温熱病不同於風寒治也。〔錢〕陰陽脈俱浮。則以寸口爲陽。尺中爲陰。即關前爲陽。關後爲陰之法也。陽脈浮。則風邪傷衞。毛孔不閉。故汗自出。陰脈浮。則熱傷陰分。温邪熏灼。鬱冒神昏。故身重多眠。而昏睡中之鼻息。必齁鼾也。其語言難出者。非舌強失音瘖啞之病。乃神昏不語也。温病得火。內外充斥。浸淫於藏府肌肉筋骨之間。所以時時瘈瘲也。瘈瘲者。筋骨瞤動。十指抽掣。臂胻堅勁。轉側而不自知也。

案諸家以温病風温爲二證。特程注以風温爲温病之壞證。今攷宋版。及玉函。温病風温。連接爲一條。且據若發汗已之若字。則程注爲得矣。龐安時總病論云。病人素傷于風。又復傷於熱。風熱相搏。則發風温。四肢不收。頭痛身熱。常自汗出不解。治在少陰厥陰。不可發汗。汗出則譫語內煩。擾不得臥。善驚目光無精。治之復發其汗。如此者醫殺之耳。風温之爲病。脈陰陽俱浮。汗出體重。其息必喘。默默但欲眠。下之則小便難。發汗則譫語。加温針則耳聾難言。但吐下之則遺尿。宜萎蕤湯。案諸家以風温爲別證。昉出于斯。

汪云。小便不利四字。當在若被下者四字之上。否則既云不利。又曰失溲。悖矣。

病有發熱惡寒者。發於陽也。無熱惡寒者。發於陰也。發於陽七日愈。發於陰六日愈。以陽數七。陰數六故也。玉函。千金翼。病上有夫字。熱下並有而字。無熱。作不熱。六七上。並有者字。成本亦有。

〔成〕陽爲熱也。陰爲寒也。發熱而惡寒。寒傷陽也。無熱而惡寒。寒傷陰也。陽法火。陰法水。火成數七。水成數六。陽病七日愈者。火數足也。陰病六日愈者。水數足也。〔程〕經雖有六陰陽定之矣。陰陽之理雖深。寒熱見之矣。在發熱惡寒者。陽神被鬱之病。寒在表而裏無寒。是從三陽經爲來路也。在無熱惡寒者。陰邪獨治之病。寒入裏而表無熱。是從三陰藏爲來路也。同一證而所發之源自異。七與六不過奇偶二字解。特舉之爲例。以配定陰陽耳。日子上宜活看。重在陽數陰數之數字上。〔張〕此條以有熱無熱。證陽病陰病之大端。言陽經受病。則惡寒發熱。陰經受病。則無熱惡寒。尙論以風傷衛氣爲陽。寒傷營血爲陰。亦屬偏見。〔錢〕此一節提挈綱領。統論陰陽。當冠於六經之首。自叔和無巳諸家錯簡於太陽脈證之後。致喻氏以未熱注無熱。悖於立言之旨矣。蓋仲景以外邪之感。受本難知。發則可辨。因發知受。有陰經陽經之不同。故分發熱無熱之各異。以定陽奇陰耦之愈期也。發於陽者。邪入陽經而發也。發於陰者。邪入陰經而發也。即陰陽應象論。所謂陽勝則身熱。陰勝則身寒。陰陽更勝之變也。

案玉函經。及周氏錢氏張氏柯氏注本。以此條冠太陽篇首。又案以陰陽爲營衛之說。昉見方氏注。後喻氏魏氏程氏及金鑑。皆從其說。周氏錢氏。駁正細辨。今不繁引。

外臺秘要云。王叔和曰。夫病發熱而惡寒者。發於陽。無熱而惡寒者。發於陰。發於陽者。可攻其外。發於陰者。宜温其內。發表以桂枝。温裏宜四逆。龐安時總病論亦同。葉文齡醫學統旨云。愚謂發於陽而發熱者。頭必疼。發於陰而發熱者。頭不疼。

黃炫活人大全云。或問發熱惡寒。發於陽。無熱惡寒。發於陰。且如傷寒。或發熱。或未發熱。必惡寒體痛。二說皆曰惡寒。如何辨之。曰。傷寒或發熱或未發熱。必惡寒體痛。嘔逆。頭痛項強。脈浮緊。此在陽。可發汗。若陰證。則無頭疼。無項強。但惡寒而踡。脈沈細。此在陰。可溫裏也。

太陽病。頭痛至七日以上自愈者。以行其經盡故也。若欲作再經者。鍼足陽明。使經不傳則愈。玉函。千金翼。無以行二字。盡。作竟。

〔方〕太陽頭痛。首條已具言之。此又獨言者。舉大意也。七日已上。該六日而言也。行。亦傳也。經盡。謂傳遍也。欲作再經。謂病加進也。鍼足陽明。奪其傳路而遏之也。傳。與陽明篇轉互音義。猶古之驛傳。今之過所云也。〔周〕七日而云已上自愈者。明明邪留太陽至七日。則正氣復而邪氣退也。所謂經盡。蓋六日之間。營衞流行。復至七日。而行受邪之經耳。豈誠一日太陽。二日陽明。六日間。六經證見。至七日乃又顯太陽經證也耶。鍼足陽明者。謂太陽將傳陽明。故於趺陽脈穴鍼之。以洩其邪。則邪散而自愈矣。〔柯〕舊說。傷寒日傳一經。六日至厥陰。七日再傳太陽。八日再傳陽明。謂之再經。自此說行。而仲景之堂。無門可入矣。夫仲景未嘗有日傳一經之說。亦未有傳至三陰。而尙頭痛者。曰頭痛者。是未離太陽可知。曰行。則與傳不同。曰其經。是指本經。而非他經矣。發於陽者。七日愈。是七日。乃太陽一經。行盡之期。不是六經傳變之日。岐伯曰。七日太陽病衰。頭痛少愈。有明證也。故不曰傳足陽明。而曰欲再作經。是太陽過經不解。復病陽明。而爲併病也。鍼足陽明之交。截其傳路。使邪氣不得再入陽明之經。則太陽之餘邪亦散。非歸併陽明。使不犯少陽之謂也。

案成氏喻氏程氏錢氏及金鑑。並以六日傳六經之說爲注解。皆不可從。

太陽病欲解時。從巳至未上。（玉函。千金翼。至作盡。無上字。）

〔成〕巳爲正陽。則陽氣得以復也。始於太陽。終於厥陰。六經各以三時爲解。而太陽從巳至未。陽明從申至戌。少陽從寅至辰。至於太陰。從亥至丑。少陰從子至寅。厥陰從丑至卯者。以陽行也速。陰行也緩。陽主於晝。陰主於夜。陽三經解時。從寅至戌。以陽道常饒也。陰三經解時。從亥至卯。以陰道常乏也。內經曰。陽中之太陽。通於夏氣。則巳午未。太陽乘王也。

風家表解。而不了了者。十二日愈。

〔方〕風家。謂中風之病也。表。外證也。解。罷也。了了。猶惺惺也。言中風之病。外證俱罷。大勢已除。餘邪未盡。猶未復初也。十二日。經盡之時也。言至此時。則餘邪當悉去。而初當復也。蓋曉人當靜養以待。勿多事反擾之意。〔柯〕七日表解後。復過一候。而五藏元氣始充。故十二日。精神慧爽而愈。此雖舉風家。傷寒概之矣。〔鑑〕不了了者。不清楚也。〔吳〕經中凡勿藥而俟其自愈之條甚多。今人凡有診視。無不與藥。致自愈之證。反多不愈矣。

總病論。方言曰。南楚疾愈。或謂之差。或謂之了。

病人身大熱。反欲得衣者。熱在皮膚。寒在骨髓也。身大寒。反不欲近衣者。寒在皮膚。熱在骨髓也。（成本。得衣間。有近字。）

〔成〕皮膚言淺。骨髓言深。皮膚言外。骨髓言內。身熱欲得衣者。表熱裏寒也。身寒不欲衣者。表寒裏熱也。〔程〕病人身大熱。反欲得近衣者。沈陰內錮。而陽外浮。此曰表熱裏寒。身大寒。反不欲近衣者。陽邪內菀。而陰外凝。

此曰表寒裏熱。寒熱之在皮膚者。屬標屬假。寒熱之在骨髓者。屬本屬真。本真不可得而見。而標假易惑。故直從欲不欲處斷之。情則無假也。不言表裏。言皮膚骨髓者。極其淺深。分言之也。〔汪〕或云。此條非仲景論。係叔和所增入者。詳其文義。與陽盛陰虛。汗之則死云云。又桂枝下咽。陽盛則斃云云同。搆此危疑之辭。以驚惑人耳。例宜從刪。

案柯氏亦刪此條。

太陽中風。陽浮而陰弱。陽浮者熱自發。陰弱者汗自出。嗇嗇惡寒。淅淅惡風。翕翕發熱。鼻鳴乾嘔者。桂枝湯主之。陰弱。玉函。脈經。千金翼。作陰濡弱。千金。嗇嗇。作濇濇。翕翕。作噏噏。

〔方〕太陽中風。乃掇上條所揭。攢名以指稱之。猶上條掇首條所揭。而以太陽病爲首稱同一意也。陽浮而陰弱。乃言脈狀。以釋緩之義也。難經曰。中風之脈。陽浮而滑。陰濡而弱。是也。陽浮者。熱自發。陰弱者。汗自出。言外爲陽。衞亦陽也。風邪中於衞。則衞實。實則太過。太過則強。然衞本行脈外。又得陽邪而助之強於外。則其氣愈外浮。脈所以陽浮。陽主氣。氣鬱則蒸熱。陽之性本熱。風善行而數變。所以變熱亦快捷。不待閉鬱。而即自蒸熱。故曰陽浮者。熱自發也。內爲陰。榮亦陰也。榮無故。則榮比之衞爲不及。不及則不足。不足則弱。然榮本行脈內。又無所助。而但自不足於內。則其氣愈內弱。脈所以陰弱。陰主血。汗者血之液。陰弱不能內守。陽強不爲外固。所以致汗亦直易。不待覆蓋。而即自出泄。故曰陰弱者。汗自出也。嗇嗇惡寒。淅淅惡風。乃雙關之句。嗇嗇。言惡寒由於內氣餒。不足以耽當其滲逼。而惡之甚之意。淅淅。言惡風由於外體疎。猶驚恨雨水卒然淅瀝其身。而惡之切之意。蓋風動則寒生。寒生則膚粟。惡則皆惡。未有惡寒而不惡風。惡風而不惡寒者。所以經皆互文。而互言之也。翕翕發熱。乃形容熱候之輕微。翕。火炙也。翕爲温熱而不蒸。蒸。大熱也。鼻鳴者。氣息不利也。乾嘔者氣逆不順也。蓋陽主氣而上升。氣通息於鼻。陽熱壅甚。故鼻窒塞而息鳴。氣上逆而乾嘔也。主。主當也。言以是爲主當而損益則存乎人。蓋脈證無有不相兼而見者。所以經但活潑潑。不欲人拘執之意也。〔程〕陰陽。以浮沈言。非以尺寸言。觀傷寒條。只曰脈陰陽俱緊。併不著浮字可見。唯陽浮同於傷寒。故發熱同於傷寒。唯陰弱異於傷寒。故汗自出異於傷寒。虛實之辨在此。熱自表發。故浮以候之。汗自裏出。故沈以候之。得其同與異之源頭。而歷歷諸證。自可不爽。〔柯〕兩自字。便見風邪之迅發。〔喻〕風寒互言。後人相傳。謂傷風惡風。傷寒惡寒。苟簡率易。誤人多矣。翕翕發熱。乃氣蒸溼潤之熱。比傷寒之乾熱不同。

方氏或問云。嗇。慳吝也。惡寒者。辟如慳吝嗇細。懼事之人。恁的常常怯怯然畏惡也。淅。淅米也。孟子。接淅而行是也。惡風者。辟如裸體之人。被人卒然以水灑淅於身。驀地驚恐。恨恨然畏惡也。然特迎風動扇則如此。閒靜坐臥則不惡。此二者。所以有大同小異之分也。顧氏溯源集云。翕翕者。熱在表也。如鳥翼之附外也。

方言。翕。炙也。
又曰。翕。熾也。

傷寒選錄云。張氏曰。對病施治。乃依方療疾也。事理平正。無曲折可否之責。止對證而用藥。即無疑難。故曰主之。假如此條。理明而言簡。曰主之者當然。其他雖間有病證冗雜者。而理終歸一途。别無差失相反。方內凡言主之。理同一體也。

黄炫活人大全云。或問。經言用藥。有言可與某湯。或言不可與。又有言宜某湯。及某湯主之。凡此數節。旨意不同。敢問。曰。傷寒論中。一字不苟。觀是書片言隻字之間。當求古人之用意處。輕重是非。得其至理。而後始可言醫矣。所問有言可與某湯。或言不可與者。此設法禦病也。又言宜某湯者。此臨證審決也。言某湯主之者。乃對病施藥也。此三者。即方法之條目也。

桂枝湯方

桂　枝三兩去皮　芍　藥三兩　甘　草二兩炙

生　薑三兩切　大　棗十二枚擘○玉函作劈

右五味。㕮咀三味。以水七升。微火煑取三升。去滓。適寒溫。服一升。服已須臾歠熱稀粥一升餘。以助藥力。溫覆令一時許。遍身漐漐微似有汗者。益佳。不可令如水流離。病必不除。若一服汗出病差。停後服。不必盡劑。若不汗。更服依前法。又不汗。後服小促其間。半日許。令三服盡。若病重者。一日一夜服。周時觀之。服一劑盡。病證猶在者。更作服。若汗不出。乃服至二三劑。禁生冷粘滑肉麪五辛酒酪臭惡等物。成本。無三味二字。離。作漓。小促下。有役字。不出下。有者字。金匱下利篇。流離。作淋漓。全書。遍身。作徧身。小促上。有當字。玉函。亦有當字。周。作晬。無禁以下十五字。若病重者以下。千金翼。作病重者。一日一夜乃差。當晬時觀之。服一劑湯。病證猶在。當復作服之。至有不汗出。當服三劑乃解。外臺。作若病重者。晝夜服。特須避風。若服一劑。晬時不解。病證不變者。當更服之。○王云。小促。宋版作少從容。案現行宋版。未有如此者。

〔鑑〕名曰桂枝湯者。君以桂枝也。桂枝辛溫。辛能發散。溫通衛陽。芍藥酸寒。酸能收斂。寒走陰營。桂枝君芍藥。是於發汗中寓斂汗之旨。芍藥臣桂枝。是於和營中有調衛之功。生薑之辛。佐桂枝以解表。大棗之甘。佐芍藥以和中。甘草甘平。有安內攘外之能。用以和中氣。即以調和表裏。且以調和諸藥。以桂芍之相須。薑棗之相得。藉甘草之調和。陽表陰裏。氣衛血營。並行而不悖。是剛柔相濟。以相和也。而精義在服後須臾啜稀粥。以助藥力。蓋穀氣內充。不但易爲釀汗。更使已入之邪。不能少留。將來之邪。不得復入也。又妙在溫覆令一時許。漐漐微似有汗。是授人以微汗之法也。不可令如水流漓。病必不除。是禁人以不可過汗之意也。此方爲仲景羣方之冠。乃解肌發汗。調和營衛之第一方也。凡中風傷寒。脈浮弱。汗自出。而表不解者。皆得而主之。其他但見一二證即是。不必悉具也。此湯倍芍藥生薑。加人參。名桂枝新加湯。用以治營表虛寒。肢體疼痛。倍芍藥。加飴糖。名小建中湯。用以治裏虛心悸。腹中急痛。再加黃耆。名黃耆建中湯。用以治虛損虛熱。自汗盜汗。因知仲景之方。可通治百病也。若一服汗出病差。謂病輕者。初服一升。病即解也。停後服。不必盡劑。謂不可再服第二升。恐其過也。若不汗更服依前法。謂初服不汗出未解。再服一升。依前法也。又不汗後服。謂病仍不解。後服第三升也。小促其間。半日許令三服盡。謂服此第三升。當小促其服。亦不可太緩。以半日三時許爲度。令三服盡始適中。其服之宜也。若病重者。初服一劑三升盡。病不解。再服一劑。病猶不解。乃更服三劑。以一日一夜。周十二時爲度。務期汗出病解而後已。後凡有曰依服桂枝湯法者。即此之謂也。〔三〕太陽病汗出。服桂枝。只使之似有汗者。邪已去矣。似字當細玩。不可認作發汗。與麻黃湯混看。〔方〕微火者。取和緩不猛。而無沸溢之患也。滓。澱垽也。古人藥大劑。釜鐺中煮。綿絞漉湯。澄濾取清。故曰去滓。歠。大飲也。漐漐。和潤而欲汗之貌。微似二字。最爲要緊。有影無形之謂也。不可。禁止之詞也。如水流漓。言過當也。病必不除。決言不遵節制。則不效驗也。〔錫〕汗。乃中焦水穀之津。故歠粥以助藥力。穀精足而津液通矣。禁生冷等物者。恐中氣虛。生冷之物。能傷胃氣也。

玉函方藥炮製云。生薑。皆薄切之。大棗擘去核。桂削去皮。用裏黑潤有味者。爲佳。陶隱居云。凡用桂心厚朴杜仲秦皮木蘭之輩。皆削去上虛軟甲錯處。取裏有味者秤之。總病論云。桂。刮去粗皮。直格云。削去皴皮。官桂是也。元戎云。去浮皮。○案方氏云。桂去皮而用枝。張志聰謂用梢尖嫩枝。內外如一。而去皮骨。錢潢金鑑刪去皮二字。並失攷耳。

陶氏本草序例云。㕮咀者。謂秤畢擣之如大豆。又使吹去細末。此於事殊不允當。藥有易碎難碎。多末少末。秤兩則不復均平。今皆細切之。較略令如㕮咀者。乃得無末。而片粒調和也。吳遵程方注云。㕮咀。謂碎之如大豆。其顆粒可以咀嚼。又吹去細末。煎取清汁也。後世製爲飲片。煎之濃厚而不清。甚非法也。

五辛。楞嚴經。五種辛菜注。五辛者。謂大蒜。茖葱。慈葱。蘭葱。與渠。本草綱目。大蒜。小蒜。韭。胡荽。蕓薹。堵昌胤達生錄。蒜。葱。薤。韭。薑。

柯琴傷寒附翼云。此爲仲景羣方之魁。乃滋陰和陽。調和營衞。解肌發汗之總方也。凡頭痛發熱。惡風惡寒。其脈浮而弱。汗自出者。不拘何經。不論中風傷寒雜病。咸得用此。惟以脈弱自汗爲主耳。愚常以此湯。治自汗盜汗。虛瘧虛痢。隨手而愈。因知仲景方可通治百病。與後人分門證類。使無下手處者。可同年而語耶。

總病論云。凡桂枝湯證。病者常自汗出。小便不數。手足温和。或手足指稍露之則微冷。覆之則温。渾身熱。微煩而又憎寒。始可行之。若病者身無汗。小便數。或手足逆冷。不惡寒。反惡熱。或飲酒後。慎不可行桂枝湯也。

太陽病。頭痛發熱。汗出惡風。桂枝湯主之。

風下。脈經。有若惡寒三字。成本。有者字。

〔方〕此與前條。文雖差互詳略。而證治則一。前條有脈無頭痛。以揭病名。此有頭痛無脈。以言治。互相詳略耳。

無異殊也。〔柯〕此條是桂枝本證。辨證爲主。合此證即用此湯。不必問其爲傷寒中風雜病也。今人鑿分風寒。不知辨證。故仲景佳方置之疑窟。四證中頭痛。是太陽本證。頭痛發熱惡風。與麻黄證同。本方重在汗出。汗不出者。便非桂枝證。

案金鑑。以此條爲重出衍文。誤。

太陽病。項背強几几。反汗出惡風者。桂枝加葛根湯主之。几几。程本。作兀兀。非也。玉函云。桂枝湯主之。論云。桂枝加葛根湯主之。千金翼同。論云。作本論云。

〔成〕几几者。伸頸之貌也。動則伸頸。搖身而行。項背強者。動則如之。〔程〕項背強兀兀五字連讀。上半身成硬直之象。〔志〕此承上文頭痛。而及於項背。以見太陽循經。自上而下之義也。太陽經脈。循於脊背之間。今風邪涉於分部。而經氣不舒。故項背強而几几然也。是當無汗。反汗出者。肌腠不密也。肌腠虛。故惡風。用桂枝湯。以解太陽肌中之邪。加葛根。宣通經脈之氣。而治太陽經脈之邪。

本事方云。或問曰。何謂几几。予曰。几几者。如几足疾屈而強也。謝復古謂病人羸弱。須憑几而起。誤也。明理論云。几音殊。几引頸之貌。几。短羽鳥也。短羽之鳥。不能飛騰。動則先伸引其頭爾。項背強者。動亦如之。非若几案之几而偃屈也。金匱直解云。案說文。几字無鉤挑。有鉤挑者。乃几案之几字也。几。乃鳥之短羽。象小鳥毛羽未盛之形。飛几几也。故鳧字从几。蓋形容其頸項強急之意。

桂枝加葛根湯方

葛　根四兩　麻　黄三兩去節○成本。玉函。並無。　芍　藥二兩○可發汗篇。作三兩。

生　薑三兩切　甘　草二兩炙　大　棗十二枚擘

桂枝二兩去皮○玉函。全書。志。錫。作三兩。

右七味。以水一斗。先煮麻黄葛根。減二升。去上沫。內諸藥。煮取三升。去滓。溫服一升。覆取微似汗。不須啜粥。餘如桂枝法。將息及禁忌。〔原注〕臣億等謹案仲景本論。太陽中風自汗。用桂枝。傷寒無汗。用麻黄。今證云汗出也。第三卷有葛根湯。惡風而方中有麻黄。恐非本意。證云無汗惡風。正與此方同。是合用麻黄也。此云桂枝加葛根湯。恐是桂枝中。但加葛根耳。○玉函。无麻黄二字。一斗。作九升。無將息及禁忌五字。成本亦无五字。方本。不載本方。但云於桂枝湯方內加葛根三兩。餘依桂枝湯法。

活人書云。伊尹湯液論桂枝湯中加葛根。今監本用麻黄誤矣。

案方氏以降。以此方爲太陽陽明合病之的方。只張志聰張錫駒之解。爲太陽病項背強者之主劑。其說似長矣。蓋以葛根爲陽明之藥者。昉乎張潔古。諸家未察耳。仲景用葛根者。取之於其解表生津。痙病亦用葛根。其意可見也。本草經云。葛根。主治消渴身大熱。名醫別錄云。療傷寒中風頭痛。解肌發表。出汗開腠理。亦可以爲左證也。

聖濟總錄。桂心湯。治四時傷寒初覺。即本方

太陽病下之後。其氣上衝者。可與桂枝湯。方用前法。若不上衝者。不得與之。玉函。千金翼。無後字。及方用前法四字。得。作可。成本。亦作可。

〔成〕太陽病屬表而反下之。則虛其裏。邪欲乘虛傳裏。若氣上衝者。裏不受邪。而氣逆上。與邪爭也。則邪仍在表。故當復與桂枝湯解外。其氣不上衝者。裏虛不能與邪爭。邪氣已傳裏也。故不可更與桂枝湯攻表。〔錢〕太

陽中風。外證未解之時。而誤下之。則胃氣虛損。邪氣乘之。當內陷而爲痞爲結。下陷而成協熱下利矣。以下後而其氣上衝。則知外邪未陷。胸未痞結。當仍從外解。可與桂枝湯。不須加減。悉照前方服法可也。若其氣不上衝者。恐下後邪或內入。胃氣已傷。將有逆變。尙未可知。桂枝湯不可與也。姑待其變。然後隨證治之可耳。〔志〕金氏曰。氣上衝者。謂太陽之氣。從下而上。根氣盛。不因下後內陷。故上衝也。可與桂枝湯。以解肌中之邪。若不上衝者。太陽之氣下陷。邪亦從之內入。無庸桂枝以解肌。故曰不得與之。

案上衝。諸家未有明解。蓋此謂太陽經氣上衝。爲頭項強痛等證。必非謂氣上衝心也。

太陽病三日。已發汗。若吐。若下。若溫鍼。仍不解者。此爲壞病。桂枝不中與之也。觀其脈證。知犯何逆。隨證治之。玉函。千金翼。仍。作而。不中與之。作不復中與也。成本。無之字。

〔方〕壞言歷遍諸治。而猶不愈。則反覆雜誤之餘。血氣已憊壞。難以正名名也。不中。猶言不當也。末三句。言所以治之之法也。蓋既不可名以正名。則亦難以出其正治。故但示人以隨機應變之微旨。斯道之一貫。斯言盡之矣。〔程〕如汗後。亡陽動經。渴躁譫語。下後。虛煩結胸痞氣。吐後。內煩腹脹滿。溫鍼後。吐衄驚狂之類。紛紜錯出者。俱是既爲前治所壞。〔王〕逆者。謂不當汗而汗。不當下而下。或汗下過甚。皆不順於理。故云逆也。〔志〕太陽病至三日。而已發汗。則肌表之邪已去。假使裏證未除。若吐之而治其中膈。若下之而清其腸胃。若溫鍼而理其經脈。裏證仍不解者。此爲壞病。夫自敗曰壞。言裏氣自虛而自敗也。〔柯〕壞病者。即變證也。若誤汗則有遂漏不止。心下悸。臍下悸等證。妄吐則有饑不能食。朝食暮吐。不欲近衣等證。妄下則有結胸痞鞕。協熱下利。脹滿清穀等證。火逆則有發黃圊血。亡陽奔豚等證。是桂枝證已罷。故不可更行桂枝湯也。桂枝以五味成方。

減一增一。便非桂枝湯。非謂桂枝竟不可用。〔錢〕論中凡屬誤汗吐下之變。皆壞病也。故治之之法。即下文誤汗誤吐誤下誤燒鍼諸條。是也。

案壞。成氏讀爲古壞切。云爲醫所壞病也。乃似於義不穩。有太陽病爲醫所壞。轉爲少陽。爲陽明者。則不得謂之爲壞病也。巢源云。或已發汗吐下。而病證不解。邪熱留於府藏。致令病候多變。故曰壞傷寒。外臺祕要引文仲云。傷寒八九日不差。名爲敗傷寒。諸藥不能消。又引古今錄驗云。傷寒五六日以上不解。熱在胸中。口噤不能言。唯欲飲水。爲敗傷寒。醫所不療。千金方作壞傷寒所謂敗傷寒。蓋是壞敗之義。即壞病耳。當互證也。

案温鍼。諸注欠詳。王綸明醫雜著云。問。近有爲温鍼者。乃楚人法。其法。鍼於穴。以香白芷作圓餅。套鍼上。以艾蒸温之。多取效。答。古有鍼則不灸。灸則不鍼。未有鍼而加灸者。此後人俗法也。此法行於山野貧賤之人。經絡受風寒致病者。或有效。只是温經通氣而已。仲景楚人。此豈古温鍼之遺法耶。

案不中。方氏解爲不當。是恐不爾。蕭參希通錄云。俚談以不可用。爲不中用。自晉時已有此語。左傳成二年。郤子曰。克於先大夫。無能爲役。杜預注。不中爲之役使。王充耘讀書管見云。中土見事之當其可者。謂之中。其不可者。謂之不中。於物之好惡。人之賢不肖。皆以之目焉。簡案不中用。見始皇本紀。韓延壽傳等。

名醫類案云。一人傷寒壞證垂死。手足俱冷。氣息將絕。口張不能言。張致和以人參一兩。去蘆。加附子一錢。於石銚內。煎至一碗。以新汲水浸之。若冰冷。一服而盡。少頃病人汗從鼻梁上。涓涓如水。此其驗也。蓋鼻梁上應脾。若鼻端有汗者可救。以土在身中周遍故也。近陸同婦。產後患疫證。二十餘日。氣虛脈弱。即同壞證。

亦以此湯治之。遂愈。世謂傷寒汗吐下三法差謬。名曰壞證。孫真人云。人參湯須得長流水煎服。若用井水則不驗。蓋長流水取其性之通達耳。○案百一選方。破證奪命散。治傷寒陰陽二證不明。或投藥錯誤。致患人困重垂死。即與致和方同。唯不用附子。後世所謂獨參湯。衛生家寶方名人參奪命散。有生薑。

桂枝本爲解肌。若其人脈浮緊。發熱汗不出者。不可與之也。常須識此勿令誤也。玉函。千金翼。桂枝下。有湯字。汗不出。作無汗。無之字。成本亦無。

〔成〕脈浮發熱汗出惡風者。中風也。可與桂枝湯解肌。脈浮緊發熱不汗出者。傷寒也。可與麻黄湯。常須識此勿妄治也。〔方〕肌。膚肉也。蓋風中衛而衛不固。發熱汗出而惡風。衛行脈外。膚肉之分也。桂枝救護之。熱粥釋散之。病之所以解也。識。與誌同。記也。記其政事。謂之識。言當常常用心。以記其事。勿忘勿怠。而不可使有一忽之失誤。

案肌。說文。肉也。折骨分經。白爲肌。赤爲肉。而肌有兩義。有肌膚之肌。有肌肉之肌。注證發微詳辨之。方氏因注云。肌。膚肉也。蓋分肌肉之肌也。

案解肌。解散肌表之邪氣也。言桂枝雖爲解肌之劑。若其人脈浮緊發熱汗不出者。不可與桂枝湯。當以麻黄湯解散其肌表之邪也。解肌二字。不專屬于桂枝。外臺秘要。有麻黄解肌湯。葛根解肌湯。名醫別錄。麻黄主療云。解肌。可以見耳。

若酒客病。不可與桂枝湯。得之則嘔。以酒客不喜甘故也。玉函。千金翼。無若字。病字。以字。成本。得之。作得湯。

〔成〕酒客內熱。喜辛而惡甘。桂枝湯甘。酒客得之。則中滿而嘔。〔柯〕仲景用方愼重如此。言外當知有葛根連芩以解肌之法矣。

案程云。酒客脈浮汗自出。似風傷衛。金鑑云。酒客病。謂過飲而病也。並非是。

喘家。作桂枝湯。加厚朴杏子佳。玉函。千金翼。杏子。作杏仁。方云。佳。一本作仁。汪云。佳。坊本作仁。

〔成〕太陽病。爲諸陽主氣。風甚氣擁。則生喘也。與桂枝湯以散風。加厚朴杏仁以降氣。〔魏〕凡病人素有喘證。每感外邪。勢必作喘。謂之喘家。亦如酒客等。有一定之治。不同泛常人一例也。〔錢〕氣逆喘急。皆邪壅上焦也。蓋胃爲水穀之海。肺乃呼吸之門。其氣不利。則不能流通宣布。故必加入厚朴杏仁乃佳。杏子。即杏仁也。前人有以佳字爲仁字之訛者。非也。

凡服桂枝湯吐者。其後必吐膿血也。玉函。千金翼。無凡字。也字。

〔錢〕其後必吐膿血句。乃未至而逆料之詞也。言桂枝性本甘溫。設太陽中風。投之以桂枝湯而吐者。知其人本陽邪獨盛於上。因熱壅上焦。以熱拒熱。故吐出而不能容受也。若邪久不衰。熏灼肺胃。必作癰膿。故曰其後必吐膿血也。此以不受桂枝而知之。非誤用桂枝而致之也。乃各注家俱言胃家溼熱素盛。更服桂枝。則兩熱相搏。中滿不行。勢必上逆而吐。熱愈淫溢。蒸爲敗濁。必吐膿血。此一大禁也。案方。喩。並云爾。不知桂枝隨已吐出。何曾留著於胸中。豈可云更服桂枝。兩熱相搏乎。前人遂以此條。列爲桂枝四禁。豈不謬乎。〔魏〕桂枝既不可用。將坐以候之乎。此處俱無一語救正。不幾令主治者茫然耶。溼熱家之中風。於用桂枝之內。必佐以五苓之治法。或易桂枝爲葛根。即葛根連芩湯之義也。〔汪〕此條證。仲景無治法。補亡論。常器之云。可服類要芍藥地黄湯。郭白雲云。見膿血而後可服。

安舒云。酒客病。不可與桂枝。得湯則嘔者、其後果必吐膿血乎。蓋積飲素盛之人。誤服表藥。以耗其陽。而動其飲。上逆而吐。亦常有之。若吐膿血者。從未之見也。定知叔和有錯。此說似有理。

太陽病。發汗。遂漏不止。其人惡風。小便難。四肢微急。難以屈伸者。桂枝加附子湯主之。玉函。脈經。千金翼。汗上有其字。漏下有而字。

〔成〕太陽病。因發汗。遂汗漏不止。而惡風者。爲陽氣不足。因發汗。陽氣益虛。而皮膚不固也。內經曰。膀胱者。州都之官。津液藏焉。氣化則出。小便難者。汗出亡津液。陽氣虛弱。不能施化。四肢者。諸陽之本也。四肢微急。難以屈伸者。亡陽而脫液也。鍼經曰。液脫者。骨屬屈伸不利。與桂枝加附子湯。以溫經復陽。〔柯〕太陽固當汗。若不取微似有汗。而發之太過。陽氣無所止息。而汗出不止矣。〔方〕惡風者。太陽中風。本自汗出。腠理疎而惡風。既漏不止。則腠理愈疎。而惡愈甚也。

徐大椿傷寒類方云。此發汗太過。如水流漓。或藥不對證之故。中風本惡風。汗後當愈。今仍惡風。則表邪未盡也。

案喻氏以惡風爲外風復入所致。恐不然也。

桂枝加附子湯方

桂　枝三兩去皮　芍　藥三兩　甘　草三兩炙〇玉函。作二兩。　生　薑三兩切

大　棗十二枚擘　附　子一枚炮去皮破八片〇方本作三枚。云。三枚蓋出於增補。非經之本文。

右六味。以水七升。煮取三升。去滓。溫服一升。本云桂枝湯。今加附子。將息如前法。玉函。味下。有㕮咀三物四字。本云作本方。成本不載本方。第十卷云。於桂枝湯方內。加附子一枚。炮去皮。破八片。餘依前法。

〔徐〕此陽氣與陰津兩亡。更加風氣纏綿。若用四逆。則不宜乾薑之剛燥。用真武。則不宜苓朮之滲經。故用桂枝湯。加附子。以固表驅風。而復陽斂液也。〔周〕仲景何遽用附子。觀本文云。遂漏不止。知其漏正未有止期也。人身津液有幾。堪漏而無已邪。故以附子入桂枝湯中。即爲固表回陽上劑。〔錢〕此方。於桂枝湯全方內。加附子者。故多一加字。傷寒八九日風溼相搏條下之桂枝附子湯。芍藥已去。非桂枝全湯。乃另是一方。故無加字。傷寒類方云。四肢。爲諸陽之本。急難屈伸。乃津脫陽虛之象。但不至亡陽耳。若更甚而厥冷惡寒。則有陽脫之慮。當用四逆湯矣。又云。桂枝同附子服。則能止汗回陽。

案成本第十卷。此方後附朮附湯方。全書乃移載本條之後。蓋依太陽下篇桂枝附子湯後。有朮附湯。而錯出而已。

案千金方。治產後風虛。汗出不止。小便難。四肢微急。難以屈伸者。桂枝附子湯。即是此方。正見孫公運用之妙矣。葉氏錄驗方。救汗湯。治陽虛自汗。即此方。出虛勞門。

本事方云。有一士人。得太陽病。因發汗。汗不止。惡風。小便澀。足攣曲而不伸。予診其脈。浮而大。浮爲風。大爲虛。予曰。在仲景方中。有兩證。大同而小異。一則小便難。一則小便數。用藥稍差。有千里之失。仲景第七證云。太陽病。發汗。遂漏不止。其人惡風。小便難。四肢微急。難以屈伸者。桂枝加附子湯。十六證云。傷寒脈浮。自汗出。小便數。心煩。微惡寒。脚攣。反與桂枝。欲攻其表。此誤也。得之便厥。咽中乾。煩躁吐逆。一則漏風小便難。一則自汗小便數。或惡風。或惡寒。病各不同也。予用第七證。桂枝加附子湯。三啜而汗止。佐以甘艸芍藥湯。足便得伸。

太陽病下之後。脈促胸滿者。桂枝去芍藥湯主之。【原注】促。一作縱。○後。玉函。脈經。千金翼。作其。

〔成〕太陽病下之。其脈促。不結胸者。此爲欲解。一百四十一條此下後脈促。而復胸滿。則不得爲欲解。由下後陽虛表邪漸入。而客於胸中也。〔鑑〕太陽病表未解而下之。胸實邪陷。則爲胸滿氣上衝咽喉不得息。瓜蒂散證也。胸虛邪陷。則爲氣上衝。桂枝湯證也。今下之後。邪陷胸中。胸滿脈促。似乎胸實。而無衝喉不得息之證。似乎胸虛。又見胸滿之證。故不用瓜蒂散以治實。亦不用桂枝湯以治虛。惟用桂枝之甘辛。以和太陽之表。去芍藥之酸收。以避胸中之滿。〔張〕脈促。雖表邪未盡。然胸但滿而不結。則以誤下。而損其胸中之陽也。〔錢〕脈促者。非脈來數。時一止復來之促也。即急促。亦可謂之促也。

顧憲章傷寒溯源集云。促。有短促之義。

桂枝去芍藥湯方

桂枝三兩去皮　甘草二兩炙　生薑三兩切　大棗十二枚擘

右四味。以水七升。煮取三升。去滓。溫服一升。本云桂枝湯。今去芍藥。將息加前法。成本。不載本方。第十卷云。於桂枝湯方內去芍藥。餘依前法。玉函。味下。有㕮咀字。云。作方。

若微惡寒者。桂枝去芍藥加附子湯主之。原本無惡字。今據成本。玉函補。成本。桂枝去芍藥。作去芍藥方中。

〔沈〕若脈促胸滿。而微惡寒。迺虛而跼蹐。陽氣欲脫。又非陽實之比。所以加附子固護陽氣也。

案張志聰張錫駒以微惡寒。爲脈微而惡寒之義。誤。

桂枝去芍藥加附子湯方

桂　枝三兩去皮　甘　草二兩炙　生　薑三兩切

大　棗十二枚擘　附　子一枚。炮。去皮。破八片。

右五味。以水七升。煮取三升。去滓。溫服一升。本云桂枝湯。今去芍藥。加附子。將息如前法。成本不載本方。第十卷云。於桂枝湯方內去芍藥。加附子一枚。炮。去皮。破八片。餘依前法。玉函。味下。有㕮咀字。云。作方。

太陽病得之八九日。如瘧狀。發熱惡寒。熱多寒少。其人不嘔。清便欲自可。一日二三度發。脈微緩者。爲欲愈也。脈微而惡寒者。此陰陽俱虛。不可更發汗更下更吐也。面色反有熱色者。未欲解也。以其不能得小汗出。身必痒。宜桂枝麻黃各半湯。玉函。千金翼。發熱。熱多下。並有而字。欲自可。作自調。必下。有當字。不可發汗篇。欲自可。作續自可。脈經同。此下。有爲字。千金翼亦有。

〔成〕發熱惡寒。而熱多寒少。爲陽氣進而邪氣少也。裏不和者。嘔而利。今不嘔。清便自調者。裏和也。寒熱日二三發者。邪氣微也。今日數多而脈微緩者。是邪氣微緩也。故云欲愈。脈微而惡寒者。表裏俱虛也。陽表也。陰裏也。脈微爲裏虛。惡寒爲表虛。以表裏俱虛。故不可更發汗更下更吐也。陰陽俱虛。則面色青白。反有熱色者。表未解也。熱色爲赤色也。得小汗則和。不得汗。則不得邪氣外散皮膚而爲痒也。與桂枝麻黃各半湯。小發其汗。以除表邪。〔方〕八九日。約言久也。如瘧狀。謂有往來寒熱。而無作輟之常也。更再也。不可汗。已過表也。不可吐下。未見有裏也。〔錢〕邪既浮淺。脈又微緩。微者。非微細之微。言較前略覺和緩也。脈微惡寒之微者。乃輕微細小之微。非微緩之微也。〔魏〕小汗出。小字亦須留意。意見正邪俱微。大汗流漓。必在所禁也。〔張〕首節。頗似小柴胡證。故以不嘔清便自調證之。次節雖脈微惡寒。止宜小建中加黃芪。以溫分肉司開闔。原非溫經之謂。後節面色反有熱色。言表邪未盡。故宜各半。不可與面合赤色比類而觀也。

傷寒瑣言云。趙嗣真活人釋疑曰。仲景之意。蓋得病之八九日。如瘧狀發熱惡寒。熱多寒少十六字。爲自初至今之證。下文乃是已後擬病防變之辭。當分作三截看。若其人不嘔。清便欲自可。一日二三度發。脈浮緩爲欲愈。此一節。乃表和無病。而脈微者。邪氣微緩也。陰陽同等。脈證皆向安之兆。可不待汗。而欲自愈。若脈微而惡寒者。此陰陽俱虛。不可更汗更下更吐之。此一節宜溫之。若面色反有赤色者。未欲解也。以其不能得少汗出。其身必痒。宜桂枝麻黃各半湯。此一節。必待汗而愈也。〇案程注云。作一頭。下面分三脚。其說蓋原于趙氏也。

脈經引四時經。清溲痢通。注云。清者。廁也。溲從水道出。而反清溲者。是謂下痢至廁也。劉熙釋名云。圊。至穢之處。宜常修治使潔清也。顏師古急就篇注云。清言其處特異所。常當加潔清也。成氏辨脈篇注。清者圊也。〇案太陽中篇。清穀。清血。其清。皆與圊同。

案此陰陽俱虛。宜用桂枝加附子湯。附子湯之屬。小建中加黃芪。恐不能救之。

傷寒類方云。微邪已在皮膚中。欲自出不得。故身痒。以此湯取其小汗足矣。陽明篇云。身痒如蟲行皮中狀者。此以久虛故也。

桂枝麻黃各半湯方

桂　枝一兩十六銖。去皮。　芍　藥　生　薑切　甘草炙　大棗四枚。擘。

麻　黃各一兩去節〇千金翼。作去節各一兩。　杏仁二十四枚湯浸去皮尖及兩仁者〇千金翼。无湯浸二字。

右七味。以水五升。先煮麻黃一二沸。去上沫。內諸藥。煮取一升八合。去滓。溫服六合。本云。桂枝湯三合。麻黃湯三合。併爲六合。頓服。將息如上法。【原注】臣億等謹案桂枝湯方。桂枝。芍藥。生薑。各三兩。甘草二兩。大棗十二枚。麻黃湯方。麻黃三兩。桂枝二兩。甘草一兩。杏仁七十箇。今以算法約之。二湯各取三分之一。即得桂枝一兩十六銖。芍藥。生薑。甘草。各一兩。大棗四枚。杏仁二十三箇零三分枚之一。收之得二十四箇。合方。詳此方。乃三分之一。非各半也。宜云合半湯。〇玉函。七味下。有㕮咀字。云。作方。頓服下。有今裁爲一方五字。

〔柯〕桂枝湯三合。麻黃湯三合。併爲六合。後人算其分兩。合作一方。大失仲景製方之意。〔徐〕是風雖外薄。爲寒所持。而不能散。所以面顯怫鬱之熱色。必宜總風寒兩解之。故桂麻合用。

傷寒類方云。案此方。分兩甚輕。計共約六兩。合今之秤。僅一兩三四錢。分三服。祇服四錢零。乃治邪退後。至輕之劑。猶勿藥也。

太陽病。初服桂枝湯。反煩不解者。先刺風池風府。却與桂枝湯則愈。先上。玉函。千金翼。有當字。脈經。有法當二字。

〔柯〕此條治中風之變。桂枝湯煮取三升。初服者。先服一升也。却與者。盡其二升也。熱鬱於心胸者。謂之煩。發於皮肉者。謂之熱。麻黃症發熱無汗。熱全在表。桂枝症發熱汗出。便見內煩。服湯反煩。而外熱不解。非桂枝湯不當用也。以外感之風邪重。內之陽氣亦重耳。風邪本自項入。必刺風池風府疏通來路。以出其邪。仍與桂枝湯。以和營衛。內經曰。表裏刺之。服之飲湯。此法是矣。

傷寒類方云。此非誤治。因風邪凝結於太陽之要路。則藥力不能流通。故刺以解其結。蓋邪氣太甚。不僅在衞。而在經。刺之以洩經氣。

素問骨空論云。風從外入。令人振寒。汗出頭痛。身重惡寒。治在風府。大風頸項痛。刺風府。風府在上椎。

甲乙經云。風池二穴。在顳顬後。髮際陷中。足少陽陽維之會。風府一穴。在項髮際上一寸。大筋中宛宛中。督脈陽維之會。

案鍼灸資生經云。岐伯對黃帝之問曰。巨陽者。諸陽之屬也。其脈連於風府。故爲諸陽主氣也。然則風府者。固傷寒所自起也。北人皆以毛裹之。南人怯弱者。亦以帛護其項。俗謂三角是也。柯氏之說蓋本于斯。

服桂枝湯。大汗出。脈洪大者。與桂枝湯。如前法。若形似瘧。一日再發者。汗出必解。宜桂枝二麻黃一湯。 成本。似。作如。玉函。脈經同。脈洪大者。作若脈但洪大者。再下。脈經有三字。

〔志〕大汗出。脈洪大者。肌腠之氣。而外合於膚表。標陽氣盛。故脈洪大而汗出也。如前啜粥之法。以助藥力。〔柯〕服桂枝湯後。而惡寒發熱如瘧者。是本當用麻黃發汗。而用桂枝。則汗出不徹故也。凡太陽發汗太過。則轉屬陽明。不及則轉屬少陽。此雖寒熱往來。而頭項強痛未罷。是太陽之表尚在。因風邪泊營衛。動靜無常。故一日再發。或三度發耳。〔鑑〕服桂枝湯。大汗出。病不解。脈洪大。若煩渴者。則爲表邪已入陽明。是白虎湯證也。今脈雖洪大。而不煩渴。則爲表邪仍在太陽也。

案玉函。有但字。可見其無他證也。

桂枝二麻黃一湯方

桂枝（一兩十七銖。去皮。）　芍藥（一兩六銖）　麻黃（十六銖去節）　生薑（一兩六銖。切。）

杏仁（十六箇去皮尖○千金翼。有兩仁者三字。）　甘草（一兩二銖。炙。）　大棗（五枚擘）

右七味。以水五升。先煮麻黃一二沸。去上沫。內諸藥。煮取二升。去滓。溫服一升。日再服。本云桂枝湯二分。麻黃湯一分。合爲二升。分再服。今合爲一方。將息如前法。【原注】臣億等謹案桂枝湯方。桂枝。芍藥。生薑。各三兩。甘草二兩。大棗十二枚。麻黃湯方。麻黃三兩。桂枝二兩。甘草一兩。杏仁七十箇。今以算法約之。桂枝湯。取十二分之五。即得桂枝。芍藥。生薑。各一兩六銖。甘草二十銖。大棗五枚。麻黃湯。取九分之二。即得麻黃十六銖。桂枝十銖三分銖之二。收之得十一銖。甘草五銖三分銖之一。收之得六銖。杏仁十五箇九分枚之四。收之得十六箇。二湯所取相合。即共得桂枝一兩十七銖。麻黃十六銖。生薑。芍藥。各一兩六銖。甘草一兩二銖。大棗五枚。杏仁十六箇。合方。○成本。无本云以下二十九字。玉函。云。作方。

〔柯〕邪氣稽留於皮毛肌肉之間。固非桂枝之可解。已經汗過。又不宜麻黃湯之峻攻。故取桂枝湯三分之二。麻黃湯三分之一。合而服之。再解其肌。微開其表。審發汗於不發之中。又用桂枝後。更用麻黃法也。後人合爲一方者。是大背仲景比較二方之輕重。偶中出奇之妙理矣。〔張〕詳此方與各半藥品不殊。惟銖分稍異。而證治攸分。可見仲景於差多差少之間。分毫不苟也。

傷寒類方云。此與桂枝麻黃各半湯。意略同。但此因大汗出之後。故桂枝略重。而麻黃略輕。

服桂枝湯。大汗出後。大煩渴不解。脈洪大者。白虎加人參湯主之。（脈上。玉函。脈經。有若字。脈經。千金方。作白虎湯。

〔成〕大汗出。脈洪大而不渴。邪氣猶在表也。可更與桂枝湯。若大汗出。脈洪大。而煩渴不解者。表裏有熱。不可更與桂枝湯。可與白虎加人參湯。生津止渴。和表散熱。〔錢〕此因大汗出後。遂至胃中津液耗竭。陽邪乘虛入裏。至大煩渴而不解。上篇之大汗出。脈浮而微熱。消渴者。及中篇之發汗後。脈浮數煩渴之證。皆以誤汗亡陽。下焦無火。膀胱之氣化不行。失其蒸騰之用。故氣液不得上升而渴也。然脈浮。則其邪仍在太陽。故以五苓散主之。今大煩渴。而脈見洪大。則邪不在太陽。而已傳入陽明矣。即陽明篇所謂陽明脈大者是也。故以白虎湯解胃中之煩熱。加人參以補其大汗之虛。救其津液之枯竭也。

白虎加人參湯方

知母六兩　石膏一斤碎綿裹　甘草炙二兩　粳米六合　人參三兩

右五味。以水一斗。煮米熟湯成。去滓。溫服一升。日三服。外臺秘要。作右五味切。以水一斗二升。煮米熟。去米。內諸藥。煮取六升。去滓。溫服一升。日三。成本云。於白虎湯內加人參三兩。餘依白虎湯法。案外臺所載。當仲景舊法。

活人辨疑化斑湯。治赤斑口燥煩渴中暍。即本方

保命集。人參石膏湯。治膈消。上焦煩渴。不欲多食。

於本方去粳米。東垣。加黃芩。杏仁。

徐同知方。人參白虎湯。治伏暑發渴。嘔吐身熱。脈虛自汗。即本方　如伏暑作寒熱未解。宜和五苓散。同煎服。

痧科纂要。人參白虎湯。治麻疹。化斑發疹。止渴如神。

於本方。去粳米。加桔梗。竹葉。

醫史云。呂滄洲治趙氏子。病傷寒餘十日。身熱而人靜。兩手脈盡伏。俚醫以爲死也。弗與藥。翁診之。三部舉按皆無。其舌胎滑。而兩顴赤如火。語言不亂。因告之曰。此子必大發赤斑。周如錦文。夫脈血之波瀾也。今血爲邪熱所搏。淖而爲斑。外見於皮膚。呼吸之氣。無形可依。猶溝隧之無水。雖有風不能成波瀾。斑消則脈出矣。及揭其衾。而赤斑爛然。即用白虎加人參湯。化其斑。脈乃復常。繼投承氣下之。愈。發斑無脈。長沙所未論。翁蓋以意消息耳。

太陽病。發熱惡寒。熱多寒少。脈微弱者。此無陽也。不可發汗。宜桂枝二越婢一湯。者。千金翼。作則。發汗上。玉函。有復字。全書。作更汗。

〔柯〕本論無越婢證。亦無越婢方。不知何所取義。竊謂其二字。必誤也。此熱多。是指發熱。不是內熱。無陽。是陽已虛。而陰不虛。不煩不躁。何得妄用石膏。觀麻黃桂枝合半。桂枝二麻黃一二方。皆當汗之證。此言不可發汗。何得妄用麻黃。凡讀古人書。須傳信闕疑。不可文飾。况爲性命所關者乎。且此等脈證最多。無陽不可發汗。便是仲景法旨。柴胡桂枝湯。乃是仲景佳方。若不頭項强痛。並不須合桂枝矣。讀書無目。至於病人無命。愚故表而出之。

舒氏云。熱多寒少四字。是條中關鍵。必其人平素熱盛津衰。故方中用石膏。以保其津液也。但無陽二字有誤。如果無陽。則必寒多熱少。當用附子。石膏又在所禁矣。案無陽。方氏亦嘗疑之。然猶釋爲疾在陰而無在陽之義。張志聰張錫駒。從其說爲解。喻氏周氏張璐。則曰無津液之謂。金鑑亦云。無太陽表脈。皆强解也。程氏云正陽虛。錢氏云。命門眞陽之虛。果然則安有用石膏之理乎。其他魏氏汪氏輩。皆屬傅會。只成氏於此一條。不下注解。蓋有所見也。至于柯氏。斷然闕疑。可謂卓越之識矣。今仍不繁引數說云。

案發汗後病篇。發汗多亡陽讝語者。不可下。與柴胡桂枝湯。和其榮衛。以通津液。後自愈。柯氏以柴胡桂枝湯。主此條證者。以其無陽。乃亡陽之義故也。

桂枝二越婢一湯方

桂枝去皮　芍藥　甘草各十八銖。炙。成本。无炙字。

大棗四枚擘　生薑一兩二銖切○玉函。千金翼。二作三。成本。作三錢。蓋譌。

石膏二十四銖。碎。綿裹。　麻黃

右七味。以水五升。煮麻黃一二沸。去上沫。內諸藥。煮取二升。去滓。溫服一升。本云。當裁爲越婢湯桂枝湯。合之飲一升。今合爲一方。桂枝湯二分。越婢湯一分。【原注】臣億等謹案桂枝湯方。桂枝。芍藥。生薑。各三兩。甘草二兩。大棗十二枚。越婢湯方。麻黃二兩。生薑三兩。甘草二兩。石膏半斤。大棗十五枚。今以算法約之。桂枝湯。取四分之一。即得桂枝。芍藥。生薑。各十八銖。甘草十二銖。大棗三枚。越婢湯。取八分之一。即得麻黃十八銖。生薑九銖。甘草六銖。石膏二十四銖。大棗一枚。八分之七。棄之。二湯所取相合。即共得桂枝。芍藥。甘草。麻黃。各十八銖。生薑一兩三銖。石膏二十四銖。大棗四枚。合方。舊云桂枝三。今取四分之一。即當云桂枝二也。越婢湯方。見仲景雜方中。外臺祕要。一云。起脾湯。○煑麻黃上。玉函。千金翼。有先字。云。玉函。成本。作方。玉函。煎法二婢字。並作脾。案一云起脾湯。見外臺肉極門。

〔成〕胃爲十二經之主。脾治水穀爲卑藏。若婢。內經曰。脾主爲胃行其津液。是湯所以謂之越婢者。以發越脾氣。通行津液。外臺方。一名越脾湯。即此義也。〔柯〕此大青龍無桂枝杏仁。與麻黃杏仁石膏湯同爲涼解表裏之劑。此不用杏仁之苦。而用薑棗之辛甘。可以治太陽陽明合病。熱多寒少而無汗者。猶白虎湯證。背微惡寒之類。而不可以治脈弱無陽之證也。

案越婢。未審何義。成氏引外臺。爲發越脾氣。似穩當。續醫說。引趙良仁金匱衍義。駁成注。然其說與成同。方氏喻氏。以婢女之義爲解。亦未太允。至錢氏云以此治越人之婢而得效。杜撰甚矣。

服桂枝湯。或下之。仍頭項強痛。翕翕發熱。無汗。心下滿微痛。小便不利者。桂枝去桂加茯苓白朮湯主之。脈經。千金翼。无或字。仍字。滿下。玉函。有而字。脈經。無白字。

〔成〕頭項強痛。翕翕發熱。雖經汗下。爲邪氣仍在表也。心下滿微痛。小便利者。則欲成結胸。今外證未罷。無汗小便不利。則心下滿微痛。爲停飲也。與桂枝湯以解外。加茯苓白朮。利小便行留飲也。〔錢〕頭項強痛。中風傷寒。均有之證也。翕翕發熱。是熱在皮毛。中風證也。無汗。則又傷寒之本證矣。就此諸證。爲風寒兼有無疑矣。而但服桂枝湯。是治風而未治寒也。故仍頭項強痛。翕翕發熱。無汗而不解也。又或誤下之。所以有心下滿微痛之證。乃下後邪氣陷入。而欲結也。小便不利。太陽之熱邪。內犯膀胱。氣化不行也。治之以桂枝去桂加茯苓白朮湯。未詳其義。恐是後人傳寫之誤。未可知也。即或用之。恐亦未能必效也。仲景立法。豈方不對證。而能爲後世訓乎。余竊疑之。大約是歷年久遠。後人舛誤所致。非仲景本來所系原方。近代名家。悉遵成氏之訓。俱強解以合其說。謂用之而諸證悉愈。吾不信也。

案成注不及去桂之義。但云桂枝湯以解外。則成所注本。無去桂二字歟。若不去桂。而用此方於此證。或有效驗。王肯堂以降。多爲水飲所致。然無的據。金鑑則依桂枝去芍藥之例。爲去芍藥之誤。其說亦難從矣。

桂枝去桂加茯苓白朮湯方

芍藥三兩　甘草二兩炙　生薑切　白朮

茯苓各三兩　大棗十二枚擘

右六味。以水八升。煮取三升。去滓。溫服一升。小便利則愈。本云桂枝湯。今去桂枝。加茯苓白朮。玉函。六味下。有㕮咀字。八升。作七升。云。作方。成本。不載本方。第十卷云。於桂枝湯內。去桂枝。加茯苓。白朮。各三兩。餘倣前法煎服。小便利則愈。

傷寒類方云。凡方中有加減法。皆佐使之藥。若去其君藥。則另立方名。今去桂枝。而仍以桂枝爲名。所不可解也。

傷寒。脈浮。自汗出。小便數。心煩。微惡寒。脚攣急。反與桂枝。欲攻其表。此誤也。得之便厥。咽中乾。煩躁吐逆者。作甘草乾薑湯與之。以復其陽。若厥愈足溫者。更作芍藥甘草湯與之。其脚卽伸。若胃氣不和。譫語者。少與調胃承氣湯。若重發汗。復加燒鍼者。四逆湯主之。心煩。玉函。作頗字。云。論曰心煩。脈經。作頗復。注。仲景。作心煩。成本。桂枝下。有湯字。是。躁。作燥。誤。玉函。脚上。有兩字。脈經。無調胃字。

〔成〕脈浮自汗出。小便數而惡寒者。陽氣不足也。心煩脚攣急者。陰氣不足也。陰陽血氣俱虛。則不可發汗。若與桂枝湯攻表。則又損陽氣。故爲誤也。得之便厥。咽中乾。煩燥吐逆者。先作甘草乾薑湯。復其陽氣。得厥愈足溫。乃與芍藥甘草湯。益其陰血。則脚脛得伸。陰陽雖復。其有胃燥譫語。少與調胃承氣湯微溏。以和其胃。重發汗爲亡陽。加燒鍼則損陰。內經曰。榮氣微者。加燒鍼則血不流行。重發汗復燒鍼。是陰陽之氣大虛。四逆湯以復陰陽之氣。〔鑑〕是當與桂枝增桂加附子湯。以溫經止汗。今反與桂枝湯。攻發其表。此大誤也。〔汪〕脈浮自汗出。小便數者。陽虛氣不收攝也。心煩者。真陽虛脫。其氣浮游而上走也。咽中乾煩躁者。誤汗損陽。津液耗竭。陽虛煩躁。作假熱之象也。吐逆者。陰寒氣盛而拒膈也。〔程〕脈浮自汗出。雖似桂枝證。而頭項不痛。知陽神自歉於上部。陽明內結。得之自汗出小便數。上蓋津液外越。而下部之陰分。更無陽以化氣也。故陽回而結未破。不妨少從胃實例。一去其胃燥。〔鑑〕若重發汗者。謂不止誤服桂枝湯。而更誤服麻黃湯也。或復加燒鍼。刼取其汗。以致亡陽證具。則又非甘草乾薑湯所能治。故又當與四逆湯。以急救其陽也。

甘草乾薑湯方

甘　草四兩炙　乾　薑二兩

右二味。以水三升。煮取一升五合。去滓。分溫再服。玉函。甘草二兩。成本。乾薑下。有炮字。玉函。成本。味下。有㕮咀二字。

芍藥甘草湯方

白芍藥〇玉函。無白字。　甘草各四兩炙

右二味。以水三升。煮取一升五合。去滓。分溫再服。玉函。成本。味下。有㕮咀二字。成本。五合。作升。服下。有之字。

〔柯〕仲景回陽。每用附子。此用乾薑甘草者。正以見陽明之治法。夫太陽少陰。所謂亡陽者。先天之元陽也。故必用附子之下行者回之。從陰引陽也。陽明所謂亡陽者。後天胃脘之陽也。取甘草乾薑以回之。從乎亡也。蓋桂枝之性辛散。走而不守。即佐以芍藥。尙能亡陽。乾薑之味苦辛。守而不走。故君以甘草。便能回陽。然先天太少之陽不易回。回則諸證悉解。後天陽明之陽雖易回。旣回而前證仍在。變證又起。故更作芍藥甘草湯繼之。蓋脾主四肢。胃主津液。陽盛陰虛。脾不能爲胃行津液。以灌四旁。故足攣急。用甘草以生陽明之津。芍藥以和太陰之液。其脚即伸。此亦用陰和陽法也。甘草乾薑湯得理中之半。取其守中。不須其補中。芍藥甘草湯。減桂枝之半。用其和裏。不取其攻表。

胡遵程方注云。甘草乾薑湯。即四逆湯。去附子也。辛甘合用。專復胸中之陽氣。其夾食夾陰。面赤足冷。發熱喘欬。腹痛便滑。外內合邪。難於發散。或寒藥傷胃。合用理中。不便參朮者。並宜服之。眞胃虛挾寒之聖劑也。若夫脈沈畏冷。嘔吐自利。雖無厥逆。仍屬四逆湯。芍藥甘草湯。此即桂枝湯去桂枝薑棗也。甘酸合用。專治營中之虛熱。其陰虛陽乘。至夜發熱。血虛筋攣。頭面赤熱。過汗傷陰。發熱不止。或誤用辛熱。擾其營血。不受補益者。並宜用之。眞血虛挾熱之神方也。

外臺。備急療吐逆水米不下。乾薑甘草湯。即本方

直指方。乾薑甘草湯。治脾中冷痛。嘔吐不食。

於本方。加大棗一枚。

又甘草乾薑湯。治男女諸虛出血。胃寒不能引氣歸元。無以收約其血。即本方

朱氏集驗方。二神湯。治吐血極妙。治男子婦人吐紅之疾。蓋是久病。或作急勞。損其榮衛。壅滯氣上。血之妄

行所致。若投以藕汁生地黃等涼劑治之。必求其死矣。每遇患者。用藥甚簡。即甘草乾薑湯每服二錢。水一中盞。煎至五七沸。帶熱呷。空心日午進之。和其氣血榮衞。自然安痊。不可不知。

證治要訣。飲酒過多而衄甚。則用理中湯。加乾葛川芎。各半錢。或止用乾薑甘草二味。

證治準繩。曹氏必用方。吐血。須煎乾薑甘草。作湯與服。或四物理中湯亦可。如此無不愈者。若服生地黃竹茹藕汁。去生便遠。

魏氏家藏方。六半湯。治熱溼脚氣。不能行步。

即芍藥甘草湯。入無灰酒少許。再煎服。

朱氏集驗方。去杖湯。治脚弱無力。行步艱難。友人戴明遠用之有驗。即芍藥甘草湯

活人事證方。神功散。治消渴。即芍藥甘草湯

醫學心悟。芍藥甘草湯。止腹痛如神。脈遲爲寒。加乾薑。脈洪爲熱。加黃連。

調胃承氣湯方

大　黃四兩去皮清酒洗○陽明篇。玉函。無去皮字。洗。成本。玉函。作浸。　甘　草二兩炙○外臺。作三兩。

芒　消半升○千金翼。作半兩。全書。方本。作半觔。

右三味。以水三升。煮取一升。去滓。內芒消。更上火。微煮令沸。少少溫服之。陽明篇。右三味切。以水三升。煮二物至一升。去滓。內芒消。更上微火一二沸。溫頓服之。以調胃氣。成本。玉函。味下。有㕮咀二字。

〔汪〕誤與桂枝湯。復與甘草乾薑湯。薑桂辛熱。耗胃中津液。因而譫語。方後云。少少溫服。此不過暫假之。以和

胃氣。而止譫語也。〔徐〕仲景用此湯。凡七見。或因吐下津乾。或因煩滿氣熱。總爲胃中燥熱不和。而非大實滿者比。故不欲其速下。而去枳朴。欲其戀鬲而生津。特加甘草。以調和之。故曰調胃。〔柯〕不用氣藥。而立名承氣者。調胃所以承氣也。經曰。平人胃滿則腸虛。腸滿則胃虛。更虛更實。故氣得上下。今氣之不承。由胃家之熱實。必用硝黃。以濡胃家之糟粕。而氣得以下。同甘草。以生胃家之津液。而氣得以上。推陳之中。便寓致新之義。一攻一補。調胃之法備矣。

千金方。本方。加枳實五枚。單名承氣湯。

外臺。集驗。生地黃湯。療傷寒有熱。虛羸少氣。心下滿。胃中有宿食。大便不利。

於本方。加生地黃三斤。大棗二十枚。

聖濟總錄。大黃湯。灸發背後服之方。

於本方。去甘草。

十形三療。一小兒。小溲不通。號跳旋轉。下則成砂石。大便祕。肛門脫出一二寸。戴人曰。此下焦塞也。不吐不下。則何以開。不令飲水。小溲何以利。以調胃承氣湯一兩。加牽牛子頭末三錢。河水煎服。又用瓜蒂末。糊丸芥子許。六十丸。吞下。上吐下瀉。一時齊出。有膿有血。涌泄既定。令飲新水二三十次。每次飲一盞。其病如失。

試效方。調胃承氣湯。治消中渴而飲食多。

衛生寶鑑。治面熱。以本方七錢。加黃連二錢。犀角一錢。案張氏醫通云。飲食不節。則胃病。胃病則氣短。精神少。而生大熱。有時火上行。而獨燎其面。鍼經云。面熱者。足陽明病。調胃承氣湯。加犀角。川連。

又牛黃通膈湯。覺中風一二日。實則急宜下之。
於本方。加牛黃。與芒消同研末。調服。
又破棺丹。治瘡腫一切風熱。
即本方。爲末。煉蜜丸。
醫壘元戎。治大頭病。本方。加牛旁子。寒水石。爲細末。煉蜜酒服。
又滌毒散。治時氣疙瘩。五發瘡瘍。喉閉雷頭。
於本方。加當歸。
又玉燭散。本方。與四物湯。各半合。
經驗良方。調胃承氣湯。治熱留胃中發斑。及服熱藥過多。亦發斑。此藥主之。

四逆湯方

甘　草二兩炙○千金翼。霍亂門。作一兩。　乾　薑一兩半。　附　子一枚生用去皮破八片○玉函。作生去皮破。

右三味。以水三升。煮取一升二合。去滓。分溫再服。強人可大附子一枚。乾薑三兩。味下。成本。有㕮咀二字。

〔錢〕四逆湯者。所以治四支厥逆。而名之也。素問陽明脈解云。四支者。諸陽之本也。陽盛則四支實。即陰陽應象論之清陽實四肢也。靈樞終始篇云。陽受氣於四末。陰受氣於五藏。蓋以穀入於胃。氣之清者爲營。行於脈中。濁者降於下焦。爲命門真陽之所蒸騰。其氣直達皮膚。而爲衞氣。先充滿於四末。然後還而溫肌肉。密腠理。

行於陰陽各二十五度。故四肢爲諸陽之本。此以眞陽虚衰。陰邪肆逆。陽氣不充於四肢。陰陽不相順接。故手足厥冷。而爲厥逆咽中乾也。若重發其汗。更加燒鍼取汗。則孤陽將絶矣。仲景急以温經復陽爲治。故立四逆湯。其以甘草爲君者。以甘草甘和而性緩。可緩陰氣之上逆。乾薑温中。可以救胃陽。而温脾土。即所謂四支皆稟氣於胃。而不得至經。必因於脾。乃得稟焉。此所以脾主四支也。附子辛熱。直走下焦。大補命門之眞陽。故能治下焦逆上之寒邪。助清陽之升發。而騰達於四肢。則陽回氣煖。而四肢無厥逆之患矣。是以名之曰四逆湯也。

顧憲章傷寒溯源集云。案言四者。四肢之省文也。四肢。自指至肘。足至膝。是也。其病爲深。凡言手足者。自指至腕。足至踝而已。其病尚淺。仲景下字不苟。其輕重淺深。一覽了然矣。○案四逆字。見于靈素。亦是四肢厥逆之義。柯氏謂本方脱人參。乃以四物救逆名之。誤也。

吳遵程方注云。從前附子。皆野生。大者極是難得。重半兩者即少。不若今時之種附子。重一兩外也。近世用二三錢一劑。即與仲景時二三枚分三劑相等耳。

醫經會解云。陰毒心硬肢冷。加麝香。皂莢。俱用少許。嘔吐涎沫。或小腹痛。加鹽炒吳茱萸。半夏。生薑。嘔吐不止。加半夏。生薑汁。瀉不止。加白朮。人參。黄芪。伏苓。升麻。

名醫類案云。郭雍治一人。盛年恃健不善養。因極飲冷酒食。内外有所感。初得疾。即便身涼自利。手足厥。額上冷汗不止。遍身痛。呻吟不絶。偃卧不能轉側。心神俱無昏憒。不恍惚。請醫視之。治不力。言曰。此證甚重。而病人甚靜。殊不昏憒。身重不能起。自汗自利。四肢厥。此陰證無疑也。又遍身痛。不知處所。出則身如被杖。陰毒證也。當急治之。醫言謬悠不可聽。郭令服四逆湯。灸關元及三陰交。未知。加服九鍊金液丹。利厥汗證少止。稍緩藥艾。則諸證復出。再急灸治。如此進退者三。凡三日兩夜。灸千餘壯。服金液丹亦千餘粒。四逆湯一二斗。方能住灸湯藥。陽氣雖復。而汗不出。證復如太陽病。未敢服藥。以待汗二三日。復大煩躁飲水。次則譫語斑出。熱甚無可奈何。復與調胃承氣湯。得利大汗而解。陰陽反覆。有如此者。前言煩躁不可投涼藥。此則可下證具。非小煩躁而已。故不同也。

問曰。證象陽旦。案法治之而增劇。厥逆咽中乾。兩脛拘急而譫語。師曰。言夜半手足當溫。兩脚當伸。後如師言。何以知此。答曰。寸口脈浮而大。浮爲風。大爲虛。風則生微熱。虛則兩脛攣。病形象桂枝。因加附子參其間。增桂令汗出。附子溫經。亡陽故也。厥逆咽中乾。煩躁陽明內結。譫語煩亂。更飲甘草乾薑湯。夜半陽氣還。兩足當熱。脛尙微拘急。重與芍藥甘草湯。爾乃脛伸。以承氣湯微溏。則止其譫語。故知病可愈。玉函。無師曰之曰。此。作之。爲字上。並有卽字。參。作於。无重字。成本。爲上。並有則字。病形。作病證。躁。作燥。

〔成〕陽旦桂枝湯別名也。〔程〕此條。卽上條注脚。借問答。以申明其義也。證象陽旦句。應前條傷寒脈浮自汗出。小便數。心煩微惡寒。脚攣急一段。案法治之句。應前條反與桂枝湯。欲攻其表一段。而增劇。至拘急而譫語句。應前條此誤也。得之便厥。咽中乾。煩躁吐逆者一段。師言夜半手足當溫。兩脛當伸。後如師言。何以知此句。應前條已用甘草湯。并調胃承氣湯一段。答曰寸口脈浮而大。浮則爲風。大則爲虛。風則生微熱。虛則兩脛攣。

證象桂枝。因加附子參其間。增桂令汗出。附子温經。亡陽故也數句。發明以補出前證病源。及用桂枝之誤，見證象桂枝而實非桂枝證。將成亡陽也。厥逆。咽中乾。煩躁。陽明內結。譫語煩亂。申叙前證。以著亡陽之實。更飲甘草湯。夜半陽氣回。兩足當温。重應前條甘草乾薑湯一段。脛尙微拘急。重與芍藥甘草湯。爾乃脛伸。重應前條芍藥甘草湯一段。以承氣湯微溏。則止其譫語。重應前條調胃承氣湯一段。故知其病可愈。亦非泛結。見其愈也。由於救之得法。萬一爲煩躁譫語等證所惑。而大青龍之見。不無交互於胸中。欲其病之愈也得乎。〔錢〕象桂枝湯證。故仍於桂枝湯中。加附子參於其間。則真陽有助。不患其汗泄。故又增桂令汗出。以解衞分之陽邪也。其所以加附子温經者。以下焦無陽也。此法。即誤汗亡陽。桂枝加附子湯。乃爲傷寒脈浮。自汗出。小便數。心煩微惡寒。脚拘攣之正治也。若不察其微惡寒。脚拘攣之亡陽虛證。已經反與桂枝湯。誤攻其表。使陽氣愈虛，陰邪上逆。以致厥逆咽中乾等證也。

案喻氏以陽旦湯。爲千金方桂枝加黄芩之方。魏氏汪氏錢氏輩。引數證辨其非。以文繁不載于斯。

案柯氏注本。闕此一條。詳其文義。似後人所增。柯氏删之。實有所見也。

傷寒論輯義卷二

東都　丹波元簡廉夫　學

辨太陽病脈證并治中

太陽病。項背強几几。無汗惡風。葛根湯主之。無汗。外臺。作反汗不出四字。風下。可發汗篇。及玉函。外臺。有者字。

〔方〕無汗者。以起自傷寒。故汗不出。乃上篇有汗之反對。風寒之辨別也。惡風。乃惡寒之互文。風寒皆通惡。而不偏有無也。〔魏〕其辨風寒。亦重有汗無汗。亦不以畏惡風寒多少爲準。畏惡風寒。不過兼言互言。以參酌之云耳。

葛根湯方

葛根四兩　麻黃三兩去節○外臺。作四兩　桂枝二兩去皮○外臺。作桂心

生薑三兩切　甘草二兩炙　芍藥二兩○成本。有切字

大棗十二枚擘

右七味。以水一斗。先煮麻黃葛根。減二升。去白沫。內諸藥。煮取三升。去滓。溫服一升。覆取微似汗。餘如桂枝法將息及禁忌。諸湯皆倣此。味下。玉函。成本。有㕮咀二字。外臺。有切字。白沫。玉函。千金翼。外臺。作上沫。成本。只作去沫。似汗下。玉函。成本。千金翼。有不須啜粥四字。外臺。有出不須喫熱粥助藥發九字。成本。無諸湯皆倣此五字。

〔柯〕几几更甚於項強。而無汗不失爲表實。脈浮不緊數。是中於鼓動之陽風。故以桂枝湯爲主。而加麻葛。以攻其表實也。葛根味甘氣涼。能起陰氣而生津液。滋筋脈而舒其牽引。故以爲君。麻黃生薑。能開玄府腠理之閉塞。祛風而去汗。故以爲臣。寒熱俱輕。故少佐桂芍。同甘棗以和裏。此於麻桂二湯之間。衡其輕重。而爲調和表裏之劑也。葛根與桂枝同爲解肌和裏之劑。故有汗無汗。下利不下利。皆可用。與麻黃專於治表者不同。東垣用藥分經。不列於太陽。而列於陽明。易老云。未入陽明者。不可服。豈二子未讀仲景書耶。喻氏謂仲景不用於陽明。恐亡津液。與本草生津之說左矣。桂枝湯啜粥者。因無麻黃之開。而有芍藥之歛。恐邪有不盡。故假穀氣以逐之。此汗生於穀也。〔喻〕設以麻黃本湯加葛根。大發其汗。將無項背強几几者。變爲經脈振搖動惕乎。此仲景之所爲精義入神也。

絳雪園古方選注曰。卽桂枝湯。加麻黃。倍葛根。以去營實。小變麻桂之法也。獨是葛根麻黃。治營衛實。芍藥桂枝。治營衛虛。方中虛實互複者。其微妙在法先煑麻黃葛根減二升。後內諸藥。則是發營衛之汗爲先。而固表收陰襲於後。不使熱邪傳入陽明也。故仲景治太陽病未入陽明者。用以驅邪。斷入陽明之路。若陽明正病中。未嘗有葛根之方。東垣易老謂葛根是陽明經主藥。誤矣。

案錢氏欲麻黃湯中加葛根。名麻黃加葛根湯。以與桂枝加葛根湯。兩方並峙。遂以去方中之芍藥爲說。然仍有薑棗。而無杏仁。未得爲麻黃加葛根湯。其說不可從矣。

外臺祕要。延年祕錄。解肌湯。主天行二三日。頭痛壯熱。

於本方。去生薑。加黃芩二兩。

太陽與陽明合病者。必自下利。葛根湯主之。〔原注〕一云用後第四方。○玉函。無者字。下字。脈經。作太陽與陽明合病。而自利不嘔者。屬葛根湯證。千金翼注。一云。用後葛根黃芩黃連湯。

〔成〕傷寒。有合病。有併病。本太陽病不解。併於陽明者。謂之併病。二經俱受邪。相合病者。謂之合病。合病者。邪氣甚也。太陽陽明合病者。與太陽少陽合病。陽明少陽合病。皆言必自下利者。以邪氣併於陰。則陰實而陽虛。邪氣併於陽。則陽實而陰虛。寒邪氣甚。客於二陽。二陽方外實而不主裏。則裏氣虛。故必下利。與葛根湯。以散經中甚邪。〔鑑〕太陽與陽明合病者。謂太陽之發熱惡寒無汗。與陽明之煩熱不得眠等證。同時均病。表裏之氣。升降失常。故下利也。治法解太陽之表。表解而陽明之裏自和矣。〔方〕必。定然之詞。自。謂自然而然也。傷寒無他故。自然而然下利者。太陽陽明合病。經中之邪熱甚。胃氣弱不化穀不分清。雜迸而走注。所以謂之必也。但以葛根湯。散經中之寒邪。而以不治治利也。〔程〕合病之證。凡太陽之頭痛惡寒等證。與陽明之喘渴胸滿等證。同時均發。無有先後也。但見一證便是。不必悉具。併病亦如是看。仍須兼脈法斷之。明理論曰。太陽與陽明合病。必自下利。葛根湯主之。太陽與少陽合病。必自下利。黃芩湯主之。陽明與少陽合病。必自下利。大承氣湯主之。三者皆合病下利。一者發表。一者攻裏。一者和解。所以不同也。下利家。何以明其寒熱邪。且自利不渴屬太陰。以其藏寒故也。下利欲飲水者。以有熱也。故大便溏。小便自可者。此爲有熱。自利小便色白者。少陰病形悉具。此爲有寒。惡寒脈微。自利清穀。此爲有寒。發熱後重。泄色黃赤。此爲有熱。皆可理其寒熱也。

太陽與陽明合病。不下利。但嘔者。葛根加半夏湯主之。〔玉函〕無太陽以下六字。接上條。

〔成〕邪氣外甚。陽不主裏。裏氣不和。氣下而不上者。但下利而不嘔。裏氣上逆而不下者。但嘔而不下利。與葛根湯。以散其邪。加半夏。以下逆氣。

葛根加半夏湯方

葛根四兩　麻黃三兩去節○玉函。作二兩。成本。有湯泡去黃汁焙乾稱八字。

甘草二兩炙　芍藥二兩　桂枝二兩去皮

生薑二兩切○可發汗篇。成本。及諸家。並作三兩。是。　半夏半升洗

大棗十二枚擘

右八味。以水一斗。先煮葛根麻黃。減二升。去白沫。內諸藥。煮取三升。去滓。溫服一升。覆取微似汗。白。玉函。作上。

〔汪〕愚以既云嘔矣。其人胸中能免滿噎之證乎。湯中半夏。固宜加矣。而甘草大棗之甘。能不相礙乎。或云。方中止甘草二兩。大棗十二枚。已有生薑三兩。復加半夏半升。於嘔家又何礙。斯言實合仲景用藥之旨。

太陽病。桂枝證。醫反下之。利遂不止。脈促者。表未解也。喘而汗出者。葛根黃芩黃連湯主之。【原注】促一作縱○玉函。脈經。千金翼。作遂利不止。脈上。有其字。

〔成〕桂枝證者。邪在表也。而反下之。虛其腸胃。爲熱所乘。遂利不止。邪在表則見陽脈。邪在裏則見陰脈。下利脈微遲。邪在裏也。促爲陽盛。雖下利而脈促者。知表未解也。病有汗出而喘者。爲自汗出而喘也。即邪氣外甚所致。喘而汗出者。爲因喘汗出也。即裏熱氣逆所致。與葛根黃芩黃連湯。散表邪除裏熱。汪云。成注。虛其腸胃。此非腸胃眞

虛證。乃胃有邪熱。下逼於陽。而作泄也。〔錢〕促爲陽盛。下利則脈不應促。以陽邪熾盛。故脈加急促。是以知其邪尙在表而未解也。然未若協熱下利之表裏俱不解。及陽虛下陷。陰邪上結。而心下痞鞕。故但言表而不言裏也。〔柯〕邪束於表。陽擾於內。故喘而汗出。利遂不止者。所謂暴注下迫。皆屬於熱。與脈弱而協熱下利不同。此微熱在表。而大熱入裏。固非桂枝芍藥所能和。厚朴杏仁所宜加矣。〔鑑〕協熱利二證。以脈之陰陽。分虛實主治。固當矣。然不可不辨其下利之黏穢鴨溏。小便或白或赤。脈之有力無力也。〔錫〕案下後發喘汗出。乃天氣不降。地氣不升之危證。宜用人參四逆輩。仲景用葛根黃芩黃連者。耑在表未解一句。

傷寒類方曰。促有數意。邪猶在外。尙未陷入三陰。而見沈微等證象。故不用理中等法。

葛根黃芩黃連湯方〇千金。外臺。作葛根黃連湯。

葛根半斤〇外臺。作八兩。　甘草二兩炙　黃芩三兩〇成本。作二兩。外臺。有切字。

黃連三兩〇外臺。有金色者三字。

右四味。以水八升。先煮葛根。減二升。內諸藥。煮取二升。去滓。分溫再服。味下。玉函。有㕮咀字。外臺。有切字。二升下。外臺。有掠去沫三字。

〔柯〕君氣輕質重之葛根。以解肌而止利。佐苦寒清肅之芩連。以止汗而除喘。用甘草以和中。先煮葛根。後內諸藥。解肌之力優。而清中之氣銳。又與補中逐邪之法迥殊矣。

古方選注曰。是方。卽瀉心湯之變。治表寒裏熱。其義重在芩連。肅清裏熱也。

傷寒類方曰。因表未解。故用葛根。因喘汗而利。故用芩連之苦。以泄之堅之。芩連甘草。爲治痢之主藥。

太陽病。頭痛發熱。身疼腰痛。骨節疼痛。惡風。無汗而喘者。麻黃湯主之。玉函。脈經。千金翼。身疼。作身體疼。千金。惡風。作惡寒。外臺。作傷寒頭疼腰痛。身體骨節疼。發熱惡風汗不出而喘。

〔柯〕太陽主一身之表。風寒外束。陽氣不伸。故一身盡疼。太陽脈抵腰中。故腰痛。太陽主筋。所生病。諸筋者皆屬于節。故骨節疼痛。從風寒得。故惡風。風寒客于人。則皮毛閉。故無汗。太陽爲諸陽主氣。陽氣鬱于內。故喘。太陽爲開。立麻黃湯以開之。諸證悉除矣。麻黃八證。頭痛發熱惡風。同桂枝症。無汗身疼。同大青龍症。本症重在發熱身疼。無汗而喘。本條不冠傷寒。又不言惡寒而言惡風。先輩言麻黃湯主治傷寒。不治中風。似非確論。蓋麻黃湯大青龍湯。治中風之重劑。桂枝湯葛根湯。治中風之輕劑。傷寒可通用之。非主治傷寒之劑也。〔錢〕惡風。雖或可與惡寒互言。然終是營傷衛亦傷也。何則。衛病則惡風。營居衛內。寒已入營。豈有不從衛分而入者乎。故亦惡風也。〔鑑〕無汗者。傷寒實邪。腠理閉密。雖發熱而汗不出。不似中風虛邪發熱。而汗自出也。

案神農本草經。麻黃主治中風傷寒頭痛。病源候論曰。夫傷寒病者。起自風寒。入於腠理。與精氣分爭。營衛否隔。周行不通。病一日至二日。氣在孔竅皮膚之間。故病者頭痛惡寒。腰背強重。此邪氣在表。發汗則愈。夫麻黃發汗。而主中風。既言傷寒。而又言起自風寒。乃傷寒中風。可互爲外感之稱。亦不可鑿鑿以汗之有無。惡之風寒。傷之營衛。爲之差別也。

麻黃湯方

麻　黃三兩去節　桂　枝二兩去皮○正脈本。作二兩。非　甘　草一兩炙○千金翼。作二兩

杏　仁七十第。去皮尖。○第。成本。作个。第。乃箇之訛。玉函。千金翼。作枚。去上。成本。有湯字。尖下。千金翼。有兩仁者三字。外臺。作去皮尖兩人碎。千

金云。喘不甚。用五十枚。

右四味。以水九升。先煮麻黃減二升。去上沫。內諸藥。煮取二升半。去滓。溫服八合。覆取微似汗。不須啜粥。餘如桂枝法將息。味下。玉函。有㕮咀字。外臺。有切字。玉函。作溫覆出汗。

〔錢〕李時珍云。津液爲汗。汗卽血也。在營則爲血。在衛則爲汗。夫寒傷營。營血內濇。不能外通於衛。衛氣閉固。津液不行。故無汗發熱而憎寒。夫風傷衛。衛氣受邪。不能內護於營。營氣虛弱。津液不固。故有汗發熱而惡風。然風寒之邪。皆由皮毛而入。皮毛者。肺之合也。肺主衛氣。包羅一身。天之象也。證雖屬乎太陽。而肺實受邪氣。其證時兼面赤怫鬱。欬嗽痰喘。胸滿諸證者。非肺病乎。蓋皮毛外閉。則邪熱內攻。而肺氣膹鬱。故用麻黃甘草。同桂枝引出營分之邪。達之肌表。佐以杏仁。泄肺而利氣。是則麻黃湯雖太陽發汗重劑。實爲發散肺經火鬱之藥也。瀕湖此論。誠千古未發之祕。唯桂枝爲衛分解肌之藥。而能與麻黃同發營分之汗者。以衛居營外。寒邪由衛入營。故脈陰陽俱緊。陽脈緊。則衛分受邪。陰脈緊。則邪傷營分。所以欲發營內之寒邪。先開衛間之出路。方能引邪由營達衛。汗出而解也。後人有用麻黃而監之以桂枝。見節制之妙。更有馭六馬而執轡唯謹。恆虞其泛軼之說。豈理也哉。〔柯〕此方治風寒在表。頭痛項強。發熱身痛。腰痛骨節煩疼。惡風惡寒。無汗胸滿而喘。其脈浮緊浮數者。此爲開表逐邪發汗之峻劑也。此湯入胃。行氣於玄府。輸精於皮毛。斯毛脈合精。而溱溱汗出。在表之邪。其盡去而不留。痛止喘平。寒熱頓解。不煩啜粥而藉汗於穀也。其不用薑棗者。以生薑之性。橫散解肌。礙麻黃之上升。大棗之性。滯泥於膈。礙杏仁之速降。此欲急於直達。稍緩則不迅。橫散則不峻矣。若脈浮弱。汗自出者。或尺脈微遲者。是桂枝所主。非此方所宜也。〔鑑〕庸工不知其制在温覆取汗。若不温覆取汗。則不峻也。遂謂麻黃專能發表。不治他病。孰知此湯合桂枝湯。名麻桂各半湯。用以和太陽留連未盡之寒熱。去杏仁加石膏。合桂枝湯。名桂枝二越婢一湯。用以解太陽熱多寒少之寒熱。若陽盛於內。無汗而喘者。又有麻黃杏仁甘草石膏湯。以解散太陰肺家之邪。若陰盛於內而無汗者。又有麻黃附子細辛甘草湯。以温散少陰腎家之寒。金匱要略。以此方去桂枝。千金方。以此方桂枝易桂。皆名還魂湯。用以治邪在太陰。卒中暴厥。口噤氣絕。下咽奏效。而皆不温覆取汗。因是而知麻黃湯之峻與不峻。在温覆與不温覆也。此仲景用方之心法。豈常人之所得而窺耶。

傷寒類方曰。此痛處比桂枝症。尤多而重。因營衛俱傷故也。惡風無汗而喘者。乃肺氣不舒之故。麻黃治無汗。杏仁治喘。桂枝甘草。治太陽諸證。無一味不緊切。所以謂之經方。

柯氏曰。予治冷風哮。與風寒濕三氣成痺等證。用此輒效。非傷寒一證可拘也。

外臺。深師麻黃湯。療新久欬嗽唾膿血。連年不差。晝夜肩息。

於本方。去杏仁。加大棗。

又療上氣欬嗽。喉中水鷄鳴。唾膿血腥臭。麻黃湯。

於本方。加生薑。

聖惠方。解肌散。治小兒傷寒發熱。四肢煩疼。

於本方。加大黃芍藥。

和劑局方。三拗湯。治感冒風邪。鼻塞聲重。語音不出。或傷風傷冷。頭痛目眩。四肢拘倦。欬嗽多痰。胸滿氣短。

於本方去桂。三味生用。加生薑。麻黃。不去節。杏仁不去皮尖。甘草不炙。

直指方。加減麻黃湯。治肺感寒邪欬嗽。

於本方。加陳皮半夏紫蘇葉生薑。

舒氏女科要訣曰。會醫一產婦。發動六日。兒已出胞。頭已向下。而竟不產。醫用催生諸方。又用催生靈符。又求靈神爐丹。俱無效。延予視之。其身壯熱無汗。頭項腰背強痛。此太陽寒傷營也。法主麻黃湯。作一大劑投之。令溫覆。少頃得汗。熱退身安。乃索食。食訖。豁然而生。此治其病。而產自順。上乘法也。

脈浮而緊。浮則為風。緊則為寒。風則傷衛。寒則傷營。營衛俱病。骨節煩疼。可發其汗。宜麻黃湯。案此一條。出宋版可汗篇。及玉函。脈經。千金翼。正是本論原文。當在太陽篇中。今本係於脫漏。故諸注家未有解釋者。錢氏云。寒已入營。豈有不從衛分而入者乎。的與此條符矣。乃知麻黃桂枝之別。在表之虛實。而不在於風寒營衛之分。得此條而甚明。故揭於此。○又案此條。出辨脈法。脈上。有寸口二字。無宜麻黃湯四字。汗下。有也字。

〔柯〕風寒本自相因。必風先開腠理。寒得入于經絡。營衛俱傷。則一身內外之陽不得越。故骨肉煩疼。脈亦應其象。而變見于寸口也。緊為陰寒。而從浮見。陰盛陽虛。汗之則愈矣。脈法以浮為風。緊為寒。故提綱以脈陰陽俱緊者。名傷寒。大青龍脈。亦以浮中見緊。故名中風。則脈但浮者。正為風脈。宜麻黃湯。是麻黃湯固主中風脈症矣。麻黃湯症。發熱骨節疼。便是骨肉煩疼。即是風寒兩傷。營衛俱病。先輩何故以大青龍。治營衛兩傷。麻黃湯。治寒傷營而不傷衛。桂枝湯。治風傷衛而不傷營。曷不以桂枝症之惡寒。麻黃症之惡風。一反勘耶。要之冬月風寒。本同一體。故中風傷寒。皆惡風惡寒。營病衛必病。中風之重者。便是傷寒。傷寒之淺者。便是中風。不必在風寒上細分。須當在有汗無汗上着眼耳。

案柯氏注本。以辨脈此條。移于麻黄症條內。其釋義如是。可謂發千古之祕。超越諸注。因亦移爲本條之注。本事方曰。寒傷營。則寒邪入陰血。而營行脈中者也。寒邪居脈中。非特營受病。邪自內作。則幷與衞氣犯之。久則浸淫及骨。是以汗不出而熱。仲景以麻黄發其汗。又以桂枝甘草。助其發散。欲滌除內外之邪。營衞之病爾。大抵二藥皆發汗。而桂枝則發其衞之邪。麻黄幷營衞治之。亦自有深淺也。何以驗之。第一卷云。寸口脈浮而緊云云。是知傷寒脈浮緊者。營衞俱病也。麻黄湯中。幷用桂枝。此仲景之意也。○案許氏此說。與柯氏之意符矣。不知柯豈不讀本事方耶。

太陽與陽明合病。喘而胸滿者。不可下。宜麻黄湯。成本。玉函。湯下。有主之二字。非。

〔成〕陽受氣於胸中。喘而胸滿者。陽氣不宣發。壅而逆也。心下滿腹滿。皆爲實。當下之。此以爲胸滿非裏實。故不可下。雖有陽明。然與太陽合病。爲屬表。是與麻黄湯發汗。〔汪〕喘而胸滿。則肺氣必實而脹。所以李東璧云。麻黄湯。雖太陽發汗重劑。實爲發散肺經火鬱之藥。彼蓋以喘而胸滿。爲肺有火邪實熱之證。湯中有麻黄杏仁。專於泄肺利氣。肺氣泄利。則喘逆自平。又何有於陽明之胸滿邪。〔錢〕胸滿者。太陽表邪未解。將入裏而猶未入也。以陽明病而心下硬滿者。尚不可攻。攻之遂利不止者死。況太陽陽明合病乎。

太陽病。十日以去。脈浮細而嗜臥者。外已解也。設胸滿脅痛者。與小柴胡湯。脈但浮者。與麻黄湯。以去。玉函。千金翼。作已去。脈上。玉函。千金翼。有其字。外已解也。玉函。脈經。千金翼。作此爲外解。○原本。有小柴胡湯。今詳後九十五條。小柴胡證候。幷加減法悉具。故省之。

〔鑑〕太陽病十日以上無他證。脈浮細而嗜臥者。外邪已解。不須藥也。設有胸滿脅痛等證。則知少陽之外邪未解。故與小柴胡湯和之。若脈但浮不細。而有頭痛發熱惡寒無汗等證。則仍是太陽之外邪未解。當與麻黃湯汗之。案論中脈浮細。太陽少陽脈也。脈弦細。少陽脈也。脈沈細。少陰脈也。脈浮細。身熱嗜臥者。陽也。脈沈細。身無熱嗜臥者。陰也。脈緩細。身和嗜臥者。已解也。是皆不可不察也。〔程〕脈浮細而嗜臥者。較之少陰爲病之嗜臥。脈浮則別之。較之陽明中風之嗜臥。脈細又別之。脈靜神恬。解證無疑矣。設於解後。尙見胸滿脅痛一證。則浮細自是少陽本脈。嗜臥爲膽熱入而神昏。宜與小柴胡湯。脈但浮者。與麻黃湯。彼已現麻黃湯脈。自應有麻黃湯證符合之。縱嗜臥依然。必不胸滿脅痛可知。〔志〕愚案小柴胡湯。麻黃湯。不過假此以明太少之由樞而外。從外而表。非眞與之。故曰設也。

太陽中風。脈浮緊。發熱惡寒。身疼痛。不汗出而煩躁者。大青龍湯主之。若脈微弱。汗出惡風者。不可服之。服之則厥逆。筋惕肉瞤。此爲逆也。千金。太陽中風。作中風傷寒。玉函。脈經。千金。身下。有體字。不汗出。千金。外臺。作汗不出。玉函。脈經。煩躁下。有頭痛二字。無厥逆之逆。成本。逆也下。更有大青龍湯主之六字。方氏。依黃仲理。改眞武湯。並非。

〔成〕此中風見寒脈也。浮則爲風。風則傷衞。緊則爲寒。寒則傷營。營衞俱病。故發熱惡寒。身疼痛也。風并於衞者。爲營弱衞強。寒并於營者。爲營強衞弱。今風寒兩傷。則營衞俱實。故不汗出而煩躁也。與大青龍湯發汗。以除營衞風寒。若脈微弱。汗出惡風者。爲營衞俱虛。反服青龍湯。則必亡陽。或生厥逆筋惕肉瞤。此治之逆也。〔喻〕天地鬱蒸。得雨則和。人身煩躁。得汗則解。大青龍湯證。爲太陽無汗而設。與麻黃湯證何異。因有煩躁一證兼見。則非此法不解。〔程〕脈則浮緊。證則發熱惡寒。身疼痛。不汗出而煩躁。明是陰寒在表。鬱住陽熱之氣在經。而生煩熱。熱則併擾其陰而作躁。總是陽氣怫鬱不得越之故。此湯。寒得麻黃湯之辛熱而外出。熱得石膏之甘寒而內解。龍升雨降。鬱熱頓除矣。然此非爲煩躁設。爲不汗出之煩躁設。若脈微弱。汗出惡風者。雖有煩躁證。乃少陰亡陽之象。全非汗不出而鬱蒸者比也。〔錫〕若脈微弱。汗出惡風者。此陰陽表裏俱虛。故不可服。服之則陽亡而厥逆矣。陽氣者。柔則養筋。血氣盛則充膚熱肉。今虛則筋無所養。肉無以充。故筋惕而肉瞤。此治之逆也。

案外臺秘要。引古今錄驗。載本條。方後。張仲景傷寒論云。中風見傷寒脈者。可服之。活人書曰。蓋發熱惡風煩躁。手足溫。爲中風候。脈浮緊爲傷寒脈。是中風見寒脈也。大青龍湯治病。與麻黃湯證相似。但病尤重。而又加煩躁者。大抵感外風者爲中風。感寒冷者爲傷寒。故風則傷衞。寒則傷營。桂枝主傷衞。麻黃主傷營。大青龍主營衞俱傷故也。此成氏注解所原。其來久矣。然風寒營衞兩傷。尤不可信據。何則脈浮緊。發熱惡寒。身疼痛不汗出者。傷寒之候。煩躁。亦非中風之候。雖曰太陽中風。並無中風之候證。蓋中風二字。諸家紛紜。無有的據顯證。故姑置之闕疑之例而可已。活人云。大青龍湯治病。與麻黃湯相似。但病尤重。而又加煩躁者。此乃用此湯之指南。宜無復異議也。

柯氏曰。蓋仲景憑脈辨症。只審虛實。故不論中風傷寒。脈之緩緊。但於指下有力者爲實。脈弱無力者爲虛。不汗出而煩躁者。爲實。汗出多而煩躁者。爲虛。證在太陽而煩躁者。爲實。證在少陰而煩躁者。爲虛。實者可服大青龍。虛者便不可服。此最易知也。凡先煩不躁。而脈浮者。必有汗而自解。煩躁而脈浮緊者。必無汗而不解。大青龍湯。爲風寒在表。而兼熱中者設。不是爲有表無裏而設。故中風無汗煩躁者。可用。傷寒而無汗煩躁者。亦可用。蓋風寒本是一氣。故湯劑可以互投。論中有中風傷寒互稱者。如大青龍是也。有中風傷寒兼提者。如小柴胡是也。仲景但細辨脈證而施治。何嘗拘拘於中風傷寒之別其名乎。如既立麻黄湯治寒。桂枝湯治風。而中風見寒。傷寒見風者。曷不用桂枝麻黄各半湯。而更用大青龍爲主治耶。妄謂大青龍爲風寒兩傷營衛而設。不知其爲兩解表裏而設。請問石膏之設。爲治風歟。治寒歟。營分藥歟。衛分藥歟。只爲熱傷中氣。用之治內熱也。

內臺方議。黄伯榮曰此一證中。全在不汗出。一不字內藏機。且此不字。是微有汗。而不能得出。因生煩躁。非若傷寒之全無汗也。以此不字。方是傷風。此乃古人智深識妙之處。○案此說難從。然無汗與不汗出。不能無别。况此證陽熱內鬱。必微有汗。故舉似于斯。

案脈微弱。汗出惡風者。當用桂枝加附子湯。柯氏云。是桂枝症。若然則脈當浮緩。今脈微弱。而自汗出者。是表裏俱虛。桂枝不中與也。

明理論曰。筋惕肉瞤。非常常有之者。必待發汗過多亡陽。則有之矣。內經曰。陽氣者。精則養神。柔則養筋。發汗過多。津液枯少。陽氣太虛。筋肉失所養。故惕惕然而跳。瞤瞤然而動也。

汪氏曰。厥逆筋惕肉瞤。乃爲大逆之候。末後大青龍湯主之句。黄仲理改作真武湯。方喻二家皆宗之。大誤。蓋此條病。仲景本無救逆之法。末後六字。今從删。

活人書。引高若訥傷寒類纂云。凡發汗過多。筋惕肉瞤。振摇動人。或虛羸之人。微汗出。便有此證。俱宜服真武湯救之。○案黄仲理之說。原出于此。

大青龍湯方

麻黃六兩去節　桂枝二兩去皮　杏仁四十枚去皮尖○枚。成本。作個。千金翼。尖下。有兩仁者三字。

甘草二兩炙　生薑三兩切　大棗十枚擘○成本。金匱。玉函。千金。並作十二枚。

石膏如鷄子大。碎。○玉函。千金翼。外臺。碎下。有綿裹二字。

右七味。以水九升。先煮麻黃。減二升。去上沫。内諸藥。煮取三升。去滓。溫服一升。取微似汗。汗出多者。溫粉撲之。一服汗者。停後服。若復服汗多。亡陽遂一作逆【原注】虛。惡風煩躁。不得眠也。外臺。味下。有切字。取微似汗。玉函。作覆令汗。外臺。作厚覆取微汗。撲之。成本。千金翼。外臺。作粉之。成本。無若復服三字。遂。千金翼。作逆。明理論。亦有一作逆注文。○柯本。汗出多者以下三十二字。移前麻黃湯方後如桂枝法下。注云。此麻黃湯之禁也。

〔柯〕此即加味麻黃湯也。諸證全是麻黃。而有喘與煩躁之不同。喘者是寒鬱其氣。升降不得自如。故多杏仁之苦以降氣。煩躁是熱傷其氣。無津不能作汗。故特加石膏之甘以生津。然其質沈。其性寒。恐其内熱頓除。而外之表邪不解。變爲寒中。而協熱下利。是引賊破家矣。故必倍麻黃以發汗。又倍甘草以和中。更用薑棗以調營衛。一汗而表裏雙解。風熱兩除。此大青龍清内攘外之功。所以佐桂麻二方之不及也。〔汪〕或問。病人同是服此湯。而汗多亡陽。一則厥逆筋惕肉瞤。一則惡風煩躁不得眠。二者之寒熱。迥然不同。何也。余答云。一則病人脈微弱。汗出惡風。是陽氣本虛也。故服之則厥逆。而虛冷之證生焉。一則病人脈浮緊。發熱汗不出而煩躁。是邪熱本甚也。故服之則正氣雖虛。而邪熱未除。且也厥逆之逆爲重。以其人本不當服。而誤服之也。煩躁不得眠。爲猶輕。以其人本當服。而過服之也。

傷寒蘊要曰。大青龍湯。治傷寒脈浮緊。頭痛身疼痛。惡寒發熱。不得汗出。煩躁擾亂不安者。以此汗之。古人以傷寒爲汗病。其身熱煩躁。無奈何者。一汗而涼。斯言是也。天之邪氣。自外而入。亦當自外出之。非汗不能解也。

仲景全書。王文祿曰。大青龍。治風寒外壅。而閉熱于經者。故加石膏于發汗藥中。尤爲峻劑。

傷寒類方曰。此合麻黄桂枝越婢三方爲一方。而無芍藥。何以發汗如是之烈。蓋麻黄湯麻黄用二兩。而此用六兩。越婢湯石膏用半斤。此用鷄子大一塊。一劑之藥。除大棗。約共十六兩。以今稱計之。亦重三兩有餘。則發汗之重劑矣。雖少加石膏。終不足以相制也。

案温粉未詳。總病論。載肘後。川芎蒼朮白芷藁本零陵香。和米粉粉身。辟温粉方云。凡出汗大多。欲止汗。宜此法。活人書。去零陵香。直爲温粉方。録大青龍湯後。爾後本事方。三因方。明理論等。皆以辟温粉。爲温粉。不知川芎白芷藁本蒼朮能止汗否。吳氏醫方考。有撲粉方。龍骨。牡蠣。糯米。各等分爲末。服發汗藥。出汗過多者。以此粉撲之。此方予常用有驗。又傷寒類方曰。此外治之法。論中無温粉方。後人用牡蠣。麻黄根。鉛粉。龍骨亦可。又孝慈備覽。撲身止汗法。麩皮。糯米粉二合。牡蠣。龍骨二兩。右共爲極細末。以踈絹包裹。周身撲之。其汗自止。免致亡陽而死。亦良法也。産寶。粳米散。療産後汗不止。牡蠣三兩。附子一兩炮。白粳米粉三升。右爲散。攪令勻。汗出傅之。案此亦撲粉之一方也。

傷寒脈浮緩。身不疼。但重。乍有輕時。無少陰證者。大青龍湯發之。玉函。千金翼。者下。有可與二字。程本。張本。作小青龍湯發之。

〔柯〕寒有重輕。傷之重者。脈陰陽俱緊而身疼。傷之輕者。脈浮緩而身重。亦有初時脈緊漸緩。初時身疼。繼而不疼者。診者勿執一以拘也。然脈浮緊者。必身疼。脈浮緩者。身不疼。中風傷寒皆然。又可謂之定脈定證矣。脈浮緩下。當有發熱惡寒無汗。煩躁等證。蓋脈浮緩身不疼。見表症同輕。且身重乍有輕時。見表症將罷。以無汗煩躁。故合用大青龍。無少陰證。仲景正爲不汗出而煩躁之證。因少陰亦有發熱惡熱。無汗煩躁之證。與大青龍同。法當溫補。若反與麻黃之散。石膏之寒。真陽立亡矣。必細審其所不用。然後不失其所當用也。〔鑑〕身輕。邪在陽也。身重。邪在陰也。乍有輕時。謂身重而有時輕也。若但欲寐。身重無輕時。是少陰證也。今無但欲寐。身雖重乍有輕時。則非少陰證。〔魏〕發字諸家多置議。然不過發汗之義耳。不必深言之。反晦也。

舒氏曰。案發熱惡寒。無汗煩躁。乃大青龍湯之主證也。有其主證。雖脈浮緩身不疼。但重乍有輕時。即可用大青龍湯。然必辨其無少陰證方可用。否則不可用也。

案程氏曰。小青龍湯。坊本俱作大青龍。余幼讀古本。實是小青龍。觀條中脈證。總非大青龍病。宜世人有傷風兼寒之說。張氏纘論。亦改作小青龍湯。然無明據。不可從也。且程氏所謂古本。不知何等本。恐是依托之言也。

傷寒類方曰。案此條必有誤。脈浮緩。邪輕易散。身不疼。外邪已退。乍有輕時。病未入陰。又別無少陰等症。此病之最輕者。何以投以青龍險峻之劑。此必別有主方。而誤以大青龍當之者也。

傷寒表不解。心下有水氣。乾嘔發熱而欬。或渴。或利。或噎。或小便不利。少腹滿。或喘者。小青龍湯主之。不解。千金。作未解。乾嘔發熱而欬。玉函。千金翼。作欬而發熱。玉函。脈經。千金。少腹。作小腹。喘上。有微字。

程本，噎。作噫。

〔成〕傷寒表不解，心下有水飲，則水寒相搏，肺寒氣逆，故乾嘔發熱而欬。鍼經曰，形寒飲冷則傷肺。以其兩寒相感，中外皆傷，故氣逆而上行。此之謂也。與小青龍湯發汗散水。水氣內漬，則所傳不一，故有或爲之證。隨證增損，以解化之。〔錢〕傷寒表不解，謂頭痛項強，發熱體痛，無汗之證，未得汗解也。心下，心之下，胃脘之分也。水氣，水飲之屬也。乾嘔發熱，太陽表證也。喘欬，水寒傷肺而氣逆也。以肺主皮毛，寒邪在表，水氣停蓄，故傷肺氣也。或利者，水溜于腸，而下流也。或噎者，水氣寒邪，窒礙胃中，氣不通行也。或渴，或小便不利者，水寒固閉於中焦，則下焦之陽氣，不得上騰而爲津液，故渴。上焦之清氣，不得下降而爲滲利，其升降之氣化不行，故小便不利，而少腹滿也。或者，或有或無，非必諸證皆見也。前以風寒鬱熱之邪，不得外泄而煩躁，故以大青龍湯汗泄涼解之。此條以寒邪未解，水飲停蓄，肺藏傷而喘咳，並見中氣寒而氣滯不行，宜溫宜散，可發可收，故以小青龍湯主之。〔周〕素常有飲之人，一感外邪，傷皮毛而蔽肺氣，則便停於心下，而上下之氣不利焉，於是喘滿咳嘔，相因而見，爾時竟一汗之，外邪未解，裏證轉增，何也，爲水氣所持，不能宣越故也。況水飲停蓄者，中州必不健運，纔兼外感，遂令上逆，尚可徒以風藥上升作患乎。

案噎字，成注，餇同。乃引辨脈水得寒氣，冷必相搏，其人即餇，爲證。方氏亦云，噎與餇咽同，水寒窒氣也。即是膈噎之噎。又作饐。錢氏云，噎者，呃逆也。徐大椿云，內經無噎字，疑即呃逆之輕者，皆臆解也。程氏作噫者，亦未知何據也。

小青龍湯方

麻黃去節　芍藥　細辛　乾薑

甘草炙　桂枝各三兩去皮　五味子半升　半夏半升洗○成本。作湯洗

右八味。以水一斗。先煮麻黃。減二升。去上沫。內諸藥。煮取三升。去滓。溫服一升。若渴。去半夏。加栝樓根三兩。若微利。去麻黃。加蕘花。如一雞子。熬令赤色。若噎者。去麻黃。加附子一枚。炮。若小便不利。少腹滿者。去麻黃。加茯苓四兩。若喘。去麻黃。加杏仁半升。去皮尖。且蕘花不治利。麻黃主喘。今此語反之。疑非仲景意。【原注】臣億等謹案小青龍湯。大要治水。又案本草。蕘花。下十二水。若水去利則止也。又案千金。形腫者。應內麻黃。乃內杏仁者。以麻黃發其陽故也。以此證之。豈非仲景意也。○千金。蕘花。作芫花。總病論同。若噎者。外臺。作若食飲噎者。總病論。作咽字。玉函。無且字。主喘。作定喘。無此語二字。反之下。有者字。外臺同。成本。無且蕘花以下二十字。

〔鑑〕表實無汗。故合麻桂二方以解外。去大棗者。以其性滯也。去杏仁者。以其無喘也。有喘者仍加之。去生薑者。以有乾薑也。若嘔者。仍用之。佐乾薑細辛。極溫極散。使寒與水俱得從汗而解。佐半夏逐痰飲。以清不盡之飲。佐五味收肺氣。以斂耗傷之氣。若渴者。去半夏。加花粉。避燥以生津也。若微利與噎。小便不利。少腹滿。俱去麻黃。遠表而就裏也。加附子以散寒。則噎可止。加茯苓以利水。則微利止。案金鑑。以蕘花如雞子大熬令赤色。爲傳寫之誤。改作加茯苓四兩少腹滿可除矣。〔柯〕兩青龍。俱治有表裏證。皆用兩解法。大青龍是裏熱。小青龍是裏寒。故發表之藥相同。而治裏之藥則殊也。此與五苓。同爲治表不解而心下有水氣。然五苓治水之蓄而不行。故專滲瀉以利水。而微發其汗。使水從下而去也。此方。治水之動而不居。故備舉辛溫以散水。而大發其汗。使水從外而出也。仲景發

表利水諸法。精義入神矣。〔錢〕詳推後加減法。凡原文中每具諸或有之證者。皆有之。如小青龍湯。小柴胡湯。真武湯。通脈四逆湯。四逆散。皆是也。愚竊揆之以理。恐未必皆出于仲景也。

案且蕘花以下二十字。蓋是叔和語。大柴胡方後云。不加大黃。恐不爲大柴胡湯。許氏本事方。引爲叔和語。此段語氣。亦與彼條相類。可以證也。且玉函外臺。並有此語。可見不出于後人手。

吳恕活人指掌云。蕘花。如無。以生桃花代。

柯氏曰。此方又主水寒在胃。久欬肺虛。○案金匱要略。本方。治溢飲。又加石膏。治肺脹欬而上氣。煩躁而喘。脈浮者。心下有水氣。又本方。治欬逆倚息不得臥。外臺秘要古今錄驗沃雪湯。卽本方。去芍藥甘草。治上氣不得息。喉中如水鷄聲。凡局方溫肺湯。杏子湯之類。從此方增損者頗多。

御藥院方細辛五味子湯。治肺氣不利。欬嗽喘滿。胸膈煩悶。痰涎多。喉中有聲。鼻塞清涕。頭痛目眩。肢體倦怠。咽嗌不利。嘔逆惡心。卽本方

醫學六要。脚氣上氣喘促。初起有表邪者。小青龍加檳榔。

傷寒。心下有水氣。欬而微喘。發熱不渴。服湯已渴者。此寒去欲解也。小青龍湯主之。已下。玉函。脈經。千金翼。有而字。此下。玉函。千金翼。有爲字。

〔成〕欬而微喘者。水寒射肺也。發熱不渴者。表證未罷也。與小青龍湯。發表散水。服湯已渴者。裏氣溫。水氣散。爲欲解也。〔錢〕與上文同義。發熱不渴者。因心下有水氣。故雖發熱。亦不渴也。服湯。謂服小青龍湯也。服湯已而渴。則知心下之水氣已消。胃中之寒濕已去。但以發熱之後。溫解之餘。上焦之津液尚少。所以反渴也。前以

有水氣。故發熱不渴。今服湯已而渴。故知寒水去而欲解也。小青龍湯主之句。當在發熱不渴句下。今作末句者。是補出前所服之湯。非謂寒去欲解之後。更當以小青龍湯主之也。此與發煩目瞑衄乃解之後。及不發汗因致衄者。皆以麻黃湯主之之義相同。〔張〕雖渴而不必復藥。但當靜俟津回可也。〔周〕小青龍湯主之句。是繳結上文之詞。況服湯二字。明明指定。他書曾易經文。今仍古本讀。

傷寒類方曰。小青龍湯主之。此倒筆法。卽指服湯已三字。非謂欲解之後。更服小青龍湯也。○案汪氏引補亡論。小青龍湯主之六字。移在發熱不渴字下。張璐志聰金鑑。皆從其說。不知仲景章法。固有如此者。蓋未攷耳。

太陽病外證未解。脈浮弱者。當以汗解。宜桂枝湯。玉函。脈上。有其字。湯下。有主之三字。

〔張〕外證未解。曾服過發汗藥可知。〔方〕外證未解。謂頭痛項強惡寒等猶在也。浮弱。卽陽浮而陰弱。此言太陽中風。凡在未傳變者。仍當從於解肌。蓋嚴不得下早之意。〔柯〕如但浮不弱。或浮而緊者。便是麻黃症。要知本方。只主外症之虛者。

案原本每篇重出各方。今一從成本刪之。

太陽病。下之微喘者。表未解故也。桂枝加厚朴杏子湯主之。杏子。成本。玉函。千金。作杏人。千金翼。作桂枝湯。注。一云。麻黃湯。

〔成〕下後大喘。則爲裏氣大虛。邪氣傳裏。正氣將脫也。下後微喘。則爲裏氣上逆。邪不能傳裏。猶在表也。與桂枝湯以解外。加厚朴杏人。以下逆氣。〔程〕喘之一證。有裏有表。不可不辨。下後汗出而喘者。其喘必盛。屬裏熱壅逆。火炎故也。下後微喘者。汗必不大出。屬表邪遏閉。氣逆故也。表未解。仍宜從表治。於桂枝解表內。加厚朴。杏子。以下逆氣。不可誤用葛根連芩湯。使表邪滑入裏。分寒從熱治。變證更深也。〔志〕燕氏曰。此與喘家作桂枝湯加厚朴杏子同一義也。

桂枝加厚朴杏子湯方

桂枝 三兩去皮　甘草 二兩炙　生薑 三兩切　芍藥 三兩
大棗 十二枚擘　厚朴 二兩炙去皮　杏仁 五十枚去皮尖

右七味。以水七升。微火煮取三升。去滓。溫服一升。覆取微似汗。成本。不載此方。第十卷曰。於桂枝湯方內。加厚朴。二兩。杏人。五十個。去皮尖。依前法

傷寒類方曰。別錄。厚朴。主消痰下氣。本經。杏仁。主咳逆上氣。

本事方曰。戊申正月。有一武臣。爲寇所執。置舟中艎板下。數日得脫。乘飢恣食。良久解衣捫虱。次日遂作傷寒。自汗而膈不利。一醫利傷食而下之。一醫作解衣中邪而汗之。雜治數日。漸覺昏困。上喘急高。醫者愴惶失措。予診之曰。太陽病下之。表未解。微喘者。桂枝加厚朴杏仁湯。此仲景之法也。指令醫者急治藥。一啜喘定。再啜漐漐微汗。至晚身涼而脈已和矣。醫曰。某平生未曾用仲景方。不知其神捷如是。予曰。仲景之法。豈誑後人也哉。人自寡學。無以發明耳。

太陽病。外證未解。不可下也。下之爲逆。欲解外者。宜桂枝湯。成本。玉函。解不間。有者字。湯下。有主之二字。玉函。千金翼。無欲字。

〔錢〕太陽中風。其頭痛項強。發熱惡寒自汗等表證未除。理宜汗解。慎不可下。下之則於理爲不順。於法爲逆。逆則變生。而邪氣乘虛內陷。結胸痞鞕。下利喘汗。脈促胸滿等證作矣。故必先解外邪。欲解外者。宜以桂枝湯主之。無他法也。〔鑑〕凡表證未解。無論已汗未汗。雖有可下之證。而非在急下之例者。均不可下。〔王〕但有一毫頭痛惡寒。即爲表證未解也。〔張〕下之爲逆。不獨指變結胸等證而言。即三陰壞病。多由誤下所致也。〔柯〕外證初起。有麻黄桂枝之分。如當解未解時。惟桂枝湯可用。故桂枝湯爲傷寒中風雜病解外之總方。凡脈浮弱汗自出。而表不解者。咸得而主之也。即陽明病脈遲。汗出多者宜之。太陰病脈浮者亦宜之。則知諸經外證之虛者。咸得同太陽未解之治法。又可見桂枝湯不專爲太陽用矣。

傷寒選錄。張氏曰。予觀仲景周旋去就之妙。窮至事理之極。尤且未肯放乎。尙言欲解外。宜桂枝湯。一其欲字。權衡猶未放乎。更有躊躇詳審不盡之意。後之學者。當反復斟酌。別其所宜。庶無差失之患。此乃臨證審決之意也。卷內凡言宜者。即同此理也。

太陽病。先發汗不解。而復下之。脈浮者不愈。浮爲在外。而反下之。故令不愈。今脈浮。故在外。當須解外則愈。宜桂枝湯。故下。成本。玉函。有知字。玉函。脈經。千金翼。無須字。解下。有其字。湯下。成本。有主之二字。柯本。删而反以下十四字。

〔成〕經曰。柴胡湯證具。而以他藥下之。柴胡湯證仍在者。復與柴胡湯。此雖已下之不爲逆。則其類矣。〔錢〕中風本應解肌。不當發汗。即用桂枝湯。亦有如水流漓。而疾不除者。況前條亦有初服桂枝湯。而反煩不解。必待先刺風池風府。使風邪得泄。然後却與桂枝湯則愈者。可見表證未解。未可遽用他法也。醫見汗後不解。疑其邪已入裏。而復下之，仍見浮脈。而不愈者。何也。因脈浮爲風邪在外。不應反下之。下之而不愈者。以藥不中病。故令不愈也。今以脈仍浮。故知邪仍在外。幸而猶未陷入也。當須仍解其外。邪則愈矣。宜以桂枝湯主之。〔周〕

愚案此條。雖汗下兩誤。桂枝證仍在。不爲壞證。

太陽病，脈浮緊無汗。發熱身疼痛。八九日不解。表證仍在。此當發其汗。服藥已微除。其人發煩目瞑。劇者必衄。衄乃解。所以然者。陽氣重故也。麻黃湯主之。玉函。脈經。證。作候。脈經。仍。作續。張璐本。麻黃湯主之五字。移此當發其汗下。

〔成〕脈浮緊無汗發熱身疼痛。太陽傷寒也。雖至八九日。而表證仍在。亦當發其汗。〔方〕微除。言雖未全罷。亦已減輕也。發煩。風壅而氣昏也。目瞑。寒鬱而血滯也。劇。作衄之兆也。衄。鼻出血也。鼻爲肺之竅。肺爲陽中之陰。而主氣。陽邪上盛。所以氣載血上。妄行而逆出於鼻也。陽氣。以風而言也。風爲陽而由氣道。所以得隨衄散解。故曰陽氣重故也。〔錢〕邪之所除既微。則留邪甚盛。鬱而不泄。所以發煩眩冒而目瞑也。其邪氣之劇者。必至鬱熱傷營。陰受煎迫。血熱上行。從鼻竅而衄矣。衄則熱邪上越。乃得解也。〔柯〕麻黃湯主之句。在當發其汗下。此於結句補出。是倒序法也。仲景於論證時。細明其所以然。未及於方故耳。前輩隨文衍義。謂當再用麻黃。以散餘邪。不知得衄乃解句。何處著落。

案重。平聲。吳云。陽者。兼以寒氣挾持。而其氣加重故也。

傷寒準繩曰。張兼善云。太陽脈浮緊。發熱無汗。自衄者愈。此一定之論也。何故復用麻黃湯以汗之。仲景豈有前後相反之理哉。然前條麻黃湯主之五字。合當用于當發其汗之下。蓋以漢之文法。用藥諸方。皆贅于外條之末。且如大青龍湯證。既云脈微弱汗出惡風者。不可服。服之厥逆筋惕肉瞤。此爲逆也。又以大青龍湯主之。皆此例也。

案成氏方氏喻氏程氏。並謂衄後更用麻黃湯。故張璐張志聰張錫駒汪琥金鑑皆從其說。以麻黃湯主之句。移此當發其汗下。不知此乃仲景倒句法。與此寒去欲解也小青龍湯主之同。不可改易原文矣。

太陽病。脈浮緊。發熱。身無汗。自衄者愈。

〔成〕風寒在經。不得汗解。鬱而變熱。衄則熱隨血散。故云自衄者愈。〔方〕此承上條。復以其更較輕者言。得衄自愈者。汗本血之液。北人謂衄爲紅汗。達此義也。〔鑑〕太陽病凡從外解者。惟汗與衄二者而已。今既失汗於營。則營中血熱妄行自衄。熱隨衄解。必自愈矣。

三因方。麻黃升麻湯。治傷寒發熱解利不行。血隨氣壅鼻衄。世謂紅汗者是也。麻黃二兩半。升麻一兩一分。黃芩芍藥甘草石膏茯苓各一兩。右剉散。每服四大錢。水一盞半。薑三片。煎七分。去滓。熱服。微汗解。

二陽併病。太陽初得病時。發其汗。汗先出不徹。因轉屬陽明。續自微汗出。不惡寒。若太陽病證不罷者。不可下。下之爲逆。如此可小發汗。設面色緣緣正赤者。陽氣怫鬱在表。當解之熏之。若發汗不徹。不足言陽氣怫鬱不得越。當汗不汗。其人躁煩。不知痛處。乍在腹中。乍在四肢。按之不可得。其人短氣。但坐。以汗出不徹故也。更發汗則愈。何以知汗出不徹。以脈濇故知也。玉函。在表二字。作不得越三字。無若發汗不徹不足言陽氣怫鬱不得越十五字。脈經。作若發汗不大徹。玉函。脈經。濇。作澀。故知也。作故知之。

〔成〕太陽病未解。傳併入陽明。而太陽證未罷者。名曰併病。續自微汗出。不惡寒者。爲太陽證罷。陽明證具也。法當下之。若太陽證未罷者。爲表未解。則不可下。當小發其汗、先解表也。陽明之經循面。色緣緣正赤者。陽氣怫鬱在表也。當解之熏之。以取其汗。若發汗不徹者。不足言陽氣怫鬱。止是當汗不汗。陽氣不得越散。邪無從出。擁甚於經。故躁煩也。邪循經行。則痛無常處。或在腹中。或在四肢。按之不可得。而短氣。但責以汗出不徹。更發汗則愈。內經曰。諸過者切之。濇者陽氣有餘。爲身熱無汗。是以脈濇。知陽氣擁鬱。而汗出不徹。〔汪〕此條。雖係二陽併病。其實太陽證居多。始則太陽經。汗先出不徹。因轉屬陽明。成併病。此作首一段看。雖續得微汗。不惡寒。然太陽證不因微汗而罷。故仍可小發汗。此又作一段看。設其人面色緣緣正赤。此兼陽明邪熱。鬱甚於表。當解之熏之。此又作一段看。若此者。終是初得病時。發汗不徹之誤。以至因循而當汗不汗。其人陽氣怫鬱而面赤。猶不足言也。當見躁煩短氣。渾身上下痛無定著。此雖與陽明併病。而太陽之邪不少衰也。故云更發汗則愈。此又作一段看。不徹者。不透也。不足言者。猶言勢所必至。不須說也。〔魏〕緣緣者。自淺而深。自一處而滿面之謂。古人善於用字。故取象至妙。〔周〕躁煩以下。種種證候。不過形容躁煩二字。非真有痛。故曰按之不可得也。

傷寒選錄。張氏曰。夫併者。乃催併督併之義。非吞併就之理。然催併係去聲。吞併之併。乃上聲。史記曰。始皇初併天下。即此理也。夫併之理。乃前病未解。後病已至。有逼相併之義。故云併病也。經曰。太陽與少陽併病。頭項強痛。或眩冒。云云。如果併作一家。則仲景不具兩經之證而言也。其非併字明矣。

總病論。無其人躁煩以下二十一字。不徹故也下。有宜麻黃湯四字。注云。古本字多差誤。以從來所見病人證候中符合如此。故改正。○案更發汗。喻氏云。桂枝加葛根湯。張璐云。桂枝二越婢一湯。程氏云。不但用解劑如大青龍輩。而且兼薰法。用麻黃等煎湯。從外蒸以助其汗。張志聰云。可小發汗者。或用桂枝麻黃各半湯可也。姚氏云。更發其汗。宜桂枝湯。金鑑云。麻桂各半湯。或桂枝二越婢一湯。小小發汗。以和其表。更用大青龍湯。或葛根湯。發其汗。魏氏云。風因仍用桂枝湯。寒因仍用麻黃湯。風寒兩感。仍用桂枝麻黃各半湯。諸家處方如此。然原文語意未太明。故未審定爲何是也。

脈浮數者。法當汗出而愈。若下之。身重心悸者。不可發汗。當自汗出乃解。所以然者。尺中脈微。此裏虛。須表裏實。津液自和。便自汗出愈。乃作而。玉函。

〔程〕經曰。諸脈浮數。當發熱而灑淅惡寒。言邪氣在表也。法當汗出而解無疑矣。若下之而身重心悸者。不唯損其胃氣。虛其津液。而營血虧乏可知。其人尺中之脈必微。夫寸主表。尺主裏。今脈雖浮數。而尺中則微。是爲表實裏虛。麻黃湯之伐營。爲表裏俱實者設。豈可更用之以虛其裏乎。須用和表實裏之法治之。使表裏兩實。則津液自和。而邪無所容。不須發汗。而自汗出愈矣。〔錢〕身重者。因邪未入裏。誤下而胃中陽氣虛損也。凡陽氣盛則身輕。陰氣盛則身重。故童子純陽未雜。而輕儇跳躍。老人陰盛陽衰。而肢體龍鍾。是其驗也。誤下陽虛。與誤汗陽虛無異。此條心悸。與發汗過多。叉手冒心之心下悸。同一裏虛之所致也。〔魏〕程注謂須用表和裏實之法治之。亦足匡補仲師之法。而未出方。愚謂建中新加之屬。可以斟酌而用。要在升陽透表。溫中和裏而已。

案張璐金鑑。並主小建中湯。周氏引東垣。亦主建中。然東垣說。未知何書載之。錄俟後考。

脈浮緊者。法當身疼痛。宜以汗解之。假令尺中遲者。不可發汗。何以知然。以營氣不足。血少故也。疼痛。玉函。作身疼頭痛。脈經。作身體疼痛。知下。成本。有之字。玉函。作何以故。此爲營氣不足。血氣微少故也。脈經。亦有此爲字。及微字。張璐本。知然間。補一其字。

〔錢〕浮緊傷寒之脈也。法當身疼腰痛。宜以麻黃湯汗解之爲是。假若按其脈。而尺中遲者。不可發汗。何以知之。夫尺主下焦。遲則爲寒。尺中遲。是以知下焦命門真陽不足。不能蒸穀氣而爲營爲衛也。蓋汗者。營中之血液也。爲熱氣所蒸。由營達衛而爲汗。若不量其虛實而妄發之。則亡陽損衛。固不待言。此以寒氣傷營。汗由營出。以尺中脈遲。則知腎藏真元衰少。營氣不足。血少之故。未可以汗奪血也。〔柯〕假令。是設辭。是深一層看法。此與脈浮數而尺中微者同義。〔魏〕治之之法。建中而外。少陰溫經散寒諸方。猶不可不加意也。

汪氏云。補亡論郭白雲云。宜小建中湯。次則柴胡桂枝湯。愚以此二湯。實祖活人書之意。蓋小建中者。即桂枝湯。加飴糖一味。但仲景法。無汗者。不得服桂枝。又柴胡桂枝湯。即小柴胡湯加桂枝。藥不對證。更屬不解。

○案張氏周氏輩並以小建中爲主。不若魏氏不定一方之允當矣。

本事方云。昔有鄉人丘生者。病傷寒。予爲診視。發熱頭疼煩渴。脈雖浮數而無力。尺以下遲而弱。予曰。雖麻黃證。而尺遲弱。仲景云。尺中遲者。營氣不足。血氣微少。未可發汗。予於建中湯。加當歸黃芪。令飲。翌日脈尚爾。其家煎迫。日夜督發汗藥。幾不遜矣。予忍之。但只用建中調營而已。至五日。尺部方應。遂投麻黃湯。啜第二服發狂。須臾稍定略睡。已得汗矣。信知此事是難。仲景雖云不避晨夜。即宜便治。醫者亦須顧其表裏虛實。待其時日。若不循次第。暫時得安。虧損五藏。以促壽限。何足貴也。

脈浮者，病在表，可發汗。宜麻黃湯。【原注】法用桂枝湯。○玉函。注。一云桂枝湯。脈經。作桂枝湯。

〔程〕麻黃湯。爲寒傷營之主劑，而所禁多端，乃爾。將令後人安所措手乎。曰亦於脈與證之間。互參酌之。不必泥定緊之一字。始爲合法也。脈浮無緊。似不在發汗之列。然視其證。一一寒傷營之表病。則不妨略脈而詳證。無汗可發汗。宜麻黃湯。

脈浮而數者。可發汗。宜麻黃湯。

〔程〕脈浮數者。雖與浮緊稍異。然邪勢擁遏在表可知。則不必寒傷營之表病具備。自不妨略證而詳脈。無汗可發汗。亦宜麻黃湯。

病常自汗出者。此爲營氣和。營氣和者。外不諧。以衛氣不共營氣諧和故爾。以營行脈中。衛行脈外。復發其汗。營衛和則愈。宜桂枝湯。玉函。作病常自汗出者。此爲營氣和。衛氣不和故也。營行脈中。爲陰主內。衛行脈外。爲陽主外。復發其汗。衛和則愈。宜桂枝湯。千金翼同。脈經。千金。營氣和者云云十八字。作營氣和而外不解。此衛不和也十二字。無營衛和之營。吳本。作病常自汗出者。營氣和。衛氣不共營氣和諧故爾。復發其汗。營衛和則愈。宜桂枝湯。注云。此段。舊本多衍文。今删正

〔錫〕衛氣者。所以肥腠理。司開闔。衛外而爲固也。今不能衛外。故常自汗出。此爲營氣和。而衛不和也。衛爲陽。營爲陰。陰陽貴乎和合。今營自和。而衛氣不與之和諧。故營自行于脈中。衛自行于脈外。兩不相合。如夫婦之不調也。宜桂枝湯發其汗。調和營衛之氣則愈。〔方〕此言常者。謂無時不然也。〔程〕此不必其爲太陽中風。而桂枝湯亦宜者。如今人滋陰斂汗等類。〔柯〕下條發熱汗出。便可用桂枝湯。見不必頭痛惡風俱備。此只自汗一症。即不發熱者。亦用之。更見桂枝方。於自汗爲親切耳。

傷寒類方云。營氣和者。言營氣不病。非調和之和。自汗與發汗迥別。自汗乃營衛相離。發汗使營衛相合。自汗傷正。發汗驅邪。復發者。因其自汗。而更發之。則營衛和。而自汗反止矣。

案靈樞營衛生會篇云。營在脈中。衛在脈外。又衛氣篇云。其浮氣之不循經者。爲衛。其精氣之行於經者。爲營氣。正此段之所根柢也。

病人藏無他病。時發熱。自汗出而不愈者。此衛氣不和也。先其時。發汗則愈。宜桂枝湯。下。千金。作時時發熱。湯成本。有主之二字。

〔汪〕藏無他病者。謂裏和能食。二便如常也。〔程〕如病人藏無他病。屬之裏分者。只發熱自汗出。時作時止。纏綿日久而不休。此較之太陽中風證之發無止時。不同矣。既無風邪。則衛不必強。營不必弱。只是衛氣不和。致閉固之令有乖。病既在衛。自當治衛。雖藥同於中風。服法不同。先其時發汗。使功專於固衛。則汗自斂。熱自退。而病愈。此不必爲太陽中風。而桂枝湯可主者一也。凡藏病。亦有發熱汗自出。連綿不愈者。骨蒸勞熱類是也。

〔成〕外臺云。裏和表病。汗之則愈。

案此條。方氏以降諸家。並爲中風證。似非經旨。只柯琴志聰錫駒注。與程意同。

傷寒。脈浮緊。不發汗。因致衄者。麻黃湯主之。

〔鑑〕傷寒脈浮緊。法當發汗。若不發汗。是失汗也。失汗則熱鬱於營。因而致衄者。宜麻黃湯主之。若能於未衄之先。早用麻黃湯汗之。汗出則解。必不致衄。其或如前條之自衄而解。亦無須乎藥也。〔程〕大抵傷寒見衄者。由其人營分素熱。一被寒閉。營不堪遏。從而上升矣。〔王〕奪血者無汗。既致衄。不可輕用麻黃湯。須審之又審。

點滴不成流者。可也。

活人書云。衄家不可發汗。汗出額上陷。脈緊急直視不能瞬。不能眠。然而無汗而衄。脈尚浮緊者。須與麻黄湯。脈已微者。不可發汗。黄芩芍藥湯。犀角地黄湯。

江瓘名醫類案云。陶尚文治一人傷寒四五日。吐血不止。醫以犀角地黄湯等治。而反劇。陶切其脈。浮緊而數。若不汗出。邪何由解。遂用麻黄湯。一服汗出而愈。或問。仲景言衄家不可汗。亡血家不可發汗。而此用麻黄湯。何也。瓘曰。久衄之家。亡血已多。故不可汗。今緣當汗不汗。熱毒蘊結。而成吐血。當分其津液乃愈。故仲景又曰。傷寒脈浮緊。不發汗。因致衄血者。麻黄湯主之。蓋發其汗。則熱越而出。血自止也。

案柯本此條。作傷寒脈浮緊者。麻黄湯主之。不發汗。因致衄。注云。不發汗。陽氣內擾。陽絡傷則衄血。是奪血者無汗也。若用麻黄湯再汗。液脫則斃矣。言不發汗因致衄。豈有因致衄。更發汗之理乎。愚故亟爲校正。恐誤人者多耳。此執泥之說。難從矣。

傷寒不大便六七日。頭痛有熱者。與承氣湯。其小便清者。【原注】一云。大便青。知不在裏。仍在表也。當須發汗。若頭痛者。必衄。宜桂枝湯。玉函。作未可與承氣湯。是。其小便清者。玉函。外臺。並作小便反清。脈經。千金翼。作大便反青。柯本。大便圊。知。玉函。脈經。千金翼。作此爲二字。王肯堂校本千金翼。有熱。作身熱。熱下。有小便赤二字。其小便清。作若小便利。

〔成〕不大便六七日。頭痛有熱者。故宜當下。若小便清者。知裏無熱。則不可下。經曰。小便數者。大便必鞕。不更衣十日無所苦也。況此不大便六七日。小便清者。不可責邪在裏。是仍在表也。與桂枝湯以解外。若頭疼不已。爲表不罷。鬱甚於經。迫血妄行。上爲衄也。〔程〕欲攻裏。則有頭痛之表證可疑。欲解表。則有不大便之裏證可疑。表裏之間。何從辨之。以熱辨之而已。熱之有無。何從辨之。以小便辨之而已。有熱者。小便必短赤。熱已入裏。頭痛祇屬熱壅。可以攻裏。其小便清者。無熱可知。熱未入裏。不大便祇屬風秘。仍須發汗。〔汪〕若頭痛不已者。爲風寒之邪上壅。熱甚於經。勢必致衄。須乘其未衄之時。宜用桂枝湯。以汗解之。〔周〕此因發汗之後。不得再用麻黄也。〔魏〕此條之衄。意料之辭。非已見之證。用桂枝湯則可不衄而解。與用麻黄湯一條亦有別。

傷寒選錄云。丹溪曰。謹案外證未解不可下。下爲逆。今頭痛有熱。宜解表。反與承氣。正是責其妄下之過也。故下文又言小便清者。知其無裏邪。不當行承氣。又繼之曰。當須發汗。曰頭痛必衄。宜桂枝湯。反復告戒。論意甚明。而注反直曰。故當宜下。想因六七日不大便爾。雖不大便。他無所苦。候表解然後攻之。正仲景法也。注意似未瑩。○案此說。與玉函符矣。

傷寒類方云。傷寒不大便六七日。宜下之候。頭痛有熱者。未可與承氣湯。太陽症仍在。不得以日久不便而下也。案未可二字。從金匱增入。傷寒論失此二字。○案徐氏注解近是。故表而出焉。又案張志聰。發汗用麻黄湯。柯氏改小便清。作大便圊。並非也。

傷寒發汗已解。半日許復煩。脈浮數者。可更發汗。宜桂枝湯。玉函。脈經。千金翼。脈上。有其字。可更發汗。玉函。作與復發汗。脈經。千金翼。作可復發其汗。成本。無已字。湯下。有主之二字。

〔成〕煩者。熱也。發汗身涼爲已解。至半日許。身復熱。脈浮數者。邪不盡也。可更發汗。與桂枝湯。〔鑑〕傷寒服麻黄湯發汗。汗出已。熱退身涼解。半日許。復煩熱而脈浮數者。是表邪未盡。退而復集也。可更發汗。其不用麻黄湯者。以其津液。前已爲發汗所傷。不堪再任麻黄。故宜桂枝更汗可也。

案方氏喻氏輩。並云傷寒已解。復傷風邪。且以更爲改之義。非是。更再也。玉函作復。其意可見耳。

凡病若發汗。若吐。若下。若亡血亡津液。陰陽自和者。必自愈。成本。無亡血二字。玉函。脈經。亡津液。作無津液。液下。有而字。

〔錫〕此論汗吐下三法。不可誤用也。蓋汗吐下三法。皆所以亡血亡津液者也。用之不當。不惟亡血亡津液。而亡陰亡陽也。用之得宜。雖亡血亡津液。而亦能和陰和陽也。故曰陰陽自和者。必自愈。〔鑑〕凡病謂不論中風傷寒。一切病也。其邪正皆衰。可不必施治。惟當靜以俟之。

案程氏柯氏汪氏。並謂用生津益血之劑。則陰陽自和。而病自愈。此不必矣。今審察原文語意。自和自愈兩自字。分明不假藥力。可以見耳。方氏志聰金鑑。以陰陽。爲脈之陰陽。此必不然。蓋亡血則亡陰。亡津液則亡陽。陰陽。即指氣血而言也。

大下之後。復發汗。小便不利者。亡津液故也。勿治之。得小便利。必自愈。玉函。脈經。千金翼。汗下。有其人二字。得。作其。

〔成〕因亡津液。而小便不利者。不可以藥利之。俟津液足。小便利。必自愈也。〔汪〕先汗後下。治傷寒之正法也。今病未曾發汗。而先大下之。既下之後。復發其汗。是爲汗下相反。津液重亡。案此條論。必病人表裏證悉具。以故汗下相反。但小便不利。無他變也。設使無裏證而先下。無表證而復汗。則病人變證蜂起。豈但小便之不利哉。〔喻〕言下後復發汗。有俟津液自回之法。若強責其小便。則膀胱之氣化不行。有增鞕滿喘脹者矣。故宜以不治治之。〔程〕得小便利。得字宜著眼。

下之後復發汗。必振寒。脈微細。所以然者。以內外俱虛故也。〔玉函。脈經。千金翼。汗上。有其字。〕

〔程〕下後復發汗。則衛外之陽必虛。故振寒。而守內之陽亦弱。故脈微細。能明其所以然。則雖有一應熱證。相兼而來。只補虛為主。良工於汗下之際。稍失治於其初。輒不可不慎持於其後。脈證之間。各有本標。萬不可因標誤本也。〔柯〕內陽虛。故脈微細。外陽虛。故振慄惡寒。即乾薑附子湯證。

案汪氏引補亡論常器之云。素無熱人。可與芍藥附子湯。有熱人。可與黃芪建中湯。魏氏云。四逆湯之屬。學者宜從其輕重。而擇用耳。

下之後。復發汗。晝日煩躁不得眠。夜而安靜。不嘔不渴。無表證。脈沈微。身無大熱者。乾薑附子湯主之。〔玉函。脈經。千金翼。汗上。有其字。渴下。有而字。脈上。有其字。〕

〔成〕下之虛其裏。汗之虛其表。既下又汗。則表裏俱虛。陽王於晝。陽欲復。虛不勝邪。正邪交爭。故晝日煩躁不得眠。夜陰為主。陽虛不能與之爭。是夜則安靜。不嘔不渴者。裏無熱也。身無大熱者。表無熱也。又無表證。而脈沈微。知陽氣大虛。陰寒氣勝。與乾薑附子湯。退陰復陽。〔程〕晝日煩躁不得眠。虛陽擾亂。外見假熱也。夜而安靜。不嘔不渴。無表證。脈沈微。身無大熱。陰氣獨治。內係真寒也。宜乾薑附子湯。直從陰中回陽。不當於晝日煩躁一假證狐疑也。〔柯〕身無大熱。表陽將去矣。幸此微熱未除。煩躁不寧之際。獨任乾薑生附。以急回其陽。此四逆之變劑也。〔魏〕身無大熱。非太陽發熱。並非陽明大熱也。洵是陽虛於內。露假亂真耳。案晝間雖煩躁。亦不嘔不渴。更明嘔亦有寒逆。而渴不容假。渴亦有陰逼陽浮。面赤口燥之渴。但與水不能飲。則真寒立見矣。

案無大熱。又出麻黃杏仁甘草石膏湯。大陷胸湯。白虎加人參湯條。並謂身微熱。無翕翕蒸蒸之勢也。此條煩躁。與茯苓四逆湯。吳茱萸湯。大青龍湯方後。汗多亡陽遂虛。惡風煩躁不得眠者。同屬亡陽。但不過有少異耳。案樓氏綱目。作日夜煩躁。不得安眠。時安靜。不知何據。

乾薑附子湯方

乾薑一兩　附子一枚生用去皮切八片○成本。切。作破。

右二味。以水三升。煮取一升。去滓頓服。

〔徐〕脈微無大熱。是外無襲邪。而更煩躁。非陽虛發躁之漸乎。故以生附乾薑。急溫其經。比四逆。不用甘草者。彼重在厥。故以甘草先調其中。而壯四肢之本。此重在虛陽上泛。寒極發躁。故用直搗之師。而無取扶中為治耳。

柯氏曰。茯苓四逆。固陰以收陽。乾薑附子。固陽以配陰。二方皆從四逆加減。而有救陽救陰之異。茯苓四逆。比四逆為緩。固裏宜緩也。薑附者。陽中之陽也。用生附。而去甘草。則勢力更猛。比四逆為峻。回陽當急也。一去甘草。一加茯苓。而緩急自別。加減之妙。見用方之神乎。

盧祖常續易簡方曰。乾薑一兩。附子一枚。生去皮臍。然附子。縱重一兩。去皮臍。已不等分。況有不重一兩者乎。兼其方。載乾薑。既為主治之君。在附子之上。已知其不責附子之等分也。又曰。仲景一百十三方。用附子者二十一。熟用者十有三。必佐麻黃桂枝大黃黃連黃芩細辛輩。生用者八。薑附湯四逆湯。白通湯。白通猪膽湯。通脈四逆湯。通脈四逆加猪膽湯。四逆人參湯。茯苓四逆湯。是也。必方方皆用乾薑為正。未聞用熟附佐乾薑也。千金翼。薑附湯。主痰冷澼氣方。

於本方以生薑代乾薑。

和劑局方。薑附湯。又治暴中風冷。久積痰水。心腹冷痛。霍亂轉筋。一切虛寒。並皆治之。即本方

三因方。乾薑附子湯。治中寒卒然暈倒。或吐逆涎沫。狀如暗風。手脚攣搐。口噤。四足厥冷。或復燥熱。即本方

衛生寶鑑曰。身冷脈沈數。煩躁不飲水。此名陰盛格陽。乾薑附子湯。加人參半兩治之。

張氏醫通曰。腰痛屬寒者。其腰如冰。其脈必緊。得熱則減。得寒則增。本方加肉桂杜仲。外用摩腰膏。

發汗後。身疼痛。脈沈遲者。桂枝加芍藥生薑各一兩人參三兩新加湯主之。玉函。脈經。千金翼。身下。有體字。脈上。有其字。作桂枝加芍藥生薑人參湯。

〔錢〕此本中風。而以麻黃湯誤發其汗。遂使陽氣虛損。陰液耗竭。不能充灌滋養。故身疼痛。而脈沈遲。非傷寒脈浮緊。而身疼痛之可比也。仍以桂枝湯和解衛陽。因誤汗之後。多加芍藥之酸收。以斂營陰之汗液。生薑以宣通其衰微之陽氣。人參以扶補其耗散之元真。故名之曰桂枝新加湯。然身疼痛而脈沈遲。皆無陽之證。而不加附子以溫經復陽者。以未如肉瞤筋惕。汗漏不止之甚。故不必真武湯及桂枝加附子湯。救急之法也。若服而未除者。恐亦必當加入也。

傷寒準繩。張兼善曰。仲景凡言發汗後。以外無表證。裏無熱症。止餘身疼一事而已。若脈稍浮盛。則爲表邪未盡解。今言脈沈遲。此血虛而致然也。故加人參生薑芍藥以益血。

桂枝加芍藥生薑各一兩人參三兩新加湯方

桂　枝三兩去皮　芍　藥四兩　甘　草二兩炙

人　參三兩　　大　棗十二枚擘　　生　薑四兩○千金翼。有切字。

右六味。以水一斗二升。煮取三升。去滓。溫服一升。本云桂枝湯。今加芍藥生薑人參。成本。不載本方。第十卷云。於第二卷桂枝湯方內。更加芍藥。生薑。各一兩。人參。三兩。餘依桂枝湯法服。玉函。味下。有㕮咀四字。云。作方。方本。煑上。有微火二字。注云。微火。皆當倣效首方。此蓋後人之贅耳。

〔志〕曰新加湯者。謂集用上古諸方。治療表裏之證。述而不作。如此湯方。則其新加者也。亦仲祖自謙之意。

古方選注曰。新加者。申明新得其分兩之理。而加之也。傷寒類方曰。素體虛。而過汗者。方可用。

案柯氏作桂枝去芍藥生薑新加人參湯。云。坊本作加芍藥生薑者誤。未知何據。恐是僭妄也。

案錢氏霍亂篇吐利止而身痛不休云云注。如發汗後身疼痛脈沈遲者。此乃汗後亡陽。陽虛裏寒。無陽氣以噓培和煖其筋骨。營血凝濇而痛。此桂枝加芍藥生薑人參新加湯證也。

發汗後。不可更行桂枝湯。汗出而喘。無大熱者。可與麻黃杏仁甘草石膏湯。杏仁。玉函。脈經。作杏子。成本。湯下。有主之二字。

〔方〕更行。猶言再用。不可再用桂枝湯。則是已經用過。所以禁止也。〔鑑〕太陽病下之後。微喘者。表未解也。當以桂枝加厚朴杏仁湯。解太陽肌表。而治其喘也。太陽病桂枝證。醫反下之。下利脈促。汗出而喘。表未解者。當以葛根黃連黃芩湯。解陽明之肌熱。而治其喘也。今發汗後。汗出而喘。身無大熱。而不惡寒者。知邪已不在太陽之表。且汗出而不惡熱。知邪亦不在陽明之裏。是邪獨在肺中。肺氣滿而喘矣。故不可更行桂枝湯。〔兼〕予觀景仲常言發汗後。乃表邪悉解。止餘一證而已。故言不可更行桂枝湯。今汗出而喘。無大熱。乃上焦餘邪未解。當用麻黃杏仁甘草石膏湯。以散之。桂枝加厚朴杏仁湯。乃桂枝證悉具而加喘者用之。〔錢〕因邪熱在肺。或時有微熱。未可知也。然非若表裏有邪之熱。故曰無大熱也。

案柯氏無大熱删無字。云無字。舊本訛在大熱上。前輩因循不改。隨文衍義。爲後學之迷途。此說不可從。

麻黃杏仁甘草石膏湯方。〇千金。名四物甘草湯。

麻　黃四兩去節　杏　仁五十箇去皮尖〇玉函。作杏子五十枚。

甘　草二兩炙〇玉函。作一兩　石　膏半斤碎綿裹

右四味。以水七升。煮麻黃減二升。去上沫。內諸藥。煮取二升。去滓。溫服一升。本云黃耳柸。成本。玉函。千金翼。升黃間。有先字。玉函。無本云黃耳柸五字。千金翼。柸。作杯。汪云。黃耳柸。想係置水器也。

〔錢〕李時珍云。麻黃乃肺經專藥。雖爲太陽發汗之重劑。實發散肺經火鬱之藥也。杏仁利氣而能泄肺。石膏寒涼。能肅西方金氣。乃瀉肺肅肺之劑。非麻黃湯及大青龍之汗劑也。世俗不曉。惑於活人書及陶節菴之說。但見一味麻黃。即以爲汗劑。畏而避之。不知麻黃湯之制。欲用麻黃以泄營分之汗。必先以桂枝開解衞分之邪。則汗出而邪去矣。所以麻黃不與桂枝同用。止能泄肺邪。而不至大汗泄也。觀後賢之麻黃定喘湯。皆因之以立法也。

千金方。貝母湯。治上氣咽喉窒塞。短氣不得臥。腰背痛。胸滿不得食。面色萎黃。

於本方。加貝母。桂心。半夏。生薑。

三因方。惺惺散。治傷寒發熱。頭疼腦痛。

於本方。去杏仁。加茶葱煎服。

仁齋直指附遺。五虎湯。治喘急痰氣。

於本方。加細茶。萬病回春。有桑白皮。生薑。葱白。

張氏醫通。冬月欬嗽。寒痰結於咽喉。語聲不出者。此寒氣客於會厭。故卒然而瘖也。麻杏甘石湯。

發汗過多。其人叉手自冒心。心下悸欲得按者。桂枝甘草湯主之。

〔成〕發汗過多。亡陽也。陽受氣於胸中。胸中陽氣不足。故病叉手自冒心。心下悸欲得按者。與桂枝甘草湯。以調不足之氣。〔錢〕陽本受氣於胸中。故膻中爲氣之海。上通於肺而爲呼吸。位處心胸之間。發汗過多。則陽氣散亡。氣海空虛。所以叉手自冒覆其心胸。而心下覺惕惕然悸動也。凡病之實者。皆不可按。按之則或滿或痛。而不欲也。此以誤汗亡陽。心胸真氣空虛而悸動。故欲得按也。〔柯〕叉手冒心。則外有所衞。得按則內有所依。如是不堪之狀。望之而知其虛矣。〔汪〕冒字。作覆字解。

案悸。說文云。心動也。今云心下悸。臍下悸。活人書云。悸氣者。動氣也。乃知悸。假爲動氣之總稱。活人指掌云。悸。即怔忪之別名。未允。

桂枝甘草湯方

桂　枝四兩去皮　甘　草二兩炙〇成本。並脫兩數。

右二味。以水三升。煮取一升。去滓頓服。

〔柯〕此用桂枝爲君。獨任甘草爲佐。以補心之陽。則汗出多者。不至於亡陽矣。薑之辛散。棗之泥滯。固非所宜。

并不用芍藥者。不欲其苦泄也。甘温相得。氣和而悸自平。與心中悸而煩。心下有水氣而悸者。迥別。

傷寒類方曰。此以一劑爲一服者。二味扶陽補中。此乃陽虛之輕者。甚而振振欲擗地。則用真武湯矣。一症而輕重不同。用方迥異。

案此方。與甘草乾薑湯。芍藥甘草湯。立方之妙。在于單捷。錢氏則云。如參芍之補斂。恐不可少。仲景立方。諒不止此。或有脱落。未可知也。此乃後人之見耳。

證治大還。桂枝湯。治生産不快。或死腹中。桂枝一握。甘草三錢。水煎服。

發汗後。其人臍下悸者。欲作奔豚。茯苓桂枝甘草大棗湯主之。奔。玉函。脈經。作賁。

〔魏〕此條。乃申明發汗後陽虛之變證也。汗出過多。陽浮於上。陰陽二者。相維而不相離。陽既上浮。陰即下動。其臍下悸者。陰氣欲上乘而作奔豚。容不急溫中固陽以禦之乎。陽盛於中。陰自安於下。斯奔豚欲作。而終不能作也乎。〔柯〕臍下悸時。水氣尚在下焦。欲作奔豚之兆。而未發也。〔方〕欲作。待作未作之謂。〔汪〕奔豚。難經云。腎之積名。此言奔豚。乃腎氣發動。如欲作奔豚之狀。非真臍下有積如豚也。

茯苓桂枝甘草大棗湯方

茯苓半斤　桂枝四兩去皮　甘草二兩炙　大棗十五枚擘

右四味。以甘爛水一斗。先煮茯苓。減二升。内諸藥。煮取三升。去滓。溫服一升。日三服。作甘爛水法。取水二斗。置大盆内。以杓揚之。水上有珠子五六千顆相逐。取用之。爛。玉函。作瀾。方氏諸家同。千金翼。作水一斗。不用甘爛水

〔鑑〕此方。即苓桂朮甘湯。去白朮。加大棗。倍茯苓也。彼治心下逆滿。氣上衝胸。此治臍下悸欲作奔豚。蓋以水停中焦。故用白朮。水停下焦。故倍茯苓。其病由汗後而起。自不外乎桂枝之法也。若已作奔豚。又非此藥所能治。則當從事乎桂枝加桂湯法矣。〔吳〕汗後餘邪。挾下焦邪水爲患。故取桂枝湯中之三以和表。五苓散中之二以利水。

總病論曰。甘爛水。即肝切。熟也。不擊則生。擊之則熟。水之味本鹹。擊熟之則歸土性矣。然土之味本甘故也。暴崖之水。擊之而成沫。乾而成土。水歸土性。故謂之甘爛水。〇案甘爛水。諸說不一。成氏云。揚之有力。取不助腎邪也。徐氏云。甘而輕。取其不助腎邪。而益脾土也。柯氏云。甘爛水狀似奔豚。而性則柔弱。故又名勞水。錢氏云。動則其性屬陽。揚則其勢下走故也。張錫駒云。揚之無力。以其不助水氣也。徐大椿云。太約取其動極思靜之意。數說未知孰是。姑舉于斯。

傷寒類方曰。先煑茯苓者。凡方中專重之藥。法必先煑。

發汗後。腹脹滿者。厚朴生薑半夏甘草人參湯主之。

〔成〕吐後腹脹。與下後腹滿。皆爲實。言邪氣乘虛入裏爲實。發汗後。外已解也。腹脹滿。知非裏實由脾胃津液不足。氣澁不通。壅而爲滿。與此湯和脾胃而降氣。〔程〕胃爲津液之主。發汗亡陽。則胃氣虛而不能敷布諸氣。故壅滯而爲脹滿。是當實其所虛。自能虛其所實矣。虛氣留滯之脹滿。較實者自不堅痛。

傷寒準繩。張兼善曰。凡言發汗後者。以外無表證。裏無別術。止有腹脹一事而已。除此之外。即獲全安。

厚朴生薑半夏甘草人參湯〇千金。名厚朴湯。分兩稍異。

厚　朴半斤炙去皮　生　薑半斤切　半　夏半升洗〇玉函。作半斤

人　參一兩　甘　草二兩〇成本。千金翼。有炙字。

右五味。以水一斗。煮取三升。去滓。溫服一升。日三服。玉函。五味下。有㕮咀二字。

〔錢〕此雖陽氣已傷。因未經誤下。故虛中有實。以胃氣未平。故以厚朴爲君。生薑宣通陽氣。半夏蠲飲利膈。故以爲臣。參甘補中和胃。所以益汗後之虛耳。〔喻〕移此治泄後腹脹果驗。

證治大還曰。孫召治一女子。心腹脹滿。色不變。經曰。三焦脹者。氣滿皮膚。硜硜然石堅。遂以仲景厚朴生薑半夏人參甘草湯。下保和丸。漸愈。

張氏醫通曰。石頑治總戎陳孟庸。瀉利腹脹作痛。服黃芩白芍之類。脹急愈甚。其脈洪盛而數。按之則濡。氣口大三倍於人迎。此經熱傷脾胃之氣也。與厚朴生薑甘草半夏人參湯二劑。痛止脹減。而瀉利未已。與乾薑黃芩黃連人參湯二劑。瀉利止而飲食不思。與半夏瀉心湯二劑而安。

傷寒若吐若下後。心下逆滿。氣上衝胸。起則頭眩。脈沈緊。發汗則動經。身爲振振搖者。茯苓桂枝白朮甘草湯主之。玉函。若下下。有若發汗三字。脈上。有其字。脈經。千金翼。作傷寒吐下發汗後。少一振字。脈經。無白字。

〔成〕吐下後。裏虛氣上逆者。心下逆滿。氣上衝胸。表虛陽不足。起則頭眩。脈浮緊。爲邪在表。當發汗。脈沈緊。爲邪在裏。則不可發汗。發汗則外動經絡。損傷陽氣。陽氣外虛。則不能主持諸脈。身爲振振搖也。與此湯以和經益陽。〔錢〕傷寒本當以麻黃湯汗解。若吐下之。則治之爲逆。心下者。胃脘之間也。逆滿。氣逆中滿也。〔汪〕裏虛

氣逆。心下作滿。且上衝於胸膈之間。更上逆於頭。起則作眩。〔鑑〕脈沈緊。是其人必素有寒飲。相挾而成。若不頭眩。以瓜蔕散吐之。亦自可除。今乃起則頭眩。是又爲胸中陽氣已虛。不惟不可吐。亦不可汗也。〔張〕至若吐下後。重發汗太過。亡陽。厥逆煩躁。或仍發熱。心悸。頭眩身瞤動。振振欲擗地者。又屬真武湯證。非此湯可能治也。

傷寒準繩曰。凡傷寒頭眩者。莫不因汗吐下虛其上焦元氣之所致也。眩者。目無常主。頭眩者。俗謂頭旋眼花。是也。針經曰。上虛則眩。下虛則厥。

案逆滿者。上虛而氣逆不降。以爲中滿。氣上衝胸者。時時氣撞搶于胸脇間也。二證逈別。

茯苓桂枝白朮甘草湯方○千金。名茯苓湯。

茯　苓四兩　桂　枝三兩去皮　白　朮○金匱。及玉函。作三兩。

甘　草各二兩炙

右四味。以水六升。煮取三升。去滓。分溫三服。玉函。三服下。有小便即利四字。

〔鑑〕身爲振振搖者。卽戰振身搖也。身振振欲擗地者。卽戰振欲墮於地也。二者皆爲陽虛失其所恃。一用此湯。一用真武者。蓋真武救青龍之誤汗。其邪已入少陰。故主以附子。佐以生薑苓朮。是壯裏陽。以制水也。此湯。救麻黃之誤汗。其邪尙在太陽。故主以桂枝。佐以甘草苓朮。是扶表陽。以滌飲也。至真武湯用芍藥者。裏寒陰盛。陽衰無依。於大溫大散之中。若不佐以酸斂之品。恐陰極格陽。必速其飛越也。此湯不用芍藥者。裏寒飲盛。若佐以酸斂之品。恐飲得酸。反凝滯不散也。

案金匱要略痰飲篇曰。心下有痰飲。胸脇支滿。目眩。苓桂朮甘湯主之。乃知此條。心下逆滿。氣上衝胸。起則頭眩者。陽虛淡飲所致也。

傷寒類方曰。此亦陽虛而動腎水之症。即真武症之輕者。故其法亦仿真武之意。

發汗病不解。反惡寒者。虛故也。芍藥甘草附子湯主之。(玉函。脈經。千金翼。發汗病不解。作發其汗不解而。)

〔成〕發汗病解。則不惡寒。發汗病不解。表實者。亦不惡寒。今發汗病且不解。又反惡寒者。營衛俱虛也。汗出則營虛。惡寒則衛虛。與芍藥甘草附子湯。以補營衛。〔徐〕汗後而表不解。是證仍如故。而惡寒獨曰反。比前有加也。〔錢〕或曰。既云發汗病不解。安知非表邪未盡乎。曰。若傷寒汗出不解。則當仍有頭痛發熱。脈浮緊之辨矣。而仲景非唯不言發熱。且毫不更用解表。而毅然斷之曰虛故也。則知所謂虛者陽氣也。其脈必微弱。或虛大虛數。而見汗出但惡寒之證。如附子瀉心證。及用桂枝加附子湯。桂枝去芍藥加附子湯之類。故曰虛故也。

芍藥甘草附子湯方

芍藥　甘草(各三兩炙〇玉函。作各一兩。)　附子(一枚。炮。去皮破八片)

右三味。以水五升。煮取一升五合。去滓。分溫三服。疑非仲景方。(玉函。千金翼。五升。作三升。無疑非仲景方五字。五合。玉函。作三合。千金翼。作二合。成本。無三服之三字。方作意。)

〔周〕汗多爲陽虛。而陰則素弱。補陰當用芍藥。回陽當用附子。勢不得不芍附兼資。然又懼一陰一陽。兩不相和也。於是以甘草和之。庶幾陰陽諧。而能事畢矣。〔柯〕脚攣急。與芍藥甘草湯。本治陰虛。此陰陽俱虛。故加附子。皆仲景治裏不治表之義。〔汪〕叔和認爲傷寒病發汗不解而惡寒。乃表邪未盡。仍宜發汗。因疑此方。爲非仲景意。似不可用。故內臺方議亦云。若非大汗出。又反惡寒。其脈沈微。及無熱證者。不可服也。明乎此。而此方之用。可無疑矣。

柯氏曰案少陰亡陽之證。未曾立方。本方恰與此症相合。芍藥止汗。收肌表之餘津。甘草和中。除咽痛而止吐利。附子固少陰。而招失散之陽。溫經絡而緩脈中之緊。此又仲景隱而未發之旨歟。

案此方。於芍藥甘草湯中。加附子。於四逆湯中。去乾薑。代芍藥。陰陽雙救之意可自知也。

發汗若下之。病仍不解。煩躁者。茯苓四逆湯主之。脈經。千金翼。作發汗吐下以後不解煩躁。

〔成〕發汗若下。病宜解也。若病仍不解。則發汗外虛陽氣。下之內虛陰氣。陰陽俱虛。邪獨不解。故生煩躁。與茯苓四逆湯。以復陰陽之氣。〔程〕發汗下後。病仍不解。而煩躁者。此時既有未解之外寒。復有內熱之煩躁。大青龍之證備具矣。不爲所誤者。幾何。不知得之汗下後。則陽虛爲陰所凌。故外亡而作煩躁。必須溫補兼施。〔徐〕此證惑人在病仍不解四字。〔汪〕此虛煩虛躁。乃假熱之象也。〔鑑〕大青龍證。不汗出之煩躁。乃未經汗下之煩躁屬實。此條病不解之煩躁。乃汗下後之煩躁屬虛。然脈之浮緊沈微。自當別之。恐其誤也。故諄諄言之也。

案此湯症。陽症俱備。而不然者。身雖煩熱。而手足指尖微有厥冷。雖有煩渴引飲。亦自喜熱而惡冷。舌胎白滑。或假生燥胎。脈雖洪大。或散而數。或弦大浮疾而空虛。無力無底。總之取脈不取症。庶幾無失真的矣。

茯苓四逆湯方

茯苓四兩〇成本。作六兩。　人參一兩　附子一枚。生用。去皮。破八片

甘草二兩炙　乾薑一兩半

右五味。以水五升。煮取三升。去滓。溫服七合。日二服。玉函。味下。有㕮咀二字。三升。作一升二合。去滓以下。作分溫再服日三。千金翼。三升。作二升。

〔成〕四逆湯以補陽。加茯苓人參以益陰。〔柯〕先汗後下。於法爲順。而表仍不解。是妄下亡陰。陰陽俱虛而煩躁也。故製茯苓四逆。固陰以收陽。先下後汗。於法爲逆。而表症反解。內不嘔渴。似於陰陽自和。而實妄汗亡陽。所以虛陽擾於陽分。晝則煩躁也。故專用乾薑附子。固陽以配陰。二方皆從四逆加減。而有救陽救陰之異。此比四逆爲緩。固裏宜緩也。薑附者。陽中之陽也。用生附而去甘草。則勢力更猛。比四逆爲峻。回陽當急也。一去甘草。一加茯苓。而緩急自別。加減之妙。見用方之神乎。

案千金方。婦人產後。淡竹茹湯方後云。若有人參。入一兩。若無。內茯苓一兩半。亦佳。蓋人參茯苓。皆治心煩悶。及心虛驚悸。安定精神。

聖濟總錄。治霍亂臍上築悸。平胃湯。卽本方。

發汗後惡寒者。虛故也。不惡寒。但熱者。實也。當和胃氣。與調胃承氣湯。【原注】玉函云。與小承氣湯。○玉函。脈經。千金翼。故也下。有芍藥甘草附子湯主之九字。乃合前條。爲一則耳。又調胃承氣湯。作小承氣湯。千金翼注。一云。調胃承氣湯。程。喻。錢。及王肯堂校千金翼。熱上。有惡字。

〔成〕汗出而惡寒者。表虛也。汗出而不惡寒。但熱者。裏實也。經曰。汗出不惡寒者。此表解裏未和。見下篇十棗湯條。與調胃承氣湯和胃氣。〔程〕汗後不惡寒。反惡熱。其人大便必實。由發汗後。亡津液所致。病不在營衛。而在胃矣。法當和胃氣。〔錢〕既汗之後。陽氣已虛。不宜大下。故當與調胃承氣湯。卽陽明篇所謂。與小承氣湯。微和胃氣。

勿令大泄下。是也〔柯〕虛實俱指胃言。汗後正氣奪則胃虛。故用附子芍藥。邪氣盛則胃實。故用大黃芒消。此自用甘草。是和胃之意。此見調胃承氣。是和劑而非下劑也。

案陽明篇。太陽病三日。發汗不解。蒸蒸發熱者。屬胃也。調胃承氣湯主之。正與此條發矣。

太陽病發汗後。大汗出。胃中乾。煩躁不得眠。欲得飲水者。少少與飲之。令胃氣和則愈。若脈浮。小便不利。微熱消渴者。五苓散主之。【原注】即猪苓散是〇脈經。後。作若。乾字。作燥。無煩躁之躁字。欲得飲水。玉函。作其人欲引水。玉函。脈經。少少與。作當稍二字。胃氣。作胃中。五苓上。成本。玉函。並有與字。非也。

〔汪〕此條論當作兩截看。太陽病發汗後云云。至胃氣和則愈。此係胃中乾。煩躁作渴。止須飲水以和胃氣。非五苓散證也。若脈浮。小便不利。微熱消渴。此係水熱結於膀胱而渴。乃爲五苓散證。太陽病。乃合中風傷寒而言之也。方喻列入中風。何其執也〔魏〕大汗出。所謂如水流漓也。於是胃中津液。受傷而乾。因乾而燥。因燥而煩。因煩燥而不得眠。此一串而至者。惟恐人誤認爲傳裏之燥煩。誤下也。於是標出欲飲水者一證〔志〕不可恣其所欲。須少少與飲之〔鑑〕若脈浮。小便不利。微熱消渴者。則是太陽表邪未罷。膀胱裏飲已成也。經曰。膀胱者。津液之府。氣化則能出矣。今邪熱薰灼。燥其現有之津。飲水不化。絕其未生之液。津液告匱。求水自救。所以水入即消渴而不止也。用五苓散者。以其能外解表熱。內輸水府。則氣化津生。熱渴止而小便利矣〔方〕消。言飲水而小便又不利。則其水有似乎內自消也。渴。言能飲且能多也〔錫〕案大汗出。胃中乾者。乃胃無津液而煩躁。故與水以潤之。小便不利消渴者。乃脾不轉輸。水津不布而消渴。故用五苓以散之。若胃中乾者。復與五苓散。利其小便。則愈乾矣。故陽明篇云。汗出多而渴者。不可與猪苓湯。以汗多胃中燥。猪苓湯復利其小便故也。

傷寒準繩。張兼善曰。煩渴用白虎湯宜也。其用五苓散滲津液。何哉。曰白虎。乃表證已解。邪傳裏而煩渴者用之。今脈尙浮。身有微熱而渴。乃表邪未全解。故用桂枝之辛和肌表。白朮茯苓之甘淡。以潤虛燥也。

五苓散方

猪苓十八銖去皮　澤瀉一兩六銖○成本。銖下。有半字。　白朮十八銖

茯苓十八銖　桂枝半兩去皮○成本。玉函。無枝字。後人故生議。攷成氏本注。幷明理論。俱作桂枝。知其脫誤也。

右五味擣爲散。以白飮和服方寸匕。日三服。多飮煖水。汗出愈。如法將息。擣爲散。金匱。成本。玉函。作爲末二字。千金翼。作各爲散。更於臼中治之。外臺天行病作爲散水服。千金。亦作水服。多飮煖水。千金。無煖字。外臺。溫病。作多飮煖水。以助藥勢。成本。無如法將息四字。

〔錫〕散者。取四散之意也。茯苓澤瀉猪苓。淡味而滲洩者也。白朮助脾氣以轉輸。桂枝從肌達表。外竅通而內竅利矣。故曰多飮煖水汗出愈也。〔汪〕方中用朮。昔賢如孫真人朱奉議許學士等。皆用白朮。近醫方中行喻嘉言。改用蒼朮。然蒼朮過於燥烈。不若白朮之甘平滋膩。能補津液而潤燥。縱使仲景時無白朮。於今業已有之。在醫人亦可權宜取用。方後云。多服暖水。令汗出愈。此卽桂枝湯方下。歠熱稀粥一升餘。以助藥力之義。建安許氏云。五苓散乃汗後一解表藥。於此可見。〔魏〕五苓必爲散。以白飮調服。方能多服煖水。而汗出始愈。設煎法而服。則內外迎拒。藥且不下。故必服藥如法。然後可效。

案明理論曰。苓令也。號令之令矣。通行津液。尅伐腎邪。專爲號令者。苓之功也。五苓之中。茯苓爲主。故曰五

苓散。馬永卿嬾真子錄云。關中名醫駱耕道曰。五苓散五味。而以木猪苓爲主。故曰五苓。莊子之言曰。藥也其實菫也。桔梗也。鷄壅也。豕零也。是時爲帝者也。疏云。藥無貴賤。愈病則良。去水則豕零爲君。豕零。木猪苓也。二說未知何是。姑兩存焉。

案白飲。諸家無注。醫壘元戎。作白米飲。始爲明晰。活人書作白湯。恐非也。

千金方。五苓散。主時行熱病。但狂言煩躁不安。精采言語。不與人相主當者。

和劑局方。辰砂五苓散。治傷寒表裏未解。頭痛發熱。心胸鬱悶。唇口乾焦。神志昏沈。狂言譫語。如見鬼神。及治瘴瘧煩悶不省者。即本方加辰砂。如中暑發渴。小便赤澁。用新汲水調下。小兒五心煩熱。焦躁多哭。咬牙上攛。欲爲驚狀。每服半錢。温熱水下。

三因方曰。己未年。京師大疫。汗之死。下之死。服五苓散遂愈。此無佗。温疫也。案醫說。引信效方。

又五苓散。治伏暑飲熱。暑氣流入經絡。壅溢發衄。或胃氣虛。血滲入胃。停留不散。吐出一二升許。

傷寒百問經絡圖。五苓散。又治瘴氣温瘧。不伏水土。黄疸或瀉。又治中酒惡心。或嘔吐痰水。水入便吐。心下痞悶。又治黄疸。如黄橘色。心中煩急。眼睛如金。小便赤澁。或大便自利。若治黄疸。煎山茵蔯湯下。日三服。

濟生。加味五苓散。治伏暑熱二氣。及冒濕泄瀉注下。或煩。或小便不利。

於本方。加車前子。

直指。五苓散。治濕症小便不利。經云。治濕之法。不利小便。非其治也。又治傷暑煩渴。引飲過多。小便赤澁。心下水氣。又流行水飲。每貳錢。沸湯調下。小便更不利。加防己佐之。又治尿血。內加辰砂少許。用燈心壹握。新水煎湯調下。又治便毒踈利小便。以泄敗精。用葱二莖。煎湯調下。

發汗已。脈浮數。煩渴者。五苓散主之。玉函。已。作後。浮下。有而字。脈經。千金翼。煩上。有復字。

〔方〕巳者。言發汗畢。非謂表病罷也。煩渴者。膀胱水畜不化津液。故用四苓以利之。浮數者。外表未除。故憑一桂以和之。所以謂五苓能兩解表裏也。案方注。係金鑑改訂。故與原書。有異同焉。〔鑑〕發汗已。爲太陽病已發過汗也。脈浮數。知邪仍在表也。若小便利而煩渴者。是初入陽明胃熱。白虎湯證也。今小便不利而煩渴。是太陽府病。膀胱水畜。五苓證也。故用五苓散。如法服之。外疏內利。表裏均得解矣。

案表邪未解。則陽氣盛于外。而津液亦走于外。下焦畜水。則升騰之氣液失其常。是以胃中燥而煩渴。故主以五苓。外發表邪。內利畜水也。成注。爲亡津液。而胃燥之解。恐非是也。

傷寒汗出而渴者。五苓散主之。不渴者。茯苓甘草湯主之。

〔鑑〕此申上條或渴而不煩。或煩而不渴者。以別其治也。傷寒發汗後。脈浮數。汗出煩渴。小便不利者。五苓散主之。今惟曰汗出者。省文也。渴而不煩。是飲盛於熱。故亦以五苓散主之。利水以化津也。若不煩且不渴者。是裏無熱也。惟脈浮數汗出。小便不利。是營衛不和也。故主以茯苓甘草湯。和表以利水也。

案柯氏汗出下。補心下悸三字。其說難憑。蓋因厥陰篇。傷寒厥而心下悸者。宜先治水。當服茯苓甘草湯。却治其厥。不爾水漬入胃。必作利也一條。而生此說耳。

茯苓甘草湯方

茯苓二兩○玉函。作三兩。　桂枝二兩去皮　甘草一兩炙　生薑三兩切右四味。以水四升。煮取一升。去滓。分溫三服。

〔鑑〕有脈浮數汗出之表。故主以桂枝。去大棗芍藥者。因有小便不利之裏。恐滯斂而有礙於癃閉也。五苓去朮澤猪苓者。因不渴不煩。裏飲無多。惟小便一利可愈。恐過於燥滲傷陰也。

傷寒類方曰。此方之義。從未有能詮釋者。汗出之後。而渴不止。與五苓。人所易知也。乃汗出之後。並無渴證。又未指明別有何症。忽無端而與茯苓甘草湯。此意何居。要知此處汗出二字。乃發汗後汗出不止也。汗出不止。則亡陽在卽。當與以真武湯。其稍輕者。當與以茯苓桂枝白朮甘草湯。更輕者。則與以此湯。何以知之。以三方同用茯苓知之。蓋汗大洩。必引腎水上泛。非茯苓不能鎮之。故真武則佐以附子回陽。此二方則以桂枝甘草斂汗。而茯苓則皆以爲主藥。此方之義。不了然乎。觀厥陰篇心悸治法益明。

虛實辨疑曰。水停心下而悸者。茯苓甘草湯。加芫花主之。金匱要略云。食少飲多。水停心下。甚則發悸。是以悸當治其飲也。

中風發熱。六七日不解而煩。有表裏證。渴欲飲水。水入則吐者。名曰水逆。五苓散主之。名曰。玉函。及千金翼。外臺。作此爲。喻本。程本。柯本。張本。主之下。有多服煖水汗出愈七字。

〔魏〕表裏證。裏證何。卽所謂煩渴飲水。水入卽吐。是也。表證何。卽前條所謂頭項強痛。而惡寒發熱汗出。是也。於是用桂枝以驅表邪。佐以朮苓澤瀉。以固土逐水。加以多飲煖水。使汗出而表解。水旣不逆。小便利而裏解。而病有不愈者乎。〔柯〕是其人。心下有水氣。膻中之火用不宣。邪水凝結于內。水飲拒絕於外。既不能外輸于玄府。又不能上輸于口舌。亦不能下輸于膀胱。此水逆所由名也。〔方〕伏飲內作。故外者不得入也。蓋飲亦水也。以水得水涌溢而爲格拒。所以謂之曰水逆也。

吳遵程方論曰。五苓散。逐內外水飲之首劑。金匱。治心下支飲眩冒。用澤瀉湯。治嘔吐思水。用猪苓散。止用二三味。總不出是方爲祖劑云。凡太陽表裏未解。頭痛發熱。口燥咽乾。煩渴飲水。或水入卽吐。或小便不利者。宜服之。又治霍亂吐利。燥渴引飲。及瘦人臍下有動悸。吐涎沫而顛眩者。咸屬水飲停畜。津液固結。便宜取用。但須增損合宜耳。若津液損傷。陰血虧損之人。作渴而小便不利者。再用五苓利水劫陰之藥。則禍不旋踵矣。

張景醫說曰。春夏之交。人病如傷寒。其人汗自出。肢體重痛。轉仄難。小便不利。此名風濕。非傷寒也。陰雨之後卑濕。或引飲過多。多有此證。但多服五苓散。小便通利。濕去則愈。切忌轉瀉發汗。小悞必不可救。初虞世云。醫者不識。作傷風治之。發汗死。下之死。己未年。京師大疫正爲此。予自得其說。救人甚多。壬辰年。予守官洪州。一同官妻。有此證。因勸其速服五苓散。不信。醫投發汗藥。一夕而斃。不可不謹也。大抵五苓散。能導水去濕耳。胸中有停痰。及小兒吐哯。欲作癇。服五苓散。最效。初君之說詳矣。予因廣此說。以信諸人。出信效方。

博聞類纂曰。春夏之交。或夏秋之交。霖雨乍歇。地氣蒸鬱。令人驟病頭疼壯熱嘔逆。有舉家皆病者。謂之風濕氣。不知服藥。漸成溫疫。宜用五苓散半貼。入薑錢三片。大棗一枚。同煎服一椀。立効。

未持脈時。病人手叉自冒心。師因教試令欬而不欬者。此必兩耳聾無聞也。所以然者。以重發汗虛故如此。脈經。手叉。作叉手。玉函。脈經。千金翼。不欬間。有卽字。作以重發其汗虛故也。

〔張〕此示人推測陽虛之一端也。陽虛耳聾。與少陽傳經耳聾迥別。亟宜固陽爲要也。叉手冒心。加之耳聾。陽虛極矣。嘗見汗後陽虛耳聾。諸醫施治。不出小柴胡加減。屢服愈甚。必大劑參附。庶可挽回也。〔錢〕誤汗亡陽。則腎家之真陽敗泄。所以腎竅之兩耳無聞。猶老年腎憊陽衰。亦兩耳無聞。其義一也。治法宜固其陽。〔魏〕蓋陽虛之甚。兩耳無聞。則陽浮於上。根離於下。待時而脫。昏蒙之狀。神明已亂矣。

案汪氏引補亡論曰。素無熱人。可與芍藥附子湯。素有熱人。可與黃耆建中湯。魏氏曰。輕則桂枝甘草。重則加參附。程氏亦用以桂枝甘草湯。然桂枝甘草湯症。虛特在膻中。今加之以耳聾。精氣將脫。危險殊甚。張氏用大劑參附。固爲得矣。

發汗後。飲水多必喘。以水灌之亦喘。玉函。脈經。千金翼。多下。有者字。

〔成〕喘。肺疾。飲水多喘者。飲冷傷肺也。以冷水灌洗而喘者。形寒傷肺也。〔錢〕中風發汗後。欲得飲水者。少少與之可也。若飲水過多。則胃虛不運。水冷難消。必至停畜不滲。水寒侵肺。呼吸不利。故肺脹胸滿。氣逆而喘急也。若以冷水灌濯。則營衛先已空疎。使寒邪入腠。水氣侵膚。內通於肺。而亦爲喘也。〔柯〕漢時治病。有火攻水攻之法。故仲景言及之。

案水攻。論中無所攷。唯玉函脈經。有可水篇。其中一條云。寸口脈洪而大。數而滑。云云。鍼藥所不能制。與水灌枯槁。陽氣微散。身寒溫衣覆汗出。表裏通利。其病即除。正其義也。文蛤散條。反以冷水潠之。若灌之。

案此條。喻氏張氏魏氏。並以麻黃杏仁甘草石膏湯爲主。蓋本于郭雍補亡論。水寒傷肺。恐非所宜也。柯氏主以五苓散。汪氏則用茯苓桂枝生薑甘草湯。加厚朴杏仁。錢氏云。去麻黃加葶藶之小青龍湯。或可酌用。蓋錢所處。似切當矣。

發汗後。水藥不得入口爲逆。若更發汗。必吐下不止。脈經。下發字下。有其字。玉函。若字以下九字。無。

（成）發汗後。水藥不得入口。爲之吐逆。發汗亡陽。胃中虛冷也。若更發汗。則愈損陽氣。胃氣大虛。故吐下不止。（程）發汗後見此者。由未汗之先。其人已是中虛而寒。故一誤不堪再誤。（錢）誤汗則胃中陽氣虛損。胃本司納。因胃中虛冷。氣上逆而不受。故水藥俱不得入口。以主納者不得納。故謂之逆。然與水逆證之水入則吐不同也。（汪）汗多亡陽。胃中元氣虛。不得消水。此治之之逆。謂治不以理也。補亡論常器之云。可與半夏茯苓湯。

案活人書曰。發汗後。水藥不得入口。爲逆。若更發汗。必吐下不止。小半夏加茯苓湯。大半夏加橘皮湯。喻氏魏氏周氏張氏。皆以爲水逆。以五苓散爲主。柯氏曰。此熱在胃口。須用梔子湯。瓜蒂散。因其勢而吐之。亦通因通用法也。並於本條義難叶。蓋此條證。其人素有痰飲。清陽之氣久虛者。誤汗則風藥挾飲。結聚上焦。以致水藥拒格不入也。故主以小半夏加茯苓湯等。下逆驅飲者。爲允當。若寒多者。理中去朮加生薑湯之屬。須酌用也。

案爲逆。成氏喻氏輩。爲吐逆之義。不可從也。金鑑以吐下之下。爲衍文。亦非也。

發汗吐下後。虛煩不得眠。若劇者。必反覆顛倒。心中懊憹。梔子豉湯主之。若少氣者。梔子甘草豉湯主之。若嘔者。梔子生薑豉湯主之。發汗上。脈經。玉函。有傷寒二字。脈經。千金翼。無若劇之若。及必字。外臺。者必二字。作則一字。心中懊憹。作心內苦痛懊憹。

（汪）發汗吐下後者。謂雖經汗吐且下。而傷寒之邪熱。猶未解也。邪熱未解。必乘其人之虛。而客於胸中。胸中鬱熱。因生煩躁。陽氣擾亂。不得眠也。劇者。煩極也。煩極則知其人鬱熱愈甚。故不惟不眠。而且反覆顛倒而不安。心中懊憹。鬱鬱然不舒暢而憒悶也。虛煩證。虛也。正氣之虛。煩者。邪氣之實。乃不可作眞虛看。作汗吐下後暴虛看。少氣者。乃熱傷氣而氣促急。非眞氣虛也。

案懊憹。成氏曰。心中懊憹而憒悶。懊憹者。俗爲鶻突。是也。傷寒直格曰。懊憹者。煩心熱燥。悶亂不寧也。甚者。似中巴豆草烏頭之類毒藥之狀也。王氏曰。憹。卽惱字。古通用。楊雄方言曰。愁恚憒憒。毒而不發。謂之氐惆。郭璞注云。氐惆。懊憹也。孫奕示兒編云糊塗。讀鶻突。或曰不分明也。鶻。隼也。突起鹵莽之狀。又案此似後世所謂嘈雜。醫學統旨曰。嘈者。似饑而甚。似躁而輕。有懊憹不自寧之況。皆因心下有痰火而動。或食鬱而有熱故作。是也。

準繩曰。少氣者。氣少不足以言也。

梔子豉湯方○脈經。千金翼。無豉字。

梔　子十四箇擘○成本。玉函。箇。作枚。下並同。　香　豉四合綿裹

右二味。以水四升。先煮梔子。得二升半。內豉。煮取一升半。去滓。分爲二服。溫進一服。得吐者。止後服。外臺。二升半下。有去滓二字。取上。有更字。玉函。千金。幷翼。吐上。有快字。

〔錫〕梔子性寒。導心中之煩熱以下行。豆豉䵝熟而輕浮。引水液之上升也。陰陽和而水火濟。煩自解矣。案梔子豉湯。舊說指爲吐藥。卽王好古之高明。亦云本草並不言梔子能吐。奚仲景用爲吐藥。此皆不能思維經旨。以訛傳訛者也。如瓜蒂散二條。本經必曰吐之。梔子豉湯六節。並不言一吐字。且吐下後虛煩。豈有復吐之理乎。此因瓜蒂散內。用香豉二合。而悞傳之也。〔志〕舊本有一服得吐止後服七字。此因瓜蒂散中有香豉。而悞傳於此也。今爲刪正。蓋梔子苦能下泄。以清在內之鬱熱。香豉甘能發散。啓陰液爲微汗。以散在外之身熱。案

葛翁肘后方。用淡豆豉。治傷寒。主能發汗。

傷寒直格曰。或吐者。止後服。凡諸梔子湯。皆非吐人之藥。以其燥熱鬱結之甚。而藥頓攻之。不能開通。則鬱發而吐。因其嘔吐。發開鬱結。則氣通津液寬行而已。故不須再服也。

傷寒蘊要曰。香豉味苦甘平。發汗必用之。又能佐梔子。治懊憹之藥也。傷寒明條曰。得汗止後服。

案本方。成氏而降諸家。率以爲吐劑。特志聰錫駒。斷爲非吐劑。可謂卓見矣。汪氏曰。余曾調此湯與病人服之。未必能吐。何也。蓋梔子之性苦寒。能清胃火。潤燥。豉性苦寒微甘。能瀉熱。而兼下氣調中。所以其苦未必能使人吐也。醫工必欲升散火鬱。當于病人喉中探之。使吐可耳。又用豉法。須陳腐極臭者。能使人吐。方中云香豉。恐醫工用豉。反取新製而氣不臭者。無怪乎其不能使人吐也。今驗之。極臭者能使人吐。然以爲吐劑者。竟似乖乎本條之旨焉。

汪氏曰。梔子十四枚。當是四十枚。否則香豉四合。分兩多寡。不相稱矣。案此說不必矣。

名醫類案曰。江應宿治都事靳相主。患傷寒十餘日。身熱無汗。怫鬱不得臥。非燥非煩。非寒非痛。時發一聲。如嘆息之狀。醫者不知何證。迎予診視曰。懊憹怫鬱證也。投以梔子豉湯一劑。十減二三。再以大柴胡湯下燥屎。怫鬱除而安臥。調理數日而起。

小兒藥證直訣。梔子飲子。治小兒畜熱在中。身熱狂躁。昏迷不食。大梔子仁七個槌破豆豉兩半右共用水三盞。煎至二錢。看多少服之。無時。或吐或不吐。立效。

梔子甘草豉湯方。〇千金翼。無豉字。

梔　子十四箇擘　甘　草二兩炙　香　豉四合綿裹

右三味。以水四升。先煮梔子甘草。取二升半。內豉。煮取一升半。去滓。分二服。溫進一服。得吐者止後服。得下。玉函。有快字。成本。不載本方。第十卷云。梔子湯方內。入甘草二兩。餘依前法。得吐止後服。

〔錫〕少氣者。中氣虛而不能交通上下。加甘草以補之。

古方選注曰。梔子豉湯。吐胸中熱鬱之劑。加甘草一味。能治少氣。而諸家注釋。皆謂益中。非理也。蓋少氣者。一如飲家之短氣也。熱蘊至高之分。乃加甘草。載梔豉於上。須臾即吐。越出至高之熱。〇案此說。以甘草爲湧吐之品。今驗能吐胸中痰飲。然此方所用。不必在此。

案志聰本。錫駒本。本方及梔子生薑豉湯。梔子厚朴湯。梔子乾薑湯。方後。刪得吐者止後服六字。似是。

梔子生薑豉湯方

梔　子十四箇擘　生　薑五兩　香　豉四合綿裹

右三味。以水四升。先煮梔子生薑。取二升半。內豉。煮取一升半。去滓。分二服。溫進一服。得吐者止後服。二升半下。外臺。有去滓二字。吐上。玉函。有快字。外臺。引千金翼。得吐者三字。作安即二字。成本。不載本方。第十卷云。梔子湯方內。加生薑五兩。餘依前法。得吐止後服。

〔錫〕嘔者。中氣逆而不得上交。加生薑以宣通之。〔鑑〕嘔者。是熱迫其飲也。加生薑以散之。

發汗若下之。而煩熱。胸中窒者。梔子豉湯主之。脈經。窒。作塞。千金。窒下。有氣逆搶心四字。

〔錫〕窒。窒礙而不通也。熱不爲汗下而解。故煩熱。熱不解而留于胸中。故窒塞而不通也。亦宜梔子豉湯。升降上下。而胸中自通矣。〔方〕窒者。邪熱壅滯而窒塞。未至於痛。而比痛較輕也。〔程〕煩熱二字互言。煩在內。熱在外也。或慮汗吐下後。津液已亡。何堪更用吐劑。須知此湯以宣鬱爲主。火鬱于胸。乘其虛而客之。凡氤氳布氣于胸中者。皆火爲之。而無復津液爲之。枯液不得布。遂有窒痛等證。宣去其火氣。清液自回也。

明理論曰。煩熱與發熱。若同而異也。發熱者。怫怫然發於肌表。有時而已者。是也。煩者爲煩而熱。無時而歇者。是也。二者均是表熱。而煩熱爲熱所煩。非若發熱而時發時止也。

傷寒五六日。大下之後。身熱不去。心中結痛者。未欲解也。梔子豉湯主之。玉函。作此爲不解。

〔柯〕病發于陽。而反下之。外熱未除。心中結痛。雖輕于結胸。而甚于懊憹矣。結胸是水結胸脇。用陷胸湯。水鬱則折之也。此乃熱結心中。用梔豉湯。火鬱則發之也。〔程〕所結者。客熱煩蒸所致。而勢之散漫者。尚連及表。故云未欲解也。

傷寒類方曰。案胸中窒結痛。何以不用小陷胸。蓋小陷胸症。乃心下痛。胸中在心之上。故不得用陷胸。何以不用瀉心諸法。蓋瀉心症。乃心下痞。痞爲無形。痛爲有象。故不得用瀉心。古人治病。非但內外不失厘毫。即上下亦不踰分寸也。

傷寒下後。心煩腹滿。臥起不安者。梔子厚朴湯主之。玉函。脈經。千金翼。心煩。作煩而。

〔鑑〕論中下後滿而不煩者有二。一熱氣入胃之實滿。以承氣湯下之。一寒氣上逆之虛滿。以厚朴生薑甘草半夏人參湯溫之。其煩而不滿者。亦有二。一熱邪入胸之虛煩。以竹葉石膏湯清之。一懊憹欲吐之心煩。以梔子豉湯吐之。今既煩且滿。故臥起不安也。然既無三陽之實證。又非三陰之虛證。惟熱與氣結。壅於胸腹之間。故用梔子枳朴。胸腹和。而煩自去。滿自消矣。

梔子厚朴湯方

梔子 十四箇擘

厚朴 四兩炙去皮○成本。作四兩。姜炙。

枳實 四枚水浸炙令黃○玉函。無水浸二字。成本。玉函。炙令黃。作去穰炒。

右三味。以水三升半。煮取一升半。去滓。分二服。溫進一服。得吐者止後服。右字。成本。全書。作巳上二字。三升半。玉函。無半字。千金翼。吐上。有快字。

〔志〕梔子之苦寒。能泄心下之熱煩。厚朴之苦溫。能消脾家之腹滿。枳實之苦寒。能解胃中之熱結。

集注。高世栻曰。枳實。案神農本經。主除寒熱結氣。長肌肉。利五藏。益氣輕身。蓋枳實臭香色黃。味辛形圓。宣達中胃之品也。炙香而配補劑。則有長肌益氣之功。生用而配泄劑。則有除邪破結之力。元人謂枳實瀉痰。能衝墻倒壁。而後人即為破泄之品。不可輕用。且實乃結實之通稱。無分大小。宋開竇以小者為實。大者為殼。而後人即謂殼緩而實速。殼高而實下。此皆不明經旨。以訛傳訛耳。

傷寒直格曰。枳實不去穰。為效甚速。

柯氏曰。梔子乾薑湯。去豉用薑。取其橫散。梔子厚朴湯。以枳朴易豉。是取其下泄。皆不欲上越之義。舊本二方後。俱云。得吐止後服。豈不謬哉。

傷寒。醫以丸藥大下之。身熱不去。微煩者。梔子乾薑湯主之。玉函。脈經。丸。作圓。

〔王〕案丸藥。所謂神丹甘遂也。或作巴豆。〔喻〕丸藥大下。徒傷其中。而不能蕩滌其邪。故梔子合乾薑用之。亦温中散邪之法也。〔錢〕以峻厲丸藥大下之。宜乎陷入而爲痞結矣。而身熱不去。是邪未全陷。尚有留於表者。微覺煩悶。乃下後之虚邪陷膈。將結未結之徵也。

案金鑑。改梔子豉湯。爲注解。不可從也。

肘後方。卒客忤死。張仲景諸要方。桂一兩。生薑三兩。梔子十四枚。豉五合。搗。以酒三升攪。微煮之。沫出去滓。頓服取差。

梔子乾薑湯方

梔　子十四箇擘　乾　薑一兩〇成本。玉函。千金翼。作二兩。

右二味。以水三升半。煮取一升半。去滓。分二服。溫進一服。得吐者止後服。三升半。一升半。玉函。並無半字。吐上。有快字。

〔柯〕或以丸藥下之。心中微煩。外熱不去。是知寒氣留中。而上焦留熱。故任梔子以除煩。用乾薑逐内寒。此甘草瀉心之化方也。

聖惠。治赤白痢。無問日數老少。乾薑散方。

即本方。入薤白七莖。豉半合。煎服。

楊氏家藏方。二氣散。治陰陽痞結。咽膈噎塞。狀若梅核。妨礙飲食。久而不愈。即成翻胃。

即本方。用炒梔子。

凡用梔子湯。病人舊微溏者。不可與服之。[玉函。作證其一字。無舊字。]

〔成〕病人舊微溏者。裏虛而寒在下也。雖煩則非蘊熱。故不可與梔子湯。內經曰。先泄而後生他病者。治其本。必且調之。後乃治其他病。〔程〕凡治上焦之病者。輒當顧中下。梔子爲苦寒之品。病人今受燥邪。不必其溏否。但舊微溏者。便知中稟素寒。三焦不足。梔子之苦。雖去得上焦之邪。而寒氣攻動藏府。坐生他變。困輒難支。凡用梔子湯者。俱不可不守此禁。非獨虛煩一證也。

太陽病發汗。汗出不解。其人仍發熱。心下悸。頭眩。身瞤動。振振欲擗【原注一作僻】地者。眞武湯主之。[玉函。作發其汗而不解。瞤下。有而字。醫學綱目。擗。作躄。眞武。脈經。千金。千金翼。作玄武。眞武湯方。見少陰篇。]

〔鑑〕大汗出。仍熱不解者。陽亡於外也。心下悸築築然動。陽虛不能內守也。頭眩者。頭暈眼黑。陽微氣不能升也。身瞤動者。蠕蠕然瞤動。陽虛液涸。失養於經也。振。聳動也。振振欲擗地者。聳動不已。不能興起。欲墮於地。陽虛氣力不能支也。〔錢〕汗出不解。仍發熱者。非仍前表邪發熱。乃汗後亡陽。虛陽浮散於外也。心下悸者。非心悸也。蓋心之下。胃脘之上。鳩尾之間。氣海之中。靈樞謂膻中爲氣之海也。誤汗亡陽。則膻中之陽氣不充。所以築築然跳動也。振振欲擗地。前注不解。而方氏引毛詩注云。擗。拊心也。喻氏謂無可置身。欲闢地而避處其內。並非也。愚謂振振欲擗地者。即所謂發汗則動經。身爲振振搖之意。言頭眩而身體瞤動。振振然身不能自持。而欲仆地。因衞分之眞陽。喪亡於外。周身經脈。總無定主也。方用眞武湯者。非行水導溼。乃補其虛。而復其陽也。

案仍發熱者。成氏方氏魏氏錫駒志聰張璐。並以爲表邪不解。非是也。又方喻二氏張璐魏氏。以此條證。爲誤服大青龍之逆變。錢氏汪氏。駁其執泥。爲得矣。

案擗字。與躃通。倒也。見唐慧琳藏經音義。可以確錢氏及金鑑之說也。

醫學綱目。孫兆治太乙宮道士周德真。患傷寒發汗出多。驚悸目眩。身戰擗欲倒地。衆醫有欲發汗者。有作風治者。有用冷藥解者。病皆不除。召孫至。曰。太陽經病。得汗早。欲解不解者。因太陽經欲解。復作汗。腎氣不足。汗不來。所以心悸目眩身轉。遂作真武湯服之。三服微汗自出。遂解。蓋真武湯。附子白朮。和其腎氣。腎氣得行。故汗得來也。若但責太陽者。惟能乾涸血液爾。仲景云。尺脈不足。營氣不足。不可以汗。以此知腎氣怯。則難得汗也矣。

咽喉乾燥者。不可發汗。脈經。無喉字。玉函。汗上。有其字。

〔錢〕咽喉乾燥者。上焦無津液也。上焦之津液。即下焦升騰之氣也。下焦之氣液不騰。則咽喉乾燥矣。少陰之脈。循喉嚨。挾舌本。熱論篇云。少陰脈貫腎絡於肺。繫舌本。故口燥舌乾而渴也。邪在少陰。故氣液不得上騰。即上文尺中微遲之類變也。故曰不可發汗。〔程〕凡遇可汗之證。必當顧慮夫上焦之津液。有如此者。〔方〕末後無發汗之變。疑有漏落。〔汪〕補亡論常器之云。可與小柴胡湯。其言於義未合。張璐云。宜小建中湯。其言猶近乎理。

淋家不可發汗。發汗必便血。玉函。下汗上。有其字。

〔程〕淋家熱畜膀胱。腎水必乏。更發汗以竭其津水府告匱。徒逼血從小便出耳。凡遇可汗之證。必當顧慮夫下焦之津液。有如此者。〔汪〕常云。宜猪苓湯。然用於汗後小便血者。亦嫌其過於滲利也。張璐云。未汗。宜黄耆建中湯。蓋此湯。用於瘡家身疼痛者甚妙。若淋家猶未盡善。

瘡家雖身疼痛。不可發汗。汗出則痓。玉函。發汗。作攻其表。痓作痙。

〔錫〕瘡家久失膿血。則充膚熱肉之血虛矣。雖身疼痛而得太陽之表病。亦不可發汗。汗出必更內傷其筋脈。血無營筋。強急而爲痓矣。亡血則痓。是以產後及跌撲損傷。多病痓。〔錢〕瘡家。非謂疥癬之疾也。蓋指大膿大血。癰疽潰瘍。楊梅結毒。臁瘡痘疹馬刀俠癭之屬也。身疼痛。傷寒之表證也。言瘡家氣虛血少。營衛衰薄。雖或有傷寒身體疼痛等表證。亦愼不可輕發其汗。若悞發其汗。則陽氣鼓動。陰液外泄。陽亡則不能柔養。血虛則無以滋灌。所以筋脈勁急而成痓也。故仲景於痓病中有云。太陽病。發汗太多。因致痓也。豈有所謂重感寒濕。外風襲虛之說哉。〔汪〕常云。誤汗成痓。桂枝加葛根湯。其言雖爲可取。要不若王日休云。小建中湯。加歸耆更妙。

案成氏云。瘡家。雖身疼痛如傷寒。不可發汗。柯氏注意亦同。並似失經旨矣。

衄家不可發汗。汗出必額上陷。脈急緊。直視不能眴。【原注】音喚。又胡絹切。下同。一作瞬。不得眠。玉函。發汗。作攻其表。作必額上促急而緊。病源同。促。作蹙。外臺。引病源。促。作脈。志本。錫本。眴。作瞤。非。脈經。作必額陷脈上促急而緊。

〔成〕衄者。上焦亡血也。若發汗則上焦津液枯竭。經絡乾澁。故額上陷。脈急緊。諸脈者皆屬於目。筋脈緊急。則牽引其目。故直視不能眴也。鍼經曰。陰氣虛則目不眩。亡血爲陰虛。是以不得眠也。〔錢〕脈急緊者。言目系急緊也。眴本作旬。音絢。目搖動也。血虛則系目之筋脈急緊而直視。所以睛不能轉側而搖動也。〔汪〕常云。可與犀角地黃湯。此不過治衄之常劑。許叔微云。黃耆建中湯奪汗動血。加犀角。夫衄家係陽明經熱。上湯恐非陽明藥也。呂滄州云。小建中湯加葱豉。誤汗直視者。不可治。大抵衂家具汗證。葱豉專豁陽明經鬱熱。爲對證之的藥。

金匱心典曰。血與汗。皆陰也。衂家復汗。則陰重傷矣。脈者血之府。額上陷者。額上兩旁之動脈。因血脫於上。而陷下不起也。脈緊急者。寸口之脈。血不榮而失其柔。如木無液而枝𦁤勁也。直視不眴不眠者。陰氣亡則陽獨勝也。經曰。奪血者無汗。此之謂矣。

全書。韓氏曰。此人素有衂血證。非傷寒後如前條之衂也。故不可發汗。

案額上陷。謂額上肉脫而陷下也。錢氏云。額上。非即額也。額骨堅硬。豈得即陷。蓋額以上之顖門也。魏氏云。額上氣虛陷入腦內。金鑑云。額角上陷中之脈。緊且急也。又案眴。說文云目搖也。而成氏喻氏云。眴瞬。合目也。金鑑亦同。並與經義畔

亡血家。不可發汗。發汗則寒慄而振。玉函。脈經。作不可攻其表汗出則。

〔成〕鍼經曰。奪血者無汗。奪汗者無血。亡血發汗。則陰陽俱虛。故寒慄而振搖。〔鑑〕凡失血之後。血氣未復。爲亡血虛家。皆不可發汗也。蓋失血之初。固屬陽熱。然亡血之後。熱隨血去。熱固消矣。而氣隨血亡。陽亦危矣。若再發汗。則陽氣衰微。力不能支。故身寒噤慄。振振聳動。所必然也。〔程〕亡血而更發汗。身內只剩一空殼子。陽于何有。寒自內生。故慄而振。〔汪〕常云。可與芍藥地黃湯。夫亡血家。亦有陰虛發熱者。上湯固宜用也。石頑云。黃芪建中湯。誤汗振慄。苓桂朮甘湯。加當歸。據成注云。亡血發汗。則陰陽俱虛。愚以上二湯。皆亡血家汗後之劑。

案汗後寒慄而振。非餘藥可議。宜芍藥甘草附子湯。人參四逆湯之屬。

汗家重發汗。必恍惚心亂。小便已陰疼。與禹餘糧丸。【原注】方本闕。

〔成〕汗者心之液。汗家重發汗。則心虛。恍惚心亂。奪汗則無水。故小便已陰中疼。〔錢〕恍惚者心神搖蕩。而不能自持。心亂者。神虛意亂。而不能自主也。陰疼者。氣弱不利。而莖中澀痛也。〔程〕心主血。汗者心之液。平素多汗之家。心虛血少可知。重發其汗。遂至心失所主。神恍惚而多忡憧之象。此之謂亂。小腸與心爲表裏。心液虛而小腸之水亦竭。自致小便已陰疼。與禹餘糧丸。其爲養心血。和津液。不急於利小便。可意及也。

案禹餘糧丸。原方闕。仍有數說。未知孰是。今備錄左。金鑑云。案禹餘糧丸。爲澀痢之藥。與此證不合。與禹餘糧丸五字。衍文也。汪氏云。補亡論。常器之云。禹餘糧一味。火煅。散服。亦可。郭白雲云。用禹餘糧。不用石。石乃穀也。愚以其言未必盡合仲景原方之義。今姑存之。魏氏云。愚臆度之。卽赤石脂禹餘糧湯耳。意在收澁小便。以養心氣。鎮安心神之義。如理中湯。可以制丸也。周氏載王日休補禹餘糧丸方。用禹餘糧赤石脂生梓白皮。各三兩。赤小豆半升。搗篩。蜜丸如彈丸大。以水二升。煮取一升。早暮各一服。張氏亦引王氏。四味。各等分。丸如彈子大。水煮。日二服。蔡正言甦生的鏡。補足禹餘糧丸。禹餘糧壹兩。龍骨八錢。牡蠣五錢。鉛丹六錢。茯苓六錢。人參五錢。右六味爲末。粳米爲丸。硃砂爲衣。如菉豆大。空心麻沸湯送下。硃砂所收斂而鎮驚。茯苓行水以利小便。加人參以養心血。

病人有寒。復發汗。胃中冷。必吐蚘。【原注】一作逆。

〔柯〕有寒。是未病時原有寒也。內寒則不能化物。飲食停滯而成蚘。以內寒之人。復感外邪。當溫中以逐寒。若復發其汗。汗生于穀。穀氣外散。胃脘陽虚。無穀氣以養其蚘。故蚘動而上從口出也。蚘多不止者死。吐蚘不能食者亦死。〔方〕復。反也。言誤也。〔汪〕補亡論常器之云。可服烏梅丸。郭白雲云。宜理中湯。愚以烏梅丸。乃治吐蚘之藥。若於未發汗以前。還宜服理中湯也。

案活人書曰。先服理中圓。次用烏梅圓。金鑑云。宜理中湯。送烏梅丸。張氏云。後人以理中丸。加烏梅治之。仍不出仲景之成則耳。並此吐蚘以後之方。

本發汗。而復下之。此爲逆也。若先發汗。治不爲逆。本先下之。而反汗之。爲逆。若先下之。治不爲逆。玉函。無若字。先發汗。先下之下。並有者字。

〔成〕病在表者。汗之爲宜。下之爲逆。病在裏者。下之爲宜。汗之爲逆。〔方〕復。與覆同。古字通用。復。亦反也。猶言誤也。〔鑑〕若表急於裏。本應先汗。而反下之。此爲逆也。若先汗而後下。治不爲逆也。若裏急於表。本應先下。而反汗之。此爲逆也。若先下而後汗。治不爲逆也。〔汪〕太約治傷寒之法。表證急者。即宜汗。裏證急者。即宜下。不可拘拘於先汗而後下也。汗下得宜。治不爲逆。

傷寒醫下之。續得下利。清穀不止。身疼痛者。急當救裏。後身疼痛。清便自調者。急當救表。救裏宜四逆湯。救表宜桂枝湯。玉函。上身字下。有體字。

〔錫〕此反應上文先下而後汗之之意。以見下之而表裏俱虚。又當救裏救表。不必拘于先下而復汗之説也。言傷寒下之而正氣內陷。續得裏虚之症。下利清穀不止者。雖身疼痛。表症仍在。急當救裏。救裏之後。身疼痛而清便自調者。知不在裏。仍在表也。急當救表。救裏宜四逆湯。以復其陽。救表宜桂枝湯。以解其肌。生陽復而肌腠解。表裏和矣。本經凡曰急者。急不容待。緩則無及矣。〔柯〕身疼本麻黃症。而下利清穀。其腠理之疎可知。必桂枝湯和營衞。而痛自解。故不曰攻。而仍曰救。救表仍合和中也。〔程〕急救其表。而用桂枝湯。壯陽以和營衞。誠恐表陽不壯。不但身疼痛不止。并裏所新復之陽。頃刻間重爲陰。寒所襲。故救之宜急。〔喻〕救裏與攻裏天淵。若攻裏必須先表後裏。必無倒行逆施之法。惟在裏之陰寒極盛。恐陽氣暴脫。不得不急救其裏。俟裏症少定。仍救其表。初不敢以一時之權宜。更一定之正法也。厥陰篇。下利腹脹。身體疼痛者。先溫其裏。乃攻其表。溫裏四逆湯。攻表桂枝湯。曰先溫。曰乃攻。形容不得已之次第。足互此意。〔宸〕此大關鍵。不可不知。若兩感者。亦可類推矣。

案清便。方氏喻氏錢氏爲小便。非也。詳義見于桂枝麻黃各半湯條。

案錢氏汪氏以此條病。爲陰陽兩證並舉。非一證分表裏。而用二湯。辨前注之誤。却非也。案金匱藏府經絡先後論篇。問曰。病有急當救裏救表者。何謂也。師曰。病醫下之。續得下利。清穀不止。身體疼痛者。急當救裏。後身體疼痛。清便自調者。急當救表也。明是示當知緩急先後之序也。

活人書曰。兩感者。表裏俱病也。仲景無治法。但云兩感病俱作。治有先後。發表攻裏。本自不同。尋至第三卷中言傷寒下之云云。遂以意尋比倣倣。治兩感有先後。宜先救裏。若陽氣內正。即可醫也。內才正。急當救表。蓋內尤爲急。才溫內則急救表。亦不可緩也。

病發熱頭痛。脈反沈。若不差。身體疼痛。當救其裏。宜四逆湯。玉函。疼上。有更字。

〔柯〕此太陽麻黃湯證。病爲在表。脈當浮而反沈。此爲逆也。若汗之不差。即身體疼痛不罷。當憑其脈之沈。而爲在裏矣。陽證見陰脉。是陽消陰長之兆也。熱雖發于表。爲虛陽。寒反據于裏。是真陰矣。必有裏證。伏而未見。藉其表陽之尚存。乘其陰之未發。迎而奪之。庶無吐利厥逆之患。裏和而表自解矣。邪之所湊。其氣必虛。故脉有餘而證不足。則從證。證有餘。而脉不足。則從脉。有餘可假。而不足爲真。此仲景心法。〔周〕身體疼痛。並不及惡寒微厥。則四逆何敢漫投。而仲景明言當救其裏。因脉本沈。中則陽素虛。復投汗藥。則陽氣外亡。陰寒內存。至此則發熱變爲身疼。敢不回陽。則身痛必如被杖。陰燥因致厥逆。勢所必至。然曰。當救者。可想而知也。〔程〕此條。乃太陽中之少陰。麻黄附子細辛湯條。乃少陰中之太陽。究竟二證。皆是發于陽。而病在陰。故皆陽病見陰脉。

案金鑑曰。身體疼痛之下。當有下利清穀四字。方合當温其裏之文。果如其說。則與前條無別。似剩義矣。程本金鑑。攻救作温字非也。

太陽病。先下而不愈。因復發汗。以此表裏俱虛。其人因致冒。冒家汗出自愈。所以然者。汗出表和故也。裏未和。然後復下之。先下下。成本有之字。玉函。脉經。無以此二字。家下。有當字。裏未和。脉經。作表和。成本。作得裏和。

〔程〕先下之而不愈。陰液先亡矣。因復發汗。營從衛泄。陽津亦耗。以此表裏兩虛。雖無邪氣擾亂。而虛陽戴上。無津液之升以和之。所以怫鬱而致冒。冒者。清陽不徹。昏蔽及頭目也。必得汗出津液到。而怫鬱始去。所以然者。汗出表和故也。汗者。陽氣之所釀。汗出。知陽氣復於表。故愈。則非用發表之劑。而和表之劑可知。而裏未和者。陽氣雖返於內。陰氣尚未滋而復。得字宜玩。遲久之辭。蓋大便由溏而燥。由燥而鞕。至此不得不斟酌下之。

以助津液矣。和表藥桂枝加附子湯。或大建中湯類也。〔錫〕然後者。緩詞也。如無裏證。可不必下也。〔鑑〕下之。宜調胃承氣湯和之。〔張〕冒爲發汗過多。胃中淸陽氣傷。宜小建中湯加參耆。若更加熱附子。昏冒耳聾。非大劑溫補。不能取效也。

案此條症。汪氏。和表用桂枝湯。小建中湯。黃耆建中湯。和裏用桂枝大黃湯。而駁常器之和表用小柴胡湯。和裏用調胃承氣湯。並似乖于經旨焉。

太陽病未解。脈陰陽俱停。〔原注〕一作微。**必先振慄汗出而解。但陽脈微者。先汗出而解。但陰脈微**〔原注〕一作尺脈實。**者。下之而解。若欲下之。宜調胃承氣湯。**〔原注〕一云用大柴胡湯。○玉函。作陰微者。先下之而解。汗之宜桂枝湯。下之宜承氣湯。千金翼同。脈經。與本經同。唯調胃承氣湯。作大柴胡湯。玉函。脈經。无陽脈之脈。後汗出。作汗之。

〔程〕太陽病不解。脈陰陽俱停止。而不見者。是陰極而陽欲復也。三部既無偏勝。解之兆也。然必先振慄汗出而解者。鬱極而欲復。邪正必交爭。而陰陽乃退耳。若見停止之脈。而仍不解者。必陰陽有偏勝處也。但於三部停止中。而陽脈微見者。卽於陽微處。知陽部之邪實盛。故此處欲停之而不能停也。先汗出以解其表邪則愈。於三部停止中。而陰脈微見者。卽於陰微處。知其陰部之邪實盛。故此處欲停之而不能停也。下之以解其裏邪則愈。〔汪〕脈微二字。當活看。此非微弱之微。乃邪滯而脈道細伏之義。邪滯於經。則表氣不得條達。故陽脈微。邪滯於府。則裏氣不能通暢。故陰脈微。先汗出而解。仲景無方。千金云。宜桂枝湯。

傷寒類方曰。脈法無停字。疑似沈滯不起。卽下微字之義。寸爲陽。尺爲陰。微字卽上停字之意。與微弱不同。微弱則不當復汗下也。

案停脈。成氏爲均調之義。方喻張柯魏汪並同。程錢二氏及金鑑。爲停止之謂。然據下文陰脈微陽脈微推之。宋版注。一作微者。極爲允當。況停脈。素靈難經。及本經中。他無所見。必是訛謬。且本條文意。與他條不同。諸注亦未明切。但程注稍似可通。故姑取之云。

太陽病。發熱汗出者。此爲營弱衛強。故使汗出。欲救邪風者。宜桂枝湯。此條。玉函。脈經。千金翼。在太陽上篇桂枝湯方後。玉函。救。作解。

〔鑑〕此釋上條陽浮陰弱之義也。經曰。邪氣盛則實。精氣奪則虛。衛爲風入。則發熱。邪風因之而實。故爲衛強。是衛中之邪氣強也。營受邪蒸。則汗出。精氣因之而虛。故爲營弱。是營中之陰氣弱也。所以使發熱汗出也。欲救邪風者。宜桂枝湯。〔喻〕邪風。即風邪。勿鑿看。〔方〕救者。解救救護之謂。

案方氏曰。不曰風邪。而曰邪風者。以本體言也。喻蓋非之。

傷寒五六日中風。往來寒熱。胸脇苦滿。嘿嘿不欲飲食。心煩喜嘔。或胸中煩而不嘔。或渴。或腹中痛。或脇下痞鞕。或心下悸。小便不利。或不渴。身有微熱。或欬者。小柴胡湯主之。玉函。作中風五六日。傷寒往來寒熱。脈經。作中風往來寒熱。傷寒五六日以後。全書。錢本。作傷寒中風五六日。脈經。心煩。作煩心。玉函。脈經。鞕。作堅。心下悸。作心中悸。身。作外。外臺。作心下卒悸。成本。嘿嘿。作默默。下同。小柴胡上。有與字。

〔方〕此少陽之初證。叔和以無少陽明文。故猶類此傷寒五六日中風往來寒熱。互文也。言傷寒與中風。當五六日之時。皆有此往來寒熱已下之證也。五六日。大約言也。往來寒熱者。邪入軀殼之裏。藏府之外。兩夾界之隙地。所謂半表半裏。少陽所主之部位。故入而併於陰則寒。出而併於陽則熱。出入無常。所以寒熱間作也。胸脅苦滿者。少陽之脈，循胸絡脅。邪湊其經。伏飲搏聚也。默，靜也。胸脅既滿。穀不化消。所以靜默不言。不需飲食也。心煩喜嘔者。邪熱伏飲，搏胸脅者。湧而上溢也。或爲諸證者。邪之出入不常。所以變動不一也。〔成〕五六日。邪氣自表傳裏之時。中風者。或傷寒至五六日也。玉函曰。中風五六日傷寒。卽是或中風或傷寒。非是傷寒再中風。中風復傷寒也。經云。傷寒中風。有柴胡證。但見一證便是。不必悉具者。正是謂也。〔錢〕往來寒熱者。或作或止。或早或晏。非若瘧之休作有時也。〔程〕少陽脈循脅肋。在腹陽背陰兩岐間。在表之邪欲入裏。爲裏氣所拒。故寒往而熱來。表裏相拒。而留於岐分。故胸脅苦滿。神識以拒而昏困。故嘿嘿。木受邪則妨土。故不欲食。膽爲陽木而居清道。爲邪所鬱。火無從泄。逼炎心分。故心煩。清氣鬱而爲濁。則成痰滯。故喜嘔。此則少陽定有之證。〔鑑〕傷寒中風。見口苦咽乾目眩之證。與弦細之脈。更見往來寒熱云云證。知邪已傳少陽矣。〔魏〕或爲諸證者。因其人平素氣血偏勝。各有所兼挾。以爲病也。

明理論曰。傷寒邪氣在表者。必漬形以爲汗。邪氣在裏者。必蕩滌以爲利。其於不外不內。半表半裏。既非發汗之所宜。又非吐下之所對。是當和解則可矣。小柴胡爲和解表裏之劑也。

醫史呂滄洲傳云。浙東運使曲出。道過鄞。病臥涵虛驛。召翁往視。翁察色切脈。則面戴陽。氣口皆長而弦。蓋傷寒三陽合病也。以方涉海。爲風濤所驚。遂血菀而神懾。爲熱所搏。遂吐血一升許。且脅痛煩渴譫語。適是年歲運。左尺當不足。其輔行京醫。以爲腎已絕。泣告其左右曰。監司脈病皆逆。不祿在旦夕。家人皆惶惑無措。翁曰。此天和脈。無憂也。爲投小柴胡湯減薑。加生地黃半劑。後俟其胃實。以承氣下之。得利愈。

丹溪醫案。治一人。舊有下疳瘡。忽頭疼發熱。自汗。衆作傷寒治。尺劇。脈弦甚七至。重則澀。丹溪曰。此病在厥陰。而與證不對。以小柴胡湯加草龍膽胡黃連熱服。四貼而安。

小柴胡湯方

柴胡半斤○千金翼。作八兩。　黃芩三兩　人參三兩　半夏半升洗

大棗十二枚擘○全書。十三枚。　甘草炙　生薑各三兩切

右七味。以水一斗二升。煮取六升。去滓再煎取三升。溫服一升。日三服。若胸中煩而不嘔者。去半夏人參。加栝樓實一枚。若渴。去半夏。加人參。合前成四兩半。栝樓根四兩。若腹中痛者。去黃芩。加芍藥三兩。若脅下痞鞕。去大棗。加牡蠣四兩。若心下悸。小便不利者。去黃芩。加茯苓四兩。若不渴。外有微熱者。去人參。加桂枝三兩。溫覆微汗愈。若欬者。去人參大棗生薑。加五味子半升。乾薑二兩。玉函。七味下。有㕮咀字。再煎。作再煮。无三服之服。若渴下。有者字。成本亦有。千金翼。无括樓根四兩五字。玉函。千金翼。鞕。作堅。下有者字。牡蠣四兩。千金翼。外臺。作六兩。成本。玉函。千金翼。缺桂枝之枝。錢氏不見宋版。故有爲桂枝無疑之說。

〔鑑〕邪傳太陽陽明。曰汗曰吐曰下。邪傳少陽。惟宜和解。汗吐下三法。皆在所禁。以其邪在半表半裏。而角於軀殼之內界。在半表者。是客邪爲病也。在半裏者。是主氣受病也。邪正在兩界之間。各無進退而相持。故立和解一法。既以柴胡解少陽在經之表寒。黃芩解少陽在府之裏熱。猶恐在裏之太陰。正氣一虛。在經之少陽。邪氣乘之。故以薑棗人參。和中而預壯裏氣。使裏不受邪而和。還表以作解也。世俗不審邪之所據。果在半表半裏之間。與所以應否和解之宜。及陰陽疑似之辨。總以小柴胡爲套劑。醫家幸其自處無過。病者喜其藥味平

和。殊不知因循誤人。實爲不淺。故凡治病者。當識其未然。圖機於早也。〔程〕至若煩而不嘔者。火氣燥實逼胸也。故去人參半夏。加括蔞實也。渴者。燥已耗液逼肺也。故去半夏。加括蔞根也。腹中痛者。木氣散入土中。胃陽受困。故去黄芩以安土。加芍藥以戢木也。脅下痞鞕者。邪既留則木氣實。故去大棗之甘而緩。加牡蠣之鹹而耎也。心下悸。小便不利者。水邪侵乎心。故去黄芩之苦寒。加茯苓之淡滲也。不渴身有微熱者。半表之寒。尚滯於肌。故去人參。加桂枝以解之也。欬者。半表之寒。湊入於肺。故去參棗。加五味子。易生薑爲乾薑。以温之。雖肺寒不減黄芩。恐乾薑助熱也。又腹痛爲太陰證。少陽有此。由邪氣自表之裏。裏氣不利所致。〔錢〕柴胡湯而有大小之分者。非柴胡有大小之異也。蓋以其用之輕重。力之大小而言也。牡蠣。名醫別錄云。治心脅下痞熱。加五味子乾薑者。以水寒傷肺。故以此收肺氣之逆。即小青龍湯之制也。肺熱氣盛者。未可加也。

古方選注曰。去滓再煎。恐剛柔不相濟。有礙於和也。七味主治在中。不及下焦。故稱之曰小。

傷寒類方曰。此湯除大棗。共二十八兩。較今秤亦五兩六錢零。雖分三服。已爲重劑。蓋少陽介於兩陽之間。須兼顧三經。故藥不宜輕。去渣再煎者。此方乃和解之劑。再煎則藥性和合。能使經氣相融。不復往來出入。古聖不但用藥之妙。其煎法俱有精義。古方治嗽。五味乾薑必同用。一以散寒邪。一以斂正氣。從無單用五味治嗽之法。後人不知。用必有害。況傷熱勞怯火嗆。與此處寒飲犯肺之症不同。乃獨用五味。收斂風火痰涎。深入肺藏。永難救療。

案錢氏曰。五味子半升者。非今升斗之升也。古之所謂升者。其大如方寸匕。以銅爲之。上口方各一寸。下底各六分。深僅八分。狀如小熨斗而方形。嘗于舊器中見之。而人疑其爲香爐中之器用。而不知即古人用藥之升也。與陶隱居名醫別錄之形像分寸皆同。但多一柄。想亦所以便用耳。如以此升之半作一劑。而分三次服之。亦理之所有。無足怪也。攷本草序例。凡方云半夏一升者。秤五兩爲正。所謂一升。豈方一寸者哉。半夏之半升。與五味之半升。其升必同。錢說難從。

蘇沈良方曰。此藥。傷寒論。雖主數十證。大要其間有五證。最的當。服之必愈。一者。身熱心中逆。或嘔吐者。可服。若因渴飲水而嘔者。不可服。身體不溫熱者。不可服。二者。寒熱往來者。可服。三者。發潮熱者可服。四者。心煩脅下滿。或渴或不渴。皆可服。五者。傷寒已差後。更發熱者可服。此五證。但有一證。更勿疑。便可服。若有三兩證以上。更的當也。世人但知小柴胡湯治傷寒。不問何證。便服之。不徒无效。兼有所害。緣此藥差寒故也。元祐二年。時行無少長皆欬。本方去人參大棗生薑。加五味子乾薑各半兩。服此皆愈。常時上壅痰實。只依本方。食後臥時服。甚妙。赤白痢尤效。痢藥中无知此妙。蓋痢多因伏暑。此藥極解暑毒。

徐春甫古今醫統曰。張仲景著傷寒論。專以外傷爲法。其中顧盼脾胃元氣之秘。世醫鮮有知之。觀其少陽證小柴胡湯。用人參。則防邪氣之入三陰。或恐脾胃稍虛。邪乘而入。必用人參甘草。固脾胃以充中氣。是外傷未嘗不內因也。可見仲景公之立方。神化莫測。或者只以外傷是其所長。而內傷非所知也。此誠不知公之論也。

柯氏曰。本方爲脾家虛熱。四時瘧疾之聖藥。

千金方。婦人在蓐得風。蓋四肢苦煩熱。皆自發露所爲。若頭不痛。但煩熱。與三物黃芩湯。頭痛。與小柴胡湯。又黃龍湯。治傷寒瘥後。更頭痛壯熱煩悶方。仲景名小柴胡湯。活人書。黃龍湯。不用半夏。

聖惠方。治陽毒傷寒。四肢壯熱。心膈煩躁。嘔吐不定方。

於本方。去大棗。加麥門冬竹葉。人參。十便良方。名飲子。

又治傷寒乾嘔不止。心胸煩躁四肢熱。柴胡散方。

於本方。加麥門冬枳殼枇杷葉。

又治傷寒十餘日。熱氣結於胸中。往來寒熱。柴胡散方。

於本方。去人參。加枳實赤芍藥桔梗。

又治妊娠傷寒微嘔。心下支滿。外證未去。柴胡散方。

於本方。加芍藥犀角屑麥門冬。

小兒直訣。地骨皮散。治虛熱。

於本方。加知母茯苓地骨皮。

直指方。小柴胡湯。治男女諸熱出血。血熱蘊隆。

於本方。加烏梅。

又治傷暑外熱內渴。於內更加生薑。爲妙。

保命集。治上焦吐。頭發痛。有汗脈弦。鎮青丸。

於本方。去棗。加青黛。爲細末。薑汁浸蒸餅爲丸。

又治產後經水適斷。感于異證。手足牽搐。咬牙昏冒。宜增損柴胡湯。

於本方。加石膏知母黃耆。

又治產後日久。雖日久。而脈浮疾者。宜服三元湯。

本方合四物湯。又名柴胡四物湯。醫壘元戎。名調經湯。

又產後日久虛勞。鍼灸小藥俱不效者。宜服三分湯。

本方合四物湯。加白朮茯苓黃耆。

得效方小柴胡湯。治挾嵐嶂溪源蒸毒之氣。自嶺以南。地毒苦炎。燥濕不常。人多患此狀。血乘上焦。病欲來時。令人迷困。甚則發躁狂忘。亦有啞不能言者。皆由敗毒瘀心。毒涎聚於脾所致。於此藥中。加大黃枳殼各五錢。

傷寒蘊要。近代名醫加減法。 若胸膈痞滿不寬。或胸中痛。或脅下痞滿。或脅下痛。去人參。加枳殼桔梗各二錢。名柴胡枳殼湯。 若胸中痞滿。按之痛者。去人參。加瓜蔞仁三錢。枳殼桔梗各二錢五分。黃連二錢。名柴胡陷胸湯。 若脈弱虛發熱。口渴不飲水者。人參倍用。加麥門冬一錢五分。五味子十五箇。名參胡清熱飲。又名清熱生脈湯。 若脈弦虛發熱。或兩尺且浮無力。此必有先因房事。或曾夢遺走精。或病中還不固者。宜加知母黃柏各二錢。蠣牡粉一錢。名滋陰清熱飲。如有欬嗽者。更加五味子十一箇。 若脈弦虛。發熱口乾。或大便不實。胃弱不食者。加白朮白茯苓白芍藥各一錢五分。名參胡三白湯。 若發熱煩渴。脈浮弦而數。小便不利。大便泄利者。加四苓散用之。名柴苓湯。內熱多者。此名協熱而利。加炒黃連一錢五分。白芍藥一錢五分。腹痛倍用。 若腹疼惡寒者。去黃芩。加炒白芍藥二錢。桂一錢。名柴胡建中湯。若自汗惡風。腹痛發熱者。亦主之。

若心下痞滿發熱者。加枳實二錢。黃連一錢五分。　若血虛發熱。至夜尤甚者。加當歸身川芎白芍藥各一錢五分。生地黃一錢。若口燥舌乾。津液不足者。去半夏。加括蔞根一錢五分。麥門冬一錢五分。五味子十五箇。

若內熱甚者。錯語心煩。不得眠者。加黃連黃柏山梔仁各一錢。名柴胡解毒湯。　若脈弦長。少陽與陽明合病而熱者。加葛根三錢。白芍藥二錢。名柴葛解肌湯。若脈洪數無外症。惡熱內熱甚。煩渴飲水者。合白虎湯主之。名參胡石膏湯。

醫方考。瘧發時一身盡痛。手足沈重。寒多熱少。脈濡者。名曰濕瘧。柴平湯主之。

本方。合平胃散。

內臺方議曰。如發熱小便不利者。和五苓散。嘔惡者。加橘紅。胸中痞結者。加枳實。欬逆而發熱者。加丁香柿蒂。嘔吐者。加竹茹。

醫經會解曰。脅下痞悶。去棗。加牡蠣枳實。名小柴胡加枳實湯。　鼻衄。加生地茅花。　痰盛喘。加桑白皮烏梅。　口乾舌燥。去半夏。加天花粉貝母。　自汗惡熱。譫語煩渴。去半夏。合白虎湯正方。　血虛夜發熱。有小柴胡一二證。加當歸芍藥麥門冬熟地。　壞證。加鼈甲。

本草權度曰。玉莖挺長。亦濕熱。小柴胡湯加連。有塊。青皮。外用絲瓜汁。調五倍子付。

血弱氣盡。腠理開。邪氣因入。與正氣相搏。結於脅下。正邪分爭。往來寒熱。

休作有時。嘿嘿不欲飲食。藏府相連。其痛必下。邪高痛下。故使嘔也。【原注】一云。藏府相違。其病必下。脅膈中痛。小柴胡湯主之。玉函：飲食。作食飲。千金翼同。結作在。使下。有其字。

〔成〕人之氣血。隨時盛衰。當月郭空之時。則爲血弱氣盡。腠理開疎之時也。邪氣乘虛。傷人則深。鍼經曰。月郭空則海水東盛。人血氣虛。衛氣去。形獨居。肌肉減。皮膚緩。腠理開。毛髮殘。膲理薄。垢落。當是時遇賊風。則其入深者。是矣。邪因正虛。自表之裏。而結於脅下。與正分爭。作往來寒熱。默默不欲飲食。下爲自外之內。經絡與藏府相連。氣隨經必傳於裏。故曰其痛下。痛一作病。邪在上焦爲邪高。邪漸傳裏爲痛下。裏氣與邪氣相搏。逆而上行。故使嘔也。與小柴胡湯。以解半表半裏之邪。〔王〕血弱氣盡。至結於脅下。是釋胸脅苦滿句。正邪分爭三句。是釋往來寒熱句。倒裝法也。默默不欲飲食。兼上文滿痛而言。藏府相連四句。釋心煩喜嘔也。〔柯〕此仲景自注柴胡證首五句。釋胸脅苦滿之因。正邪三句。釋往來寒熱之義。此下多有闕文。故文理不連屬也。

案方氏喻氏程氏張氏魏氏錢氏及金鑑。皆以爲申明熱入血室之由。似於經旨不相叶。故不敢從也。

服柴胡湯已。渴者。屬陽明。以法治之。千金翼：已。作而。玉函。屬上。有此字。成本。明下。有也字。

〔方〕已。畢也。渴亦柴胡或爲之一證。然非津液不足。水飲停逆。則不渴。或爲之渴。寒熱往來之暫渴也。今服柴胡湯已畢而渴。則非暫渴。其爲熱已入胃亡津液而渴。可知。故曰屬陽明也。〔錢〕但云以法治之。而不言法者。蓋法無定法也。假令無形之熱邪在胃。爍其津液。則有白虎湯之法以解之。若津竭胃虛。又有白虎加人參之法以救之。若有形之實邪。則有小承氣。及調胃承氣湯和胃之法。若大實滿。而潮熱譫語。大便硬者。則有大承氣攻下之法。若胃氣已實。而身熱未除者。則有大柴胡湯兩解之法。若此之類。當隨時應變。因證便宜耳。〔鄭〕

少陽陽明之病機。在嘔渴中分。渴則轉屬陽明。嘔則仍在少陽。如嘔多。雖有陽明證。不可攻之。因病未離少陽也。服柴胡湯渴當止。若服柴胡湯已加渴者。是熱入胃府。耗津消水。此屬陽明胃病也。

得病六七日。脈遲浮弱。惡風寒。手足溫。醫二三下之。不能食。而脅下滿痛。面目及身黃。頸項強。小便黃者。與柴胡湯。後必下重。本渴飲水而嘔者。柴胡不中與也。食穀者噦。玉函。脈經。上而字。作其人。小便黃。作小便難。千金翼。成本。亦作難。成本。本渴飲水而嘔者。作本渴而飲水嘔者。玉函不中間。有復字。喻氏。周氏。魏氏。張氏本。並鈌此條。

〔柯〕浮弱為桂枝脈。惡風寒為桂枝症。然手足溫而身不熱。脈遲為寒。為無陽。為在藏。是表裏虛寒也。法當溫中散寒。而反二三下之。胃陽喪亡。不能食矣。食穀則噦。飲水則嘔。虛陽外走。故一身面目悉黃。肺氣不化。故小便難而渴。營血不足。故頸項強。少陽之樞機無主。故脅下滿痛。此太陽中風。誤下之壞病。非柴胡症矣。與小柴胡湯。後必下利者。雖有參甘。不禁柴芩之苦寒也。〔程〕後必下重者。脾孤而五液注下。液欲下。而已無液可下。則虛虛之禍。因裏寒而益甚耳。遇此之證。無論無裏熱證。即有裏熱證。亦屬假熱。柴胡湯不中與也。〔錢〕後謂大便也。下重者。非下體沈重。即大便後重也。若再誤犯穀氣。必至噦而不治矣。噦者。即呃逆也。素問寶命全形論云。病深者其聲噦。仲景陽明中風。即有加噦者不治之語。方氏疑末後尚有脫落。不知仲景以不治之證作結。彼竟茫然不知。何哉。尚論并棄而不載。又不知何意。前輩用心。終莫知其意指也。〔錫〕柴胡湯之害非小。今人不明是理。輒以小柴胡。為和解之劑。不問表裏之虛實。而亂投之。且去人參。止用柴芩等輩。殺人更猛。學者能三復斯言。實蒼生之幸也。〔知〕後言柴胡證但見一證便是。此更言脅下滿痛。亦有不宜柴胡者。以為戒也。

傷寒四五日，身熱惡風，頸項強，脇下滿，手足溫而渴者，小柴胡湯主之。脈經、千金翼，作身體熱。

〔錢〕身熱惡風項強，皆太陽表證也。脇下滿，邪傳少陽也。手足溫而渴，知其邪未入陰也。以太陽表證言之，似當汗解，然脇下已滿，是邪氣已入少陽。仲景原云，傷寒中風，有柴胡證，但見一證便是，不必悉具，故雖有太陽未罷之證，汗之則犯禁例，故仍以小柴胡湯主之。但小柴胡湯當從加減例用之，太陽表證未除，宜去人參加桂枝，脇下滿，當加牡蠣，渴則去半夏，加括蔞根爲是。〔志〕陸氏曰，手足溫者，手足熱也，乃病人自覺其熱，非按而得之也。案金鑑引，作手足溫者，手足不冷也。非病人自覺其溫，乃診者按之而得也。與原本左矣。不然，何以本論既云身熱，而復云手足溫。有謂身發熱，而手足溫和者，非也。凡靈素中言溫者，皆謂熱也，非謂不熱也。

案參前條攷之，不身熱而手足溫者，非柴胡證，身熱而手足溫者，乃柴胡證。

案方氏喻氏，依頸項強之一證，爲三陽合病，非也。頸項強，乃太陽證，而非陽明證，詳義見于葛根湯。○又案外臺引仲景傷寒論本條亦云，小柴胡湯主之，而其方則柴胡桂枝乾薑湯也。蓋從加減例，而攺易者，與錢氏之意符矣。

傷寒陽脈濇，陰脈弦，法當腹中急痛，先與小建中湯，不差者，小柴胡湯主之。成本，痛下，有者字，者小間，有與字。玉函，者字，作卽與。

〔汪〕此條乃少陽病兼挾裏虛之證。傷寒脈弦者，弦本少陽之脈，宜與小柴胡湯。茲但陰脈弦，而陽脈則濇，此陰陽以浮沈言，脈浮取之，則濇而不流利，沈取之，亦弦而不和緩。濇主氣血虛少，弦又主痛，法當腹中急痛，與建中湯者。以温中補虛。緩其痛。而兼散其邪也。先温補矣。而弦脈不除。痛猶未止者。爲不差。此爲少陽經有留邪也。後與小柴胡湯。去黄芩。和芍藥。以和解之。蓋腹中痛。亦柴胡證中之一候也。愚以先補後解。乃仲景神妙之法。〔錫〕先與小建中。便有與柴胡之意。非因小建中不效。而又與小柴胡也。〔柯〕仲景有一證用兩方者。如用麻黄汗解。半日復煩。用桂枝更汗同法。然皆設法禦病。非必然也。先麻黄繼桂枝。是從外之內法。先建中繼柴胡。是從內之外法。〔魏〕此條。亦即太陽陽明諸篇。裏虛先治裏之義也。方氏則公然謂小建中爲不對。亦可哂矣夫。

小建中湯方

桂　枝三兩去皮　甘　草二兩炙○玉函。成本。作三兩。金匱亦然。　芍　藥六兩

生　薑三兩切　大　棗十二枚擘○千金翼。十一枚。　膠　飴一升

右六味。以水七升。煮取三升。去滓內飴。更上微火消解。溫服一升。日三服。嘔家不可用建中湯。以甜故也。玉函。成本。飴上。有膠字。外臺。作先煑五味。取三升。去滓。內飴。更上火微煑。令消解。用。作服。玉函。千金翼。亦作服。無建中湯三字。

〔成〕脾者土也。應中央。處四藏之中。爲中州。治中焦。生育營衞。通行津液。一有不調。則營衞失所育。津液失所行。必以此湯。温建中藏。是以建中名焉。膠飴味甘温。甘草味甘平。脾欲緩。急食甘以緩之。建脾者。必以甘爲主。故以膠飴爲君。甘草爲臣。桂味辛熱。辛散也。潤也。營衞不足。潤而散之。芍藥味酸微寒。酸收也。泄也。津液不逮。收而行之。是以桂芍藥爲佐。生薑味辛温。大棗味甘温。胃者衞之源。脾者營之本。黄帝鍼經曰。營出中焦。衞出

上焦。是矣。衛爲陽。不足者。益之必以辛。營爲陰。不足者。補之必以甘。辛甘相合。脾胃健而營衛通。是以薑棗爲使。此條明理論文。〔汪〕內臺方議曰。桂枝湯中桂枝芍藥等分。以芍藥佐桂枝。而治衛氣也。建中湯中芍藥多半。而桂枝減少。以桂枝佐芍藥。而益其營氣也。是以大有不同。愚以蓋桂枝湯中。以芍藥佐桂枝。則辛甘相合。散而助表。建中湯中。以桂枝佐芍藥。則酸甘相合。斂而補中。能達此義。斯仲景制方之意。無餘蘊矣。〔柯〕建中湯禁。與酒客不可與桂枝同義。

案小建中。視之大建中。藥力和緩。故曰小爾。金鑑云。小小建立中氣。恐非也。錢氏注。及王子接解。同義。醫方集解曰。昂案此湯。以飴糖爲君。故不名桂枝芍藥而名建中。今人用小建中者。絕不用飴糖。失仲景遺意矣。

傷寒蘊要曰。膠飴。即餳糖也。其色紫深。如琥珀者佳。

案外臺載集驗黃芪湯。即黃芪建中湯。方後云。嘔者。倍生薑。又古今錄驗黃芪湯。亦即黃芪建中湯。方後云。嘔即除飴糖。千金治虛勞內傷。寒熱嘔逆吐血方。堅中湯。即本方。加半夏三兩。總病論曰。舊有微溏或嘔者。不用飴糖也。據以上數條。嘔家亦不可全禁建中湯。

案此方金匱要略。治虛勞裏急悸衄。腹中痛。夢失精。四肢酸疼。手足煩熱。咽乾口燥。又治男子黃疸。小便自利。後來方書。增減藥味。所用頗博。今以本方治雜病者。茲錄其一二。

蘇沈良方曰。此藥治腹痛如神。然腹痛按之便痛。重按却不甚痛。此止是氣痛。重按愈痛而堅者。當自有積也。氣痛不可下。下之愈甚。此虛寒證也。此藥偏治腹中虛寒。補血。尤止腹痛。若作散。即每五錢七。生薑五片。

棗三箇。飴一栗大。若疾勢甚。須作湯劑。散服恐力不勝病也。

本事方後集。治腸風痔漏。赤芍藥、官桂去皮、甘草炙已上等分。右㕮咀。每服二錢。生薑二片。白糖一塊。水一盞。同煎至七分。去滓。空心服。（坊本。糖字。作礬。誤。）

證治準繩曰。治痢不分赤白久新。但腹中大痛者。神效。其脈弦急。或濇浮大。按之空虛。或舉按皆無力者。是也。

赤水玄珠曰。張二尹近川翁。始以內傷外感。過服發散消導之劑。致胃脘當心而痛。六脈皆弦而弱。此法當補而斂之也。白芍藥酒炒五錢。炙甘草三錢。桂枝一錢半。香附一錢。大棗三枚。飴糖一合。煎服。一帖而瘳。

張氏醫通。形寒飲冷。欬嗽。兼腹痛脈弦者。小建中湯加桔梗。以提肺氣之陷。寒熱自汗。加黃芪。又云。案虛勞而至於亡血失精。消耗津液。枯槁四出。難爲力矣。內經於鍼藥莫制者。調以甘藥。金匱遵之。而用小建中湯、黃芪建中湯。以急建其中氣。俾飲食增而津液旺也。

證治大還曰。凡膈氣病。由脾胃不足。陽氣在下。濁氣在上。故痰氣壅塞膈上。而飲食難入也。若脈弦。宜建中湯。

傷寒中風。有柴胡證。但見一證便是。不必悉具。（玉函。作小柴胡。誤。）

〔汪〕傷寒中風者。謂或傷寒。或中風。不必拘也。柴胡證者。謂邪入少陽。在半表半裏之間也。但見一證。謂或口苦。或咽乾目眩。或耳聾無聞。或脅下鞕滿。或嘔不能食。往來寒熱等。便宜與柴胡湯。故曰。嘔而發熱者。小柴胡湯主之。不必待其證候全具也。〔志〕恐泥或煩或渴或痛或痞或悸或欬之並呈。故於此申明之。

凡柴胡湯病證而下之。若柴胡證不罷者。復與柴胡湯。必蒸蒸而振。却復發熱汗出而解。玉函。千金翼。無病字。若字。及却復之復。成本。亦無復字。

〔成〕邪在半表半裏之間。爲柴胡證。即未作裏實。醫便以藥下之。若柴胡證仍在者。雖下之不爲逆。可復與柴胡湯。以和解之。得湯。邪氣還表者。外作蒸蒸而熱。先經下。裏虛。邪氣欲出。內則振振然也。正氣勝。陽氣生。却復發熱汗出而解也。〔錢〕蒸蒸者。熱氣從內達外。如蒸炊之狀也。邪在半裏。不易達表。必得氣蒸膚潤。振戰鼓慄。而後發熱汗出而解也。〔柯〕此與下後復用桂枝同局。因其人不虛。故不爲壞病。

顧氏溯源集曰。翕翕者。熱在表也。蒸蒸者。熱在裏也。繹蒸字之義。雖不言有汗。而義在其中矣。

傷寒二三日。心中悸而煩者。小建中湯主之。外臺。作傷寒一二日。

〔錢〕心中。心胸之間。非必心藏之中也。悸。虛病也。〔鑑〕傷寒二三日。未經汗下。即心悸而煩。必其人中氣素虛。雖有表證。亦不可汗之。蓋心悸陽已微。心煩陰已弱。故以小建中湯。先建其中。兼調營衞也。〔程〕雖悸與煩。皆小柴胡湯中兼見之證。而得之二三日。裏證未必便具。小柴胡湯非所與也。

太陽病。過經十餘日。反二三下之。後四五日。柴胡證仍在者。先與小柴胡。嘔不止。心下急。【原注】一云。嘔止小安。鬱鬱微煩者。爲未解也。與大柴胡湯。下之則愈。反字。玉函。外臺。作及字。仍。脈經。千金翼。作續。小柴胡下。成本。玉函。脈經。千金翼。外臺。有湯字。玉函。脈經。千金翼。嘔不止。心下急。作嘔止小安。鬱鬱上。有其人二字。大柴胡湯之湯。成本脫。

〔汪〕此條。係太陽病傳入少陽。復入於胃之證。太陽病過經十餘日。知其時已傳入少陽矣。故以二三下之爲反也。下之而四五日後。更無他變。前此之柴胡證仍在者。其時縱有可下之證。須先與小柴胡湯。以和解半表半裏之邪。如和解之。而嘔止者。表裏氣和。爲已解也。若嘔不止。兼之心下急。鬱鬱微煩。心下者。正當胃府之中。急則滿悶已極。鬱煩爲熱結於裏。此爲未解也。後與大柴胡湯。以下其裏熱則愈。〔林〕嘔不止。則半表裏證猶在。然心下急。鬱鬱微煩。必中有燥屎也。非下除之不可。故以大柴胡。兼而行之。

案過經。成注各條。其解不同。注本條云。日數過多。累經攻下。注調胃承氣湯條云。再傳經盡。謂之過經。注陽明篇汗出譫語條云。過太陽經無表證。攷之原文。曰。太陽病過經十餘日。又曰。傷寒十三日。過經讝語者。又曰。須下者。過經乃可下之。凡曰過經者。與此條總四條。並言過太陽經無表證。明矣。其他二說。不可從也。柯氏云。經者。常也。過經。是過其常度。非經絡之經也。發于陽者。七日愈。七日已上自愈。以行其經盡故也。七日不愈。是不合陰陽之數。便爲過經。此解亦似未允。

大柴胡湯方

柴胡半斤〇千金翼。八兩　黃芩三兩　芍藥三兩

半夏半升洗〇外臺半升。水洗　生薑五兩切〇玉函。三兩。

大棗十二枚擘〇外臺。十三枚。　枳實四枚炙

右七味。以水一斗二升。煮取六升。去滓再煎。溫服一升。日三服。一方。加大黃二兩。若不加。恐不爲大柴胡湯。再煎下。玉函。外臺。有取三升三字。依小柴胡湯煎法。此條脫文。成本。玉函。本方。有大黃二兩。玉函。右七味。作八味。云一方。無大黃。不加不得名大柴胡湯也。案一方加大黃以下、肘後。千金。千金翼。外臺。及成本。共載之。本事方。本方有大黃。注云。伊尹湯液論。

八柴胡。同薑棗共八味。今監本無。脫之也。

〔鑑〕許叔微曰。大柴胡湯。一方無大黃。一方有大黃。此方用大黃者。以大黃有蕩滌蘊熱之功。為傷寒中要藥。王叔和云。若不用大黃。恐不名大柴胡湯。且經文明言下之則愈。若無大黃。將何以下心下之急乎。應從叔微為是。柴胡證在。又復有裏。故立少陽兩解之法。以小柴胡湯。加枳實芍藥者。解其外以和其內也。去參草者。以裏不虛也。少加大黃。所以瀉結熱也。倍生薑者。因嘔不止也。

吳遵程方注曰。此湯治少陽經邪。漸入陽明之府。或誤下引邪內犯。而過經不解之證。故於小柴胡湯中。除去人參甘草。助陽戀胃之味。而加芍藥枳實大黃之沈降。以滌除熱滯也。與桂枝大黃湯同義。彼以桂枝甘草兼大黃。兩解太陽誤下之邪。此以柴胡黃芩半夏兼大黃。兩解少陽誤下之邪。兩不移易之定法也。

汪昂醫方集解曰。此乃少陽陽明。故加減小柴胡小承氣。而為一方。少陽固不可下。然兼陽明府證則當下。宜大柴胡湯。

總病論　乾地黃湯。治婦人傷寒。差後猶有餘熱不去。謂之遺熱。

於本方。去半夏枳實薑棗。加乾地黃黃連。方用大黃。

衛生寶鑑。柴胡飲子。解一切骨蒸熱。積熱作發。或寒熱往來。畜熱寒戰。及傷寒發汗不解。或不經發汗。傳受表裏俱熱。口乾煩渴。或表熱入裏。下證未全。下後熱未除。及汗後餘熱勞復。或婦人經病不快。產後。但有如此證。並宜服之。

於本方。去半夏枳實大棗。加人參當歸甘草。方用大黃。

名醫類案曰。傳愛川治一人脈弦細而沈。天明時發寒熱。至晚二腿汗出。手心熱甚。則胸滿拘急。大便實而能食。似勞怯。詢之因怒而得。用大柴胡湯。但胸背拘急不能除。後用二陳湯。加羌活防風紅花黃芩。煎服愈。

直指方附遺。本方。治下痢舌黃口燥。胸滿作渴。身熱腹脹譫語。此必有燥屎。宜下。後服木香黃連苦堅之。

又大柴胡湯。治瘧熱多寒少。目痛多汗。脈大。以此湯微利爲度。

醫經會解曰。本大柴胡證當下。醫以丸藥下之。病不解。胸脇滿而嘔。日晡潮熱微利。仍宜再下。加芒硝。○連日不大便。熱盛煩躁。舌焦口渴。飲水短氣。面赤脈洪實。加芒硝。○心下實滿。連於左脇。難以側臥。大便閉而痛。加瓜蔞青皮。○昏亂譫語。加黃連山梔。○發狂。加生地牡丹皮玄參。○發黃。加茵陳黃栢。○鼻衄。加犀角。○夏月熱病煩躁。脈洪大。加知母麥門冬石羔。

傷寒十三日不解。胸脇滿而嘔。日晡所發潮熱。已而微利。此本柴胡證。下之以不得利。今反利者。知醫以丸藥下之。此非其治也。潮熱者實也。先宜服小柴胡湯以解外。後以柴胡加芒消湯主之。玉函。無所字。玉函。脈經。千金翼。無已字。外臺。作熱畢。脈經。千金翼。本下。有當字。以不之以。外臺。無。成本。作而。無此非之此。先宜之宜。玉函。脈經。千金翼。作再字。

〔程〕胸脇滿而嘔。日晡所發潮熱。此傷寒十三日不解之本證也。微利者。已而之證也。本證經而兼府。自是大柴胡。能以大柴胡下之。本證且罷。何有於已而之下利。乃醫不以柴胡之辛寒下。而以丸藥之毒熱下。雖有所去。而熱以益熱。遂復留中而爲實。所以下利自下利。而潮熱仍潮熱。蓋邪熱不殺穀。而逼液下行。謂云熱利是也。潮熱者。實也。恐人疑攻後之下利爲虛。故復指潮熱以證之。此實得之攻後。究竟非胃實。不過邪熱搏結而成。只須於小柴胡解外。後但加芒硝一洗滌之。以從前已有所去。大黃并可不用。蓋節制之兵也。

錢云。胃邪雖實。奈少陽半表之邪未去。當用小柴胡湯以解外邪。

明理論曰。潮熱若潮水之潮。其來不失其時也。一日一發。指時而發者。謂之潮熱。若日三五發者。即是發熱。非潮熱也。潮熱屬陽明。必於日晡時發。陽明者胃。屬土。應時則王於四季。應日則王於未申。邪氣入於胃。而不復傳。鬱而爲實熱。隨王而潮。是以日晡所發潮熱者。屬陽明也。喻氏云。申酉戌間獨熱。餘時不熱者。爲潮熱。若他時熱。即爲忽閃熱。非潮熱矣。汪氏云。潮熱二字。原兼汗出而言。然發熱汗出。爲太陽中風本有者。何以辨之。不知太陽之發熱汗出。自是汗。陽明之大熱汗出。自是潮。潮者潮潤也。謂汗者汗漫之謂。各有意象。今諺謂潮濕者。即此乃由熱氣薰蒸。鬱悶而作。當每年梅雨之時。衣物之間。無不潮濕者此也。案汪注奇甚。然潮熱竟未知何義。

柴胡加芒消湯方

柴　胡二兩十六銖　黃　芩一兩　人　參一兩

甘　草一兩炙　生　薑一兩切　大　棗四枚擘

半　夏二十銖本云五枚洗○玉函。外臺。五枚。千金翼。一合。洗　芒　消二兩○外臺。二合

右八味。以水四升。煮取二升。去滓。內芒消。更煮微沸。分溫再服。不解更作。【原注】臣億等謹案金匱玉函。方中無芒消。別一方云。以水七升。下芒消二合。大黃四兩。桑螵蛸五枚。煮取一升半。服五合。微下即愈。本云柴胡。再服以解其外。餘二升。加芒消大黃桑螵蛸也。○外臺。煮取間。有七味二字。煮微沸。作上火煎一二沸七字。再服下。玉函。有以解爲差四字。千金翼。有以解其外四字。成本。不載本方。第十卷云。小柴胡方內。加芒消

六兩。餘依前法服。不解更服。案今本玉函。有芒消二兩。而方後云。右七味。知是後人所添。而本方後。更載柴胡加大黃芒消桑螵蛸湯方。柴胡二兩。黃芩。人參。甘草。炙。生薑。各十八銖。半夏五枚。大棗四枚。芒消三合。大黃四兩。桑螵蛸五枚。右前七味。以水四升。煮取二升。去滓。下芒消大黃桑螵蛸。煮取一升半。去滓。溫服五合。微下卽愈。本方柴胡湯。再服以解其外。餘一服加芒消大黃桑螵蛸。千金翼並同。作大黃四分。右方解。詳見王子接古方選注。

〔汪〕醫用丸藥。此是許學士所云巴豆小丸子藥。強迫溏糞而下。夫巴豆辛烈。大傷胃氣。若仍用大柴胡。則枳實大黃之峻。胃中之氣。已不堪受其削矣。故易以小柴胡加芒消湯。用人參甘草。以扶胃氣。且微利之後。溏者已去。燥者自留。加芒消者。能勝熱攻堅。又其性速下。而無礙胃氣。乃一舉而兩得也。〔柯〕不加大黃者。以地道原通。不用大柴胡者。以中氣已虛也。後人有加大黃桑螵蛸者。大背仲景法矣。

傷寒類方曰。本草芒消治六府積聚。因其利而復下之。所謂通因通用之法也。潮熱而利。則邪不停結。故較之大柴胡症。用藥稍輕。

又曰。不解。不大便也。此藥劑之最輕者。以今秤計之。約二兩。分二服。則一服止一兩耳。案大柴胡湯。加大黃枳實。乃合用小承氣也。此加芒消。乃合用調胃承氣也。皆少陽陽明同治之方。○案不解。邪氣不解散也。以大便解之。恐非也。

案張錫駒云。本柴胡症。乃大柴胡也。柴胡加芒消。亦大柴胡加芒消也。其不言小者。大柴胡可知矣。此說不可從。

傷寒十三日。過經讝語者。以有熱也。當以湯下之。若小便利者。大便當鞕。而反下利。脈調和者。知醫以丸藥下之。非其治也。若自下利者。脈當微厥。

今反和者。此爲內實也。調胃承氣湯主之。成本。過經上。有不解二字。玉函。脈經。千金翼。譫上。有而字。以有熱也。作內有熱也。千金翼。无調胃字。柯本删厥字。

〔鑑〕此承上條互發其義。以詳其治也。〔汪〕譫語者。自言也。寒邪鬱裏。胃中有熱。熱氣熏膈。則神昏而自言也。譫語有熱。法當以湯盪滌之。若小便利者。津液偏滲。大便當堅鞕而不出。今反下利。及診其脈又調和。而非自利之脈。知醫非其治。而以丸藥下之也。若其人不因誤下。而自利者。其脈當微。而手足見厥。此爲內虛。不可下也。今脈反和。反和者。言其脈與陽明府證不相背之意。若脈果調和。則無病矣。此爲內實。故見譫語下利等證。與調胃承氣湯者。以下胃中之實熱也。腸中堅實之物不能去。所下者旁流溏垢耳。據仲景法。下利譫語者。有燥屎也。宜小承氣湯。今改用調胃者。以醫誤下之故。內實不去。胃氣徒傷。故於小承氣湯去厚朴枳實。而加甘草。以調和之也。因大便堅實。以故復加芒硝。〔錫〕若胃氣虛寒。而自利者。脈當微厥。厥者。脈初來大。漸漸小。更來漸漸大也。

成云。當以諸承氣湯下之。錢云。曰湯而不曰承氣者。以上四句。是起下文語。乃借客形主之詞。故在所忽也。

案汪注。脈微而手足厥。本于成注。錫駒以厥爲脈狀。出于不可下篇。錢氏云。微厥者。忽見微細也。微厥則正氣虛衰。真陽欲亡。乃虛寒之脈證也。意與錫駒同。此他諸家並與成注同。

太陽病不解。熱結膀胱。其人如狂。血自下。下者愈。其外不解者。尚未可攻。當先解其外。外解已。但少腹急結者。乃可攻之。宜桃核承氣湯。【原注】後云解外。宜桂枝湯。

〇玉函。自上。有必字。愈上。有即字。成本。解下。無其字。脈經。其外下。有屬桂枝湯證五字。千金翼同。

〔成〕太陽。膀胱經也。太陽經邪熱不解。隨經入府。爲熱結膀胱。其人如狂者。爲未至於狂。但不寧爾。經曰。其人如狂者。以熱在下焦。太陽多熱。熱在膀胱。必與血相搏。若血不爲畜。爲熱迫之。則血自下。血下則熱隨血出而愈。若血不下者。則血爲熱搏。畜積於下。而少腹急結。乃可攻之。與桃核承氣湯。下熱散血。〔柯〕衝任之血。會于少腹。熱極而血不下而反結。故急。然病自外來者。當先審表熱之輕重。以治其表。繼用桃核承氣。以攻其裏之結血。〔汪〕解其外。補亡論。郭白雲採千金方云。宜桂枝湯。及考內臺方議云。若其外證不解。或脈帶浮。或惡寒。或身痛等證。尚未可攻。且與葛根湯。以解其外。二湯。皆太陽病解外之藥。學者宜臨證消息用之。案金鑑。當先以麻黃湯解外。〔錢〕注家有血蓄膀胱之說。尤爲不經。蓋太陽在經之表邪不解。故熱邪隨經。內入於府。而瘀熱結於膀胱。則熱在下焦。血受煎迫。故溢入迴腸。其所不能自下者。蓄積於少腹。而急結也。膀胱爲下焦清道。其蒸騰之氣。由氣化而入。氣化而出。未必能藏蓄血也。若果膀胱之血。蓄而不行。則膀胱瘀塞。所謂少腹硬滿。小便自利者。又何自出乎。有識者不爲然也。

案傷寒類方曰。當先解外。宜桂枝湯。注云。宜桂枝湯四字。從金匱增入。然金匱無所考。活人書亦云。宜桂枝湯。總病論曰。不惡寒。爲外解。

桃核承氣湯方〇玉函。作桃仁承氣湯。脈經同。案桃核。卽是桃仁。猶杏子杏仁。

桃　仁五十箇去皮尖　大　黃四兩　桂　枝二兩去皮

甘　草二兩炙　芒　消二兩〇千金翼。一兩

右五味。以水七升。煮取二升半。去滓。內芒消。更上火微沸。下火。先食溫服五合。日三服。當微利。玉函。作先煑四味。取二升半。去滓。內消。更煑微沸。溫服二云二云。千金翼。作更煎一沸。分溫三服。

〔成〕少腹急結。緩以桃仁之甘。下焦畜血。散以桂枝辛熱之氣。故加二物於調胃承氣湯中也。〔錢〕神農本經。桃仁主瘀血血閉。潔古云。治血結血秘。通潤大腸。破蓄血。大黃下瘀血積聚。蕩滌腸胃。推陳致新。芒消走血軟堅。熱淫於內。治以鹹寒之義也。桂之為用。通血脈。消瘀血。尤其所長也。甘草所以保脾胃。和大黃芒消之寒峻耳。

醫方考曰。傷寒外證已解。小腹急。大便黑。小便利。其人如狂者。有蓄血也。此方主之。無頭痛發熱惡寒者。為外證已解。小腹急者。邪在下焦也。大便黑者。瘀血漬之也。小便利者。血病而氣不病也。上焦主陽。下焦主陰。陽邪居上焦者。名曰重陽。重陽則狂。今瘀熱客于下焦。下焦不行。則干上部清陽之分。而天君不寧矣。故其證如狂。桃仁潤物也。能潤腸而滑血。大黃行藥也。能推陳而致新。芒消鹹物也。能軟堅而潤燥。甘草平劑也。能調胃而和中。桂枝辛物也。能利血而行滯。又曰。血寒則止。血熱則行。桂枝之辛熱。君以桃仁硝黃。則入血而助下行之性矣。斯其制方之意乎。

案方中用桂枝。方氏喻氏程氏汪氏柯氏魏氏並云。以太陽隨經之熱。原從表分傳入。非桂枝不解耳。恐不爾。本草序例曰。病在胸膈已上者。先食後服藥。病在心腹已下者。先服藥而後食。

傷寒類方曰。微利。則僅通大便。不必定下血也。

柯氏方論曰。此方治女子月事不調。先期作痛。與經閉不行者。最佳。

外臺古今錄驗。療往來寒熱。胸脇逆滿。桃仁承氣湯。即本方總病論曰。桃仁承氣湯。又治產後惡露不下。喘脹欲死。服之十差十。

三因陰㿗門。兼金丸。治熱入膀胱。臍腹上下。兼脇肋疼痛。便燥欲飲水。按之痛者。本方五味爲末。蜜丸梧子大。米飲下五七丸至十丸。婦人血閉疼痛。亦宜服之。

直指方。桃仁承氣湯。治下焦蓄血。漱水迷忘。小腹急痛。內外有熱。加生蒲黃。出小便不通門。

儒門事親。夫婦人月事沈滯。數月不行。肌肉不減。內經曰。此名爲瘕爲沈也。沈者。月事沈滯不行也。急宜服桃仁承氣湯。加當歸。大作劑料服。不過三服立愈。後用四物湯補之。

醫史攖寧生傳。馬萬戶妻。體肥而氣盛。自以無子。嘗多服煖子宮藥。積久火甚。迫血上行爲衄。衄必數升餘。面赤脈躁疾。神怳怳如癡。醫者猶以治上盛下虛丹劑鎮墜之。滑壽曰。經云。上者下之。今血氣俱盛。溢而上行。法當下導。奈何實實耶。即與桃仁承氣湯。三四下積瘀。既去。繼服旣濟湯。二十劑而瘉。證治準繩。攖寧生卮言云。血溢血泄。諸畜妄證。其始也。予率以桃仁大黃。行血破瘀之劑。折其銳氣。而後區別治之。雖往往獲中。猶不得其所以然也。後來四明。遇故人蘇伊舉。問論諸家之術。伊舉曰。吾鄉有善醫者。每治失血畜妄。必先以快藥下之。或問失血復下。虛何以當。則曰血旣妄行。迷失故道。不去蓄利瘀。則以妄爲常。曷以禦之。且去者自去。生者自生。何虛之有。予聞之愕然曰。名言也。昔者之疑。今釋然矣。

諸證辨疑。一婦長夏患痢疾。痛而急迫。其下黃黑色。諸醫以薷苓湯。倍用枳殼黃連。其患愈劇。因請余治。診脈兩尺脈緊而濇。知寒傷營也。細問之。婦人答曰。行經之時。渴飲冷水一椀。遂得此症。余方覺悟。血被冷水所凝。瘀血歸於大腸。熱氣所以墜下。遂用桃仁承氣湯。內加馬鞭草玄胡索。一服。次早下黑血升許。痛止臟清。次用調脾活血之劑。其患遂痊。今後治痢。不可不察。不然。則悞人者多矣。

傳信尤易方。治淋血。桃仁承氣湯。空心服效。

證治大還。吐血勢不可遏。胸中氣塞。上吐紫黑血。此瘀血內熱盛也。桃仁承氣湯。加減下之。打撲內損。有瘀血者。必用。

張氏醫通。虛人雖有瘀血。其脈亦芤。必有一部帶弦。宜兼補以去其血。桃核承氣。加人參五錢。分三服。緩攻之。可救十之二三。

又。齲齒數年不愈。當作陽明畜血治。桃核承氣。爲細末。煉蜜丸如桐子大。服之。好飲者多此。屢服有效。

傷寒八九日下之。胸滿煩驚。小便不利。讝語。一身盡重。不可轉側者。柴胡加龍骨牡蠣湯主之。下之下。外臺。有後字。脈經。千金翼。有盡重二字。

〔張〕此係少陽之裏證。諸家注作心經病。誤也。蓋少陽有三禁。不可妄犯。雖八九日過經下之。尚且邪氣內犯。胃土受傷。膽木失榮。痰聚膈上。故胸滿煩驚。驚者。膽不寧。非心虛也。小便不利。讝語者。胃中津液竭也。一身盡重者。邪氣結聚痰飲於脇中。故令不可轉側。主以小柴胡和解內外。逐飲通津。加龍骨牡蠣。以鎮肝膽之驚。

柴胡加龍骨牡蠣湯方

柴　胡四兩　黃　芩〇成本。無　生　薑切

鉛　丹〇玉函。作黃丹　桂　枝去皮　茯　苓各一兩半

半　夏二合半。先〇千金翼。一合。成本。二合　大　黃二兩　大　棗六枚擘

牡　蠣一兩半熬○外臺。一兩半。全書。煅　　人　參　　龍　骨

右十二味。以水八升。煮取四升。內大黃切如碁子。更煮一兩沸。去滓。溫服一升。本云柴胡湯。今加龍骨等。成本。十二味。作十一味。切如碁子。玉函。無。外臺。碁上。有博字。一兩沸。玉函。外臺。作取二升。服一升。外臺。作分再服。本云以下。玉函。作本方柴胡湯內。加龍骨牡蠣黃丹桂茯苓大黃也。今分作半劑二十四字。

〔吳〕此湯治少陽經邪犯本之證。故於本方中。除去甘草。減大棗上行陽分之味。而加大黃行陰。以下奪其邪。兼茯苓以分利小便。龍骨牡蠣鉛丹。以鎮肝膽之怯。桂枝以通血脈之滯也。與救逆湯同義。彼以龍骨牡蠣鎮太陽經火逆之神亂。此以龍骨牡蠣鉛丹。鎮少陽經悞下之驚煩。亦不易之定法也。

傷寒類方曰。此乃正氣虛耗。邪已入裏。而復外擾三陽。故現症錯雜。藥亦隨症施治。真神化無方者也。案此方能治肝膽之驚痰。以之治癲癇。必效。

又曰。大黃只煑一二沸。取其生而流利也。

案汪氏云。是方也。表裏齊走。補瀉兼施。通澁並用。恐非仲景之舊。或係叔和採輯時。有差錯者。若臨是證而用是藥。吾不敢也。何也。倘謂胸滿譫語。是實證。則當用大黃者。不當用人參。倘謂驚煩小便不利身重。是虛證。則當用人參大棗茯苓龍骨等藥者。不當用大黃。況龍骨牡蠣鉛丹。皆係重墜收澁陰毒之品。恐非小便不利所宜也。汪氏此說。似有所見。然而今以是方治此症。而奏效者不尠。故未敢爲得矣。

傷寒腹滿譫語。寸口脈浮而緊。此肝乘脾也。名曰縱。刺期門。玉函。脈經。滿下。有而字。錢本。柯本。周本。張本。無此及次條。

〔成〕腹滿譫語者。脾胃疾也。浮而緊者。肝脈也。脾病見肝脈。木行乘土也。經曰水行乘火。木行乘土。名曰縱。此其類矣。期門者肝之募。刺之以瀉肝經盛氣。〔錫〕縱。謂縱勢而往。無所顧慮也。〔鑑〕傷寒脈浮緊。太陽表寒證也。腹滿譫語。太陰陽明裏熱也。欲從太陽而發汗。則有太陰陽明之裏。欲從太陰陽明。而下之。又有太陽之表。主治誠爲兩難。故不藥而用刺法也。雖然太陰論中太陽表不解。太陰腹滿痛。而用桂枝加大黃湯。亦可法也。此肝乘脾。名曰縱。刺期門。與上文義不屬。似有遺誤。

傷寒發熱。嗇嗇惡寒。大渴欲飲水。其腹必滿。自汗出。小便利。其病欲解。此肝乘肺也。名曰橫。刺期門。水。玉函。脈經。作酢漿二字。千金翼。作截漿。

〔成〕傷寒發熱。嗇嗇惡寒。肺病也。大渴欲飲水。肝氣勝也。玉函曰。作大渴欲飲酢漿。是知肝氣勝也。傷寒欲飲水者愈。若不愈而腹滿者。此肝行乘肺。水不得行也。經曰。水行乘金名橫。刺期門以瀉肝之盛氣。肝肺氣平。水散而津液得通。外作自汗出。內爲小便利而解也。〔錫〕橫。謂橫肆妄行。無復忌憚也。〔鑑〕傷寒發熱。嗇嗇惡寒。無汗之表也。大渴欲飲水。其腹必滿。停飲之滿也。若自汗出。表可自解。小便利。滿可自除。故曰其病欲解也。若不汗出。小便閉。以小青龍湯。先解其外。外解已其滿不除。十棗湯下之。亦可愈也。此肝乘肺。名曰橫。刺期門。亦與上文義不屬。似有遺誤。

太陽病二日反躁。凡熨其背。而大汗出。大熱入胃。〔原注〕一作二日內燒瓦熨背。大汗出。火氣入胃。胃中水竭。躁煩。必發譫語。十餘日振慄。自下利者。此爲欲解也。故其汗從腰以下不得汗。欲小便不得。反嘔欲失溲。足下惡風。大便鞕。小便當數。而反不數。及不多。大便已頭卓然而痛。其人足心必熱。穀氣下流故也。凡。全書。作反。反躁至大熱入胃。玉函。作而反燒瓦熨其背。而大汗出。火熱入胃。脈經同。作火氣入胃。躁煩。脈經。作燥。玉函。脈經。作十餘日振而反汗出者。無故字。脈經。作其人欲小便反不得。嘔。及不多。成本。脈經。無不字。汪氏云。凡。當作反。此爲欲解也。也字。當在故字之下。案玉函無故字。似是。

〔成〕太陽病二日。則邪在表。不當發躁而反躁者。熱氣行於裏也。反熨其背。而發汗大汗出。則胃中乾燥。火熱入胃。胃中燥熱。躁煩而讝語。至十餘日。振慄自下利者。火邪勢微。陰氣復生。津液得復也。故爲欲解。火邪去大汗出則愈。若從腰以下不得汗。則津液不得下通。故欲小便不得。熱氣上逆而反嘔也。欲失溲足下惡風者。氣不得通於下而虛也。津液偏滲。令大便鞕者。小便當數。經曰。小便數者。大便必鞕也。此以火熱內燥。津液不得下通。故小便不數。及不多也。若火熱消。津液和。則結鞕之便得潤。因自大便也。便已頭卓然而痛者。先大便鞕。則陽氣不得下通。既得大便。則陽氣降下。頭中陽虛。故卓然而痛。穀氣者陽氣也。先陽氣不通於下之時。足下惡風。今陽氣得下。故足心熱也。〔柯〕此指火逆之輕者言之。太陽病經二日。不汗出而煩躁。此大青龍證也。〔方〕卓。特也。頭特然而痛。陰氣上達也。病雖不言解。而解之意。已隱然見於不言之表矣。讀者當自悟可也。〔汪〕欲失溲者。此是形容不得小便之狀。案郭白雲云。火氣入胃。胃中枯燥。用白虎加人參湯。小便不利者。當用五苓散。其大便鞕者。用調胃承氣湯。於諸證未生時。必須先去火邪。宜救逆湯。愚以五苓散斷不可用。此係胃中水竭。津液燥故也。其用調胃承氣湯。不若麻仁丸代之。

案玉函脈經。無下利。與下文連接。似是。欲解也故之故。玉函無之。亦似是。成注云。大汗出則愈。且注文代故以若字。皆與玉函符。極覺明暢。

太陽病中風。以火劫發汗。邪風被火熱。血氣流溢。失其常度。兩陽相熏灼。其身發黃。陽盛則欲衄。陰虛小便難。陰陽俱虛竭。身體則枯燥。但頭汗出。劑頸而還。腹滿微喘。口乾咽爛。或不大便。久則譫語。甚者至噦。手足躁擾。捻衣摸床。小便利者。其人可治。玉函。無病字、發下。有其字。脈經。溢。作泆。劑。作齊。捻。玉函。作尋。脈經。作循。陰虛下。成本。有則字。柯本。改作兩陽相薰灼。身體則枯燥。但頭汗出。劑頸而還。其身發黃。陽盛則云云。陰陽俱虛竭。腹滿云云。劑。程本。作臍。非。

〔錫〕此火攻之危症也。夫風爲陽邪。太陽病中風。復以火刼發汗。則邪風被火熱之氣。逼其血氣。流溢于外。而失其行陰行陽之常度矣。風火爲兩陽。風火熾盛。兩相薰灼。故其身發黃。陽盛則迫血妄行於上。而欲衄。陰虛則津液不足于下。而小便難。所謂陽盛者。乃風火之陽。非陽氣之陽也。風火傷陰。亦能傷陽。故陰陽俱虛竭也。虛則不能充膚澤毛。濡潤經脈。故身體則枯燥。但頭汗出。劑頸而還者。火熱上攻。而津液不能周遍也。夫身體既枯燥。安能有汗。所以劑頸而還。脾爲津液之主。而肺爲水之上源。火熱竭其水津。脾肺不能轉輸。故腹滿微喘也。因于風者。上先受之。風火上攻。故口乾咽爛。或不大便。久則譫語者。風火之陽邪。合併于陽明也。甚者至噦。火熱入胃。而胃氣敗逆也。四肢爲諸陽之本。陽實于四肢。故不能自主。而手足躁擾。捻衣摸床也。小便利者。陰液未盡消亡。而三焦決瀆之官。尙不失職也。故其人可治。〔錢〕上文曰陽盛。似不當言陰陽虛竭。然前所謂陽盛者。蓋指陽邪而言。後所謂陽虛者。以正氣言也。經所謂壯火食氣。以火邪過盛。陽亦爲之銷鑠矣。

案劑頸而還。諸家無詳釋。特喻氏以爲劑頸以下之義。蓋劑。劑限之謂。而還。猶謂以還。言劑限頸以還。而頭汗出也。王氏脈經。有劑腰而還之文。方氏云。劑。齊分也。未允。

案此條證。程氏主以猪苓湯。汪氏亦同。結語云。小便利者其人可治者。蓋以此驗津液之虛竭與否也。非以利小便治之。二氏未深考耳。補亡論亦云。與五苓散。發黃者宜茵陳蒿湯。不大便宜大承氣湯。未知是非。

案舒云。門人張蓋仙曰。此證純陽無陰。何得云陰陽俱虛竭。是必後人有悞。此說近是。

傷寒脈浮。醫以火迫劫之。亡陽必驚狂。臥起不安者。桂枝去芍藥加蜀漆牡蠣龍骨救逆湯主之。脈經。千金翼。浮下。有而字。無必字。玉函亦無。臥起。成本。作起臥。

〔鑑〕傷寒脈浮。醫不用麻桂之藥。而以火劫取汗。汗過亡陽。故見驚狂起臥不安之證。蓋由火劫之誤。熱氣從心。且大脫津液。神明失倚也。然不用附子四逆輩者。以其爲火劫亡陽也。〔方〕亡陽者。陽以氣言。火能助氣。甚則反耗氣也。驚狂起臥不安者。神者。陽之靈。陽亡則神散亂。所以動皆不安。陽主動也。〔錢〕火迫者。或熏或熨。或燒鍼。皆是也。劫者。要挾逼脅之稱也。以火劫之。而強逼其汗。陽氣隨汗而泄。致衞陽喪亡。而真陽飛越矣。

案此條論。喻氏以下。多爲風寒兩傷證。不必執拘矣。

桂枝去芍藥加蜀漆牡蠣龍骨救逆湯方○成本。作龍骨牡蠣

桂枝三兩去皮　甘草二兩炙　生薑三兩切　大棗十二枚擘

牡蠣五兩熬　龍骨四兩　蜀漆三兩洗去腥○全書。腥。作脚

右七味。以水一斗二升。先煮蜀漆。減二升。內諸藥。煮取三升。去滓。溫服一升。本云桂枝湯。今去芍藥。加蜀漆牡蠣龍骨。成本。作爲末。非也。玉函。七味下。有㕮咀字。作水八升。本云。作本方。方後云。一法。以水一斗二升。煑取五升。千金翼同。

〔鑑〕桂枝湯去芍藥者。恐其陰性遲滯。兼制桂枝。不能迅走其外。反失救急之旨。况既加龍蠣之固脫。亦不須芍藥之酸收也。蜀漆氣寒味苦。寒能勝熱。苦能降逆。火邪錯逆。在所必需也。〔汪〕湯名救逆者。以驚狂不安。皆逆證也。

成云。火邪錯逆。加蜀漆之辛以散之。方云。蜀漆辛平。散火邪之錯逆。

案柯氏云。蜀漆不見本草。未詳何物。若云常山苗。則謬。蓋本草蜀漆條。無散火邪之主療。故有此說。不可從也。錢氏汪氏並云。痰隨氣逆。飲逐火升。故驚狂。蜀漆有劫痰之功。故用此。說亦難信焉。

千金方。蜀漆湯。治小兒潮熱。本方。無桂枝大棗生薑。有知母。各半兩。

形作傷寒。其脈不弦緊而弱。弱者必渴。被火必譫語。弱者發熱。脈浮解之。當汗出愈。玉函。脈經。無形作二字。而下。無一弱字。千金翼同。成本。火下。有者字。喻本。魏本。無此條。汪氏云。發熱二字。當在渴字之前。金鑑云。三弱字。當俱是數字。若是弱字。熱從何有。不但文義不屬。且論中並無此說。案汪氏及金鑑所改。並難從。

〔錢〕此溫病之似傷寒者也。形作傷寒者。謂其形象有似乎傷寒。亦有頭項強痛發熱體痛惡寒無汗之證。而實非傷寒也。因其脈不似傷寒之弦緊而反弱。弱者細軟無力之謂也。如今之發斑者。每見輕軟細數無倫之脈。而其實則口燥舌焦。齒垢目赤。發熱譫語。乃脈不應證之病也。故弱者必渴。以脈雖似弱。而邪熱則盛於裏。故胃熱而渴也。以邪熱熾盛之證。又形似傷寒之無汗。故誤用火劫取汗之法。必至溫邪得火。邪熱愈熾。胃熱神昏而語言不倫。遂成至劇難治之病矣。若前所謂其脈不弦緊而弱者。身發熱而又見浮脈。乃弱脈變爲浮脈。爲邪氣還表。而復歸於太陽也。宜用解散之法。當汗出而愈矣。

案此條難解。方氏汪氏以弱爲風脈。張氏周氏志聰錫駒並云。東垣所謂內傷發熱者。汪氏程氏乃爲大靑龍湯證。金鑑改弱作數云。當汗出宜大靑龍。沈數發熱宜調胃承氣湯。渴而讝語宜白虎湯。黃連解毒湯以上數說。未有明據。只錢氏稍似允當。故姑採錄以俟考。

太陽病。以火熏之。不得汗。其人必躁。到經不解。必淸血。名爲火邪。玉函。汗下。有者字。成本無經字。然攷注文。係于遺脫。方本無經字注意亦然。柯本。到。作過。

〔成〕此火邪迫血而血下行者也。太陽病用火熏之。不得汗。則熱無從出。陰虛被火。必發躁也。六日傳經盡。至七日再到太陽經。則熱氣當解。若不解。熱氣迫血下行。必淸血。淸。廁也。〔方〕熏。亦劫汗法。蓋當時庸俗用之。燒坑鋪陳。灑水取氣。臥病人以熏蒸之之類是也。躁。手足疾動也。淸血。便血也。〔喻〕名爲火邪。示人以治火邪。而不治其血也。〔汪〕案此條論仲景無治法。補亡論用救逆湯。

案到經二字未詳。方氏無經字。注云。到。反也。反不得解也。喻氏不解。志聰錫駒錢氏汪氏並從成注。柯氏改爲過經。程氏云。到經者。隨經入裏也。魏氏云。火邪散到經絡之間爲害。數說未知孰是。姑依成解。王氏云。到。與倒通。反也。到不解者。猶云反不解而加甚也。本文稱太陽病。則不可便注爲傳經盡也。案王氏依經字脫文本立說。故議成注如此。

脈浮熱甚。而反灸之。此爲實。實以虛治。因火而動。必咽燥吐血。玉函。甚。作盛。無必字。吐。脈經。千金翼。作唾。成本同。程本。柯本。金鑑。作吐。餘與成同。

〔程〕脈浮熱甚。無灸之理。而反灸之。由其人虛實不辨故也。表實有熱。誤認虛寒。而用灸法。熱無從泄。因火而動。自然內攻。邪束於外。火攻於內。肺金被傷。故咽燥而吐血。〔錫〕上節以火熏發汗。反動其血。血即汗。汗即血。不出于毛竅而爲汗。即出于陰竅而圊血。此節言陽不下陷。而反以下陷灸之。以致迫血上行而唾血。下節言經脈虛者。又以火攻。散其脈中之血。以見火攻同。而致症有上下之異。〔汪〕常器之云。可依前救逆湯。

微數之脈。愼不可灸。因火爲邪。則爲煩逆。追虛逐實。血散脈中。火氣雖微。內攻有力。焦骨傷筋。血難復也。

〔程〕血少陰虛之人。脈見微數。尤不可灸。虛邪因火內入。上攻則爲煩爲逆。陰本虛也。而更加火。則爲追虛。熱本實也。而更加火。則爲逐實。夫行於脈中者。營血也。血少被追。脈中無復血聚矣。艾火雖微。孤行無禦。內攻有力矣。無血可逼。焦燎乃在筋骨。蓋氣主呴之。血主濡之。筋骨失其所濡。而火所到處。其骨必焦。其筋必損。蓋內傷真陰者。未有不流散於經脈者也。雖復滋營養血。終難復舊。此則枯槁之形立見。縱善調護。亦終身爲殘廢之人而已。可不愼歟。〔方〕近來人之以火。灸陰虛發熱者。猶比比焉。竊見其無有不焦骨傷筋而斃者。吁。是豈正命哉。可哀也已。

案煩逆者。煩悶上逆之謂。吳遵程云。心胸爲之煩逆。是也。錢氏云。令人煩悶而爲火逆之證矣。恐不然耳。汪氏云。常器之云。可依前救逆湯。其有汗者。宜桂枝柴胡湯。愚以二湯俱與病未合。另宜斟酌用藥。案今依程氏注。宜擇張介賓滋陰諸方而用之也。

案千金方狐惑篇。引本條以甘草瀉心湯主之。非也。

脈浮宜以汗解。用火灸之。邪無從出。因火而盛。病從腰以下。必重而痹。名火逆也。欲自解者。必當先煩。煩乃有汗而解。何以知之。脈浮。故知汗出解。玉函。脈經。千金翼。作當以汗解而反灸之。名字。作此爲二字。有汗下。有隨汗二字。成本。解下。有也字。欲自解二十五字。成本。爲別節。方氏。喻氏。程氏。錢氏輩。爲兩條異義。特志聰。錫駒。汪氏。爲一條。是也。

〔錫〕本論曰。脈浮者。病在表。可發汗。故宜以汗解。用火灸之。傷其陰血。無以作汗。故邪無從出。反因火勢而加盛。火性炎上。陽氣俱從火而上騰。不復下行。故病從腰以下。必重而痹也。經曰。真氣不能周。命曰痹。此因火爲逆。以致氣不能周而爲痹。非氣之爲逆。而火之爲逆也。欲自解者。邪氣還表。與正分爭。必爲煩熱。乃能有汗而解也。何以知之。以脈浮。氣機仍欲外達。故知汗出而解也。〔程〕名曰火逆。則欲治其痹者。宜先治其火矣。〔汪〕補亡論。郭白雲云。宜與救逆湯。

案方氏諸家。載欲自解以下。移載上篇。以爲太陽病自解之總例。大失本條之義。

燒針令其汗。針處被寒。核起而赤者。必發奔豚。氣從少腹上衝心者。灸其核上各一壯。與桂枝加桂湯。更加桂二兩也。玉函。脈經。奔。作賁。脈經。無各字。注云。一本。作各一壯。玉函。脈經。千金翼。无更以下六字。二兩。全書。作三兩。非。

〔錢〕燒鍼者。燒熱其鍼而取汗也。玉機真藏論云。風寒客於人。使人毫毛畢直。皮膚閉而爲熱。當是之時。可汗而發也。或痹不仁腫痛。可湯熨及火灸刺而去之。觀此則風寒本當以汗解。而漫以燒鍼取汗。雖或不至於因火爲邪。而鍼處孔穴不閉。已被寒邪所浸。故腫起如核。皮膚赤色。直達陰經。陰邪迅發。所以必發奔豚氣也。〔魏〕崇明何氏云。奔豚一證。乃寒邪自鍼孔入。風邪不能外出。直犯太陽本府。引動腎中素有陰寒。因發而上衝。〔錫〕張均衡問曰。燒鍼亦是火攻因火而逆。何以復用火灸答曰。灸者。灸其被寒之處也。外寒束其內火。火鬱于內。故核起而赤也。

傷寒類方曰。不止一鍼。故云各一壯。

桂枝加桂湯方

桂　枝五兩去皮　芍　藥三兩　甘　草二兩炙　大　棗十二枚擘

生　薑三兩切○玉函。二兩

右五味。以水七升。煮取三升。去滓。溫服一升。本云桂枝湯。今加桂滿五兩。所以加桂者。以能泄奔豚氣也。案成本。不載方。爲是。本條已云更加桂二兩故也。玉函。無滿以下十五字。

〔柯〕寒氣外束火邪不散發爲赤核。是將作奔豚之兆也。從少腹上冲心。是奔豚已發之象也。此因當汗不發汗。陽氣不舒。陰氣上逆。必灸其核以散寒。仍用桂枝以解外。更加桂者。益火之陽。而陰自平也。桂枝更加桂。治陰邪上攻。只在一味中加分兩。不於本方外求他味。不即不離之妙如此。茯苓桂枝甘草大棗湯證已在裏。而奔豚未發。此症尙在表而發。故治有不同。

案方中桂。方氏以下。多用肉桂。是泥于後世諸本草之說。不可從。

火逆下之。因燒針煩躁者。桂枝甘草龍骨牡蠣湯主之。

〔鑑〕火逆者。謂凡火劫取汗。致逆者也。此火逆因火鍼也。〔吳〕病者既火逆矣。治者從而下之。于是眞陰重傷。因燒鍼餘毒。使人煩躁不安者。外邪未盡。而眞陽欲亡。故但用桂枝以解外。龍骨牡蠣以安內。甘草以溫補元氣。而散表寒也。〔錢〕因發汗而又下之。病仍不解而煩躁。以茯苓四逆湯主之者。以汗下兩亡其陽。故用溫經復陽之治。此雖汗下。而未經誤汗。且挾火邪。而表猶未解。故止宜解肌鎮墜之法也。

案燒鍼。即火逆。非火逆而又燒鍼。成氏以爲先火而下之。又加燒鍼。凡三誤。程氏汪氏志聰錫駒魏氏等注並同。皆謬矣。

桂枝甘草龍骨牡蠣湯方

桂枝一兩去皮　甘草二兩炙　牡蠣二兩熬　龍骨二兩〇玉函。以上三味。各二兩

右四味。以水五升。煮取二升半。去滓。溫服八合。日三服。成本。四味。作爲末。非也。玉函。無半字。

〔成〕桂枝甘草之辛甘。以發散經中之火邪。龍骨牡蠣之澁。以收斂浮越之正氣。〔魏〕煩躁。即救逆湯驚狂臥起不安之漸也。故用四物以扶陽安神爲義。不用薑棗之溫補。不用蜀漆之辛快。正是病輕則藥輕也。

柯琴方論曰。近世治傷寒者無火熨之法。而病傷寒者。多煩躁驚狂之變。大抵用白虎承氣輩。作有餘治之。然此證屬實熱者固多。而屬虛寒者間有。則溫補安神之法。不可廢也。更有陽盛陰虛而見此症者。當用炙甘草加減。用棗仁遠志茯苓當歸等味。又不可不擇。

太陽傷寒者。加溫鍼必驚也。玉函。無者字。脈經。千金翼。無太陽二字。千金翼。作火鍼。

〔錢〕溫鍼。即前燒鍼也。太陽傷寒。當以麻黃湯發汗。乃爲正治。若以溫鍼取汗。雖欲以熱攻寒。而邪受火迫。不得外泄而反內走。必致火邪內犯陽神。故震驚搖動也。〔汪〕補亡論。常器之云。可依前救逆湯。

太陽病當惡寒發熱。今自汗出。反不惡寒發熱。關上脈細數者。以醫吐之

過也。一二日吐之者。腹中飢口不能食。三四日吐之者。不喜糜粥。欲食冷食。朝食暮吐。以醫吐之所致也。此爲小逆。玉函。兩惡寒下。並有而字。過。作故。成本。無反字。一二日上。脈經。有若得病二字。

〔錢〕病在太陽。自當惡寒發熱。今自汗出而不惡寒。已屬陽明。然陽明當身熱汗出。不惡寒而反惡熱。今不發熱。及關上脈見細數。則又非陽明之脈證矣。其所以脈證不相符合者。以醫誤吐而致變也。夫太陽表證。當以汗解。自非邪在胸中。豈宜用吐。若妄用吐法。必傷胃氣。然因吐得汗。有發散之義寓焉。故不惡寒發熱也。關上。脾胃之部位也。細則爲虛。數則爲熱。誤吐之後。胃氣既傷。津液耗亡。虛邪誤入陽明。胃脘之陽虛躁。故細數也。一二日邪在太陽之經。因吐而散。故表證皆去。雖誤傷其胃中之陽氣。而胃未大損。所以腹中猶飢。然陽氣已傷。胃中虛冷。故口不能食。三四日則邪已深入。若誤吐之。損胃尤甚。胃氣虛冷。狀如陽明中寒。不能食。故不喜糜粥也。及胃陽虛躁。故反欲食冷食。及至冷食入胃。胃中虛冷不化。故上逆而吐也。此雖因誤吐致變。然表邪既解。無內陷之患。不過當溫中和胃而已。此爲變逆之小者也。〔程〕吐之不當。則周身之氣皆逆。而五臟顛覆。下空上逆。氣不能歸。故有如此景氣。〔汪〕補亡論。常器之云。可與小半夏湯。亦與半夏乾薑湯。郭白雲云。活人書大小半夏加茯苓湯。半夏生薑湯。皆可選用。

錫駒云。自汗出者。吐傷中氣。而脾津外泄也。程云。表邪不外越而上越。故爲小逆。

志聰云。本論曰。脈浮大。應發汗。醫反下之。此爲大逆。今但以醫吐之。故爲小逆。

案金鑑云。欲食冷食之下。當有五六日吐之者六字。若無此一句。則不喜糜粥。欲食冷食。與朝食暮吐之文。不相聯屬。且以上文一二日。三四日之文。細玩之。則可知必有五六日吐之之一句。由淺及深之謂也。柯氏本。

此爲小逆四字。移吐之過也下。二說皆不可從。

太陽病吐之。但太陽病當惡寒。今反不惡寒。不欲近衣。此爲吐之內煩也。

〔鑑〕太陽病吐之表解者。當不惡寒。裏解者亦不惡熱。今反不惡寒。不欲近衣者。是惡熱也。此由吐之後。表解裏不解。內生煩熱也。蓋無汗煩熱。熱在表。大青龍證也。有汗煩熱。熱在裏。白虎湯證也。吐下後心中懊憹。無汗煩熱。大便雖鞕。熱猶在內。梔子豉湯證也。有汗煩熱。大便已鞕。熱悉入府。調胃承氣湯證也。今因吐後。內生煩熱。是爲氣液已傷之虛煩。非未經汗下之實煩也。已上之法。皆不可施。惟宜用竹葉石膏湯。於益氣生津中。清熱寧煩可也。〔方〕此亦誤吐之變證。不惡寒不欲近衣。言表雖不顯熱。而熱在裏也。內煩者。吐則津液亡胃中乾。而熱悗內作也。〔汪〕補亡論。常器之云。可與竹葉石膏湯。

病人脈數。數爲熱。當消穀引食。而反吐者。此以發汗。令陽氣微。膈氣虛。脈乃數也。數爲客熱。不能消穀。以胃中虛冷。故吐也。此以發汗。玉函。作以醫發其汗。脈乃數也。作脈則爲數。汪本。刪冷字。非也。

〔錢〕此條之義。蓋以發熱汗自出之中風。而又誤發其汗。致令衛外之陽。與胃中之陽氣皆微。膈間之宗氣大虛。故虛陽浮動。而脈乃數也。若胃脘之陽氣盛。則能消穀引食矣。然此數非胃中之熱氣盛而數也。乃誤汗之後。陽氣衰微。膈氣空虛。其外越之虛陽所致也。以其非胃脘之真陽。故爲客熱。其所以不能消穀者。以胃中虛冷。非唯不能消穀。抑且不能容納。故吐也。〔汪〕補亡論。常器之云。可與小半夏湯。又云宜小溫中湯。

太陽病過經十餘日。心下溫溫欲吐。而胸中痛。大便反溏。腹微滿。鬱鬱微煩。先此時。自極吐下者。與調胃承氣湯。若不爾者。不可與。但欲嘔。胸中痛。微溏者。此非柴胡湯證。以嘔故知極吐下也。玉函。温温。作嗢嗢。而下。有又字。但。作反。無柴胡二字。脈經。無調胃二字。成本。無柴胡湯之湯。千金翼。無若不以下三十字。柯本亦刪。

〔錢〕此辨症似少陽。而實非柴胡症也。言邪在太陽。過一候而至十餘日。已過經矣。而有心下温温欲吐。胸中痛。大便反溏。腹微滿。鬱鬱微煩之證。若先此未有諸症之時。已自極其吐下之者。則知胃氣爲誤吐誤下所傷。致温温欲吐而大便反溏。邪氣乘虛入裏。故胸中痛。而腹微滿。熱邪在裏。所以鬱鬱微煩。乃邪氣內陷。胃實之症也。胃實則當用攻下之法。以胃氣既爲吐下所虛。不宜峻下。唯當和其胃氣而已。故與調胃承氣湯。陽明篇所謂胃和則愈也。若不爾者。謂先此時未曾極吐下也。若未因吐下。而見此諸症者。此非由邪陷所致。蓋胸爲太陽之分。邪在胸膈。故温温欲吐。而胸中痛也。大便反溏。熱邪未結于裏也。腹滿鬱煩。邪將入裏。而煩滿也。若此者。邪氣猶在太陽。爲將次入裏之徵。若以承氣湯下之。必致邪熱陷入。而爲結胸矣。故曰不可與也。但前所謂欲嘔。胸中痛微溏者。雖有似乎少陽之心煩喜嘔。胸脇苦滿。腹中痛之證。然此非柴胡症也。更何以知其爲先此時極吐下乎。以欲嘔乃胃氣受傷之見證。故知極吐下也。〔錫〕嘔者。即温温欲吐也。欲吐而不得吐。故嘔。

〔程〕心中温温欲吐。而胸中痛。是言欲吐時之象。欲吐則氣逆。故痛。著一而字。則知痛從欲嘔時見。不爾亦不痛。凡此之故。緣胃有邪畜。而胃之上口。被濁熏也。大便溏。腹微滿。鬱鬱微煩。是言大便時之象。氣逆則不下行。故以大便溏爲反。大便溏則氣得下洩。腹不應滿。煩不應鬱鬱。今仍腹微滿。鬱鬱微煩。凡此之故。緣胃有阻留。而胃於下後。仍不快暢也。云先其時者。見未吐下之先。向無此證。緣吐下徒虛其上下二焦。而中焦之氣阻升降。遂從津液乾燥處。滋結成實。胃實則溏。故日進之水穀。只從胃傍溜下。不得胃氣堅結之大便反溏。而屎氣之留中者。自攪擾不寧。而見出諸證。其過在胃。故與調胃承氣。一蕩除之。

案王氏云。案經文。温温當作嗢嗢。此本于玉函。程氏云。温温者。熱氣泛沃之狀。欲吐而不能吐。則其爲乾嘔可知矣。此以温熱之義爲解。並不可從矣。蓋温温與愠愠同。素問玉機真藏。背痛愠愠。馬氏注。愠愠。不舒暢也。脈經。作温温。可以證矣。少陰篇第三十九條。心中温温。千金。作愠愠。

案非柴胡證。汪氏用葛根加半夏湯。郭白雲云。宜大半夏加橘皮湯。金鑑則云。須從太陽少陽合病。下利若嘔者。與黃芩加半夏生薑湯可也。魏氏云。若不爾者。指心下鬱鬱微煩言。若不鬱鬱微煩。則其人但正虛。而無邪以相溷。豈調胃承氣可用乎。又係建中甘草附子等湯之證矣。又豈諸柴胡可言耶。示禁甚深也。以上三說。未知孰是。王氏云。以嘔下。當有闕文。徐大椿云。此段疑有誤字。千金翼。删若不以下三十字。柯氏遂從之。要之此條極難解。姑舉數說備考。志聰錫駒注。以若不爾者。爲裏虛。意與魏氏同。

太陽病。六七日表證仍在。脈微而沈。反不結胸。其人發狂者。以熱在下焦。少腹當鞕滿。小便自利者。下血乃愈。所以然者。以太陽隨經。瘀熱在裏故也。抵當湯主之。玉函。六七。作七八。當鞕滿。作堅而滿。

〔錢〕太陽病至六七日。乃邪當入裏之候。不應表證仍在。若表證仍在者。法當脈浮。今反脈微而沈。又非邪氣在表之脈矣。邪氣既不在表。則太陽之邪。當陷入而爲結胸矣。今又反不結胸。而其人發狂者。何也。蓋以邪不在陽分氣分。故脈微。邪不在上焦胸膈而在下。故脈沈。熱在下焦者。即桃核承氣條。所謂熱結膀胱也。熱邪煎迫。血沸妄溢。留於少腹。故少腹當鞕滿。熱在陰分血分。無傷於陽分氣分。則三焦之氣化。仍得運行。故小便自利也。若此者。當下其血乃愈。其所以然者。太陽以膀胱爲腑。其太陽在經之表邪。隨經內入於腑。其鬱熱之邪。瘀蓄於裏故也。熱瘀膀胱。逼血妄行。溢入迴腸。所以少腹當硬滿也。桃核承氣條。不言脈。此言脈微而沈。彼言如狂。此言發狂。彼云少腹急結。此云少腹硬滿。彼條之血。尚有自下而愈者。其不下者。方以桃仁承氣下之。此條之血。必下之乃愈。證之輕重。迥然不同。故不用桃仁承氣湯。而以攻堅破瘀之抵當湯主之。〔方〕瘀。血氣壅秘也。

案瘀。傷寒直格。於預切。積也。又音於。

吳氏瘟疫論曰。案傷寒太陽病不解。從經傳府。熱結膀胱。其人如狂。血自下者愈。血結不行者。宜抵當湯。今溫疫起無表證。而惟胃實。故腸胃畜血多。膀胱畜血少。然抵當湯。行瘀逐畜之最者。無分前後二便。並可取用。然畜血結甚者。在桃仁力所不及。宜抵當湯。蓋非大毒猛厲之劑。不足以抵當。故名之。然抵當證。所遇亦少。

抵當湯方

桃仁 二十箇去皮尖○千金。二十三箇。翼同本文。有熬字。　水蛭 熬　蝱蟲 各三十箇去翅足熬

大黃 三兩酒洗○玉函。成本。酒浸。千金翼。作二兩。破六片。

右四味。以水五升。煮取三升。去滓。溫服一升。不下更服。四味下。玉函。成本。有爲末二字。

〔柯〕蛭。昆蟲之巧於飲血者也。蝱。飛蟲之猛於吮血者也。茲取水陸之善取血者攻之。同氣相求耳。更佐桃仁

之推陳致新。大黄之苦寒。以蕩滌邪熱。〔錢〕抵當者。言瘀血凝聚固結膠黏。即用桃仁承氣。及破血活血諸藥。皆未足以破其堅結。非此尖銳鑽研之性。不能抵當。故曰抵當。

張氏醫通曰。如無䖟蛭。以乾漆灰代之。

案抵當。方氏云。抵。至也。亦至當不易之正治也。喻氏汪氏輩皆同。錫駒云。抵拒大敵。四物當之。柯氏云。抵當者。謂直抵其當攻之所也。

太陽病身黄。脈沈結。少腹鞕。小便不利者。為無血也。小便自利。其人如狂者。血證諦也。抵當湯主之。千金。黄。作重。鞕下。有滿字。

〔錢〕此又以小便之利與不利。以別血證之是與非是也。身黄遍身俱黄也。沈為在裏而主下焦。結則脈來動而中止。氣血凝滯。不相接續之脈也。前云少腹當鞕滿。此則竟云少腹硬。脈證如此。若猶小便不利者。終是胃中瘀熱鬱蒸之發黄。非血證發黄也。故為無血。若小便自利而如狂。則知熱邪與氣分無涉。故氣化無乖。其邪在陰血矣。此乃為蓄血發黄。〔柯〕濕熱留于皮膚而發黄。衛氣不行之故也。燥血結于膀胱而發黄。營氣不敷之故也。水結血結。俱是膀胱病。故皆少腹硬滿。小便不利是水結。小便自利是血結。如字。助語辭。若以如字實講。與發狂分輕重。則謬矣。〔方〕諦。審也。言如此則為血證審實。無復可疑也。

案小便不利者。成氏云。可與茵陳蒿湯。補亡論云。與五苓散。程氏云。屬茵陳五苓散。柯氏云。麻黄連軺赤小豆湯症也。以上宜選而用之。

傷寒有熱。少腹滿。應小便不利。今反利者。為有血也。當下之。不可餘藥。宜抵當丸。有熱下。玉函。脈經。外臺。有而字。

〔成〕傷寒有熱。少腹滿。是畜血於下焦。若熱畜津液不通。則小便不利。其熱不畜津液。而畜血不行。小便自利者。乃爲畜血。當與桃仁承氣湯。抵當湯下之。然此無身黃屎黑。又無喜忘發狂。是未至於甚。故不可餘駃峻之藥也。可與抵當丸。小可下之也。〔柯〕有熱。即表證仍在。

抵當丸方

水　蛭二十箇熬○周。吳。作二十箇。豬脂熬黑。　　桃　仁二十五箇去皮尖○玉函。外臺。成本。三十箇。千金。二十二箇。翼。有熱字

虻蟲二十箇去翅足熬○玉函。二十五箇。　　大　黃三兩

右四味。擣分四丸。以水一升。煮一丸。取七合服之。晬時當下血。若不下者更服。千金。作右四味。爲末。蜜和合。分爲四丸。

〔柯〕小其制。而丸以緩之。方變湯爲丸。然名雖丸也。猶煑湯焉。〔張〕煑而連滓服之。與大陷胸同意。

陶弘景云。晬時者。周時也。從今旦至明旦。

太陽病。小便利者。以飲水多。必心下悸。小便少者。必苦裏急也。病源。作太陽病。小便不利者。爲多飲水。心下必悸云云。非也。

〔成〕飲水多。而小便自利者。則水不内蓄。但腹中水多。令心下悸。金匱要略曰。食少飲多。水停心下。甚者則悸。飲水多而小便不利。則水畜於内而不行。必苦裏急也。〔錢〕水寒傷胃。停畜不及即行。必令心下悸動。心下者。胃之部分也。悸者。水滿胃中。氣至不得流通。而動惕也。〔程〕若小便少。而欲得水者。此渴。熱在下焦。屬五苓散

證。強而與之。縱不格拒。而水積不行。必裏作急滿也。〔汪〕常器之云。可茯苓甘草湯。又猪苓湯。推常氏之意。小便利者。用茯苓甘草湯。小便少者。猪苓湯。

傷寒論輯義卷三

東都　丹波元簡廉夫　學

辨太陽病脈證并治下

問曰。病有結胸。有藏結。其狀何如。答曰。按之痛。寸脈浮。關脈沈。名曰結胸也。何謂藏結。答曰。如結胸狀。飲食如故。時時下利。寸脈浮。關脈小細沈緊。名曰藏結。舌上白胎滑者難治。（玉函。作其脈寸口浮。關上自沈。時時下利云云。作時小便不利。陽脈浮。關上細沈而緊。張錫駒本。胎。作苔。）

〔汪〕此言結胸病狀與藏結。雖相似而各別。夫結胸藏結。何以云太陽病。以二者皆太陽病誤下所致也。蓋結胸病。始因誤下。而傷其上焦之陽。陽氣既傷。則風寒之邪。乘虛而入。上結於胸。按之則痛者。胸中實也。寸浮關沈者。邪氣相結。而爲實之診也。若藏結病。則不然。其始亦因誤下。而傷其中焦之陰。陰血既傷。則風寒之邪。亦乘虛而入。內結於藏。狀如結胸者。以藏氣不平。逆於心下故也。飲食如故者。胸無邪阻。而胃中空也。時時下利者。藏虛邪結。不能運化。胃中之水穀。不泌別不分清。因偏滲於大腸。而作利也。寸浮關沈者。結胸脈也。今診關脈。兼得小細緊者。則是藏虛。而風寒之邪內結可知。舌上白胎者。經云。丹田有熱。胸中有寒。今者胎滑。則是舌溼潤而冷也。此係誤下太過。而變成藏寒之證。故難治也。按結胸證。其人本胃中挾食。下之太早。則食不能去。外邪反入。結於胸中。以故按之則痛。不能飲食。藏結證。其人胃中本無食。下之太過。則藏虛邪入。冷積於腸。所以狀如結胸。按之不痛。能飲食。時下利。舌上胎滑。此非真寒證。乃過下之誤也。〔魏〕人知仲景辨結胸非藏結爲論。不知仲景正謂藏結與痞有相類。而與結胸實不同耳。蓋結胸者。陽邪也。痞與藏結。陰邪也。痞則尙有陽浮於上。藏結則上下俱無陽。獨陰矣。陰氣內滿。四逆湯證之對也。

金鑑曰。案此條舌上白胎滑者難治句。前人舊注。皆單指藏結而言。未見明晰。悮人不少。蓋舌胎白滑。卽結胸證具。亦是假實。舌胎乾黄。雖藏結證具。每伏真熱。藏結陰邪。白滑爲順。尙可溫散。結胸陽邪。見此爲逆。不堪攻下。故爲難治。由此可知。著書立論。必須躬親體驗。真知灼見。方有濟於用。若徒就紙上陳言。牽強附會。又何異案圖索驥耶。○案金鑑此說。未知於經旨如何。然係于實驗。故附于此。

案汪注。結胸傷上焦之陽氣。藏結傷中焦之陰氣。於理未允。

案胎。錫駒作苔。原于龐氏總病論。知是胎本苔字。从肉作胎。與胚胎之胎。義自別。又聖惠方載本經文。亦並作苔。

藏結無陽證。不往來寒熱。【原注】一云。寒而不熱。其人反靜。舌上胎滑者。不可攻也。不往來寒熱。脈經。作寒而不熱。胎滑。巢源。作不胎。龐氏。胎。作苔。錫駒同。

〔柯〕結胸。是陽邪之陷。尙有陽症見于外。故脈雖沈緊。有可下之理。藏結。是積漸凝結而爲陰。五藏之陽已竭也。外無煩躁潮熱之陽。舌無黄黑芒刺之胎。雖有硬滿之症。愼不可攻。理中四逆輩溫之。尙有可生之義。

案藏結。補亡論。王朝奉刺關元穴。非也。汪氏云。宜用艾灸之。蘊要曰。灸氣海關元穴。宜人參三白湯。加乾薑。寒甚者加附子。全生集曰。灸關元。與茱萸四逆加附子湯。以上宜擇用。準繩曰。王朝奉服小柴胡湯。其已云不往來寒熱。何用小柴胡湯。是甚謬矣。金鑑。程知云。經於藏結白胎滑者。秖言難治。未嘗言不可治也。秖言藏結無熱。舌胎滑者。不可攻。未嘗言藏結有熱。舌胎不滑者。亦不可攻也。意者。丹田有熱。胸中有寒之證。必有和解其熱。温散其寒之法。俾內邪潛消。外邪漸解者。斯則良工之苦心乎。○汪氏云。藏結本無可下之證。成注云。於法當下者。誤。集注潘氏曰。案文義若藏結有陽證。亦屬可攻。此說亦恐不必矣。○案反字。對結胸煩躁而言。

病發於陽。而反下之。熱入因作結胸。病發於陰。而反下之。【原注】一作汗出。因作痞也。所以成結胸者。以下之太早故也。成本。痞下。無也字。玉函同。病上。冠夫字。下而反下之。千金翼。作而反汗之。痞。巢源。作否。

〔成〕云發熱惡寒者。發於陽也。而反下之。則表中陽邪入裏。結於胸中。爲結胸。無熱惡寒者。發於陰也。而反下之。表中之陰入裏。結於心下。爲痞。〔錢〕發於陽者。邪在陽經之謂也。發於陰者。邪在陰經之謂也。反下之者。不當下而下也。兩反下之。其義迥別。一則以表邪未解。而曰反下。一則以始終不可下。而曰反下也。因者。因誤下之虛也。結胸則言熱入者。以發熱惡寒。表邪未解。誤下則熱邪乘虛陷入。而爲結胸。以熱邪實於裏。故以大小陷胸攻之。痞不言熱入者。蓋陰病本屬無陽。一誤下之。則陽氣愈虛。陰邪愈盛。客氣上逆。即因之而爲痞鞕。如甘草半夏生薑三瀉心湯證是也。末句但言下早爲結胸之故。而不及痞者。以邪在陽經而未解。邪猶在表。若早下之。則裏虛而邪熱陷入。致成結胸。若表邪已解而下之。自無變逆之患。故以下早爲嫌。至於邪入陰經之證。本無可下之理。陰經雖有急下之條。亦皆由熱邪傳裏。非陰經本病也。除此以外。其可反下之乎。〔程〕發於陽者。從發熱惡寒而來。否則熱多寒少者。下則表熱陷入。爲膻中之陽所格。兩陽相搏。是爲結胸。結胸爲實邪。發於陰者。從無熱惡寒而來。否亦寒多熱少者。下則虛邪上逆。亦爲膻中之陽所拒。陰陽互結。是爲痞。痞爲虛邪。〔張〕病發於陽者。太陽表證誤下。邪結於胸也。病發於陰者。皆是內挾痰飲。外感風寒。中氣先傷。所以汗下不解。而心下痞也。或言中風爲陽邪。傷寒爲陰邪。方喩金鑑。皆然。安有風傷衞氣。氣受傷而反變爲結胸。寒傷營血。血受傷而反成痞之理。復有誤認直中陰寒之陰。下早變成痞者。則陰寒本無實熱。何得有下早之變。設陰結陰躁。而誤下之。立變危逆。恐不至於成痞停日。待變而死也。

案發於陽。發於陰。成氏程氏錢氏。皆原于太陽上篇第八條之義。然所謂陰。非少陰直中之謂。但是寒邪有餘。後世所謂挾陰之證。若果直中純陰。則下之有不立斃者乎。張氏所論。雖似於經旨未明切。而驗之病者。往往有如此者。故並採而錄之。張兼善駁成氏。以陰陽爲表裏。柯氏亦以爲外內。周氏則云。發於陰者。徇是陰證。但是陽經傳入之邪。皆不可從也。

總病論曰。發熱惡寒。爲發于陽。誤下則爲結胸。無熱惡寒。爲發於陰。誤下則爲痞氣。○案成注原于此。

病源候論。結胸者。謂熱毒結聚於心胸也。否則。心下滿也。按之自耎。但氣否耳。不可復下也。又痞者。塞也。言府藏否塞。不宣通也。釋名曰。脴。否也。氣否結也。說文。徐曰。痞。病結也。直指方曰。乾上坤下。其卦爲否。陽隔陰而不降。陰爲陽而不升。此否之所以痞而不通也。傷寒百問經絡圖曰。但滿而不痛者爲痞。任人揉按。手不占護。按之且快意。

結胸者。項亦強。如柔痓狀。下之則和。宜大陷胸丸。玉函。千金翼。項上。有其字。痓。玉函。脈經。作痙。是。

〔成〕結胸病項強者。爲邪結胸中。胸膈結滿。心下緊實。但能仰而不能俯。是項強也。〔程〕夫從胸上結鞕。而勢連甚於下者。大陷胸湯。不容移易矣。若從胸上結鞕。而勢連甚於上者。緩急之形既殊。則湯丸之製稍異。結胸而至項亦強。如柔痙狀。如邪液布滿胸中。升而上阻。更不容一毫正液。和養其筋脈矣。胸邪至此。緊逼較甚。下之則和去邪液。即所以和正液也。政大陷胸湯。爲大陷胸丸。峻治而行以緩。得建瓴之勢。而復與邪相當。是其法也。〔柯〕頭不痛而項猶強。不惡寒而頭汗出。故如柔痙狀。

大陷胸丸方

大黄半斤　葶藶子半升熬　芒消半升　杏仁半升去皮尖熬黑

右四味。擣篩二味。內杏仁芒消。合研如脂。和散。取如彈丸一枚。別擣甘遂末一錢匕。白蜜二合。水二升。煮取一升。溫頓服之。一宿乃下。如不下更服。取下爲效。禁如藥法。白蜜二合。玉函。千金。并翼外臺。作一兩。

〔錢〕大黄芒消甘遂。即大陷胸湯。白蜜一合。亦即十棗湯中之大棗十枚也。增入葶藶杏仁者。蓋以胸爲肺之所處。膻中爲氣之海。上通於肺而爲呼吸。邪結胸膈。硬滿而痛。氣道阻塞。則有少氣躁煩。水結胸脇之害。故用葶藶甘遂。以逐水瀉肺。杏仁以利肺下氣也。所用不過一彈丸。劑雖大而用實小也。和之以白蜜。藥雖峻而佐則緩也。豈如承氣陷胸湯之人行十里二十里之迅速哉。

吳氏曰。凡云圓者。皆大彈圓。煑化而和滓服之也。後抵當圓理中圓同。凡云彈丸及鷄子黄者。以四十梧桐子准之。案出本草序例。

千金方祕澁門。本方不用甘遂。蜜丸如梧子大。服七丸。名練中丸。主宿食不消。大便難。肘后方。名承氣丸。

龐氏總病論曰。虛弱家。不耐大陷胸湯。即以大陷胸丸下之。

結胸證。其脈浮大者。不可下。下之則死。

〔喻〕胸既結矣。本當下以開其結。然脈浮大。則表邪未盡。下之。是令其結而又結也。所以主死。此見一誤不堪再誤也。

張兼善曰。脈浮大。心下雖結。其表邪尚多。未全結也。若輒下之。重虛其裏。外邪復聚。而必死矣。柴胡加桂枝乾薑湯。以和解之。

案汪氏引補亡論。常器之云。可與增損理中丸。如未效。用黃連巴豆。搗如泥。封臍上。灼艾灸熱漸效。此蓋藏結治法。恐與此條證。不相涉也。汪氏以爲不可用。是矣。

案方氏錢氏程氏。以大爲虛脈。恐非是也。

結胸證悉具。煩躁者亦死。玉函。煩。作而。

〔喻〕亦字承上。〔成〕結胸證悉具。邪結已深也。煩躁者。正氣散亂也。邪氣勝正。病者必死。〔程〕此時下之則死。不下亦死。唯從前失下。至於如此。須玩一悉字。

太陽病。脈浮而動數。浮則爲風。數則爲熱。動則爲痛。數則爲虛。頭痛發熱。微盜汗出。而反惡寒者。表未解也。醫反下之。動數變遲。膈內拒痛。【原注】一云。頭痛即眩。胃中空虛。客氣動膈。短氣躁煩。心中懊憹。陽氣內陷。心下因鞕。則爲結胸。大陷胸湯主之。若不結胸。但頭汗出。餘處無汗。劑頸而還。小便不利。身必發黃。膈內拒痛。玉函。脈經。千金翼。作頭痛即眩。客氣。外臺。作客熱。餘處。玉函。脈經。作其餘。全書。脫處字。劑。脈經。千金翼。作齊。黃下。成本。有也字。袁表沈際飛本脈經。有屬柴胡梔子湯六字。金鑑云。數則爲虛句。疑是衍文。是也。心下因鞕。程本。作心中因鞕。非也。

〔成〕動數皆陽脈也。當責邪在表。睡而汗出者。謂之盜汗。爲邪氣在半表半裏。則不惡寒。此頭痛發熱。微盜汗出。反惡寒者。表未解也。當發其汗。醫反下之。虛其胃氣。表邪乘虛則陷。邪在表則見陽脈。邪在裏則見陰脈。邪氣內陷。動數之脈。所以變遲。而浮脈獨不變者。以邪結胸中。上焦陽結。脈不得而沈也。客氣者。外邪乘胃中空虛入裏。結於胸膈。膈中拒痛者。客氣動膈也。金匱要略曰。短氣不足以息者。實也。短氣燥煩。心中懊憹。皆邪熱爲實。陽氣內陷。氣不得通於膈。壅於心下。爲鞕滿而痛。成結胸也。與大陷胸湯。以下結熱。若胃中空虛。陽氣內陷。不結於胸膈。下入於胃中者。遍身汗出。則爲熱越。不能發黃。若但頭汗出。身無汗。劑頸而還。小便不利者。熱不得越。必發黃也。〔方〕太陽之脈本浮。動數者。欲傳也。浮則爲風四句。承上文以釋其義。頭痛至表未解也。言前證。然太陽本自汗。而言微盜汗。本惡寒而言反惡寒者。稽久而然也。醫反下之。至大陷胸湯主之。言誤治之變。與救變之治。膈。心胸之間也。拒。格拒也。言邪氣入膈。膈氣與邪氣相格拒而爲痛也。空虛。言真氣與食氣。皆因下而致虧損也。客氣。邪氣也。陽氣。客氣之別名也。以本外邪。故曰客氣。以邪本風。故曰陽氣。裏虛而陷入。故曰內陷。〔汪〕夫曰膈內。曰心中。曰心下。皆胸之分也。名曰結胸。其邪實陷於胃。胃中真氣虛。斯陽邪從而陷入於胸。作結鞕之形也。補亡論。常器之云。發黃者。與茵蔯蒿湯。煎茵蔯濃汁。調五苓散。亦可。

錢氏云。表未解。乃桂枝湯證也。竊疑當是柴胡桂枝湯證。又云。動數之脈。變遲之後。陽邪已陷。豈尚有浮脈乎。必無浮脈再見之理矣。

明理論曰。傷寒盜汗。非若雜病者之責其陽虛而已。是由邪在半表半裏使然也。何者。若邪氣一切在表干衞。則自汗出。此則邪氣侵行於裏。外連於表邪。及睡則衞氣行於裏。乘表中陽氣不緻。津液得泄。而爲盜汗。亦非若自汗有爲之虛者。有爲之實者。其於盜汗。悉當和表而已。

案客氣。外臺作客熱。知是陽氣。乃陽熱之邪氣也。

案證治準繩。載朱震亨說云。胃中空虛。短氣煩躁。虛之甚矣。豈可迅攻之乎。以梔子豉湯。吐胸中之邪而可也。錢氏則稱朱氏不善讀書者。因歷舉七條。以辨其誤。可謂至當矣。文繁。今省之。

大陷胸湯方

大　黃六兩去皮○千金。及翼。無去皮二字。　芒　消一升

甘　遂一錢匕○千金。及翼。外臺。一上。有末字。成本。脫匕字。

右三味。以水六升。先煮大黃。取二升。去滓。內芒消。煮一兩沸。內甘遂末。溫服一升。得快利。止後服。

〔成〕大黃謂之將軍。以苦蕩滌。芒消一名消石。以其鹹能耎鞕。夫間有遂。以通水也。甘遂若夫間之遂。其氣可以直達透結。陷胸三物爲允。〔注〕案甘遂。若夫間之遂。考周禮。凡治野。夫間有遂。注云。自一夫至千夫之田。爲遂。溝洫澮所以通水於川。遂者。通水之道也。廣深各二尺曰遂。則是甘遂。乃通水之要藥。陷胸湯中。以之爲君。乃知結胸證。非但實熱。此條水邪結於心下故也。○案周禮。遂人。上地夫一廛。夫間有遂。遂上有徑。十夫有溝。鄭玄注云。遂溝皆所以通水於川也。遂深二尺。溝倍之。〔錢〕大黃六兩。漢之六兩。即宋之一兩六錢二分。李時珍云。古之一升。今之二合半。約即今之一甌也。每服一甌。約大黃五錢外。結胸惡症。理亦宜然。未爲太過。況快利止後服乎。

明理論曰。胸爲高邪。陷下以平之。故治結胸。曰陷胸湯。利藥中此爲駃劑。傷寒錯惡。結胸爲甚。非此湯則不

能通利。大而數少取其迅疾。分解結邪也。

柯琴方論曰。以上二方。比大承氣更峻。治水腫痢疾之初起者甚捷。然必視其人之壯實者施之。如平素虛弱。或病後不任攻伐者。當念虛虛之禍。

玉函。又大陷胸湯方。桂枝四兩。甘遂四兩。大棗十二枚。栝蔞實一枚。去皮。人參四兩。右五味。以水七升。煑取三升。去滓。溫服一升。胸中無堅。勿服之。古方選注曰。栝蔞陷胸中之痰。甘遂陷經隧之水。以桂枝回護經氣。以人參奠安裏氣。仍以大棗泄營。徐徐縱熱下行。得成陷下清化之功。○案此方。大陷胸湯證。而兼裏虛者。宜用也。故附載于此。又案亦見活人書。分兩少異。

千金翼陷胸湯。主胸中心下結堅。食飲不消方。甘遂。大黃各一兩。栝蔞。甘草各一兩。黃連六兩。右以水五升。煑取二升五合。分三服。千金。無甘遂。

傷寒六七日。結胸熱實。脈沈而緊。心下痛。按之石鞕者。大陷湯主之。脈沈而緊。玉函。作其脈浮緊。石鞕者。玉函。脈經。千金翼。作如石堅。

〔程〕結胸一證。雖曰陽邪陷入。然陰陽二字。從虛實寒熱上區別。非從中風傷寒上區別。表熱盛實。轉入胃府。則爲陽明證。表熱盛實。不轉入胃府。而陷入膈。則爲結胸證。故不必誤下始成。傷寒六七日。有竟成結胸者。以熱已成實。而填塞在胸也。脈沈緊。心下痛。按之石鞕。知邪熱聚於此一處矣。不因下而成結胸者。必其人胸有燥邪。以失汗而表邪合之。遂成裏實。此處之緊脈。從痛得之。不作寒斷。〔魏〕六七日之久。表寒不解。而內熱大盛。於是寒邪能變熱於裏。在胃則爲傳陽明。在胸則爲結胸矣。入胃則爲胃實。入胸則爲胸實。實者邪熱已盛而實也。〔恭〕下早結胸事之常。熱實結胸事之變。所入之因不同。其證治則一理而已。

傷寒十餘日。熱結在裏。復往來寒熱者。與大柴胡湯。但結胸無大熱者。此爲水結在胸脇也。但頭微汗出者。大陷胸湯主之。玉函。無也但二字。

〔喻〕治結胸之證。取用陷胸之法者。以外邪挾內飲。摶結胸間。未全入於裏也。若十餘日熱結在裏。則是無形之邪熱蘊結。必不定在胸上。加以往來寒熱。仍兼半表。當用大柴胡湯。以兩解表裏之熱邪。於陷胸之義無取矣。無大熱與上文熱實互意。內陷之邪。但結胸間。表裏之熱。反不熾盛。是爲水飲結在胸脇。其人頭有微汗。乃邪結在高。而陽氣不能下達之明徵。此則主用大陷胸湯。允爲的對也。後人反謂結胸之外。復有水結胸一證。案活人書。另用小半夏加茯苓湯。可笑極矣。〔程〕熱盡入裏。表無大熱矣。無大熱。更無往來之寒可知。〔錢〕若是水飲。必不與熱邪並結。則大陷胸方中。何必有逐水利痰之甘遂乎。可謂一言破惑。

太陽病。重發汗而復下之。不大便五六日。舌上燥而渴。日晡所小有潮熱。【原注】一云。日晡所發心胸大煩。從心下至少腹鞕滿而痛不可近者。大陷胸湯主之。所。玉函。無。千金翼。作如。千金。作日晡有小潮熱。心胸大煩。從心下云云。蓋原于小品文。內臺方議。所下。補發字。總病。所。作則。

〔喻〕不大便。燥渴。日晡潮熱。少腹鞕滿。證與陽明頗同。但小有潮熱。則不似陽明大熱。從心上至少腹手不可近。則陽明又不似此大痛。因是辨其爲太陽結胸。兼陽明內實也。緣誤汗復誤下。重傷津液。不大便而燥渴潮熱。雖太陽陽明。亦屬下證。但痰飲內結。必用陷胸湯。由胸脇以及胃腸。蕩滌始無餘。若但下腸胃結熱。反遺胸上痰飲。則非法矣。〔錢〕日晡。未申之時也。所者。即書云多歷年所之所也。邪從太陽誤入陽明。故從心上至少腹。無少空隙。皆鞕滿而痛。至手不可近也。

案證治準繩。朱震亨云汗下之後。表裏俱虛矣。不大便五六日。可見津液之耗。今雖有鞕痛。而可以迅攻之乎。調胃承氣緩取之乎。此乃與前用梔子豉湯之見同矣。皆坐不熟經旨而已。

案舌上燥乾而渴。與藏結之舌上滑白大分別處。

小結胸病。正在心下。按之則痛。脈浮滑者。小陷胸湯主之。玉函。病。作者。滑下。無者字。

〔成〕心下鞕痛。手不可近者。結胸也。正在心下。按之則痛。是熱氣猶淺。謂之小結胸。結胸脈沈緊。或寸浮關沈。今脈浮滑。知熱未深結。與小陷胸湯。以除胸膈上結熱也。〔王〕上文云鞕滿而痛不可近者。是不待按而亦痛也。此云按之則痛。是手按之。然後作痛爾。上文云至少腹。是通一腹而言之。此云正在心下。則少腹不鞕痛可知矣。熱微於前。故云小結胸也。〔喻〕其人外邪陷入原微。但痰飲素盛。挾熱邪而內結。所以脈見浮滑也。

小陷胸湯方

黃連 一兩。玉函作二兩　半夏 半升。洗　栝樓實 大者一枚。成本。作一箇

右三味。以水六升。先煮栝樓。取三升。去滓。內諸藥。煮取二升。去滓。分溫三服。三服下。總病論。有微解下黃涎即愈七字。活人書。準繩。並同。

〔錢〕夫邪結雖小。同是熱結。故以黃連之苦寒。以解熱開結。非比大黃之苦寒蕩滌也。邪結胸中。則胃氣不行。痰飲留聚。故以半夏之辛溫滑利。化痰蠲飲。而散其滯結也。栝蔞實之甘寒。能降上焦之火。使痰氣下降也。此方之制。病小則制方亦小。即內經所云。有毒無毒。所治爲主。適大小爲制也。

內臺方議曰、又治心下結痛。氣喘而悶者。

汪昂醫方集解。劉心山曰。結胸。多挾痰飲。凝結心胸。故陷胸瀉心。用甘遂半夏栝樓枳實旋復之類。皆爲痰飲而設也。

汪氏云。大抵此湯。病人痰熱內結者。正宜用之。錫駒云。案湯有大小之別。症有輕重之殊。今人多以小陷胸湯。治大結胸症。皆致不救。遂諉結胸。爲不可治之證。不知結胸之不可治者。止一二節。餘皆可治者也。苟不體認經旨。以致臨時推諉。悞人性命。深可嘆也。

傷寒直格曰。栝樓實惟剉其殼。子則不剉。或但用其中子者。非也。

醫學綱目曰。工部郎中鄭忠厚因患傷寒。胸腹滿。面黃如金色。諸翰林醫官商議。略不定。推讓曰。胸滿可下。恐脈浮虛。召孫兆至。曰。諸公雖疑。不用下藥。鄭之福也。下之必死。某有一二服藥。服之必瘥。遂下小陷胸湯。尋利。其病遂良愈。明日面色改白。京城人稱服。

又曰。孫主簿述之母。患胸中痞急。不得喘息。按之則痛。脈數且濇。此胸痺也。因與仲景三物小陷胸湯。一劑而和。二劑而愈。

醫壘元戎。小陷胸湯。去半夏。加大黃。

赤水玄珠。徐文學三泉先生令郎。每下午發熱。直至天明。夜發更甚。右脇脹痛。欬嗽吊疼。坐臥俱疼。醫以瘧治。罔效。逆予診之。左弦大。右滑大搏指。予曰。內經云。左右者。陰陽之道路。據脈。肝膽之火。爲痰所凝。必勉強作文。過思不決。鬱而爲疼。夜甚者。肝邪實也。乃以仲景小陷胸湯爲主。瓜蔞一兩。黃連三錢。半夏二錢。前胡青皮各一錢。水煎飲之。夜服當歸龍會丸。微下之。夜半痛止熱退。兩帖全安。

醫林集要。加味陷胸湯。治壅熱痞滿。胸膈痛。或兩脇痛。

於本方。加桔梗。黃芩。黃連。麥門冬。薑水煎。飢時服。利下黃涎。即安。凡瘧痢病後餘熱。留滯胸膈。及有飲酒過度。胸結痛。亦宜服此。神效。一法。只用小陷胸湯。加桔梗。枳殼。甚効。

醫學入門小調中湯。治一切痰火。及百般怪病。善調脾胃神効。

於本方。加甘草。生薑。

證治大還。加味小陷胸湯。秘方。治火動其痰嘈雜。

於本方。加枳實。梔子。

張氏醫通。凡欬嗽面赤。胸腹脇常熱。惟手足有涼時。其脈洪者。熱痰在膈上也。小陷胸湯。即本方

太陽病二三日。不能臥。但欲起。心下必結。脈微弱者。此本有寒分也。反下之。若利止。必作結胸。未止者。四日復下之。此作協熱利也。玉函。脈經。千金翼。起下。有者字。作此本寒也。反上。有而字。四下。有五字。復下。有重字。協。作挾。脈經。不上。有怒字。外臺。寒分。作久寒。神巧萬全方。分。作故。王本。刪分字。金鑑云。復下之之字。當是利字。上文利未止。豈有復下之理乎。細玩自知。是必傳寫之誤。方云。末句此下。疑有脫誤。是不必矣。

〔錢〕二三日。表邪未解。將入裏而未入裏之時也。不能臥。但欲起者。邪勢攪擾。坐臥不寧之狀也。若此則知邪已在胸次之陽位矣。以尚未入胃。故知心下必結。必者。決詞也。本文雖不言治法。以理推之。即梔子豉湯之類症也。若此症而脈見微弱者。其中氣本屬虛寒。尤爲不可下之證。而反下之。若利隨下止。則陷入之邪。不得乘

勢下走。必鞕結於胸中矣。若三日下之。而利未止者。第四日復下之。則已誤再誤。有不至中氣不守。胃氣下陷。以虛協熱。而下利者乎。此所以重以爲戒也。桂枝人參湯症。誤下而利下不止。故因虛寒而成痞鞕。此條誤下利止。亦因虛寒而成結胸。均屬太陽未解之證。一痞一結。似有虛實之殊。然脈微弱而本有寒分者。其可竟以實熱待之耶。協熱二字。當與桂枝人參湯條。不甚相遠也。

案寒分。汪氏云。痰飲也。以痰飲本寒。故曰寒分。然分字不成義。當從外臺而作久寒。或依玉函等。刪之亦得。○協熱之協。成本作協並挾同。成注作挾熱利。程氏云。裏寒挾表熱而下利。是曰協熱。是也。况玉函等。作挾。可爲確證矣。方氏云。協。互相和同之謂。後世注家。多宗其說。不可從矣。

案此條結胸證。乃屬虛寒。常器之云。可增損理中丸。方出外臺天行病。即理中丸。加栝蔞根。枳實。茯苓。牡蠣。云治下後虛逆。而氣已不理。而毒復上攻。結於胸中。乃於此條症。爲切當矣。協熱利。成氏而降。皆云邪熱下攻腸胃。爲熱利。常氏主以白頭翁湯。而此條曰脈微弱。曰有寒分。豈是熱利耶。錢氏注。似於經旨不相戾也。

太陽病下之。其脈促。【原注】一作縱 不結胸者。此爲欲解也。脈浮者。必結胸。脈緊者。必咽痛。脈弦者。必兩脇拘急。脈細數者。頭痛未止。脈沈緊者。必欲嘔。脈沈滑者。協熱利。脈浮滑者。必下血。玉函。脈經。脈上。並有其字。協。作挾。

〔錢〕此條詳言誤下之脈證。以盡其變。誤下之後脈促。既不能盛於上而爲喘汗。亦不至陷於內而爲結胸。脈雖促而陽分之邪。已自不能爲患。是邪勢將衰。故爲欲解。此誤下之僥倖者也。若脈仍浮者。可見表邪甚盛。不爲下衰。將必乘誤下之裏虛。陷入上焦清陽之分。而爲結胸矣。若脈見緊者。則下後下焦之虛陽。爲少陰之陰寒所逼，循經上衝，必作咽痛也。脈弦者，邪傳少陽，經云，尺寸俱弦者，少陽受病。少陽之脈循脇，故云必兩脇拘急也。脈細數者，細則爲虛，數則爲熱，下後虛陽上奔，故頭痛未止。若脈見沉緊，則爲下後陽虛，致下焦陰邪上逆而嘔也。沉爲在裏，沉主下焦，滑爲陽動，滑主裏實，誤下之後沉滑，熱在裏而仍挾表，水穀下趨，隨其誤下之勢，必爲脇熱下利也。若脈浮滑，陽邪止在陽分，而邪熱下走，擾動其血，故必下血也。〔鑑〕咽痛，少陰寒熱俱有之證也，咽乾腫痛者爲熱，不乾不腫而痛者爲寒，故少陰論中有甘桔湯通脈四逆湯二治法也。〔錫〕不曰必頭痛，而曰頭痛未止者，以見太陽原有之頭痛，因脈細數而未止也。〔程〕據脈見證，各著一必字，見勢所必然，考其源頭，總在太陽病下之而來，故雖有已成壞病未成壞病之分，但宜以活法治之，不得據脈治脈，據證治證也。

脈浮者，必結胸，王日休云，桂枝去芍藥湯。脈緊者，必咽痛者，王日休云，甘草湯，汪氏云，桔梗湯，更妙。脈弦者，兩脇拘急者，王日休云，小柴胡加桂枝。脈細數者，頭痛未止，王日休云，當歸四逆湯，常器之云，可葱鬚湯。脈沉緊者，必欲嘔，王日休云，甘草乾薑湯，常器之云，七物黄連湯。脈沉滑者協熱利，王日休云，白頭翁湯。脈浮滑者，必下血，芍藥甘草湯，加秦皮，常氏云，可與類要檗皮湯，汪氏云，悉以臨證用藥，亦當活變，古方不宜執也。

金鑑曰，脈促當是脈浮，始與不結胸爲欲解之文義相屬，脈浮當是脈促，始與論中結胸胸滿同義，脈緊當是脈細數，脈細數當是脈緊，始合論中二經本脈，脈浮滑當是脈數滑，浮滑是論中白虎湯證之脈，數滑是論中下膿血之脈，細玩諸篇自知。○案金鑑所改，未知舊文果如是否，然此條以脈斷證，文勢略與辨平二脈相似。疑非仲景原文。柯氏刪之。可謂有所見矣。

病在陽。應以汗解之。反以冷水潠之。若灌之。其熱被劫不得去。彌更益煩。肉上粟起。意欲得水。反不渴者。服文蛤散。若不差者。與五苓散。潠。全書。脈經。千金翼。作潠。程。錢。亦同。玉函。脈經。無冷字。脈經。外臺。無被字。劫。作却。玉函。脈經。外臺。無彌更二字。肉。作皮。○此條。舊與小陷胸白散。合為一條。今從張氏周氏柯氏及金鑑。分為二條。喻氏魏氏。並缺此條及白散條。可疑。

〔汪〕病在陽者。為邪熱在表也。法當以汗解之。醫反以冷水潠之。潠者。口含水噴也。若灌之。灌。澆也。灌則更甚於潠矣。表熱被水止劫。則不得去。陽邪無出路。其煩熱必更甚於未用水之前矣。彌更益者。猶言甚之極也。水寒之氣。客於皮膚。則汗孔閉。故肉上起粒如粟也。意欲飲水不渴者。邪熱雖甚。反為水寒所制也。先與文蛤散。以解煩導水。若不差者。水寒與熱相搏。下傳太陽之府。與五苓散。內以消之。外以散之。乃表裏兩解之法也。

傷寒類方曰。此熱結在皮膚肌肉之中。不在胃口。故欲飲而不渴。文蛤取其軟堅逐水。

文蛤散方

文　蛤五兩

右一味。為散。以沸湯和一方寸匕服。湯用五合。一方寸匕成本。作一錢匕。玉函。和下。有服字。無服以下五字。

〔方〕文蛤。即海蛤之有文理者。〔王〕文蛤。即海蛤粉也。河間丹溪多用之。大能治痰。〔錢〕文蛤。似蛤而背有紫斑。即今吳中所食花蛤。俗誤呼為蒼蠃。或昌蛾者。是也。

案沈括夢溪筆談曰。文蛤。即今吳人所食花蛤也。其形一頭小一頭大。殼有花斑的便是。王氏以海蛤粉。為文蛤。恐不然也。李時珍本草附方。收此方於文蛤條。而不載于海蛤條。其意可見也。又案文蛤。海蛤。其實無大分別。神農本經海蛤。主治欬逆上氣。喘息煩滿。唐本云主十二水滿急痛。利膀胱大小腸。甄權云。治水氣浮腫。下小便本方所用。皆取于此義。

古方選注曰。文蛤。取用紫斑紋者。得陰陽之氣。若黯色無紋者。餌之令人狂走赴水。

金鑑曰。文蛤。即五倍子也。○案三因方云。文蛤。即五倍子。最能回津。本草在海蛤文。甚失其性。識者當知之。金鑑乃襲其誤耳。

案柯氏云。文蛤一味爲散。以沸湯和方寸匕。服滿五合。此等輕劑。恐難散濕熱之重邪。彌更益煩者。金匱要略云。渴欲得水而貪飲者。文蛤湯主之。兼治微風脈緊頭痛。審症用方。則移彼方而補入於此。而可也。其方麻黄湯去桂枝。加文蛤石膏薑棗。此亦大青龍之變局也。此說頗有理。故附載此。文蛤湯出嘔吐噦下利篇。又消渴篇。渴欲飲水不止者。文蛤散主之。即與本方同。

寒實結胸。無熱證者。與三物小陷胸湯。白散亦可服。【原注】一云。與三物小白散。○玉函。千金翼。無陷胸湯。及亦可服三字。作與三物小白散。金鑑云。無熱證之下。與三物小陷胸湯。當是三物白散。小陷胸湯四字。必是傳寫之誤。桔梗貝母巴豆三物。其色皆白。有三物白散之義。溫而能攻。與寒實之理相屬。小陷胸湯。乃性寒之品。豈可以治寒實結胸之證乎。亦可服三字。亦衍文也。柯氏。改作三白小陷胸湯。爲散亦可服。案金鑑改訂爲是。

〔鑑〕結胸證。身無大熱。口不燥渴。則爲無熱實證。乃寒實也。與三物白散。然此證脈必當沈緊。若脈沈遲。或證見三陰。則又非寒實結胸可比。當以枳實理中丸治之矣。〔鄭〕水寒結實在胸。則心陽被據。自非細故。用三物白散。下寒而破結。皆不得已之兵也。

總病論曰。寒實結胸。無熱症者。與三物白散。注云。小陷胸者非也。傷寒類方曰。結胸。皆係熱陷之症。此云寒實。乃水氣寒冷所結之痰飲也。活人書云。與三物白散。無小陷胸湯亦可用七字。蓋小陷胸寒劑。非無熱之所宜也。

醫方考曰。此證或由表解裏熱之時。過食冷物。故令寒實結胸。然必無熱證者爲是。

白散方

桔梗三分　巴豆一分去皮心熬黑研如脂〇玉函。作六銖。無如脂字。

貝母三分〇玉函。桔梗。貝母。各十八銖

右三味爲散。内巴豆更於臼中杵之。以白飲和服。強人半錢七。羸者減之。病在膈上必吐。在膈下必利。不利進熱粥一杯。利過不止。進冷粥一杯。身熱皮粟不解。欲引衣自覆。若以水潠之洗之。益令熱刦不得出。當汗而不汗則煩。假令汗出已。腹中痛。與芍藥三兩如上法。冷粥一杯。千金翼注。一云。冷水一杯。身熱皮粟以下四十九字。玉函。外臺。並無。錢本。柯本亦刪之。爲是。錫駒亦同。志聰。刪病在膈上以下。七十六字。

〔錢〕寒實結於胸中。水寒傷肺。必有喘欬氣逆。故以苦梗開之。貝母入肺解結。又以巴豆之辛熱有毒。斬關奪門之將。以破胸中之堅結。蓋非熱不足以開其水寒。非峻不足以破其實結耳。〔柯〕白飲和服者。甘以緩之。取其留戀于胸。不使速下耳。散者。散其結塞。比湯以蕩之更精也。身熱皮粟一段。使人難解。今從刪。〔汪〕不利進熱粥。利不止進冷粥者。以熱能助藥力。冷能解藥力也。〔錫〕巴豆性大熱。進熱粥者。助其熱性。以行之也。進冷粥者。制其熱勢以止之也。俱用粥者。助胃氣也。

案本草徐子才云中巴豆毒者。用冷水。

外臺秘要仲景桔梗白散。治欬而胸滿。振寒脈數。咽乾不渴。時出濁唾腥臭。久久吐膿。如米粥者。爲肺癰。即本方。分兩同。方後云。若利不止者。飲冷水一杯則定。

傷寒類方曰古法二錢五分爲一分。○案此宋以降事。今以一兩爲一錢。則一分爲二分五厘。類方又云。半錢七。今秤約重三分。

太陽與少陽併病。頭項強痛。或眩冒。時如結胸。心下痞鞕者。當刺大椎第一間。肺俞肝俞。愼不可發汗。發汗則讝語脈弦。五日讝語不止。當刺期門。五下。成本。玉函。有六字。

〔鑑〕太陽與少陽併病。故見頭項強痛。或眩冒。時如結胸。心下痞鞕之證。而曰或。曰時如者。謂兩陽歸併未定之病狀也。病狀未定。不可以藥。當刺肺俞。以瀉太陽。以太陽與肺通也。當刺肝俞。以瀉少陽。以肝與膽合也。故刺而俟之。以待其機也。苟不如此。而發其汗。兩陽之邪。乘燥入胃。則發讝語。設脈長大。則猶爲順。可以下之。今脈不大而弦。五六日讝語不止。是土病而見木脈也。愼不可下。當刺期門。以直瀉其肝可也。〔汪〕當刺大椎第一間者。謂當刺大椎一穴。在第一椎之間。爲背部中行之穴。乃手足三陽督脈之會。先刺之。以瀉太少併病之邪。

案金鑑。以大椎第一間爲肺俞。其說原于成氏。果然則當曰第三間。又金鑑。載林瀾說云。第一間。疑即商陽。

在手食指內側。此乃依有二間三間穴而云爾者。尤屬牽強。又案後條云。太陽少陽併病。心下鞕。頸項強而眩者。當刺大椎肺兪肝兪。愼勿下之。正與此條同義。

本事方曰。記一婦人。患熱入血室證。醫者不識。用補血調氣藥。涵養數日。遂成血結胸。或勸用小柴胡湯。予曰。小柴胡用已遲。不可行也。無已則有一焉。刺期門穴斯可矣。予不能針。請善針者治之。如言而愈。或者問云。熱入血室。何爲而成結胸也。予曰。邪氣傳入經絡。與正氣相搏。上下流行。或遇經水適來適斷。邪氣乘虛而入血室。爲邪迫上入肝經。肝受邪。則讝言而見鬼。復入膻中。則血結於胸也。何以言之。婦人平居。水當養於木。血當養於肝也。方未受孕。則下行之以爲月事。既妊娠。則中畜之以養胎。及已產。則上壅之以爲乳。皆血也。今邪逐血。併歸肝經。聚於膻中。結於乳下。故手觸之則痛。非湯劑可及。故當刺期門也。活人書。海蛤散。治血結胸。

海　蛤　　滑　石　　甘　草炙各一兩　　芒　硝半兩

右爲末。每服二錢。鷄子清調下。小腸通利。則胸膈血散。膻中血聚。則小腸壅。小腸壅。膻中血不流行。宜此方。小便血數行。更宜桂枝紅花湯。發其汗則愈。

婦人中風。發熱惡寒。經水適來。得之七八日。熱除而脈遲身涼。胸脇下滿。如結胸狀。讝語者。此爲熱入血室也。當刺期門。隨其實而取之。其實間。玉函。脈經。有虛字。取。成本。作寫。脈經。取之下。有平病云。熱入血室。無犯胃氣及上三膲。與此相反。豈謂藥不謂針耶。二十六字。

〔程〕婦人中風。發熱惡寒。自是表證。無關於裏。乃經水適來。且七八日之久。於是血室空虛。陽熱之表邪。乘虛而內據之。陽入裏。是以熱除。而脈遲身涼。經停邪。是以胸脇滿如結胸狀。陰被陽擾。是以如見鬼狀而譫語。凡此熱入血室故也。邪熱入而居之。實非其所實矣。刺期門以瀉之。實者去而虛者回。即瀉法爲補法耳。〔汪〕熱入血室。而瘀積必歸於肝。故隨其經之實。而用刺法以瀉之也。成注反云審看何經氣實。更隨其實而瀉之。殊出不解。邪傳少陽。熱入血室。故作譫語等證。仲景恐人誤認爲陽明府實證。輕用三承氣。以伐胃氣。故特出一刺期門法療之。

案血室。方氏云。爲營血停留之所。經血集會之處。即衝脈。所謂血海是也。諸家皆從其說。只柯氏云。血室者。肝也。肝爲藏血之藏。故稱血室。以上並未見明據。陳自明婦人良方云。巢氏病源。并産寶方。並謂之胞門子戶。張仲景謂之血室。衛生寶鑑云。血室者。素問所謂女子胞。即産腸也。程式醫彀云。子宮。即血室也。張介賓類經附翼云。子戶者。即子宮也。俗名子腸。醫家以衝任之脈盛於此。則月事以時下。故名之曰血室。又案方注。原于明理論。

婦人中風七八日。續得寒熱。發作有時。經水適斷者。此爲熱入血室。其血必結。故使如瘧狀。發作有時。小柴胡湯主之。

〔程〕前條之熱入血室。由中風在血來之前。邪乘血空盡其室而入之。室中略無血而渾是邪。故可用刺法。盡瀉其實。此條之熱入血室。由中風在血來之後。邪乘血半離其室而入之。血與熱搏所以結。正邪爭。所以如瘧狀而休作有時。邪半實而血半虛。故只可用小柴胡爲和解法。〔方〕適來者。因熱入室。迫使血來。血出而熱遂遺也。適斷者。熱乘血來。而遂入之。與後血相搏。俱留而不出。故曰其血必結也。〔志〕案經水適斷四字。當在七八日之下。〔錢〕小柴胡湯中應量加血藥。如牛膝桃仁丹皮之類。其脈遲身涼者。或少加薑桂。及酒製大黃少許。取效尤速所謂隨其實而瀉之也。若不應用補者。人參亦當去取。尤未可執方以爲治也。

案熱入血室。許叔微小柴胡湯。加地黃。張璧加牡丹皮。楊士瀛云。小柴胡湯。力不及者。於內加五靈脂。

婦人傷寒發熱。經水適來。晝日明了。暮則讝語。如見鬼狀者。此爲熱入血室。無犯胃氣及上二焦。必自愈。明了。脈經。作了了。必下。玉函。脈經。有當字。脈經注云。二字疑。

〔成〕傷寒發熱者。寒已成熱也。經水適來。則血室虛空。邪熱乘虛。入於血室。若晝日讝語。爲邪客於府而陽爭也。此晝日明了。暮則讝語。如見鬼狀。是邪不入府。入於血室。而陰爭也。陽盛讝語則宜下。此熱入血室。不可與下藥。犯其胃氣。熱入血室。血結寒熱者。與小柴胡湯。散邪發汗。此雖熱入血室。而無血結寒熱。不可與小柴胡湯發汗。以犯上焦。熱入血室。胸脇滿如結胸狀者。可刺期門。此雖熱入血室。而無滿結。不可刺期門犯其中焦。必自愈者。以經行則熱隨血去而下也。已則邪熱悉除而愈矣。所爲發汗爲犯上焦者。發汗則動衞氣。衞氣出上焦故也。刺期門爲犯中焦者。刺期門則動營氣。營氣出中焦故也。〔方〕無禁止之辭。犯胃氣。言下也。必自愈者。言伺其經行血下。則邪熱得以隨血而俱出。猶之鼻衄紅汗。故自愈也。蓋警人勿妄攻以致變亂之意。

案胃氣及上二焦。方氏程氏汪氏並云。言汗吐也。柯氏改作上下焦。蓋僭妄耳。脈經疑之。似是。成氏以汗爲小柴胡。且以刺期門爲犯中焦。於義未妥。然亦他無明注。故姑揭成注爾。

程林金匱直解曰。上章以往來寒熱如瘧。故用小柴胡。以解其邪。下章以胸脇下滿。如結胸狀。故刺期門。以瀉其實。此章則無上下二證。似待其經行血去。邪熱得以隨血出而解也。

傷寒六七日、發熱微惡寒、支節煩疼、微嘔。心下支結、外證未去者、柴胡桂枝湯主之。支節。玉函。作肢節。成本。柴胡下。有加字。

〔柯〕傷寒至六七日。正寒熱當退之時。反見發熱惡寒證。此表證而兼心下支結之裏證。表裏未解也。然惡寒微。則發熱亦微。但肢節煩疼。則一身骨節不煩疼。可知表證微。故取桂枝之半。內證微。故取柴胡之半。此因內外俱虛。故以此輕劑和解之也。〔王〕支節。猶云枝節。古字通也。支結。猶云支撑而結。南陽云。外證未解。心下妨悶者。非痞也。謂之支結。

案方氏云。支節者。四肢百節也。若言百節。則似周身百節煩疼。此恐不然。當是四肢之關節煩疼。柯注爲得。

明理論曰。煩疼。即熱疼。

錢氏云。成氏曰。支。散也。王肯堂云。支結。支撑而結也。若訓作散。則不能結矣。方注云。支結。言支飲搏聚而結也。喻氏云。心下支結。邪結于心下偏旁。不中正也。若謂支飲結于心下。夢語喃喃。吾不識支飲爲何物也。諸說紛紛。略無定論。當以支撑之解爲近是。○案金鑑云。支。側也。小也。支結者。即心下側之小結也。此解尤非。

傷寒百問經絡圖曰。心下妨悶者。非痞也。謂之支結。王冰曰。支。拄妨也。按心下滿鞕。若柔人者。皆治之。○案王說。見六元正紀支痛注。爲是。

柴胡桂枝湯方

黃芩一兩半　人參一兩半　甘草一兩炙　半夏二合半洗

芍藥一兩半　大棗六枚擘　生薑一兩半切　柴胡四兩

桂　枝去皮○成本。玉函。一兩半

右九味。以水七升。煮取三升。去滓。溫服一升。本云人參湯。作如桂枝法。加半夏柴胡黃芩。復如柴胡法。今用人參。作半劑。成本。不見此方。載在第十卷。無本云二十九字。玉函同。

〔鑑〕不名桂枝柴胡湯者。以太陽外證雖未去。而病機已見於少陽裏也。故以柴胡冠桂枝之上。意在解少陽爲主。而散太陽爲兼也。

外臺秘要。療寒疝腹中痛者。柴胡桂枝湯。卽本方

傷寒五六日。已發汗。而復下之。胸脇滿微結。小便不利。渴而不嘔。但頭汗出。往來寒熱。心煩者。此爲未解也。柴胡桂枝乾薑湯主之。

〔成〕傷寒五六日。已經汗下之後。則邪當解。今胸脇滿微結。小便不利。渴而不嘔。但頭汗出。往來寒熱。心煩者。卽邪氣猶在半表半裏之間。爲未解也。胸脇滿微結。寒熱心煩者。邪在半表半裏之間也。小便不利而渴者。汗下後亡津液內燥也。若熱消津液。令小便不利而渴者。其人必嘔。今渴而不嘔。知非裏熱也。傷寒汗出則和。今但頭汗出。而餘處無汗者。津液不足。而陽虛於上也。與柴胡桂枝乾薑湯。以解表裏之邪。復津液而助陽也。〔汪〕微結者。言其邪不甚。未入於府。正當表裏之間也。小便不利者。此因汗下之後。而津液少也。惟津液少而非停飲。以故渴而不嘔。但頭汗出者。此熱鬱於經。不得外越。故但升於頭而汗出也。

柴胡桂枝乾薑湯方○外臺。名小柴胡湯。而主療。係中篇第六十八條。

柴　胡半斤　桂　枝三兩去皮　栝蔞根四兩　乾　薑二兩○全書。外臺。作三兩

黄　芩三兩　甘　草二兩炙　牡　蠣二兩。熬○全書。外臺。作三兩

右七味。以水一斗二升。煮取六升。去滓再煎。取三升。溫服一升。日三服。

初服微煩。復服。汗出便愈。

〔注〕即小柴胡湯加減方也。據原方加減法云。胸中煩而不嘔者。去半夏人參。加栝蔞實。若渴者。去半夏。茲者。心煩渴而不嘔。故去人參半夏。加栝蔞根四兩。若脇下痞鞕。去大棗。加牡蠣。茲者。胸脇滿微結。即痞鞕也。故去大棗。加牡蠣二兩。若心悸小便不利者。去黃芩。加茯苓。茲者小便不利。心不悸而但煩。是爲津液少而躁熱。非水畜也。故留黃芩。不加茯苓。又云。若欬者。去人參大棗生薑。加五味子乾薑。茲不因欬而以乾薑易生薑者。何也。蓋乾薑味辛而氣熱。其用有二。一以辛散胸脇之微結。一以熱濟黃芩栝蔞根之苦寒。使陰陽和而寒熱已焉。

金匱要略附方。外臺。柴胡桂薑湯。治瘧寒多微有熱。或但寒不熱。服一劑如神。案今外臺。無所攷。

活人書。乾薑柴胡湯。婦人傷寒。經脈方來初斷。寒熱如瘧。狂言見鬼。即本方。無黃芩。

傷寒五六日。頭汗出。微惡寒。手足冷。心下滿。口不欲食。大便鞕。脈細者。此爲陽微結。必有表復有裏也。脈沈。亦在裏也。汗出爲陽微。假令純陰結。不得復有外證。悉入在裏。此爲半在裏半在外也。脈雖沈緊。不得爲少陰病。所以然者。陰不得有汗。今頭汗出。故知非少陰也。可與小柴胡湯。設不了了者。得屎而解。玉函。在裏也。作爲病在裏。

〔知〕此言少陽病。有似少陰者。當細辨其脈證也。〔成〕傷寒五六日。邪當傳裏之時。頭汗出微惡寒者。表仍未解也。手足冷。心下滿。口不欲食。大便鞕脈細者。邪結於裏也。大便鞕爲陽結。此邪熱雖傳於裏。然以外帶表邪。則熱結猶淺。故曰陽微結。脈沈雖爲在裏。若純陰結。則更無頭汗惡寒之表證。諸陰脈。皆至頸胸中而還。不上循頭。今頭汗出。知非少陰也。與小柴胡湯。以除半表半裏之邪。服湯已。外證罷而不了了者。爲裏熱未除。與湯取其微利則愈。故云得屎而解。〔程〕半裏之熱。以怫鬱不能外達。故頭汗出。半表之寒。以持久不能解散。故微惡寒。兩邪互拒。知陽氣鬱滯而成結矣。唯其陽氣鬱而滯也。所以手足冷。心下滿。口不欲食。大便鞕。既有結滯之證。便成結滯之脈。所以脈亦細。所云陽證似陰者。此其類也。凡脈細。脈沈。脈緊。皆陽熱鬱結之診。無關少陰也。可見陽氣一經鬱結。不但陽證似陰。并陽脈似陰矣。只據頭汗出一證。其人陽氣鬱結。必夾苦口咽乾目眩而成。其餘半在表證。但一審之微惡寒。而凡往來寒熱等證。不必一一具。即可作少陽病處治。與以小柴胡湯矣。得屎自解。即大柴胡。與柴胡加芒消湯。皆所當斟酌者耳。

案汗出爲陽微。錫駒云。汗出爲太陽表氣虛微。與陽微結之微不同。錢氏以爲陽微而結。與汗出爲陽微同爲陽氣衰微之義。汪氏則并下陽微。爲陽微結之義。俱失之。金鑑云。脈細當是脈沈細。觀本條下文。脈沈亦在裏也之亦字自知。脈雖沈緊之緊字。當是細字。本條上文並無緊字。如何說雖沈緊。雖字何所謂耶。必是傳寫之誤。此說亦不必矣。

案汪氏云。補亡論。郭白雲云。實者。大柴胡湯。虛者。蜜煎導之。其說甚是。而今推成氏之意。當是調胃承氣湯。本事方曰。有人患傷寒。五六日頭汗出。自頸以下無汗。手足冷。心下痞悶。大便秘結。或者見四肢冷。又汗出滿悶。以爲陰證。予診其脈。沈而緊。予曰。此證誠可疑。然大便結。非虛結也。安得爲陰脈。雖沈緊爲少陰。多是自利。未有秘結者。予謂此正半在裏半在表。投以小柴胡得愈。仲景稱傷寒五六日。頭汗出云云。此疾證候同。故得屎而解也。

傷寒五六日。嘔而發熱者。柴胡湯證具。而以他藥下之。柴胡證仍在者。復與柴胡湯。此雖已下之。不爲逆。必蒸蒸而振。却發熱汗出而解。若心下滿而鞕痛者。此爲結胸也。大陷胸湯主之。但滿而不痛者。此爲痞。柴胡不中與之。宜半夏瀉心湯。外臺。此條作太陽病下之。其脈促不結胸者。此爲欲解也。若心下滿鞕痛者。此爲結胸也。大陷胸湯主之。但滿而不痛者。此爲痞。柴胡不中與之也。宜半夏瀉心湯主之。玉函。發熱下無者字。已。作以。但。作若。不中與之。作不中復與之也。

〔志〕此節分三段。上段言柴胡證具。雖下不爲逆。復可與柴胡湯。中段言下之而成結胸。大陷胸湯。下段言痞證但滿不痛。不可與柴胡。而宜半夏瀉心湯。〔柯〕嘔而發熱者。小柴胡症也。嘔多雖有陽明症。不可攻之。若有下症。亦宜大柴胡。而以他藥下之。誤矣。誤下後。有二症者。少陽爲半表半裏之經。不全發陽。不全發陰。故誤下之變。亦因偏于半表者成結胸。偏于半裏者。心下痞耳。此條本爲半夏瀉心而發。故只以痛不痛。分結胸與痞。未及他症。〔錢〕他藥者。卽承氣之類。非有别藥也。蒸蒸。身熱汗欲出之狀也。振者。振振然動摇之貌。卽寒戰也。以下後正氣已虛。難於勝邪。故必戰而後汗也。〔魏〕結胸不言柴胡湯不中與。痞證乃言柴胡湯不中與者。何也。結胸證顯而易認。痞證甚微難認。且大類於前條所言支結。故明示之。意詳哉。

半夏瀉心湯方

黃芩　乾薑　人參　甘草各三兩炙

半夏半升洗○外臺注。一方五兩。　黃連一兩　大棗十二枚擘○玉函作十六枚

右七味。以水一斗。煮取六升。去滓再煎。取三升。溫服一升。日三服。須大陷胸湯者。方用前第二法。再煎。成本。玉函。作再煮。須以下十二字。成本無。

〔程〕瀉心雖同。而證中且嘔。則功專滌飲。故以半夏名湯耳。曰瀉心者。言滿在心下清陽之位。熱邪挾飲。尚未成實。故清熱滌飲。使心下之氣得過。上下自無阻留。陰陽自然交互矣。然樞機全在於胃。故復補胃家之虛。以爲之斡旋。與實熱入胃而瀉其畜滿者。大相逕庭矣。痞雖虛邪。乃表氣入裏。寒成熱矣。寒雖成熱。而熱非實。故用苦寒。以瀉其熱。兼佐辛甘。以補其虛。不必攻痞。而痞自散。所以一方之中。寒熱互用也。〔柯〕即小柴胡去柴胡。加黃連乾薑湯也。不往來寒熱。是無半表症。故不用柴胡。痞因寒熱之氣。互結而成。用黃連乾薑之大寒大熱者。爲之兩解也。〔吳〕去滓復煎者。要使藥性合而爲一。漫無異同。併停胃中。少頃隨胃氣以敷布。而裏之未知者。遂無不和。

醫方考曰。傷寒下之早。以既傷之中氣。而邪乘之。則不能升清降濁。痞塞於中。如天地不交而成否。故曰痞。瀉心者。瀉心下之邪也。薑夏之辛。所以散痞氣。芩連之苦。所以瀉痞熱。已下之後。脾氣必虛。人參甘草大棗。所以補脾之虛。

傷寒選錄曰。凡言瀉心者。少陽邪將入太陰。邪在胸中之下。非心經受邪也。傷寒蘊要曰。瀉心非瀉心火之熱。乃瀉心下痞之滿也。

千金心虛實門。瀉心湯。治老少下利。水穀不消。腸中雷鳴。心下痞滿、乾嘔不安。即本方

羨法後云。并治霍亂。若寒。加附子一枚。渴加栝蔞根二兩。嘔加橘皮一兩。痛加當歸一兩。客熱。以生薑代乾薑。

又冷痢門。瀉心湯。治卒大下利熱。唇乾口燥。嘔逆引飲。

於本方去大棗。加栝蔞根。橘皮。注。引胡洽。文與心虛實門同。唯云。仲景用大棗十二枚。

三因心實熱門。瀉心湯。治心實熱。心下痞滿。身重發熱。乾嘔不安。腹中雷鳴。涇溲不利。水穀不消。欲吐不吐。煩悶喘急。

於本方去大棗。

太陽少陽併病。而反下之。成結胸。心下鞕。下利不止。水漿不下。其人心煩。

玉函。脈經。利下。有復字。不下間。有皆字。其人下。有必字。

〔汪〕太陽病在經者。不可下。少陽病下之。亦所當禁。故以下之爲反也。下之則陽邪乘虛上結於胸。則心下鞕。下入於腸。則利不止。中傷其胃。則水漿不入。其人心煩者。正氣已虛。邪熱躁極也。條辨云。心煩下。疑有脫簡。大抵其候爲不治之證。仲景云。結胸證悉具煩躁者。亦死。況兼下利。水漿不下者。邪其爲不治之證宜也。〔錫〕凡遇此病。宜重用溫補。即小陷胸亦不可與也。

案此條證。喻氏以降。皆以爲死證。特錢氏云。愚恐未必盡皆死證。或有治法。未可知也。當于仲景諸煩證中。約略尋討其活法可也。

脈浮而緊。而復下之。緊反入裏。則作痞。按之自濡。但氣痞耳。玉函。復。作反。

〔方〕濡與軟同。古字通用。復。亦反也。緊反入裏。言寒邪轉內伏也。濡。言不鞕不痛而柔輭也。痞。言氣隔不通而否塞也。〔錢〕脈浮而緊。浮爲在表。緊則爲寒。乃頭痛發熱。身疼腰痛。惡風無汗。寒邪在表之脈。麻黃湯證也。而復下之者。言不以汗解。而反誤下之也。緊反入裏者。言前所見緊脈之寒邪。因誤下之虛。陷入於裏。而作心下痞滿之症也。此不過因表邪未解。誤下裏虛。無形之邪氣。陷入於裏而成痞耳。其脈證不同。治法各異者。又於下條分出。以爲臨症施治之用。

案此條症。常器之主小陷胸湯。生薑瀉心湯。郭白雲。主半夏瀉心湯。枳實理中丸。喻氏程氏魏氏。主大黃黃連瀉心湯。金鑑。主甘草瀉心湯。未如錢氏不主一方也。

太陽中風。下利嘔逆。表解者。乃可攻之。其人漐漐汗出。發作有時。頭痛。心下痞鞕滿。引脇下痛。乾嘔短氣。汗出不惡寒者。此表解裏未和也。十棗湯主之。乾嘔短氣。玉函。作嘔即短氣。玉函。無汗出不惡寒者六字。玉函。脈經。千金翼。此下。有爲字。

〔柯〕中風下利嘔逆。本葛根加半夏症。若表既解。而水氣淫溢。不用十棗攻之。胃氣大虛。後難爲力矣。然下利嘔逆。固爲裏症。而本于中風。不可不細審其表也。若其人漐漐汗出。似乎表證。然發作有時。則病不在表矣。頭痛是表證。然既不惡寒。又不發熱。但心下痞鞕而滿。脇下牽引而痛。是心下水氣泛溢。上攻于腦。而頭痛也。與傷寒不大便六七日而頭痛。與承氣湯同。乾嘔汗出。爲在表。然而汗出而有時。更不惡寒。乾嘔而短氣。爲裏症也明矣。此可以見表之風邪已解。而裏之水氣不和也。然諸水氣爲患。或喘或渴。或噎或悸。或煩。或利而不吐。

或吐而不利。或吐利而無汗。此則外走皮毛而汗出。上走咽喉而嘔逆。下走腸胃而下利。浩浩莫禦。非得利水之峻劑。以直折之。中氣不支矣。此十棗之劑。與五苓青龍瀉心等法懸殊矣。

案金鑑云。下利之下。當是不字。發作之作。字當是熱字。汪氏云頭痛二字。當在發作有時之上。二說並非也。

十棗湯方

芫花熬　甘遂　大戟

右三味等分。各別擣爲散。以水一升半。先煮大棗肥者十枚。取八合。去滓。內藥末。強人服一錢七。羸人服半錢。溫服之。平旦服。若下少。病不除者。明日更服。加半錢。得快下利後。糜粥自養。

〔柯〕頭痛短氣。心腹脇下。皆痞鞕滿痛。是水邪尚留結於中。三焦升降之氣。拒隔而難通也。表邪已罷。非汗散所宜。裏邪充斥。又非滲泄之品所能治。非選利水之至銳者。以直折之。中氣不支。亡可立待矣。甘遂芫花大戟。皆辛苦氣寒而稟性最毒。並舉而任之。氣同味合。相須相濟。決瀆而大下。一舉而水患可平矣。然邪之所湊。其氣已虛。而毒藥攻邪。脾胃必弱。使無健脾調胃之品。主宰其間。邪氣盡而元氣亦隨之盡。故選棗之大肥者爲君。預培脾土之虛。且制水勢之橫。又和諸藥之毒。既不使邪氣之盛而不制。又不使元氣之虛而不支。此仲景立方之盡善也。張子和製濬川禹功神祐等方。治水腫痰飲。而不知君補劑以護本。但知用毒藥以攻邪。所以善全者鮮。〔方〕羸瘦劣也。糜粥。取糜爛過熱。易化而有能補之意。

吳云。一錢七者。七者。匙也。謂錢大之匙也。○千金云。錢七者。以大錢上全抄之。若云半錢七者。則是一錢抄取一邊爾。並用五銖錢也。

金匱要略。病懸飲者。此湯主之。又欬家其脈弦。爲有水。此湯主之。又有支飲家。欬煩胸中痛者。不卒死。至一百日。或一歲。宜此湯。

外臺秘要。深師朱雀湯。療久病癖飲。停痰不消。在胸膈上液液。時頭眩痛苦攣。眼暗。身體手足十指甲盡黃。亦療脇下支滿。飲輒引脇下痛。即本方。用甘遂。芫花。各一分。大戟三分。大棗十二枚。　聖濟總錄。三聖散。治久病飲癖停痰。及脇滿支飲。輒引胸下痛。即本方

汪氏云。陳無擇三因方。以十棗湯藥爲末。用棗肉和丸。以治水氣四肢浮腫。上氣喘急。大小便不通。蓋善變通者也。

醫學綱目。昔杜壬問孫兆曰。十棗湯畢竟治甚病。孫曰。治太陽中風。表解裏未和。杜曰。何以知裏未和。孫曰。頭痛心下痞滿。脇下痛。乾嘔汗出。此知裏未和也。杜曰。公但言病症。而所以裏未和之故。要緊總未言也。孫曰。某嘗於此未決。願聞開諭。杜曰。裏未和者。蓋痰與燥氣。壅於中焦。故頭痛乾嘔。短氣汗出。是痰膈也。非十棗湯不治。但此湯不得輕用。恐損人於倏忽。用藥者愼之。

宣明論。此湯。兼下水腫腹脹。并酒食積。腸垢積滯。痃癖堅積。畜熱暴痛瘧氣久不已。或表之正氣與邪熱。并甚於裏。熱極似陰。反寒戰。表氣入裏。陽厥極深。脈微而絕。并風熱燥甚。結於下焦。大小便不通。實熱腰痛。及小兒熱結。乳癖積熱。作發風潮搐。斑疹熱毒。不能了絕者。○又云。芫花。慢火炒變色。仲景鄉語。云炒作熬。下凡言熬者。皆乾炒也。案楊雄方言云。凡以火而乾五穀之類。自山而東。齊楚以往。謂之熬。即其義也。

嘉定縣志。唐杲字德明。善醫。太倉武指揮妻。起立如常。臥則氣絶欲死。杲言是爲懸飲。飲在喉間。坐之則墜。故無害。臥則壅塞諸竅。不得出入而欲死也。投以十棗湯而平。

醫學六要。一人飲茶過度。且多憤懣。腹中常轆轆有聲。秋來發熱。寒似瘧。以十棗湯料。黑豆煑。晒乾。研末。棗肉和丸。芥子大。而以棗湯下之。初服五分。不動。又治五分。無何腹痛甚。以大棗湯飲。大便五六行。皆溏糞無水。時蓋晡時也。夜半乃大下數斗積水。而疾平。當其下時。瞑眩特甚。手足厥冷。絶而復甦。舉家號泣。咸咎藥峻。嗟乎藥可輕哉。

方脈正宗。治五種飲證。芫花。醋煑。大戟。醋煑。甘遂。童便煑。三處煮過。各等分。焙乾爲末。每服一錢。大棗十枚。煎湯調下。出本草彙言。

直指方。治小瘤方。先用甘草。煎膏。筆蘸粧瘤四圍。乾而復粧。凡三次。後以大戟芫花甘遂。右等爲細末。米醋調。別筆粧傳其中。不得近着甘草處。次日縮小。又以甘草膏粧小暈三次。中間仍用大戟芫花甘遂如前。自然焦縮。

活人書。用此湯合下不下。令人脹滿。通身浮腫而死。

太陽病。醫發汗。遂發熱惡寒。因復下之。心下痞。表裏俱虛。陰陽氣並竭。無陽則陰獨。復加燒鍼。因胸煩。面色青黃。膚瞤者。難治。今色微黃。手足溫者易愈。心上。玉函。脈經。有則字。瞤下。有如此二字。燒。脈經。作火。

〔成〕太陽病因發汗。遂發熱惡寒者。外虛陽氣。邪復不除也。因復下之。又虛其裏。表中虛邪內陷。傳於心下爲痞。發汗表虛爲竭陽。下之裏虛爲竭陰。表證罷爲無陽。裏有痞爲陰獨。又加燒鍼。虛不勝火。火氣內攻。致胸煩也。傷寒之病。以陽爲主。其人面色青。膚肉瞤動者。陽氣大虛。故云難治。若面色微黃。手足温者。陽氣得復。故云易愈。

案既云陰陽氣並竭。而又云無陽則陰獨。義不明切。方氏云。無陽。以俱虛言也。陰獨。謂痞也。喻氏云。雖曰陰陽氣並竭。實繇心下無陽。故陰獨痞塞也。程氏云。陰陽氣並竭。則并陷入之陽邪。亦不成其爲陽。而兼併於陰矣。無陽則陰獨。恐發熱者。不發熱。而單惡寒矣。志聰云。無太陽之表陽。有陰邪之獨陷也。錫駒云。言無陽氣于外。則陰血獨守于內也。錢氏云。並竭之陰陽者。乃人身之真氣也。此所謂無陽者。指胃中之陽氣空虛也。陰獨者。謂唯有陰邪否塞於中也。魏氏云。陰陽之正氣雖俱竭。而陰藥之性。痞塞於心下之陰分者。獨不散。故曰無陽則陰獨。金鑑云。陰陽並竭。巳成壞證矣。況無陽則陰不生。陰獨則陽不化。而復加燒鍼。火氣內攻。陰陽皆病。汪氏云。痞證爲天氣不降。地氣不升。氣屬陽。二氣不能交通。故曰無陽。中州之土閉塞。猶之孟冬之月。則純陰用事。故曰陰獨。以上數說。糊塗不通。特柯氏於此二句。不敢解釋。豈其遵闕如之聖訓耶。郭白雲云。此爲難治之證。須臨時更詳輕重。痞甚。先瀉心湯。發熱惡寒甚。則先小柴胡。火逆甚。則先救逆湯。從所重治之。汪氏云。小柴胡不宜用。發熱惡寒甚。乃太陽表證在也。仲景法。宜更用桂枝湯以解肌。○案醫壘元戎。此條證。治以大黃黃連瀉心湯。恐不允矣。錢氏云。手足温。則知陽氣猶未敗亡。温經復陽之治。尚可施也。錫駒云。予親遇此證。不啻十百。皆從温補而愈。二家之言。當切當矣。

宗印曰。本經多有立論而無方者。有借醫之汗下。而爲說辭者。多意在言外。讀論者當活潑潑看去。若留着於眼，便爲糟粕。如補立方劑，何異懸瘤。

心下痞，按之濡，其脈關上浮者，大黄黄連瀉心湯主之。千金翼：濡上，有自字。玉函：浮上，有自字。

〔注〕關上浮者，諸陽之脈皆浮也。以手按其痞處雖濡，純是邪熱壅聚，故用此湯，以導其熱而下其邪也。成注云：虛熱者誤。夫中氣雖虛，邪熱則聚，故仲景以實熱治之。若係虛熱，則不用大黄黄連矣。〔錢〕心下者，心之下，中脘之上，胃之上脘也。胃居心之下，故曰心下也。其脈關上浮者，浮爲陽邪，浮主在上，關爲中焦，寸爲上焦，因邪在中焦，故關上浮也。按之濡，乃無形之邪熱也。熱雖無形，然非苦寒以泄之，不能去也，故以此湯主之。

柯氏改濡作鞕。柯氏方論又以濡爲汗出濕濡之義。徐靈胎亦爲心下濡濕。金鑑濡上補不字，並非也。

大黄黄連瀉心湯方

大黄二兩　黄連一兩

右二味，以麻沸湯二升漬之，須臾絞去滓，分溫再服。【原注】臣億等看詳大黄黄連瀉心湯，諸本皆二味。又後附子瀉心湯，用大黄黄連芩附子，恐是前方中亦有黄芩，後但加附子也。故後云附子瀉心湯，本云加附子也。

〔注〕麻沸湯者，熱湯也。湯將熱時，其面沸泡如麻，以故云麻。痞病者，邪熱聚於心下，不比結胸之大實大堅，故用沸湯漬絞大黄黄連之汁溫服，取其氣味皆薄，則性緩戀膈，能泄心下痞熱之氣，此爲邪熱稍輕之證。大抵非虛熱也。〔錢〕麻沸湯者，言湯沸時泛沫之多，其亂如麻也。全生集作麻黄沸湯，謬甚。

千金翼注：此方必有黄芩。醫壘元戎本方加黄芩，爲伊尹三黄湯。

金匱要略：心氣不足，吐血衄血，瀉心湯主之。

於本方加黃芩一兩。以水三升。煑取一升。頓服之。

千金方。巴郡太守奏三黃圓。治男子五勞七傷。消渴不生肌肉。婦人帶下。手足寒熱。加減隨四時。

又三黃湯。治下焦結熱。不得大便。

　於本方。去黃連。加梔子。甘草。若大便祕。加芒消二兩。

外臺祕要集驗。療黃疸身體面目皆黃。大黃散。三味各等分。擣篩爲散。先食服方寸匕。日三服。亦可爲丸服。又出千金。

聖惠方。治熱蒸在內。不得宣散。先心腹脹滿。氣急。然後身面悉黃。名爲內黃。卽本方

和劑局方。三黃圓。治丈夫婦人三焦積熱。上焦有熱。攻衝眼目赤腫。頭項腫痛。口舌生瘡。中焦有熱。心膈煩躁。不美飲食。下焦有熱。小便赤澁。大便祕結。五藏俱熱。卽生癠癤瘡痍。及治五般痔疾。糞門腫痛。或下鮮血。三味各等分。爲細末。煉蜜爲圓。如梧桐子大。每服三十圓。熟水吞下。小兒積熱。亦宜服之。案本出聖惠方熱病門。

活人書。瀉心三黃湯。婦人傷寒。六七日。胃中有燥屎。大便難。煩躁譫語。目赤毒氣閉塞。不得通。卽本方

　如目赤睛疼。宜加白茯苓嫩竹葉。瀉肝餘之氣。

拔萃方。犀角地黃湯。治主脈浮。客脈芤。浮芤相合。血積胸中。熱之甚。血在上焦。此藥主之。

　於本方加地黃

張氏醫通。噤口痢。有積穢太多。惡氣薰蒸者。大黃黃連瀉心湯。加木香。

心下痞。而復惡寒。汗出者。附子瀉心湯主之。玉函。心上。有若字。

〔錢〕傷寒鬱熱之邪。誤入而爲痞。原非大實。而復見惡寒汗出者。其命門真陽已虛。以致衛氣不密。故玄府不得緊閉而汗出。陽虛不任外氣而惡寒也。〔程〕傷寒大下後復發汗。心下痞。惡寒者。表未解也。不可攻痞。當先解表。表解乃可攻痞。解表宜桂枝湯。攻痞宜大黃黃連瀉心湯。與此條宜參看。彼條何以主桂枝解表。此條何以主附子回陽。緣彼條發汗汗未出。而原來之惡寒不罷。故屬之表。此條汗已出。惡寒已罷。而復惡寒汗出。故屬之虛。凡看論中文字。須於異同處。細細參攷互勘。方得立法處方之意耳。

附子瀉心湯方

大　黃二兩　黃　連一兩　附　子二枚炮去皮破別煮取汁〇成本。玉函。千金翼。作一枚。

黃　芩一兩

右四味。切三味。以麻沸湯二升漬之。須臾絞去滓。內附子汁。分溫再服。

切。玉函。作㕮咀二字。

〔錢〕以熱邪痞於心下。則仍以大黃黃連瀉之。加附子以扶真陽。助其蒸騰之衛氣。則外衛固密矣。因既有附子之加。并入黃芩以爲徹熱之助。而寒熱並施。各司其治。而陰陽之患息。傾否之功又立矣。〔程〕二證俱用大黃。以條中無自利證。則知從前下後。腸中反成滯澀。閉住陰邪。勢不得不破其結。使陰邪有出路也。此雖曰瀉心。而瀉熱之中。即具回陽之力。故以附子名湯耳。〔鑑〕其妙尤在以麻沸湯漬三黃。須臾絞去滓。內附子別煑汁。義在瀉痞之意輕。扶陽之意重也。〔舒〕案此湯治上熱下寒之證。確乎有理。三黃略浸。即絞去滓。但取輕清之氣。以去上焦之熱。附子煑取濃汁。以治下焦之寒。是上用涼而下用溫。上行瀉而下行補。瀉取輕而補取重。

制度之妙。全在神明運用之中。是必陽熱結于上。陰寒結于下。用之乃爲的對。若陰氣上逆之痞證。不可用也。

本以下之。故心下痞。與瀉心湯。痞不解。其人渴而口燥煩。小便不利者。五苓散主之。一方云。忍之一日乃愈。脈經。無煩字。成本。無一方以下九字。而注中釋其義。則係于遺脫。

〔成〕本因下後成痞。當與瀉心湯除之。若服之痞不解。其人渴而口燥煩。小便不利者。爲水飲內畜。津液不行。非熱痞也。與五苓散。發汗散水則愈。一方忍之一日乃愈者。不飲者。外水不入。所停之水得行。而痞亦愈也。

案口燥煩之煩。諸家不解。特魏氏及金鑑云。渴而口燥心煩。然則煩字當是一字句。

傷寒汗出解之後。胃中不和。心下痞鞕。乾噫食臭。脇下有水氣。腹中雷鳴下利者。生薑瀉心湯主之。柯本。噫。作噯。非。玉函。下利。作而利。

〔方〕解謂大邪退散也。胃爲中土。温潤則和。不和者。汗後亡津液。邪乍退散。正未全復。而尚弱也。痞鞕。伏飲搏膈也。噫。飽食息也。食臭。餲氣也。平人過飽傷食。則噫食臭。病人初瘥。脾胃尚弱。化輸未強。雖無過飽。猶之過飽而然也。水氣。亦謂飲也。雷鳴者。脾胃不和。薄動之聲也。下利者。水穀不分清。所以雜迸而走注也。〔成〕乾噫食臭者。胃虛而不殺穀也。脇下有水氣。腹中雷鳴。土弱不能勝水也。〔錢〕傷寒汗出解之後。言表邪俱從汗出而悉解也。胃中不和以下。皆言裏症未除也。

案乾噫之乾。諸家無注義。程氏解乾嘔云。乾。空也。此原鄭玄注禮記。正與此同義。噫有吐出酸苦水者。今無之。故曰乾噫。柯氏改作乾嘔。大失經旨矣。

生薑瀉心湯方

生　薑四兩切　甘　草三兩炙　人　參三兩　乾　薑一兩

黄　芩三兩　半　夏半升洗　黄　連一兩　大　棗十二枚擘

右八味。以水一斗。煮取六升。去滓。再煎取三升。溫服一升。日三服。附子瀉心湯。本云加附子。半夏瀉心湯。甘草瀉心湯。同體別名耳。生薑瀉心湯。本云理中人參黄芩湯。去桂枝朮。加黄連。幷瀉肝法。附子瀉心湯以下。玉函。成本。無。

〔鑑〕名生薑瀉心湯者。其義重在散水氣之痞也。生薑半夏。散脇下之水氣。人參大棗。補中州之虛。乾薑甘草。以溫裏寒。黄芩黄連。以瀉痞熱。備乎虛水寒熱之治。胃中不和。下利之痞。焉有不愈者乎。

施氏續易簡方。生薑瀉心湯。治大病新差。脾胃尚弱。穀氣未復。強食過多。停積不化。心下痞硬。乾噫食臭。脇下有水。腹中雷鳴。下利發熱。名曰食復。最宜服之。

傷寒中風。醫反下之。其人下利日數十行。穀不化。腹中雷鳴。心中痞鞕而滿。乾嘔。心煩不得安。醫見心下痞。謂病不盡。復下之。其痞益甚。此非熱結。但以胃中虛。客氣上逆。故使鞕也。甘草瀉心湯主之。穀上。外臺。有水字。心煩。玉函。脈經。作而煩。不得閒。外臺。有能字。脈經。千金翼。謂作爲。復下。有重字。使鞕。作使之堅。外臺並同。玉函。亦有之字。

〔鑑〕毋論傷寒中風。表未解。總不當下。醫反下之。或成痞。或作利。今其人以誤下之故。下利日數十行。水穀不化。腹中雷鳴。是邪乘裏虛而利也。心下痞鞕而滿。乾嘔心煩不得安。是邪陷胸虛而上逆也。似此痞利表裏兼病。法當用桂枝加人參湯兩解之。醫惟以心下痞。謂病不盡。復下之。其痞益甚。可見此痞非熱結。亦非寒結。乃乘誤下中虛。而邪氣上逆。陽陷陰凝之痞也。故以甘草瀉心湯。以緩其急。而和其中也。〔志〕挾邪內入。有乖蒸變。故穀不化。而腹中雷鳴。

案穀不化。喻氏錢氏張氏柯氏。以完穀不化爲解。非也。謂胃弱不能轉運。故水穀不得化。留滯於腹中。作響而雷鳴也。

甘草瀉心湯方

甘草四兩炙　黃芩三兩　乾薑三兩○外臺。作二兩。　大棗十二枚擘

半夏半升洗○外臺。有去滑二字　黃連一兩

右六味。以水一斗。煮取六升。去滓再煎取三升。溫服一升。日三服。【原注】臣億等謹案上生薑瀉心湯法。本云理中人參黃芩湯。今詳瀉心以療痞。痞氣因發陰而生。是半夏生薑甘草瀉心三方。皆本於理中也。其方必各有人參。今甘草瀉心中無者。脫落之也。又案千金。并外臺祕要。治傷寒䘌食。用此方。皆有人參。知脫落無疑。○外臺云。一方。有人參三兩。

〔鑑〕方以甘草命名者。取和緩之意也。用甘草大棗之甘。補中之虛。緩中之急。半夏之辛。降逆止嘔。芩連之寒。瀉陽陷之痞熱。乾薑之熱。散陰凝之痞寒。緩中降逆。瀉痞除煩。寒熱并用也。

案總病論本方有人參。注云胃虛故加甘味。醫壘元戎。伊尹甘草瀉心湯。即本方有人參。云伊尹湯液。此湯也七味。今監本無人參。脫落之也。又案元戎文。醫方類聚。引南陽活人書。今所傳無求子活人書。无此文。

金匱要略曰。狐惑之爲病。狀如傷寒。默默欲眠。目不得閉。臥起不安。蝕於喉爲惑。蝕於陰爲狐。不欲飲食。惡聞食臭。其面目乍赤。乍黑乍白。蝕於上部則聲喝。甘草瀉心湯主之。即本方。亦用人參三兩。

張氏醫通曰。痢不納食，俗名噤口。如因邪留胃中。胃氣伏而不宣。脾氣因而澁滯者。香連枳朴橘紅茯苓之屬。熱毒衝心。頭疼心煩。嘔而不食。手足溫煖者。甘草瀉心湯去大棗。易生薑。此證胃口有熱。不可用溫藥。

傷寒服湯藥。下利不止。心下痞鞕。服瀉心湯已。復以他藥下之。利不止。醫以理中與之。利益甚。理中者。理中焦。此利在下焦。赤石脂禹餘糧湯主之。復不止者。當利其小便。傷藥下。脈經。千金。有而字。復不止。玉函。脈經。作若不止。復下。成本。有利字。已。千金。作竟。龐氏。末句。改作復利不止。當以五苓散利小便。

(成)傷寒服湯藥下後。利不止。而心下痞鞕者。氣虛而客氣上逆也。與瀉心湯攻之則痞也。醫復以他藥下之。又虛其裏。致利不止也。理中丸。脾胃虛寒。下利者。服之愈。此以下焦虛。故與之其利益甚。聖濟經曰。滑則氣脫。欲其收也。如開腸洞泄。便溺遺失。澁劑所以收之。此利由下焦不約。與赤石脂禹餘糧湯。以澁洞泄。下焦主分清濁。下利者。水穀不分也。若服澁劑而利不止。當利小便。以分其氣。(汪)利其小便。仲景無方。補亡論常器之云。可五苓散。

赤石脂禹餘糧湯方

赤石脂一斤碎　太一禹餘糧一斤碎○玉函。成本。無太一二字

右二味。以水六升。煮取二升。去滓。分溫三服。成本。右字。作已上二字。誤。脫分溫二字。

(成)本草云。澁可去脫。石脂之澁。以收斂之。重可去怯。餘糧之重。以鎮固之。(柯)甘薑參朮。可以補中宮火氣之虛。而不足以固下焦脂膏之脫。此利在下焦。未可以理中之劑收功也。然大腸之不固。仍責在胃。關門之不

緊。仍責在脾。此二味皆土之精氣所結。能實胃而澁腸。蓋急以治下焦之標者。實以培中宮之本也。要之此證。是土虛而非火虛。故不宜於薑附。若水不利而濕甚。復利不止者。則又當利其小便矣。凡下焦虛脫者。以二物爲本。參湯調服。最效。

案志聰云。按神農本經。太乙餘糧。禹餘糧。各爲一種。既云太乙禹餘糧。此方宜於三味。或相傳有悞。此說大誤。證類本草圖經云。本草。有太乙餘糧。禹餘糧。兩種。治體猶同。

傷寒吐下後發汗。虛煩。脈甚微。八九日心下痞鞕。脇下痛。氣上衝咽喉。眩冒。經脈動惕者。久而成痿。脈經。發上。無後字。

(成)傷寒吐下後發汗。則表裏之氣俱虛。虛煩脈甚微。爲正氣內虛。邪氣獨在。至七八日。正氣當復。邪氣當罷。而心下痞。脇下痛。氣上衝咽喉。眩冒者。正氣內虛而不復。邪氣留結而不去。經脈動惕者。經絡之氣虛極。久則熱氣還經。必成痿弱。(錫)痿者。肢體委廢。而不爲我用也。久而成痿者。經血不外行于四末也。(錢)如此陰盛陽虛之證。雖或僥倖而不至危殆。若經久不愈。必至陽虛不治。筋弛骨痿。而成廢疾矣。(魏)此條證。仍用茯苓桂枝白朮甘草湯。或加附子。倍加桂枝爲對也。

案成注熱氣還經。於義未允。汪氏引作表氣虛不能充養於身。似是。金鑑云。八九日心下痞鞕。脇下痛。氣上衝咽喉。三句。與上下文義不屬。必是錯簡。注家因此三句。皆蔓衍支離。牽強注釋。不知此證。總因汗出過多。大傷津液而成。當用補氣補血益筋壯骨之藥。經年始可愈也。未知此說果是否。姑存俟攷。汪氏引補亡論云。可茯苓甘草白朮生薑湯。郭白雲云。當作茯苓桂枝白朮甘草湯。成痿者。振痿湯。

傷寒發汗。若吐若下。解後。心下痞鞕。噫氣不除者。旋復代赭湯主之。玉函。脈經。發汗。作汗出。復。作覆。成本。玉函。赭下。有石字。

〔方〕解。謂大邪已散也。心下痞鞕。噫氣不除者。正氣未復。胃氣尚弱。而伏飲爲逆也。〔汪〕此噫氣。比前生薑瀉心湯之乾噫不同。是雖噫而不至食臭。故知其爲中氣虛也。與旋復代赭石湯。以補虛散痞。下逆氣。

旋復代赭湯方

旋復花三兩　人　參二兩　生　薑五兩〇成本。有切字　大　棗十二枚擘

甘　草三兩炙　半　夏半升洗　代　赭一兩〇玉函。成本。代赭石

右七味。以水一斗。煮取六升。去滓。再煎取三升。溫服一升。日三服。成本。右下。有件字。

〔周〕旋覆花。能消痰結。軟痞。治噫氣。代赭石。止反胃。除五臟血脈中熱。健脾。乃痞而噫氣者用之。誰曰不宜。於是佐以生薑之辛。可以開結也。半夏。逐飲也。人參。補正也。甘草大棗。益胃也。予每借之。以治反胃噎食。氣逆不降者。靡不神效。

傷寒類方曰。靈樞口問篇云。寒氣客於胃。厥逆從下上散。復出於胃。故爲噫。俗名噯氣。皆陰陽不和於中之故。此乃病已向愈。中有留邪。在於心胃之間。與前諸瀉心法。大約相近。本草云。旋復治結氣脇下滿。代赭治腹中邪毒氣。如此二物。以治噫氣。餘則散痞補虛之法也。

吳儀洛方論曰。去滓復煎。亦取共行其事之義。與生薑瀉心湯等同義。

活人書曰。有旋復代赭石證。其人或欬逆氣虛者。先服四逆湯。胃寒者。先服理中丸。次服旋復代赭湯。爲良。

喻氏寓意草曰。治一人膈氣。粒食不入。始吐清水。次吐綠水。次吐黑水。次吐臭水。呼吸將絕。一晝夜。先服理中湯六劑。不令其絕。來早轉方。一劑而安。金匱有云。噫氣不除者。旋覆代赭石湯主之。吾於此病。分別用之者有二道。一者以黑水爲胃底之水。此水且出。則胃中之津。久巳不存。不敢用半夏。以燥其胃也。一者以將絕之氣。止存一系。以代赭墜之。恐其立斷。必先以理中分理陰陽。使氣易於降下。然後代赭得以建奇奏勳。乃用旋覆花一味煎湯。調代赭石末二匙。與之。纔入口。卽覺其轉入丹田矣。但困倦之極。服補藥二十劑。將息二月而愈。

下後。不可更行桂枝湯。若汗出而喘。無大熱者。可與麻黃杏子甘草石膏湯。玉函。作大下以後。杏子。作杏仁。

〔成〕前第三卷十六證云。發汗後不可更行桂枝湯。汗出而喘。無大熱者。爲與此證治法同。汗下雖殊。既不當損正氣則一。邪氣所傳既同。遂用一法治之。經所謂若發汗若下若吐後者。是矣。〔程〕下在用桂枝後。是從更字上看出。

案志聰錫駒並云。此節重出。下字疑本汗字。非也。

太陽病。外證未除。而數下之。遂協熱而利。利下不止。心下痞鞕。表裏不解者。桂枝人參湯主之。協。成本。作恊。玉函。脈經。千金翼。作挾。

〔程〕太陽病。外證未除。而數下之。表熱不去。而裏虛作利。是曰協熱。利下不止。心下痞鞕者。裏氣虛。而土來心下也。表裏不解者。陽因痞。而被格於外也。桂枝行陽於外以解表。理中助陽於內以止利。陰陽兩治。總是補正。令邪自却。緣此痞無客氣上逆。動膈之陽邪。輒防陽欲入陰。故不但瀉心中芩連不可用。幷桂枝中芍藥不可用也。協熱而利。向來俱作陽邪陷入下焦。果爾。安得用理中耶。利有寒熱二證。但表熱不罷者。皆爲協熱利也。

案此條。方氏諸家。並爲熱邪陷入證。至汪氏則云。此係邪熱未解。乃實熱之證。非虛寒也。桂枝人參湯。大都是叔和撰次時。傳寫之誤。此蓋以協熱之協。爲合同之義。而不知與挾同。皆坐不博攷之弊也。程氏辨晰之。極是矣。錫駒以挾熱爲解。然而未能免陷入之說。殊可惜也。案此心下痞鞕。與金匱胸痺心中痞。與人參湯之證略同。

桂枝人參湯方

桂枝 四兩別切〇別切二字。玉函。成本。作去皮　甘草 四兩炙　白朮 三兩

人參 三兩　乾薑 三兩

右五味。以水九升。先煮四味。取五升。內桂。更煮取三升。去滓。溫服一升。日再夜一服。五升下。玉函。有去滓二字。成本。三升下。脫去滓二字。方氏。圏白朮之白。吳本。删。

〔喩〕此方即理中加桂枝。而易其名。亦治虛痞下利之聖法也。〔吳〕桂枝辛香。經火久煎。則氣散而力有不及矣。故須遲入。凡用桂枝諸方。俱當依此爲例。用肉桂。亦當臨用去粗皮。切碎。俟羣藥煎好。方入煎二三沸。即服。

傷寒類方曰。桂獨後煑。欲其於治裏症藥中。越出於表。以散其邪也。

傷寒大下後。復發汗。心下痞。惡寒者。表未解也。不可攻痞。當先解表。表解

乃可攻痞。解表宜桂枝湯。攻痞宜大黃黃連瀉心湯。玉函。脈經。發下。有其字。

〔柯〕心下痞。是誤下後裏症。惡寒。是汗後未解症。裏實表虛。內外俱病。皆因汗下倒施所致。表裏交持。仍當遵先表後裏。先汗後下正法。蓋惡寒之表。甚於身疼。心下之痞。輕於清穀。與救急之法不同。〔錢〕心下已痞。而仍惡寒者。猶有表邪未解也。前條同是痞證而惡寒。以附子瀉心者。因惡寒汗出。所以知其爲陽虛之惡寒也。此則惡寒而不汗出。是以知其爲表未解也。〔方〕傷寒病初之表當發。故用麻黃湯。此以汗後之表當解。故曰宜桂枝湯。

活人書曰。大抵結胸痞。皆應下。然表未解者。不可攻也。總病論曰。前加附子。是汗出多而惡寒。表汗解。而裏結未除故也。此症。是發後無汗惡寒故也。先須解表也。

傷寒發熱。汗出不解。心中痞鞕。嘔吐而下利者。大柴胡湯主之。中。玉函。正脈。作下。方本。汪本同。

〔程〕心中痞鞕。嘔吐而下利。較之心腹濡軟。嘔吐而下利。爲裏虛者不同。發熱汗出不解。較之嘔吐下利。表解者乃可攻之。竟用十棗湯者又不同。況其痞不因下後而成。幷非陽邪陷入之痞。而裏氣內拒之痞。痞氣填入心中。以致上下不交。故嘔吐而下利也。大柴胡湯。雖屬攻劑。然實管領表裏上中之邪。總從下焦爲出路。則攻中自寓和解之義。主之是爲合法。

案金鑑云。下利之下字。當是不字。若是下字。豈有上吐下利。而以大柴胡湯下之之理乎。此說似是。而實非也。所謂下利。乃是熱利。若改作不利。則與小便何別。可謂失考矣。

病如桂枝證。頭不痛。項不強。寸脈微浮。胸中痞鞕。氣上衝喉咽。不得息者。此爲胸有寒也。當吐之。宜瓜蔕散。頭上。項上。脈經。有其字。千金翼。作頭項不強痛。喉咽。玉函。成本。作咽喉此爲胸有寒。千金。作此以內有久痰。

〔成〕病如桂枝證。爲發熱汗出惡風也。〔方〕頭不痛。項不強。言太陽經中無外入之風邪。以明非中風也。寸候身半已上。微浮。邪自內出也。胸中痞鞕。痰涎塞膈也。氣上衝咽喉者。痰湧上逆。或謂喉中聲如曳鋸。是也。寒。以痰言。〔喻〕寒者。痰也。痰飲內動。身必有汗。加以發熱惡寒。全似中風。但頭不痛。項不強。此非外入之風。乃內蘊之痰。窒塞胸間。宜用瓜蔕散。以湧出其痰也。〔周〕寒飲停蓄。阻遏胸中之陽。使衞氣不能外固。故發熱惡寒汗出也。〔程〕邪氣蘊蓄於膈間。此爲胸有寒也。痞鞕一證。因吐下者爲虛。不因吐下者爲實。實邪填塞心胸。中下二焦。爲之阻絕。自不得不從上焦爲出路。所謂在上者因而越之。是也。

案方氏諸家。以寒爲痰。蓋瓜蔕能吐膈間之頑痰。故有此說。而不可以寒直斥爲痰。程氏則爲邪字看。極穩當矣。如錢氏單爲風寒之寒。亦恐不爾。厥陰篇。瓜蔕散條云。邪結在胸中。又云。病在胸中。程說有所據。

瓜蔕散方

瓜蔕一分熬黃　赤小豆一分〇玉函作各六銖

右二味。各別擣篩。爲散已。合治之。取一錢匕。以香豉一合。用熱湯七合。煮作稀糜。去滓。取汁和散。溫頓服之。不吐者。少少加。得快吐乃止。諸亡血虛家。不可與瓜蔕散。錢匕。千金翼。作半錢匕。

〔鑑〕胸中者。清陽之府。諸邪入胸府。阻遏陽氣。不得宣達。以致胸滿痞鞕。熱氣上衝。燥渴心煩。嗢嗢欲吐。脈數促者此熱鬱結也。胸滿痞鞕。氣上衝咽喉不得息。手足寒冷。欲吐不能吐。脈遲緊者。此寒鬱結也。凡胸中寒熱。與氣與飲。鬱結爲病。諒非汗下之法所能治。必得酸苦湧泄之品因而越之。上焦得通。陽氣得復。痞鞕可消。胸中可和也。瓜蒂極苦。赤豆味酸。相須相益。能疏胸中實邪。爲吐劑中第一品也。而佐香豉汁合服者。藉穀氣以保胃氣也。服之不吐。少少加服。得快吐即止者。恐傷胸中元氣也。此方奏功之捷。勝於汗下。所謂汗吐下三大法也。今人不知仲景子和之精義。置之不用。可勝惜哉。然諸亡血虛家。胸中氣液已虧。不可輕與。特爲申禁。〔汪〕傷寒一病。吐法不可不講。華元化云。傷寒至四日在胸。宜吐之。巢元方云。傷寒病三日以上。氣浮在上部。胸心填塞滿悶。當吐之則愈。仲景以此條論。特出之太陽下篇者。以吐不宜遲。與太陽汗證相等。當於兩三日間。審其證而用其法也。條辨。以胸有寒爲痰。亦通。蓋胸有風寒。則其人平素飲食之積。必鬱而成熱。變而爲痰。所以瓜蒂散。亦湧痰熱之藥也。尙論篇以此條證。竟列入痰病中。誤矣。煑作稀糜。言以湯七合。煑香豉如糜粥之爛也。方氏以稀糜。爲另是稀粥。大謬之極。

古方選注曰。瓜蒂散乃酸苦涌泄重劑。以吐胸寒者。邪結於胸。不涉太陽表實。只以三物爲散。煑作稀糜。留戀中焦。以吐之。能事畢矣。瓜蒂性升。味苦而湧。豆性酸斂。味苦而泄。恐其未必即能宣越。故復以香豉湯。陳腐之性。開發實邪。定當越上而吐矣。

外臺祕要張文仲瓜蒂散。主傷寒胸中痞塞。瓜蒂。赤小豆各一兩。右二味。擣散。白湯服一錢七。又范汪。療傷寒及天行。瓜蒂散方。同上二味。擣作散。溫湯二合。服一錢七。藥下便臥。若吐便且急忍也。候食頃不吐者。取錢五七散。二合湯和服之。便吐矣。不吐復稍增。以吐爲度。吐出青黄如菜汁者。五升以上爲佳。若吐少病不除者。明日如前法。復服之。可至再三。不令人虛也。藥力過時不吐。服湯一升。助藥力也。吐出便可食。無復餘毒。若服藥過多者。益飲冷水解之。和服之下。活人書。有以手指擿之五字。

東垣試效方曰。若有宿食而煩者。仲景以梔子大黄湯主之。氣口三盛。則食傷太陰。填塞悶亂。極則心胃大疼。兀兀欲吐。得吐則已。俗呼食迷風。是也。經云。上部有脈。下部無脈。其人當吐。不吐者死。宜瓜蒂散之類吐之。經云。高者因而越之。此之謂也。

醫方集解曰。治卒中痰迷。涎潮壅盛。顛狂煩亂。人事昏沈。五癇痰壅上膈。及火氣上衝。喉不得息。食填中脘。欲吐不出。量人虛實服之。吐時須令閉目。緊束肚皮。吐不止者。葱白湯解之。良久不出者。含砂糖一塊。即吐。○案張子和不用豆豉。加人參甘草。虀汁調下。吐不止者。用煎麝香湯。瓜苗聞麝香即死。所以立解。

活人指掌辨疑曰。瓜蒂。即絲瓜蒂。俗名藤羅。○案此說。本草所不載。錄以俟試驗。舒氏亦云。如無甜瓜。絲瓜蒂可代。

病脅下素有痞。連在臍傍。痛引少腹。入陰筋者。此名藏結。死。玉函。脈經。病下。有者若二字。入陰筋。作入陰俠陰筋。

〔程〕其人脅下素有痞積。陰邪之伏裏者。根柢深且固也。今因新得傷寒。未察其陰經之痞。誤行攻下。致邪氣入裏。與宿積相互。使藏之真氣。結而不通。因連在臍旁。痛引少腹。入陰筋。故名藏結。蓋痞爲陰邪。而臍旁。陰分也。在藏爲陰。以陰邪結於陰經之藏。陽氣難開。至此而結勢已成。於法爲死。〔錢〕其痛下引少腹。入厥陰而控引睾丸之陰筋者。此等藏結。以陰氣過極。陽氣竭絕。故曰死。〔錫〕上文論藏結。曰難治。曰不可攻。此復論藏結之死症。以見藏結可生。而亦可死也。

傷寒若吐若下後。七八日不解。熱結在裏。表裏俱熱。時時惡風。大渴。舌上乾燥而煩。欲飲水數升者。白虎加人參湯主之。白虎加人參湯。脈經。千金。千金翼。作白虎湯。傷寒下。成本。有病字。

〔成〕若吐若下後七八日。則當解。復不解而熱結在裏。表熱者。身熱也。裏熱者。內熱也。本因吐下後。邪氣乘虛內陷爲結熱。若無表熱。而純爲裏熱。則邪熱結而爲實。此以表熱未罷。時時惡風。若邪氣純在表。則惡風無時。若邪氣純在裏。則更不惡風。以時時惡風。知表裏俱有熱也。邪熱結而爲實者。則無大渴。邪熱散漫則渴。今雖熱結在裏。表裏俱熱。未爲結實。邪氣散漫。熏蒸焦膈。故大渴。舌上乾燥而煩。欲飲水數升。與白虎加人參湯。散熱生津。〔錢〕大渴舌上乾燥而煩。欲飲水數升。則裏熱甚於表熱矣。謂之表熱者。乃熱邪已結於裏。非尙有表邪也。因裏熱太甚。其氣騰達於外。故表間亦熱。卽陽明篇所謂蒸蒸發熱。自內達外之熱也。〔汪〕時時惡風者。乃熱極汗多。不能收攝。腠理疎。以故時時惡風也。裏熱則胃府中燥熱。以故大渴。舌上乾燥而煩。欲飲水數升。此因吐下之後。胃氣虛。內亡津液。以故燥渴甚極也。〔周〕口至乾。舌至燥。無津液極矣。能生津液。而神速者。莫若人參。故加之。

案金鑑云。傷寒二字之下。當有若汗二字。蓋發汗較吐下。更傷津液爲多也。時時惡風。當是時汗惡風。若非汗字。則時時惡風。是表不解。白虎湯在所禁也。論中謂發熱無汗。表不解者。不可與白虎湯。渴欲飲水。無表證者。白虎加人參湯主之。讀者細玩經文自知。此說難從。柯氏云。當汗不汗。反行吐下。是治之逆也。吐則津液亡于上。下得津液亡于下。是也。

傷寒類方曰。胃液已盡。不在經。不在腑。亦非若承氣症之有實邪。因胃口津液枯竭。內火如焚。欲引水自救。故其證如此。與熱邪在府者逈別。

外臺秘要。仲景傷寒論療傷寒汗出。惡寒身熱。大渴不止。欲飲水一二斗者。白虎加人參湯主之。○此條。本經不載。姑附存于此。

白虎加人參湯方

知母六兩　石膏一斤碎　人參二兩○上篇。玉函。作三兩

甘草二兩炙　粳米六兩

右五味。以水一斗。煮米熟湯成去滓。溫服一升。日三服。此方。立夏後立秋前乃可服。立秋後不可服。正月二月三月。尚凜冷。亦不可與服之。與之則嘔利而腹痛。諸亡血虛家。亦不可與。得之則腹痛利者。但可溫之當愈。玉函。作春三月病常苦裏冷。案此方。已見太陽上篇。而無此方立夏以下六十二字。故再舉于斯。此六十二字。疑是後人所添。而玉函。千金。及翼方。外臺秘要。幷有之。故不可安刪。姑存其舊耳。

內臺方議。問曰。活人書云。白虎湯。惟夏至發可用。何耶。答曰。非也。古人一方對一證。若嚴冬之時。果有白虎湯證。安得不用石膏。盛夏之時。果有真武湯證。安得不用附子。若老人可下。豈得不用硝黃。壯人可溫。豈得不用薑附。此乃合用者必需之。若是不合用者。強而用之。不問四時。皆能爲害也。

汪氏引徐春沂云。立夏後云云。疑是後人所加。

張氏傷寒百問經絡圖曰。白虎加人參名化斑湯。出異書。

傷寒無大熱。口燥渴。心煩。背微惡寒者。白虎加人參湯主之。玉函。心。作而。千金。及翼。外臺。作白虎湯。

〔鑑〕傷寒身無大熱。不煩不渴。口中和。背惡寒。附子湯主之者。屬少陰病也。今傷寒身無大熱。知熱漸去表入裏也。口燥渴心煩。知熱已入陽明也。雖有背微惡寒一證。似乎少陰。但少陰證口中和。今口燥渴。是口中不和也。背惡寒。非陽虛惡寒。乃陽明內熱。熏蒸於背。汗出肌疎。故微惡之也。主白虎湯。以直走陽明。大清其熱。加人參者。蓋有意以顧肌疎也。〔錢〕此條之背惡寒。口燥渴而心煩者。乃內熱生外寒也。非口中和之背惡寒。可比擬而論也。〔汪〕內蒸熱而表必多汗。以故惡寒。與上條惡風之義相同。

案背惡寒。成氏以爲表邪未盡。程氏以爲陽虛。並非也。傷寒類方曰。此亦虛燥之症。微惡寒。謂雖惡寒而甚微。又周身不寒。寒獨在背。知外邪已解。若大惡寒。則不得用此湯矣。

傷寒脈浮。發熱無汗。其表不解。不可與白虎湯。渴欲飲水。無表證者。白虎加人參湯主之。解下。成本。玉函。外臺。有者字。千金。及翼。外臺。作白虎湯。

〔魏〕脈浮而不至於滑。則熱未變而深入。正發熱無汗表證顯然如此。不可與白虎湯。徒傷胃氣。言當於麻黃湯。大青龍。桂枝二越婢一之間。求治法也。如其人渴欲飲水。與之水。果能飲者。是表邪變熱。已深入矣。再診脈無浮緩浮緊之表脈。審證無頭身疼痛。發熱無汗之表證。卽用白虎加人參。補中益氣。止其燥渴。〔錢〕若渴欲飲水。則知邪熱已入陽明之裏。胃中之津液枯燥矣。然猶必審其無表證者。方以白虎湯。解其煩熱。又加人參。以救其津液也。

太陽少陽併病。心下鞕。頸項強而眩者。當刺大椎肺俞肝俞。慎勿下之。玉函。太陽下。有與字。鞕。作痞堅二字。大椎下。有一間二字。成本。無肝俞二字。攷注文。係脫文。

〔成〕心下痞鞕而眩者。少陽也。頸項強者。太陽也。刺大椎肺俞。以瀉太陽之邪。而以太陽脈下項俠脊。故爾。肝俞以瀉少陽之邪。以膽爲肝之府故爾。太陽爲在表。少陽爲在裏。明是半表半裏證。前第八證云。不可發汗。發汗則讝語。是發汗攻太陽之邪。少陽之邪。益甚于胃。以發讝語。此云慎勿下之。攻少陽之邪。太陽之邪。乘虛入裏。必作結胸。經曰。太陽少陽併病。而反下之成結胸。〔方〕頸項。亦頭項之互詞。前條言眩冒。此有眩無冒。差互詳略耳。〔汪〕大椎一穴。實合太少而齊瀉。諸家注皆不明用鍼之理。竟置大椎而不論。大誤之極。

太陽與少陽合病。自下利者。與黃芩湯。若嘔者。黃芩加半夏生薑湯主之。

〔成〕太陽陽明合病自下利。爲在表。當與葛根湯發汗。陽明少陽合病自下利。爲在裏。可與承氣湯下之。此太陽少陽合病自下利。爲在半表半裏。非汗下所宜。故與黃芩湯。以和解半表半裏之邪。嘔者。胃氣逆也。故加半夏生薑。以散逆氣。〔錢〕太少兩陽經之證。並見而爲合病。太陽雖在表。而少陽逼處于裏。已爲半表半裏。以兩經之熱邪內攻。令胃中之水穀下奔。故自下利。〔汪〕太少合病。而至自利。則在表之寒邪。悉鬱而爲裏熱矣。裏熱不實。故與黃芩湯以清熱益陰。使裏熱清而陰氣得復。斯在表之陽熱自解。所以此條病。不但太陽桂枝。在所當禁。并少陽柴胡。亦不須用也。〔鑑〕太陽與少陽合病。謂太陽發熱頭痛。或口苦咽乾目眩。或胸滿。脈或大而弦也。若表邪盛。肢節煩疼。則宜與柴胡桂枝湯。兩解其表矣。今裏熱盛。而自下利。則當與黃芩湯清之。以和其裏也。

案此條證。張璐周禹載以爲溫病。魏氏駁之。是也。

醫方集解曰。合病者。謂有太陽症之身熱頭痛脊強。又有少陽症之耳聾脇痛。嘔而口苦。寒熱往來也。自利者。不因攻下。而泄瀉也。自利。固多可溫。然腸胃有積結。與下焦客熱。又非溫劑所能止。或分利之。或攻泄之可也。

黃芩湯方

黃芩三兩○玉函。作二兩。　芍藥二兩　甘草二兩炙　大棗十二枚擘

右四味。以水一斗。煮取三升。去滓。溫服一升。日再夜一服。成本。一服下。有若嘔者。加半夏半升。生薑三兩。十二字。而無黃芩加半夏生薑湯方。成本。第十卷。生薑一兩半

黃芩加半夏生薑湯方

黃芩三兩　芍藥二兩　甘草二兩炙　大棗十二枚擘

半夏半升洗　生薑一兩半一方三兩切

右六味。以水一斗。煮取三升。去滓。溫服一升。日再夜一服。

〔汪〕此小柴胡加減方也。熱不在半表。已入半裏。故以黃芩主之。雖非胃實。亦非胃虛。故不須人參補中也。〔錢〕黃芩撤其熱。而以芍藥斂其陰。甘草大棗和中而緩其津液之下奔也。若嘔者。是邪不下走而上逆。邪在

胃口。胸中氣逆而爲嘔也。故加半夏之辛滑。生薑之辛散。爲蠲飲治嘔之專劑也。〔徐〕因此而推廣之。凡雜證因裏未和而下利者。黄芩湯可爲萬世之主方矣。

玉函經。黄芩人參湯方。黄芩。人參。桂枝。乾薑。各二兩。半夏半升。大棗十二枚。右六味。以水七升。煮取二升。去滓。分溫再服。〇此方無治證。蓋與黄連湯略同。此方。外臺。名黄芩湯。治乾嘔下利。

醫方集解曰。昂案二經合病。何以不用二經之藥。蓋合病而兼下利。是陽邪入裏。則所重者在裏。故用黄芩。以徹其熱。而以甘芍大棗。和其太陰。使裏氣和。則外證自解。和解之法。非一端也。仲景之書。一字不苟。此證單言下利。故此方亦單治下利。機要用之。治熱痢腹痛。更名黄芩芍藥湯。又加木香檳榔大黄黄連當歸官桂。更名芍藥湯。治下痢。仲景此方。遂爲萬世治痢之祖矣。本方除大棗。名黄芩芍藥湯。治火升鼻衄及熱痢。出活人書。黄芩加半夏生薑湯。亦治膽府發欬。嘔苦水。如膽汁。

傷寒胸中有熱。胃中有邪氣。腹中痛。欲嘔吐者。黄連湯主之。

〔成〕此傷寒邪氣傳裏。而爲下寒上熱也。胃中有邪氣。使陰陽不交。陰不得升。而獨治於下。爲下寒。腹中痛。陽不得降。而獨治於上。爲胸中熱欲嘔吐。與黄連湯。升降陰陽之氣。〔程〕此等證。皆本氣所生之寒熱。無關于表故着二有字。〔鑑〕傷寒未解。欲嘔吐者。胸中有熱邪上逆也。腹中痛者。胃中有寒邪內攻也。此熱邪在胸。寒邪在胃。陰陽之氣不和。失其升降之常。故用黄連湯。寒溫互用。甘苦並施。以調理陰陽。而和解之也。傷寒邪氣入裏。因人藏氣素有之寒熱而化。此則隨胃中有寒。胸中有熱而化。腹中痛欲嘔吐。故以是方主之。〔汪〕條辨尙論篇。皆以風寒二邪。分陰陽寒熱。殊不知風之初來。未必非寒。寒之既入。亦能成熱。不可拘也。

病源候論。冷熱不調候曰。夫人營衛不調。致令陰陽否塞。陽并於上則上熱。陰并於下則下冷。上焦有熱。或喉口生瘡。胸膈煩滿。下焦有冷。則腹脹腸鳴。絞痛泄利。

宣明論曰。腹痛欲嘔吐者。上熱下寒也。以陽不得降。而胸熱欲嘔。陰不得升。而下寒腹痛。是升降失常也。

黃連湯方

黃連三兩○玉函。作二兩。　甘草三兩炙○玉函。作一兩。　乾薑三兩○玉函。作一兩。　桂枝三兩去皮○玉函。作二兩。

人參二兩○千金翼。作三兩。　大棗十二枚擘　半夏半升洗○玉函。作五合。

右七味。以水一斗。煮取六升。去滓。溫服。晝三夜二。疑非仲景方。成本。作溫服一升。日三服。夜二服。無疑非仲景方五字。玉函亦無。

〔鑑〕君黃連以清胸中之熱。臣乾薑以溫胃中之寒。半夏降逆。佐黃連嘔吐可止。人參補中。佐乾薑腹痛可除。桂枝所以安外。大棗所以培中也。然此湯寒溫不一。甘苦並投。故必加甘草協和諸藥。此爲陰陽相格。寒熱並施之治法也。〔柯〕此與瀉心湯大同。而不名瀉心者。以胸中素有之熱。而非寒熱相結于心下也。看其君臣更換處。大有分寸。

傷寒類方曰。即半夏瀉心湯。去黃芩。加桂枝。諸瀉心之法。皆治心胃之間。寒熱不調。全屬裏症。此方以黃芩易桂枝。去瀉心之名。而曰黃連湯。乃表邪尚有一分未盡。胃中邪氣。尚當外達。故加桂枝一味。以和表裏。則意無不到矣。

傷寒八九日。風濕相搏。身體疼煩。不能自轉側。不嘔不渴。脈浮虛而濇者。

桂枝附子湯主之。若其人大便鞕。【原注】一云。臍下心下鞕。小便自利者。去桂加白朮湯主之。疼煩。成本。作煩疼。脈經。作疼痛。不渴下。外臺。有下之二字。千金翼。有下已二字。去桂加白朮湯。玉函。脈經。千金翼。作朮附子湯。成本。桂下。有枝字。

〔鑑〕傷寒八九日。不嘔不渴。是無傷寒裏病之證也。脈浮虛濇。是無傷寒表病之脈也。脈浮虛。主在表虛風也。濇者。主在經寒濕也。身體疼煩。屬風也。不能轉側。屬濕也。乃風濕相搏之證。非傷寒也。與桂子附子湯。溫散其風濕。使從表而解也。若脈浮實者。則又當以麻黃加朮湯。大發其風濕也。如其人有是證。雖大便鞕。小便自利。而不議下者。以其非邪熱入裏之鞕。乃風燥濕去之鞕。故仍以桂枝附子湯。去桂枝。以大便鞕。小便自利。不欲其發汗。再奪津液也。加白朮。以身重著濕在肉分。用以佐附子。逐濕氣於肌也。

程林金匱直解曰。風淫所勝。則身煩疼。濕淫所勝。則身體難轉側。風濕相搏於營衛之間。不干於裏。故不嘔不渴也。脈浮為風。濇為濕。以其脈近於虛。故用桂枝附子湯。溫經以散風濕。小便利者。大便必鞕。桂枝近於解肌。恐大汗。故去之。白朮去肌濕。不妨乎內。故加之。

內臺方議曰。問曰。此書皆是傷寒之法。又兼此風濕之證雜之。何耶。答曰。此人先有濕氣。因傷中風寒。合而成此證。以此添入傷寒法中。昔自祖師張仲景開化以來。此風濕暍風溫濕溫等證。皆在金鏡外臺法中。因三國混亂。書多亡失。外臺之書。流蕩不全。因王叔和得傷寒。足六經之法。集成傷寒論。間得風濕數篇。雜入此中。故曰痓濕暍三種。宜應別論。惟得正傳者方知之。

案相搏之搏。方氏改作摶。注云。摶。捏聚也。言風與濕。捏合團聚。共為一家之病也。此說非也。蓋搏。薄同。王冰平人氣象論注。引辨脈。陰陽相搏。名曰動。作相薄。可以證也。

桂枝附子湯方

桂　枝四兩去皮　附　子三枚炮去皮破〇成本。破八片。錢本。作二枚　生　薑三兩切

大　棗十二枚擘　甘　草二兩炙

右五味。以水六升。煮取二升。去滓。分溫三服。

去桂加白朮湯方〇金匱白朮附子湯。即是。玉函。名朮附湯。金鑑。作桂枝附子去桂枝加白朮湯。

附　子三枚炮去皮破　白　朮四兩　生　薑三兩切〇玉函。作二兩。　甘　草二兩炙〇玉函。作二兩。

大　棗十二枚擘〇玉函。作十五枚。

右五味。以水六升。煮取二升。去滓。分溫三服。初一服。其人身如痺。半日許復服之。三服都盡。其人如冒狀。勿怪。此以附子朮。併走皮內。逐水氣未得除。故使之耳。法當加桂四兩。此本一方二法。以大便鞕。小便自利。去桂也。以大便不鞕。小便不利。當加桂。附子三枚。恐多也。虛弱家及產婦。宜減服之。去桂加白朮湯。金匱。用附子一枚。白朮二兩。生薑甘草各一兩。大棗六枚。水六升。作三升。二升。作一升。外臺。引仲景傷寒論。本云附子一枚。今加之二枚。名附子湯。又云。此二方。但治風濕。非治傷寒也。

〔徐〕是風濕相搏。以不頭疼。不嘔渴。知風濕之邪。不在表。不在裏。而在軀殼。然其原因於寒。幾於風寒濕合而爲痺矣。桂枝湯本屬陽劑。而芍藥非寒濕證所宜。故易以附子之辛熱。多至三枚。從桂枝之後。爲純陽剛劑。以開凝結之陰邪。然脈不單濇。而浮虛。先見是濕少而風多也。故藉一附子。而迅掃有餘。否則又宜去桂枝加朮

湯。驅濕爲主矣。

吴儀洛方論曰。此即桂枝去芍藥加附子湯。又加附子二枚。又即後條之甘草附子湯。以薑棗易朮之變制也。汪氏云。若其人大便鞕。小便自利者。後條辨云。此濕雖盛而津液自虛也。於上湯中去桂。以其能走津液。加朮。以其能生津液。或問云。小便利。則濕去矣。何以猶言濕盛。余答云。濕熱鬱於裏。則小便不利。寒濕搏於經。則小便自利。又有昧理者云。大便溏。宜加白朮。殊不知白朮爲脾家主藥。後條辨云。燥濕以之。滋液亦以之。

直指方帶下論云。經曰。衛氣者所以温分肉。充皮膚。肥腠理。司開闔。衛氣若虛。則分肉不温。皮膚不充。腠理不肥。而開闔失其司耳。況胃爲血海。水液會焉。胃者中央之土。又所以主肌肉。而約血水也。衛氣與胃氣俱虛。則肌弱而膚空。血之與水。不能約制。是以涓涓漏卮。休作無時。而不暫停矣。然則封之止之。其可不加意於固衛厚脾之劑乎。此桂枝附子湯以之固衛。而人參白朮茯苓草菓丁香木香以之厚脾。二者俱不可闕也。

風濕相搏。骨節疼煩。掣痛不得屈伸。近之則痛劇。汗出短氣。小便不利。惡風不欲去衣。或身微腫者。甘草附子湯主之。疼煩。成本。作煩疼。是。

〔喻〕此條復互上條之意。而辨其症之較重者。痛不可近。汗出短氣。惡風不欲去衣。小便不利。或身微腫。正相搏之最劇處。〔錢〕掣痛者。謂筋骨肢節抽掣疼痛也。不得屈伸。寒濕之邪。流著於筋骨肢節之間。故拘攣不得屈伸也。近之則痛劇者。即煩疼之甚也。疼而煩甚。人近之則聲步皆畏。如動觸之而其痛愈劇也。汗出。即中風汗自出也。短氣。邪在胸膈。而氣不得伸也。小便不利。寒濕在中。清濁不得升降。下焦真陽之氣化不行也。惡風不欲去衣。風邪在表也。或微腫者。濕淫肌肉。經所謂濕傷肉也。風邪寒濕。搏聚而不散。故以甘草附子湯主之。〔方〕或。未定之詞。身微腫。濕外薄也。不外薄則不腫。故曰或也。〔程〕已上二條。雖云風濕相搏。其實各夾有一寒字在內。即三氣合而爲痺之證也。邪留于筋骨之間。寒多則筋攣骨痛。

甘草附子湯方

白　朮二兩○玉函。作三兩。　桂　枝四兩去皮　附　子二枚炮去皮○汪。周。作破八片

甘　草二兩炙○玉函。外臺。作三兩

右四味。以水六升。煮取三升。去滓。溫服一升。日三服。初服得微汗則解。能食汗止復煩者。將服五合。恐一升多者。宜服六七合爲始。玉函。二升。作三升。汗止。金匱。成本。作汗出。無將字。始。金匱。成本。作妙。千金翼。作愈。徐彬金匱論注。沈明宗編注。作佳。

〔徐〕此與桂枝附子湯證同是風濕相搏。然彼以病淺寒多。故肢體爲風濕所困。而患止軀殼之中。此則風濕兩勝。挾身中之陽氣。而奔逸爲災。故骨節間風入增勁。不能屈伸。大傷其衛。而汗出短氣惡風。水亦乘風作勢。而身微腫。其病勢方欲擾亂於肌表。與靜而困者不侔矣。〔吳〕此方用附子除濕溫經。桂枝祛風和營。朮去濕實衛。甘草輔諸藥。而成斂散之功也。〔周〕此證較前條更重。且裏已受傷。曷爲反減去附子耶。前條風濕尚在外。在外者利其速去。此條風濕半入裏。入裏者妙在緩攻。仲景止恐附子多。則性猛且急。筋節之竅。未必驟開。風濕之邪。豈能托出。徒使汗大出。而邪不盡耳。君甘草也。欲其緩也。和中之力短。戀藥之用長也。此仲景所以

前條用附子三枚者。分三服。此條止二枚者。初服五合。恐一升爲多。宜服六七合。全是不欲盡劑之意。學者於仲景書有未解。即於本文中求之自得矣。〔錢〕雖名之曰甘草附子湯。實用桂枝去芍藥湯。以汗解風邪。增入附子白朮。以驅寒燥濕也。〔汪〕後條辨云。以上三方。俱用附子者。以風傷衛而表陽已虛。加寒濕而裏陰更勝。凡所見證。皆陽氣不充。故經絡關節得著濕。而衛陽愈虛耳。愚以此言。實發仲景奧義。

案千金方。脚氣門四物附子湯。即是。方後云。體腫者。加防己四兩。悸氣小便不利。加茯苓三兩。三因方六物附子湯。即是。

傷寒脈浮滑。此以表有熱。裏有寒。白虎湯主之。【原注】臣億等謹案前篇云。熱結在裏。表裏俱熱者。白虎湯主之。又云。其表不解。不可與白虎湯。此云脈浮滑。表有熱。裏有寒者。必表裏字差矣。又陽明一證云。脈浮遲。表熱裏寒。四逆湯主之。又少陰一證云。裏寒外熱。通脈四逆湯主之。以此表裏自差。明矣。千金翼云。白通湯。非也。〇玉函。作傷寒脈浮滑。而表熱裏寒者。白通湯主之。舊云白通湯。一云白虎者恐非。注云。舊云以下。出叔和今攷千金翼。作白虎湯。疑玉函誤矣。此字。玉函。作而。成本。無以字。程本。張本。作裏有熱表有寒。蓋原于林億說也。柯氏。作表有熱裏有邪。蓋原于成注。

〔鑑〕王三陽云。經文寒字當邪字解。亦熱也。其說甚是。若是寒字。非白虎湯證矣。此言傷寒太陽證罷。邪傳陽明。表裏俱熱而未成胃實之病也。脈浮滑者。浮爲表有熱之脈。陽明表有熱。當發熱汗出。滑爲裏有熱之脈。陽明裏有熱。當煩渴引飲。故曰表有熱。裏有熱也。此爲陽明表裏俱熱之證。白虎乃解陽明表裏俱熱之藥。故主之也。不加人參者。以其未經汗吐下不虛也。〔錢〕若胃實而痛者。爲有形之邪。當以承氣湯下之。此但外邪入裏。爲無形之熱邪。故用寒涼清肅之白虎湯。以解陽明胃府之邪熱也。

案此條諸說不一。成氏云。裏有寒。有邪氣傳裏也。以邪未入府。故止言寒。如瓜蔕散證云。胸上有寒者。是也。

方氏云。裏有寒者。裏字非對表而稱。以熱之裏言。蓋傷寒之熱。本寒因也。故謂熱。裏有寒。指熱之所以然者言也。喻氏云。裏有寒者。傷寒傳入於裏。更增裏熱。但因起於寒。故推本而曰裏有寒。程氏云。讀厥陰篇中。脈滑而厥者。裏有熱也。白虎湯主之。則知此處表裏二字。爲錯簡。裏有熱。表有寒。亦是熱結在裏。鬱住表氣于外。但較之時時惡風。背微惡寒者。少倏忽零星之狀。張氏亦改表有寒裏有熱云。熱邪初乘肌表。表氣不能勝邪。其外反顯假寒。故言表有寒。而伏邪始發未盡。裏熱猶盛。故云裏有熱。志聰云。此表有太陽之熱。裏有癸水之寒。夫癸水雖寒。而與陽明相搏。則戊巳化火。爲陽熱有餘。故以白虎湯。清兩陽之熱。錫駒云。太陽之標熱在表。此表有熱也。太陽之本寒在裏。此裏有寒也。凡傷于寒。則爲病熱。故宜白虎湯主之。魏氏云。此裏尙爲經絡之裏。非藏府之裏。亦如衛爲表。營爲裏。非指藏府而言也。錢氏云。白虎湯爲表邪未解之所忌用。若云傷寒表有熱。固非所宜。而曰裏有寒。尤所當忌。而仲景反以白虎湯主之。何也。以意推之。恐是先受之寒邪。已經入裏。鬱而爲熱。本屬寒因。故曰裏有寒。邪既入裏。已入陽明。發而爲蒸蒸之熱。其熱自內達外。故曰表有熱。柯氏改寒作邪。云舊本作裏有寒者誤。此雖表裏並言。而重在裏熱。所謂結熱在裏。表裏俱熱者也。以上諸說如此。特林氏程氏解。似義甚切當。其餘則含糊牽扭。難以適從。至其順文平穩。則金鑑爲得。故姑揭其說爾。

湯液本草。東垣云。胸中有寒者。瓜蒂散吐之。又表熱裏寒者。白虎湯主之。瓜蒂知母。味苦寒。而治胸中寒。又裏寒。何也。答曰。成無巳注云。卽傷寒。寒邪之毒。爲熱病也。讀者要逆識之。如論語言亂臣十人。書言唯以亂民。其能而亂四方。亂。皆治也。乃治亂者也。故云亂臣亂四方也。仲景所言寒之一字。舉其初而言之。熱病在其中矣。若以寒爲寒冷之冷，無復用苦寒之劑。兼言白虎，訂脈尺寸俱長，則熱可知矣。

白虎湯方

知　母六兩　石　膏一斤碎　甘　草二兩炙　粳　米六合

右四味，以水一斗，煮米熟湯成去滓，溫服一升，日三服。外臺：作水一斗二升，煑取米熟，去米內藥，煑取六升，去滓，分六服。

〔柯〕陽明邪從熱化，故不惡寒而惡熱。熱蒸外越，故熱汗出。熱爍胃中，故渴欲飲水。邪盛而實，故脈滑。然猶在經，故兼浮也。蓋陽明屬胃，外主肌肉，雖內外大熱而未實，終非苦寒之味所宜也。石膏辛寒，辛能解肌熱，寒能勝胃火，寒能沈內，辛能走外，此味兩擅內外之能，故以爲君。知母苦潤，苦以瀉火，潤以滋燥，故用爲臣。甘草粳米，調和於中宮，且能土中瀉火，稼穡作甘，寒劑得之緩其寒，苦劑得之平其苦，使二味爲佐，庶大寒大苦之品，無傷損脾胃之慮也。煑湯入胃，輸脾歸肺，水精四布，大煩大渴可除矣。白虎爲西方金神，取以名湯者，秋金得令，而炎暑自解。

傷寒明理論曰：白虎，西方金神也，應秋而歸肺。熱甚於內者，以寒下之；熱甚於外者，以涼解之；其有中外俱熱，內不得泄，外不得發者，非此湯則不能解也。夏熱秋涼，暑暍之氣，得秋而止，秋之令曰處暑，是湯以白虎名之，謂能止熱也。

活人書化斑湯，治斑毒。

於本方加萎蕤，用糯米。云：大抵發斑，不可用表藥。表虛裏實，若發汗開泄，更增斑爛也。當用此湯。

又曰。問兩脛逆冷。胸腹滿。多汗。頭目痛。苦妄言。此名濕温病。苦兩脛逆冷。腹滿。又胸多汗。頭目痛。苦妄言。其脈陽濡而弱。陰小而急。治在太陰。不可發汗。汗出必不能言。耳聾不知痛所在。身青面色變。名曰重暍。如此死者。醫殺之耳。白虎加蒼朮湯。

於本方。加蒼朮三兩。此方出傷寒微旨。亦倣金匱白虎加桂湯。

和劑局方。白虎湯。治傷寒大汗出後。表證已解。心胸大煩渴欲飲水。及吐或下後。七八日邪毒不解。熱結在裏。表裏俱熱。時時惡風大渴。舌上乾燥而煩。欲飲水數升者。宜服之。又治夏月中暑毒。汗出惡寒。身熱而渴。

醫學綱目曰。孫兆治一人自汗。兩足逆冷至膝下。腹滿不省人事。孫診六脈。小弱而急。問其所服藥。取視皆陰病藥也。孫曰。此非受病重。藥能重病耳。遂用五苓散白虎湯十餘帖。病少甦。再服全愈。或問治法。孫曰。病人傷暑也。始則陽微厥。而脈小無力。醫謂陰病。遂誤藥。其病厥。用五苓散利小便。則腹減。白虎解利邪熱。則病愈。凡陰病脛冷。則臂亦冷。汝今脛冷。臂不冷。則非下厥上行。所以知是陽微厥也。

又曰。火喘。用本方。加瓜蔞仁。枳殼黄芩神效。出初虞世。醫方選要。人參石膏湯。治膈消。上焦燥渴。不飲多食。

於本方。加黄芩杏仁人參。

活人大全。病在半表半裏。熱不退。脈尚浮洪者。當微表者。小柴胡湯。合本方和之。

方脈正宗。治胃家實熱。或嘈雜。消渴善飢。或齒痛。

於本方。去粳米。加竹葉芍藥。出本草彙言。

傷寒脈結代。心動悸。炙甘草湯主之。心動悸。玉函。作心中驚悸。

〔鑑〕心動悸者。謂心下築築惕惕然動而不自安也。若因汗下者。多虛。不因汗下者。多熱。欲飲水。小便不利者。屬飲。厥而下利者。屬寒。今病傷寒。不因汗下。而心動悸。又無飲熱寒虛之證。但據結代不足之陰脈。即主以炙甘草湯者。以其人平日血氣衰微。不任寒邪。故脈不能續行也。此時雖有傷寒之表未罷。亦在所不顧。總以補中生血復脈爲急。通行營衛爲主也。

炙甘草湯方

甘　草四兩炙　生　薑三兩切　人　參二兩　桂　枝三兩去皮

生地黃一斤○金匱。有酒洗字。千金翼。有切字。　大　棗三十枚擘○成本。玉函。作十二枚。

阿　膠二兩　麥門冬半升去心　麻　仁半升○成本。作麻子人。

右九味。以清酒七升。水八升。先煮八味。取三升。去滓。內膠烊消盡。溫服一升。日三服。一名復脈湯。

〔柯〕一百十三方。未有用及地黃麥冬者。恐亦叔和所附。然以二味已載神農本經。爲滋陰之上品。因傷寒一書。故置之不用耳。此或陽亢陰竭而然。復出補陰制陽之路。以開後學滋陰一法。生地黃麥冬阿膠滋陰。人參桂枝清酒以通脈。甘草薑棗以和營衛。結代可和。而悸動可止矣。〔張〕津液枯槁之人。宜預防二便祕濇之虞。麥冬生地。溥滋膀胱之化源。麻仁阿膠。專主大腸之枯約。免致陰虛泉竭。火燥血枯。此仲景救陰退陽之妙法也。

柯氏方論曰。仲景凡於不足之脈。陰弱者用芍藥以益陰。陽虛者用桂枝以通陽。甚則加人參以生脈。此以中虛脈結代。用生地黃爲君。麥冬爲臣。峻補真陰者。然地黃麥冬。味雖甘。而氣則寒。非發陳蕃秀之品。必得人參桂枝。以通陽脈。生薑大棗。以和營衞。阿膠補血。甘草之緩。不使速下。清酒之猛。捷於上行。內外調和。悸可寧而脈可復矣。酒七升。水八升。秖取三升者。久煎之則氣不峻。此虛家用酒之法。且知地黃麥冬。得酒則良。此證當用酸棗仁。肺痿用麻子仁。可也。如無真阿膠。以龜板膠代之。

案名醫別錄。甘草通經脈。利血氣。證類本草。傷寒類要。治傷寒心悸。脈結代者。甘草二兩。水三升。煮一半。服七合。日一服。由是觀之。心悸脈結代。專主甘草。乃是取乎通經脈利血氣。此所以命方曰炙甘草湯也。諸家層而不釋者何。

千金翼。復脈湯。治虛勞不足。汗出而悶。脈結心悸。行動如常。不出百日。危急者二十一日死。越公楊素。因患失脈七日。服五劑而復。

千金方。炙甘草湯。治肺痿涎唾多出血。心中溫溫液液者。即本方。外臺祕要。引仲景傷寒論。主療並同。

衞生寶鑑。至元庚辰。六月中。許伯威五旬有四。中氣本弱。病傷寒八九日。醫者見其熱甚。以涼劑下之。又食梨三四枚。傷脾胃。四肢冷。時昏憒。請予治之。診其脈。動而中止。有時自還。乃結脈也。亦心動悸。吃噫不絕。色青黃。精神減少。目不欲開。踡臥惡人語。予以炙甘草湯治之。減生地黃。恐損陽氣。剉壹兩。服之不效。再於市鋪。選嘗氣味厚者。再煎服之。其病減半。再服而愈。凡藥昆蟲草木。生之有地。根葉花實。採之有時。失其地性味少異。失其時氣味不全。又況新陳不同。精粗不等。倘不擇用。用之不效。醫之過也。

張氏醫通曰。酒色過度。虛勞少血。津液內耗。心火自炎。致令燥熱乘肺。咯唾膿血。上氣涎潮。其嗽連續不已。

加以邪客皮毛。入傷於肺。而自背得之尤速。當炙甘草湯。徐彬金匱論注曰。余妾曾病此。初時涎沫成碗。服

過半月。痰少而愈。但最難喫。三四日內猝無捷效耳。

脈按之來緩。時一止復來者。名曰結。又脈來動而中止。更來小數。中有還者反動。名曰結陰也。脈來動而中止。不能自還。因而復動者。名曰代陰也。得此脈者。必難治。成本。緩下。有而字。無復動之者。玉函。無此條。

〔喻〕此段本爲結代二脈下注脚。〔方〕此承結代而推言結陰代陰。以各皆詳辨其狀。與辨脈第九章意同。〔汪〕脈以指按之來。來者。滑伯仁云。自骨肉之分而出於皮膚之際。氣之升者是也。〔錢〕結者。邪結也。脈來停止暫歇之名。猶繩之有結也。凡物之貫於繩上者。遇結必礙。雖流走之甚者。亦必少有逗留。乃得過也。此因氣虛血濇。邪氣間隔於經脈之間耳。虛衰則氣力短淺。間隔則經絡阻礙。故不得快於流行而止歇也。動而中止者。非辨脈法中陰陽相搏之動也。謂緩脈正動之時。忽然中止。若有所遏而不得動也。更來小數者。言止後更勉強作小數。小數者。鬱而復伸之象也。小數之中。有脈還而反動者。名曰結陰。辨脈法云。陰盛則結。故謂之結陰也。代。替代也。氣血虛憊。眞氣衰微。力不支給。如欲求代也。動而中止句。與結脈同。不能自還。因而復動者。前因中止之後。更來小數。隨即有還者反動。故可言自還。此則止而未即復動。若有不復再動之狀。故謂之不能自還。又略久復動。故曰因而復動。本從緩脈中來。爲陰盛之脈。故謂之代陰也。上文雖云脈結代者。皆以炙甘草湯主之。然結爲病脈。代爲危候。故又有得此脈者。必難治句。以申明其義。

案脈來動之動。周氏。柯氏。志聰。並以爲陰陽相搏之動脈。非也。

脈經曰。代脈來數。中止不能自還。因而復動。脈結者生。代者死。

診家正眼曰。結脈之止。一止卽來。代脈之止。良久方至。內經以代脈之見。爲藏氣衰微。脾氣脫絕之診也。惟傷寒心悸。懷胎三月。或七情太過。或跌仆重傷。及風家痛家。俱不忌代脈。未可斷其必死。

案方氏云。本條結代。下文無代而有代陰。中間疑漏代一節。金鑑云。脈按之來緩。時一止至。名曰結陰也。數語。文義不順。且前論促結之脈已明。當是衍文。二書所論如是。要之此條實可疑爾。

傷寒論輯義卷四

東都　丹波元簡廉夫　學

辨陽明病脈證并治

問曰。病有太陽陽明。有正陽陽明。有少陽陽明。何謂也。答曰。太陽陽明者。脾約。【原注】一云絡 是也。正陽陽明者。胃家實是也。少陽陽明者。發汗利小便已。胃中燥煩實。大便難是也。玉函。二少陽字。並作微陽。無煩實字。云。脾約。一作脾結。千金翼同。柯氏刪此條。○案玉函。無煩實二字。似甚允當。

〔鑑〕陽明可下之證。不止於胃家實也。其綱有三。故又設問答以明之也。太陽之邪。乘胃燥熱傳入陽明。謂之太陽陽明。不更衣無所苦。名脾約者。是也。太陽之邪。乘胃宿食與燥熱結。謂之正陽陽明。不大便內實滿痛。名胃家實者。是也。太陽之邪。已到少陽。法當和解。而反發汗利小便傷其津液。少陽之邪。復乘胃燥。轉屬陽明。謂之少陽陽明。大便澁而難出。名大便難者。是也。〔錢〕太陽陽明者。太陽證猶未罷者。若發汗。若下。若利小便。亡津液。而胃中乾燥。大便難者。遂爲脾約也。脾約以胃中之津液言。胃無津液。脾氣無以轉輸。故如窮約而不能舒展也。所以有和胃潤燥之法。正陽陽明。乃熱邪宿垢實滿於胃。而有蕩滌之劑。少陽陽明。以少陽證。而發其汗。且利其小便。令胃中之津液乾燥而煩。是少陽之邪。併歸於胃。故曰燥煩實。實則大便難也。其治當與太陽陽明之脾約不遠矣。〔汪〕愚以大抵太陽陽明。宜桂枝加大黃湯。正陽陽明。宜三承氣湯選用。少陽陽明。宜大柴胡湯。此爲不易之法。

陽明之爲病，胃家實【原注】一作寒。是也。玉函。以此條冠本篇之首。是也。成本。無是字。

〔柯〕陽明爲傳化之府，當更實更虛。食入胃實而腸虛，食下腸實而胃虛。若但實不虛，斯爲陽明之病根矣。胃實不是陽明病，而陽明之爲病，悉從胃實上得來，故以胃家實爲陽明一經之總綱也。然致實之由，最宜詳審。有實于未病之先者，有實于得病之後者，有風寒外束，熱不得越而實者，有妄汗吐下，重亡津液而實者，有從本經熱盛而實者，有從他經轉屬而實者。此只舉其病根在實耳。案陽明提綱，與內經熱論不同。熱論重在經絡，病爲在表。此經裏證爲主，裏不和，即是陽明病。是二經所由分也。〔方〕實者，大便結爲鞕滿，而不得出也。作於遲早不同，非日數所可拘。

問曰：何緣得陽明病？答曰：太陽病，若發汗，若下，若利小便，此亡津液，胃中乾燥，因轉屬陽明。不更衣，內實，大便難者，此名陽明也。玉函。也上。有病字。千金翼。衣下。有而字。

〔成〕本太陽病不解，因汗利小便，亡津液，胃中乾燥，太陽之邪入腑，轉屬陽明。古人登廁必更衣，不更衣者，通爲不大便。不更衣，則胃中物不得泄，故爲內實。胃無津液，加之畜熱，大便則難，爲陽明裏實也。〔汪〕或問：太陽病若下，則胃中之物已去，縱亡津液，胃中乾燥，未必復成內實。余答云：方其太陽初病時，下之不當，徒亡津液，胃中之物，依然不泄，必轉屬陽明，而成燥糞，故成內實之證。

總病論曰：更衣，即登廁也。非顏師古注漢書更衣之義。集驗方，痔有更衣挺出，妨于更衣，更衣出清血，故以知之。〇集驗方之說，今見外臺五痔論。

問曰：陽明病外證云何？答曰：身熱，汗自出，不惡寒，反惡熱也。玉函。千金翼。反上。有但字。

〔汪〕上言陽明病。係胃家內實。其外見證。從未言及。故此條又設爲問答。夫身熱與發熱異。以其熱在肌肉之分。非若發熱之翕翕然。僅在皮膚以外也。汗自出者。胃中實熱。則津液受其蒸迫。故其汗自出。與太陽中風。汗雖出而不能透。故其出甚少。亦有異。此條病。則汗由內熱蒸出。其出必多。而不能止也。不惡寒者。邪不在表也。反惡熱者。明其熱在裏也。傷寒當惡寒。故以惡熱爲反。夫惡熱雖在內之證。其狀必見於外。或揚手擲足。迸去覆蓋。勢所必至。因外以徵內。其爲陽明胃實證無疑矣。尙論篇以此條病。辨陽明中風證兼太陽。若以其邪猶在於經。大誤之極。大抵此條病。乃承氣湯證。〔柯〕四證。是陽明外證之提綱。故胃中虛冷。亦得稱陽明病者。因其外證如此也。

案方氏魏氏金鑑。並以此條證。爲陽明病由太陽中風而傳入者。非也。

問曰。病有得之一日。不發熱而惡寒者。何也。答曰。雖得之一日。惡寒將自罷。卽自汗出而惡熱也。發熱。玉函。作惡熱。千金翼。發上。無不字。

〔周〕案承上言。雖云反惡熱。亦有得之一日而惡寒者。曰此尙在太陽居多耳。若至轉陽明。未有不罷而惡熱者。〔程〕陽明惡寒終是帶表。至於府病。不唯不惡寒。且惡熱。表罷不罷。須於此驗之。故從反詰以辨出。

案無熱惡寒發于陰。此云不發熱而惡寒。恐不得爲陽明內實之證。玉函作惡熱。似極是。

問曰。惡寒何故自罷。答曰。陽明居中。主土也。萬物所歸。無所復傳。始雖惡寒。二日自止。此爲陽明病也。成本。玉函。千金翼。無主字。

〔鑑〕此釋上條陽明惡寒自罷之義。陽明屬胃。居中土也。土爲萬物所歸。故邪熱歸胃。則無所復傳。亦萬物歸土之義。陽明初病一日。雖仍惡寒。是太陽之表未罷也。至二日惡寒自止。則是太陽之邪。已悉歸併陽明。此爲陽明病也。〔柯〕太陽病八九日。尚有惡寒證。若少陽寒熱往來。三陰惡寒轉甚。非發汗溫中。何能自罷。惟陽明惡寒。未經表散。即能自止。與他經不同。始雖惡寒二句。語意在陽明居中句上。夫知陽明之惡寒易止。便知陽明爲病之本矣。胃爲戊土。位處中州。表裏寒熱之邪。無所不歸。無所不化。皆從燥化而爲實。實則無所復傳。此胃家實。所以爲陽明之病根也。

本太陽初得病時。發其汗。汗先出不徹。因轉屬陽明也。

〔方〕徹除也。言汗發不對。病不除也。此言由發太陽汗不如法。致病入胃之大意。〔程〕汗出不透。則邪未盡出。而辛熱之藥性反內留。而助動燥邪。因轉屬陽明。辨脈篇所云。汗多則熱愈。汗少則便難。是也。〔魏〕太陽初受風寒之時。發其汗。而汗終出不徹者。則在表之邪。亦可以日久變熱於外。內鬱之熱日久。耗津於內。汗難出未太過。而津已坐耗爲多。其陽盛津亡。大便因鞕。轉屬陽明。無二也。

案太陽中篇第四十八條。二陽併病。太陽初得病時發其汗。汗先出不徹。因轉屬陽明云云。正與此條同義。

傷寒發熱。無汗。嘔不能食。而反汗出濈濈然者。是轉屬陽明也。傷寒二字。玉函。千金翼。作病一字。

〔成〕傷寒發熱無汗。嘔不能食者。太陽受病也。若反汗出濈濈然者。太陽之邪。轉屬陽明也。經曰。陽明病法多汗。〔錢〕寒邪在表。則發熱無汗。寒邪在胸。則嘔不能食。皆太陽寒傷營之表證也。〔程〕反汗出濈濈然者。知大便已結燥於內。雖表證未罷。已是轉屬陽明也。濈濈。連綿之意。俗云汗一身不了。又一身也。

傷寒三日。陽明脈大。

〔鑑〕傷寒一日太陽。二日陽明。三日少陽。乃內經言傳經之次第。非必以日數拘也。此云三日陽明脈大者。謂不兼太陽陽明之浮大。亦不兼少陽陽明之弦大。而正見正陽陽明之大脈也。蓋由去表傳裏。邪熱入胃。而成內實之診。故其脈象有如此者。

傷寒脈浮而緩。手足自溫者。是為繫在太陰。太陰者。身當發黃。若小便自利者。不能發黃。至七八日。大便鞕者。為陽明病也。

〔程〕脈浮而緩。是為表脈。然無頭痛發熱惡寒等外證。而只手足溫。是邪不在表而在裏。但入裏有陰陽之分。須以小便別之。小便不利者。濕蒸瘀熱而發黃。以其人胃中原來無燥氣也。小便自利者。胃乾便鞕而成實。以其人胃中本來有燥氣也。病雖成於八九日。而其始證。卻脈浮而緩。手足自溫。則實是太陰病轉屬來也。既已轉繫陽明。其脈之浮緩者。轉為沉大。不必言矣。而手足之溫。不止溫已也。必濈然微汗出。蓋陰證無汗。汗出者。必陽氣充於內。而後溢於外。其大便之實可知也。

案太陰篇云傷寒脈浮而緩。手足自溫者。繫在太陰。太陰當發身黃。若小便自利者。不能發黃。至七八日。雖暴煩下利日十餘行。必自止。以脾家實腐穢當去故也。當與此條互攷。

傷寒轉繫陽明者。其人濈然微汗出也。玉函。作濈濈然。千金翼。轉。作傳。方本。喻本。魏本。亦作濈濈然。程本。此條。接上為一條。

〔汪〕此承上文。而申言之。上言傷寒繫在太陰。要之既轉而繫於陽明。其人外證不但小便利。當濈然微汗出。蓋熱蒸於內。汗潤於外。汗雖微而府實之證的矣。

陽明中風。口苦咽乾。腹滿微喘。發熱惡寒。脈浮而緊。若下之。則腹滿小便難也。

〔知〕此言陽明兼有太陽少陽表邪。即不可攻也。陽明中風。熱邪也。腹滿而喘。熱入裏矣。然喘而微。則未全入裏也。發熱惡寒。脈浮而緊。皆太陽未除之證。口苦咽乾。爲有少陽之半表半裏。若誤下之。表邪乘虛內陷。而腹益滿矣。兼以重亡津液。故小便難也。

案下條云。陽明病能食者。爲中風。金鑑則云。陽明謂陽明裏證。中風謂太陽表證。非也。

案此條。常器之云。可桂枝麻黃各半湯。又小柴胡湯。汪氏云。以葛根湯爲主。加黃芩等凉藥以治之。金鑑云。太陽陽明病多。則以桂枝加大黃湯兩解之。少陽陽明病多。則以大柴胡湯和而下之。若惟從裏治。而遽下之。則表邪乘虛復陷。故腹更滿也。裏熱愈竭其液。故小便難也。

陽明病。若能食。名中風。不能食。名中寒。二名字。玉函。千金翼。作爲。

〔程〕本因有熱。則陽邪應之。陽化穀。故能食。就能食者。名之曰中風。其實乃瘀熱在裏證也。本因有寒。則陰邪應之。陰不化穀。故不能食。就不能食者。名之曰中寒。其實乃胃中虛冷證也。〔柯〕此不特以能食不能食別風寒。更以能食不能食。審胃家虛實也。要知風寒本一體。隨人胃氣而別。〔方〕名。猶言爲也。中寒。即傷寒之互詞。

案程氏云。論中總無中寒字。獨此處見之。猶云風與寒。自內得也。此解恐未允。

陽明病。若中寒者。不能食。小便不利。手足濈然汗出。此欲作固瘕。必大便初鞕後溏。所以然者。以胃中冷。水穀不別故也。成本。寒下。無者字。玉函。千金翼。無若字。食下。有而字。固。作堅。

〔周〕此條。陽明中之變證。着眼只在中寒不能食句。此係胃弱素有積飲之人。兼膀胱之氣不化。故邪熱雖入。未能實結。況小便不利。則水併大腸。故第手足汗出。不若潮熱之遍身漐漐有汗。此欲作固瘕也。其大便始雖鞕。後必溏者。豈非以胃中陽氣向衰。不能蒸腐水穀爾時。急以理中溫胃。尚恐不勝。況可誤以寒下之藥乎。仲景懼人於陽明證中。但知有下法。及有結未定俟日而下之法。全不知有不可下反用溫之法。故特揭此以為戒。〔程〕此之手足濈然汗出者。小便不利所致。水溢非胃蒸也。固瘕者。固而成癖。水氣所結。其腹必有響聲。特以結在胸為水結胸。結在腹為固瘕。陰陽冷熱攸別。〔錢〕注家以前人堅固積聚為謬。而大便初硬後溏。因成瘕泄。瘕泄即溏泄也。久而不止。則為固瘕。案此喻注。後柯氏張氏志聰金鑑。並宗其說。愚以固瘕二字推之。其為堅凝固結之寒積可知。豈可但以溏泄久而不止為解。況初硬後溏。乃欲作固瘕之徵。非謂已作固瘕。然後初硬後溏也。觀欲作二字。及必字之義。皆逆料之詞。未可竟以為然也。

陽明病。初欲食。小便反不利。大便自調。其人骨節疼。翕翕如有熱狀。奄然發狂。濈然汗出而解者。此水不勝穀氣。與汗共并。脈緊則愈。成本。無初字。不利。玉函。作不數。并。成本。玉函。作併。脈緊。千金翼。作堅一字。喻本。程本。有初字。

〔成〕陽病客熱。初傳入胃。胃熱則消穀而欲食。陽明病熱為實者。則小便當數。大便當鞕。今小便反不利。大便自調者。熱氣散漫。不為實也。欲食則胃中穀多。穀多則陽氣勝。熱消津液則水少。水少則陰血弱。金匱要略曰。陰氣不通。即骨疼。其人骨節疼者。陰氣不足也。熱甚於表者。翕翕發熱。熱甚於裏者。蒸蒸發熱。此熱氣散漫。不專著於表裏。故翕翕如有熱狀。奄忽也。忽然發狂者。陰不勝陽也。陽明蘊熱為實者。須下之愈。熱氣散漫。不為實者。必待汗出而愈。故云濈然而汗出解也。水穀之等者。陰陽氣平也。水不勝穀氣。是陰不勝陽也。汗出則陽氣衰。脈緊則陰氣生。陰陽氣平。兩無偏勝則愈。故曰。與汗共併。脈緊則愈。

汪氏云。脈緊則愈。補亡論闕疑。常器之云。一本作脈去則愈。郭白雲云。千金作堅者則愈。無脈字。是誤以脈緊爲去。爲堅者。或漏脈字。或漏者字。當云脈緊者則愈。愚今校正。當云脈緊去則愈。喻氏云。脈緊則愈。言不遲也。脈緊疾。則胃氣強盛。周氏柯氏並同。程氏云。脈緊則愈者。言脈緊者得此則愈也。張氏宗印云。此直中之寒邪。不能勝穀精之正氣。與汗共併而出。故其脈亦如蛇之紆迴而欲出也。魏氏云。緊者。緩之對言。脈緊者。言不若病脈之緩而已。非必如傷寒之緊也。錢氏云。緊則浮去。而裏氣充實也。○案以上數說。未審孰是。姑從成注。

陽明病。欲解時。從申至戌上。

〔成〕四月爲陽。土旺於申酉戌。向旺時。是爲欲解。〔柯〕申酉爲陽明主時。即日晡也。

陽明病。不能食。攻其熱必噦。所以然者。胃中虛冷故也。以其人本虛。攻其熱必噦。

〔魏〕陽明病不能食。即使有手足濈然汗出等證之假熱。見於膚表面目之間。一考驗之於不能食。自不可妄言攻下。若以爲胃實之熱而攻之。則胃陽愈陷而脫。寒邪愈盛而衝。必作噦證。谷氣將絕矣。再明其所以然。確爲胃中虛冷之故。以其人本屬胃冷而虛。并非胃熱之實。誤加攻下。下陷上逆。則醫不辨寒熱虛實。而槩爲陽明病。必當下之之過也。〔志〕高子曰。遍閱諸經。止有噦而無呃。則噦之爲呃也。確乎不易。詩云。鑾聲噦噦。謂呃之發聲有序。如車鑾聲之有節奏也。凡經論之言噦者。俱作呃解無疑。〔錢〕胃陽敗絕。而成呃逆。難治之證也。

〔汪〕愚謂宜用附子理中湯。

陽明病脈遲。食難用飽。飽則微煩頭眩。必小便難。此欲作穀癉。雖下之。腹滿如故。所以然者。脈遲故也。癉。成本。作疸。微。玉函。作發。柯本。脈遲下。補腹滿二字。金匱。遲食間。有者字。微。作發。必小便難。作小便必難。

〔程〕脈遲爲寒。寒則不能宣行胃氣。故非不能飽。特難用飽耳。飢時氣尚流通。飽則填滯。以故上焦不行。而有微煩頭眩證。下脘不通。而有小便難證。小便難中。包有腹滿證在內。欲作穀疸者。中焦升降失職。則水穀之氣不行。鬱蘊而成黃也。曰穀疸者。明非邪熱也。下之。兼前後部言。茵蔯蒿湯。五苓散之類也。曰腹滿如故。則小便仍難。而疸不得除。可知再出脈遲。欲人從脈上悟出胃中冷來。熱畜成黃之腹滿。下之可去。此則穀氣不得宣泄。屬胃氣虛寒使然。下之益虛其虛矣。故腹滿如故。〔印〕案金匱。穀疸有二證。此則虛寒而冷黷者也。〔錢〕謂之欲作。蓋將作未作之時也。陰陽應象論云。寒氣生濁。熱氣生清。又云。濁氣在上。則生䐜脹。若不溫中散寒。徒下無益也。

案汪氏云。補亡論。常器之云。宜猪苓湯。五苓散。愚以上二方。未成穀疸時。加減出入。可隨證選用。郭白雲云。已發黃者。茵陳蒿湯。此爲不可易之劑。張氏云。脈遲胃虛。下之無益。則發汗利小便之法。用之無益。惟當用和法。如甘草乾薑湯。先溫其中。然後少與調胃微和胃氣。是也。以上二說。似未妥帖。當攷。

陽明病。法多汗。反無汗。其身如蟲行皮中狀者。此以久虛故也。玉函。千金翼。作陽明病久久而堅者。陽明當多汗。而反無汗云云。

〔成〕胃爲津液之本。氣虛津液少。病則反無汗。胃候身之肌肉。其身如蟲行皮中者。知胃氣久虛也。〔程〕陽明病。陽氣充盛之候也。故法多汗。今反無汗。胃陽不足。其人不能食可知。蓋汗生于穀精。陽氣所宣發也。胃陽既虛。不能透出肌表。故怫鬱皮中。如蟲行狀。虛字指胃言。兼有寒。久字指未病時言。〔柯〕此又當益津液和營衞。使陰陽自和。而汗出也。

案汪氏云。常器之云可桂枝加黃耆湯。郭白雲云桂枝麻黃各半湯。愚以還當用葛根湯主之。金鑑云。宜葛根湯小劑。微汗和其肌表。自可愈也。魏氏云補虛清熱。人參白虎湯之類。並似與經旨相畔矣。

陽明病。反無汗。而小便利。二三日嘔而欬。手足厥者。必苦頭痛。若不欬不嘔。手足不厥者。頭不痛。〔原注〕一云。冬陽明。〇玉函。作冬陽明病。千金翼。作冬陽明病。

〔成〕陽明病法多汗。反無汗。而小便利者。陽明傷寒。而寒氣內攻也。至二三日。嘔欬而支厥者。寒邪發於外也。必苦頭痛。若不欬不嘔。手足不厥者。是寒邪但攻裏。而不外發。其頭亦不痛也。

案此條難解。錄數說于左。方氏云。此亦寒勝。故小便利。嘔。手足厥。喻氏云。得之寒因。而邪熱深也。然小便利。則邪熱不在內而在外。不在下而在上。故苦頭痛也。程氏云。胃中獨治之寒。厥逆上攻。故頭痛者標。欬嘔手足厥者本。張璐注與喻同。云。仍宜小青龍主之。汪氏云。此陽明經傷寒。熱氣上攻。必苦頭痛。當用葛根湯。類要。用小建中湯。常氏用小柴胡湯。並非也。錢氏云。其所以無汗者。寒在陽明之經。而小便不利者。裏無熱邪也。柯氏云。此胃陽不敷布于四肢。故厥。不上升于額顱。故痛。緣邪中于膺。結在胸中。致嘔欬而傷陽也。當用瓜蒂散吐之。嘔欬止。厥痛自除矣。兩者字。作時看更醒。

陽明病。但頭眩不惡寒。故能食而欬。其人咽必痛。若不欬者。咽不痛。【原注】一云。冬陽明。○玉函。作各陽明病。千金翼。作冬陽明病。

〔錢〕但頭眩者。熱在上也。不惡寒。即陽明篇首所謂不惡寒反惡熱之義也。能食。陽明中風也。欬者。熱在上焦。而肺氣受傷也。中風之陽邪。壅於上焦。故咽門必痛也。若不欬者。上焦之邪熱不甚。故咽亦不痛。此條純是熱邪。當與前條之不欬不嘔。手足不厥。頭不痛一條。兩相對待。示人以風寒之辨也。〔程〕夫咽痛。惟少陰有之。今此以欬傷致痛。若不欬則咽不痛。況更有頭眩不惡寒。以證之。不難辨其爲陽明之鬱熱也。

案此條證。常器之張璐並云。茯苓桂枝白朮甘草湯。常氏又云。咽痛者。桔梗湯。柯氏云。此邪結胸中。而胃家未實也。當從小柴胡加減法。

陽明病。無汗。小便不利。心中懊憹者。身必發黃。

〔成〕陽明病無汗。而小便不利者。熱蘊於內而不得越。心中懊憹者。熱氣鬱蒸。欲發於外而爲黃也。〔志〕陽明之氣。不行於表裏上下。則內逆於心中而爲懊憹。陽熱之氣留中。入胃之飲不布。則濕熱署顯。而身必發黃。〔柯〕口不渴。腹不滿。非茵陳湯所宜。與梔子蘗皮湯。黃自解矣。

案金鑑云。心中懊憹。濕瘀熱鬱於裏也。宜麻黃連軺赤小豆湯。若經汗吐下後。或小便利。而心中懊憹者。熱鬱也。便鞕者。宜調胃承氣湯。便軟者。宜梔子豉湯。視之柯注。却似於經旨不切矣。

陽明病。被火。額上微汗出。而小便不利者。必發黃。成本。無而字。玉函同。

〔喻〕陽明病。濕停熱鬱。而煩渴有加。勢必發黃。然汗出。熱從外越。則黃可免。小便多。熱從下洩。則黃可免。若誤攻之。其熱邪愈陷。清液愈傷。而汗與小便。愈不可得矣。誤火之。則熱邪愈熾。津液上奔。額雖微汗。而周身之汗與小便。愈不可得矣。發黃之變。安能免乎。〔柯〕非梔子蘗皮湯。何以挽津液于涸竭之餘耶。

案常氏云。可與茵陳蒿湯。汪氏云。五苓散。去桂枝加葛根。白朮當改用蒼朮。金鑑云。若小便利。則從燥化。必煩渴。宜白虎湯。小便不利。則從濕化。必發黃。茵陳蒿湯。並於經旨未妥。

陽明病。脈浮而緊者。必潮熱發作有時。但浮者。必盜汗出。玉函。千金翼。作其熱必潮。

〔錢〕邪在太陽。以浮緊爲寒。浮緩爲風。在陽明。則緊爲在裏。浮爲在表。脈浮而緊者。言浮而且緊也。謂邪雖在經。太半已入于裏也。邪入於裏。必發潮熱。其發作有時者。陽明氣旺于申酉。故曰晡時潮熱也。潮熱則已成可下之證矣。若但脈浮者。風邪全未入裏。其在經之邪未解。必盜汗出。猶未可下也。陽明本多汗多眠。故有盜汗。然不必陽明始有盜汗。如太陽上篇。脈浮而動數。因自汗出之中風。即有盜汗。蓋由目瞑則衞氣內入。皮膚不闔。則盜汗出矣。此示人當以脈證辨認表裏。未可因潮熱而輕用下法也。〔錫〕睡中汗出。如盜賊乘人之不覺而竊去也。

案補亡論。與柴胡桂枝湯。汪氏及金鑑云。桂枝加葛根湯。補亡論爲是。

案程氏云。脈浮而緊者。緣裏伏陰寒。繫陽於外故也。陰盛陽不敢爭。僅乘旺時而一爭。故潮熱發作有時也。但浮者。胃陽虛。而中氣失守也。睡則陰氣盛。陽益不能入。而盜汗出也。夫潮熱汗出。皆陽明裏實證。而今屬之虛寒。則於其脈辨之。更可互參及能食不能食之內法也。此亦一說。故表而出。又集注。金氏曰。無病之人。則日有潮而不覺。病則隨潮外現矣。此說太奇。故附于此。

金鑑曰。自汗。是陽明證。盜汗。是少陽證。盜汗。當是自汗。文義始屬。○案此說太誤。

陽明病。口燥。但欲漱水。不欲嚥者。此必衄。（千金。嚥。作咽。）

〔喻〕口中乾燥與渴異。漱水不欲嚥。知不渴也。陽明氣血俱多。以漱水不欲嚥。知邪入血分。陽明之脈。起於鼻。故知血得熱而妄行。必繇鼻而出也。

魏氏云。漱水。非渴也。口中黏也。

周氏云。使此時以葛根湯汗之。不亦可以奪汗而無血乎。此必衄者。仲景正欲人之早爲治。不致衄後更問成流與否也。汪氏云。常器之曰。可黃芩芍藥地黃湯。一云。當作黃芩芍藥甘草湯。愚以此二湯。乃衄後之藥。於未衄時。還宜用葛根等湯加減主之。柯氏云。宜桃仁承氣犀角地黃輩。○案本條下一必字。宜衄前防衄。犀角地黃之類。蓋爲的對矣。

陽明病。本自汗出。醫更重發汗。病已差。尚微煩不了了者。此必大便鞕故也。以亡津液。胃中乾燥。故令大便鞕。當問其小便日幾行。若本小便日三四行。今日再行。故知大便不久出。今爲小便數少。以津液當還入胃中。故知不久必大便也。（此必大便鞕。成本。作此大便必鞕。津液。玉函。作精液。汪氏云。當還二字。作還當。其義乃順。非也。○案據柯注。數。如字。）

〔柯〕胃者。津液之本也。汗與溲。皆本于津液。本自出汗。本小便利。其人胃家之津液本多。仲景揭出亡津液句。爲世之不惜津液者告也。病差。指身熱汗出言。煩即惡熱之謂。煩而微。知惡熱將自罷。以尚不了。故大便鞕耳。數少。即再行之謂。大便鞕。小便少。皆因胃亡津液所致。不是陽盛于裏也。因胃中乾燥。則飲入于胃。不能上輸于肺。通調水道。下輸膀胱。故小便反少。而遊溢之氣。尚能輸精於脾。津液相成。還歸于胃。胃氣因和。則大便自出。更無用導法矣。以此見津液素盛者。雖亡津液。而津液終自還。正以見胃家實者。每躊躇顧慮。示人以勿妄下與妄汗也。歷舉治法。脈遲不可攻。心下滿不可攻。嘔多不可攻。小便自利。與小便數少。不可攻。總見胃家實不是可攻證。〔方〕蓋水穀入胃。其清者爲津液。粗者成渣滓。津液之滲而外出者。則爲汗。潴而下行者。爲小便。故汗與小便出多。皆能令人亡津液。所以渣滓之爲大便者。乾燥結鞕而難出也。然二便者。水穀分行之道路。此通則彼塞。此塞則彼通。小便出少。則津液還停胃中。胃中津液足。則大便輭滑。此其所以必出可知也。〔汪〕病家如欲用藥。宜少與麻仁丸。

傷寒嘔多。雖有陽明證。不可攻之。

〔沈〕嘔多則氣已上逆。邪氣偏侵上脘。或帶少陽。故雖有陽明證。慎不可攻也。〔方〕雖字當翫味。〔柯〕嘔多。是水氣在上焦。雖有胃實證。只宜小柴胡以通液。攻之恐有利遂不止之禍。要知陽明病。津液未亡者。慎不可攻。蓋腹滿嘔吐。是太陰陽明相關證。胃實胃虛。是陽明太陰分別處。胃家實雖變證百出。不失爲生陽。下利不止。參附不能挽回。便是死陰矣。

常氏云。宜小柴胡湯。汪氏云。兼有陽明證。宜用葛根加半夏湯。案汪以葛根爲陽明藥。不可從。

喻氏云。嘔多。諸病不可攻下。不特傷寒也。

陽明病。心下鞕滿者。不可攻之。攻之利遂不止者死。利止者愈。玉函。千金翼。作遂利。

〔成〕陽明病腹滿者。爲邪氣入府。可下之。心下鞕滿。則邪氣尚淺。未全入府。不可便下之。得利止者。爲邪氣去正氣安。正氣安則愈。若因下利不止者。爲正氣脫而死。〔魏〕言陽明病。則發熱汗出之證具。若胃實者。鞕滿在中焦。今陽明病。而見心下鞕滿。非胃實可知矣。雖陽明。亦可以痞論也。主治者。仍當察其虛實寒熱。於瀉心諸方中求治法。〔汪〕結胸證。心下鞕滿而痛。此爲胃中實。故可下。此證不痛。當是虛鞕虛滿。故云不可攻也。常器之云。未攻者。可與生薑瀉心湯。利不止者。四逆湯。愚以須理中湯救之。

程氏云。心下鞕滿者。邪聚陽明之膈。膈實者腹必虛。氣從虛閉。亦見陽明假實證。攻之是爲重虛。錫駒云。心下鞕滿者。胃中水穀空虛。胃無所仰。虛氣上逆。反鞕滿也。故太陽篇曰。此非結熱。但以胃中空虛。客氣上逆。故使鞕也。○案以上二說。以心下鞕滿。爲虛滿假證。此證世多有之。然今攷經文。唯云心下鞕滿。並不拈出虛候。故難信據焉。

陽明病。面合色赤。不可攻之。必發熱色黃者。小便不利也。玉函。成本。色赤。作赤色。黃下。無者字。玉函。必上。更有攻之二字。案無者字。爲是。

〔成〕合通也。陽明病面色通赤者。熱在經也。不可下之。下之虛其胃氣。耗其津液。經中之熱。乘虛入胃。必發熱色黃。小便不利也。〔柯〕面色正赤者。陽氣怫鬱在表。當以汗解。而反下之。熱不得越。故復發熱。而赤轉爲黃也。總因津液枯涸。不能通調水道而然。須梔子蘖皮。滋化源而致津液。非滲洩之劑所宜矣。

汪氏云。郭白雲曰。既不可攻。但茵陳蒿湯。調五苓散服之。太謬之極。此與二陽併病面色緣緣正赤相同。可小發汗。宜桂枝加葛根湯。以微汗之。

案張璐云。下虛之人。纔感外邪。則挾虛火。而面色通紅。總由真陽素虛。無根之火。隨表藥之性上升。云云。世素有此證。然與本條之義。不相干焉。

陽明病。不吐不下。心煩者。可與調胃承氣湯。玉函。千金翼。作不吐下而煩。脈經同。无調胃二字。

〔柯〕言陽明病。則身熱汗出。不惡寒反惡熱矣。若吐下後而煩。爲虛邪。宜梔子豉湯。〔汪〕不吐不下者。熱邪上不得越。下不得泄。鬱胃府之中。其氣必上熏於膈。則心煩。煩悶而熱也。〔錢〕但心煩。不若潮熱便硬之胃實。所以不必攻下。而可與調胃承氣湯也。〔張〕可與者。欲人臨病裁酌。不可竟行攻擊也。〔舒〕案心煩一證。陰陽互關。宜加細察。而後用藥。調胃承氣。不可輕試。

陽明病。脈遲。雖汗出。不惡寒者。其身必重。短氣腹滿而喘。有潮熱者。此外欲解。可攻裏也。手足濈然汗出者。此大便已鞕也。大承氣湯主之。若汗多。微發熱惡寒者。外未解也。【原注】一法。與桂枝湯。 其熱不潮。未可與承氣湯。若腹大滿不通者。可與小承氣湯。微和胃氣。勿令至大泄下。攻裏間。玉函。脈經。有其字。濈然下。成本。有而字。汗多間。玉函。有出字。外未解也下。千金。外臺。有桂枝湯主之五字。不通。脈經。千金作不大便。勿令下。成本。無至字。外臺。至。作致。

〔魏〕汗出。太陽所有。而不惡寒。則太陽所無也。身疼體痛。太陽所有。而身重則太陽所無也。兼以短氣腹滿喘而潮熱。純見裏證。而不見表證。知此外之太陽病。欲解而非解也。乃轉屬陽明。而陽明之胃實將成也。故驗於此八者。乃可攻裏。無疑矣。但攻裏又非一途。更必於汗於熱辨之。如手足濈然而汗出者。胃熱盛而逼汗於四末。津液知其內亡矣。大便必已乾鞕。胃實之成。確乎不易。大承氣湯。蕩積通幽。何容緩乎。若汗雖多。而發熱反微。且帶惡寒。仍存於表可知矣。再諦之於熱。汗出雖多。熱却不潮。則陽明之病未盡全。仍當從太陽表治可也。

或病人患腹大滿不通者。則胃家已有閉塞之徵。小承氣。調和胃氣。下而非下。勿令大泄下。以傷正氣也。〔張〕仲景既言脈遲尚未可攻。而此證首言脈遲。復言可攻者。何也。夫所謂脈遲。尚未可攻者。以腹中熱尚未甚。燥結未定。故尚未宜攻下。攻之必脹滿不食。而變結胸痞滿等證。須俟脈實結定。後方可攻之。此條雖云脈遲。而按之必實。且其證一一盡顯胃實。故當攻下無疑。若以脈遲。妨礙一切下證。則大陷胸之下證最急者。亦將因循縮手待斃乎。〔程〕身重者。經脈有所阻也。表裏邪盛。皆能令經脈阻。邪氣在表而喘者。滿或在胸。而不在腹。此則腹滿而喘。知外欲解。可攻裏也。

案程氏以脈遲。爲尚未可攻之遲脈。柯氏錢氏。爲中寒無陽之遲脈。並與經旨左矣。

錢氏云。熱邪歸胃。邪氣依附于宿食粕滓。而鬱蒸煎迫。致胃中之津液枯竭。故發潮熱。而大便硬也。若不以大承氣湯下之。必至熱邪敗胃。讝語狂亂。循衣摸牀等變而至不救。

錫駒云。四肢皆稟氣于胃。手足汗出者。陽明胃氣盛也。

舒氏云。吾家有時宗者。三月病熱。予與仲遠同往視之。身壯熱而譫語。胎刺滿口。穢氣逼人。少腹鞕滿。大便閉。小便短。脈實大而遲。仲遠謂熱結在裏。其人發狂。小腹鞕滿。胃實而兼畜血也。法以救胃爲急。但此人年已六旬。證兼畜血。下藥中宜重加生地黃。一以保護元陰。一以破瘀行血。予然其言。主大承氣湯。硝黃各用八錢。加生地一兩。搗如泥。先炆數十沸。乃納諸藥同煎。連進五劑。得大下數次。人事貼然。少進米飲。一二口輒不食。呼之不應。欲言不言。但見舌胎乾燥異常。口內噴熱如火。則知裏燥尚未衰減。復用犀角地黃湯加大黃。三劑又下膠滯二次。色如敗醬。臭惡無狀。于是口臭乃除。裏燥仍盛。三四日無小便。忽自取夜壺。小便一回。予令其子取出視之。半壺鮮血。觀者駭然。經言血自下。下者愈。亦生地之功也。復診之。脈轉浮矣。此證邪有向表之機。合以柴胡湯。迎其機而導之。但此時表裏俱還熱極。陰津所存無幾。柴胡亦非所宜。惟宜白虎湯加生地黄芩以救裏。倍用石膏之質重氣輕。專達肌表。而兼解外也。如是二劑。得微汗。而脈靜身涼。舌胎退。而人事清矣。再用清燥養榮湯二十劑而全愈。

大承氣湯方

厚朴半斤炙去皮　枳實五枚炙　芒消三合　大黄四兩酒洗○外臺。無酒洗字。

右四味。以水一斗。先煮二物。取五升。去滓。內大黄。更煮取二升。去滓。內芒消。更上微火一兩沸。分溫再服。得下餘勿服。成本。煮上。无更字。微火。作火微。非也。

〔鑑〕諸積熱結於裏。而成滿痞燥實者。均以大承氣湯下之也。滿者。腹脇滿急䐜脹。故用厚朴以消氣壅。痞者。心下痞塞硬堅。故用枳實以破氣結。燥者。腸中燥屎乾結。故用芒消潤燥軟堅。實者。腹痛大便不通。故用大黄攻積瀉熱。然必審四證之輕重。四藥之多少適其宜。始可與也。若邪重劑輕。則邪氣不服。邪輕劑重。則正氣轉傷。不可不慎也。〔柯〕諸病皆因於氣。穢物之不去。由氣之不順也。故攻積之劑。必用氣分之藥。故以承氣名湯。煎法更有妙義。大承氣用水一斗。煑朴枳取五升。去滓。內大黄。再煑取二升。內芒硝。何哉。蓋生者氣銳而先行。熟者氣純而和緩。仲景欲使芒硝先化燥屎。大黄繼通地道。而後枳朴除其痞滿。若小承氣。以三味同煎。不分次第。同一大黄。而煎法不同。此可見仲景微和之意也。〔知〕調胃承氣。大黄用酒浸。大承氣。大黄用酒洗。皆爲芒硝之鹹寒。而以酒制之。若小承氣。不用芒硝。則亦不事酒浸洗矣。

明理論曰。承。順也。傷寒邪氣入胃者。謂之入府。府之爲言。聚也。胃爲水穀之海。營衛之源。水穀會聚於胃。變化而爲營衛。邪氣入於胃也。胃中氣鬱滯。糟粕秘結。壅而爲實。是正氣不得舒順也。本草曰。通可去滯。洩可去邪。塞而不利。閉而不通。以湯蕩滌。使塞者利而閉者通。正氣得以舒順。是以承氣名之。

總病論。凡脈沉細數爲熱在裏。又兼腹滿咽乾。或口燥舌乾而渴者。或六七日不大便。小便自如。或目中瞳子不明。無外證者。或汗後脈沉實者。或下利三部脈皆平。心下堅者。或連發汗已。不惡寒者。或已經下。其脈浮沉按之有力者。宜大承氣湯。

醫壘元戎曰。大承氣湯。治大實大滿。滿則胸腹脹滿。狀若合瓦。大實則不大便也。痞滿燥實。四證俱備則用之。雜病則進退用之。〇案王叔和傷寒例云。若表已解。而內不消。大滿大實堅有燥屎。自可除下之。雖四五日。不能爲禍也。好古之說。蓋原于此。

內臺方議曰。仲景所用大承氣者。二十五證。雖曰各異。然即下泄之法也。其法雖多。不出大滿大熱大實。其脈沉實滑者之所當用也。

傷寒蘊要曰。大抵下藥。必切脈沉實。或沉滑沉疾有力者。可下也。再以手按臍腹。鞕者。或叫痛不可按者。則下之無疑也。凡下後不解者。再按臍腹。有無鞕處。如有手不可按。下未盡也。復再下之。若下後腹中虛軟。脈無力者。此爲虛也。

外臺。崔氏承氣丸。療十餘日不大便者。

於本方。去厚朴。加杏人二兩。蜜和丸如彈子。以生薑湯六合。研一丸。服之。須臾即通。

衛生寶鑑。治發狂因觸冒寒邪。失於解利。因轉屬陽明證。胃實譫語。本方加黃連。

理傷續斷方。大成湯。一名大承氣湯。治傷損瘀血不散。腹肚膨脹。大小便不通。上攻心腹。悶亂至死者。急將此藥。通下瘀血。後方可服損藥。

於大承氣湯。加甘草陳皮紅花當歸蘇木木通。○損藥。乃本方小承氣湯。

醫經會解。加味承氣湯。治痢疾邪毒在裏。

於本方。加黃連木香皂角刺。

本草彙言。嘉祐方。治傷寒熱實結胸。鐵鏽磨水。入承氣湯。服之極驗。

醫學正傳。治一人。六月投淵取魚。至深秋雨涼。半夜小腹痛甚。大汗。脈沉弦細實。重取如循刀責責然。夫腹痛脈沉弦細實。如循刀責責然。陰邪固結之象。便不當有汗。今大汗出。此必瘀血留結。營氣不能內守。而滲泄於外也。且弦脈亦肝血受傷之候。與大承氣加桂。二服微利痛減。連日於未申時。復堅硬不可近。與前藥。加桃仁泥。下紫血升餘。痛止。脈雖稍減。而責責然猶在。又以前藥。加川附子。下大便四五行。有紫黑血如破絮者。二升而愈。

吳勉學彙聚單方。余治一少年。腹痛目不見人。陰莖縮入。喊聲徹天。醫方灸臍愈痛。欲得附子理中湯。余偶過其門。諸親友邀入。余曰。非陰症也。主人曰。晚於他處有失。已審侍兒矣。余曰。陰症聲低少。止呻吟耳。今高厲有力。非也。脈之伏而數且弦。肝爲甚。外腎爲筋之會。肝主筋。肝火盛也。肝脈遶陰莖。肝開竅於目。故目不明。用承氣湯。一服立止。知有結糞在下故也。凡痛須審察寒熱虛實。諸症皆然。久腹痛。多有積。宜消之。

醫方集解曰。古人有治惡寒戰慄。用大承氣。下燥屎而愈者。此陽邪入裏。熱結於裏。表虛無陽。故惡寒戰慄。此陽盛格陰。乃熱病非寒證。誤投熱藥。則死矣。朱丹溪曰。初下利腹痛。不可用參朮。然氣虛胃虛者。可用。初得之。亦可用大承氣調胃承氣下之。看其氣病血病。然後加減用藥。嘗治葉先生患滯下。後甚逼迫。正合承氣症。但氣口虛。形雖實而面黃白。此必平昔過食傷胃。寧忍二三日辛苦。遂與參朮陳芍藥十餘帖。至三日後。胃氣稍完。與承氣二帖而安。苟不先補完胃氣之傷。而遽行承氣。寧免後患乎。此先補後下。例之變也。傷寒直格曰。活人書。大承氣最緊。小承氣次之。調胃承氣又次之。而緩下急下。善開發而難鬱結。可通用者。大承氣湯。最爲妙也。故今加甘草。名曰三一承氣湯。通治三承氣湯。於效甚速。而無加害也。儒門事親曰。大承氣湯。劉河間加甘草。以爲三一承氣。以甘和其中。余嘗以大承氣。改作調中湯。加以薑棗煎。俗見薑棗。以爲補脾胃而喜服。衛生寶鑑曰。若大承氣證。反用調胃承氣治之。則邪氣不散。小承氣湯證。反以大承氣湯下之。則過傷正氣。此仲景所以分而治之。後之學者。以此三藥。合而爲一。且云通治三藥之證。及傷寒雜病內外一切所傷。與仲景之方。甚相違背。失軒岐緩急之旨。使病人暗受其弊。將誰咎哉。

小承氣湯方

大黃四兩　厚朴二兩炙去皮　枳實三枚大者炙

右三味。以水四升。煮取一升二合。去滓。分溫二服。初服湯當更衣。不爾者盡飲之。若更衣者。勿服之。千金翼。作初服譫語即止。服湯當更衣。不爾盡服之。外臺。作若一服得利譫語止。勿服之。

〔錢〕小承氣者。即大承氣。而小其制也。大邪大熱之實于胃者。以大承氣湯下之。邪熱輕者。及無大熱。但胃中津液乾燥。而大便難者。以小承氣微利之。以和其胃氣。胃和則止。非大攻大下之駃劑也。以無大堅實。故於大承氣中去芒硝。又以邪氣未大結滿。故减厚朴枳實也。創法立方。惟量其緩急輕重。而增損之。使無太過不及。適中病情耳。

案錢氏云。大黃四兩。旣名之曰小。當是二兩。漢之二兩。即宋之五錢外。分二次服耳。此說無明證。唯外臺崔氏承氣湯。即本方。用厚朴大黃各三兩。枳實六片。龎氏用大黃二兩。而减厚朴一兩。枳實一枚。

吳有性瘟疫論曰。案三承氣湯。功用彷彿。熱邪傳裏。但上焦痞滿者。宜小承氣湯。中有堅結者。加芒硝。輭堅而潤燥。病久失下。雖無結糞。然多粘膩結臭惡物。得芒硝。則大黃有蕩滌之能。設無痞滿。惟存宿結。而有瘀熱者。調胃承氣宜之。三承氣功效俱在大黃。餘皆治標之品也。不耐藥湯者。或嘔或畏。當爲細末蜜丸湯下。

醫壘元戎。小承氣湯。治痞實而微滿。狀若飢人。食飽腹中無轉失氣。即大承氣。只去芒硝。心下痞大便或通。熱甚。宜此方。

金匱要略。治腹滿痛而閉者。厚朴三物湯。卽本方。用厚朴八兩。枳實五枚。

又治支飲胸滿。厚朴大黃湯。卽本方。用厚朴一尺。大黃六兩。枳實四枚。

直指方。枳殼剉散。治熱證脹滿。

於本方。加桔梗甘草烏梅薑棗。

保命集。順氣散。治中熱在胃而能食。小便赤黃微利。至不欲食爲效。不可多利。卽本方

又三化湯。治中風邪氣作實。二便不通。

於本方加羌活。

按萃方順氣散。消中者。熱在胃而能飲食。小便赤黃。以此下之。不可多利。微微利。至不欲食而愈。即本方

陽明病。潮熱。大便微鞕者。可與大承氣湯。不鞕者。不可與之。若不大便六七日。恐有燥屎。欲知之法。少與小承氣湯。湯入腹中。轉失氣者。此有燥屎也。乃可攻之。若不轉失氣者。此但初頭鞕。後必溏。不可攻之。攻之必脹滿。不能食也。欲飲水者。與水則噦。其後發熱者。必大便復鞕而少也。以小承氣湯和之。不轉失氣者。慎不可攻也。不可與之。成本。脫可字。玉函。作勿與之。此有燥屎也。成本。無也字。轉失氣。玉函。並作轉矢氣。其後發熱。玉函。作其後發潮熱。周本。錢本。失。作矢。千金。下二轉矢氣。作轉氣。

〔成〕潮熱者實。得大便微鞕者。便可攻之。若不鞕者。則熱未成實。雖有潮熱。亦未可攻。若不大便六七日。恐有燥屎。當先與小承氣嘖正脈。全書。作潰。汪校。作探。之。如有燥屎。小承氣湯。藥勢緩。不能宣泄。必轉氣下失。若不轉失氣。是胃中無燥屎。但腸間少鞕爾。止初頭鞕。後必溏。攻之則虛其胃氣。致腹脹滿不能食也。胃中乾燥。則欲飲水。水入胃中。虛寒相搏。氣逆則噦。其後却發熱者。則熱氣乘虛。還復聚於胃中。胃燥得熱。必大便復鞕而少。與小承氣湯微利。與全書。作以。和之。故以重云不轉失氣。不可攻內。慎之至也。〔知〕上條曰。外欲解可攻裏。曰外未解未可與承氣。曰可與小承氣。微和胃氣。勿令大泄下。此條曰可與。曰不可與。曰乃可攻之。不可攻之。曰少與小承氣。曰以小承氣和之。慎不可攻。多少商量。慎重之意。故惟手足濈然汗出。大便燥鞕者。始主之以大承氣。若小承氣。猶是微和胃氣之法也。〔汪〕轉失氣。則知其人大便已鞕。腸胃中燥熱亢甚。故其氣不外宣。時轉而

下。不轉失氣。則腸胃中雖有熱。而滲孔未至於燥。此但初頭鞕。後必溏也。

黃仲理曰。作五段看之。

錢氏云。其後發熱句。當從不轉矢氣句落下爲是。觀末句復云不轉矢氣者。愼不可攻。則前後照應顯然矣。而注家謂攻後重復發熱。胃熱至此方熾。此必無之事。下筆詳愼。智慮周密者。當不應若是。魏氏曰。欲飲水者以下。細玩原文。明係另起一頭腦。而注家含混。故文離愈甚。○案虛變爲實。寒轉爲熱。豈是必無之事。發熱即言潮熱。玉函可證。成氏順文注釋。却覺允當。

舒氏云。案此條原文。止在攻之必脹滿不能食也。文意已畢。其下數句。平空插入。亦後人之誤。

案轉失氣。傷寒直格。謂動轉失泄之氣也。爲是。條辨曰。黃氏曰。矢。漢書作屎。古屎矢通。失傳寫誤。續醫說。醫學全書曰。是下焦泄氣。俗云去屁也。考之篇韻。屎矢通用。竊恐傳寫之誤。矢爲失耳。宜從轉矢氣爲是。且文理頗順。若以失字。則於義爲難訓矣。舒氏云。案矢氣二字。從前書中皆云失氣。此誤也。緣矢字誤寫出頭耳。蓋矢與屎同。矢氣者屁。乃矢之氣也。且失字之上。無轉字之理。轉乃轉運也。以其氣由轉運而出。若果失下。夫何轉之有。確爲矢字無疑。然攷內經。有失氣語。欬而失氣。氣與欬俱失之類。是也。乃改作矢者。却鑿矣。張兼善曰。或問傷寒論中。所言轉失氣者。未審其氣何如。若非腹中雷鳴滾動。轉失氣也。予曰。不然。凡泄瀉之人。不能瀉氣。惟腹中雷鳴滾動而已。然滾動者。水勢奔流則聲響。泄氣者。失氣下趨。而爲鼓瀉。空虛則聲響。充實則氣泄。故腹滾與泄氣。爲不同耳。其轉失氣。先硬後溏者。而氣猶不能轉也。況大便不實者乎。

夫實則譫語。虛則鄭聲。鄭聲者。重語也。直視譫語。喘滿者死。下利者亦死。

也上。玉函。有是字。外臺。以鄭聲者重語也爲細注。直視以下。成氏以降。分爲别條。只志聰。錫駒。爲一條。

〔錫〕此章統論讝語有虛實之不同生死之各異也實則讝語者。陽明燥熱甚。而神昏氣亂。故不避親疎。妄言罵詈也虛則鄭聲者神氣虛而不能自主故聲音不正。而語言重複。即素問所謂。言而微。終日乃復言者。是也。直視者。精不灌目。目系急而不轉也夫讝語當無死證若喘滿者。脾肺不交。而氣脱于上。故死。下利者。脾液不收。而氣陷于下。亦死。鄭聲者。即讝語之聲。聆其聲有不正之聲。輕微重複之語。即是鄭聲。非讝語之中。别有一種鄭聲也故止首提鄭聲而後無鄭聲之證〔張〕喘滿者。邪乘陽位而上爭。氣從上脱。故主死。下利者。邪聚陰位而下奪。氣從下脱。亦死也。設讝語內結。下傍流清水者。又不可誤認死證也〔錢〕喘則膻中迫促。而氣不接。滿則傳化不通。而胃氣絶。故死。

證治要訣曰讝語者。顛倒錯亂。言出無倫。常對空獨語。如見鬼狀。鄭聲者。鄭重頻繁。語雖謬而諄諄重複不自已。年老之人。遇事則誶語不休。以陽氣虛也。二者本不難辨。須以他證别之。大便祕小便赤。身熱煩渴。而妄言者。乃裏實之讝語也。小便如常。大便洞下。或發躁。或反發熱。而妄言者。乃陰隔陽之讝語也。此讝語鄭聲。虛實之所以不同也。

醫學綱目曰。譫語者。謂亂語無次第。數數更端也。鄭聲者。謂鄭重頻煩也。只將一句舊言。重疊頻言之。終日殷勤。不換他聲也。蓋神有餘。則能機變而亂語。數數更端。神不足則無機變。而只守一聲也。成無已謂鄭聲爲鄭衛之聲。非是。

傷寒選錄曰。鄭聲。說過又說也。

舒氏云。李肇夫曰。重字讀平聲。重語。當是絮絮叨叨。說了又說。綱語呢喃。聲低息短。身重惡寒。與讝語之聲雄氣粗。身輕惡熱者迥別。

發汗多。若重發汗者。亡其陽。讝語。脈短者死。脈自和者不死。玉函。重發汗下。無者字。有若已下復發其汗七字句。多下。無若字。

〔注〕此係太陽病轉屬陽明讝語之證。本太陽經得病時。發汗多。轉屬陽明。重發其汗。汗多亡陽。汗本血之液。陽亡則陰亦虧。津血耗竭。胃中燥實而讝語。讝語者。脈當弦實或洪滑。爲自和。自和者。言脈與病不相背也。是病雖甚不死。若讝語脈短者。爲邪熱盛。正氣衰。乃陽證見陰脈也。以故主死。或以陽亡爲脫陽。脫陽者見鬼。故讝語。擬欲以四逆湯。急回其陽。大誤之極。〔柯〕亡陽。即津液越出之互辭。

案方氏以此條。爲太陽經錯簡。喻氏辨其誤。是也。程氏錫駒。并以此條證爲脫陽。亦非是。

傷寒若吐若下後不解。不大便五六日。上至十餘日。日晡所發潮熱。不惡寒。獨語如見鬼狀。若劇者。發則不識人。循衣摸牀。惕而不安。【原注】一云。順衣妄撮。怵惕不安。微喘直視。脈弦者生。濇者死。微者。但發熱讝語者。大承氣湯主之。若一服利。則止後服。成本。止上。脫則字。晡下所字。玉函。作時。摸牀。玉函。作撮空。脈經。作妄撮。龐氏。亦作妄撮。注云。常見有此撮空候。故改之。惕而。玉函。脈經。作怵惕。脈經。讝語下。無者字。是。五六日下。無上字。

〔注〕此條舉讝語之勢重者而言。傷寒若吐若下後。津液亡而邪未盡去。是爲不解。邪熱內結。不大便五六日。上至十餘日。此爲可下之時。日晡所發潮熱者。府實燥甚。故當其王時。發潮熱也。不惡寒者。表證罷也。獨語者。

即譫語也。乃陽明府實。而妄見妄聞。病劇則不識人。劇者。甚也。熱氣甚大。昏冒正氣。故不識人。循衣摸牀者。陽熱偏勝。而躁動於手也。惕而不安者。胃熱冲膈。心神爲之不寧也。又胃熱甚。而氣上逆則喘。今者喘雖微。而直視。直視則邪干藏矣。故其死生之際。須於脈候決之。後條辨云。以上見證。莫非陽亢陰絕。孤陽無依。而擾亂之象。弦濇皆陰脈。脈弦者爲陰未絕。猶帶長養。故可生。脈濇者爲陰絕。已成涸竭。以故云死。其熱邪微。而未至於劇者。但發潮熱譫語。宜以大承氣湯下胃中實熱。腸中燥結。一服利止後服者。蓋大承氣。雖能抑陽通陰。若利而再服。恐下多反亡其陰。必至危殆。可不禁之。〔錢〕傷寒法當先汗。此但曰若吐若下後不解。明是當汗不汗。而誤吐誤下。以致外邪內陷。而不解也。〔柯〕如見鬼狀獨語。與鄭聲譫語不同。潮熱不惡寒。不大便。是可下證。目直視不識人。循衣摸牀等症。是日晡發熱時事。不發熱自安。故勿竟斷爲死症。凡直視譫語。喘滿者死。此微喘而不滿也。

傷寒準繩。趙嗣眞云。此段當分作三截看。自傷寒云云。止如見鬼狀。爲上一截。是將潮熱譫語。不惡寒不大便。對爲現證。下文又分作一截。以辨劇者微者之殊。微者但發熱譫語。但字爲義。以發熱譫語之外。別無他證。又云。弦者陽也。濇者陰也。陽病見陰脈者生。在仲景法中。弦濇者屬陰。不屬陽。得無疑乎。金鑑曰。今觀本文內。脈弦者生之弦字。當是滑字。若是弦字。弦爲陰負之脈。豈有必生之理。惟滑脈爲陽。始有生理。滑者通。濇者塞。凡物理皆以通爲生。塞爲死。玩後條脈滑而疾者。小承氣主之。脈微濇者。裏虛爲難治。益見其誤。○

案辨脈。以弦爲陰脈。故金鑑依趙氏之言。有此說。然而弦與滑。字形音韻逈別。決無相誤之理。汪注原于成氏爲允當。不復容他議也。弦義。詳予所著脈學輯要。

本事方曰。有人病傷寒。大便不利。日晡發潮熱。手循衣縫。兩手撮空。直視喘急。更數醫矣。見之皆走。此誠惡候。得之者十中九死。仲景雖有證而無法。但云脈弦者生。濇者死。已經吐下。難以下藥。謾且救之。若大便得通。而脈弦者。庶可治也。與小承氣湯一服。而大便利。諸疾漸退。脈且微弦。半月愈。予嘗觀錢仲陽小兒直訣云。手尋衣領。及捻物者。肝熱也。此證在玉函。列於陽明部。蓋陽明者胃也。肝有熱邪。淫于胃經。故以承氣瀉之。且得弦脈。則肝平而胃不受克。此所謂有生之理。讀仲景論。不能博通諸醫書。以發明其隱奧。吾未之見也。

張氏直解曰。丁巳秋。予治一婦人。傷寒九日。發狂面白。譫語不識人。循衣摸牀。口目瞤動。肌肉抽搐。遍身手足盡冷。六脈皆脫。死證悉具。諸醫皆辭不治。予因審視良久。聞其聲重而且長。句句有力。乃曰。此陽明內實。熱鬱于內。故令脈道不通。非脫也。若真元敗絕而脈脫。必氣息奄奄。不久即死。安得有如許氣力。大呼疾聲。久而不絕乎。遂用大承氣湯。啓齒而下。夜間解黑糞滿牀。脈出身熱神清。舌燥而黑。更服小陷胸湯。二劑而愈。因思此症大類四逆。若誤投之立死。硝黃固不可以誤投。參附又豈可以輕試也哉。

金鑑曰。循衣摸牀。危惡之候也。大抵此證。多生於汗吐下後。陽氣大虛。精神失守。經曰。四肢。諸陽之本也。陽虛。故四肢擾亂。失所倚也。以獨參湯救之。汗多者。以參耆湯。厥冷者。以參附湯治之。愈者不少。不可概謂陽極陰竭也。

陽明病。其人多汗。以津液外出。胃中燥。大便必鞕。鞕則譫語。小承氣湯主之。若一服譫語止者。更莫復服。成本。止下。無者字。

〔程〕陽明病法多汗。其人又屬汗家。則不必發其汗。而津液外出。自致胃燥便鞕而讝語。證在虛實之間。故雖小承氣湯。亦只一服爲率。讝語止。更莫後服者。雖燥鞕未全除。輒于實處防虛也。〔柯〕多汗。是胃燥之因。便鞕。是讝語之根。一服讝語止。大便雖未利。而胃濡可知矣。〔周〕經云。少陽不可發汗。發汗則讝語者。今自汗亦如是耶。〔汪〕武陵陳氏亮斯云。大承氣證。必如前條不大便五六日。或至十餘日之久。漸漸搏實。而後用之。今則汗多燥鞕而讝語。其機甚速。此亡津液之故。而非漸漸搏實。雖堅而不大滿。故止當用小承氣主之。且津液不足。非大承氣所宜。服藥後讝語雖止。即未大便。亦莫盡劑。恐過傷元氣耳。

陽明病。讝語發潮熱。脈滑而疾者。小承氣湯主之。因與承氣湯一升。腹中轉氣者。更服一升。若不轉氣者。勿更與之。明日又不大便。脈反微濇者。裏虛也。爲難治。不可更與承氣湯也。轉氣。成本。並作轉失氣。玉函。作轉矢氣。成本。脫勿上者字。及又字。千金翼。讝語下。有安言二字。脈經。千金翼。無小承氣湯之小字。

〔成〕陽明病。讝語發潮熱。若脈沉實者。內實者也。則可下。若脈滑疾。爲裏熱未實。則未可下。先與小承氣湯和之。湯入腹中。得失氣者。中有燥屎。可更與小承氣湯一升以除之。若不轉失氣者。是無燥屎。不可更與小承氣湯。至明日邪氣傳時。脈得沉實緊牢之類。是裏實也。反得微濇者。裏氣大虛也。若大便利後。脈微濇者。止爲裏虛而猶可。此不曾大便。脈反微濇。是正氣內衰。爲邪氣所勝。故云難治。〔魏〕滑雖熱盛於裏之兆。而疾則熱未成實之徵。熱之初傳入府。脈又變沈大。而兼帶遲滯之象。遲乃疾之對。向之滑疾。今乃沈大而遲滯。斯見胃以成實矣。今脈見滑疾。是猶帶數。熱變而傳入。尚未堅凝結聚。小承氣湯主之。消熱調津。足以已病矣。〔柯〕虛甚者。與四逆湯。陰得陽則解矣。

汪氏云。案後條辨云。詀語潮熱。脈反微澀。爲裏氣大虛。幷前此之脈滑疾。亦屬虛陽泛上之假象。其言似是而非。愚以譫語潮熱。脈滑疾者。乃陽證見陽脈。其人邪氣盛而正氣未衰也。故云可與承氣湯。脈反微澀者。是陽證見陰脈。其人邪氣盛。正氣衰。故云不可更與承氣湯也。不轉失氣。並不大便。非腸中空虛而無物。乃胃家正氣既衰。雖得湯藥。內助其惡濁之物。仍然不能下泄。故云難治。後之人議用補虛回陽之法。是與仲景初時用承氣之意相反。補亡論。常器之云。可用黃蓍人參建中湯。亦與論不合。大抵此條病。但云難治。其非不治之證明矣。如欲用藥。還宜補瀉兼施之劑。

案白虎證脈滑。方氏以降。多以宿食解之。蓋原于脈訣。不可從也。

陽明病。譫語有潮熱。反不能食者。胃中必有燥屎五六枚也。若不能食者。但鞕耳。宜大承氣湯下之。耳。成本。作尒。反上。玉函。脈經。有而字。玉函。無宜字。脈經。無大承氣之大。宜大承氣湯主之七字。柯本。移在若能食者上。張本同。周氏義同。金鑑以爲錯誤。非也。

〔張〕此以能食不能食。辨燥結之微甚也。詳仲景言。病人潮熱譫語。皆胃中熱盛所致。胃熱則能消穀。今反不能食。此必熱傷胃中津液。氣化不能下行。燥屎逆攻於胃之故。宜大承氣湯。急袪亢極之陽。以救垂絕之陰。若能食者。胃中氣化自行。熱邪原不爲盛。津液不致大傷。大便雖鞕。而不久自行。不必用藥。反傷其氣也。若以能食便鞕。而用承氣。殊失仲景平昔顧慮津液之旨。〔汪〕補亡論。宜大承氣湯下之句。在若能食者之前。蓋能食既異。治法必不相同。仲景法。宜另以調胃承氣湯主之也。〔周〕案大承氣湯。宜單承燥屎五六枚來。何者至於不能食。爲患已深。故宜大下。若能食但鞕。未必燥屎五六枚口氣。原是帶說。只宜小承氣湯可耳。

此事難知曰。胃實者。非有物也。地道塞而不通也。難經云。胃上口爲賁門。胃下口爲幽門。幽門接小腸上口。小腸下口。即大腸上口也。大小二腸相會。爲闌門。水滲泄入于膀胱。柤滓入于大腸。結廣腸。廣腸者。地道也。地道不通。土壅塞也。則火逆上行至胃。名曰胃實。所以言陽明當下者。言上下陽明經不通也。言胃中有燥屎五六枚者。非在胃中也。言胃是連及大腸也。○案魏氏云。胃中必有燥屎五六枚。阻塞於胃底腸間。此言得之。

徐靈胎云。案燥屎當在腸中。今云胃中。何也。蓋邪氣結成糟粕。未下則在胃中。欲下則在腸中。已續者即謂之燥屎。言胃則腸已該矣。

又云。不能食者。客熱不能消穀。能食。非真欲食。不過粥飲猶入口耳。不能食。則穀氣全不近腸胃。實極故也。

案陽明病。讝語潮熱。燥結甚者。皆不能食。而今下一反字。爲可疑矣。注家消穀之說。乃是熱中消癉證。邪熱不殺穀。傷寒家之常。何言之反。順文解釋。往往有如是者。又案程氏錢氏志聰錫駒。不論不能食與能食。並以大承氣湯爲主。非也。

陽明病。下血讝語者。此爲熱入血室。但頭汗出者。刺期門。隨其實而寫之。濈然汗出則愈。寫。成本。作瀉。玉函。千金翼。刺上。有當字。則上。有者字。脈經同。金匱要略。婦人雜病篇。有此條。刺上。有當字。則。作者。

[汪]案此條。當亦是婦人病。邪熱鬱於陽明之經。迫血從下而行。血下則經脈空虛。熱得乘虛而入其室。亦作讝語。後條辨云。血室雖衝脈所屬。而心君實血室之主。室被熱擾。其主必昏故也。但頭汗出者。血下奪則無汗。

熱上擾則汗蒸也。刺期門以瀉經中之實。則邪熱得除。而津液回復。遂濈然汗出而解矣。或問。此條病。仲景不言是婦人。所以尙論諸家直指爲男子。今子偏以婦人論之。何也。余答云。仲景於太陽篇中。一則曰。婦人中風。云云。經水適來。此爲熱入血室。再則曰。婦人中風。云云。經水適斷。此爲熱入血室。三則曰。婦人傷寒。云云。經水適來。此爲熱入血室。則是熱入血室。明係婦人之證。至此實不待言而可知矣。且也此條。言下血。當是經水及期。而交錯妄行。以故血室有虧。而邪熱得以乘之。故成熱入血室之證。考之靈樞海論云。衝脈爲十二經之海。注云。此即血海也。衝脈起於胞中。又考素問天眞論云。女子二七而天癸至。任脈通。太衝脈盛。月事以時下。夫任也。衝也。其經脈皆行於腹。故其血必由前陰而下。斯血室有虧。邪熱方得而入。則是仲景云下血。乃經水交錯妄行。又不問而自明矣。

金鑑曰。血已止。其熱不去。蓄於陽明。不得外越而上蒸。故但頭汗出也。

錢氏云。肝爲藏血之藏。邪旣入血。則熱邪實滿於經脈。故刺之以泄其實邪。然不以桃仁承氣及抵當等湯治之者。仲景原云。毋犯胃氣及上二焦。蓋以此也。

案此條證。喻氏斷爲男子病。方氏三陽志聰錫駒柯氏周氏皆爲男女俱有之證。金鑑則與喻同。特汪氏以婦人論之。可謂超卓之見矣。然不知血室即是胞。殊可惜耳。程氏魏氏錢氏並無男女之說。疑是疑而不決歟。

汗出【原注】汗。一作臥。　讝語者。以有燥屎在胃中。此爲風也。須下者。過經乃可下之。下之若早。語言必亂。以表虛裏實故也。下之愈。宜大承氣湯。【原注】一云。大柴胡湯。○成本。玉亟。下者。作下之。愈上。有則字。

〔成〕胃中有燥屎則讝語。以汗出爲表未罷。故云風也。燥屎在胃。則當下。以表未和。則未可下。須過太陽經無表證。乃可下之。〔三〕陽明多汗。況有讝語。故又當下。但風家有汗。恐汗出則表未罷。故須過經可下。若早燥屎雖除。表邪乘虛復陷。又將爲表虛裏實矣。下之則愈二句。又申明乃可下之一句耳。

錢氏云。若下早則胃氣一虛。外邪內陷。必至熱盛神昏。語言必亂。蓋以表間之邪氣。皆陷入於裏。表空無邪。邪皆在裏。故謂之表虛裏實也。

汪氏云。補亡論以末二句。移之過經乃可下之句下。誤矣。○案補亡論。移原文者。固誤矣。然而經旨必當如此耳。

又案魏氏以此條證。爲內經所謂胃風腸風。汪氏則爲風燥症。幷非也。

傷寒四五日。脈沈而喘滿。沈爲在裏。而反發其汗。津液越出。大便爲難。表虛裏實。久則讝語。

〔張〕傷寒四五日。正熱邪傳裏之時。況見脈沈喘滿。裏證已具。而反汗之。必致燥結讝語矣。蓋燥結讝語。頗似大承氣證。此以過汗傷津。而不致大實大滿腹痛。止宜小承氣。爲允當耳。〔舒〕脈沈而喘滿。則知爲陽明宿燥阻滯。濁氣上干而然也。故曰。沈爲在裏。明非表也。而反發其汗。則津越便難。而成實矣。至久則讝語者。自宜大承氣湯。此因奪液而成燥者。原非大熱入胃者比。故仲景不出方。倘有微甚之斟酌耳。〔方〕越出。謂枉道而出也。

三陽合病。腹滿身重。難以轉側。口不仁面垢。【原注】又作枯。一云向經。譫語遺尿。發汗則譫語。下之則額上生汗。手足逆冷。若自汗出者。白虎湯主之。口下。脈經。有中字。成本。玉函。面上。有而字。面垢二字。千金翼。作言語向經四字。則譫語。玉函。作則譫語甚。逆冷。作厥冷。千金翼同。

〔鑑〕三陽合病者。必太陽之頭痛發熱。陽明之惡熱不眠。少陽之耳聾寒熱等證。皆具也。太陽主背。陽明主腹。少陽主側。今一身盡爲三陽熱邪所困。故身重難以轉側也。胃之竅出於口。熱邪上攻。故口不仁也。陽明主面。熱邪蒸越。故面垢也。熱結於裏。則腹滿。熱盛於胃。故譫語也。熱迫膀胱。則遺尿。熱蒸肌腠。故自汗也。證雖屬於三陽。而熱皆聚胃中。故當從陽明熱證主治也。若從太陽之表發汗。則津液愈竭。而胃熱愈深。必更增譫語。若從陽明之裏下之。則陰益傷。而陽無依則散。故額汗肢冷也。要當審其未經汗下。而身熱自汗出者。始爲陽明的證。宜主以白虎湯。大清胃熱。急救津液。以存其陰可也。〔柯〕裏熱而非裏實。故當用白虎。而不當用承氣。若妄汗則津竭。而詀語。誤下則亡陽。而額汗出。手足厥也。此自汗出。爲內熱甚者言耳。接遺尿句來。若自汗。而無大煩大渴證。無洪大浮滑脈。當從虛治。不得妄用白虎。若額上汗出。手足冷者。見煩渴詀語等證。與洪滑之脈。亦可用白虎湯〔方〕口不仁。謂不正而飲食不利便。無口之知覺也。

錢云。靈樞曰。胃和則口能知五味矣。此所云口不仁。是亦陽明胃家之病也。

方云。生汗。生不流也。

案手足逆冷。成氏程氏魏氏汪氏宗印。皆爲熱厥。誤矣。周氏以此條。移于温病熱病篇。亦非也。○又案玉函。則譫語下。有甚字。文意尤明矣。

三陽併病，太陽證罷，但發潮熱，手足漐漐汗出，大便難而讝語者，下之則愈，宜大承氣湯。

〔成〕本太陽病，併於陽明，名曰併病。太陽證罷，是無表證，但發潮熱，是熱併陽明。一身汗出爲熱越，今手足漐漐汗出，是熱聚於胃也，必大便難而讝語。經曰：手足漐然而汗出者，必大便已鞕也，與大承氣湯，以下胃中實熱。〔柯〕太陽症罷，是全屬陽明矣。先揭二陽併病者，見未罷時便有可下之症，今太陽一罷，則種種皆下症。

陽明病，脈浮而緊，咽燥口苦，腹滿而喘，發熱汗出，不惡寒反惡熱，身重。若發汗則躁，心憒憒反讝語。若加溫針，必怵惕煩躁不得眠。若下之，則胃中空虛，客氣動膈，心中懊憹，舌上胎者，梔子豉湯主之。若渴欲飲水，口乾舌燥者，白虎加人參湯主之。若脈浮，發熱，渴欲飲水，小便不利者，猪苓湯主之。反惡熱，脈經、千金翼作反偏惡熱。心下，千金翼有中字。溫針，成本作燒針。舌上胎，總病論作苔生舌上。玉函、千金翼無加人參二字。

〔鑑〕此條表裏混淆，脈證錯雜，不但不可誤下，亦不可誤汗也。若以脈浮而緊，誤發其汗，則奪液傷陰；或加燒針，必益助陽邪，故讝語煩躁，怵惕憒亂不眠也。或以證之腹滿惡熱而誤下之，則胃中空虛，客氣邪熱，擾動胸膈，心中懊憹，舌上生胎，是皆誤下之過，宜以梔子豉湯，一涌而可安也。若脈浮不緊，證無懊憹，惟發熱渴欲飲水，口乾舌燥者，爲太陽表邪已衰，陽明燥熱正甚，宜白虎加人參湯，滋液以生津。若發熱渴欲飲水，小便不利者，是陽明飲熱並盛，宜猪苓湯，利水以滋乾。〔成〕舌上胎黃者，熱氣客於胃中；舌上胎白，知熱氣客於胸中，與梔子豉湯，以吐胸中之邪。〔柯〕連用五若字，見仲景設法禦病之詳。梔豉湯所不及者，白虎湯繼之；白虎湯不及者。猪苓湯繼之。此陽明起手之三法。所以然者。總爲胃家惜津液。既不肯令胃燥。亦不肯令水漬入胃耳。（程）熱在上焦。故用梔子豉湯。熱在中焦。故用白虎加人參湯。熱在下焦。故用猪苓湯。（汪）陳亮斯云。案本文。汗下燒針。獨詳言誤下治法者。以陽明一篇。所重在下。故辨之獨深悉焉。

喻云。汗出不惡寒反惡熱。身重。四端。則皆陽明之見症。錢云。舌上胎。當是邪初入裏。胃邪未實。其色猶未至於黃黑焦紫。必是白中微黃耳。

案若脈浮之浮。其義未詳。魏氏錢氏錫駒並云。表邪未盡。果然。則與五苓散證何別。汪氏云。非風邪在表之脈浮。乃熱邪傷氣之脈浮也。此亦未見經中有其說。張氏乃以此條。編入溫熱病篇云。傷寒小便不利。以脈浮者屬氣分。五苓散。脈沈者。屬血分。猪苓湯。而溫熱病之小便不利。脈浮者屬表證。猪苓湯。脈沈者。屬裏證。承氣湯。此說亦是臆造。經無明文。不可從也。特活人書。若傷寒引飲。下焦有熱。小便不通。脈浮者。五苓散。脈沈者。猪苓湯。王氏則云。此條浮字。誤也。若脈字下。脫一不字矣。成氏直以脈浮釋之。而朱氏却以脈沈言之。胥失之矣。若曰脈浮者五苓散。不浮者。猪苓湯。則得仲景之意矣。蓋其作沈。作不浮。未知本經舊文果然否。然推之於處方之理。極覺明確。故姑從其說焉。〇汪昂云。攷脈浮。爲不浮。方書中。無此文法。

案喻氏云。四段總頂首段。醫學綱目。引本條云。陽明病脈浮緊。咽燥口苦。腹滿發熱。汗出不惡寒。若下後。脈浮發熱。渴欲飲水。小便不利者。猪苓湯主之。正與喻意符矣。

汪氏云。白虎湯證。即或有小便不利者。但病人汗出多。水氣得以外泄。今觀下條云。汗出多。不可與猪苓湯。乃知此證。其汗亦少。汗與溺俱無。則所飲之水。安得不停。故用猪苓湯。上以潤燥渴。下以利濕熱也。又云。今人病熱。大渴引飲。飲愈多則渴愈甚。所飲之水既多。一時小便豈能盡去。況人既病熱。則氣必偏勝。水自趨下。火自炎上。此即是水濕停而燥渴之徵。故猪苓湯潤燥渴而利濕熱也。

猪苓湯方

猪苓去皮　滑石碎各一兩○外臺。有綿裹二字。　茯苓

阿膠○外臺。有炙字。　澤瀉

右五味。以水四升。先煮四味。取二升。去滓。內阿膠烊消。溫服七合。日三服。成本。內下。有下字。烊消。玉函。作消盡。

〔鑑〕趙羽皇曰。仲景製猪苓湯。以行陽明少陰二經水熱。然其旨全在益陰。不專利水。蓋傷寒表虛。最忌亡陽。而裏虛又患亡陰。亡陰者。亡腎中之陰。與胃家之津液也。故陰虛之人。不但大便不可輕動。即小水亦忌下通。倘陰虛過於滲利。則津液反致竭。方中阿膠質膏。養陰而滋燥。滑石性滑。去熱而利水。佐以二苓之滲瀉。既疏濁熱。而不留其壅瘀。亦潤真陰。而不苦其枯燥。是利水而不傷陰之善劑也。故利水之法。於太陽用五苓。加桂者。溫之以行水也。於陽明少陰。用猪苓。加阿膠滑石者。潤之以滋養無形。以行有形也。利水雖同。寒溫迥別。惟明者知之。

醫方考曰。四物皆滲利。則又有下多亡陰之懼。故用阿膠佐之。以存津液於決瀆爾。

陽明病。汗出多而渴者。不可與猪苓湯。以汗多胃中燥。猪苓湯復利其小便故也。

〔成〕鍼經曰。水穀入於口。輸於腸胃。其液別爲五。天寒衣薄則爲溺。天熱衣厚則爲汗。是汗溺一液也。汗多爲津液外泄。胃中乾燥。故不可與猪苓湯利小便也。案鍼經文。出五癃津液別論。〔柯〕汗多而渴。當白虎湯。胃中燥。當承氣湯。具在言外。

案魏氏云。若見虛。則炙甘草之證。實則調胃承氣之證。炙甘草。蓋爲不對矣。

脈浮而遲。表熱裏寒。下利淸穀者。四逆湯主之。

〔錢〕此與少陰厥陰裏寒外熱同義。若風脈浮而表熱。則浮脈必數。今表雖熱而脈遲。則知陰寒在裏。陰盛格陽于外。而表熱也。虛陽在外。故脈浮。陰寒在裏。故脈遲。所以下利淸穀。此爲眞寒假熱。故以四逆湯。祛除寒氣。恢復眞陽也。若以爲表邪。而汗之則殆矣。〔魏〕此雖有表證。且不治表而治裏。則雖有陽明假熱之證。寧容不治眞寒。而治假熱乎。是皆學者所宜明辨。而愼出之者也。

案此其實少陰病。而假現汗出惡熱等陽明外證者。故特揭出斯篇。方氏云。此疑三陰篇錯簡。恐不然也。

若胃中虛冷。不能食者。飲水則噦。玉函。冷下。有其人二字。千金翼。无若字。脈經。若上。有陽明病三字。冷下。有其人二字。是。

〔錫〕此論陽明中焦虛冷也。若者。承上文而言也。言不特下焦生陽不啓。而爲虛寒。卽中焦火土衰微。而亦虛冷也。夫胃氣壯。則穀消而水化。若胃中虛冷。則穀不消。而不能食。夫既不能食。則水必不化。兩寒相得。是以發噦。〔汪〕武陵陳氏云。法當大溫。上節已用四逆。故不更言治法。愚案常器之云。宜溫中湯。然不若用茯苓四逆湯。卽四逆湯中。加人參以補虛。茯苓以利水也。〔鑑〕宜理中湯。加丁香吳茱萸。溫而降之可也。

脈浮發熱。口乾鼻燥。能食者。則衄。王肯堂校千金翼。鼻。作舌。

〔魏〕脈浮發熱。太陽病尙有存者。而口乾鼻燥能食。雖陽明裏證未全成。陽明內熱已太盛。熱盛則上逆。上逆則引血。血上則衄。此又氣足陽亢之故。熱邪亦隨之而洩。〔錫〕能食者則衄。言病不在胃。非因能食而致衄也。

〔汪〕常器之云。可與黃芩湯。愚云。宜犀角地黃湯。

案舒氏云。熱病得衄則解。能食者。胃氣強。邪當自解。故曰能食者則衄。俗謂紅衣傷寒。不治之證。何其陋也。太陽發衄者。曰衄乃解。曰自衄者愈。以火刼致變者。亦云邪從衄解。即以陰邪激動營血者。尙有四逆湯可救。安見衄證。皆爲不可治乎。大抵俗醫見衄。概以寒涼。冰凝生變。釀成不治。故創此名色。以欺世而逃其責耳。

陽明病下之。其外有熱。手足溫。不結胸。心中懊憹。飢不能食。但頭汗出者。梔子豉湯主之。脈經。千金翼。飢上。有若字。

〔汪〕此亦陽明病誤下之變證。陽明誤下。邪熱雖應內陷。不比太陽病誤下之深。故其身外猶有餘熱。手足溫。不結胸。手足溫者。徵其表和而無大邪。不結胸者。徵其裏和而無大邪。表裏已無大邪。其邪但在胸膈之間。以故心中懊憹。饑不能食者。言懊憹之甚。則似飢非飢。嘈雜不能食也。但頭汗出者。成注云。熱自胸中熏蒸於上。故但頭汗出。而身無汗也。〔志〕梔豉湯解心中之虛熱。以下交則上下調和。而在外之熱亦清矣。

陽明病。發潮熱。大便溏。小便自可。胸脅滿不去者。與小柴胡湯。成本。無與字。湯下。有主之二字。玉函同。胸上。有而字。千金翼同。

〔王〕陽明爲病。胃實是也。今便溏。而言陽明病者。謂陽明外證。身熱汗出。不惡寒。反惡熱之病也。〔成〕陽明病潮熱。爲胃實。大便鞕而小便數。今大便溏。小便自可。則胃熱未實。而水穀不別也。大便溏者。應氣降而胸脅滿去。今反不去者。邪氣猶在半表半裏之間。與小柴胡湯。以去表裏之邪。〔錢〕蓋陽明雖屬主病。而仲景已云傷寒中風。有柴胡證。但見一證便是。不必悉具。故凡見少陽一證。便不可汗下。惟宜以小柴胡湯和解之也。

陽明病。脅下鞕滿。不大便而嘔。舌上白胎者。可與小柴胡湯。上焦得通。津液得下。胃氣因和。身濈然汗出而解。成本。解下。有也字。

〔成〕陽明病。腹滿不大便。舌上胎黃者。爲邪熱入府。可下。若脅下鞕滿。雖不大便而嘔。舌上白胎者。爲邪未入府。在表裏之間。與小柴胡湯。以和解之。上焦得通。則嘔止。津液得下。則胃氣因和。汗出而解。〔錢〕不大便。爲陽明裏熱。然嘔則又少陽證也。若熱邪實於胃。則舌胎非黃即黑。或乾硬。或芒刺矣。舌上白胎。爲舌胎之初現。若夫邪初在表。舌尙無胎。旣有白胎。邪雖未必全在於表。然猶未盡入於裏。故仍爲半表半裏之證。〔方〕津液下。大便行也。〔程〕脅下鞕滿。不大便而嘔。自是大柴胡湯證。其用小柴胡湯者。以舌上白胎。猶帶表寒故也。若胎不滑而濇。則所謂舌上乾燥而煩。欲飲水數升之謂。熱已耗及津液。此湯不可主矣。〔錫〕不大便者。下焦不通。津液不得下也。嘔者。中焦不治。胃氣不和也。舌上白胎者。上焦不通。火鬱于上也。可與小柴胡湯。調和三焦之氣。上焦得通。而白胎去。津液得下。而大便利。胃氣因和。而嘔止。三焦通暢。氣機旋轉。身濈然汗出而解也。

陽明中風。脈弦浮大。而短氣。腹都滿。脅下及心痛。久按之氣不通。鼻乾不得汗。嗜臥。一身及目悉黃。小便難。有潮熱。時時噦。耳前後腫。刺之小差。外不解。病過十日。脈續浮者。與小柴胡湯。脈但浮。無餘證者。與麻黃湯。若不尿。腹滿加噦者。不治。成本。玉函。目上。有面字。脈經注云。按之氣不通。一作按之不痛。正脈。腹都。作腹部。

〔方〕弦。少陽。浮。太陽。大。陽明。脇下痛。少陽也。小便難。太陽之膀胱不利也。腹滿。鼻乾。嗜臥。一身及面目悉黃。潮熱。陽明也。時時噦。三陽具見。而氣逆甚也。耳前後腫。陽明之脈。出大迎。循頰車。上耳前。太陽之脈。其支者。從巔至耳。少陽之脈。下耳後。其支者。從耳後。入耳中。出走耳前也。然則三陽俱見證。而曰陽明者。以陽明居多。而任重也。〔錢〕久按之。氣不通者。言不按。已自短氣。若久按之。則氣愈不通。蓋言其邪氣充斥也。嗜臥。陽明裏邪也。小便難者。邪熱閉塞。三焦氣化不行也。若小便利。則不能發黃矣。〔程〕此條證。以不得汗三字爲主。蓋風熱兩壅。陽氣重矣。怫鬱不得越。欲出不得出。欲入不得入。經纏被擾。無所不至。究竟無宣泄處。故見證如此。刺法。從經脈中。泄其熱耳。其風邪被纏者固未去也。故紆而緩之。乃酌量于柴胡麻黃二湯間。以通其久閉。總是要得汗耳。不尿腹滿加噦。胃氣已竭。而三焦不復流通。邪永無出路矣。〔柯〕本條不言發熱。看中風二字。便藏表熱在內。外不解。即指表熱而言。即暗伏內已解句。病過十日。是內已解之互文也。當作外不解句上。無餘證句。接外不解句來。刺之。是刺足陽明。隨其實而瀉之。少差句。言內能俱減。但外證未解耳。非刺耳前後。其腫少差之謂也。脈弦浮者。向之浮大減小。而弦尙存。是陽明之證已罷。惟少陽之表邪尙存。故可用小柴胡以解外。若脈但浮。而不弦大。則非陽明少陽脈。無餘證。則上文諸證悉罷。是無陽明少陽證。惟太陽之表邪未散。故可與麻黃湯以解外。若不尿腹滿加噦。是接耳前後腫來。此是內不解。故小便難者竟不尿。腹部滿者竟不減。時時噦者。更加噦矣。非刺後所致。亦非用柴胡麻黃後變證也。〔志〕耳前後腫。即傷寒中風之發頤證。但發頤之證。有死有生。陰陽並逆者死。氣機旋轉者生。朱氏曰。此與太陽篇中。十日以去。胸滿胸痛者。與小柴胡湯。脈但浮者。

與麻黄湯，同一義也。案出第三十七條中篇。

金鑑云，此等陰陽錯雜，表裏混淆之證，但教人俟其病勢所向，乘機而施治也，故用刺法，待其小差。

案金鑑云，續浮之浮字，當是弦字，始與文義相屬，則可與小柴胡湯，若俱是浮字，則上之浮，旣宜用小柴胡湯，下之浮，又如何用麻黄湯耶，此說近是。

陽明病，自汗出，若發汗，小便自利者，此爲津液內竭，雖鞕不可攻之，當須自欲大便，宜蜜煎導而通之，若土瓜根及大猪膽汁，皆可爲導。成本，及下有與字，玉函、脈經，猪上，无大字。

〔成〕津液內竭，腸胃乾燥，大便因硬，此非結熱，故不可攻，宜以藥外治，而導引之。〔鑑〕陽明病自汗出，或發汗，小便自利者，此爲津液內竭，雖大便鞕，而無滿痛之苦，不可攻之，當待津液還胃，自欲大便，燥屎已至直腸，難出肛門之時，則用蜜煎，潤竅滋燥，導而利之，或土瓜根，宣氣通燥，或猪膽汁，清熱潤燥，皆可爲引導法，擇而用之可也。〔柯〕連用三自字，見胃實而無變證者，當任其自然，而不可妄治，更當探苦欲之情，于欲大便時，因其勢而利導之，不欲便者，宜靜以俟之矣。

案方氏云，雖上或下，當有大便二字，可謂拘矣。

汪氏云，或問，小便自利，大便鞕，何以不用麻仁丸，余答云，麻仁丸，治胃熱屎結於回腸以內茲者，胃無熱證，屎已近肛門之上，直腸之中，故云因其勢而導之也。

蜜煎方 成本，作蜜煎導。

食　蜜七合○成本。玉函。千金翼。无食字。

右一味。於銅器内微火煎。當須凝如飴狀。攪之勿令焦著。欲可丸。併手捻作挺。令頭銳。大如指。長二寸許。當熱時急作。冷則鞕。以内穀道中。以手急抱。欲大便時乃去之。疑非仲景意。已試甚良。○又大猪膽一枚。瀉汁。和少許法醋。以灌穀道内。如一食頃。當大便出宿食惡物。甚效。成本。玉函。於銅器内。作内銅器中。當須。作之稍。如。作似。無疑以下九字。和少許法醋。作和醋少許。穀道内。作穀道中。無宿以下六字。正脈。攪。作擾。玉函。欲可丸。作俟可丸。成本。大猪膽上。無又字。方本。挺下。有子字。王本。併手。作以手。抱字。作捺住二字。

〔汪〕内臺方用蜜五合。煎凝時加皂角末五錢。蘸捻作挺。以猪膽汁或油潤穀道内之。猪膽汁方。不用醋。以小竹管。插入膽口留一頭。用油潤内入穀道中。以手將膽捻之。其汁自入内。此法。用之甚便。土瓜根方缺。肘後方。治大便不通。土瓜根。採根擣汁。筒吹入肛門内。取通。此與上猪膽方同義。内臺方。用土瓜根。削如挺。内入穀道中誤矣。蓋蜜挺。入穀道。能烊化而潤大便。土瓜根。不能烊化。如削挺用之。恐失仲景製方之義。

志聰本蜜煎後。有或用土瓜根擣汁。竹管灌入穀道十三字。蓋据肘后補添者。錢本蜜煎。及猪膽汁法。與原文異。今錄左。蜜煎導法。白蜜七合。一味。入銅銚中。微火煎老。試其冷則硬。勿令焦。入猪牙皂角末少許。熱時手捻作挺。令頭銳根凹。長寸半者三枚。待冷硬。蘸油少許。納穀道中。其次以銳頭頂凹而入三枚盡。以布著手指抵定。若即欲大便。勿輕去。俟先入者巳化大便急甚。有旁流者出。方去手。隨大便出。猪膽導法。極大猪膽一枚。用蘆管長三寸餘通之。磨光一頭。以便插入穀道。用尖鋒刀。刺開膽口。以管插入膽中。用線紮定管口。抹油。撚入穀道。插盡蘆管。外以布襯手。用力捻之。則膽汁盡入。方去之。少頃大便即出。

傷寒準繩曰。凡多汗傷津。或屢汗不解。或尺中脈遲弱。元氣素虛人。便欲下而不能出者。並宜導法。但須分津液枯者。用蜜導。邪熱盛者。用膽導。溼熱痰飲固結。薑汁麻油。浸栝蔞根導。惟下傍流水者。導之無益。非諸承氣湯攻之不效。以實結在內。而不在下也。至於陰結便閉者。宜於蜜煎中。加薑汁生附子末。或削陳醬薑導之。凡此皆善於推廣仲景之法者也。

外臺秘要。崔氏胃中有燥糞。令人錯語。正熱盛。令人錯語。宜服承氣湯。亦應外用生薑兌。讀作銳。下同。使必去燥糞。薑兌法。削生薑。如小指長二寸。鹽塗之。內下部中立通。

三因方。蜜兌法。蜜三合。鹽少許。煎如餳。出冷水中。捏如指大長三寸許。納下部。立通。

得效方。蜜兌法。蜜三合。入猪膽汁兩枚在內。煎如飴。以井水出冷。候凝撚如指大長三寸許。納下部立通。活人書。單用蜜一法。入皂角末在人斟酌用。一法。入薄荷末代皂角用。尤好。又或偶無蜜。只嚼薄荷。以津液調作挺用之。亦妙。

丹溪心法。凡諸秘。服藥不通。或兼他證。又或老弱虛極。不可用藥者。用蜜熬。入皂角末少許。作兌以導之。冷秘。生薑兌亦可。丹溪纂要。蜜導方。以紙撚爲骨。便。

醫學入門。白蜜半盞。於銅杓內。微火熬。令滴水不散。入皂角末二錢。攪勻。捻成小棗大長寸。兩頭銳。蘸香油。推入穀道中。大便即急而去。如不通。再易一條。外以布掩肛門。須忍住蜜。待糞至。方放開布。

吳儀洛方論。海藏法。用蜜煎鹽相合。或草烏頭末相合。亦可。蓋鹽能軟堅潤燥。草烏能化寒消結。可隨證陰陽所宜而用之。

陽明病。脈遲。汗出多。微惡寒者。表未解也。可發汗。宜桂枝湯。玉函。千金翼。脈上。有其字。多下。有而字。

〔注〕此條言陽明病。非胃家實之證。乃太陽病。初傳陽明。經中有風邪也。脈遲者。太陽中風緩脈之所變。傳至陽明。邪將入裏。故脈變遲。汗出多者。陽明熱而肌腠疎也。微惡寒者。太陽在表之風邪未盡解也。治宜桂枝湯以解肌發汗。以其病從太陽經來。故仍從太陽經例治之。

金鑑曰。汗出多之下。當有發熱二字。若無此二字。脈遲汗出多微惡寒。乃是表陽虛。桂枝附子湯證也。豈有用桂枝湯發汗之理乎。必是傳寫之遺。○案揭以陽明病三字。其發熱可不須言而知也。金鑑之說。却非是也。

陽明病。脈浮。無汗而喘者。發汗則愈。宜麻黃湯。而字。玉函。千金翼。作其人必三字。無者字。

〔鑑〕是太陽之邪。未悉入陽明。猶在表也。當仍從太陽傷寒治之。發汗則愈。〔錢〕此條脈證治法。皆寒傷營也。若無陽明病三字。不幾列之太陽篇中。而仲景何故以陽明病冠之邪。蓋以太陽篇曰。惡寒。體痛。脈陰陽俱緊者。名曰傷寒。其次條又曰。惡風無汗而喘者。麻黃湯主之。此條雖亦無汗而喘。然無惡風惡寒之證。卽陽明所謂不惡寒。反惡熱之意。是以謂之陽明病也。

陽明病。發熱汗出者。此爲熱越。不能發黃也。但頭汗出。身無汗。劑頸而還。小便不利。渴引水漿者。此爲瘀熱在裏。身必發黃。茵蔯蒿湯主之。汗出上。玉函。有而字。

無汗出者之者字。成本同。身無汗之汗。千金翼。外臺。作有。劑。玉函。千金翼。作齊。玉函。成本。千金翼。無蒿字。程本。劑。作躋。金鑑同。方本。引。作飲。喻程諸本。並同。

〔成〕但頭汗出。身無汗。劑頸而還者。熱不得越也。小便不利。渴飲水漿者。熱甚於胃。津液內竭也。胃為土而色黃。胃為熱蒸。則色奪於外。必發黃也。與茵蔯湯。逐熱退黃。〔程〕無汗而小便利者屬寒。無汗而小便不利者。屬濕熱。兩邪交鬱。不能宣泄。故盦而發黃。解熱除鬱。何黃之不散也。〔柯〕身無汗。小便不利。不得用白虎。瘀熱發黃。內無津液。不得用五苓。故製茵蔯湯。以佐梔子承氣之所不及也。

汪昂云。熱外越而表不鬱。濕下滲而裏不停。今小便既不利。身又無汗。故鬱而為黃。

茵蔯蒿湯方

茵蔯蒿六兩　大黃二兩去皮　梔子十四枚擘〇千金。作四十枚。

右三味。以水一斗二升。先煮茵蔯。減六升。內二味。煮取三升。去滓。分三服。小便當利。尿如皂莢汁狀。色正赤。一宿腹減。黃從小便去也。一斗二升。金匱。及玉函。成本。作一斗。六升下。肘後。千金。外臺。有去滓二字。分下。金匱。及玉函。成本。有溫字。汁。千金。並翼。作沫。一宿二字。千金作當一字。千金翼。無腹減二字。

〔錢〕茵陳性雖微寒。而能治濕熱黃疸。及傷寒滯熱。通身發黃。小便不利。梔子苦寒。瀉三焦火。除胃熱時疾黃病。通小便。解消渴心煩懊憹。鬱熱結氣。更入血分。大黃苦寒下泄。逐邪熱。通腸胃。三者皆能蠲濕熱。去鬱滯。故為陽明發黃之首劑云。

金匱要略。穀疸之為病。寒熱不食。食即頭眩。心胸不安。久久發黃為穀疸。茵陳蒿湯主之。

千金方注。范汪療穀疸。小品方。用石膏一斤。

陽明證。其人喜忘者。必有畜血。所以然者。本有久瘀血。故令喜忘。屎雖鞕。大便反易。其色必黑者。宜抵當湯下之。喜忘。外臺。作善忘。成本。黑下。無者字。玉函。下。作主。

〔錢〕喜忘者。語言動靜。隨過隨忘也。言所以喜忘者。以平日本有積久之瘀血在裏故也。前太陽證中因鬱熱之表邪不解。故隨經之瘀熱內結膀胱。所以有如狂發狂之證。此無瘀熱。故但喜忘耳。素問調經論云。血氣未并。五藏安定。血并於下。氣并于上。亂而喜忘者。是也。〔錫〕喜忘。猶善忘也。〔程〕血畜於下。則心竅易塞。而識智昏。故應酬問答。必失常也。病屬陽明。故屎鞕。血與糞併。故易而黑。

傷寒準繩曰。案邪熱燥結。色未嘗不黑。但瘀血則溏而黑黏如漆。燥結則鞕而黑晦如煤。此爲明辨也。又海藏云。初便褐色者重。再鞕深褐色者愈重。三便黑色者爲尤重。色變者。以其火燥也。如羊血在日色中。須臾變褐色。久則漸變而爲黑色。即此意也。

陽明病。下之。心中懊憹而煩。胃中有燥屎者。可攻。腹微滿。初頭鞕。後必溏。不可攻之。若有燥屎者。宜大承氣湯。玉函。脈經。千金翼。腹上。有其人二字。初頭鞕後必溏。作頭堅後溏。

〔成〕下後心中懊憹而煩者。虛煩也。當與梔子豉湯。若胃中有燥屎者。非虛煩也。可與大承氣湯下之。其腹微滿。初鞕後溏。是無燥屎。此熱不在胃而在上也。故不可攻。〔鑑〕陽明病。下之後。心中懊憹而煩者。若腹大滿。不大便。小便數。知胃中未盡之燥屎復鞕也。乃可攻之。〔程〕末句。乃申可攻句。以決治法。〔柯〕腹微滿。猶是梔子厚朴湯證。

病人不大便五六日。繞臍痛。煩躁。發作有時者。此有燥屎。故使不大便也。

〔錢〕不大便五六日。而繞臍痛者。燥屎在腸胃也。煩躁。實熱鬱悶之所致也。發作有時者。日晡潮熱之類也。陽明胃實之裏證悉備。是以知其有燥屎。故使不大便也。〔程〕繞臍痛。則知腸胃乾屎無去路。故滯澁在一處而作痛。〔志〕不言大承氣湯者。省文也。上文云。若有燥屎者。宜大承氣湯。此接上文而言。此有燥屎。則亦宜大承氣湯明矣。〔汪〕仲景用大承氣湯。證必辨其有燥屎。則是前言潮熱譫語手足汗出轉失氣。其法可謂備矣。此條復云繞臍痛。可見證候多端。醫者所當通變而診治之也。

病人煩熱。汗出則解。又如瘧狀。日晡所發熱者。屬陽明也。脈實者宜下之。脈浮虛者宜發汗。下之與大承氣湯。發汗宜桂枝湯。玉函。又。作復。上二宜字。並作當字。與。作宜。

〔鑑〕病人謂病太陽經中風傷寒之人也。〔錢〕言病人煩熱。至汗出而後解者。又或如瘧狀。必至日晡時發熱者。即潮熱也。如此則邪氣已屬陽明矣。然表裏之分。當以脈辨之。若按其脈。而實大有力者。爲邪在陽明之裏而胃實。宜攻下之。若脈浮虛者。即浮緩之義。爲風邪猶在太陽之表而未解。宜汗解之。謂之浮虛者。言浮脈按之本空。非虛弱之虛也。若虛弱則不宜于發汗矣。宜詳審之。脈實者下之。以其胃熱。故宜與大承氣湯。浮虛者汗之。以其風邪未解。故宜與桂枝湯。〔印〕此章與太陽併病章。傷寒不大便六七日。頭痛有熱者。與承氣湯。太陽中篇五十六條大意相同。

大下後。六七日不大便。煩不解。腹滿痛者。此有燥屎也。所以然者。本有宿食故也。宜大承氣湯。

〔程〕煩不解。指大下後之證。腹滿痛。指六七日不大便後之證。從前宿食。經大下而棲泊於迴腸曲折之處。胃中尙有此。故煩不解。久則宿食結成燥屎。擋住去路。新食之濁穢。總畜於腹。故滿痛。下後亡津液。亦能令不大便。然煩有解時。腹滿不痛可驗。〔錫〕此證着眼。全在六七日上。以六七日不大便。則六七日內所食之物。又爲宿食所以用得大承氣。然今人本虛質弱。大下後得此者。亦什不得一耳。

舒氏云。此證雖經大下。而宿燥隱匿未去。是以大便復閉。熱邪復集。則煩不解。而腹爲滿爲痛也。所言有宿食者。卽胃家實之互辭。乃正陽陽明之根因也。若其人本有宿食。下後隱匿不去者。固有此證。且三陰寒證。胃中隱匿宿燥。溫散之後。而傳實者。乃爲轉屬陽明也。予內弟以采者。患腹痛作泄。逾月不愈。姜附藥。服過無數。其人禀素盛。善啖肉。因自恃強壯。病中不節飲食。而釀胃實之變。則大便轉閉。自汗出。昏憒不省人事。譫語狂亂。心腹脹滿。舌胎焦黃。乾燥開裂。反通身冰冷。脈微如絲。寸脈更微。殊爲可疑。予細察之。見其聲音烈烈。揚手擲足。渴欲飲冷。而且夜不寐。參諸腹滿舌胎等證。則胃實確無疑矣。于是更察其通身冰冷者。厥熱亢極。隔陰于外也。脈微者。結熱阻截中焦。營氣不達于四末也。正所謂陽極似陰之候。宜急下之。作大承氣湯一劑投之。無效。再投一劑。又無效。服至四劑。竟無效矣。予因忖道。此證原從三陰而來。想有陰邪未盡。觀其寸脈。其事著矣。竟于大承氣湯中加附子三錢。以破其陰。使各行其用。而共成其功。服一劑。得大下。寸脈卽出。狂反大發。予知其陰已去矣。附子可以不用。乃單投承氣一劑。病勢略殺。復連進四劑。其前計十劑矣。硝黃各服過半斤。諸證以漸而愈。可見三陰寒證。因有宿食。轉屬陽明。而反結燥者。有如是之可畏也。●

病人小便不利。大便乍難乍易。時有微熱。喘冒【原注】一作息。不能臥者。有燥屎也。宜大承氣湯。

〔錢〕凡小便不利。皆由三焦不運。氣化不行所致。惟此條小便不利。則又不然。因腸胃壅塞。大氣不行。熱邪內瘀。津液枯燥。故清道皆涸也。乍難。大便燥結也。乍易。旁流時出也。時有微熱。潮熱之餘也。喘者。中滿而氣急也。冒者。熱邪不得下泄。氣蒸而鬱冒也。胃邪實滿。喘冒不寧。故不得臥。經所謂胃不和。則臥不安也。若驗其舌胎黃黑。按之痛。而脈實大者。有燥屎在內故也。宜大承氣湯。〔程〕易者。新屎得潤而流利。難者。燥屎不動而阻留。

〔王〕此證不宜妄動。必以手按之。大便有鞕塊。喘冒不能臥。方可下之。何也。乍難乍易故也。

食穀欲嘔。屬陽明也。吳茱萸湯主之。得湯反劇者。屬上焦也。玉函。成本。嘔下。有者字。

〔程〕食穀欲嘔者。納不能納之象。屬胃氣虛寒。不能消穀使下行也。曰屬陽明者。別其少陽喜嘔之兼半表。太陽乾嘔不嘔食之屬表者不同。溫中降逆爲主。〔汪〕得湯反劇者。成注云。以治上焦法治之。而無其方。準繩云。葛根半夏湯。誤矣。尙論篇云。仍屬太陽熱邪。而非胃寒。條辨云。上焦以膈言。戒下之意。此又泥於傷寒嘔多。雖有陽明證。不可攻之。皆大謬之極。竊思先賢用藥。豈如今醫之魯莽。誤以胃家虛寒。爲實熱證。但虛寒在膈以上。不與胃腑之中溷同一治。上條證治以吳茱萸湯。寒熱虛實。原無誤也。其有得湯反劇者。補亡論。常器之云。宜橘皮湯。注云。類要方。用橘皮二兩。甘草一兩。生薑四兩。人參三兩。水煎服。斯言庶得之矣。

魏氏云。何以得湯反劇耶。不知者。以爲胃熱而非胃寒矣。仲師示之曰。此固有熱也。而熱不在胃脘之中焦。乃在胸膈之上焦。惟其中焦有寒。所以上焦有熱。吳茱萸人參之辛溫。本宜於中焦之寒者。先乖於上焦之熱。此吳茱萸之所以宜用而未全宜耳。主治者。見茲上熱下寒之證。則固有黃連炒吳茱萸。生薑易乾薑一法。似爲溫中而不僭上。一得之愚。不知當否。喻謂得湯轉劇。屬太陽。謬矣。程謂仍與吳茱萸。亦膠柱之見也。

熱因寒用。以猪膽爲引。如用於理中湯之法。或亦有當乎。○案柯氏云。服湯反劇者。以痰飲在上焦爲患。嘔盡自愈。非謂不宜服也。錢氏云。得湯反劇者。邪猶在胸。當以梔子豉湯涌之。庶幾近似。二氏並失經旨矣。

吳茱萸湯方

人參三兩○肘後方。作一兩。 生薑六兩切 吳茱萸一升洗○肘後。作半斤。外臺。洗。作炒。

大棗十二枚擘

右四味。以水七升。煮取二升。去滓。溫服七合。日三服。金匱。七升。作五升。二升。作三升。外臺。亦作五升。

（注）嘔爲氣逆。氣逆者必散之。吳茱萸辛苦。味重下泄。治嘔爲最。兼以生薑。又治嘔聖藥。非若四逆中之乾薑。守而不走也。武陵陳氏云。其所以致嘔之故。因胃中虛生寒。使溫而不補。嘔終不愈。故用人參補中。合大棗以爲和脾之劑焉。

錢氏云。吳茱萸一升。當是一合。即今之二勺半。人參三兩。當是一兩。即宋之二錢七分。生薑六兩。當是二兩。即宋之五錢餘。大棗當是四五枚。水七升。亦當是三升。觀小承氣湯。止用水四升。調胃承氣。只用水三升。此方以辛熱補劑。而用之于表裏疑似之間。豈反過之。大約出之後人之手。非仲景本來升合分兩。學者當因時酌用。○案此說未知然否。姑舉于此。

金匱要略。嘔而胸滿者。茱萸湯主之。

肘後方。治人食畢噫醋。及醋心。即本方。

醫方集解曰。服湯反劇者。宜葛根加半夏湯。小柴胡湯。梔子豉湯。黃芩湯。又云。吳茱萸爲厥陰本藥。故又治肝氣上逆。嘔涎頭痛。本方加附子。名吳茱萸加附子湯。治寒疝腰痛。牽引睾丸。尺脈沈遲。

太陽病。寸緩關浮尺弱。其人發熱汗出。復惡寒。不嘔。但心下痞者。此以醫下之也。如其不下者。病人不惡寒而渴者。此轉屬陽明也。小便數者。大便必鞕。不更衣十日無所苦也。渴欲飲水。少少與之。但以法救之。渴者。宜五苓散。玉函。醫下。有小字。如其以下十三字。作若不下其人復不惡寒而渴十二字。

〔成〕太陽病。脈陽浮陰弱。爲邪在表。今寸緩關浮尺弱。邪氣漸傳裏。則發熱汗出。復惡寒者。表未解也。傳經之邪入裏。裏不和者。必嘔。此不嘔。但心下痞者。醫下之早。邪氣留於心下也。如其不下者。必漸不惡寒而渴。太陽之邪。轉屬陽明也。若吐若下若發汗後。小便數。大便鞕者。當與小承氣湯和之。此不因吐下發汗後。小便數大便鞕。若是無滿實。雖不更衣十日。無所苦也。候津液還入胃中。小便數少。大便必自出也。渴欲飲水者。少少與之。以潤胃氣。但審邪氣所在。以法攻之。如渴不止。與五苓散是也。〔吳〕寸緩風傷衞也。關浮。邪猶在經。未入府也。尺弱。其人陰精素虧也。

王三陽云。此處。五苓散難用。不然。經文渴字上。當有缺文也。金鑑云。但以法救之五字。當是若小便不利。方與上文小便數。下文渴者之義。相合。此條病勢不急。救之之文。殊覺無謂。必有遺誤。汪氏云。渴欲飲水。至救之十三字。當在小便數者之前。不惡寒而渴者。者字可刪。吳儀洛刪渴欲以下十九字。注云。舊本多衍文。今刪之。○案此條難解。以上四家。各有所見。未知何是。姑存而舉于此。

脈陽微而汗出少者。爲自和【原注】一作如。也。汗出多者。爲太過。陽脈實。因發其汗。

出多者。亦爲太過。太過者。爲陽絶於裏。亡津液。大便因鞕也。成本。太過下。無者字。陽脈實以下。爲別條。方本。周本。錢本。汪本。魏本。並同

〔鑑〕脈陽微。謂脈浮無力而微也。陽脈實。謂脈浮有力而盛也。凡中風傷寒。脈陽微則熱微。微熱蒸表作汗。若汗出少者。爲自和欲解。汗出多者。爲太過不解也。陽脈實則熱盛。因熱盛而發其汗出多者。亦爲太過。太過則陽極於裏。亡津液。大便因鞕而成內實之證矣。〔汪〕陽明病。陽脈不微而實。實者。按之搏指而有力也。〔魏〕經文陽絶之義。似是阻絶。蓋謂陽盛阻陰也。非斷絶之絶。內經言絶。多如此。〔程〕陽絶於裏者。燥從中起。陽氣閉絶於內。而不下通也。下條其陽則絶。同此。

汪氏云。總於後條。用麻仁丸以主之。補亡論。議用小柴胡湯。又柴胡桂枝湯。以通津液。如大便益堅。議用承氣等湯。大誤之極。

脈浮而芤。浮爲陽。芤爲陰。浮芤相搏。胃氣生熱。其陽則絶。二爲字下。玉函。有則字。

〔錢〕浮爲陽邪盛。芤爲陰血虛。陽邪盛則胃氣生熱。陰血虛則津液內竭。故其陽則絶。絶者。非斷絶敗絶之絶。言陽邪獨治。陰氣虛竭。陰陽不相爲用。故陰陽阻絶。而不相流通也。即生氣通天論所謂陰陽離決。精氣乃絶之義也。注家俱謂陽絶。乃無陽之互詞。恐失之矣。〔沈〕此辨陽明津竭之脈也。若見此脈。當養津液。不可便攻也。

趺陽脈浮而濇。浮則胃氣強。濇則小便數。浮濇相搏。大便則鞕。其脾爲約。麻子仁丸主之。成本。無子字。仁。作人。柯本。無此條。及麻仁丸方。

〔成〕趺陽者。脾胃之脈。診浮為陽。知胃氣強。澁為陰。知脾為約。約者。儉約之約。又約束之約。內經曰。飲入於胃。游溢精氣。上輸於脾。脾氣散精。上歸於肺。通調水道。下輸於膀胱。水精四布。五經並行。是脾主為胃行其津液者也。今胃強脾弱。約束津液。不得四布。但輸膀胱。致小便數大便難。與脾約丸。通腸潤燥。〔汪〕趺傷者。胃脈也。在足趺上五寸骨間。去陷谷三寸。即足陽明經。衝陽二穴。按之其脈應手而起。按成注。以胃強脾弱。為脾約作解。推其意。以胃中之邪熱盛為陽強。故見脈浮。脾家之津液少為陰弱。故見脈澁。〔程〕脾約者。脾陰外滲。無液以滋。脾家先自乾槁了。何能以餘陰。蔭及腸胃。所以胃火盛而腸枯。大便堅而糞粒小也。麻仁丸。寬腸潤燥。以軟其堅。欲使脾陰從內轉耳。

案喻氏譏成氏脾弱之說云。脾弱。即當補矣。何為麻仁丸中。反用大黃枳實厚朴乎。汪氏則暗為成注解紛。大是。又案。胃強脾弱。究竟是中焦陽盛而陰弱之義。不必拘拘脾與胃也。

傷寒選錄曰。愚案趺陽脈。一名會元。又名衝陽。在足背上去陷谷三寸。脈動處。是也。此陽明胃脈之所由出。夫胃者。水谷之海。五藏六府之長也。若胃氣以憊。水穀不進。穀神以去。藏府無所稟受。其脈不動而死也。故診趺陽脈。以察胃氣之有無。仲景又謂趺陽脈。不惟傷寒。雖雜病危急。亦當診此以察其吉凶。

麻子仁丸方

麻子仁二升　芍藥半斤　枳實半斤炙〇千金翼。芍藥。枳實。各八兩。

大黃一斤去皮　厚朴一尺去皮〇玉函。作一觔。　杏仁一升去皮尖熬別作脂〇玉函。作一觔。

右六味。蜜和丸如梧桐子大。飲服十丸。日三服。漸加。以知為度。六味下。成本。玉函。

有爲末煉二字。和。作爲。成本。無梧字。證類本草。飲服十丸。作以漿水飲下十丸。

〔徐〕即小承氣加芍藥二仁也。〔方〕麻子杏仁。能潤乾燥之堅。枳實厚朴。能導固結之滯。芍藥斂液以輔潤。大黄推陳以致新。脾雖爲約。此之疏矣。

吳儀洛方論曰。此治素慣脾約之人。復感外邪。預防燥結之法。方中用麻杏二仁。以潤腸燥。芍藥以養陰血。枳實大黄。以泄實熱。厚朴以破滯氣也。然必因客邪加熱者。用之爲合轍。後世以此。槩治老人津枯血燥之閟結。但取一時之通利。不顧愈傷其真氣。得不遠其咎耶。

案明理論。即名脾約丸。

張氏纘論曰。云圓者。如理中陷胸抵當。皆大彈圓。煑化而和滓服之也。云丸者。和麻仁烏梅。皆用小丸。取達下焦也。蓋丸圓後世互用。今据張說考論中。其言不誣。然論中丸字。千金外臺。多作圓。不知其義如何。姑而存疑。

案本草序例。厚朴一尺無攷。醫心方引小品方云。厚朴一尺。及數寸者。厚三分。廣一寸半爲准。

太陽病。三日發汗不解。蒸蒸發熱者。屬胃也。調胃承氣湯主之。外臺。作發其汗病不解。玉函。作蒸蒸然。脈經。無調胃二字。

〔程〕何以發汗不解便屬胃。蓋以胃燥素盛。故他表證雖罷。而汗與熱不解也。第徵其熱。如炊籠蒸蒸而盛。則知其汗必連綿濈濈而來。此即大便已鞕之徵。故曰屬胃也。熱雖聚於胃。而未見潮熱讝語等證。主以調胃承氣湯者。於下法內。從乎中治。以其爲日未深故也。表熱未除。而裏熱已待。病勢久蘊于前矣。只從發汗後。一交替耳。凡本篇中云太陽病。云傷寒。而無陽明病字者。皆同此病機也。要之脈已不浮而大可必。〔錢〕蒸蒸發熱。猶釜甑之蒸物。熱氣蒸騰。從內達外。氣蒸濕潤之狀。非若翕翕發熱之在皮膚也。

傷寒吐後。腹脹滿者。與調胃承氣湯。

〔程〕吐法爲膈邪而設。吐後無虛煩等證。必吐其所當吐者。只因胃家素實。吐亡津液。燥氣不能下達。遂成土鬱。是以腹脹。其實無大穢濁之在腸也。調胃承氣湯。一奪其鬱可耳。

太陽病。若吐若下若發汗後。微煩。小便數。大便因鞕者。與小承氣湯和之愈。成本。玉函。无後字。

〔鑑〕太陽病。若吐若下。若發汗後不解。入裏微煩者。乃梔子豉湯證也。今小便數。大便因鞕。是津液下奪也。當與小承氣湯和之。以其結熱未甚。入裏未深也。

得病二三日。脈弱。無太陽柴胡證。煩躁。心下鞕。至四五日。雖能食。以小承氣湯。少少與微和之。令小安。至六日。與承氣湯一升。若不大便六七日。小便少者。雖不受食。【原注】一云。不大便。但初頭鞕。後必溏。未定成鞕。攻之必溏。須小便利。屎定鞕。乃可攻之。宜大承氣湯。受食。成本。玉函。作能食。千金翼。不受作不大便。無大承氣湯之大字。

〔汪〕得病二三日。不言傷寒與中風者。乃風寒之邪皆有。不須分辨之病也。脈弱者。謂無浮緊等在表之脈也。無太陽柴胡證。謂無惡寒發熱。或往來寒熱在表。及半表半裏之證也。煩躁心下鞕者。全是陽明府熱邪實。經云。陽實則胃虛。故能食。能食者。其人不痞不滿。結在腸間。而胃火自盛。止須以小承氣湯。少少與微和之。因其人煩躁必不大便。令其小安也。至六日。仍煩躁不安而不大便者。前用小承氣湯可加至一升。使得大便而止。此言小承氣湯不可多用之意。若不大便句。承上文煩躁心下鞕而言。至六七日不大便。爲可下之時。但小便少。乃小水不利。此係胃中之水穀不分清。故不能食。非譫語潮熱有燥屎之不能食也。故云雖不能食。但初頭鞕後必溏。未定成鞕而攻之。并鞕者。必化而爲溏矣。須待小便利。屎定成鞕。乃可用大承氣湯攻之。此言大承氣亦不可驟用之意。〔方〕太陽不言藥。以有桂枝麻黃之不同也。柴胡不言證。以專少陽也。凡似此爲文者。皆互發也。以無大小。故知諸證屬陽明。以脈弱。故宜微和。至六日已下。歷敍可攻不可攻之節度。〔喻〕此段之雖能食。雖不能食。全與辨風寒無涉。另有二義。見雖能食者。不可以爲胃強而輕下也。雖不能食者。不可以爲胃中有燥屎而輕下也。前條云譫語有潮熱。反不能食者。胃中必有燥屎五六枚。與此互發。

案脈弱。非微弱虛弱之弱。蓋謂不浮盛實大也。錢氏云虛寒之候。柯氏云無陽之徵。並誤矣。

傷寒六七日。目中不了了。睛不和。無表裏證。大便難。身微熱者。此爲實也。急下之。宜大承氣湯。

〔錢〕六七日。邪氣在裏之時也。外既無發熱惡寒之表證。內又無譫語腹滿等裏邪。且非不大便。而曰大便難。又非發大熱。而身僅微熱。勢非甚亟也。然目中不了了。是邪熱伏於裏。而耗竭其津液也。經云。五藏六府之精。皆上注於目。熱邪內爍。津液枯燥。則精神不得上注於目。故目中不了了。睛不和也。〔汪〕不了了者。病人之目。視物不明了也。睛不和者。乃醫者視病人之睛光。或昏暗。或散亂。是爲不和。〔鑑〕目中不了了。而睛和者。陰證也。睛不和者。陽證也。此結熱神昏之漸。危惡之候。急以大承氣湯下之。瀉陽救陰。以全未竭之水可也。睛不和者。謂睛不活動也。〔方〕了了。猶瞭瞭也。

活人指掌曰。目中不了了。了了。謂明了也。或謂之病差。案汪氏云。無表裏證。裏字當是傳寫錯誤。宜從刪。此說大誤。

傷寒選錄。刪裏字云。無表裏證。則無病。何以用承氣湯下之。裏實者病可見矣。○案此說却非是。

陽明病。發熱汗多者。急下之。宜大承氣湯。【原注】一云。大柴胡湯。○成本。脫病字。張本。汗下。補出字。

〔錢〕潮熱自汗。陽明胃實之本證也。此曰汗多。非復陽明自汗可比矣。裏熱熾盛之極。津液泄盡。故當急下。然必以脈症參之。若邪氣在經。而發熱汗多。胃邪未實。舌胎未乾厚而黃黑者。未可下也。〔程〕發熱而復汗多。陽氣大蒸於外。慮陰液暴亡于中。雖無內實之兼證。宜急下之。以大承氣湯矣。此等之下。皆爲救陰而設。不在奪實。奪實之下可緩。救陰之下不可緩。不急下。防成五實。經曰。五實者死。

發汗不解。腹滿痛者。急下之。宜大承氣湯。

〔成〕發汗不解。邪熱傳入府。而成腹滿痛者。傳之迅也。是須急下之。〔程〕發汗不解。津液已經外奪。腹滿痛者。胃熱遂爾迅攻。邪陽盛實而彌漫。不急下之。熱毒熏蒸。糜爛速及腸胃矣。陰虛不任陽填也。

柯氏云。表雖不解。邪甚于裏。急當救裏。裏和而表自解矣。○案太陽中篇八十九條云。本先下之。而反汗之。爲逆。若先下之。治不爲逆。柯氏蓋據此條爲解。然而考經文。不解。邪氣不解也。非謂表不解也。故其說難憑。

腹滿不減。減不足言。當下之。宜大承氣湯。

〔成〕腹滿不減。邪氣實也。經曰。大滿大實。自可除下之。大承氣湯。下其滿實。若腹滿時減。非內實也。則不可下。

金匱要略曰。腹滿時減。復如故。此爲寒。當與溫藥。是減不足言也。〔喻〕減不足言四字。形容腹滿如繪。見滿至十分。即減去一二分。不足殺其勢也。〔錢〕然有下之而脈症不爲少減者。死症也。

舒氏云。案以上二條。俱未言其病之來由。又未明其所以當急之理。令人不無餘憾。

案玉函經。此下有一條。云傷寒腹滿。按之不痛者爲虛。痛者爲實。當下之。舌黃未下者。下之黃自去。宜大承氣湯。金匱要略。亦載此條。恐此經遺脫之。

陽明少陽合病。必下利。其脈不負者。爲順也。負者。失也。互相剋賊。名爲負也。脈滑而數者。有宿食也。當下之。宜大承氣湯。成本。順上。無爲字。負也之也。玉函。作若。脈經。當下之以下。作屬大柴胡承氣湯證。柯本。刪此條。

〔成〕陽明土。少陽木。二經合病。氣不相和。則必下利。少陽脈不勝。陽明不負。是不相剋。爲順也。若少陽脈勝。陽明脈負者。是鬼賊相剋。爲正氣失也。脈經曰。脈滑者。爲病食也。又曰。滑數則胃氣實。下利者。脈當微厥冷。脈滑數。知胃有宿食。與大承氣湯。以下之。〔程〕見滑數之脈。爲不負。爲順。見弦直之脈。爲負。爲失。

案金匱要略曰。脈數而滑者。實也。此有宿食也。當下之。宜大承氣湯。乃知脈滑以下。正是別條。與陽明少陽合病不相干。

病人無表裏證。發熱七八日。雖脈浮數者。可下之。假令已下。脈數不解。合熱則消穀喜飢。至六七日。不大便者。有瘀血。宜抵當湯。若脈數不解。而下不止。必協熱便膿血也。玉函。雖脈。作脈雖。協。作挾。若脈以下。原本爲別條。今依玉函千金翼。合而爲一條。喻本。魏本。周本。柯本。程本。並同玉函。

〔鑑〕病人無表裏證。是無太陽表。陽明裏證也。但發熱而無惡寒。七八日雖脈浮數。不可汗也。若屎鞕。可下之。假令已下。脈不浮。而數不解。是表熱去裏熱未去也。至六七日。又不大便。若不能消穀善飢。是胃實熱也。以大承氣湯下之。今既能消穀善飢。是胃和合熱。非胃邪合熱。故屎雖鞕。色必黑。乃有瘀血熱結之不大便也。宜用抵當湯下之。若脈數不解。不大便鞕。而下利不止。必有久瘀。協熱腐化。而便膿血也。則不宜用抵當湯下之矣。〔周〕傷寒一書。凡太陽表證未盡者。仲景戒不可攻。今發熱七八日。太陽表證也。脈浮數。太陽表證也。此仲景自言者也。七八日中。未嘗更衣。陽明府證也。此仲景言外者也。何云病人無表裏證。乃至自爲矛楯耶。必始先發熱。至七八日。則熱勢已殺。且熱不潮。七八日雖不更衣。未嘗實滿。則裏不爲急。故曰無表裏證。然脈尙浮數。仲景以爲可下者。正以浮雖在外。而數且屬府。不一兩解。恐內外之邪。相持而不去也。爾時以大柴胡議下。不亦可乎。〔柯〕七八日下。當有不大便句。故脈雖浮數。有可下之理。熱利不止。必太陽瘀血。宜黃連阿膠湯。〔汪〕成注云。可下之。與大承氣湯。以爲淸滌陽明裏熱也。尙論編云。可下之。如大柴胡湯之類。誤矣。便膿血者。仲景無治法。補亡論。常器之云。可白頭翁湯。

程氏云。今之醫者。不論病人表罷不罷。裏全未全。但見發熱七八日。雖脈浮數者。以爲可下之。不知發熱脈浮。邪渾在表。豈可計日妄下。故一下而變證各出。○案依程說。下則爲誤治。然觀文脈殊不爾。第此條亦是不明覈。姑舉數說。俟後攷。

傷寒。發汗已。身目爲黃。所以然者。以寒濕【原注】一作溫。在裏不解故也。以爲不可下也。於寒濕中求之。玉函。寒濕下。有相搏二字。以爲下。有非瘀熱而四字。也於間。有當字。

〔汪〕傷寒發汗已。熱氣外越。何由發黃。今者發汗已。身目爲黃。所以然者。以其人在裏素有寒濕。在表又中寒邪。發汗已在表之寒邪雖去。在裏之寒濕未除。故云不解也。且汗爲陽液。乃中焦陽氣所化。汗後中氣愈虛。寒濕愈滯。脾胃受寒濕所傷。而色見於外。此與濕熱發黃不同。故云不可下。或問云。濕挾熱則鬱蒸。故發黃。今挾寒。何以發黃。余答云。寒濕發黃。譬之秋冬陰雨。草木不應黃者亦黃。此冷黃也。王海藏云。陰黃。其證身冷汗出。脈沈。身如熏黃色黯。終不如陽黃之明如橘子色。治法。小便利者。朮附湯。小便不利。大便反快者。五苓散。

傷寒七八日。身黃如橘子色。小便不利。腹微滿者。茵陳蒿湯主之。玉函。腹上。有少字。千金方。身上。有內實瘀結五字。微下。有脹字。

〔錢〕此言陽明發黃之色狀。與陰黃如烟熏之不同也。傷寒至七八日。邪氣入裏已深。身黃如橘子色者。濕熱之邪在胃。獨傷陽分。故發陽黃也。小便不利。則水濕內蓄。邪食壅滯。而腹微滿也。以濕熱實於胃。故以茵陳蒿湯主之。

傷寒身黃發熱。梔子蘗皮湯主之。熱下。成本。有者字。

〔成〕傷寒身黃。胃有瘀熱。須當下去之。此以發熱。爲熱未實。與梔子蘗皮湯解之。〔汪〕武林陳氏曰。發熱身黃者。乃黃證中之發熱。而非麻黃桂枝證之發熱也。熱既鬱而爲黃。雖表而非純乎表證。但當清其鬱以退其黃。則發熱自愈。〔鑑〕傷寒身黃發熱者。設有無汗之表。宜用麻黃連軺赤小豆汗之可也。若有成實之裏。宜用茵陳蒿湯下之亦可也。今外無可汗之表證。內無可下之裏證。故惟宜以梔子蘗皮湯清之也。

梔子蘗皮湯方

肥梔子十五箇擘○成本。無肥字。玉函同。作十四枚　甘　草一兩炙　黄　蘗二兩

右三味。以水四升。煮取一升半。去滓。分溫再服。一升半。千金翼。作二升。

〔錢〕梔子苦寒。瀉三焦火。除胃熱時疾黄病。通小便。治心煩懊憹。鬱熱結氣。蘗皮苦寒。治五藏腸胃中結熱黄疸。故用之以瀉熱邪。又恐苦寒傷胃。故以甘草。和胃保脾。而爲調劑之妙也。

案金鑑云。此方之甘草。當是茵蔯蒿。必傳寫之誤也。此說太謬。不可從焉。

傷寒瘀熱在裏。身必黄。麻黄連軺赤小豆湯主之。必下。成本。有發字。千金。並翼。軺。作翹。

〔錢〕瘀留蓄壅滯也。言傷寒鬱熱。與胃中之濕氣。互結濕蒸。如淖澤中之淤泥。水土黏濘而不分也。經云。濕熱相交。民多病癉。蓋以濕熱膠固。壅積於胃。故曰瘀熱在裏。身必發黄也。麻黄連軺赤小豆湯。治表利小便。解鬱熱。故以此主之。〔瀾〕此證雖曰在裏。必因邪氣在表之時。有失解散。今雖發黄。猶宜兼汗解以治之。

麻黄連軺赤小豆湯方

麻　黄二兩去節　連　軺二兩連翹根是○千金。並翼。軺。作翹。程柯同。　杏　仁四十箇去皮尖

赤小豆一升　大　棗十二枚擘　生　薑二兩切　甘　草二兩炙○成本。作一兩。

生梓白皮一升切

右八味。以潦水一斗。先煮麻黄再沸。去上沫。內諸藥。煮取三升。去滓。分溫三服。半日服盡。右字。成本。作已上二字。再沸。玉函。作一二沸。成本。脫去滓二字。潦。千金。作勞。蓋此潦字之訛。

〔錢〕麻黄湯。麻黄桂枝杏仁甘草也。皆開鬼門而泄汗。汗泄則肌肉腠理之鬱熱濕邪皆去。減桂枝而不用者。

恐助瘀熱也。赤小豆除濕散熱。下水腫而利小便。梓白皮。性苦寒。能散溫熱之邪。其治黄。無所攷據。連翹根。陶弘景云。方藥不用。人無識者。王好古云。能下熱氣。故仲景治傷寒瘀熱用之。李時珍云。潦水。乃雨水所積。韓退之詩云。潢潦無根源。朝灌夕已除。蓋謂其無根而易涸。故成氏謂其味薄。不助濕氣而利熱也。〔方〕軺。本草作翹。翹本鳥尾。以草子拆開。其間片片相比如翹得名。軺本使者小車乘馬者。無義。疑誤。巳上四條。疑太陽中篇錯簡。當移。

傷寒類方曰。連軺。即連翹根。氣味相近。今人不採。即以連翹代可也。

案內臺方議曰。潦水。又曰甘瀾水。誤也。醫學正傳曰。潦水。又名無根水。山谷中無人跡去處。新上科臼中之水也。取其性不動搖。而有土氣內存。乃與時珍有少異。當攷。

辨少陽病脈證并治

少陽之爲病。口苦咽乾目眩也。成本。無爲字。

〔成〕足少陽。膽經也。內經曰。有病口苦者。名曰膽癉。甲乙經曰。膽者。中精之府。五藏取決於膽。咽爲之使。少陽之脈。起於目銳眥。少陽受邪。故口苦咽乾目眩。〔鑑〕口苦者。熱蒸膽氣上溢也。咽乾者。熱耗其津液也。目眩者。熱薰眼發黑也。此揭中風傷寒邪傳少陽之總綱。凡篇中稱少陽中風傷寒者。即具此證之謂也。〔柯〕太陽主表。頭項強痛爲提綱。陽明主裏。胃家實爲提綱。少陽居半表半裏之位。仲景特揭口苦咽乾目眩爲提綱。蓋口咽目三者。不可謂之表。又不可謂之裏。是表之入裏。裏之出表處。所謂半表半裏也。苦乾眩者。人所不知。惟病人獨知。診家所以不可無問法。〔程〕少陽在六經中。典開闔之樞機。出則陽。入則陰。凡客邪侵到其界。裏氣輒從而中起。故云半表半裏之邪。半表者。指經中所到之風寒而言。所云往來寒熱胸脇苦滿等。是也。半裏者。指膽府而言。所云口苦咽乾目眩。是也。表爲寒。裏爲熱。寒熱互拒。所以有和解一法。觀其首條所揭口苦咽乾目眩之證。終篇總不一露。要知終篇無一條不具有此條之證也。有此條之證而兼一二表證。小柴胡湯方可用。無此條之證。而只據往來寒熱等。及或有之證。用及小柴胡。府熱未具而裏氣預被寒侵。是爲開門揖盜矣。余目擊世人之以小柴胡湯殺人者不少。非其認證不真。蓋亦得半而止耳。入裏不解。則成骨蒸癆瘧。入陰漸深。則爲厥逆亡陽。

少陽中風。兩耳無所聞。目赤。胸中滿而煩者。不可吐下。吐下則悸而驚。

〔鑑〕少陽。即首條口苦咽乾目眩之謂也。中風。謂此少陽病。是從中風之邪傳來也。少陽之脈。起目銳眥。從耳後。入耳中。其支者。會缺盆。下胸中。循脇。表邪傳其經。故耳聾目赤。胸中滿而煩也。然此少陽半表半裏之胸滿而煩。非太陽證具之邪陷。胸滿而煩者比。故不可吐下。若吐下。則虛其中。神志虛怯。則悸而驚也。〔汪〕補亡論龐安時云。可小柴胡湯。吐下悸而驚者。郭白雲云。當服柴胡加龍骨牡蠣湯。

傷寒。脈弦細。頭痛發熱者。屬少陽。少陽不可發汗。發汗則讝語。此屬胃。胃和則愈。胃不和。煩而悸。【原注】一云躁。○煩上。成本。玉函。有則字。

〔鑑〕脈弦細。少陽之脈也。上條不言脈。此言脈者。補言之也。頭痛發熱無汗。傷寒之證也。又兼見口苦咽乾目眩。少陽之證。故曰屬少陽也。蓋少陽之病。已屬半裏。故不可發汗。若發汗。則益傷其津。而助其熱。必發讝語。既發讝語。則是轉屬胃矣。若其人津液素充。胃能自和。則或可愈。否則津乾熱結。胃不能和。不但讝語。且更煩而悸矣。〔王〕凡頭痛發熱。俱爲在表。惟此頭痛發熱。爲少陽者。何也。以其脈弦細。故知邪入少陽之界也。〔錢〕以小承氣和胃。令大便微溏。胃和則愈也。胃不和者。以陽氣虛損之胃。邪熱陷入。而胃虛邪實。所以煩悶而築築然悸動。此少陽誤汗之變證也。可不慎哉。

案不可發汗。蓋此屬柴胡桂枝湯證。程氏云。煩而悸。當是小建中湯。汪氏云。和胃之藥。成注云。與調胃承氣湯。愚以須用大柴胡湯。未知的當否。

傷寒選錄曰。少陽。小柴胡加薑桂。陽明。調胃承氣湯。

本太陽病不解。轉入少陽者。脇下鞕滿。乾嘔不能食。往來寒熱。尚未吐下。脈沈緊者。與小柴胡湯。若已吐下發汗溫鍼。譫語。柴胡湯證罷。此爲壞病。知犯何逆。以法治之。若已吐下以下。原本。別爲二條。今據玉函。及千金翼。合爲一條。喻本。張本。柯本。錢本。魏本。並以兩條。合爲一條。玉函。千金翼。無本字。食下。有飲字。巢源。無譫語二字。

〔鑑〕脈沈緊。當是脈沈弦。若是沈緊。是寒實在胸。當吐之診也。惟脈沈弦。始與上文之義相屬。故可與小柴胡湯。〔沈〕太陽不解。而傳少陽。當與小柴胡和解。乃爲定法。反以吐下發汗溫鍼。以犯少陽之戒。而邪熱陷入陽明。故發譫語。已爲壞證。要知譫語。乃陽明受病。即當知犯陽明之逆而治之。若無譫語。而見他經壞證。須憑證憑脈。另以活法治之也。〔程〕此條云。知犯何逆。以法治之。桂枝壞病條亦云。觀其脈證。知犯何逆。隨證治之。只此一觀字。一知字。已是仲景見病知源地位。

三陽合病。脈浮大上關上。但欲眠睡。目合則汗。眠睡。玉函。千金翼。作寐一字。吳本。與陽明篇第四十一條三陽合病腹滿身重云云白虎湯條。合爲一條。

〔錢〕關上者。指關脈而言也。仲景辨脈篇中。稱尺脈曰尺中。關脈曰關上。寸脈曰寸口。〔程〕大爲陽明主脈。太陽以其脈合。故浮大上關上。從關部連上寸口也。少陽以其證合。故但欲眠睡。目合則汗。但欲眠。爲膽熱。盜汗爲半表裏也。當是有汗則主白虎湯。無汗則主小柴胡湯也。〔吳〕上關上。熱勢瀰漫之象也。〔鑑〕但欲眠睡。非少陰也。乃陽盛神昏之睡也。

汪氏云。常器之云。可柴胡桂枝湯。龐安時云。脈不言弦者。隱於浮大也。○案此說未知是否。姑附存于斯。

傷寒六七日。無大熱。其人躁煩者。此爲陽去入陰故也。（玉函。無故字。）

〔成〕表爲陽。裏爲陰。邪在表則外有熱。六七日。邪氣入裏之時。外無大熱。內有躁煩者。表邪傳裏也。故曰陽去入陰。〔印〕無大熱者。邪不在表矣。其人躁煩者。邪入於裏陰矣。此爲去表之陽而入於裏之陰也。〔張〕邪氣傳裏則躁煩。不傳裏則安靜也。

方氏云。去往也。言表邪往而入於裏。○案此說未穩。又案汪氏金鑑。以陽去入陰。爲三陽傳經之熱邪。入於三陰之義。恐不然也。表邪入於裏陰。而躁煩者。蓋此陽明胃家實而已。錢氏注與汪氏同。

傷寒三日。三陽爲盡。三陰當受邪。其人反能食而不嘔。此爲三陰不受邪也。

〔汪〕傷寒三日者。即素問相傳日數。上條言六七日。此止言三日。可見日數不可拘也。邪在少陽。原嘔而不能食。今反能食而不嘔。可徵裏氣之和。而少陽之邪自解也。既裏和。而少陽邪解。則其不傳三陰。斷斷可必。故云三陰不受邪也。此注。本武陵陳亮斯語。〔印〕以上二章。與太陽篇之第三章同義。

傷寒三日。少陽脈小者。欲已也。王本此條無。

〔成〕內經曰。大則邪至。小則平。傷寒三日。邪傳少陽。脈當弦緊。今脈小者。邪氣微而欲已也。

案此語。內經中無所攷。脈要精微云。大則病進。

少陽病欲解時。從寅至辰上。

〔成〕內經曰。陽中之少陽。通於春氣。寅卯辰。少陽木王之時。〔柯〕辰上者。卯之盡。辰之始也。

傷寒論輯義卷五

東都　丹波元簡廉夫　學

辨太陰病脈證并治

太陰之爲病。腹滿而吐。食不下。自利益甚。時腹自痛。若下之。必胸下結鞕。

結鞕。玉函。作痞堅。脈經。千金翼。不下下。有下之二字。無自利二字。及若下之必四字。

〔程〕腹滿而吐。食不下。則滿爲寒脹。吐與食不下。總爲寒格也。陽邪亦有下利。然乍微乍甚。而痛隨利減。今下利益甚。時腹自痛。則腸虛而寒益留中也。雖曰邪之在藏。實由胃中陽乏。以致陰邪用事。升降失職。故有此下之則胸中結鞕。不須上文吐利來。直接上太陰之爲病句。如後條設當行大黃芍藥者亦是也。曰胸下。陰邪結於陰分。異于結胸之在胸。而且按痛矣。曰結鞕。無陽以化氣。則爲堅陰。異於痞之濡而耎矣。彼皆陽從上陷而阻留。此獨陰從下逆而不歸。寒熱大別。〔鑑〕吳人駒曰。自利益甚四字。當在必胸下結鞕句之下。其說甚是。若在吐食不下句之下。則是已吐食不下。而自利益甚矣。仲景復曰若下之。無所謂也。

黃仲理曰。宜理中湯。陰經少有用桂枝者。如此證。若脈浮。即用桂枝湯微汗之。若惡寒甚不已者。非理中四逆不可。

黃自利益甚四字。不允當。故姑從吳人駒之說。且脈經千金翼。文有異同。可知此條固有差錯也。

傷寒蘊要曰。凡自利者。不因攻下而自瀉利。俗言漏底傷寒者也。大抵瀉利。小便清白不澁。完穀不化。其色不變。有如鶩溏。或吐利腥穢。小便澄澈清冷。口無燥渴。其脈多沈。或細。或遲。或微而無力。或身雖發熱。手足逆冷。或惡寒踡臥。此皆屬寒也。凡熱症。則口中燥渴。小便或赤。或黃。或澁而不利。且所下之物。皆如垢膩之狀。或黃。或赤。所去皆熱臭氣。其脈多數。或浮或滑。或弦或大。或洪也。亦有邪熱不殺穀。其物不消化者。但脈數而熱。口燥渴。小便赤黃。以此別之矣。

太陰中風。四肢煩疼。陽微陰濇而長者。爲欲愈。

〔錫〕太陰中風者。風邪直中於太陰也。〔魏〕太陰病。而類於太陽之中風。四肢煩疼。陽脈微而熱發。陰脈濇而汗出。純乎太陽中風矣。然腹自滿。有時痛。下利益甚。吐而不能食。是非太陽之中風。宜表散也。〔錢〕四肢煩疼者。言四肢酸疼。而煩擾無措也。蓋脾爲太陰之藏。而主四肢故也。（脾病四肢不得禀水穀氣。見素問陽明脈解。）陽微陰濇者。言輕取之而微。重取之而濇也。脈者。氣血伏流之動處也。因邪入太陰。脾氣不能散精。肺氣不得流經。營陰不利于流行。故陰脈濇也。陽微陰濇。正四肢煩疼之病脈也。長脈者。陽脈也。以微濇兩陰脈之中。而其脈來云皆長。爲陰中見陽。長則陽將回。故爲陰病欲愈也。

太陰病。欲解時。從亥至丑上。

〔成〕脾爲陰主。王於丑亥子。向王。故爲解時。〔柯〕經曰。夜半後而陰隆爲重陰。又曰。合夜至鷄鳴。天之陰。陰中之陰也。脾爲陰中之至陰。故主亥子丑時。

太陰病。脈浮者。可發汗。宜桂枝湯。

〔汪〕夫曰太陰病。當見腹滿等候。診其脈不沈細。而浮。則知太陽經風邪。猶未解也。故宜桂枝湯。以汗解之。〔

鑑〕即有吐利不食腹滿時痛一二證。其脈不沈而浮。便可以桂枝發汗。先解其外。俟外解已。再調其內可也。於此又可知論中身痛腹滿下利。急先救裏者。脈必不浮矣。〔程〕條中有桂枝湯。而無麻黃湯。桂枝胎建中之體。無礙於温也。

案舒氏云。此言太陰病。是必腹滿而吐。腹痛自利矣。證屬裏陰。脈雖浮亦不可發汗。即令外兼太陽表證。當以理中爲主。内加桂枝。兩經合治。此一定之法也。今但言太陰病。未見太陽外證。其據脈浮。即用桂枝。專治太陽。不顧太陰。大不合法。恐亦後人有錯。此說有理。

自利不渴者。屬太陰。以其藏有寒故也。當温之。宜服四逆輩。玉函。千金翼。無服字。輩。脈經。作湯。

〔鑑〕凡自利而渴者。裏有熱。屬陽也。若自利不渴。則爲裏有寒。屬陰也。今自利不渴。知爲太陰本藏有寒也。故當温之。四逆輩者。指四逆理中附子等湯而言也。〔魏〕以其人脾藏之陽。平素不足。寒濕凝滯。則斡運之令不行。所以胃腸水穀不分而下洩益甚。自利二字。乃未經誤下誤汗吐而成者。故知其藏本有寒也。〔舒〕口渴一證。有爲實熱。亦有虛寒。若爲熱邪傷津。而作渴者。必小便短大便硬。若自利而渴者。乃爲火衰不能薰騰津液。故口渴。法主附子。助陽温經。正所謂釜底加薪。津液上騰。而渴自止。若寒在太陰。于腎陽無干。故不作渴。

傷寒脈浮而緩。手足自温者。繫在太陰。太陰當發身黃。若小便自利者。不能發黃。至七八日。雖暴煩下利日十餘行。必自止。以脾家實。腐穢當去故也。以一字。玉函。作所以然者四字。暴煩下利。千金翼。作煩暴利。

〔錢〕緩爲脾之本脈也。手足温者。脾主四肢也。以手足而言自温。則知不發熱矣。邪在太陰。所以手足自温。不至如少陰厥陰之四肢厥冷、故曰繫在太陰。然太陰濕土之邪鬱蒸。當發身黃、若小便自利者。其濕熱之氣。已從下泄。故不能發黃也。如此而至七八日。雖發暴煩。乃陽氣流動。腸胃通行之徵也。下利雖一日十餘行。必下盡而自止。脾家之正氣實。故腸胃中有形之穢腐去。穢腐去。則脾家無形之濕熱亦去故也。此條當與陽明篇中。傷寒脈浮而緩云云至八九日大便鞕者。此爲轉屬陽明條互看。〔喻〕暴煩下利。日十餘行。其證又與少陰無別。而利盡穢腐當自止。則不似少陰之煩躁有加。下利漫無止期也。〔汪〕成注云。下利煩躁者死。此爲先利而後煩。是正氣脫。而邪氣擾也。茲則先煩後利。是脾家之正氣實。故不受邪。而與之爭。因暴發煩熱也。下利日十餘行者。邪氣隨腐穢而去。利必自止。而病亦愈。

本太陽病。醫反下之。因爾腹滿時痛者。屬太陰也。桂枝加芍藥湯主之。大實痛者。桂枝加大黃湯主之。玉函。無本字。爾。全書。程本。作而。脈經。千金翼。無爾字。千金翼。作加大黃湯主之。無桂枝二字。大實痛以下。成氏及諸本。爲別條。非也。

〔錢〕本太陽中風。醫不汗解。而反下之。致裏虛邪陷。遂入太陰。因爾腹滿時痛。故曰屬太陰也。然終是太陽之邪未解。故仍以桂枝湯解之。加芍藥者。因誤下傷脾。故多用之。以收斂陰氣也。〔汪〕如腹滿痛甚者。其人胃家本實。雖因太陽病誤下。熱邪傳入太陰。然太陰之邪。已歸陽明。而入於府。此非裏虛痛。乃裏實痛也。成注云。大實大滿。自可下除之。故加大黃。以下裏實。其仍用桂枝湯者。以太陽之邪。猶未盡故也。〔程〕因而二字。宜玩。太陰爲太陽累及耳。非傳邪也。

內臺方議曰。表邪未罷。若便下之。則虛其中。邪氣反入裏。若脈虛弱。因而腹滿時痛者。乃脾虛也。不可再下。

與桂枝加芍藥湯。以止其痛。若脈沈實。大實滿痛。以手按之不止者。乃胃實也。宜再下。與桂枝湯。以和表。加芍藥大黃。以攻其裏。

桂枝加芍藥湯方上。○玉函。加有倍字

桂枝三兩去皮　芍藥六兩　甘草二兩炙　大棗十二枚擘

生薑二兩切

右五味。以水七升。煮取三升。去滓。溫分三服。本云桂枝湯。今加芍藥。溫分。千金翼作分溫。

桂枝加大黃湯方

桂枝三兩去皮　大黃二兩○玉函。作三兩。成本。作一兩。　芍藥六兩

生薑三兩切　甘草二兩炙　大棗十二枚擘

右六味。以水七升。煮取三升。去滓。溫服一升。日三服。

〔柯〕腹滿。爲太陰陽明俱有之證。然位同而職異。太陰主出。太陰病。則腐穢氣凝不利。故滿而時痛。陽明主內。陽明病。則腐穢燥結不行。故大實而痛。是知大實痛。是陽明病。而非太陰病矣。仲景因表證未解。陽邪已陷入太陰。故倍芍藥。以益脾調中。而除腹滿之時痛。此用陰和陽法也。若表邪未解。而陽邪陷入陽明。則加大黃。以潤胃通結。而除其大實之痛。此雙解表裏也。凡妄下。必傷胃之氣液。胃氣虛。則陽邪襲陰。故轉屬太陰。胃液涸。則兩陽相搏。故轉屬陽明。屬太陰。則腹滿時痛。而不實。陰道虛也。屬陽明。則腹滿大實而痛。陽道實也。滿而時

痛。是下利之兆。大實而痛。是燥屎之徵。故倍加芍藥。小變建中之劑。少加大黃。微示調胃之方也。〔汪〕案桂枝加大黃湯。仲景雖入太陰例。實則治太陽陽明之藥也。與大柴胡湯。治少陽陽明證義同。〔錢〕攷漢之一兩。即宋之二錢七分也。以水七升。而煮至三升。分作三次服之。止溫服一升。案李時珍云。古之一升。今之二合半。約即今之一飯甌也。大黃不滿一錢。亦可謂用之緩。而下之微矣。

案方氏云。曰桂枝加。則以本方加也。而用芍藥六兩。水七升。不合數。皆後人之苟用者。此說非也。

總病論曰。小建中湯。不用飴餹。芍藥爲君。止痛復利邪故也。

聖濟總錄。芍藥湯。治產後血氣攻心腹痛。

即桂枝加芍藥湯。無生薑大棗。

聖惠方。赤芍藥散。治小兒初生及壹年內兒。多驚啼不休。或不得眠臥。時時肚脹。有似鬼神所爲。

即桂枝加大黃湯。去薑棗。加白朮五味。

太陰爲病。脈弱。其人續自便利。設當行大黃芍藥者。宜減之。以其人胃氣弱易動故也。【原注】下利者。先煎芍藥二沸○成本。無下利云云九字注文。

〔程〕前條之行大黃芍藥者。以其病爲太陽誤下之病。自有浮脈驗之。非太陰爲病也。若太陰自家爲病。則脈不浮。而弱矣。縱有腹滿大實痛等證。其來路自是不同。中氣虛寒。必無陽結之慮。目前雖不便利。續自便利。只好靜以俟之。大黃芍藥之宜行者減之。況其不宜行者乎。誠恐胃陽傷動。則洞泄不止。而心下痞鞕之證成。雖復從事於溫。所失良多矣。胃氣弱。對脈弱言。易動。對續自便利言。太陰者。至陰也。全憑胃氣鼓動。爲之生化。胃陽不衰。脾陰自無邪入。故從太陰爲病。指出胃氣弱來。〔錫〕曰便利。其非大實痛可知也。曰設當行。其不當行可知也。總之傷寒無分六經。一切皆以胃氣爲本。〔印〕案本經凡下後。皆去芍藥。蓋以芍藥爲苦洩也。

案錫駒云。續者。大便陸續而利出也。汪氏云。大便必接續自利而通。蓋續者。謂雖今不便利。而續必便利之義。非自利陸續頻并之謂。程注爲得。

辨少陰病脈證并治

少陰之爲病。脈微細。但欲寐也。

〔鑑〕少陰腎經陰盛之藏也。少陰受邪。則陽氣微。故脈微細也。衛氣行陽則寤。行陰則寐。少陰受邪。則陰盛而行陰者多。故但欲寐也。此少陰病之提綱。後凡稱少陰病者。皆指此脈證而言也。〔程〕前太陰後厥陰。俱不出脈象。以少陰一經。可以該之也。少陰病六七日前。多與人以不覺。但起病喜厚衣近火。善瞌睡。凡後面亡陽發躁。諸劇證。便伏于此處矣。最要隄防。

案太陽中篇。三十七條云。太陽病。十日以去。脈浮細而嗜臥者。外已解也。此當以脈浮沈。而別陰陽也。

少陰病。欲吐不吐。心煩。但欲寐。五六日。自利而渴者。屬少陰也。虛故引水自救。若小便色白者。少陰病形悉具。小便白者。以下焦虛有寒。不能制水。故令色白也。具下。玉函。作所以然二字。小便白。玉函。作溲水。

〔程〕人身陰陽中分。下半身屬陰。上半身屬陽。陰盛于下。則陽擾于上。欲吐不吐。心煩證尚模糊。以但欲寐徵之。則知下焦寒而胸中之陽被壅。治之不急。延至五六日。下寒甚。而閉藏徹矣。故下利。上熱甚。而津液亡矣。故渴。虛故引水自救。非徒釋渴字。指出一虛字來。明其別于三陽證之實邪作渴也。然則此證也。自利爲本病。溺白。正以徵其寒。故不但煩與渴以寒斷。即從煩渴而悉及少陰之熱證。非戴陽即格陽。無不可以寒斷。而從溫治。腎水欠溫。則不能納氣。氣不歸元。逆於膈上。故欲吐不吐。腎氣動膈。故心煩也。〔汪〕此與熱邪之但欲寐不同。其寐必不昏濁。其呼吸必促。而細也。常器之云。可四逆湯。又甘草乾薑湯。愚以五六日之前。宜四逆湯。加生薑二兩。五六日後。宜茯苓四逆湯。〔魏〕引水自救。以理論之。雖渴未必能多飲水。或多飲多尿。尿色淡白。則少陰腎藏爲真寒。附子湯主之。少陰腎藏爲病。內素虛寒者。十之六七。外寒乘入者。十之三四。無內寒。則不能召外寒。君子平日。寧可不以命門之火爲寶。而用嗇道乎。〔舒〕經絡攷云。舌下有二隱竅。名曰廉泉。運動開張。津液湧出。然必藉腎中真陽爲之薰騰。乃是以上供。若寒邪侵到少陰。則真陽受困。津液不得上潮。故口渴。與三陽經之邪熱。爍乾津液者。大相反也。

病人脈陰陽俱緊。反汗出者。亡陽也。此屬少陰。法當咽痛。而復吐利。脈經。亡。作無。

〔方〕陰陽俱緊。傷寒也。傷寒不當有汗。故謂汗爲反出。〔周〕案脈至陰陽俱緊。陰寒極矣。寒邪入裏。豈能有汗。乃反汗出者。則是真陽素虧。無陽以固其外。遂致腠理疏泄。不發熱。而汗自出也。此屬少陰。正用四逆急溫之。時庶幾真陽驟回。裏證不作。否則陰邪上逆。則爲咽痛。爲吐。陰寒下泄。而復爲利。種種危候。不一而足也。〔魏〕利者。少陰本證。吐而咽痛。則孤陽飛越。欲自上脫也。可不急回其陽。鎮奠其腎藏陰寒。以救欲亡之陽乎。真武四逆附子等湯。斟酌用之可也。

案亡陽之亡。程氏魏氏爲出亡之亡。以識無陽之解。然太陽上篇。桂枝二越婢一湯條。有無陽字。此條亡字。

脈經作無字。則必不出亡之義也。

柯氏云。上焦從火化。而咽痛嘔吐。下焦從陰虛。而下利不止也。宜八味腎氣丸主之。○案柯氏所論。於雜病往往有如此者。此條證。决非腎氣丸所主也。

少陰病。欬而下利譫語者。被火氣劫故也。小便必難。以強責少陰汗也。以。玉函。作爲。

〔錫〕此三節。俱論少陰不可發汗。平脈篇云。腎氣微。少精血。奔氣促迫。上入胸膈。是欬者。少陰精血少。奔氣上逆也。下利者。少陰腎氣微。津液下注也。復以火劫其汗。則少陰精氣妄泄。神氣浮越。水不勝火。則發譫語。故曰。譫語者。被火氣劫故也。然不特譫語。小便必難。以強責少陰腎藏之精。而爲汗。竭其津液之源故也。蔣賓侯曰。少陰下利極多。何嘗皆是被火。且被火。未必下利。惟譫語。乃是被火。經云。被火者必譫語。故欬而下利譫語者。當分看爲是。〔程〕少陰病欬而下利。真武中有此證。〔方〕強責。謂過求也。

案汪引補亡論云。常器之。用救逆湯。猪苓湯。五苓散。以通小便。金鑑曰。白虎猪苓二湯。擇而用之。可耳。並誤也。蓋因喻氏熱邪挾火力之解。而襲其弊耳。當是茯苓四逆證矣。

少陰病。脈細沈數。病爲在裏。不可發汗。

〔程〕何謂之裏。少陰病脈沈是也。毋論沈細沈數。俱是藏陰受邪。與表陽是無相干。法當固密腎根爲主。其不可發汗。從脈上斷。非從證上斷。麻黃附子細辛湯。不可恃爲常法也。薛慎菴曰。人知數爲熱。不知沈細中見數爲寒甚。真陰寒證。脈常有一息七八至者。盡槩此一數字中。但按之無力而散耳。宜深察也。

案此條。方喻諸家。以熱邪入裏爲解。乃與經旨乖矣。

少陰病。脈微。不可發汗。亡陽故也。陽已虛。尺脈弱濇者。復不可下之。亡。脈經千金翼。作無。錢云。亡。音無。

〔錢〕微者。細小軟弱。似有若無之稱也。脈微則陽氣大虛。衞陽衰弱。故不可發汗以更竭其陽。以汗雖陰液。爲陽氣所蒸。而爲汗。汗泄而陽氣亦泄矣。今陽氣已虛。故曰亡陽故也。若陽已虛。而其尺脈又弱濇者。如命門之真火衰微。腎家之津液不足。不惟不可發汗。復不可下之。又竭其陰精陽氣也。此條本爲少陰禁汗禁下而設。故不言治。然溫經補陽之附子湯之類。卽其治也。〔程〕拈出尺脈弱濇字。則少陰之有大承氣湯證。其尺脈必強而滑。已伏見於此處矣。

汪云。補亡論。並宜附子湯。以補陽氣。散陰邪。助營血也。周云。不可汗。用四逆加人參湯。不可下者。用蜜煎導。

少陰病。脈緊。至七八日。自下利。脈暴微。手足反溫。脈緊反去者。爲欲解也。雖煩下利。必自愈。

〔錢〕脈緊。見于太陽。則惡熱惡寒。而爲寒邪在表。見于少陰。則無熱惡寒。而爲寒邪在裏。至七八日。則陰陽相持已久。而始下利。則陽氣耐久。足以自守矣。雖至下利。而以絞索之緊。忽變而爲輕細軟弱之微。脈微則恐又爲上文不可發汗之亡陽脈矣。爲之如何。不知少陰病。其脈自微。方可謂之無陽。若以寒邪極盛之緊脈。忽見暴微。則緊峭化而爲寬緩矣。乃寒邪弛解之兆也。曰手足反溫。則知脈緊下利之時。手足已寒。若寒邪不解。則手足不當溫。脈緊不當去。因脈本不微。而忽見暴微。故手足得溫。脈緊得去。是以謂之反也。反溫反去。寒氣已弛。故爲欲解也。雖其人心煩。然煩屬陽。而爲煖氣已回。故陰寒之利。必自愈也。

少陰病下利。若利自止。惡寒而踡臥。手足溫者可治。柯本。刪下利二字。踡。方本。作倦。

〔程〕少陰病下利。而利自止。則陰寒亦得下袪。而又不致于脫。雖有惡寒踡臥不善之證。但使手足溫者。陽氣有挽回之機。雖前此失之於溫。今可尙溫而救失也。〔錢〕大凡熱者偃臥。而手足弛散。寒則踡臥。而手足斂縮。下文惡寒踡臥。而手足逆冷者。卽爲眞陽敗絕。而成不治矣。若手足溫。則知陽氣未敗。尙能溫煖四肢。故曰可治。〔汪〕溫經散寒。宜四逆湯主之。

活人書釋音曰。踡。具員切。踡跼不伸也。

少陰病惡寒而踡。時自煩。欲去衣被者可治。千金翼。作不可治。

〔錢〕但惡寒而不發熱。爲寒邪所中也。踡臥者。踡曲而臥。諸寒收引。惡寒之甚也。〔程〕少陰病。不必盡下利也。只惡寒而踡。已知入藏深矣。煩而去衣被。陽勢尙肯力爭也。而得之時與欲。又非虛陽暴脫者比。雖前此失之於溫。今尙可溫而救失也。〔喻〕後條云。不煩而躁者死。對看便知。

案總病論。活人書。並云。宜大柴胡湯。可疑。

少陰中風。脈陽微陰浮者。爲欲愈。

〔錢〕太陽中風。陽浮而陰弱。蓋以浮候沈候。分陰陽也。此所謂陽微陰浮者。是以寸口尺中。分陰陽也。若以浮沈二候。分陰陽。則沈候豈有浮脈邪。此不辨自明也。夫少陰中風者。風邪中少陰之經也。脈法。浮則爲風。風爲陽邪。中則傷衛。衛受風邪。則寸口陽脈當浮。今陽脈已微。則知風邪欲解。邪入少陰。唯恐尺部脈沈。沈則邪氣入裏。今陰脈反浮。則邪不入裏。故爲欲愈也。

少陰病欲解時。從子至寅上。至。玉函。作盡。無上字。

〔成〕陽生於子。子爲一陽。丑爲二陽。寅爲三陽。少陰解於此者。陰得陽則解也。〔喻〕各經皆解於所王之時。而少陰獨解於陽生之時。陽進則陰退。陽長則陰消。正所謂陰得陽則解也。即是推之。而少陰所重在眞陽。不可識乎。

少陰病。吐利。手足不逆冷。反發熱者。不死。脈不至者。〔原注〕至。一作足。灸少陰七壯。

脈經。千金翼。吐上。有其人二字。千金翼。至。作足。

〔程〕少陰病。吐而且利。裏陰勝矣。以胃陽不衰。故手足不逆冷。夫手足逆冷之發熱。爲腎陽外脫。手足不逆冷之發熱。爲衞陽外持。前不發熱。今反發熱。自非死候。人多以其脈之不至。而委棄之。失仁人之心與術矣。不知脈之不至。由吐利。而陰陽不相接續。非脈絕之比。灸少陰七壯。治從急也。嗣是而用藥。自當從事于溫。〔魏〕灸其少陰本穴七壯者。就其經行之道路。扶其陽氣使宣通。則吐利不止自止。脈不至亦必至矣。七壯必非一穴。凡少陰之經。起止循行之處。皆可灸也。仍須溫中扶陽。又不待言。

汪云。常器之云。是少陰太谿二穴。在內踝後跟骨動脈陷中。龐安常云。發熱。謂其身發熱也。經曰。腎之原。出於太谿。藥力尚緩。惟急灸其原。以溫其藏。猶可挽其危也。○案活人書。亦云太谿穴。

少陰病。八九日。一身手足盡熱者。以熱在膀胱。必便血也。

〔錢〕大凡寒邪入少陰。必惡寒逆冷。故以反發熱者。爲陽回陰解。而不死。此因邪氣入少陰。至八九日之久。一身手足盡熱者。蓋以足少陰腎邪。傳歸足太陽膀胱也。腎與膀胱。一表一裏。乃藏邪傳府。爲自陰還陽。以太陽主表。故一身手足盡熱也。熱邪在膀胱。迫血妄行。故必便血也。必便血三字。前注家俱爲必出一陰之竅。方、喻並同。恐熱邪雖在膀胱。而血未必從小便出也。

案汪引常器之云。可桃仁承氣湯。芍藥地黃湯。愚以還宜芍藥地黃湯。柯氏云。輕則猪苓湯。重則黃連阿膠湯。蓋柯說爲的對矣。

少陰病。但厥無汗。而強發之。必動其血。未知從何道出。或從口鼻。或從目出者。是名下厥上竭。爲難治。成本，無者字。

〔錫〕此論少陰生陽衰于下。而真陰竭于上也。少陰病。但厥無汗者。陽氣微也。夫汗雖血液。皆由陽氣之薰蒸宣發而出也。今少陰生陽衰微。不能蒸發。故無汗。強發之。不能作汗。反動其經隧之血。從空竅而出也。然未知從何道之竅而出。少陰之脈。循喉嚨。挾舌本。繫目系。故或從口鼻。或從目出。陽氣厥于下。而陰血竭于上。少陰陰陽氣血俱傷矣。故爲難治。〔程〕難治者。下厥非溫不可。而上竭則不能用溫。故爲逆中之逆耳。

案汪氏云。案此條。仲景但云難治。其非必死之證明矣。補亡論常器之云。可芍藥地黃湯。成氏方氏喻氏魏氏金鑑。並以此條證爲熱厥。蓋襲常氏之謬耳。

案喻氏云。後人隨文讀去。總置不講。不知下厥者。陰氣逆於下也。上竭者。陰血竭於上也。蓋氣與血兩相維附。氣不得血。則散而無統。血不得氣。則凝而不流。故陰火動。而陰氣不得不上奔。陰氣上奔。而陰血不得不從之上溢而竭矣。血既上溢。其隨血之氣。散於胸中。不得復反於本位。則下厥矣。陰既逆於下。勢必龍雷之火應之。血不盡竭不止也。仲景所以斷爲難治者。非直不治也。吾爲大闢其局。則以健脾中之陽氣。爲第一義。健脾之陽。一舉有三善。一者脾中之陽氣旺。而龍雷之火潛伏也。一者脾中之陽氣旺。而胸中窒塞。如太空不留纖翳也。一者脾中之陽氣旺。而飲食運化精微。復生其竭之血也。出醫門法律。以此推之。下厥上竭。唯景岳六味回陽飲。滋陰回陽兩全。以爲合劑矣。

少陰病。惡寒身踡。而利。手足逆冷者。不治。

〔錢〕前惡寒而踡。因有煩而欲去衣被之證。爲陽氣猶在。故爲可治。又下利自止。惡寒而踡。以手足溫者。亦爲陽氣未敗。而亦曰可治。此條惡寒身踡而利。且手足逆冷。則四肢之陽氣已敗。故不溫。又無煩與欲去衣被之陽氣尙存。況下利又不能止。是爲陽氣已竭。故爲不治。雖有附子湯。及四逆白通等法。恐亦不能挽回既絕之陽矣。〔舒〕案此證尙未至汗出息高。猶可爲治。急投四逆湯加人參。或者不死。

少陰病。吐利躁煩。四逆者死。

〔喻〕上吐下利。因至煩躁。則陰陽擾亂。而竭絕可虞。更加四肢逆冷。是中州之土先敗。上下交征。中氣立斷。故主死也。使蚤用溫中之法。寧至此乎。〔張〕此條。與吳茱萸湯一條不殊。何彼可治。而此不可治耶。必是已用溫中諸湯不愈。轉加躁煩。故主死耳。

總病論曰。與吳茱萸湯。宜細審其死生也。

舒氏云。案此條。與後吳茱萸湯證無異。彼證未言死。此證胡爲乎不主吳茱萸湯。而斷之曰死。是何理也。于中疑有缺文。

少陰病，下利止而頭眩，時時自冒者死。

〔錢〕前條利自止，而手足溫，則爲可治。此則下利止，而頭眩。頭眩者，頭目眩暈也。且時時自冒，冒者，蒙冒昏暈也。虛陽上冒于巔頂，則陽已離根而上脫，下利無因而自止，則陰寒凝閉而下竭，于此可見陽回之利止，則可治，陽脫之利止，則必死矣。正所謂有陽氣則生，無陽氣則死也。然既曰死證，則頭眩自冒之外，或更有惡寒四逆等證，及可死之脈，未可知也。但未備言之耳。

少陰病，四逆，惡寒而身踡，脈不至，不煩而躁者死。【原注】一作吐利而躁逆者死。

〔錢〕惡寒身踡而利，手足逆冷者，固爲不治。此條但不利耳。上文吐利煩躁四逆者死，此雖不吐利，而已不見陽煩，但見陰躁，則有陰無陽矣。其爲死證無疑，況又脈不至乎。前已有脈不至者，因反發熱，故云不死。又有脈不出者，雖裏寒而猶有外熱，身反不惡寒而面赤，其陽氣未絕，故有通脈四逆湯之治。此則皆現陰極無陽之證，且不煩而躁，并虛陽上逆之煩，亦不可得矣。寧有不死者乎。

少陰病，六七日，息高者死。

〔程〕夫肺主氣，而腎爲生氣之源，蓋呼吸之門也。關係人之生死者最鉅。息高者，生氣已絕于下，而不復納，故游息僅呼于上，而無所吸也。死雖成于六七日之後，而機自兆于六七日之前。既值少陰受病，何不預爲固護，預爲隄防。迨今真陽渙散，走而莫追，誰任殺人之咎。

少陰病，脈微細沉，但欲臥，汗出不煩，自欲吐，至五六日自利，復煩躁不得臥寐者死。

〔程〕今時論治者。不至於惡寒踡臥。四肢逆冷等證疊見。則不敢溫。不知證已到此。溫之何及。況諸證有至死不一見者。則盍於本論中之要旨。一一申詳之。少陰病。脈必沉而微細。論中首揭此。蓋已示人以可溫之脈矣。少陰病但欲臥。論中又已示人以可溫之證矣。汗出。在陽經不可溫。在少陰宜急溫。論中又切示人以亡陽之故矣。況復有不煩自欲吐。陰邪上逆之證乎。則真武四逆。誠不啻三年之艾矣。乃不知預綢繆。延緩至五六日。前欲吐。今且利矣。前不煩。今煩且躁矣。前欲臥。今不得臥矣。陽虛擾亂。陰盛轉加。焉有不死者乎。原文煩冗。今採金鑑所改。

〔柯〕六經中。獨少陰歷言死證。他經無死證。甚者但曰難治耳。知少陰病是生死關。

案他經。亦有死證。但不如此經之多端也。

少陰病。始得之。反發熱。脈沉者。麻黃細辛附子湯主之。千金翼。脈下。更有反字。成本。玉函。作麻黃附子細辛湯。

〔錢〕此言少陰之表證也。曰始得之者。言少陰初感之邪也。始得之。而即稱少陰病。則知非陽經傳邪。亦非直入中藏。乃本經之自感也。始得之而發熱。在陽經則常事耳。然脈沉。則已屬陰寒。篇首云。無熱而惡寒者。發于陰也。發于陰。而又發熱。是不當發之熱。故云反也。察其發熱。則寒邪在表。診其脈沉。則陰寒在裏。表者。足太陽膀胱也。裏者。足少陰腎也。腎與膀胱。一表一裏。而為一合。表裏兼治。〔程〕脈沉者。由其人腎經素寒。雖表中陽邪。而裏陽不能協應。故沉而不能浮也。〔周〕少陰與太陽。相為表裏。故言少陰表證。即太陽也。

麻黃細辛附子湯方

麻黃二兩去節　細辛二兩　附子一枚炮去皮破八片

右三味。以水一斗。先煮麻黄。減一二升。去上沫。内諸藥。煮取三升。去滓。溫服一升。日三服。千金翼。一斗。作二斗。二升。作一升。成本。脫諸字。

〔錢〕麻黄。發太陽之汗。以解其在表之寒邪。以附子溫少陰之裏。以補其命門之真陽。又以細辛之氣溫味辛。專走少陰者。以助其辛溫發散。三者合用。補散兼施。雖發微汗。無損于陽氣矣。故爲溫經散寒之神劑云。

傷寒瑣言曰。趙嗣真曰。仲景太陽篇云。病發熱頭痛。脈反沉。身體疼痛。當救其裏。宜四逆湯。少陰篇云。少陰病。始得之。反發熱。脈沉者。麻黄附子細辛湯。均是發熱脈沉。以其頭痛。故屬太陽。陽證脈當浮。而反不能浮者。以裏久虛寒。正氣衰微。又身體疼痛。故宜救裏。使正氣内強。逼邪外出。而乾薑附子。亦能出汗而散。假令裏不虛寒而脈浮。則正屬太陽麻黄症矣。均是脈沉發熱。以無頭痛。故名少陰病。陰病當無熱。今反熱。寒邪在表。未全傳裏。但皮膚鬱閉爲熱。故用麻黄細辛。以發表熱。附子以溫少陰之經。假使寒邪入裏。外必無熱。當見吐利厥逆等症。而正屬少陰四逆湯症矣。由此觀之。表邪浮淺。發熱之反猶輕。正氣衰微。脈沉之反爲重。此四逆湯。不爲不重于麻黄附子細辛矣。又可見熱附配麻黄。發中有補。生附配乾薑。補中有發。仲景之旨微矣。

十便良方。指迷方。附子細辛湯。頭痛者。謂痛連腦戶。或但額閣與眉相引。如風所吹。如水所濕。遇風寒則極。常欲得熱物熨。此由風寒客於足太陽之經。隨經入腦。搏於正氣。其脈微弦而緊。謂之風冷頭痛。

於本方。加川芎生薑。

醫貫曰。有頭痛連腦者。此係少陰傷寒。宜本方。不可不知。

醫經會解曰。若少陰證。脈沈欲寐。始得之。發熱肢厥。無汗。爲表病裏和。當用正方。緩以汗之。若見二便閉澁。或瀉赤水。謂之有表復有裏。宜去麻黃。名附子細辛湯。仍隨各臟見證加藥。房慾後傷寒者。多患前證。

張氏醫通曰。暴啞聲不出。咽痛異常。卒然而起。或欲欬而不能欬。或無痰。或清痰上溢。脈多弦緊。或數疾無倫。此大寒犯腎也。麻黃附子細辛湯溫之。并以蜜製附子噙之。愼不可輕用寒涼之劑。又云。脚氣。冷痺惡風者。非朮附麻黃並用。必不能開。麻黃附子細辛湯。加桂枝白朮。

少陰病。得之二三日。麻黃附子甘草湯。微發汗。以二三日無證。故微發汗也。玉函。全書。證上。有裏字。方本以下。並同。蓋原文係于遺脫。當補入焉。

〔周〕案此條。當與前條合看。補出無裏證三字。知前條原無吐利躁渴裏證也。前條巳有反發熱三字。而此條專言無裏證。知此條亦有發熱表證也。少陰證見。當用附子。太陽熱見。可用麻黃。巳爲定法。但易細辛。以甘草。其義安在。只因得之二三日。津液漸耗。比始得者不同。故去細辛之辛散。益以甘草之甘和。相機施治。分毫不爽耳。〔程〕既云微發汗矣。仍用以字。故字推原之。足見鄭重之意。〔柯〕要知此條是微惡寒微發熱。故微發汗也。〔鑑〕此二證皆未曰無汗。非仲景略之也。以陰不得有汗。不須言也。

麻黃附子甘草湯方

麻黃二兩去節　甘草二兩炙　附子一枚炮去皮破八片

右三味。以水七升。先煮麻黃一兩沸。去上沫。內諸藥。煮取三升。去滓。溫服一升。日三服。玉函。千金翼。三升。作二升半。一升。作八合。

〔周〕但言無裏證，則有反發熱之表在，可知矣。易細辛以甘草者，因二三日其勢緩，故甘草亦取其緩也。設兼見嘔利一二裏證，專主救裏，在太陽已然，況少陰乎。

少陰病，得之二三日以上，心中煩，不得臥，黃連阿膠湯主之。千金翼。臥下。有者字。外臺同。

〔成〕脈經曰：風傷陽，寒傷陰。少陰受病，則得之於寒，二三日已上，寒極變熱之時，熱煩於內，心中煩不得臥也，與黃連阿膠湯，扶陰散熱。〔知〕二三日，邪在少陰，四五日，已轉屬陽明，故無嘔利厥逆諸證，而心煩不得臥者，是陽明之熱內擾少陰，故不欲寐也，當以解熱滋陰為主治也。〔周〕氣并於陰，則寐，故少陰多寐，今反不得臥，明是熱邪入裏劫陰，故使心煩，遂不臥也。二三日以上，該以後之日而言之也。〔舒〕外邪挾火而動者，心煩不眠，肌膚熯燥，神氣衰減，小便短而咽中乾，法主黃連阿膠湯，分解其熱，潤澤其枯。此條摯證未全，疑有缺文。

黃連阿膠湯方

黃連四兩　黃芩二兩○成本。玉函。千金翼。外臺。作一兩。　芍藥二兩

鷄子黃二枚　阿膠三兩一云三挺○千金翼。作三挺。外臺。作三片。

右五味，以水六升，先煮三物，取二升，去滓，內膠烊盡，小冷，內鷄子黃，攪令相得，溫服七合，日三服。水六升。成本。玉函。作五升。

〔柯〕此少陰之瀉心湯也。凡瀉心必藉連芩而導引，有陰陽之別。病在三陽，胃中不和而心下痞鞕者，虛則加參甘補之，實則加大黃下之。病在少陰，而心中煩不得臥者，既不得用參甘以助陽，亦不得用大黃以傷胃也。故用芩連以直折心火，用阿膠以補腎陰，鷄子黃佐芩連，於瀉心中補心血，芍藥佐阿膠，於補陰中斂陰氣，斯

則心腎交合。水升火降。是以扶陰瀉陽之方。而變爲滋陰和陽之劑也。〔吳〕此湯。本治少陰溫熱之證。以其陽邪暴虐。傷犯真陰。故二三日已上。便見心煩不得臥。所以始病之際。即用芩連大寒之藥。兼芍藥阿膠雞子黃。以滋養陰血也。然傷寒六七日後。熱傳少陰。傷其陰血者。亦可取用。與陽明府實。用承氣湯法。雖虛實補瀉懸殊。而祛熱救陰之意。則一耳。

肘後方。時氣差後。虛煩不得眠。眼中痛疼。懊憹。黃連四兩。芍藥二兩。黃芩一兩。阿膠三小挺。水六升。煮取三升。分三服。亦可內雞子黃二枚。

少陰病。得之一二日。口中和。其背惡寒者。當灸之。附子湯主之。脈經。無附子湯主之五字。

〔魏〕少陰病三字中。該脈沈細而微之診。見但欲寐之證。却不發熱。而單背惡寒。此少陰裏證之確據也。〔成〕少陰客熱。則口燥舌乾而渴。口中和者。不苦不燥。是無熱也。背爲陽。背惡寒者。陽氣弱。陰氣勝也。經曰。無熱惡寒者。發於陰也。灸之。助陽消陰。與附子湯。溫經散寒。〔王〕背惡寒者。陰寒氣盛。此條是也。又或陽氣內陷。有背惡寒者。經所謂傷寒無大熱。口燥渴。心煩背微惡寒。白虎加人參湯主之是也。一爲陰寒氣盛。一爲陽氣內陷。當于口中潤燥辨之。

汪氏云。補亡論。常器之云。當灸鬲俞關元穴。背俞第三行。案第三行者。當是鬲關。非鬲俞也。圖經云。鬲關二穴。在第七椎下。兩旁相去各三寸陷中。正坐取之。足太陽氣脈所發。專治背惡寒。脊強俛仰難。可灸五壯。蓋少陰中寒。必由太陽而入。故宜灸其穴也。又關元一穴。在腹部中行。臍下三寸。足三陰任脈之會。灸之者。是溫其裏。以助其元氣也。錢氏云。灸之謂灸少陰之脈穴。如湧泉然谷太谿復溜陰谷等井滎俞經合。即三部

九候論之所謂下部地足少陰也王注云謂腎脈在足內踝後跟骨上陷中太谿之分動脈應手者是也灸之者所以温少陰之經也

附子湯方

附　子二枚炮去皮破八片○成本。方本。諸本。脫炮字。只志聰。錫駒本。有炮字。　茯　苓三兩　人　參二兩

白　朮四兩　芍　藥三兩

右五味以水八升煮取三升去滓温服一升日三服

〔柯〕此太温太補之方乃正治傷寒之藥爲少陰固本禦邪第一之劑也與真武湯似同而實異倍朮附去薑加參是温補以壯元陽真武湯還是温散而利胃水也〔注〕武陵陳氏曰四逆諸方皆有附子於此獨名附子湯其義重在附子他方皆附子一枚此方兩枚可見也附子之用不多則其力豈能兼散表裏之寒哉邪之所湊其氣必虛參朮茯苓皆甘温益氣以補衞氣之虛辛熱與温補相合則氣可益而邪可散矣既用附子之辛烈而又用芍藥者以斂陰氣使衞中之邪不遽全進於陰耳

千金方附子湯治濕痺緩風身體疼痛如欲折肉如錐刺刀割

於本方加桂心甘草○案此據下條證轉用者

少陰病身體痛手足寒骨節痛脈沈者附子湯主之玉函注沈一作微

〔錢〕身體骨節痛乃太陽寒傷營之表證也然在太陽則脈緊而無手足寒之證故有麻黄湯發汗之治此以脈沈而手足寒則知寒邪過盛陽氣不流營陰滯澁故身體骨節皆痛耳且四肢爲諸陽之本陽虛不能充實

于四肢，所以手足寒。此皆沈脈之見證也。故以附子湯主之，以溫補其虛寒也。即此推之，太陽篇之發汗病不解，虛故也，以芍藥甘草附子湯，及發汗後，身疼痛，脈沈遲者，桂枝加芍藥生薑人參新加湯主之者，皆汗多亡陽。陰盛陽虛之證，即此義也。

少陰病，下利便膿血者，桃花湯主之。方本，利作痢。注云，古利無疒。疒，後人所加。

〔成〕陽病下利便膿血者，協熱也。少陰病下利便膿血者，下焦不約而裏寒也。與桃花湯，固下散寒。〔汪〕此條，乃少陰中寒，即成下利之證。下利便膿血，協熱者多。今言少陰病下利，必脈微細，但欲寐，而復下利也。下利日久，至便膿血，乃裏寒而滑脫也。〔錢〕見少陰證而下利，為陰寒之邪在裏，濕滯下焦，大腸受傷，故皮拆血滯，變為膿血，滑利下脫，故以溫中固脫之桃花湯主之。

案此條證，喻氏柯氏魏氏周氏金鑑，並為傳經熱邪之所致，大乖經旨，錢氏辨之詳矣，見下條注。○柯氏以症治疎略刪去。

桃花湯方

赤石脂一斤，一半全用，一半篩末　乾薑一兩　粳米一升

右三味，以水七升，煮米令熟，去滓，溫服七合，內赤石脂末方寸匕，日三服。若一服愈，餘勿服。金匱、千金翼，溫下，無服字。千金翼，去上，有湯成二字。

〔成〕澀可去脫，赤石脂之澀，以固腸胃；辛以散之，乾薑之辛，以散裏寒；粳米之甘，以補正氣。〔印〕石脂色如桃花，故名桃花湯。或曰，即桃花石。〔吳〕服時又必加末方寸匕，留滯以沾腸胃也。

案柯氏云。名桃花者。春和之義。非徒以色言耳。王子接云。桃花湯。非名其色也。腎藏陽虛用之。一若寒谷有陽和之致。故名。二説並鑿矣。

金匱要略。下利便膿血者。桃花湯主之。

醫方集解。昂案此症。成氏以爲寒。而吳鶴臯王肯堂。皆以爲熱。竊謂便膿血者。固多屬熱。然豈無下焦虛寒。腸胃不固。而亦便膿血者乎。若以此爲傳經熱邪。仲景當用寒劑。以徹其熱。而反用石脂固澁之藥。使熱閉于內。而不得泄。豈非關門養盜。自貽伊戚也耶。觀仲景之治協熱利。如甘草瀉心。生薑瀉心。白頭翁等湯。皆用芩連黃柏。而治下焦虛寒下利者。用赤石脂禹餘糧湯。比類以觀。斯可見矣。此症乃因虛以見寒。非大寒者。故不必用熱藥。惟用甘辛溫之劑。以鎭固之耳。本草言石脂性溫。能益氣調中固下。未聞寒能損胃也。

肘後方。療傷寒若下膿血者。赤石脂湯方。赤石脂二兩。碎。乾薑二兩。切。附子一兩。炮破。右三味。以水五升。煮取三升。去滓。溫分三服。臍下痛者。加當歸一兩。芍藥二兩。用水六升。

千金方。桃花圓。治下冷臍下攪痛。乾薑。赤石脂。各十兩。右二味。蜜丸如豌豆。服十丸。日三服。加至二十丸。和劑局方。桃花圓。治腸胃虛弱。冷氣乘之。臍腹攪痛。下利純白。或冷熱相搏。赤白相雜。腸滑不禁。日夜無度。方同上。只麵和爲丸爲異。

千金翼。乾薑丸。主胃中冷不能食。或食已不消方。乾薑十兩。赤石脂六兩。右搗篩爲末。鍊蜜和丸如梧子。服十丸。日三。

外臺祕要。崔氏療傷寒後。赤白滯下無數。阮氏桃華湯方。赤石脂八兩。冷多白滯者。加四兩。粳米一升。乾薑四兩。冷多白滯者。加四兩。切右三味。以水一斗。煮米熟湯成去滓。服一升。不差復作。熱多則帶赤。冷多則帶白。

少陰病。二三日至四五日。腹痛。小便不利。下利不止。便膿血者。桃花湯主之。全書。痛。作滿。止下。玉函。有而字。

〔成〕二三日以至四五日。寒邪入裏深也。腹痛者。裏寒也。小便不利者。水穀不別也。下利不止便膿血者。腸胃虛弱。下焦不固也。與桃花湯固腸止利也。〔錢〕二三日。至四五日。陰邪在裏。氣滯腸間。故腹痛也。下焦無火。氣化不行。故小便不利。且下利不止。則小便隨大便而頻去。不得潴畜于膀胱。而小便不得分利也。下利不止。氣虛不固。而大腸滑脫也。便膿血者。邪在下焦。氣滯不流。而大腸傷損也。此屬陰寒虛利。故以澀滑固脫。溫中補虛之桃花湯主之。〔汪〕少陰裏寒。便膿血。所下之物。其色必黯而不鮮。乃腎受寒溼之邪。水穀之津液。爲其凝泣。醞釀於腸胃之中。而爲膿血。非若火性急速。而色鮮明。蓋冰伏已久。其色黯黑。其氣不臭。其人必脈微細。神氣靜而腹不甚痛。喜就溫暖。欲得手按之。腹痛即止。斯爲少陰寒利之徵。

案錢氏云。腹痛小便不利。下利不止。便膿血者。痢疾也。自成氏以來。凡注皆爲裏寒。惟尙論爲少陰熱邪。若果熱邪填塞胃中。如何可用乾薑之辛熱以散之。似屬背理。恐指爲寒邪者。未爲大誤。指爲熱邪者。反貽誤後人不少矣。若以乾薑爲誤。其誤當責之立法之仲景矣。但觀痢證。有用大黃黄連而愈者。有用乾薑肉菓人參附子而愈者。皆非明證邪。此論可謂能得經旨矣。千金諸書所用。亦皆不過治寒以熱之意爾。况名醫別錄。赤石脂。酸辛大溫。無毒。治腸澼下利赤白。亦復一證矣。

少陰病。下利便膿血者。可刺。

〔錢〕邪入少陰。而下利。則下焦壅滯。而不流行。氣血腐化。而爲膿血。故可刺之以泄其邪。通行其脈絡。則其病可已。不曰刺何經穴者。蓋刺少陰之井滎俞經合也。其所以不言者。以良工必知之熟矣。故不必贅也。〔張〕先下利日久。而後便膿血。則用桃花湯。若不先下利。而下利便膿血。則可刺經穴。若刺經穴不愈。則當從事白頭翁湯。設更咽乾心煩。不得眠。則又須黃連阿膠湯。爲合法也。〔汪〕補亡論。常器之云。可刺幽門交信。

案此條證。與少陰病八九日。一身手足盡熱者。以熱在膀胱。必便血也。正相同。乃是熱迫血分。而便膿血者。錢注爲是。方氏則爲裏寒滑脫證。汪氏則亦改刺字作灸字。並誤矣。

少陰病。吐利。手足逆冷。煩躁欲死者。吳茱萸湯主之。

利下。玉函。有而字。逆。成本。作厥。諸本同。惟志聰。金鑑。作逆。

〔錢〕吐利。陰證之本證也。或但吐。或但利者。猶可。若寒邪傷胃。上逆而吐。下攻而利。乃至手足厥冷。蓋四肢皆稟氣于胃。而爲諸陽之本。陰邪縱肆。胃陽衰敗而不守。陰陽不相順接而厥逆。陽受陰迫而煩。陰盛格陽而躁。且煩躁甚。而至于欲死。故用吳茱萸之辛苦溫熱。以泄其厥氣之逆。而溫中散寒。蓋茱萸氣辛味辣。性熱而臭臊。氣味皆厚。爲厥陰之專藥。然溫中解寒。又爲三陰並用之藥。更以甘和補氣之人參。以補吐利虛損之胃氣。又宣之以辛散止嘔之生薑。和之以甘緩益脾之大棗。爲陰經急救之方也。〔喻〕吐利厥冷。而至於煩躁欲死。腎中之陰氣上逆。將成危候。故用吳茱萸以下其逆氣。而用人參薑棗。以厚土。則陰氣不復上干矣。

案吳茱萸湯之用有三。陽明食穀欲嘔用之。少陰吐利用之。厥陰乾嘔吐涎沫者。亦用之。要皆以嘔吐逆氣爲主。與四逆湯之吐利厥逆自異。

少陰病。下利咽痛。胸滿心煩。猪膚湯主之。煩下。成本。有者字。

（程）下利雖是陰邪。咽痛實爲急候。況兼胸滿心煩。誰不曰急則治標哉。然究其由來。實是陰中陽乏。液從下溜。而不能上蒸。故有此。只宜猪膚湯。潤以滋其土。而苦寒在所禁也。雖是潤劑。却加白粉。少陰經所重者。趺陽也。

案此條證。成氏以降。諸家並以爲陽經傳入之熱邪。特柯氏與程氏同義。若果爲熱邪。則宜用苦寒清熱之品。明是不過陰證治標之藥耳。

猪膚湯方

猪膚 一斤

右一味。以水一斗。煮取五升。去滓。加白蜜一升。白粉五合。熬香。和令相得。温分六服。成本。玉函。脱令字。

（周）猪膚。王以爲猪皮。吳以爲燖猪時刮下黑膚。二說不同。考禮運疏云。革膚內厚皮也。膚。革外厚皮也。田斯以言。則吳說爲是。洵是淺膚之義。案此說。出于本草綱目。引汪機會編。（錢）猪膚一味。方中向未注明。如吳綬謂燖猪時刮下黑膚也。方有執謂既謂膚。當以燖猪時。所起之皮外毛根之薄膚爲是。王好古以爲猪皮。尙論云。若以爲燖猪皮外毛根薄膚。則薟劣無力。且與熬香之說不符。但以外皮去其內層之肥白爲是。若果以燖猪時毛根薄膚。則薄過于紙。且與垢膩同下。熬之有何香味。以意度之。必是毛根深入之皮。尙可稱膚。試觀刮去毛根薄膚。毛斷處。毛根尚存皮內。所謂皮之去內層。極為允當。蓋以猪為北方之水畜。膚近毛根。取其色黑。而走腎滋腎。〔吳〕猪膚。但當取厚皮。湯泡去肥白油。刮取皮上一層白膩者。為是。〔徐〕白粉。白米粉。

舒云。取猪皮一斤。內去油。外去毛。刮淨白者。

案猪膚。諸說紛紛。未知孰是。活人指掌。猪膚諸家所論不同。龐安時云。去膜。如此論之。卽猪膞膏也。膚上安得有膜。或有用猪皮者。兼本草中。不載猪膚。但云燖猪湯。解諸毒。疑可用燖猪皮上黑膚也。所以言膚者。肌膚之義。禮內則。麋膚魚醢。注。膚。切肉也。賈疏不太明。亦他書無所攷。外臺深師貼喉膏。集驗烏扇膏。並用猪膏脂。治喉痛。則姑用皮上白膩者。於理為是。當博攷。

活人指掌。英粉。白粉。卽米粉也。○案錢氏以白粉。為粟米粉。非也。

張氏醫通。徐君育素禀陰虛多火。且有脾約便血證。十月間患冬溫。發熱咽痛。里醫用麻仁杏仁半夏枳橘之屬。遂喘逆倚息。不得臥。聲颯如啞。頭面赤熱。手足逆冷。右手寸關虛大微數。此熱傷手太陰氣分也。與萎蕤甘草等藥不應。為製猪膚湯一甌。令隔湯頓熱。不時挑服。三日聲清。終劑而痛如失。

本經逢原。猪膚者。皮上白膏是也。取其鹹寒入腎。用以調陰散熱。故仲景治少陰病。下利咽痛。胸滿心煩。有猪膚湯。予嘗用之。其効最捷。

少陰病。二三日。咽痛者。可與甘草湯。不差。與桔梗湯。成本。玉函。差下。有者字。

〔程〕若咽痛而不兼下利。則自無胸滿心煩之證。雖不由于腎寒上逆。然只熱客少陰之標。而無關藏本。若寒則犯本。不可用也。只宜甘草緩之。不差者。經氣阻而不通也。加苦梗以開之。喻嘉言曰。此在二三日。他證未具故用之。若五六日。則少陰之下利嘔逆諸證蠭起。此法并未可用矣。

甘草湯方

甘　草二兩

右一味。以水三升。煮取一升半。去滓。溫服七合。日二服。二服。外臺。作三服。

桔梗湯方

桔　梗一兩　甘　草二兩。外臺。作三兩。

右二味。以水三升。煮取一升。去滓。溫分再服。溫分。成本。玉函。千金翼。作分溫。

〔汪〕經中客熱。故咽痛。用甘草湯者。甘以發其熱。緩其痛也。服湯後不差者。與桔梗湯。即於甘草湯內。加桔梗。以開提其邪。邪散則少陰之氣自和矣。〔錢〕桔梗。乃苦桔梗。非甜桔梗也。〔徐〕甘草一味單行。最能和陰。而清衝任之熱。每見生便癰者。驟煎四兩。頓服立愈。則其能清少陰客熱可知。所以為咽痛專方也。〔錫〕聶乾菴曰。後人以甘桔通治咽喉諸病。本諸于此。

志聰云。案本論湯方。甘草俱炙。炙則助脾土而守中。惟此生用。生則和經脈而流通。學者不可以其近而忽之也。

案單味甘草湯。功用頗多。玉函經。治小兒撮口發噤。用生甘草二錢半。水一盞。煎六分。溫服。令吐痰涎。後以乳汁點兒口中。千金方。甘草湯。治肺痿涎唾多。心中溫溫液液者。又凡服湯。嘔逆不入腹者。先以甘草三兩。水三升。煮取二升。服之得吐。但服之不吐。益佳。消息定。然後服餘湯。即流利。更不吐也。此類不遑枚舉也。

金匱要略。欬而胸滿。振寒脈數。咽乾不渴。時出濁唾腥臭。久久吐膿。如米粥者。爲肺癰。桔梗湯主之。卽本方

肘後方。喉痺傳用神效方。桔梗。甘草炙。各一兩。右二味。切。以水一升。煮取服。卽消。有膿卽出。

聖惠方。治喉痺腫痛。飲食不下。宜服此方。桔梗一兩。去蘆頭。甘草一兩。生用。右件藥。都剉。以水二大盞。煎至一大盞。去滓。分爲二服。服後有膿出。卽消。

和劑局方。如聖湯。治風熱毒氣上攻咽喉。咽痛喉痺。腫塞妨悶。及肺壅欬嗽。咯唾膿血。胸滿振寒。咽乾不渴。時出濁沫。氣息腥臭。久久吐膿。狀如米粥。又治傷寒咽痛。卽本方

聖濟總錄。散毒湯。治喉痺腫塞。用桔梗甘草各二兩。

又桔梗湯。治咽喉生瘡疼痛。

於本方。加惡實。微炒。各一兩。竹葉十斤。

小兒方訣。甘桔散。治涎熱咽喉不利。甘草。炒。二兩。桔梗。一兩。米泔浸一宿。焙乾用。右爲末。每服大二錢。水一錢。入阿膠半片。炮過。煎至五分。食後溫服。

三因方。荊芥湯。治風熱肺壅。咽喉腫痛。語聲不出。喉中如有物哽。嚥之則痛甚。

於桔梗湯內。加荊芥穗。○濟生。名三神湯。

直指。保安炙甘草方。癰疽漏瘡。通用神妙。粉草。以山泉溪澗長流水一小椀。徐蘸水。漫火炙。水盡爲度。秤一兩。右剉。麤末。用醇酒三椀。煎二椀。空心隨意溫服。最活血消毒。

又諸癰疽。大便秘方。甘草生一兩。右剉碎。井水濃煎。入酒調服。能疎導惡物。

又乳癰初腫方。甘草生二錢。炙二錢。麤末。分兩次。新水煎服。即令人吮乳。

又生薑甘桔湯。治癰疽諸發毒氣上衝。咽喉胸膈。窒塞不利。

於本方內。加生薑。

御藥院方。甘桔湯。治胸中結氣。咽喉不利。下一切氣。

於本方。加杏仁二兩。

經驗祕方。治喉咽鬱結。聲音不聞。大名安提舉神效方。

於桔梗湯內。加呵子。各等分。生熟亦各半。爲細末。食後沸湯調服。又名鐵叫子如聖湯。

施圓端效方。橘甘湯。治咽喉噎塞堵閉。咳咯膿或血。

於桔梗湯內。加橘皮。半夏。生姜。水煎服。

備預百要方。喉閉。飲食不通。欲死方。即桔梗湯。兼治馬喉痺。馬項長。故凡痺在項內。不見處。深腫連頰。壯熱吐氣數者。是也。

醫壘元戎。仲景甘桔湯例。仁宗御名如聖湯。治少陰咽痛。炙甘草一兩。桔梗三兩。右麤末。水煎。加生薑煎亦可。一法。加訶子皮二錢。煎去渣飲清。名訶子散。治失音無聲。如欬逆上氣者。加陳皮。如涎嗽者。加知母貝母。如酒毒者。加葛根。如少氣者。加人參麥門冬。如唾膿血者。加紫菀。如疫毒腫者。加黍粘子大黃。如欬渴者。加五味子。如嘔者。加生薑半夏。如目赤者。加梔子大黃。如胸膈不利者。加枳殼。如不得眠者。加梔子。如心胸痞者。加枳實。如膚痛者。加黃芪。如面目腫者。加茯苓。如咽痛者。加黍粘子竹茹。加肺痿者。如阿膠。能續氣。如發狂者。加防風荊芥。如聲不出者。加半夏。

薛氏醫案。武選汪用之。飲食起居失宜。欬嗽吐痰。用化痰發散之藥。時仲夏。脈洪數而無力。胸滿面赤。吐痰腥臭。汗出不止。余曰。水泛爲痰之證。而用前劑。是謂重亡津液。得非肺癰乎。不信。仍服前藥。翌日果吐膿。脈數左寸右寸爲甚。始信。用桔梗湯一劑。膿數頓止。再劑全止。面色頓白。仍以憂惶。余曰。此證面白脈濇。不治自愈。又用前藥一劑。佐以六味丸治之而愈。

少陰病。咽中傷生瘡。不能語言。聲不出者。苦酒湯主之。

〔錢〕前人以一咽瘡。而有治法三等之不同。遂至議論紛出。不知其一條咽痛。少陰之邪氣輕微。故但以甘桔和之而已。其一條因經邪未解。痛在咽中。痰熱鎖閉。故以半夏開豁。桂枝解散。此條則咽已生瘡。語言不能。聲音不出。邪已深入。陰火已熾。咽已損傷。不必治表。和之無益。故用苦酒湯。以半夏豁其咽之不利。鷄子白。以潤咽滑竅。且能清氣除伏熱。皆用開豁潤利。收斂下降而已。因終是陰經伏熱。雖陰火上逆。決不敢以寒涼用事也。〔汪〕或問仲景言咽痛。咽以嚥物。於喉何與。而云語聲不出。邪。余答云。喉與咽相附。仲景言少陰病熱咽痛。而喉嚨即在其中。

苦酒湯方

半　夏洗破如棗核十四枚〇玉函。成本。核下。有大字。神巧萬全方。七個。洗。切。破作十四片。

鷄　子一枚去黃內上苦酒著鷄子殼中〇玉函。無上字。著。作於。千金翼。上下。有好字

右二味。內半夏著苦酒中。以鷄子殼置刀環中。安火上。令三沸。去滓。少少含嚥之。不差。更作三劑。玉函。無著字。成本。玉函。環。作鐶。少少。玉函。作細一字。玉函。無三劑二字。千金翼。劑下。有愈字。全書。

劑下。有服之二字 置刀環中。
聖濟總錄。作放剪刀環中。

〔錢〕半夏開上焦痰熱之結邪。卵白清氣治伏熱。苦酒。味酸。使陰中熱淫之氣斂降。今之優人每遇聲啞。卽以生鷄子白啖之。聲音卽出。亦此方之遺意也。〔鑑〕半夏滌涎。蛋清斂瘡。苦酒消腫。則咽淸而聲出也。

案活人書。苦酒。米醋。是也。蓋原于本草陶注。王氏云。案苦酒。本草注。曰醯。而成氏復云。苦酒之酸。余則以爲名義俱乖。安知酒之味苦者。不可以已咽痛邪。攷本草。醋也。醯也。苦酒也。並爲一物。陶云以有苦味。俗呼苦酒。不知王氏何據有此說。又案王氏云。上苦酒。上字無著落矣。宜較正之。不知上是上好之謂。千金翼。作上好苦酒。可見耳。

外臺秘要。古今錄驗。鷄子湯。療喉痺方。半夏末。方寸匕。右一味。開鷄子頭。去中黃白。盛淳苦酒。令小滿。內半夏末著中。攪令和鷄子。著刀子環令穩。炭上令沸。藥成置杯中。及煖稍咽之。但腫卽減。肘後文仲同。此與仲景苦酒湯同。半夏不可作末。剖之可也。

聖惠方。治咽喉中如有物。噎唾不得。宜服此方。半夏一七枚。破如碁子大。湯洗七遍去滑。右以鷄子一枚。打破其頭。出黃白。內半夏。幷入醋。於殼中令滿。微火煎。去半夏。候冷飮之。卽愈。

聖濟總錄。治狗咽。鷄子法。半夏一錢末。薑汁搜爲餅子。焙乾研細。鷄子一枚。右二味。先開鷄子頭。去黃。又盛苦酒一半。入半夏末殼中。攪令勻。安鷄子。坐於煻灰火中。慢煎沸熟。取出。後稍冷。就殼。分溫三服。

少陰病。咽中痛。半夏散及湯主之。外臺。咽中。作咽喉。

〔鑑〕少陰病。咽痛者。謂或左或右。一處痛也。咽中痛者。謂咽中皆痛也。較之咽痛而有甚焉。甚則涎纏於咽中。

故主以半夏散散風邪以逐涎也。

半夏散及湯方

半　夏洗　桂　枝去皮　甘　草炙

右三味等分。各別擣篩已。合治之。白飲和服方寸匕。日三服。若不能散服者。以水一升。煎七沸。內散兩方寸匕。更煮三沸。下火令小冷。少少嚥之。半夏有毒。不當散服。右。成本。作已上。兩字。玉函。作一二字。全書。作一兩二字。更煮。玉函。成本。作更煎。玉函。成本。無半夏有毒不當散服八字。

〔錢〕咽中痛。則陽邪較重。故以半夏之辛滑。以利咽喉。而開其粘飲。仍用桂枝。以解衞分之風邪。又以甘草和之。

活人書曰。半夏桂枝甘草湯。治伏氣之病。謂非時有暴寒中人。伏氣於少陰經。始不覺病。旬月乃發。脈便微弱。法先咽痛。似傷寒。非咽痺之病。次必下利。始用半夏桂枝甘草湯主之。次四逆散主之。此病只二日便差。古方謂之腎傷寒也。

即本方作湯。入生薑四片煎服。

少陰病。下利。白通湯主之。

〔錢〕下利已多。皆屬寒在少陰。下焦清陽不升。胃中陽氣不守之病。而未有用白通湯者。此條但云下利。而用白通湯者。以上有少陰病三字。則知有脈微細。但欲寐。手足厥之少陰證。觀下文下利脈微。方與白通湯。則知之矣。利不止。而厥逆無脈。又加猪膽人尿。則尤知非平常下利矣。蓋白通湯。即四逆湯。而以葱易甘草。甘草所以緩陰氣之逆。和薑附。而調護中州。葱則辛滑行氣。可以通行陽氣而解散寒邪。二者相較。一緩一速。故其治亦頗有緩急之殊也。

案柯氏。以此條症治疎略。刪去。

白通湯方

葱白四莖　乾薑一兩　附子一枚生去皮破八片○成本。去面。生下有用字。

右三味。以水三升。煮取一升。去滓。分溫再服。

〔方〕用葱白而曰白通者。通其陽。則陰自消也。

肘後方白通湯。療傷寒泄利不已。口渴不得下食。虛而煩方。

即本方用葱白十四莖。乾薑半兩。更有甘草半兩炙。方後云。渴微嘔。心下停水者。一方加犀角半兩。大良。

少陰病。下利脈微者。與白通湯。利不止。厥逆無脈。乾嘔煩者。白通加猪膽汁湯主之。服湯。脈暴出者死。微續者生。

〔印〕少陰病。下利。陰寒在下也。脈微。邪在下。而生陽氣微也。故當用白通湯。接在表在上之陽。以下濟。如利不止。陰氣泄而欲下脫矣。乾嘔而煩。陽無所附。而欲上脫矣。厥逆無脈。陰陽之氣。不相交接矣。是當用白通湯。以通陽。加水畜之膽。引陰中之陽氣。以上升。取人尿之能行故道。導陽氣以下接。陰陽和。而陽氣復矣。〔方〕暴出。燭欲燼而焱烈也。微續。真陽回而漸復也。

傷寒類方曰。暴出。乃藥力所迫。藥力盡則氣仍絕。微續。乃正氣自復。故可生也。前云其脈即出者愈。此云暴出者死。蓋暴出與即出不同。暴出。一時出盡。即出。言服藥後。少頃即徐徐微續也。須善會之。

白通加猪膽汁湯方

葱白四莖　乾薑一兩　人尿五合　猪膽汁一合

附子一枚生去皮破八片○生下。宗印。及錫駒本。有用字。是。

右五味。以水三升。煮取一升。去滓。内膽汁人尿。和令相得。分溫再服。若無膽。亦可用。成本。右。作已上二字。五味。作三味。並非也。

〔志〕始焉下利。繼則利不止。始焉脈微。繼則厥逆無脈。更兼乾嘔心煩者。乃陰陽水火並竭。不相交濟。故以白通加猪膽汁湯。夫猪。乃水畜。膽具精汁。可以滋少陰。而濟其煩嘔。人尿。乃入胃之飲。水精四布。五經並行。可以資中土而和其厥逆。中土相濟。則煩嘔自除。〔汪〕案方後云若無膽亦可用。則知所重在人尿。方當名白通加人尿湯。始妥。

少陰病。二三日不已。至四五日。腹痛。小便不利。四肢沈重疼痛。自下利者。此爲有水氣。其人或欬。或小便利。或下利。或嘔者。眞武湯主之。自下利。玉函。作而利。利下。無者字。小便利。作小便自利。千金。及翼。眞武湯。作玄武湯。

〔鑑〕論中心下有水氣。發熱有汗。煩渴引飲。小便不利者。屬太陽中風。五苓散證也。發熱無汗。乾嘔不渴。小便不利者。屬太陽傷寒。小青龍湯證也。今少陰病。二三日不已。至四五日。腹痛下利。陰寒深矣。設小便利。是純寒而無水。乃附子湯證也。今小便不利。或欬或嘔。此爲陰寒兼有水氣之證。故水寒之氣。外攻於表。則四肢沈重疼痛。內盛於裏。則腹痛自利也。水氣停於上焦胸肺。則欬喘而不能臥。停於中焦胃府。則嘔而或下利。停於下焦膀胱。則小便不利。而或少腹滿。種種諸證。總不外乎陰寒之水。而不用五苓者。以非表熱之飲也。不用小青龍者。以非表寒之飲也。故惟主以眞武湯。溫寒以制水也。〔汪〕或下利者。謂前自下利。係二三日之證。此必是前未嘗下利。指四五日後始下利者而言。

眞武湯方

茯苓三兩　芍藥三兩　白朮二兩○外臺。作三兩。　生薑三兩切

附子一枚炮去皮破八片

右五味。以水八升。煮取三升。去滓。溫服七合。日三服。若欬者。加五味子半升。細辛一兩。乾薑一兩。若小便利者。去茯苓。若下利者。去芍藥。加乾薑二兩。若嘔者。去附子。加生薑。足前爲半斤。外臺。五味下。有切字。成本。細辛下。無一兩二字。乾薑下。有各字。千金翼。半斤下。有利不止便膿血者。宜桃花湯十一字。

〔張〕此方本治少陰病水飲內結。所以首推朮附。兼茯苓生薑之運脾滲水爲務。此人所易明也。至用芍藥之微旨。非聖人不能。蓋此證。雖曰少陰本病。而實緣水飲內結。所以腹痛自利。四肢疼重。而小便反不利也。若極虛極寒。則小便必清白無禁矣。安有反不利之理哉。則知其人不但眞陽不足。眞陰亦已素虧。若不用芍藥固護其陰。豈能勝附子之雄烈乎。即如附子湯。桂枝加附子湯。芍藥甘草附子湯。皆芍藥與附子並用。其溫經護

營之法。與保陰回陽不殊。後世用藥。獲仲景心法者。幾人哉。〔知〕白通通脈真武。皆爲少陰下利而設。白通四逆。附子皆生用。惟真武一證。熟用者。蓋附子生用。則温經散寒。炮熟則温中去飲。白通諸湯。以通陽爲重。真武湯以益陽爲先。故用藥有輕重之殊。乾薑能佐生附。以温經。生薑能資熟附。以散飲也。〔錢〕加減法。爲後世俗醫所增。察其文理紕繆。惡其紫之亂朱。故逐一指摘其誤。使學者有所別識云。今以文義。不録于斯。汪氏引武陵陳氏亦云。加減法。係後人所附。而非仲景原文矣。

王氏易簡方。此藥不惟陰證傷寒可服。若虛勞人。增寒壯熱。欬嗽下利。皆宜服之。因易名固陽湯。增損一如前法。今人每見寒熱。多用地黄當歸鹿茸輩。補益精血。殊不知此等藥味多甘。却欲戀膈。若脾胃大段充實服之方能滋養。然猶恐因時致傷胃氣。胃爲倉廩之官。受納水穀之所。五藏皆取氣於胃。所謂精氣血氣。皆由穀氣而生。若用地黄等藥。未見其生血。穀氣已先有所損矣。孫兆謂補腎不如補脾。正謂是也。故莫若以固陽湯。調其寒熱。不致傷脾。飲食不減。則氣血自生矣。

直指方。治少陰腎證。水飲與裏寒合而作欬。腹痛下利。

於本方。加乾薑細辛五味子。凡年高氣弱久嗽通用。仍間服養正丹。

醫史。朱右撰攖寧生傳云。朱可與妾。暑月身冷自汗。口乾煩躁。欲臥泥水中。伯仁診其脈。浮而數。沈之豁然虛散。曰素問云。脈至而從。按之不鼓。諸陽皆然。此爲陰盛隔陽。得之飲食生冷。坐臥風露。煎真武湯冷飲之。一進汗止。再進煩躁去。三進平復如初。余子元病惡寒戰慄。持捉不定。兩手皆冷汗浸淫。雖厚衣熾火不能解。伯仁卽與真武湯。凡用附子六枚。一日病者忽出。人怪之。病者曰。吾不惡寒。卽無事矣。或以問伯仁。伯仁曰。其脈兩手皆沈微。餘無表裏證。此體虛受寒。亡陽之極也。初皮表氣隧。爲寒邪壅遏。陽不得伸而然也是故血隧熱壅。須用硝黃。氣隧寒壅。須用桂附。陰陽之用不同者。無形有形之異也。

少陰病。下利清穀。裏寒外熱。手足厥逆。脈微欲絕。身反不惡寒。其人面色赤。或腹痛。或乾嘔。或咽痛。或利止脈不出者。通脈四逆湯主之。成本。玉函。色赤。作赤色。止下。玉函。有而字。

〔成〕下利清穀。手足厥逆。脈微欲絕。爲裏寒。身熱不惡寒。面色赤。爲外熱。此陰甚於內。格陽於外。不相通也。與通脈四逆湯。散陰通陽。〔汪〕武陵陳氏云。裏寒外熱者。寒甚於裏。有陰無陽。而無根失守之火。浮越於外也。與通脈四逆湯以溫裏散寒。〔瀾〕格拒格也。亦曰隔陽。陰陽隔離也。又曰戴陽。浮於上如戴也。夫真寒入裏。陰氣未有不盛者。然其劇不過陽愈微陰愈盛耳。

通脈四逆湯方

甘　草二兩炙〇全書。作三兩。　乾　薑三兩強人可四兩　附　子大者一枚生用去皮破八片

右三味。以水三升。煮取一升二合。去滓。分溫再服。其脈卽出者愈。面色赤者。加葱九莖。腹中痛者。去葱。加芍藥二兩。嘔者。加生薑二兩。咽痛者。去芍藥。加桔梗一兩。利止脈不出者。去桔梗。加人參二兩。病皆與方相應者。乃服之。千金翼。葱下。有白字。玉函。作桔梗二兩。全書。作人參一兩。成本。玉函。無病皆以下十字。玉函。無去葱去芍藥去桔梗八字。千金翼。乃服間。有加減二字。汪氏云。去葱去芍藥去桔梗。此係衍文。

〔汪〕武陵陳氏云。通脈四逆。即四逆湯也。其異於四逆者。附子云大。甘草乾薑之分兩加重。然有何大異而加通脈以別之。曰四逆湯者。治四肢逆也。論曰。陰陽之氣。不相順接。便爲厥。厥者。陽氣虛也。故以四逆益真陽。使其氣相順接。而厥逆愈矣。至於裏寒之甚者。不獨氣不相順接。幷脈亦不相順接。其證更劇。故用四逆湯。而制大其劑。如是則能通脈矣。同一藥耳。加重則其治不同。命名亦別。方亦靈怪矣哉。〔錢〕加減法。揣其詞義淺陋。料非仲景本意。何也。原文中。已先具諸或有之證。然後出方立治。則一通脈四逆湯。其證皆可該矣。豈庸續用加減邪。況其立意庸惡陋劣。要皆出于鄙俗之輩。未敢竟削。姑存之以備識者之鑑云。

汪氏云。據條辨云。通脈者。加葱之謂。其言甚合制方之意。況上證云。脈微欲絕云云。其人面赤色。其文一直貫上。則葱宜加入方中。不當附於方後。雖通脈之力不全在葱。實賴葱爲引。而効始神。方中無葱者。乃傳寫之漏。不得名通脈也。錢氏云。以四逆湯。而倍加乾薑。其助陽之力或較勝。然既增通脈二字。當自不同。恐是已加葱白。以通陽氣。有白通之義。故有是名。疑是久遠差訛。或編次之失。致原方中脫落。未可知也。〇案二氏之說。未知果是否。姑附存于斯。

少陰病。四逆。其人或欬。或悸。或小便不利。或腹中痛。或泄利下重者。四逆散主之。

〔錫〕凡少陰病四逆。俱屬陽氣虛寒。然亦有陽氣內鬱。不得外達而四逆者。又宜四逆散主之。枳實。胃家之宣品。所以宣通胃絡。芍藥。疏洩經絡之血脈。甘草。調中。柴胡。啓達陽氣于外行。陽氣通而四肢溫矣。魏士千曰。泄利下重者。裏急後重也。其非下利清穀明矣。〔鑑〕四逆。雖陰盛不能外溫。然亦有陽爲陰鬱。不得宣達。而令四肢逆冷者。但四逆而無諸寒熱證。是既無可温之寒。又無可下之熱。惟宜疏暢其陽。故用四逆散主之。〔錢〕少陰病者。即前所謂脈微細。但欲寐之少陰病也。成氏云。四逆。四支不温也。其說似與厥冷有異。然論中或云厥。或云厥逆。或云四逆。或云厥冷。或云手足寒。或云手足厥寒。皆指手足厥冷而言也。

案成氏周氏魏氏。並以此條證。爲傳經邪氣之熱厥。錢氏指摘其非。是矣。

四逆散方

甘草炙　枳實破水漬炙乾　柴胡　芍藥

右四味。各十分。擣篩。白飲和服方寸匕。日三服。欬者。加五味子乾薑各五分。并主下利。悸者。加桂枝五分。小便不利者。加茯苓五分。腹中痛者。加附子一枚。炮令拆。泄利下重者。先以水五升。煮薤白三升。煮取三升。去滓。以散三方寸匕。内湯中。煮取一升半。分温再服。

〔注〕案此方雖云治少陰。實陽明少陽藥也。〔柯〕加味俱用五分。而附子一枚。薤白三升。何多寡不同若是。不能不疑于叔和編集之誤耳。〔錢〕詳推後加減法。凡原文中每具諸或有之證者。皆有之。如小柴胡湯。小青龍湯。真武湯。通脈四逆湯。四逆散。皆是也。愚竊揆之以理。恐未必皆出于仲景。

程云。四逆散一證。寒熱未經詳定。姑依小柴胡例。從事和解。然黄芩已經革去。而使人知少陰之有火。誠人身之至寶。而不可須臾失也。

醫學入門。祝仲寧號橘泉。四明人。治週身百節痛。及胸腹脹滿。目閉肢厥。爪甲青黑。醫以傷寒治之。七日昏沈。弗效。公曰。此得之怒火。與痰相搏。與四逆散。加芩連。瀉三焦火而愈。〇案此案本出程篁墩文集。橘泉翁傳。但不著四逆散之名。云與柴胡枳殼芍藥芩連。瀉三焦火。明日而省。久之愈。

少陰病。下利六七日。欬而嘔渴。心煩不得眠者。猪苓湯主之。千金翼。下利。作不利。

〔錫〕少陰病。下利六七日。陰盡出陽之期也。〔鑑〕凡少陰下利清穀。欬嘔不渴。屬寒飲也。今少陰病。六七日。下利黏穢。欬而嘔渴。煩不得眠。是少陰熱飲爲病也。飲熱相搏。上攻則欬。中攻則嘔。下攻則利。熱耗津液。故渴。熱擾於心。故煩不得眠。宜猪苓湯。利水滋燥。飲熱之證。皆可愈矣。〔汪〕此方。乃治陽明病。熱渴引飲。小便不利之劑。此條病。亦借用之。何也。蓋陽明病。發熱渴欲飲水。小便不利者。乃水熱相結而不行。茲者少陰病。下利。欬而嘔渴。心煩不得眠者。亦水熱搏結而不行也。病名雖異。而病源則同。故仲景同用猪苓湯主之。不過是淸熱利水。兼潤燥滋陰之義。

案此條。視之黃連阿膠湯證。乃有欬嘔渴。及小便不利。而大便下利之諸證。所以不同也。又案前條云。少陰病欲吐不吐。心煩但欲寐。五六日自利而渴者。屬少陰也。虛故引水自救。若小便色白者。少陰病形悉具。小便白者。以下焦虛有寒。不能制水。故令色白也。可知此條下利嘔渴心煩同證。而有不得眠及不白之異。乃是寒熱分別處。

少陰病。得之二三日。口燥咽乾者。急下之。宜大承氣湯。

〔錢〕此條得病纔二三日。卽口燥咽乾。而成急下之證者。乃少陰之變。非少陰之常也。然但口燥咽乾。未必卽是急下之證。亦必有胃實之證。實熱之脈。其見證雖少陰。而有邪氣復歸陽明。卽所謂陽明中土。萬物所歸。無所復傳。爲胃家實之證據。方可急下。而用大承氣湯也。其所以急下之者。恐入陰之證。陽氣漸亡。胃府敗損。必至厥躁呃逆。變證蠭起。則無及矣。故不得不急也。〔舒〕少陰挾火之證。復轉陽明。而口燥咽乾之外。必更有陽明胃實諸證兼見。否則大承氣湯。不可用也。

少陰病。自利清水。色純青。心下必痛。口乾燥者。可下之。宜大承氣湯。【原注】一法。用大柴胡。○自利。玉函。脈經。作下利。可字。成本。玉函。作急。是也。宜下。脈經。有大柴胡湯四字。宜。作屬。大承氣湯下。有證字。

〔錢〕此亦少陰之變例也。自利。寒邪在裏也。自利清水。即所謂清水完穀。此則併無完穀。而止利清水。其色且純青矣。清水固屬寒邪。而青則又寒色也。故屬少陰。成氏及方注。皆以爲肝色。誤矣。若證止如此。其爲四逆湯證無疑。不謂胃中清水。雖自利而去。其穀食之渣滓。熱邪尚留于胃。所以心下按之必痛。且口中乾燥。則知邪氣雖入少陰。而陽明實熱尚在。非但少陰證也。其熱邪熾盛。迫脅胃中之津液下奔。下焦寒甚。故皆清水。而色純青也。陽邪暴迫。上則胃中之津液。下則腎家之真陰。皆可立盡。故當急下之也。

名醫類案曰。孫兆治東華門竇太郎患傷寒。經十餘日。口燥舌乾而渴。心中疼。自利清水。衆醫皆相守。但調理耳。汗下皆所不敢。竇氏親故相謂曰。傷寒邪氣。害人性命甚速。安可以不次之疾。投不明之醫乎。召孫至曰。明日即已不可下。今日正當下。遂投小承氣湯。大便通得睡。明日平復。衆人皆曰。此證因何下之而愈。孫曰。讀書不精。徒有書爾。口燥舌乾而渴。豈非少陰證耶。少陰證。固不可下。豈不聞少陰一證。自利清水。心下痛。下之而愈。仲景之書。明有此說也。衆皆欽服。

少陰病。六七日。腹脹不大便者。急下之。宜大承氣湯。脹字。玉函。脈經。千金。及翼。並作滿。

〔錢〕少陰病。而至六七日。邪入已深。然少陰每多自利。而反腹脹不大便者。此少陰之邪。復還陽明也。所謂陽明中土。萬物所歸。無所復傳之地。故當急下。與陽明篇。腹滿痛者急下之。無異也。以陰經之邪。而能復歸陽明之腑者。卽靈樞邪氣藏府病形篇。所謂邪入于陰經。其藏氣實。邪氣入而不能容。故還之于府。中陽則溜于經。中陰則溜于府之義也。然必驗其舌。察其脈。有不得不下之勢。方以大承氣下之耳。〔舒〕少陰復轉陽明之證。腹脹不大便者。然必兼見舌胎乾燥。惡熱飲冷。方爲實證。

少陰病。脈沈者。急溫之。宜四逆湯。

〔汪〕少陰病本脈微細。但欲寐。今者輕取之微脈不見。重取之細脈幾亡。伏匿而至於沈。此寒邪深中於裏。殆將入藏。溫之不容以不急也。少遲則惡寒身踡。吐利躁煩。不得臥寐。手足逆冷。脈不至等。死證立至矣。四逆湯之用。其可緩乎。〔成〕既吐且利。小便復利。而大汗出。下利清穀。內寒外熱。脈微欲絶者。不云急溫。此少陰病脈沈。而云急溫者。彼雖寒甚。然而證已形見于外。治之則有成法。此初頭脈沈。未有形證。不知邪氣所之。將發何病。是急與四逆湯溫之。

少陰病。飲食入口則吐。心中溫溫欲吐。復不能吐。始得之。手足寒。脈弦遲者。此胸中實。不可下也。當吐之。若膈上有寒飲。乾嘔者。不可吐也。當溫之。宜四逆湯。心中溫溫。玉函。作心下嗢嗢。千金。作心中慍慍。當。玉函。成本。作急。非也。

〔鑑〕飲食入口卽吐。且心中嗢嗢欲吐。復不能吐。惡心不已。非少陰寒虛吐也。乃胸中寒實吐也。故始得之。脈弦遲。弦者飲也。遲者寒也。而手足寒者。乃胸中陽氣。爲寒飲所阻。不能通於四肢也。寒實在胸。當因而越之。故不可下也。若膈上有寒飲。但乾嘔有聲。而無物出。此爲少陰寒虛之飲。非胸中寒實之飲也。故不可吐。惟急溫之。宜四逆湯。或理中湯。加丁香吳茱萸亦可也。〔程〕溫溫字。與下文寒飲字對。欲吐復不能吐。與下文乾嘔字對。乾空也。飲食入口卽吐。業已吐訖矣。仍復溫溫欲吐。復不能吐。此非關後入之飲食吐之未盡。而胸中另有物。爲之格拒也。胸中實者。寒物窒塞于胸中。則陽氣不得宣越。所以脈弦遲。而非微細者比。手足寒而非四逆者比。但從吐治。一吐而陽氣得通。若膈上有寒飲。乾嘔者。虛寒從下上。而阻留其飲于胸中。究非胸中之病也。直從四逆湯。急溫其下矣。〔柯〕當吐之。宜瓜蒂散。

少陰病。下利脈微濇。嘔而汗出。必數更衣。反少者。當溫其上灸之。〔原注〕脈經云。灸厥陰可五十壯。

〔錢〕陽氣衰少則脈微。寒邪在經則脈濇。陰邪下走則利。上逆則嘔也。腎藏之眞陽衰微。不能升越。而爲衞氣。衞氣不密。故汗出也。必數更衣。反少者。卽裏急後重之謂也。乃下焦陽虛。淸陽不能升擧。少陰寒甚。陰氣內迫。而下攻也。陽氣陷入陰中。陰陽兩相牽掣。致陰邪欲下走而不得。故數更衣。陽氣雖不得上行。猶能提吸。而使之反少也。當溫其上。前注皆謂灸頂上之百會穴。以升其陽。或曰。仲景無明文。未可強解。以意測之。非必巓頂然後謂之上也。蓋胃在腎之上。當以補煖升陽之藥溫其胃。且灸之。則淸陽升。而濁陰降。水穀分消。而下利自止矣。灸之者。灸少陰之脈穴。或更灸胃之三脘也。卽前所謂當灸之。附子湯主之之法。〔舒〕此證陽虛氣墜。陰弱津衰。故數更衣。而出弓反少也。更衣者。古人如廁。大便必更衣。出弓者。矢去也。曾醫一婦人。腹中急痛。惡寒厥逆。嘔而下利。脈見微濇。予以四逆湯投之。無效。其夫告曰。昨夜依然。作泄無度。然多空坐。醡脹異常。尤可奇者。前陰醡出一物。大如柚子。想是尿脬。老婦尙可生乎。予即商之仲遠。仲遠躊躕。曰。是證不可温其下。以逼迫其陰。當用灸法温其上。以升其陽而病自愈。予然其言。而依其法。用生薑一片。貼頭頂百會穴上。灸艾火三壯。其脬即收。仍服四逆湯。加芪朮。一劑而愈。

案温其上灸之義未詳。方氏云。上謂頂百會是也。汪氏云。百會。治小兒脫肛久不差。此證亦灸之者。升舉其陽也。喻氏程氏柯氏金鑑。皆從方說爲解。特志聰錫駒並云。温其上。助上焦之陽。與錢所援或曰之說略同。汪氏又引常器之云。灸太衝。郭白雲云。灸太谿。脈經云。灸厥陰兪。俱誤也。

傷寒論輯義卷六

東都　丹波元簡廉夫　學

辨厥陰病脈證并治

厥陰之爲病，消渴，氣上撞心，心中疼熱，飢而不欲食，食則吐蚘，下之利不止。玉函。食則上。有甚者二字。利不止。作不肯止。脈經。千金翼。並同。无食則之食。

〔程〕厥陰者，兩陰交盡，陰之極也。極則逆，逆固厥，其病多自下而上。所以厥陰受寒，則雷龍之火，逆而上奔，撞心而動心火。心火受觸，則上焦俱擾，是以消渴，而心煩疼，胃虛而不能食也。食則吐蚘，則胃中自冷可知。以此句結前證，見爲厥陰自病之寒，非傳熱也。且以見烏梅丸，爲厥陰之主方，不但治蚘，宜之。蓋肝脈中行，通心肺，上巔，故無自見之證，見之中上二焦。其厥利發熱，則厥陰之本證。胃虛藏寒，下之則上熱未除，下寒益甚，故利不止。〔錢〕邪入厥陰，則陰邪自下，迫陽于上，故氣上撞心，心中疼熱而消渴也。消渴者，飲水多而渴不止也。陰中之陽，受迫而在上，故消渴，而胃覺飢，然終是陰邪，所以不欲食。客熱尙不殺穀，況陰邪乎。即使強食，陰邪不能腐化，濕熱鬱蒸，頃刻化而爲蚘，隨陰氣之上逆，故吐蚘也。若不知而以苦寒誤下之，則胃陽敗絕，真陽下脫，故利不止也。〔舒〕按此條，陰陽雜錯之證也。消渴者，鬲有熱也。厥陰邪氣上逆，故上撞心。疼熱者，熱甚也。心中疼熱，陽熱在上也。飢而不欲食者，陰寒在胃也。強與之食，亦不能納，必與飢蚘俱出，故食則吐蚘也。此證上熱下寒，若因上熱誤下之，則上熱未必卽去，而下寒必更加甚，故利不止也。〔張〕張卿子曰：嘗見厥陰消渴數證，舌盡紅赤。厥冷脈微渴甚。服白虎黃連等湯皆不救。蓋厥陰消渴。皆是寒熱錯雜之邪。非純陽亢熱之證。豈白虎黃連等藥。所能治乎。〔鑑〕此條。總言厥陰爲病之大綱也。厥陰者。爲陰盡陽生之藏。與少陽爲表裏者也。邪至其經。從陰化寒。從陽化熱。故其爲病。陰陽錯雜。寒熱混淆也。

楊氏活人總括云。張氏有言。厥陰爲病。消渴。氣上衝心。飢不欲食。食即吐蚘。吐蚘既出於胃冷。役有消渴之證。何哉。蓋熱在上焦。而中焦下焦。虛寒無熱耳。設或大便鞕結。是亦蘊毒使然。又不可指爲燥糞。但用生料理中湯。加大黃入蜜以利之。白朮乾薑。所以輔大黃也。案六書。加味理中飲。本于此說。當攷。

厥陰中風。脈微浮爲欲愈。不浮爲未愈。玉函。千金翼。脈上。有其字。

〔鑑〕厥陰中風。該傷寒而言也。脈微。厥陰脈也。浮。表陽脈也。厥陰之病。既得陽浮之脈。是其邪已還於表。故爲欲愈也。不浮則沈。沈。裏陰脈也。是其邪仍在於裏。故爲未愈也。〔錫〕王良能曰。陽病得陰脈者死。不浮。未必即是陰脈。故止未愈。不曰沈而曰不浮。下字極活。〔張〕案仲景三陰。皆有中風。然但言欲愈之脈。而未及於證治者。以風爲陽邪。陰經之中。得風氣流動。反爲欲愈之機。

厥陰病。欲解時。從丑至卯上。玉函。千金翼。作從丑盡卯。

〔錫〕少陽旺于寅卯。從丑至卯。陰盡而陽生也。厥陰病解于此時者。中見少陽之化也。徐旭升曰。三陽解時。在三陽旺時而解。三陰解時。亦從三陽旺時而解。傷寒以生陽爲主也。

厥陰病。渴欲飲水者。少少與之愈。玉函。千金翼。愈上有卽字。喻本程本錢本魏本。並無渴字。

〔程〕厥陰之見上熱。由陰極於下。而陽阻於上。陰陽不相順接使然。非少陰水來剋火。亡陽於外者比。寒涼不可犯下焦，而不妨礙上焦。欲飲水者少少與之，使陽神得以下通，而復不犯及中下二焦，亦陰陽交接之一法也。

案成氏以降，以渴欲飲水，爲陽回氣煖，欲解之佳兆。殊不知消渴乃厥陰中之一證。特柯氏註云，水能生木，能制火，故厥陰消渴最宜之，是也。蓋曰愈者，非厥陰病愈之義，僅是渴之一證得水而愈也。汪氏引武陵陳氏辨，篇首消渴與此條之消渴不同，竟不免牽強耳。

諸四逆厥者，不可下之，虛家亦然。

〔錫〕諸病而凡四逆厥者，俱屬陰寒之證，故不可下。然不特厥逆爲不可下，即凡屬虛家，而不厥逆者，亦不可下也。張均衛曰，虛家傷寒，未必盡皆厥逆，恐止知厥逆爲不可下，而不知虛家雖不厥逆，亦不可下，故併及之。

〔汪〕仲景於後條，雖云熱厥者應下之，然方其逆厥之時，下之一法，不輕試也。諸字，是該下文諸厥之條而言。虛家亦然者，言人於未病之前，氣血本虛家也。

案玉函從此條以下至篇末，別爲一篇，題曰辨厥利嘔噦病形證治第十。

傷寒先厥，後發熱而利者，必自止，見厥復利。

〔成〕陰氣勝則厥逆而利，陽氣復則發熱，利必自止，見厥則陰氣還勝而復利也。〔張〕傷寒先厥，後發熱而利，言傷寒表證罷，先見厥利，而後發熱，非陰證始病，便見厥利也。先厥後發熱而利必自止，乃厥陰之常候。下文見厥復利，乃預爲防變之辭。設厥利止而熱不已，反見咽痛喉痺，或便膿血，又爲陽熱有餘之證矣。

傷寒始發熱六日，厥反九日而利。凡厥利者，當不能食，今反能食者，恐爲除中。【原注】一云消中。食以索餅。不發熱者。知胃氣尙在。必愈。恐暴熱來出而復去也。後日脈之。其熱續在者。期之旦日夜半愈。所以然者。本發熱六日。厥反九日。復發熱三日。幷前六日。亦爲九日。與厥相應。故期之旦日夜半愈。後三日脈之而脈數。其熱不罷者。此爲熱氣有餘。必發癰膿也。食以索餅。千金翼。作食之黍餅。後日脈之。成本。玉函。作後三日脈之。玉函。无所以然以下三十八字。

〔錢〕自始發熱至夜半愈。是上半截原文。所以然者。至必發癰膿止。乃仲景自爲註脚也。但厥反九日而利句下。疑脫復發熱三日利止七字。不然。如何下文有恐暴熱來出而復去二句。且所以然句下云。發熱六日。厥反九日。復發熱三日。幷前六日。亦爲九日。是明明說出。其爲脫落無疑矣。然何以知其爲復發熱利止乎。上條云。先厥後發熱。利必自止。況自食索餅後。並不言利。是以知其復發熱而利止也。言始初邪入厥陰。而發熱者六日。熱後厥者九日。是發熱止六日。而厥反九日。厥多于熱者三日矣。故寒邪在裏而下利也。厥後復發熱三日。利必自止。大凡厥冷下利者。因寒邪傷胃。脾不能散精以達于四肢。四肢不能稟氣于胃而厥。厥則中氣已寒。當不能食。今反能食者。似乎胃氣已回。但恐爲下文之除中。則胃陽欲絕。中氣將除。胃中垂絕之虛陽復燄。暫開而將必復閉。未可知也。姑且食以索餅。索餅者。疑即今之條子麵。及饊子之類。取其易化也。食後不停滯而發熱。則知已能消穀。胃氣無損而尙在。其病爲必愈也。何也。恐其後發之暴熱暫來。出而復去故也。食後三日脈之。而厥後之熱續在者。即期之明日夜半愈。所以然者。以其本發熱六日。厥反九日。計後三日續發之熱又三日。幷前六日亦爲九日。與厥相應。爲陰陽相均。勝復之氣當和。故期之旦日夜半。陰極陽回之候。其病當愈。

所謂厥陰欲解時。自丑至卯上也。所謂後三日脈之。其熱續在。爲陰陽相當而愈。則其熱當止矣。若脈仍數。而其熱不罷者。此爲熱氣有餘。陽邪太過。隨其蘊蓄之處。必發癰膿也。〔汪〕即來復驟去者。此胃中真氣得食而盡泄於外。即名除中而必死矣。〔魏〕食索餅以試之。若發熱者。何以知其胃氣亡。則此熱。乃暴來出而復去之熱也。即如脈暴出者。知其必死之義也。陰已盛極于內。孤陽外走。出而離陰。忽得暴熱。此頃刻而不救之證也。凡仲景言曰。皆約略之辭。如此九日之説。亦未可拘。總以熱與厥。較其均平耳。如熱七八日。厥七八日。亦可。熱五六日。厥五六日。俱可。不過較量其陰陽盛衰。非定謂必熱九日厥九日。方可驗準也。〔柯〕發癰膿。是陽邪外溢于形身。俗所云傷寒留毒者。是也。

案金鑑云。不發熱之不字。當是若字。若是不字。即是除中。何以下接恐暴熱來出而復去之文也。蓋二恐字。皆疑爲除中而下之。若是發熱。則不可更言恐暴熱來出而復去也。此説不可從。

案方云。索當作素。謂以素常所食之餅餌飼之。一説無肉曰素。志聰云。索餅。麥餅也。此説非也。劉熙釋名云。餅。并也。溲麪使合并也。蒸餅湯餅蝎餅髓餅金餅索餅之屬。皆隨形而名之。緗素雜記云。凡以麪爲食具。皆謂之餅。清來集之倘湖樵書云。今俗以麥麪之線索而長者。曰麪。其圜塊而匾者。曰餅。考之古人。則皆謂餅也。漢張仲景傷寒論云。食以索餅。餅而云索。乃麪耳。此漢人以麪爲餅之一證也。知是錢氏爲條子麪者。確有依據也。

傷寒脈遲六七日。而反與黃芩湯徹其熱。脈遲爲寒。今與黃芩湯。復除其熱。腹中應冷。當不能食。今反能食。此名除中。必死。今與。玉函。作而與。此名。玉函。千金翼。作此爲。錢曰。徹。

讀爲撤。

〔汪〕脈遲爲寒。不待智者而後知也。六七日反與黄芩湯者。必其病初起。便發厥而利。至六七日。陽氣回復。乃乍發熱。而利未止之時。粗工不知。但見其發熱下利。誤認以爲太少合病。因與黄芩湯徹其熱。徹。即除也。又脈遲云云者。是申明除其熱之誤也。〔成〕除。去也。中。胃氣也。言邪氣太甚。除去胃氣。胃欲引食自救。故暴能食也。〔柯〕除中。則中空無陽。反見善食之狀。俗云食禄將盡者。是也。〔程〕對上文看。則食入必發熱可知矣。必見下利厥逆發躁等證而死。上條脈數。此條脈遲。是題中二眼目。

案金鑑云。傷寒脈遲六七日之下。當有厥而下利四字。若無此四字。則非除中證矣。有此四字。始與下文反與黄芩湯之義相屬。此説頗有理。然而汪氏太明備。不必補厥而下利四字。而義自通矣。

傷寒。先厥後發熱。下利必自止。而反汗出。咽中痛者。其喉爲痹。發熱無汗。而利必自止。若不止。必便膿血。便膿血者。其喉不痹。

〔汪〕先厥後發熱。下利必自止。陽回變熱。熱邪太過。而反汗出。咽中痛者。此熱傷上焦氣分也。其喉爲痹。痹者。閉也。此以解咽中痛甚。其喉必閉而不通。以厥陰經。循喉嚨之後。上入頏顙故也。又熱邪太過。無汗而利不止。便膿血者。此熱傷下焦血分也。熱邪泄於下。則不干於上。故云其喉不痹。或問。中寒之邪。緣何變熱。余答曰。元氣有餘之人。寒邪不能深入。纔著肌表。即便發熱。此傷寒也。元氣不足之人。寒邪直中陰經。不能發熱。此中寒也。寒中厥陰。爲陰之極。陰極則陽生。故發熱。然亦當視其人之元氣何如。若發熱則自愈者。元氣雖不足。不至太虚。故得愈也。元氣太虚之人。不能發熱。但厥而至於死者。此真陽脱也。有發熱而仍厥者。此陽氣雖復而不及。全賴熱藥以扶之也。有發熱而至於喉痺便膿血。如上證者。此陽氣雖復而太過。其力不能勝邪熱。全賴涼藥以平之也。余疑此條證。或於發厥之時。過服熱藥。而至於此。學者臨證。宜細辯之。

案汪云。常器之曰。喉痺。可桔梗湯。便膿血。可桃花湯。然桃花湯內有乾薑。過於辛熱。不可用也。如黃芩湯。可借用之。張云。便膿血者。白頭翁湯。未知何是。

傷寒一二日至四五日。厥者必發熱。前熱者後必厥。厥深者熱亦深。厥微者熱亦微。厥應下之。而反發汗者。必口傷爛赤。四五日下。成本。玉函。有而字。

〔程〕傷寒毋論一二日至四五日。而見厥者。必從發熱得之。熱在前。厥在後。此爲熱厥。不但此也。他證發熱時不復厥。發厥時不復熱。蓋陰陽互爲勝復也。唯此證。孤陽操其勝勢。厥自厥。熱仍熱。厥深則發熱亦深。厥微則發熱亦微。而發熱中兼夾煩渴不下利之裏證。總由陽陷于內。菀其陰於外。而不相接也。須用破陽行陰之法。下其熱。而使陰氣得伸。逆者順矣。不知此而反發汗。是徒從一二日。及發熱上起見。認爲表寒故也。不知熱得辛溫。而助其升散。厥與熱兩不除。而早口傷爛赤矣。〔喻〕前云諸四逆厥者。不可下矣。此云厥應下之者。其辨甚微。蓋先四逆而後厥。與先發熱而後厥者。其來迥異。故彼云不可下。此云應下之也。以其熱深厥深。當用苦寒之藥。清解其在裏之熱。即名爲下。如下利讝語。但用小承氣湯止耳。從未聞有峻下之法也。若不用苦寒。反用辛甘發汗。寧不引熱勢上攻。口傷爛赤。與喉痺互意。

案喻註云。先四逆而後厥。則似以四逆與厥。分爲二證。錢氏於四逆散註。辨厥四逆同一義。極是。當參攷。

案注云。此條。係陽明篇錯簡。此說非也。此證固是陽明胃家實。然以其厥者。與厥陰之厥相似。故揭于此篇。

與下白虎湯條同意。

傷寒病厥五日。熱亦五日。設六日當復厥。不厥者自愈。厥終不過五日。以熱五日。故知自愈。

〔鑑〕傷寒邪傳厥陰。陰陽錯雜爲病。若陽交於陰。是陰中有陽。則不厥冷。陰交於陽。是陽中有陰。則不發熱。惟陰盛不交於陽。陰自爲陰。則厥冷也。陽亢不交於陰。陽自爲陽。則發熱也。蓋厥熱相勝則逆。逆則病進。厥熱相平則順。順則病愈。今厥與熱日相等。氣自平。故知陰陽和而病自愈也。〔喻〕厥終不過五日以下三句。即上句之註脚。〔程〕云自愈者。見厥熱已平。其他些少之別證。舉不足言矣。〔魏〕厥熱各五日。皆設以爲驗之辭。俱不可以日拘。如算法設爲問答。以明其數。使人得較量其虧盈也。厥之本于肝。忽發熱忽厥。亦猶少陽往來寒熱之義也。陽經病本于府。病淺在表。陰經病本于藏。病深在裏。此所以爲時之久暫不同也。觀于瘧證之一日間日三日。發之遲速不同。則少陽之往來寒熱。厥陰之忽熱忽厥。皆肝經藏之本然也。

凡厥者。陰陽氣不相順接。便爲厥。厥者。手足逆冷者是也。成本。玉函。冷之者。無。

〔魏〕凡厥者。其間爲寒爲熱不一。總由肝藏受病。而筋脈隧道同受其患。非陰盛而陽衰。陽爲寒邪所陷。則陽盛而陰衰。陰爲熱邪所阻。二氣之正。必不相順接交通。寒可致厥。熱亦可致厥也。言凡厥者。見人遇厥。當詳諦其熱因寒因。而不可槩論混施也。夫厥之爲病何狀。手足逆冷。是爲厥也。在陰經諸證。原以手足溫冷分寒熱。今凡厥俱爲手足逆冷。則是俱爲寒。而非熱矣。不知大寒似熱。大熱似寒。在少陰已然。至厥陰之厥證。陰陽凡不順接。皆厥也。又豈可槩言寒邪。反混施也。此仲景就厥陰病中厥之一證。令人詳分寒熱。便于立法以出治也。

傷寒脈微而厥。至七八日膚冷。其人躁無暫安時者。此爲藏厥。非蚘厥也。蚘厥者。其人當吐蚘。令病者靜。而復時煩者。此爲藏寒。蚘上入其膈。故煩。須臾復止。得食而嘔。又煩者。蚘聞食臭出。其人當自吐蚘。蚘厥者烏梅丸主之。又主久利。非蚘厥也。成本。作非爲蚘厥也。王肯堂校本千金翼。作死一字。令病者。玉函。作令病者。成本，玉函。時煩下。無者字。上入下。無其字。又主久利四字。玉函無。千金翼。爲細註。

〔鑑〕傷寒脈微而厥。厥陰脈證也。至七八日不回。手足厥冷。而更通身膚冷。躁無暫安之時者。此爲厥陰陽虛陰盛之藏厥。非陰陽錯雜之蚘厥也。若蚘厥者。其人當吐蚘。今病者靜。而復時煩。不似藏厥之躁無暫安時。知蚘上膈之上也。故其煩須臾復止也。得食而吐。又煩者。是蚘聞食臭而出。故又煩也。得食蚘動而嘔。蚘因嘔吐而出。故曰其人當自吐蚘也。蚘厥。主以烏梅丸。又主久利者。以此藥性味酸苦辛溫。寒熱並用。能解陰陽錯雜。寒熱混淆之邪也。〔喻〕脈微而厥。則陽氣衰微可知。然未定其爲藏厥蚘厥也。惟膚冷而躁無暫安時。乃爲藏厥。用四逆湯及灸法。其厥不回者死。〔柯〕藏厥蚘厥。細辨在煩躁。藏寒則躁而不煩。內熱則煩而不躁。其人靜而時煩。與躁而無暫安者。逈殊矣。此與氣上撞心。心中疼熱。饑不能食。食卽吐蚘者。互文以意見也。看厥陰諸證。與本方相符。下之利不止。與又主久利句合。則烏梅丸爲厥陰主方。非只爲蚘厥之劑矣。〔魏〕此爲藏寒。此藏字卽指胃。內經十二藏。幷府以言藏也。其蚘因胃底虛寒。浮游于上。故有易吐之勢。

案金鑑云。此爲藏寒之此字。當是非字。若是此字。卽是藏厥。與辨蚘厥之義不屬。此說誤矣。蓋此證膈熱胃寒。蚘避寒就温。故上入其膈也。若果非藏寒。則烏梅丸中宜不用附子乾薑桂枝蜀椒之辛熱。柯氏亦誤作非藏寒。抑何不思之甚也。

總病論。藏厥宜四逆湯輩。極冷服之。

烏梅丸方

烏梅三百枚〇成本。枚作箇。　細辛六兩　乾薑十兩　當歸四兩

黄連十六兩〇成本。作一斤。千金。作十兩。　附子六兩炮去皮〇方周魏吳。並作六枚。成本。此與桂枝。並脫去皮字。　黄蘗六兩〇千金云。一方。用麥蘗。

蜀椒四兩去汗　桂枝去皮六兩　人參六兩

右十味。異擣篩。合治之。以苦酒漬烏梅一宿。去核。蒸之五斗米下。飯熟擣成泥。和藥令相得。内臼中。與蜜杵二千下。丸如梧桐子大。先食飲服十丸。日三服。稍加至二十丸。禁生冷滑物臭食等。成本。丸字。並作員。漬。志聰。錫駒。作浸。千金。五斗米。作五升米。泥。作埿。和藥。作盤中攪三字。飯熟下。玉函。有取字。臭食。作食臭。

〔吳〕此方主胃氣虚而寒熱錯雜之邪。積於胸中。所以蚘不安而時時上攻。故仍用寒熱錯雜之味治之。方中烏梅之酸以安胃。蜀椒之辛以泄滯。連蘗之苦以降氣。蓋蚘聞酸則定。見辛則伏。遇苦則下也。其他參歸以補氣血之虚寒。薑附以温胃中之寒飲。若無飲則不嘔逆。蚘亦不上矣。辛桂以祛陷内之寒邪。若無寒邪。雖有寒飲。亦不致嘔逆。若不嘔逆。則胃氣縱虚。亦不致蚘厥。〔程〕名曰安蚘。實是安胃。故并主久利。見陰陽不相順接。厥而下利之證。皆可以此方括之也。

內臺方議云。蚘厥者。乃多死也。其人陽氣虛微。正元衰敗。則飲食之物不化精。反化而爲蚘蟲也。蚘爲陰蟲。故知陽微而陰勝。陰勝則四肢多厥也。若病者時煩時靜。得食而嘔。或口常吐苦水。時又吐蚘者。乃蚘證也。又腹痛。脈反浮大者。亦蚘證也。有此當急治。不治殺人。故用烏梅爲君。其味酸能勝蚘。以川椒細辛爲臣。辛以殺蟲。以乾薑桂枝附子爲佐。以勝寒氣而温其中。以黃連黃栢之苦以安蚘。以人參當歸之甘而補緩其中。各爲使。且此蚘蟲爲患。爲難比寸白等。劇用下殺之劑。故得勝制之方也。

千金方治冷痢久下。烏梅圓。即本方

傷寒熱少微厥。指【原注】一作稍頭寒。嘿嘿不欲食。煩躁數日。小便利。色白者。此熱除也。欲得食。其病爲愈。若厥而嘔。胸脅煩滿者。其後必便血。成本玉函。微厥。作厥微。千金翼。指頭。作稍頭。

〔程〕熱既少厥微。而僅指頭寒。雖屬熱厥之輕者。然熱與厥並現。實與厥微熱亦微者。同爲熱厥之例。故陰陽勝復。難以揣摩。但以嘿嘿不欲食煩躁。定爲陽勝。不欲食似屬寒以煩躁知其熱小便利色白。欲得食。定爲陰復。蓋陰陽不甚在熱厥上顯出者。如此證。熱雖少而厥則不僅指頭寒。且不但嘿嘿不欲食而加之嘔。不但煩躁。而加之胸脅滿。則自是厥深熱亦深之證也。微陰當不能自復。必須下之。而以破陽行陰爲事矣。苟不知此而議救於便血之後。不已晚乎。此條下半截曰。小便利色白。則上半截。小便短色赤。可知。是題中二眼目。嘿嘿不欲食。欲得食。是二眼目。胸脅滿煩躁。與熱除。是二眼目。熱字包有煩躁等證。非專指發熱之熱也。

汪云。補亡論。郭白雲云。熱不除而便血。可犀角地黃湯。柯云。此少陽半表半裏症。微者小柴胡和之。深者大柴胡下之。○案以上二說。恐與經旨畔矣。

病者手足厥冷。言我不結胸。小腹滿。按之痛者。此冷結在膀胱關元也。

〔鑑〕病者手足厥冷。言我不結胸。是謂大腹不滿。而惟小腹滿。按之痛也。論中有小腹滿。按之痛。小便自利者。是血結膀胱證。小便不利者。是水結膀胱證。手足熱。小便赤澀者。是熱結膀胱證。此則手足冷。小便數而白。知是冷結膀胱證也。〔程〕發厥雖不結胸。而小腹滿。實作痛結。則似乎可下。然下焦之結多冷。不比上焦之結多熱也。況手足厥。上焦不結。惟結膀胱關元之處。故曰冷結也。〔錢〕關元者。任脈穴也。在臍下三寸。亦穴之在小腹者。總指小腹滿痛而言。故謂冷結在膀胱關元也。〔柯〕當知結胸證。有熱厥者。〔汪〕補亡論。龐安時云。宜灸關元穴。據圖經云。關元一穴。係腹部中行。在臍下三寸。足三陰任脈之會。治臍下疞痛。灸之良。可百壯。愚以灸關元。而膀胱之冷結自解矣。

案總病論。删言我不結胸五字。似是。傷寒蘊要云。小腹。下焦所治。當膀胱上口。主分別清濁。或用真武湯。

傷寒發熱四日。厥反三日。復熱四日。厥少熱多者。其病當愈。四日至七日。熱不除者。必便膿血。玉函。無兩者字。便。作清。成本。無上者字。熱不除者下。有其後二字。

〔鑑〕傷寒邪在厥陰。陽邪則發熱。陰邪則厥寒。陰陽錯雜。互相勝復。故或厥或熱也。傷寒發熱四日。厥亦四日。是相勝也。今厥反三日。復熱四日。是熱多厥少。陽勝陰退。故其病當愈也。當愈不愈。熱仍不止。則熱鬱於陰。其後必便膿血也。

汪云。補亡論。常器之云。可桃花湯。誤矣。愚以仲景黃芩湯。可借用之。○案未知是否。

傷寒厥四日。熱反三日。復厥五日。其病爲進。寒多熱少。陽氣退。故爲進也。喻本。程本。魏本。金鑑。並接前條爲一條。

〔方〕此反上條而言。進。謂加重也。〔程〕厥陰少陽。一藏一府。少陽在三陽爲盡。陽盡則陰生。故有寒熱之往來。厥陰在三陰爲盡。陰盡則陽生。故有厥熱之勝復。凡遇此證。不必論其來自三陽。起自三陰。衹論厥與熱之多少。熱多厥少。知爲陽勝。陽勝病當愈。厥多熱少。知爲陰勝。陰勝病日進。熱在後而不退。則爲陽過勝。過勝而陰不能復。遂有便血諸熱證。厥在後而不退。則爲陰過勝。過勝而陽不能復。遂有亡陽諸死證。所以調停二者。治法須合乎陰陽進退之機。陽勝宜下。陰勝宜溫。若不圖之於早。坐令陰竭陽亡。其死必矣。〔汪〕補亡論。常器之云。可四逆湯。待其熱退寒進。厥不復熱者。始可用之。

傷寒六七日。脈微。手足厥冷。煩躁。灸厥陰。厥不還者死。脈上。玉函。千金翼。有其字。微。千金翼。作數。

〔鑑〕此詳申厥陰藏厥之重證也。傷寒六七日。脈微手足厥冷煩躁者。是厥陰陰邪之重病也。若不圖之於早。爲陰消陽長之計。必至於陰氣寖寖而盛。厥冷日深。煩躁日甚。雖用茱萸附子四逆等湯。恐緩不及事。惟當灸厥陰。以通其陽。如手足厥冷。過時不還。是陽已亡也。故死。〔程〕脈微厥冷而煩躁。是即前條中所引藏厥之證。六七日前無是也。〔汪〕煩躁者。陽虛而爭。乃藏中之真陽欲脫。而神氣爲之浮越。故作煩躁。常器之云。可灸太衝穴。以太衝二穴。爲足厥陰脈之所注。穴在足大指下後二寸。或一寸半陷中。可灸三壯。武陵陳氏云。灸厥陰。如關元氣海之類。

宗印云。此當灸厥陰之滎穴會穴。行間章門是也。關元百會亦可。○案今驗氣海關元。爲得矣。

傷寒發熱。下利厥逆。躁不得臥者死。

〔喻〕厥證但發熱則不死。以發熱則邪出於表。而裏證自除。下利自止也。若反下利厥逆。煩躁有加。則其發熱。又爲陽氣外散之候。陰陽兩絕。亦主死也。

傷寒發熱。下利至甚。厥不止者死。玉函。無此條。

〔成〕金匱要略曰。六府氣絕於外者。手足寒。五藏氣絕於內者。利下不禁。傷寒發熱。爲邪氣獨甚。下利至甚。厥不止。爲府藏氣絕。故死。〔錢〕發熱則陽氣已回。利當自止。而反下利至甚。厥冷不止者。是陰氣盛極于裏。逼陽外出。乃虛陽浮越于外之熱。非陽回之發熱。故必死矣。

傷寒六七日不利。便發熱而利。其人汗出不止者死。有陰無陽故也。玉函。不利。作不便利。便字。作忽。

〔魏〕傷寒六七日不下利。此必見陽微之證于他端也。而人不反覺。遂延悞其扶陽之方。其人忽而熱發。利行汗出。且不止。則孤陽爲盛陰所逼。自內而出亡于外。爲汗爲熱。自上而隨陰下洩爲利。頃刻之間。陽不守其宅。陰自獨于裏。有陰無陽而死。倘早爲圖維。何致噬臍莫追乎。〔錫〕王元成曰。厥陰病發熱不死。此三節。發熱亦死者。首節在躁不得臥。次節在厥不止。三節在汗出不止。

傷寒五六日。不結胸。腹濡。脈虛復厥者。不可下。此亡血。下之死。成本。玉函。亡上。有爲字。千金翼。作不可下之。下之亡血死。

〔程〕諸四逆厥之不可下者。已條而析之矣。更得言夫虛家亦然之故。傷寒五六日。外無陽證。內無胸腹證。脈虛復厥。則虛寒二字。人人知之。誰復下者。誤在肝虛則燥而有閉證。寒能凝血故也。故曰此爲亡血。下之死。方云。亡與無通。錢本改原文作無血。金鑑云結胸二字。當是大便二字。不結胸腹濡。脈虛復厥。皆無可下之理。而曰不可下。何所謂邪。○案以上數說不可從。程註覺允當矣。

發熱而厥。七日下利者。爲難治。發上。玉函。千金翼。有傷寒二字。

〔錢〕厥多而寒盛于裏。復至下利。則腔腹之內。臟腑經絡。純是陰邪。全無陽氣。雖真武四逆白通等。溫經復陽之法。恐亦未能挽回陽氣。故曰難治。〔志〕上文五節。言熱言厥。言下利。或病五六日。或病六七日。此節乃通承上文死證之意而言。發熱而厥。至七日而猶然下利者。病雖未死。亦爲難治。上文言死證之已見。此言未死之先機。

傷寒脈促。手足厥逆。可灸之。【原注】促。一作縱。○成本。玉函。逆下。有者字。

〔喻〕傷寒脈促。則陽氣跼蹐可知。更加手足厥逆。其陽必爲陰所格拒。而不能返。故宜灸以通其陽也。

案汪引常器之云。灸太衝穴。未知是否。

傷寒脈滑而厥者。裏有熱。白虎湯主之。成本。玉函。熱下。有也字。

〔錢〕滑者。動數流利之象。無沉細微濇之形。故爲陽脈。乃傷寒鬱熱之邪在裏。阻絕陽氣。不得暢達于四肢而厥。所謂厥深熱亦深也。〔鑑〕傷寒脈微細。身無熱。小便清白而厥者。是寒虛厥也。當溫之。脈乍緊。身無熱。胸滿而煩。厥者。是寒實厥也。當吐之。脈實大。小便閉。腹滿鞕痛而厥者。熱實厥也。當下之。今脈滑而厥。滑爲陽脈。裏熱可知。是熱厥也。然內無腹滿痛不大便之證。是雖有熱。而裏未實。不可下而可清。故以白虎湯主之。〔印〕此章因厥故。復列於厥陰篇中。亦非厥陰之本病也。

活人書云、熱厥者、初中病。必身熱頭痛、外別有陽證。至二三日、乃至四五日、方發厥。其熱厥者、厥至半日。却身熱。蓋熱氣深。則方能發厥。須在二三日後也。若微厥。卽發熱者。熱微故也。其脈雖沈伏。按之而滑。爲裏有熱。其人或畏熱。或飲水。或揚手擲足。煩躁不得眠。大便秘。小便赤。外證多昏憒者。知其熱厥。白虎湯。又有下證悉具。而見四逆者。是失下後。血氣不通。四肢便厥。醫人不識。却疑是陰厥。復進熱藥。禍如反掌。大抵熱厥。須脈沈伏而滑。頭上有汗。其手雖冷。時復指爪溫。須便用承氣湯下之。不可拘忌也。

手足厥寒。脈細欲絕者。當歸四逆湯主之。玉函。千金翼。作脈爲之細絕。無者字。

〔錢〕四支爲諸陽之本。邪入陰經。致手足厥而寒冷。則真陽衰弱可知。其脈微細欲絕者。素問脈要精微論云。脈者血之府也。蓋氣非血不附。血非氣不行。陽氣既已虛衰。陰血自不能充實。當以四逆湯。溫復其真陽。而加當歸以營養其陰血。故以當歸四逆湯主之。

當歸四逆湯方

當歸三兩　桂枝三兩去皮　芍藥三兩　細辛三兩〇玉函。作一兩。

甘草二兩炙　通草二兩　大棗二十五枚擘一法十二枚〇成本。作箇。

右七味。以水八升。煮取三升。去滓。溫服一升。日三服。

〔錢〕手足厥寒。卽四逆也。故當用四逆湯。而脈細欲絕。乃陽衰而血脈伏也。故加當歸。是以名之曰當歸四逆湯也。不謂方名雖曰四逆。而方中並無薑附。不知何以挽回陽氣。是以不能無疑也。恐是歷年久遠。散失遺亡。

訛姓于後人之手。未可知也。從來註傷寒家。皆委曲順解。曾不省察其理。亦何異于成氏之隨文順釋乎。〔柯〕此條證爲在裏。當是四逆本方加當歸。如茯苓四逆之例。若反用桂枝湯攻表。誤矣。既名四逆湯。豈得無薑附。

若其人內有久寒者。宜當歸四逆加吴茱萸生薑湯。

〔錢〕此承上文言手足厥寒。脈細欲絕。固當以當歸四逆治之矣。若其人平素內有久寒者。而又爲客寒所中。其涸陰沍寒。難于解散。故更加吴茱萸之性臊苦熱。及生薑之辛熱以泄之。而又以清酒。扶助其陽氣。流通其血脈也。

當歸四逆加吴茱萸生薑湯方

當歸三兩　芍藥二兩炙〇玉函。作三兩。　通草二兩〇玉函。作三兩。　桂枝三兩去皮

細辛三兩　生薑半斤切〇千金翼作八兩。方周錢鑑。作三兩。　大棗二十五枚擘

茱萸二升〇玉函。千金翼。作吴茱萸二兩。方周錢鑑。作半斤。

右九味。以水六升。清酒六升。和煮取五升。去滓。溫分五服。【原注】一方。水酒各四升。〇玉函。千金翼。并用水酒各四升。

〔柯〕此本是四逆與吴茱萸相合。而爲偶方也。吴茱萸配附子。生薑佐乾薑。久寒始去。

嚴氏濟生方通脈四逆湯。治霍亂多寒。肉冷脈絕。

即本方加附子。

大汗出。熱不去。內拘急。四肢疼。又下利厥逆而惡寒者。四逆湯主之。千金翼。無內字。

又作若。

〔鑑〕通身大汗出。熱當去矣。熱仍不去。而無他證。則爲邪未盡而不解也。今大汗出。熱不去。而更見拘急肢疼。且下利厥逆而惡寒。是陽亡於表。寒盛於裏也。故主四逆湯。溫經以勝寒。回陽而斂汗也。〔汪〕內拘急。此寒氣深入於裏。寒主收引。當是腹以內拘急。

案方氏云。內拘急。四肢疼者。亡津液而骨氣不利也。乃以內拘急。爲手足拘急。然內字不妥帖。

大汗若大下利。而厥冷者。四逆湯主之。玉函。千金翼。汗下。有出字。

〔錢〕上條大汗出。而熱不去。此條大汗出而不言熱。是無熱矣。或曰。上文下利厥逆而惡寒。且多內拘急四肢疼之證。此條亦大下利厥冷。而不惡寒。其不言熱。乃陽氣猶未飛越于外。得毋較前爲稍輕乎。曰無熱則陽氣更微。大下利則陰邪更盛。故亦以四逆湯主之。

案玉函經。此下有兩條。曰表熱裏寒者。脈雖沈而遲。手足微厥。下利清穀。此裏寒也。所以陰證亦有發熱者。此表熱也。曰表寒裏熱者。脈必滑。身厥舌乾也。所以少陰惡寒而倦。此表寒也。時時自煩。不欲厚衣。此裏熱也。

病人手足厥冷。脈乍緊者。邪結在胸中。心下滿而煩。飢不能食者。病在胸中。當須吐之。宜瓜蔕散。辨可吐篇。乍緊。作乍結。成本。玉函。心下。作心中。

〔印〕曰病人者。非厥陰之爲病。而亦非外受之寒邪也。以手足厥冷。故列於厥陰篇中。〔鑑〕病人手足厥冷。若脈微而細。是寒虛也。寒虛者可溫可補。今脈乍緊勁。是寒實也。寒實者。宜溫宜吐也。時煩吐蚘。飢不能食。乃病在胃中也。今心中煩滿。飢不能食。是病在胸中也。寒飲實邪。壅塞胸中。則胸中陽氣。爲邪所遏。不能外達四肢。是以手足厥冷。胸滿而煩。飢不能食也。當吐之。宜瓜蒂散。涌其在上之邪。則滿可消。而厥可回矣。

傷寒厥而心下悸。宜先治水。當服茯苓甘草湯。却治其厥。不爾。水漬入胃。必作利也。成本。玉函。悸下。有者字。玉函。作與。

〔錢〕金匱云。水停心下。甚者則悸。太陽篇中。有飲水多者。心下必悸。此二語。雖皆仲景本文。然此條並不言飲水。蓋以傷寒見厥。則陰寒在裏。裏寒則胃氣不行。水液不布。必停蓄于心下。阻絕氣道。所以築築然而悸動。故宜先治其水。當服茯苓甘草湯。以滲利之。然後却與治厥之藥。不爾則水液既不流行。必漸漬入胃。寒厥之邪在裏。胃陽不守。必下走而作利也。〔鑑〕傷寒太陽篇。汗出表未和。小便不利。此條傷寒表未解。厥而心下悸。二證皆用茯苓甘草湯者。蓋因二者見證雖不同。而裏無熱表未和。停水則同也。故一用之諧和營衛以利水。一用之解表通陽以利水。無不可也。此證雖不曰小便不利。而小便不利之意自在。若小便利。則水不停。則厥悸屬陰寒矣。豈宜發表利水耶。〔汪〕郭雍云。以四逆湯治厥。

金鑑云。厥而心下悸者之下。當有以飲水多四字。若無此四字。乃陰盛之悸。非停水之悸矣。何以即知是水。而曰宜先治水耶。○案此說近是。汪氏周氏。以此條證。爲熱厥兼停水。誤矣。

傷寒六七日。大下後。寸脈沉而遲。手足厥逆。下部脈不至。喉咽不利。唾膿血。泄利不止者。爲難治。麻黃升麻湯主之。玉函。无而字。喉咽。作咽喉。成本同。千金翼。無寸字。

〔柯〕寸脈沉遲。氣口脈平矣。下部脈不至。根本已絕矣。六府氣絕於外者。手足寒。五藏氣絕於內者。利下不禁。

喉咽不利。水穀之道絕矣。汁液不化。而成膿血。下濡而上逆。此爲下厥上竭。陰陽離決之候。生氣將絕於內也。麻黃升麻湯。其方味數多。而分兩輕。重汗散而畏溫補。乃後世粗工之伎。必非仲景方也。此證此脈。急用參附以回陽。尚恐不救。以治陽實之品治亡陽之證。是操戈下石矣。敢望其汗出而愈哉。絕汗出而死。是爲可必。仍附其方。以俟識者。

麻黃升麻湯方

麻　黃二兩半去節　升　麻一兩一分　當　歸一兩一分○玉函。升麻。當歸。各一兩六銖。千金翼同。

知　母十八銖　黃　芩十八銖　萎　蕤十八銖一作菖蒲　芍　藥六銖

天門冬六銖去心○玉函。千金翼。作麥門冬。　桂　枝六銖　茯　苓六銖

甘　草六銖炙　石　膏六銖碎綿裹　白　朮六銖　乾　薑六銖

右十四味。以水一斗。先煮麻黃一兩沸。去上沫。內諸藥。煮取三升。去滓。分溫三服。相去如炊三斗米頃。令盡。汗出愈。

案此條。證方不對。註家皆以爲陰陽錯雜之證。回護調停。爲之詮釋。而柯氏斷然爲非仲景真方。可謂千古卓見矣。茲不敢繁引諸說云。○又案外臺引小品。載本方。方後云。此張仲景傷寒論方。

傷寒選錄云。此藥之大者。若瘟毒瘴利。表裏不分。毒邪沈熾。或欬或膿或血者。宜前藥。

傷寒四五日。腹中痛。若轉氣下趣少腹者。此欲自利也。此。玉函。作爲。趣。正脈本。作趨。諸本同。唯方本作趣。

〔錢〕傷寒四五日。邪氣入裏傳陰之時也。腹中痛。寒邪入裏。胃寒而太陰脾土病也。轉氣下趨少腹者。言寒邪盛而胃陽不守。水穀不別。聲響下奔。故爲欲作自利也。〔周〕愚案腹中痛。又何以知是虚寒。若火痛。必自下逆攻而上。若熱痛。必胸結煩滿而實。故下氣轉趨。知爲寒欲利無疑也。

傷寒本自寒下。醫復吐下之。寒格更逆吐下。若食入口即吐。乾薑黄芩黄連人參湯主之。復吐下之。玉函。千金翼。全書。作復吐之。玉函。無若字。即吐。作即出者。千金翼。寒格上。有而字。

〔王〕案本自寒下。恐是本自吐下。玩復字可見。蓋胃寒則吐。下寒則利。胃寒者不宜吐。醫反吐之。則傷胃氣。遂成寒格。下文文氣不貫。當有闕文。

金鑑云。經論中並無寒下之病。亦無寒下之文。玩本條下文。寒格更逆吐下。可知寒下之下字。當是格字。文義始屬。註家皆釋胃寒下利。不但文義不屬。且與芩連之藥不合。○案柯本。删更逆吐下四字。要之此條。必有誤脱。

乾薑黄芩黄連人參湯方

乾薑　黄芩　黄連　人參各三兩

右四味。以水六升。煮取二升。去滓。分溫再服。

〔柯〕傷寒吐下後。食入口即吐。此寒邪格熱於上焦也。雖不痞鞕。而病本於心。故用瀉心之半。調其寒熱。以至和平。去生姜半夏者。心下無水氣也。不用甘草大棗者。嘔不宜甘也。〔鑑〕朝食暮吐。脾寒格也。食入即吐。胃熱格也。寒格。當以理中湯。溫其太陰。加丁香降其寒逆可也。熱格。當用乾薑人參安胃。黄連黄芩。降胃火也。

案金匱。食已即吐者。大黄甘草湯主之。金鑑註文。與此條意同。

保幼大全。四味人參湯。治傷寒脈遲。胃冷嘔吐。即本方

下利有微熱而渴。脈弱者。令自愈。令。成本。作今。玉函無。

〔程〕下利脈絕者死。脈實者亦死。必何如而脈與證合也。緣厥陰下利。爲陰寒勝。微熱而渴。則陽熱復也。脈弱。知邪已退。而經氣虛耳。故令自愈。〔錢〕脈弱者。方見其裏氣本然之虛。無熱氣太過。作癰膿便膿血。及喉痺口傷爛赤之變。故可不治。令其自愈也。若或治之。或反見偏勝耳。

案汪氏魏氏周氏。以此條證。爲傳經熱利。誤矣。㵎洄集云。六經病篇。必非叔和所能贊辭也。但厥陰經中下利嘔噦諸條。却是叔和因其有厥逆而附。遂併無厥逆而同類者。亦附之耳。

下利脈數。有微熱汗出。令自愈。設復緊爲未解。【原注】一云。設脈浮復緊。○千金翼。有。作若。令。成本。作今。玉函。千金翼。作者。

〔成〕下利。陰病也。脈數。陽脈也。陰病見陽脈者生。微熱汗出。陽氣得通也。利必自愈。諸緊爲寒。設復脈緊。陰氣猶勝。故云未解。

下利。手足厥冷。無脈者。灸之不溫。若脈不還。反微喘者死。玉函。若。作而。

〔錢〕陰寒下利。而手足厥冷。至于無脈。是真陽已竭。已成死證。故雖灸之。亦不溫也。若脈不還。反見微喘。乃陽氣已絕。其未盡之虛陽。隨呼吸而上脫。其氣有出無入。故似喘非喘而死矣。〔汪〕喘非灸所致。陽氣不因灸復。

則絕證以次第而至。尙論篇云。孤陽隨火氣上逆而脫。誤矣。此條。仲景不言當灸何穴。常器之云。當灸關元氣海二穴。

少陰負趺陽者。爲順也。原本。及千金翼。志聰本。錫駒本。接前條。今據成本。及玉函。分爲別條

〔錢〕少陰負趺陽句。疑有脫字。不然何至詞不達義邪。前註。皆以少陰爲水。趺陽爲土。恐土不能制水。得以泛溢而爲嘔吐下利。予其權于土。土强則水有制。而平成可幾。注。案此喻注。蓋本成注。方意亦同。愚恐猶未合于至理。夫少陰。腎也。水中有火。先天之陽也。趺陽。胃脈也。火生之土。後天之陽也。此承上文下利而言。凡少陰證中。諸陽虛陰盛之證。而至于下利及下利清穀之證。皆由寒邪太盛。非惟少陰命門。真火衰微。且火不能生土。中焦胃脘之陽不守。故亦敗泄而爲下利。少陰脈雖微細欲絕。而爲陰寒所勝。則爲少陰之真陽負矣。若趺陽脈尙無虧損。則是先天之陽。雖爲寒邪之所鬱伏。而後天胃脘之陽尙在。爲真陽猶未磨滅。所謂有胃氣者生。故爲順也。若趺陽亦負。則爲無胃氣而死矣。

案此條未妥貼。錢註稍覺穩當。柯氏刪之。蓋有所見也。

下利寸脈反浮數。尺中自濇者。必淸膿血。

〔成〕下利者。脈當沈而遲。反浮數者。裏有熱也。濇爲无血。尺中自濇者。腸胃血散也。隨利下必便膿血。清與圊通。脈經曰。清者。廁也。案脈經。引四時經注。〔汪〕熱利而得數脈。非反也。得浮脈則爲反矣。玆者寸反浮數。此在裏之邪熱。不少斂也。尺中濇者。陰虛也。陽邪乘陰分之虛。則其血必瘀。而爲膿血。常器之云。宜桃花湯。誤矣。愚意云。宜以仲景黃芩湯代之。

案柯氏以此條。屬白頭翁湯部。似是。王云。黃連阿膠湯。亦得。

下利清穀。不可攻表。汗出必脹滿。表上。玉函。有其字。

〔成〕下利者。脾胃虛也。胃爲津液之主。發汗亡津液。則胃氣愈虛。必脹滿。〔程〕下利清穀。此爲裏虛。反攻其表。則汗出而陽從外洩。濁陰得內填。脹滿所由來也。汗劑所以發邪陽之在表也。表若無邪。必拔及裏陽而外洩遂生內寒。〔汪〕郭白雲云。宜通脈四逆湯。

下利脈沈弦者。下重也。脈大者爲未止。脈微弱數者。爲欲自止。雖發熱不死。也字。玉函無。千金翼。作其。

〔汪〕此辨熱利之脈也。脈沈弦者。沈主裏。弦主急。故爲裏急後重。如滯下之證也。脈大者。邪熱甚也。經云。大則病進。故爲利未止也。脈微弱數者。此陽邪之熱已退。真陰之氣將復。故爲利自止也。下利一候。大忌發熱。茲者脈微弱而帶數。所存邪氣有限。故雖發熱。不至死耳。〔鑑〕由此可知滯下脈大。身熱者必死也。〔舒〕按厥陰下利。法當分辨陰陽。確有所據。對證用藥。無不立應。但言脈者。玄渺難憑。吾不敢從。

下利脈沈而遲。其人面少赤。身有微熱。下利清穀者。必鬱冒汗出而解。病人必微厥。所以然者。其面戴陽。下虛故也。

〔汪〕下利脈沈而遲。裏寒也。所下者清穀。裏寒甚也。面少赤。身微熱。下焦虛寒。無根失守之火。浮於上越於表也。以少赤微熱之故。其人陽氣雖虛。猶能與陰寒相爭。必作鬱冒汗出而解。鬱冒者。頭目之際。鬱然昏冒。乃真陽之氣。能勝寒邪。裏陽回而表和順。故能解也。病人必微厥者。此指未汗出鬱冒之時而言。面戴陽係下虛。此申言面少赤之故。下虛即下焦元氣虛。按仲景雖云汗出而解。然於未解之時。當用何藥。郭白雲云。不解。宜通脈四逆湯。〔張〕太陽陽明併病。面色緣緣正赤者。爲陽氣怫鬱。宜解其表。此下利脈沈遲。而面見少赤。身見微熱。乃陰寒格陽於外。則外微熱。格陽於上。則面少赤。仲景以爲下虛者。謂下無其陽。而反在外在上。故云虛也。虛陽至於外越上出。危候已彰。或其人陽尚有根。或用溫藥以勝陰助陽。陽得復反而與陰爭。差可恃以無恐。蓋陽亟雖陰不能格。然陰尚盛。亦未肯降。必鬱冒少頃。然後陽勝而陰出爲汗。邪從外解。自不下利矣。傷寒緒論云。戴陽者。面赤如微酣之狀。陰證冷極。發躁面赤。脈沈細。爲浮火上衝。水極似火也。凡下元虛憊之人。陽浮於上。與在表之邪相合。則爲戴陽。陽已戴於頭面。而不知者。更行發散。則孤陽飛越。危殆立至矣。大抵陽邪在表之怫鬱。必面合赤色。而手足自溫。若陰證虛陽上泛而戴陽。面雖赤。足脛必冷。不可但見面赤。便以爲熱也。

下利脈數而渴者。今自愈。設不差。必清膿血。以有熱故也。玉函。千金翼。脈下。有反字。今。全書。作令。程本魏本同。

〔周〕下利脈數而渴。邪雖未盡。而數爲熱徵。則亦陽氣自復之候。而無利久入陰之虞。亦可自愈。而不愈者必熱勢向盛。此不但利不止。而必至圊膿血耳。以此推之。則其脈必數而有力者也。〔汪〕此條仲景無治法。補亡論。常器之云。可黃芩湯。〔王〕黃連湯。

金匱直解云。脈數而渴。則寒邪去。而利當止。經曰。若脈數不解。而下不止。必挾熱而便膿血。此有熱陷於下焦。使血流腐而爲膿也。

下利後脈絕。手足厥冷。晬時脈還。手足溫者生。脈不還者死。玉函。脈上。有其字。無冷字。生下。有無脈字。不還下。有不溫二字。千金同。

（成）晬時。周時也。（錢）寒邪下利。而六脈已絕。手足厥冷。萬無更生之理。而仲景猶云週時脈還。手足溫者生。何也。夫利有新久。若久利脈絕。而至手足厥冷。則陽氣以漸而虛。直至水窮山盡。陽氣磨滅殆盡。脈氣方絕。豈有復還之時。惟暴注下泄。忽得之驟利。而厥冷脈絕者。則真陽未至陡絕。一時為暴寒所中。致厥利脈伏。真陽未至陡絕。故陽氣尚有還期。此條乃寒中厥陰。非久利也。故云晬時脈還。手足溫者生。若脈不見還。是孤陽已絕而死也。（柯）此不嘔不煩。不須反佐。而服白通。外灸少陰及丹田氣海。或可救于萬一。

傷寒下利。日十餘行。脈反實者死。千金翼。脈上。有其人二字。

（成）下利者。裏虛也。脈當微弱。反實者。病勝藏也。故死。難經曰。脈不應病。病不應脈。是為死病。（錢）所謂實者。乃陰寒下利。真陽已敗。中氣已傷。胃陽絕而真藏脈現也。（印）以上十章。論下利有表裏陰陽。寒熱氣血。邪正虛實而為審辨之法。故不立方。

案汪氏以此條證。為熱利之死證。恐不然也。

下利清穀。裏寒外熱。汗出而厥者。通脈四逆湯主之。

（錫）夫穀入於胃。藉中土之氣。變化而黃。以成糟粕。猶奉心化赤而為血之義也。若寒傷厥少二陰。則陰寒氣甚。穀雖入胃。不能變化其精微。蒸津液而泌糟粕。清濁不分。完穀而出。故下利清穀也。在少陰則下利清穀。裏寒外熱。手足厥逆。脈微欲絕。身反不惡寒。在厥陰則下利清穀。裏寒外熱。汗出而厥。俱宜通脈四逆湯。啓生陽之氣。而通心主之脈也。〔汪〕下利清穀。爲裏寒也。外熱爲身微熱。兼之汗出。此真陽之氣。外走而欲脱也。前條汗出爲欲解。此條汗出而反厥。乃陽氣大虚也。與通脈四逆湯。以温經固表。通内外陽氣。案吴人駒云。有協熱下利者。亦完穀不化。乃邪熱不殺穀。其别在脈之陰陽虚實之不同。今驗之。小兒此最多。

熱利下重者。白頭翁湯主之。

〔鑑〕熱利下重。乃火鬱濕蒸。穢氣奔逼廣腸。魄門重滯而難出。即内經所云。暴注下迫者是也。金匱直解云。熱利下重。則熱客於腸胃。非寒不足以除熱。非苦不足以堅下焦。故加一熱字。别已上之寒利。

白頭翁湯方

白頭翁二兩○金匱。全書。方。魏。錢。鑑。並作三兩。　黄　蘗三兩　黄　連三兩

秦　皮三兩

右四味。以水七升。煮取二升。去滓。温服一升。不愈更服一升。

〔鑑〕白頭翁。神農本經言其能逐血止腹痛。陶弘景謂其能止毒痢。故以治厥陰熱痢。黄連苦寒。能清濕熱。厚腸胃。黄蘗瀉下焦之火。秦皮亦屬苦寒。治下痢崩帶。取其收濇也。

下利腹脹滿。身體疼痛者。先温其裏。乃攻其表。温裏宜四逆湯。攻表宜桂枝湯。成本。脱二宜字。

〔喻〕此與太陽中篇。下利身疼。用先裏後表之法大同。彼因誤下。而致下利。此因下利。而致腹脹。總以温裏爲

急者。見晛曰消之義也。身疼痛有裏有表。必清便已調。其痛仍不減。方屬於表。太陽條中已悉。故此不贅。

下利欲飲水者。以有熱故也。白頭翁湯主之。以。玉函。千金翼。作爲。无故字。

〔錢〕此又申上文熱利之見證。以證其爲果有熱者。必若此治法也。夫渴與不渴。乃有熱無熱之大分別也。裏無熱邪。口必不渴。設或口乾。乃下焦無火。氣液不得蒸騰。致口無津液耳。然雖渴亦不能多飲。若胃果熱燥。自當渴欲飲水。此必然之理也。寧有裏無熱邪。而能飲水者乎。仲景恐人之不能辨也。故又設此條。以曉之曰。下利渴欲飲水者。以有熱故也。白頭翁湯主之。

下利讝語者。有燥屎也。宜小承氣湯。千金翼。利下有而字。者。作爲。無也字。

〔鑑〕下利裏虛。讝語裏實。若脈滑大。證兼裏急。知其中必有宿食也。其下利之物。又必稠粘臭穢。知熱與宿食合而爲之也。此可決其有燥屎也。宜以小承氣湯下之。於此推之。可知燥屎不在大便鞕與不鞕。而在裏之急與不急。便之臭與不臭也。〔汪〕下利者。腸胃之疾也。若讝語則胃家實。與厥陰無與。乃腸中有燥屎。不得下也。治宜小承氣湯者。此半利半結。祇須緩以攻之也。或問。既下利矣。則熱氣得以下泄。何由而致讝語有燥屎也。答曰。此係陽明府實。大熱之證。胃中糟粕。爲邪所壅。留著於內。其未成鞕者。或時得下。其已成鞕者。終不得出。則燥屎爲下利之根。燥屎不得出。則邪熱上乘於心。所以讝語。要之此證須以手按臍腹。當必堅痛。方爲有燥屎之徵。

案少陰篇云。少陰病。自利清水。色純青。心下必痛。口乾燥者。急下之。宜大承氣湯。辨可下篇云。下利心下鞕者。急下之。宜大承氣湯。下利脈遲而滑者。內實也。宜大承氣湯。下利不欲食者。有宿食故也。當下之。宜大承氣湯。並與此條證同。

下利後更煩。按之心下濡者。爲虛煩也。宜梔子豉湯。

〔方〕更煩。言本有煩。不爲利除而轉甚也。〔柯〕虛煩。對實熱而言。是空虛之虛。不是虛弱之虛。〔鑑〕林瀾曰。此利後餘熱之證也。曰下利後。而利止者。必非虛寒之煩。乃熱遺於胸中也。按之心下濡。雖熱而非實熱。故用此以清其虛煩。

嘔家有癰膿者。不可治嘔。膿盡自愈。

〔鑑〕心煩而嘔者。內熱之嘔也。渴而飲水嘔者。停水之嘔也。今嘔而有膿者。此必內有癰膿。故曰不可治。但俟嘔膿盡自愈也。蓋癰膿腐穢。欲去而嘔。故不當治。若治其嘔。反逆其機。熱邪內壅。阻其出路。使無所泄。必致他變。故不可治嘔。膿盡則熱隨膿去。而嘔自止矣。鄭重光曰。邪熱上逆。結爲內癰。肺胃之癰是也。

嘔而脈弱。小便復利。身有微熱。見厥者。難治。四逆湯主之。

〔成〕嘔而脈弱。爲邪氣傳裏。嘔則氣上逆。而小便當不利。小便復利者。裏虛也。身有微熱見厥者。陰勝陽也。爲難治。與四逆湯溫裏助陽。〔汪〕案諸條厥利證。皆大便利。此條以嘔爲主病。獨小便利而見厥。前後不能關鎖。用四逆湯。以附子散寒下逆氣。助命門之火。上以除嘔。下以止小便。外以回厥逆也。

乾嘔吐涎沫。頭痛者。吳茱萸湯主之。沫下。玉函。千金翼。有而復二字。方本。喻本。脫頭痛字。

〔張〕凡用吳茱萸湯有三證。一爲陽明食穀欲嘔。一爲少陰吐利。手足厥冷。煩躁欲死。此則乾嘔吐涎沫頭痛。經絡證候各殊。而治則一者。總之下焦濁陰之氣。上乘於胸中清陽之界。真氣反鬱在下。不得安其本位。有時欲上不能。但衝動濁氣。所以乾嘔吐涎沫也。頭痛者。厥陰之經。與督脈會於巓也。食穀欲嘔者。濁氣在上也。吐利者。清氣在下也。手足厥冷者。陰寒內盛也。煩躁欲死者。虛陽擾亂也。故主吳茱萸湯。以茱萸專主開豁胸中逆氣。兼人參薑棗。以助胃中之清陽。共襄祛濁之功。由是清陽得以上升。而濁陰自必下降矣。（錫）成氏云。嘔者。有聲者也。吐者。吐出其物也。故有乾嘔而無乾吐。今乾嘔吐涎沫者。涎沫隨嘔而吐出也。（錢）涎沫者。粘飲白沫也。

案柯氏云。乾嘔吐涎。是二證。不是並見。可謂執拘矣。舒氏云。此條多一乾字。既吐涎沫。何爲乾嘔。當是嘔吐涎沫。蓋爲陰邪協肝氣上逆。則嘔吐涎沫。此與柯說同。

金匱要略。嘔而胸滿者。茱萸湯主之。

嘔而發熱者。小柴胡湯主之。

（成）經曰。嘔而發熱者。柴胡證具。（錢）邪在厥陰。惟恐其厥逆下利。若見嘔而發熱。是厥陰與少陽。藏府相連。乃藏邪還府。自陰出陽。無陰邪變逆之患矣。故當從少陽法治之。而以小柴胡湯。和解其半表半裏之邪也。

傷寒。大吐大下之。極虛。復極汗者。其人外氣怫鬱。復與之水。以發其汗。因得噦。所以然者。胃中寒冷故也。成本玉函。極汗下。有出字。其人上。有以字。

（錢）傷寒而大吐大下。則胃中陽氣極虛矣。復極汗出者。非又汗之而極出也。因大吐大下之後。真陽已虛。衞外之陽。不能固密。所以復極汗出。乃陽虛而汗出也。愚醫尙未達其義。以其人外氣怫鬱。本是虛陽外越。疑是表邪未解。復與之煖水。以發其汗。因而得噦。噦者。呃逆也。其所以噦者。蓋因吐下後。陽氣極虛。胃中寒冷。不能運行其水耳。水壅胃中。中氣遏絶。氣逆而作呃逆也。治法當擬用五苓散理中湯。甚者四逆湯可耳。

宗印云。此章。與辨脈篇之醫不知而反飲冷水。令大汗出。水得寒氣。冷必相搏。其人卽鍧。大意相同。

程云。點出胃中寒冷字。是亦吳茱萸湯之治也。汪云。理中湯亦可借用之。

活人書云。橘皮乾薑湯。羌活附子散。半夏生薑湯。退陰散。

傷寒噦而腹滿。視其前後。知何部不利。利之卽愈。玉函。視。作問。成本。卽。作則。

〔錫〕傷寒至噦。非中土敗絶。卽胃中寒冷。然亦有裏實不通。氣不得下泄。反上逆而爲噦者。玉機真藏論曰。脈盛。皮熱。腹脹。前後不通。悶瞀。此謂五實。身汗得後利。則實者活。今噦而腹滿。前後不利。五實中之二實也。實者瀉之。前後。大小便也。視其前後二部之中。何部不利。利之則氣得通。下泄而不上逆。噦卽愈矣。夫以至虛至寒之噦證。而亦有實者存焉。則凡係實熱之證。而亦有虛者在矣。醫者能審其寒熱虛實。而爲之温涼補瀉于其間。則人無夭札之患矣。〔汪〕常器之云。前部不利。豬苓湯。後部不利。調胃承氣湯。愚以須小承氣湯利之。

案常氏原于活人。蓋前部不利。五苓散。豬苓湯。後部不利。宜三承氣。擇而用之。仲景不載主方。意在于此耶。

傷寒論輯義卷七

東都　丹波元簡廉夫　學

辨霍亂病脈證并治

問曰。病有霍亂者何。答曰。嘔吐而利。此名霍亂。此名。成本。玉函。作名曰。千金翼。何下。有也字。名。作爲。

〔成〕三焦者。水穀之道路。邪在上焦。則吐而不利。邪在下焦。則利而不吐。邪在中焦。則既吐且利。以飲食不節。寒熱不調。清濁相干。陰陽乖隔。遂成霍亂。輕者止曰吐利。重者揮霍撩亂。名曰霍亂。〔錫〕霍者。忽也。謂邪氣忽然而至。防備不及。正氣爲之倉忙錯亂也。胃居中土。爲萬物之所歸。故必傷胃。邪氣與水穀之氣。交亂于中。故上嘔吐而下利也。吐利齊作。正邪紛爭。是名霍亂。

病源候論曰。霍亂者。人溫涼不調。陰陽清濁二氣。有相干亂之時。其亂在於腸胃之間者。因遇飲食而變發。則心腹絞痛。其有先心痛者。先吐。先腹痛者。則先痢。心腹並痛者。則吐痢俱發。霍亂。言其病揮霍之間。便致撩亂也。

千金方曰。原夫霍亂之爲病也。皆因食飲。非關鬼神。飽食肫膾。復食乳酪。海陸百品。無所不啖。眠臥冷席。多飲寒漿。胃中諸食。結而不消。陰陽二氣。擁而反戾。陽氣欲降。陰氣欲升。陰陽乖隔。變成吐利。頭痛如破。百節如解。遍體諸筋。皆爲迴轉。論證雖小。卒病之中。最爲可畏。

外臺祕要。必效方云。上吐下利者。名爲濕霍亂。

案文選蜀都賦。翕響揮霍。劉曰。奄忽之間也。濟曰。沸亂貌。文賦。紛紜揮霍。善曰。揮霍。疾貌。唐惠琳藏經音義云。轉霍。呼郭反。按霍。倏急疾之貌也。霍然。忽霍。皆是也。又霍然。儵忽速疾之貌也。由是攷之。成氏云。揮霍撩亂。錫駒云。忽也。錢云。大約是倏忽間。吐瀉擾亂之意耳。其義並同。方氏云。霍。吐也。亂。雜亂也。其說不通。

問曰。病發熱頭痛。身疼惡寒。吐利者。此屬何病。答曰。此名霍亂。霍亂自吐下。又利止。復更發熱也。成本。無下霍亂二字。玉函。寒下。有不復二字。此名。作當爲。無自字。又字。千金翼。寒下。有而復二字。

〔鑑〕此承上條。以詳出其證也。頭痛身疼。發熱惡寒。在表之風寒暑熱爲病也。嘔吐瀉利。在裏之飲食生冷爲病也。具此證者。名曰霍亂。若自嘔吐已。又瀉利止。仍有頭痛身疼惡寒。更復發熱。是裏解而表不解也。沈明宗曰。吐利已止。復更發熱。乃裏氣和。而表邪未解。當從解表之法。或無表證。但有腹痛吐利。此爲裏邪未解。當以和裏爲主。〔方〕發熱頭痛。身疼惡寒。外感也。吐利。內傷也。上以病名求病證。此以病證實病名。反覆詳明之意。

〔錫〕夫但曰利止。而不曰吐止者。省文也。

傷寒。其脈微濇者。本是霍亂。今是傷寒。却四五日。至陰經上。轉入陰必利。本嘔下利者。不可治也。欲似大便。而反失氣。仍不利者。此屬陽明也。便必鞕。十三日愈。所以然者。經盡故也。下利後當便鞕。鞕則能食者愈。今反不能食。到後經中。頗能食。復過一經能食。過之一日當愈。不愈者。不屬陽明也。成本。玉函。方氏諸本。并以下利後當便鞕以下。別爲一條。玉函。本上。有素字。欲似。玉函。及錢本。作似欲。成本。屬上無此字。

〔鑑〕此承上條。辨發熱頭痛。身疼惡寒。吐利等證。爲類傷寒之義也。若有前證。而脈浮緊。是傷寒也。今脈微濇。

本是霍亂也。然霍亂初病。即有吐利。傷寒吐利。却在四五日後。邪傳入陰經之時。始吐利也。此本是霍亂之即嘔吐。即下利。故不可作傷寒治之。俟之自止也。若止後。似欲大便而去空氣。仍不大便。此屬陽明也。然屬陽明者。大便必鞕。雖大便鞕。乃傷津液之鞕。未可下也。當俟至十三日經盡。胃和津回。便利自可愈矣。若過十三日。大便不利。爲之過經不解。下之可也。下利後。腸胃空虛。津液匱乏。當大便鞕。鞕則能食者。是爲胃氣復。至十三日。津回便利。自當愈也。今反不能食。是爲未復。俟到十三日後。過經之日。若頗食。亦當愈也。如其不愈。是爲當愈不愈也。當愈不愈者。則可知不屬十三日過經便鞕之陽明。當屬吐利後。胃中虛寒。不食之陽明。或屬吐利後。胃中虛燥之陽明也。此則非藥不可。俟之終不能自愈也。理中脾約。擇而用之可矣。

惡寒。脈微【原注】一作口而復利。利止亡血也。四逆加人參湯主之。

〔成〕惡寒脈微。而利者。陽虛陰勝也。利止則津液內竭。故云亡血。金匱玉函曰。水竭則無血。與四逆湯。溫經助陽。加人參。生津液益血。

案金鑑曰。利止亡血。如何用大熱補藥。利止。當是利不止。亡血。當是亡陽。錢氏亦疑亡血之爲亡陽。然徐大椿曰。案亡陰。即爲亡血。不必真脫血也。此說似是。

四逆加人參湯方

甘草二兩炙　附子一枚生去皮破八片　乾薑一兩半　人參一兩

右四味。以水三升。煮取一升二合。去滓。分溫再服。千金。外臺。用人參三兩。利甚者。加龍骨二兩。小品。名四順湯。

〔魏〕于温中之中。佐以補虛生津之品。凡病後亡血津枯者。皆可用也。不止霍亂也。不止傷寒吐下後也。〔徐〕今利雖止。而惡寒脈微如故。則知其非陽回而利止。乃津液内竭而利止也。故曰亡血。又當加人參。以生津益血矣。

霍亂頭痛。發熱身疼痛。熱多欲飲水者。五苓散主之。寒多不用水者。理中丸主之。用字。方氏。作欲飲二字。丸。成本。作員。玉函。作湯。千金翼同。

〔魏〕傷寒者。外感病。霍亂者。内傷病也。傷寒之發熱頭痛。身疼惡寒。風寒在營衛。霍亂之頭痛身疼惡寒。必兼吐下。風寒在胃府也。風寒外邪。何以遽入于胃府。則平日中氣虛歉。暴感風寒。透表入裏。爲病于内。因其爲風寒客邪。故發熱頭痛。身疼惡寒。與傷寒同。因其暴感胃府。故兼行吐利。與傷寒異。此二病分關之源頭也。其所以吐利時不熱。利止復熱者。則亦因中氣虛弱。當吐利行時。邪雖在胃。而氣散熱不能發。利止氣收方發耳。亦異于傷寒之熱發在表。無作息時也。既明霍亂致病之由。爲病與傷寒之異。而治法方可就其人之寒熱施之。熱多者。胃雖虛自熱。多虛熱者。吐利行必大飲水。五苓散主之。導濕清熱滋乾。所必用也。寒多者。胃素虛且寒。多虛寒者。吐利行。必不用水。理中丸主之。温中燥濕補虛。所必用也。

傷寒類方曰。案霍亂之症。皆由寒熱之氣不和。陰陽拒格。上下不通。水火不濟之所致。五苓。所以分其清濁。理中。所以壯其陽氣。皆中焦之治法也。

醫史。戴良撰呂滄洲翁傳云。内子王病傷寒。乃陰膈陽。面赤足踡。而下利躁擾不得眠。論者有主寒主温之不一。余不能決。翁以紫雪匱理中丸進。徐以水漬甘草乾薑湯飲之愈。且告之曰。下利足踡。四逆證也。苟用常法則上焦之熱彌甚。今以紫雪折之。徐引辛甘以温裏。此熱因寒用也。聞者皆嘆服。

理中丸方【原注】下有作湯加減法。○玉函。丸。作圓。

人參　乾薑　甘草炙　白朮各三兩

右四味。擣篩。蜜和爲丸。如鷄子黄許大。以沸湯數合。和一丸。研碎。温服之。日三四。夜二服。腹中未熱。益至三四丸。然不及湯。湯法以四物依兩數切。用水八升。煮取三升。去滓。温服一升。日三服。若臍上築者。腎氣動也。去朮加桂四兩。吐多者。去朮加生薑三兩。下多者還用朮。悸者。加茯苓二兩。渴欲得水者。加朮足前成四兩半。腹中痛者。加人參足前成四兩半。寒者。加乾薑足前成四兩半。腹滿者。去朮加附子一枚。服湯後。如食頃。飲熱粥一升許。微自温。勿發揭衣被。成本。玉函。篩下。有爲末二字。無子許二字。若臍上上。有加減法三字。日三四。差後病篇。玉函。成本。作日三服。

〔方〕理治也。料理之謂。中。裏也。裏陰之謂。參朮之甘。温裏也。甘草甘平。和中也。乾薑辛熱。散寒也。〔程〕陽之動始於温。温氣得而穀精運。穀氣升而中氣贍。故名曰理中。實以燮理之功。予中焦之陽也。蓋謂陽虛。即中氣失守。膻中無發宣之用。六府無灑陳之功。猶如釜薪失焰。故下至清穀。上失滋味。五藏凌奪。諸證所由來也。參朮炙甘。所以守中州。乾薑辛以温中。必假之以燃釜薪而騰陽氣。是以穀入於陰。長氣於陽。上輸華蓋。下攝州都。五藏六府。皆受氣矣。此理中之旨也。〔錢〕後加減方。文理背謬。豈非仲景之法。

傷寒類方曰。桂枝湯之飲熱粥。欲其助藥力以外散。此飲熱粥。欲其助藥力以內溫。

金匱要略。胸痺。心中痞。氣結在胸。胸滿脇下逆搶心。人參湯主之。程林注。此卽理中湯也。中氣強。則痞氣能散。胸滿能消。脇氣能下。人參白朮。所以益脾。甘草乾薑。所以溫胃。脾胃得其和。則上焦之氣開發。而胸痺亦愈。

千金方。治中湯。治霍亂吐下。脹滿。食不消化。心腹痛。卽本方。四味㕮咀。以水八升。煮取三升。分三服。不瘥頻服三劑。遠行防霍亂。依前作丸。如梧子大。服三十丸。如作散服方寸匕。酒服亦得。若轉筋者。加石膏三兩。

又四理順中圓。已產訖可服此方。新生藏虛。此所以養藏氣也。卽本方

外臺秘要。崔氏理中丸。療三焦不通。嘔吐不食。幷霍亂吐逆下痢。及不得痢。卽本方

及延年理中丸。療霍亂吐利。宿食不消。

於本方。加大麥蘖。

又廣濟。療冷熱不調。霍亂吐利。宿食不消。理中丸。

於本方。加良薑桂心。

又范汪茯苓理中湯。療霍亂臍上築而悸。

於本方。加茯苓木瓜。

又范汪理中加二味湯。療霍亂胸滿。腹痛吐下。

於本方。加當歸芍藥。

又延年增損理中丸。主霍亂。下氣能食。止洩痢。

於本方加厚朴茯苓。○直指水煎。亦名理中湯。

又小品扶老理中散。療羸老冷氣。惡心食飲不化。腹虛滿。拘急短氣。及霍亂嘔逆。四肢厥冷。心煩氣悶流汗。

於本方。加麥門冬附子茯苓。

活人書。或四肢拘急。腹滿下利。或轉筋者去白朮。加附子一枚生用。

三因方。病者因飲食過度傷胃。或胃虛不能消化。致翻嘔吐逆。物與氣上衝蹙胃口。決裂所傷吐出。其色鮮紅。心腹絞痛。白汗自流。名曰傷胃吐血。理中湯能止傷胃吐血者。以其功最理中脘。分利陰陽。安定血脈。方證廣如局方。但不出吐血證。學者當自知之。或只煮乾薑甘草湯飲之。亦妙。見養生必用。

又加味理中圓。治飲酒過多。及啖炙煿熱食動血。發爲鼻衄。

於本方中。加乾葛川芎各等分。（濟生方。不用川芎。直指方。於本方加木香。治飲食傷胃失血諸證。）

又附子理中湯。治五藏中寒口噤。四肢強直不語。

於本方。加大附子。各等分。

施氏續易簡方。有中寒氣虛。陰陽不相守。血乃妄行者。經所謂陽虛陰必走。是也。咯血吐血。衄血便血。皆有此證。理中湯。加官桂治之。人皆知此藥能理中脘。不知其有分利陰陽。安定血脈之功也。

又理中湯。治傷寒時氣。裏寒外熱。加五味子阿膠末等分。名順味圓。治寒邪作嗽甚妙。老人吐瀉不止。去甘草。加白茯苓一兩。名温中湯。

直指方。理中圓。補肺止寒嗽。
於本方。加炒阿膠五味子。
又加味理中湯。治肺胃俱寒咳嗽。
於本方。加半夏茯苓橘紅。細辛。五味子。薑棗煎。
又婦人妊娠胎動。腹脇腰痛。下血水者。以真料理中湯。加縮砂佐之。
體仁彙編三建湯。此必審真房勞。及冬月真傷寒。方可用。本方。加川烏鹿茸。
醫滙。腹痛全然不思飲食。其人本體素弱。而腹冷痛。以手按之則不痛。此亦虛也。本方。如良薑吳茱萸。
陰證略例。寒證不能食。理中建中各半湯。爲二中湯。
醫經會解。本方。倍白朮人參。加豬苓澤瀉茯苓肉桂。名理苓湯。吃忒。加丁香柿蒂。
張氏醫通。衄血六脈弦細而濇。按之空虛。色白不澤者。脫血也。此大寒證。理中湯加黃耆。

吐利止。而身痛不休者。當消息和解其外。宜桂枝湯小和之。

〔成〕吐利止。裏和也。身痛不休。表未解也。與桂枝湯小和之。外臺云。裏和表病。汗之則愈。〔方〕消息。猶斟酌也。
小和。言少少與服。不令過度之意也。
傷寒直格。消息。謂損益多少也。

吐利汗出。發熱惡寒。四肢拘急。手足厥冷者。四逆湯主之。

〔志〕吐利汗出。乃中焦津液外洩。發熱惡寒。表氣虛也。四肢拘急。津液竭也。手足厥冷者。生陽之氣。不達於四肢。故主四逆湯。啓下焦之生陽。温中焦之土氣。

既吐且利。小便復利。而大汗出。下利清穀。内寒外熱。脈微欲絶者。四逆湯主之。內。玉函。作裏。

〔錢〕吐利。則寒邪在裏。小便復利。無熱可知。而大汗出者。真陽虛衰。而衛氣不密。陽虛汗出也。下利清穀。胃寒不能殺穀也。內寒外熱。非表邪發熱。乃寒盛于裏。格陽于外也。陰寒太甚。陽氣寖微。故脈幾欲絶也。急當挽救真陽。故以四逆湯主之。

案據少陰篇厥陰篇之例。此條所主。當是通脈四逆湯。

吐已下斷。汗出而厥。四肢拘急不解。脈微欲絶者。通脈四逆加猪膽湯主之。成本。玉函。膽下。有汁字。外臺。不用豬膽汁。千金同。

〔錫〕吐已下斷者。陰陽氣血俱虛。水穀津液俱竭。無有可吐而自已。無有可下而自斷也。故汗出而厥。四肢拘急之亡陰證。與脈微欲絶之亡陽證。仍然不解。更宜通脈四逆加猪膽。啓下焦之生陽。而助中焦之津液。〔志〕霍亂之證。至汗出而厥。四肢拘急。脈微欲絶。乃惟陰無陽。用四逆湯。不必言矣。又加膽汁人尿者。津液竭而陰血幷虛。不當但助其陽。更當滋益其陰之意。

案志聰錫駒注。本方更加人尿。然原文中無所攷。蓋據白通加猪膽汁湯。而有此說耳。錫駒云。每見夏月霍亂之證。四肢厥逆。脈微欲絶。投以理中四逆。不能取效。反以明礬少許。和涼水服之。而即愈。亦即膽汁人尿之意。先賢立法。可謂週徧詳明矣。霍亂用礬石。原見于華佗危病方。與膽汁人尿。蓋其意迥別。

通脈四逆加豬膽湯方

甘草二兩炙　乾薑三兩強人可四兩　豬膽汁半合○玉函。作四合。肘後。作一合。

附子大者一枚生去皮破八片

右四味。以水三升。煮取一升二合。去滓。內豬膽汁。分溫再服。其脈卽來。無豬膽。以羊膽代之。

(吳)汗出而厥。陽微欲絕。而四肢拘急。全然不解。又兼無血以柔其筋。脈微欲絕。固爲陽之欲亡。亦兼陰氣虧損。故用通脈四逆以回陽。而加豬膽汁以益陰。庶幾將絕之陰。不致爲陽藥所劫奪也。注認陽極虛。陰極盛。故用反佐之法。以通其格拒。誤矣。案成氏。方氏。錢氏。金鑑。並同。

程云。吐已下斷。猶陰邪堅結。陽氣難伸。所以證則汗出而厥。四肢拘急不解。脈則微而欲絕。此湯主之。於回陽救急中交通其氣。善後猶難爲力如此。敢不愼厥初哉。○案此亦一說。故附存于此。

吐利發汗。脈平。小煩者。以新虛不勝穀氣故也。發汗吐下後篇。汗下。有後字。

(魏)吐利發汗後。脈遂就平。病遂差可。此尤爲素日胃氣有餘。而病邪輕微之效也。但餘小煩。乃胃氣暴爲吐下所虛。非素虛乃新虛也。胃既新虛。仍與以舊日之穀數。則穀氣多于胃氣。所以不勝穀氣。而作小煩也。仲景不言治法。蓋損其穀則愈之治。見于大病差後之條矣。故不復贅此。凡病可云然也。

辨陰陽易差後勞復病脈證并治

傷寒陰陽易之爲病。其人身體重。少氣。少腹裏急。或引陰中拘攣。熱上衝胸頭重不欲舉。眼中生花。【原注】花。一作眵。膝脛拘急者。燒褌散主之。花下。玉函。有眼胞赤三字。千金翼。作痂胞赤花。巢源。作眯。

〔成〕大病新差。血氣未復。餘熱未盡。強合陰陽得病者。名曰易。男子新病差未平復。而婦人與之交得病。名曰陽易。婦人新病差未平復。男子與之交得病。名曰陰易。案以上。出巢源。以陰陽相感動。其餘毒相染着。如換易也。其人病身體重。少氣者。損動真氣也。少腹裏急。引陰中拘攣。膝脛拘急。陰氣極也。熱上衝胸。頭重不欲舉。眼中生花者。感動之毒。所易之氣。薰蒸於上也。與燒褌散。以道陰氣。〔錢〕男女一交之後。自然元氣空虛。餘邪錯雜于精氣之中。走入精隧。溢入經絡。乘其交後虛隙之中。入而浸淫于藏府筋骨脈絡俞穴之間。則正氣因邪而益虛。邪氣因虛而益盛。故有此陰盛陽衰之諸證也。邪入陰經。身體必重。真陽虧損。三焦不運。宗氣不行。所以少氣。邪從陰竅而溜入少陰厥陰。故少腹裏急。若裏急之甚。或引陰中拘攣。皆陰邪之所致也。陰邪在下。而虛陽上走。故熱上衝胸。頭重不欲舉。眼中生花。下焦虛冷。所以膝脛拘急也。此真所謂陰陽之患。故以燒褌散主之。

附後方。兩男兩女。並不自相易。則易之為名。陰陽交換之謂也。

方云。傷寒包中風而言也。易猶交易變易之易。言大病新差。血氣未復。強合陰陽。則二氣交感。互相換易。而為病也。

燒褌散方

婦人中褌近隱處。取燒作灰。

右一味。水服方寸匕。日三服。小便即利。陰頭微腫。此為愈矣。婦人病。取

男子褌燒服。成本。玉函。作右取婦人中褌近隱處。剪燒灰。以水和服方寸匕。日三服。小便卽利。陰頭微腫則愈。婦人病。取男子剪當燒灰。

〔錢〕男女之交媾。易所謂二氣感應。以相與也。以未淨之邪。隨交合之情。精神魂魄。無不動搖。翕然而感。感而遂通。混入于少陰之裏。故以近隱處之褌襠。引出其陰中之邪。所謂物從其類。同氣相求之義也。〔鑑〕男女褌襠。濁敗之物也。燒灰用者。取其通散。亦同氣相求之義耳。服後或汗出。或小便利則愈。陰頭微腫者。是所易之毒。從陰竅而出。故腫也。

傷寒蘊要曰。陰陽易。仲景治以燒褌散。活人書以豭鼠屎湯。栝蔞根竹茹湯。竹皮湯。當歸白朮散之類主之。易老分寒熱而治。若傷在少陰腎經。有寒無熱者。以附子湯調下燒褌散。若傷在厥陰肝經者。以當歸四逆湯加吳茱萸附子。送下燒褌散主之。如有熱者。以鼠屎竹茹湯之類。送下燒褌散主之。要在審察脈症。分其冷熱而治矣。

陰證略例曰。若陰陽易。果得陰脈。當隨證用之。若脈在厥陰。當歸四逆湯。送下燒褌散。若脈在少陰。通脈四逆湯。送下燒褌散。若脈在太陰。四順理中丸。送下燒褌散。證治準繩曰。嘗治傷寒病未平復。犯房室。命在須臾。用獨參湯。調燒褌散。凡服參一二斤餘。得愈者三四人。信哉。用藥不可執一也。

大病差後。勞復者。枳實梔子湯主之。

〔錢〕凡大病新差。真元大虛。氣血未復。精神倦怠。餘熱未盡。但宜安養。避風節食。清虛無欲。則元氣日長。少壯之人。豈惟復舊而已哉。若不知節養。必犯所禁忌。而有勞復女勞復食復飲酒復劇諸證矣。夫勞復者。如多言多慮。多怒多哀。則勞其神。梳洗澡浴。早坐早行。則勞其力。皆可令人重復發熱。如死灰之復然。爲重復之復。故謂之復。但勞復之熱，乃虛熱之從內發者，雖亦從汗解，然不比外感之邪，可從辛溫發散取汗也。故以枳實梔子豉湯主之。惟女勞復，雖爲勞復之一，而其見證危險，治法迥別，多死不救。所以吳綬謂前人有大病新差，如大水浸牆，水退牆蘇，不可輕犯之喻也。〔喻〕勞復，乃起居作勞，復生餘熱之病。方注作女勞復，大謬。病源候論曰：傷寒病新瘥，津液未復，血氣尙虛，若勞動早，更復成病，故云復也。若言語思慮則勞神，梳頭澡洗則勞力，勞則生熱，熱氣乘虛，還入經絡，故復病也。又大病之後，脾胃尙虛，穀氣未復，若食猪肉、腸、血、肥魚及久膩物，必大下利，醫所不能治也，必至於死。若食餅、餈、黍、飴、餔、炙、膾、棗、栗諸菓脯物，及牢強難消之物，胃氣虛弱，不能消化，必更結熱，適以藥下之，則胃虛冷，大利難禁。不可下之，必死；下之亦危，皆難救也。

枳實梔子湯方〇成本、玉函、子下，有豉字。

枳實三枚，炙　梔子十四箇，擘　豉一升，綿裹

右三味，以清漿水七升，空煮取四升，內枳實梔子，煮取二升，下豉，更煮五六沸，去滓，溫分再服，覆令微似汗。若有宿食者，內大黃如博碁子，五六枚，服之愈。清漿水，千金作酢漿，千金翼同。空煮取四升，玉函作空煎減三升。內大黃，成本作加大黃。子下，成本有大字。無服之愈三字。五六枚，千金、外臺作一枚。

〔成〕勞復，則熱氣浮越，與枳實梔子豉湯以解之。食復則胃有宿積，加大黃以下之。〔汪〕勞復證，以勞則氣上，熱氣浮越於胸中也，故用枳實爲君，以寬中下氣；梔子爲臣，以除虛煩；香豉爲佐，以解勞熱。煮以清漿水者，以差後復病，宜助胃氣也。〔周〕如果虛勞而復，當用補矣，乃立此湯，雖曰勞復，實食復也。何也？新差未必大勞，或偶不愼起居，致食不能消化者有之。若有宿食，竟自過飽矣。故枳實寬中破結，梔子散熱除煩，香豉解虛熱微

汗。合三物之苦寒。主勞傷之復熱也。如多食停滯。因生熱者。必按之痛。宜加大黃去之。快愈之速。使不大耗胃液也。設不知者。以病後不可用。所損多矣。

傷寒類方曰。漿水。即淘米泔水。久貯味酸。爲佳。本草蒙筌曰。漿水造法。炊粟米。熱投冷水中。浸五六日。生白花。色類漿者。醫方祖劑曰。漿水。乃秫米和麯釀成。如酢而淡。字彙曰。漿。米汁也。吳云。清漿水。一名酸漿水。炊粟米。熱投冷水中。浸五六日。味酢。生白花。色類漿。故名。若浸至敗者。害人。其性涼善走。能調中宣氣。通關開胃。解煩渴。化滯物。○案李時珍引嘉謨云。漿水。酢也。誤。

千金方。牟脂煎方後云。碁子大小如方寸匕。又服食門。博碁子。長二寸。方一寸。

傷寒蘊要。枳實梔子湯。治食復勞復。身熱心下痞悶。如有宿食不下。大便秘實。脈中有力者。可加大黃。

內外傷辨惑論。食膏粱之物過多。煩熱悶亂者。亦宜服之。

傷寒差以後。更發熱。小柴胡湯主之。脈浮者。以汗解之。脈沈實【原注】一作緊**者。以下解之。**成本。玉函。熱下有者字。

〔錢〕傷寒既差已後。更發熱者。若病後餘氣作虛熱。固當以柴胡黃芩清解餘熱。以人參補其病後之虛。而以薑棗和之。若復感外邪而發熱。亦屬病後新虛。理宜和解。但察其脈證之有類于半表半裏之少陽者。以小柴胡湯主之。若脈浮則邪盛于表。必有可汗之表證。仍當以汗解之。但病後新虛。不宜用麻黃過汗。使傷衞亡陽。若脈沈實者。沈爲在裏。實則胃實。仍當用下法解之。但衞氣已虛。不宜用承氣峻下。宜消息其虛實。或小承氣。或調胃。或如博碁子之法。隨其輕重。以爲進止可也。〔方〕脈浮。有所重感也。沈脈。飲食失節也。

案喻云。汗下之法。即互上條。汗用枳實梔豉微汗。下用枳實梔豉加大黃微下也。此恐非是。

千金方黃龍湯治傷寒瘥後更頭痛壯熱煩悶方。仲景名小柴胡湯。

大病差後。從腰以下。有水氣者。牡蠣澤瀉散主之。

〔錢〕大病後。若氣虛則頭面皆浮。脾虛則胸腹脹滿。此因大病之後。下焦之氣化失常。濕熱壅滯。膀胱不瀉。水性下流。故但從腰以下。水氣壅積。膝脛足跗。皆腫重也。以未犯中上二焦。中氣未虛。爲有餘之邪。脈必沈數有力。故但用排決之法。而以牡蠣澤瀉散主之。

牡蠣澤瀉散方

牡蠣熬　澤瀉　蜀漆煖水洗去腥　葶藶子熬

商陸根熬　海藻洗去鹹　栝蔞根各等分

右七味。異擣下篩爲散。更於臼中治之。白飲和服方寸匕。日三服。小便利。止後服。成本。葶藶下。無子字。於臼。作入臼。錢本。金鑑。葶藶上有苦字。

〔錢〕牡蠣鹹而走腎。同滲利則下走水道。澤瀉利水入腎。瀉膀胱之火。爲滲濕熱之要藥。栝蔞根解煩渴。而行津液。導腫氣。蜀漆能破其澼。爲驅痰逐水必用之藥。苦葶藶洩氣導腫。去十腫水氣。商陸苦寒。專于行水。治腫滿。小便不利。海藻鹹能潤下。使邪氣自小便出也。〔鑑〕此方施之於形氣實者。其腫可隨愈也。若病後土虛不能制水。腎虛不能行水。則又當別論。慎不可服也。

大病差後。喜唾。久不了了。胸上有寒。當以丸藥溫之。宜理中丸。玉函。成本。胸上。作胃上。玉函。無以丸藥三字。

〔方〕唾口液也。寒以飲言。〔錫〕大病差後喜唾者。脾氣虛寒也。脾之津爲唾。而開竅於口。脾虛不能攝津。故反喜從外竅而出也。久不了了者。氣不清爽也。所以然者。以胃上有寒。故津唾上溢。而不了了也。〔錢〕胃上者胃之上口。賁門也。不用理中湯。而用理中圓者。非取其緩也。因病後餘症。不必用大劑力救。但欲其常服耳。〔周〕理中者。理中焦。利在下焦。已爲非治。今寒在胃上。何宜理中乎。不知痰積膈上者。總胃虛不能健運也。設復以逐飲破滯之藥與之。痰即出矣。獨不慮今日之痰雖去。而明日之痰復積乎。惟溫補其胃。自使陽氣得以展布。而積者去。去者不復積已。

傷寒解後。虛羸少氣。氣逆欲吐。竹葉石膏湯主之。成本。吐下。有者字。

〔汪〕傷寒本是熱病。熱邪所耗。則精液銷鑠。元氣虧損。故其人必虛羸少氣。氣逆欲吐者。氣虛不能消飲。胸中停畜。故上逆而欲作吐也。與竹葉石膏湯。以調胃氣散熱逆。〔錢〕仲景雖未言脈。若察其脈虛數而渴者。當以竹葉石膏湯主之。虛寒者。別當消息也。

竹葉石膏湯方

竹葉二把　石膏一斤　半夏半升洗　麥門冬一升去心

人參二兩〇玉函。成本。作三兩　甘草二兩炙　粳米半升

右七味。以水一斗。煮取六升。去滓。內粳米。煮米熟。湯成去米。溫服一升。日三服。

〔鑑〕是方也，即白虎湯去知母，加人參麥門冬半夏竹葉，以大寒之劑，易爲清補之方，此仲景白虎變方也。〔錢〕竹葉性寒，而止煩熱，石膏入陽明，而清胃熱，半夏蠲飲而止嘔吐，人參補病後之虛，同麥冬，而大添胃中之津液，又恐寒涼損胃，故用甘草和之，而又以粳米，助其胃氣也。

本草序例云，凡云一把者，二兩爲正。

千金方本方，用生薑四兩，外臺秘要文仲療天行表裏虛煩，不可攻者，竹葉湯，本方用石膏一升，人參二兩粳米一升，方後云，此仲景方。

千金竹葉湯，治產後虛渴，少氣力。

於本方，去石膏粳米，加茯苓大棗小麥。

千金月令，主風毒脚氣，多睡，心中悸，石發攻心，口乾方。

於本方，去半夏粳米甘草，加茯苓生薑。

外臺，崔氏療骨蒸，脣乾口燥，欲得飲水，止渴，竹葉飲。

於本方，去石膏，加生薑大棗。

王氏易簡方，既濟湯，治發熱下利者。

於本方，去石膏，加熟附子。

和劑局方，竹葉石膏湯，治傷寒時氣，表裏俱虛，遍身發熱，心胸煩悶，或得汗已解，內無津液，虛羸少氣，胸中煩滿，氣逆欲吐，及諸虛煩熱，並宜服之，諸虛煩熱，與傷寒相似，但不惡寒，身不疼痛，頭亦不痛，脈不緊數，即

不可汗下。宜服此藥。即本方

總病論。竹葉湯。治虛煩病。兼治中暍渴吐逆。而脈滑數者。即本方

直指方。本方。治伏暑內外熱熾。煩燥大渴。

傷寒選錄。竹葉湯。陽明汗多而渴。衄而渴欲水。水入即差後渴。即本方。湯成去滓。入生薑自然汁三匙。再煎一沸服。神効。

證治要訣。熱嗽諸藥不效。竹葉石膏湯。去竹葉。入粳米。少加知母。多加五味杏仁。此必審是伏熱在上焦心肺間者可用。

張氏醫通。上半日嗽多。屬胃中有火。竹葉石膏湯。降泄之。

又脣青有二。若脣與爪甲俱青。而煩渴引飲者。爲熱伏厥陰。竹葉石膏湯。若脣青。厥冷而畏寒。振振欲擗地者。爲寒犯少陰。真武湯。

又夏月感冒吐瀉霍亂。甚則手足厥逆。少氣。脣面爪甲皆青。六脈俱伏。而吐出酸穢。瀉下臭惡。便溺黃赤者。此火伏於厥陰也。爲熱極似陰之候。急作地漿。煎竹葉石膏湯。誤作寒治必死。

夷堅志。袁州天慶觀主首王自正病傷寒。旬餘。四肢乍冷乍熱。頭重氣塞。脣寒面青。累日不能食。勢已甚殆。醫徐生診之曰。脈極虛。是爲陰證。必服桂枝湯乃可。留藥而歸。未及煮。若有語之曰。何故不服竹葉石膏湯。王回顧不見。如是者三。遂買見成藥兩貼。付童使煎。即盡其半。先時頭不能舉。若戴物千斤。倏爾輕清。脣亦漸暖。咽膈通暢。無所礙。悉服之。少頃。汗出如洗。徑就睡。及平旦脫然如常時。自正爲人謹飭。常茹素。與人齋

醮盡誠。故爲神所祐如此。

病人脈已解。而日暮微煩。以病新差。人強與穀。脾胃氣尚弱。不能消穀。故令微煩。損穀則愈。病人。玉函作傷寒。

〔喻〕脈已解者。陰陽和適。其無表裏之邪可知也。日暮微煩者。日中衞氣行陽。其不煩可知也。乃因脾胃氣弱。不能消穀所致。損穀則脾胃漸趨於旺。而自愈矣。注家牽扯日暮爲陽明之王時。故以損穀爲當小下。成注不知此論差後之證。非論六經轉陽明之證也。方注日暮。即內經日西而陽氣已衰之意。所以不能消穀也。損穀當是減損穀食。以休養脾胃。不可引前條宿食例。輕用大黄重傷脾胃也。〔魏〕損其穀數。每食一升者。食七合。食五合者。食三合。俟胃脾漸壯。穀漸增益。亦節飲食防病復之一道也。

玉函經。病後勞復發熱者。麥門冬湯主之。方與金匱要略欬嗽篇所載同。○此條今本遺脱。當是仲景舊文。

跋

先府君櫟蔭先生傷寒論輯義七卷。屬草于享和辛酉。爾後間有補正。將更其稿而遂不果矣。蓋醫經注釋。見存于今者。殆數百家。各立門戶。紛糾不一。先府君蚤既于斯。廣求旁捜。融會而折衷。以誘後進。若其素靈二識。金匱輯義。以屢經手訂。將逐部刊行。特此書未全整次。不敢輕出示人。奈何昊天不弔。奄捐館舍。豈不痛慟哉。元堅不肖。竊謂傷寒論一部。爲文峻潔。義理判於毫芒。寓意淵奧。神思運乎呼吸。所以奪造化之權。而抉天地之秘。自非純思精慮。洞古達今者。不能善讀而善用之矣。嘗攷諸家注釋。成聊攝。順文直解。稍病淺拘。然創闢之功誠偉。能爲來者所矜式。方中行。亦出新裁。非無發揮。然憑其私。顛倒經文。實作之俑。喻嘉言。略本中行。更益端緒。後人何以崇信之至。柯韻伯。學識頗高。最有所見。而猶多臆斷。程郊倩。閑話俚語。失解經之體。至論理精密。殆非諸氏所及。汪苓友。處心平穩。疏通前注。雖未能脫陋習。固與專已守殘。相去懸隔。張隱菴。及令韶。率由舊本。不敢錯易。蓋不蹈時趨者。錢天來。辨訂不遺餘力。然或失太鑿。亦不無膠柱。醫宗金鑑。匯纂之洽。殊爲有益。其刪章改句。無所不至。抑亦妄矣。其他。不過摹倣勦襲。換頭易面而已。要之。皆是莫非沈潛研覈。溯源於仲景者。然意見各出。得失互存。不爲取舍。則無以一學者之聽矣。此即先府君所以撰此書之微意。而至執其瑕疵。一概抹撥者。不欲效尤也。今此書之作。證明文理。討窮義蘊。於諸家注釋。參伍審攷。簸秕糠而揀精粹。正紕繆而補未逮。且就晉唐諸書。勘其異同。旁取從來方說。引申經旨者。以附每條。於是。微言大義。燦然較著。臨證措治之際。左右逢源應變無窮。學者注思于此。則升堂嚌胾。亦何難之有。顧者。門弟子懇求謄錄。而傳寫或致譌謬。仍商之家兄。戮力校讎。以鋟于木。凡五閱月。而功告竣焉。唯其未脫稿。有姑存數說。而未爲決定者。有注文有礙。而未加細辨者。今悉依其舊。讀者當以意逆志耳。嗚呼。先府君之所秘。一旦出而行之。神乎有知。其謂之何。雖然。誠是數十年稽古歷驗之所致。豈可使其流傳不廣。此所以與素靈金匱諸注。並刊問世。永垂不朽也。

文政五年歲在壬午夏四月六日不肖孤元堅謹跋

陳存仁編校

皇漢醫學叢書

傷寒論述義

丹波元堅著

傷寒論述義

提要

本書爲聿修堂叢書之一。丹波元堅所著。採輯傷寒眞義之餘蘊者也。歷來註釋傷寒。恆多想像懸擬。瑕瑜互見。絕少定論。此其先君子之所以著傷寒輯義也。傷寒爲病。有類證、類治、類方。未有不求病之陰陽證之變化。而能判其生死。悉其療法也。於是疎其要。通其異。遂撰述義。以辨陰陽之略。兼變之殊。列條分析。闡發奧旨。後附答問。復辨大例。書成有年。又得數解。更撰補義附錄於末。元堅氏夙承家學。善讀醫經。凡義理之聚訟難決。治術之異同得失。必徵於經。驗於病。攷據精確明晰。無不益於實際。所以元堅之能承家學。撰述義以補輯義之遺蘊也。

傷寒論述義題辭

從來注傷寒家。概是想象懸擬。各師私見。竟無定論。於是先教諭洽搜諸家。衡別是非。著有輯義一書。仍惜緒次僅就。閒欠細辨。元堅童時嘗受講授。柰質鈍不能詳記。及至弱冠。日取輯義讀之。每遇疑竇。念趨庭之無期。未嘗不爲之歔欷嗚咽也。遂乃遵奉遺訓。就至平至易之處。涵泳玩繹者。蓋亦有年矣。以爲前輩有類證。有類治。有類方。未有求病情病機。能加剖判者。故微言大義。往往湮鬱而不明焉。仍不自揣。疏其要通其異。述爲五卷。以擴充輯義之餘意。陰陽之略。兼變之殊。參互攷究。具爲條析。而更設答問數則。以辨其大例。附之卷末。竊恐猶是不過於想象懸擬已。然言必審徵體驗之。諸無稽之說。斷斷乎所不屑爲。則較之浮辭高談。急于誇張者。或切于日用之際歟。因憶先友有軒邨寧熙字世緝者。才敏苦學。深用力此經。多所濬發。亦有志注解。約相與商榷。且序其書。今拙著卸稾。其人已謝。惋歎之餘。遂併書此。

文政丁亥嘉平月丹波元堅纂

傷寒論述義目録

卷五

傷寒論述義卷一

丹波元堅 學

敍述

傷寒論一部。全是性命之書。所以使學者見病知源。是以深切而著明。平易而直達。誠匪有牽紐艱隱之故者也。蓋仲景之旨。先辨定其病。辨病之法。在察脈證。故必就脈證。以定其病。而後治法有由設焉。所謂病者。何也。三陽三陰。是也。熱爲陽。寒爲陰。而表裏虛實。互有不同。則六者之分。於是立焉。所謂脈者。何也。其位。寸口關上尺中趺陽。其體。浮沈遲數緊緩滑濇之類。是也。證者。何也。發熱惡寒。譫語腹滿。下利厥冷之類。是也。脈有常變。證有眞假。故脈證並示。而病之情機盡焉。脈有常變。詳論于卷末答問中。病情字。素問多見。如形之疾病。莫知其情類。情之言猶性。蓋病之寒熱虛實。皆謂之情也。病機字。見本草經。曰。欲療病。先察其源。先候病機。蓋邪之進退消長。勢之緩急劇易。皆謂之機也。程氏以病人之苦喜。指爲病情。柯氏論翼。又論病有名證情機之別。並與此所稱異。所謂治者。何也。汗下涼溫。及刺灸之法。是也。六病之中。自有緩急劇易之不等。故方亦有大小緊慢之不同。以相對治。加之人不能無宿恙相得。醫或誤措。以致變逆者。凡皆隨其脈證。而備之治法。其深切而著明。平易而直達。固既如是。始非有艱隱難知者也。雖然。其書實三代之遺。是以言高而旨邃。苟不逼其義例。則未免乎旨者之擿埴。索塗冥行而已矣。蓋嘗論之。取之岐扁。變而逼之。此名稱之例也。自熱而寒。自表而裏。自實而虛。此篇第之例也。六病各有提綱。而次以細目。又次以本病來路。傳變證候。及誤逆諸態。疑似各病。或舉其正。而承以其奇。或說其輕。而續以其重。有法有案。有戒有論。參互錯綜。縷分條析。此章次之例也。語有主客。辭有詳略。或數條相參。而其義始悉。或一章之中。文互照對。證以方省。方以證略。有理趣明白。不假複述者。有事緒緐雜。須人引伸者。此辭句之例也。四者之例。極爲謹嚴。而俱是莫不深意所存矣。今不憚弇陋。本于輯義之著。按諸四者之例。推究病之情機。以述其大要。始陰陽總述。終差後勞復脈證治法。具爲辨析。顧猶未免注家更定之氣習。然不分其派。無由以達其源。不疏其類。無由以認其別。故務去拘鑿之談。敢從坦明之說。庶通其可通。疑其可疑。耑以擴充家庭之遺教。闡揚性命上之神理矣。後之讀者。或由此入手。其於臨病處療之方。未必無小補云。是書之作。以辨全經大義爲主。故每病每證。不必具列各章。特舉其梗概。以俟人隅反。蓋敘大綱。則用大書。而其所以爲說。及援據諸說。則夾注其下。要旨不過於述輯義之餘意。則輯義既載者。亦不復錄出。如撰述之例。更有二端。一發輯義之覆。輯義固主愼重。故於情機傳變之委。前人說不具者。大抵缺而不論。今鑽研經旨。覈核事理。略加辨訂。以爲紹續。一酌諸家之中。輯義所引諸說。或一條而異同兼臚。或數條而前後異其義。今則參互涵泳。歸之於畫一。一補輯義之遺。前輩確說。及諸家擴充經旨者。或有漏落。略取附之。唯拙著別有傷寒廣要。故彼之所採入。玆不復贅。要之仲景之書。理無不該。學者如飮河之鼠。各充其量。此輯義之著。亦所以不厭廣蒐。今斯書。則僅述一隅。所見特隘。然既博矣。從而約之。固亦爲學之方。覽者幸恕僭越之罪而可也。〇按諸注家。如尤怡傷寒論貫珠集。黄元御傷寒懸解。長沙藥解。俱出于先教諭下世之後。尤書穩實。間有發明。黄書僻謬。殊少可取。又近世有熊壽試集注。又郭雍傷寒補亡論。輯義從汪氏轉引。而近日有吳舶新齎本。今亦採入。至如皇國注家。則指不遑僂。輯義一概不引。嫌蕪雜也。愚亦甚厭讀。姑取一二部。略摘錄之已。〇郭氏曰。問云。傷寒何以謂之卒病。雍云。無是說也。仲景敍論云。爲傷寒雜病論合十六卷。而標其目者。誤書爲卒病。後學因之。乃謂六七日生死人。故謂之卒病。此說非也。古之傳書怠墮者。因於字畫多。省偏旁書字。或合二字爲一。故書雜爲卆。或再省爲卒。今書卒病。則雜病字也。漢劉向校中祕書。有以趙爲肖。以齊爲立之說。皆從省文。而至於此。與雜病之書卒病無以異。今存傷寒論十卷。雜病論亡矣。郭此說甚是。但末句有礙。〇家丹州公醫心方。引養生要集。有高平王熙叔和曰語。據此。叔和名熙。以字行也。先友山本讓當有此說。實爲前人之所未言及。仍附拈之。

陰陽總述

蓋欲明仲景陰陽之義。必先審素問熱論之旨。三陽三陰之目所由出也。夫三陽三陰之目。雖取之於彼。而其義則自有不同矣。故學者胸次必先了然于此。而始可讀仲景書耳。攷熱論。黄帝以熱病起問。而岐伯對以人之傷於寒也。則爲病熱。是言人眞傷於寒氣。而陽氣怫結。因爲熱證也。曰。傷寒一日。巨陽受之。故頭項痛。腰脊痛云云。是據經絡爲分。以爲三陽經循外。三陰經循內。故表熱證爲三陽。裏熱證爲三陰。而以表裏均熱爲兩感。如所定日期。略示淺深次序耳。故曰。其未滿三日者。可汗而已。其滿三日者。可泄而已。可以見也。要之。素問之義。止是熱病。與仲景之寒熱兼該者。判然兩途矣。素問仲景之異。從來注家。分辨不清。往往牽混。遂至徒分頭緒。乏無統紀。故茲首辨之。王氏溯洄集曰。夫素問謂人傷於寒。則爲病熱者。言常而不言變也。仲景謂或熱或寒。而不一者。備常與變。而弗遺也。仲景蓋言古人之所未言。大有功於古人者。雖欲偏廢可乎。程氏後條辨贅餘曰。素問之六經。是一病共具之六經。仲景之六經。是異病分布之六經。素問之六經。是因熱病。而原及六經。仲景之六經。是設六經。以該盡兼病。二家之言。特得其要。又中西惟忠。山田正珍。亦並有辨。稍確。

仲景所謂陰陽也者。寒熱之謂也。曰病有發熱惡寒者。發於陽也。有無熱惡寒者。發於陰也。此則全經之大旨。其發熱無熱。是病熱病寒之明徵也。但其章本爲邪之初犯。分表熱表寒之異而設。此章之義。溯洄集始發其蘊。程錢諸家。皆根據之。然繇是推求。則諸般疾證。皆自歷然矣。原夫其所以爲熱爲寒之理。固不以所受之地位。注家以陽經陰經爲說。欠妥。亦非所感之邪。有寒與熱也。互見卷末答問。宜併攷。蓋人不論強弱。必有一罅隙。而邪乃乘入之。罅隙者何。或勞汗取涼。或衣被失宜。或食餞入房出浴之等。凡一時適有表開。皆是也。評熱病論曰。邪之所湊。其氣必虛。是言氣所虛處。邪氣得湊。百病始生篇曰。風雨寒熱。不得虛。邪不獨傷人。所謂虛者。言虛邪之風。與身形之虛。又楊上善太素注曰。風氣之邪。得之因者。或因飢虛。或因復用力。腠理開發。風入毛腠。洒然而寒。腠理閉塞。內壅熱悶。皆可以證矣。又內藤希哲。山田宗俊。亦嘗論之。欠精切。仍不錄。其既乘入也。隨其人陽氣之盛衰化而爲病。於是有寒熱之分焉。虛家有陰虛陽盛者。實人亦有內寒者。蓋陰陽盛衰之機。不可一例而言。學者宜精思。陽盛之人。邪從陽化。以爲表熱。此發於陽之義也。詳述于太陽病中。陽衰之人。邪從陰化。以爲表寒。此發於陰之義也。詳于少陰中。發於陽者。其陽甚盛。與邪相搏。則傳爲裏熱。詳于少陽陽明中。如胃氣素弱。爲邪所奪。或內有久冷。則變爲裏寒。詳于太陰少陰中。發於陰者。其陽甚衰。不與邪抗。則傳爲裏寒。詳于少陰中。如本有伏陽。更能撐持。則變爲裏熱。亦詳于少陰。此陰陽之要。受病之略也。經曰。邪氣盛則實。精氣奪則虛。其義可見也。經者。素問通評虛實論也。先敎諭嘗有詳解。今愚此說實本于其意云。從前諸家。閒有論及于此者。雖或不無疵。然宜以爲據。仍表出于左。龐氏曰。凡人稟氣各有盛衰。宿病各有寒熱。因傷寒蒸起宿疾。更不在感異氣而變者。假令素有寒者。多變陽虛陰盛之疾。或變陰毒也。素有熱者。多變陽盛陰虛之疾。或變陽毒也。（此說已括應要中。然論病因人而化者。實以龐氏爲藍本。故又列于茲。）程氏曰。人之府藏。不但各有虛實寒熱之不等。而虛實寒熱中。更有剛柔強脆之不等。風寒固不擇而施。府藏則隨材各得。柯氏曰。夫病寒熱。當審其人陰陽之盛衰。不得拘天氣之寒熱。必因其人陰陽之多少。元氣之虛實。不全憑時令之陰陽爲轉移也。金鑑曰。六氣之邪。感人雖同。人受之而生病各異者。何也。蓋以人之形有厚薄。氣有盛衰。藏有寒熱。所受之邪。每從其人之藏氣而化。故生病各異也。是以或從虛化。或從實化。或從寒化。或從熱化。譬諸水火。水盛則火滅。火盛則水耗。物盛從化。理固然也。誠知乎此。又何疑乎陽邪傳裏。變寒化熱。而遂以爲奇耶。又軒邨曰。靈樞五變篇所論。能盡受邪之理云。黃帝曰。一時遇風。同時得病。其病各異。願聞其故。少俞曰。善乎哉問。請論以比匠人。匠人磨斧斤礪刀。削斲材木。木之陰陽。尚有堅脆。堅者不入。脆者皮弛。至其交節。而缺斤斧焉。夫一木之中。堅脆不同。堅者則剛。脆者易傷。況其材木之不同。皮之厚薄。汁之多少。而各異耶。云云。是也。軒又曰。宋人有陽藏人陰藏人語。就其人體質而爲言。蓋陽藏人感邪。則爲熱證。陰藏人感邪。則爲寒證也。愚謂軒說並是。又陶隱居曰。邪氣之傷人。最爲深重。經絡旣受此氣。傳入藏府。隨其虛實冷熱。結以成病。亦足以發焉。

寒熱者。病之情也。病有所在部位。人有體氣強弱。故表裏虛實相配。以爲三陽三陰。而證狀機變。於是乎無不出于此。表者。軀殼之分是也。裏者。胃府是也。中西惟忠曰。胃者。津液之原。有生之本也。飲食之入。與前後之出。顯然可度之於外。而察內之所病矣。愚又謂陽氣之盛衰。必驗之胃。而倉廩之官。邪最易陷入。且外感之病。倘傷及藏。則非藥之所能治。皆是仲景之所以專主胃腑也。虛者。無形之名。氣虧之義。實者。有形之名。氣盈之義。蓋陽盛則熱。故實證多熱。火熱炎上。故表證多熱。陽衰則寒。故寒證多虛。水勢沈下。故寒證多裏。然事不可以一定。故熱亦有裏有虛。寒亦有表有實。此所以分而爲六也。太陽病者。表熱證也。少陽病者。半表半裏熱證也。此二者未藉物爲結。然其體氣則實矣。陽明病者。裏熱實證也。太陰病者。裏寒實證也。少陰病者。表裏虛寒證也。而更有等差。厥陰病者。裏虛而寒熱相錯證也。此三陽三陰之梗概也。表裏俱有寒熱。但半表半裏。有熱證而無寒證。蓋寒是涸下之氣。非可羈留隙地。其理不待辨也。如諸家所說。一係經絡藏府之義。愚豈求異前輩。姑據所見。以俟後之識者爾。攷諸家說。皆主經絡藏府。而各有異同。今摘其略。成氏以太陽爲表。陽明爲胃。少陽爲半表半裏。太陰爲陽邪傳裏。少陰邪氣傳裏深。厥陰熱已深。方氏以太陽爲皮膚。陽明爲肌肉。少陽爲軀殼之內。藏府之外。而三陰唯配各藏。張志聰及錫駒。則以盧之頤爲原。牽合氣化之說。程氏則以爲六經實卽表裏府藏之別名。汪氏則謂仲景之意。一同內經。則以諸寒證。自爲一書。柯氏則據素問皮部論。強立辨別。魏氏則以陽爲表。陰爲裏。而稱太陰裏中之表。少陰裏中之半表裏。厥陰裏中之裏。（表裏中更分表裏。劉完素保命集。旣有其說。）尤氏則三陽必分經腑。而三陰必分經臟寒熱。如夫皇國諸注。則擯斥經絡藏府。專主病位。然其說多出虛揣。殊少實效。要之三陽病從有定論。至三陰病。則各注殊見。未見有確核之說矣。

仲景之命病。本有定名。然亦有彼此更稱而示人以不可拘執者。曰。傷寒六七日。無大熱。其人躁煩者。此爲陽去入陰故也。曰。傷寒三日。三陽爲盡。三陰當受邪云云。此所謂陰陽。就熱證中。標表與裏者也。曰。病發於陽。而反下之。熱入因作結胸。病發於陰。而反下之。因作痞也。此所謂陰陽。於太陽中。標虛與實者也。蓋虛實表裏。以配陰陽。則表爲陽。裏爲陰。實爲陽。虛爲陰。然經中陽病亦有裏。陰病亦有表有實。則不可據以解篇題陰陽之稱。至於經絡藏府之言。經中間或及之。然本自別義。非全經之旨。閔氏釋行經等義。與輯義所舉諸說相發。文繁不錄。宜參攷。軒邨曰。經中經字。皆當爲表字看。猶指裏爲藏。亦可備一說也。方氏曰。六經之經。與經絡之經不同。猶儒家六經之經。猶言部也。程氏曰。經則猶言界也。又曰。經。猶言常也。柯氏曰。仲景之六經。是經略之經。而非經絡之經。是謂本經中。無六經字。則諸說殊爲贅疣。經絡藏府。非全經之旨。卷末答問有辨。唯以寒熱定陰陽。則觸處朗然。無不貫通也。

成氏注傷寒例。若或差遲。病即傳變。曰傳。有常也。傳爲循經而傳。如太陽傳陽明是也。變爲不常之變。如陽證變陰證是也。蓋三陽三陰之次第。陽則自表而裏。陰則自實而虛。寒極而熱。此其概也。病機不一。難得定論。然今原之經旨。如三陽病。自太陽而少陽。而陽明。陽明無所復傳。又有太陽直傳陽明者。至陽變爲陰。則有太陽變太陰者。有太陽變少陰者。有少陽變太陰或少陰或厥陰者。如三陰病。太陰之實。變爲少陰之虛。少陰自有直中。少陰之寒極爲厥陰之燥熱。至陰變陽。則有太陰變爲陽明者。有少陰變諸陽證者。如三陰將愈。必須寒去陽旺耳。此傳變之略也。如其委曲。次卷悉之矣。詳前輩傳變諸說。唯王履稍得其要。然立言猶不免有病。他湊合內經。或論再傳之義。或立傳手不傳足之說。或分循經越經等目。或爲陰證不傳變之說。皆現與仲景之旨背馳矣。至如方氏三綱傳變之說。則印定後人眼目。其害最甚。夫病自表而裏。自裏而表。自實而虛。自虛而實。自熱而寒。自寒而熱。有如壞敗。有如兼挾。千態萬狀。不可端倪。然其情機。則實不能出于三陽三陰範圍之外也已矣。

傷寒論述義卷二

丹波元堅　學

述太陽病

太陽病者。表熱證是也。蓋邪之初感。必先犯表。則正氣不暢。併而爲熱。山田正珍注提綱曰。頭項強痛。謂頭痛項強。瓜蒂散條云。病如桂枝證。頭不痛項不強。可以徵焉。此條統論中風傷寒。故啻云脈浮。而不分緊與緩也。惡寒亦兼惡風言。惡風輕。惡寒重。舍輕取重。所謂舉大而小從者也。其不言發熱者。以有或已發熱或未發熱之異也。此說爲是。此病大端有二。一則其人腠理素疎者。倘被邪客。其表愈開。邪不內迫。徒泛漫肌肉。故衞特受傷。觀衞氣不與營氣和諧。及營弱衞強等語。則中風之邪。不著營分也明矣。是屬表虛。虛者。疎洩之義。非虛乏之虛。所謂名爲中風者矣。治以桂枝湯。調和營衞而汗解之。尤怡醫學讀書記曰。傷寒發熱者。陽氣被鬱而不伸也。中風發熱者。陽氣被引而外浮也。鬱者必發之。浮者不徒解散而已。此桂枝湯。所以兼陰陽通合散爲劑也。一則其人腠理素緻者。邪正相搏。更致緊閉。遂迫骨節。故營衞俱傷。觀營衞俱病。骨節煩疼條。則傷寒之邪。亦傷衞分也明矣。是屬表實。實者。緊閉之義。非結實之實。所謂名爲傷寒者矣。尤氏曰。不言無汗者。以脈緊該之也。治以麻黃湯發洩鬱陽而汗解之。麻黃爲汗藥中之最烈者。金匱苓甘五味加薑辛半杏湯條曰。麻黃發其陽。蓋發陽二字。實盡其功用。不待李時珍發散肺經火鬱之說也。其得桂枝。而發表更銳者。猶大黃之於芒硝耳。金匱又曰。其人形腫者。加杏人主之。其證應內麻黃。以其人遂痺。故不內之。據此。杏人之與麻黃。唯有緊慢之別。而其開鬱則稍均。不特爲治喘而用也。且此方之妙。固在單捷。所以不用薑棗等品。柯氏說雖密。至大青龍而不通矣。此其分也。詳此二證。成氏主風寒營衞相配之說。爾來諸家。無復異議。迄至柯氏。辨駁殆盡。而張志聰實闢其端。說見集注凡例。及侶山堂類辯。惜語焉未詳耳。尤氏曰。邪氣之來。自皮毛而入肌肉。無論中風傷寒。未有不及於衞者。

其甚者。乃弁傷于營耳。郭白雲所謂涉衞中營者。是也。亦爲明確。今攷郭氏猶分風寒。然其言頗精。仍拈于左。曰。問曰。太陽一經。何其或有汗。或無汗也。雍曰。繫乎營衞之氣也。營行脈中。衞行脈外。亦以內外和諧。而後可行也。風邪之氣。中淺則中衞。中衞則衞強。衞強不與營相屬。其慓悍之氣。隨空隙而外出。則爲汗矣。故有汗者。衞氣遇毛孔而出者也。寒邪中深。則涉衞中營。二氣俱受病。無一強一弱之證。寒邪營衞。相結而不行。則衞氣無自而出。必用藥發其汗。然後邪去而營衞復通。故雖一經有有汗無汗二證。亦有桂枝解表。麻黃發汗之治法不同也。○桂麻二湯。其證不一。今僅舉大較。後柴胡承氣等類。皆准此。

就中輕重更有等差。有表虛經日不愈以致邪鬱者。有表虛重一等。血氣俱乏之者。有表虛重一等。邪著筋脈者。有表實輕一等。邪著筋脈者。有表實重一等。熱勢更甚者。大抵隨其人強弱爲異。今具論于左。仲景既以風寒爲表虛實之目。而更有表虛冒傷寒。有表實冒中風。蓋是互文見意。在使人不實講邪氣。故今所區分。一就其證。以虛實爲等。至冒頭之義。則卷末答問中詳之矣。

○方氏以桂麻青龍三證。爲太陽三綱。諸家多沿其誤。特柯氏極排斥之。更有明辨。今摘出之。以備于攷。曰。按許叔微云。桂枝治中風。麻黃治傷寒。大青龍治中風見寒脈。傷寒見風脈。三者如鼎立。此方氏三大綱所由來。而大青龍之證治。自此不明於世矣。不知仲景治表。只在麻桂二法。麻黃治表實。桂枝治表虛。方治在虛實上分。不在風寒上分也。蓋風寒二證。俱有虛實。俱有淺深。俱有營衞。大法又在虛實上分淺深。並不在風寒上分營衞也。夫有汗爲表虛。立桂枝湯。治有汗之風寒。而更有加桂。去桂。加芍。及加附子。人參。厚朴杏人。茯苓白朮。大黃。龍骨牡蠣等劑。皆是桂枝湯之變局。因表虛中更有內虛內實淺深之不同。故加減法亦種種不一耳。以無汗爲表實。而立麻黃湯。治無汗之風寒。然表實中亦有夾寒夾暑內寒內熱之不同。故以麻黃爲主。而加減者。若葛根湯。大小青龍。麻黃附子細辛甘草。麻黃杏人甘草石膏。麻黃連翹赤豆等劑。皆麻黃湯之變局。因表實中亦各有內外寒熱淺深之殊也。葛根湯。因肌肉津液不足。而加葛根。大青龍。因內熱煩躁。而加石膏。小青龍。以乾嘔而欬。而加半夏細辛乾薑。麻黃附子細辛二方。以脈沈而加附子。若連翹赤豆梓皮。經熱發黃而加。諸劑皆因表實。從麻黃湯加減。何得獨推大青龍爲鼎立耶。蓋中風傷寒。各有淺深。或因人之強弱而異。地之高下而異。時之乖和而異。以上柯說。攷千金翼方曰。尋方之大意。不過三種。一則桂枝。二則麻黃。三則青龍。此之三方。凡療傷寒。不出之也。然則三綱之說。自孫氏作其偏。而如方氏實本于朱氏成氏之言。今柯氏歸咎于許氏。不檢之甚矣。又按大青龍條。外臺所引。中風見傷寒脈者可服之者。恐王氏斷章取義。非唐時舊本有此文也。

有表虛經日不愈以致邪鬱者。何桂枝麻黃各半湯。桂枝二麻黃一湯。桂枝二越婢一湯證是也。其證輕重不均。故有三方之設焉。蓋桂枝證。失汗數日。邪鬱肌肉。故熱多寒少。其滯稍深。故如瘧狀。發作有時。但本是表虛。故有嫌麻葛之發。今則鬱甚。有桂枝之力。不能及者。是以酌量麻桂二方。言日二三發者。其邪稍重。言日再發者。其邪稍輕。不言發數者。其邪尤重。且桂枝二越婢一。其力緊。桂二麻一。其力慢。桂麻各半。在緊慢之間矣。此三條。其意互發。各半湯。其證特審。他二條。則文甚略矣。蓋各半湯條。八九日者。約略言之之辭。而二條亦冒之。發熱惡寒。熱多寒少。三證疊言。而麻一湯。省寒熱。但言如瘧狀。越婢一湯。言寒熱。而省如瘧狀。其人不嘔。清便自可。亦二條所蘊。如瘧狀。疑于少陽證。故別以不嘔。熱多疑于陽明證。故別以清便自可。欲自可之欲字。當從玉函芟去爲是。一日二三度發。與脈微緩者。文勢一串。故似爲愈候。然照麻一湯。實是表鬱所致。宜接面色反有熱色者看。孜面赤證。參二陽併病。面色緣緣正赤。及陽明病面合赤色。當是表鬱兼裏熱者使然。今但表鬱而有之。故下一反字。不得小汗出者。言得病以來。未曾小小發汗。故致此表鬱。且身癢也。更發汗更吐更下。三更字。當與反字同義。桂二麻一湯證。嘗經大汗。亦是失治。然幸無亡陽之變。亦不轉屬陽明。猶纏滯表分。累日不解。但以其既汗。比之二證。則其鬱爲輕。龐氏於脈洪大下。補證候不改四字。與玉函但字。其義相發。桂二越婢一湯證。其熱最重。猶麻黃之有大青龍。假石膏之力。以越散鬱陽。脈微弱者不可發汗者。蓋戒此方之不可輕用。與各半湯之脈微而惡寒。大青龍之脈微弱同例。乃係倒筆法。但此條文甚約。故諸家不察及。特中西惟忠注。稍爲近之。惜猶欠明暢。要之此三條。從未見確解。如方氏以爲兩傷輕證。尤屬錯謬。唯內臺方議各半湯下曰。桂枝湯治表虛。麻黃湯治表實。二者均曰解表。霄壤之異也。今此二方。合而用之者。乃解其表不虛不實者也。八九日不已。反如瘧狀者。乃先發表不盡。微滯於經。而不得出。故一日二三度發也。斯說殊妥。然猶未爲精審。今以經釋經。非敢好異也。唐不巖對論二方云。總是一太陽病。病與時日。有淺與深。脈與形證。有應與否。權衡劑量。不失銖黍。於此見古人立方之妙。此言爲然。

有表虛重一等。血氣俱乏之者。何。傷寒脈浮。自汗出。小便數。心煩。微惡寒。脚攣急。是也。此證不啻表疎。其人陽津素少。故雖桂枝本湯。猶過其當。蓋與少陰直中。稍相近似。而不比彼之寒盛。故雖經誤汗。僅須甘薑。而陽回之後。或變胃燥。若其重誤治。則變爲純陰證也。此條本證。次條擬以桂枝增桂加附子者。殊不無疑。何以言之。夫既爲附子所宜。則誤汗便厥之際。不得不徑與四逆。而僅用單味小方。竊恐萬無其理。蓋自汗出。小便數。心煩等證。與傷寒二三日。心中悸而煩。稍同其情。而係從前虛乏。爲邪凌虐者。則亦是小建中所主也。柯氏於未發汗之前。擬以芍藥甘草湯。尤氏謂此桂枝證。然陰虛而裏熱。當以甘辛攻表。而以甘寒顧裏。乃反與桂枝湯。治表而遺裏。宜其得之而便厥也。二氏之說。亦有所見矣。尤氏於次條曰。中間語意。殊無倫次。此豈後人之文耶。舒氏亦曰。此條說出許多無益之語。何所用之。吾不能曲爲之解也。並本于柯氏之删也。○趙氏論本條用藥之意曰。以上用藥次第。先熱後寒。先補後瀉。似逆而實順。非仲景之妙。孰能至是哉。後之學者。可不以此爲法。推廣而應變。張卿子曰。此條。見傷寒隨證用藥。如轉圜法也。先教諭亦曰。金匱欬嗽。小青龍下巳之後。叙證五變。應變加減。其意殆與此條同。示人以隨變之法也。趙言。出汪氏選錄。頗爲辨嚴。文辭不具錄。

桂麻各半湯之脈微而惡寒。桂枝二越婢一湯之脈微弱。大青龍湯之脈微弱汗出惡風。蓋此類證也。

有表虛重一等。邪著筋脈者。何桂枝加葛根湯證是也。其證一與桂枝同。啻項背強几几爲異。項背者大筋之所束。其几几然。即是邪著筋脈之徵。所以加葛根也。提綱既言頭項強痛。則桂枝證。本有項強。然未及背。且不几几然也。几几。王氏據赤鳥几几爲解。近來焦循撰毛詩補疏。亦有其說。然作短羽鳥釋者。於拘強之義。固爲纔著。二家所辨。今不敢從。反汗出之反字。對葛根湯證言。蓋邪著筋脈。稍屬緊閉。宜以無汗爲正。今表疎人。而邪著筋脈。故於汗出。下一反字矣。煑法去上沫二字宜刪。是後人因方中有麻黃。而誤添者。陶隱居稱麻黃不掠去其沫。令人煩。又葛根芩連湯。無此字面。可以互徵。○上節證。與此節證。俱爲表虛里一等。但彼則病近于虛。此則病近于實。又此證。宜次于各半湯等證前。今列于此者。在使人與葛根湯證。相對看耳。

有表實輕一等。邪著筋脈者。何葛根湯證是也。蓋其人表氣稍實。必須麻黃之發。然邪未迫骨節。而猶著筋脈。是病在桂麻二證之間。故酌量二湯以爲之治也。葛根。柯氏說極當。然以爲有和裏之功者。殆不然。蓋爲發表中之涼藥。故能生津液。而舒筋脈也。本草。圖經云。張仲景治傷寒。有葛根及加半夏。葛根黃芩黃連湯。以其主大熱解肌開腠理故也。

有表實重

一等熱勢加甚者。何。大青龍湯證是也。其候一與麻黃證相同。不言喘者。蓋省文也。但煩躁爲彼所無。徐大椿曰。凡辨證必於獨異處著眼。是。山田正珍曰。不汗出。言雖服麻黃。而不汗出。與無汗有別。存攷。此表熱極鬱。內氣不能宣達。則有麻黃湯力不能及。故加石膏之涼。藉以發越之。此證惡寒而無渴。可知非裏有熱者。石膏雖專治裏。倘與麻黃配用。則相藉以走表分。而散其壅鬱。如越婢湯。亦爲然。要此湯證。於太陽中。病爲最重。故不得不倍用麻黃。唯其熱極鬱甚。單用麻桂。必有兩陽相格之虞。故佐以石膏。則鬱開熱潰。作汗而解。蓋龍升雨降之妙。在溫涼相侔處。柯氏所解。迥勝前注。然猶未爲盡。尤氏醫學讀書記曰。大青龍。治風寒外壅。而閉熱于經者。夫熱鬱於經。而不用石膏。汗爲熱隔。寧有能發之者乎。此說本于王文祿。而殊爲協當。又吳人駒云。發散表邪。皆以石膏同用者。蓋石膏其性寒。寒能勝熱。其味薄。薄能走表。非若芩連之輩。性寒味苦而厚。不能外達也。此說亦得。○按元和紀用經。陽粉散。謂病當發汗。而汗不止。不止則亡陽。當溫撲之。用麻黃。藁本。白芷。米粉。末之。以粉止身汗。疑是龐氏諸家之所本也。又三國志華佗傳注。稱有婦人長病經年。世謂寒熱注病者。佗用寒水汲灌。滿百灌。佗乃使然火溫牀厚覆。良久汗洽出。著粉汗燥便愈。然則漢時神醫。多用粉法。而未知兩夫子之方果是相同否。○復服汗多者。表陽虛。故惡風。裏陽虛。故煩躁不得眠。汪氏以爲邪熱未除。恐不然。如脈浮緩。身不疼。但重者。其機異而其情同者也。蓋邪迫骨節。故脈緊身疼痛。今邪不迫。故脈緩身不疼。然身重而兼見前條諸候。則知是均屬表鬱。但脈緩身重。疑于少陰之脈遲身重。故徵以乍有輕時。更云無少陰證者。而示精心體察。不可輕試之戒。又麻黃湯證。亦必有邪不緊迫與此同機者。可推而知也。以上太陽病要領也。此他得病之初。有所挾者。有停飲相觸。治兼驅利者。如喘家。及小青龍湯證之類。有素稟虛弱。不可徑汗者。如小建中湯。及尺中遲。咽喉乾燥等諸證之類。又有風溼相搏者。並類列于後卷中矣。至其傳變。則裏之受病。皆無不自表。故其類不一。或傳少陽。或直傳陽明。或直變太陰。或直變少陰。以上傳變。皆有明文。蓋本病變爲陰者。必多自桂枝證。其理何也。既是表疎。比之表實者。陽氣稍弱。故其重一等者。或須溫養。則其易變爲陰也。明矣。但少陰直中。非經太陽者。而厥陰。則病之所極。蓋不自此遽變也。並是玩經文而自知。更有醫藥誤投。及宿病相觸。而變爲諸證者。其緒甚繁。今亦類列于後卷云。方氏以來。立太陽三綱之說。以諸變證。原其來路。分隸于桂麻青龍三等。然仲景之意。蓋不若是其幾也。且姑舉一證言之。如太陽中篇。眞武湯證。或自桂枝證。汗之如水流離。或自桂枝證。誤用麻黃。或自麻黃證。誤用青龍。諸般過汗。皆能變此。有一定乎。如方氏諸輩。專持偏見。以繩縛聖法。其害殆不爲尠。學者宜勿被眩惑焉。

述少陽病

少陽篇在陽明後。戴氏證治要訣。嘗有疑詞。而未覈。喩氏則曰。陽明去路。必趣少陽。最屬牽強。愚亦嘗疑篇次爲後人改。以今觀之。殊覺不然。

蓋少陽病。仲景以爲半表裏之目。而其證與治。旣拈于太陽篇。纖悉無遺。唯其名。則取之內經。是以更摘其概。猶列之陽明之後。殆存半之意云爾。今此述。先之於陽明者。在使人易知傳變之敍已。

少陽病者。半表半裏熱證是也。半表半裏者。即表裏之分界。其稱蓋昉自成氏。曰。病有在表者。有在裏者。有在表裏之閒者。此邪氣在表裏之閒。謂之半表半裏證。方氏演之曰。少陽者。邪過肌肉而又進。則又到軀殼之內。藏府之外。所謂半表半裏也。半。不也。不表不裏者。隙地也。柯氏意亦同。並是。如程氏分半表與半裏爲說。恐失之鑿矣。○太陽下篇第二十一條曰。必有表復有裏也。又曰。此爲半在裏半在外也。蓋所謂表與外者。俱指少陽。非太陽之謂。故與小柴胡湯。所謂裏者。即言陽明。故曰大便鞕。曰設不了了者。得屎而解。可知其與不表不裏。自異其義。柴胡加芒消湯條。陽明中風條。外字。並言少陽。亦可互證。前注於彼條。不敢剖析。仍附辨于此。其來路必自太陽。而不問中風傷寒矣。蓋其病。邪氣不藉物而結。但其人陽盛。故邪正相持。熱留脅下。半表半裏之地。蓋專係脅下。而連及胸脅。曰。血弱氣盡。腠理開。邪氣因入。與正氣相搏。結於脅下。曰。胸脅苦滿。曰。脅下鞕滿。曰。胸滿脅痛之類。可以見也。且成氏曰。邪氣自表傳裏。必先自胸膈。已次經心脅而入胃。然則邪之離表未入胃者。必客胸脅也明矣。其證既無表候。亦非裏實。故不過口苦咽乾目眩。往來寒熱。正氣爲邪斂束而惡寒。邪氣與正相搏而熱。邪氣遂不能服正氣。正氣亦不能逐邪氣。更互分爭。此往來寒熱之機也。胸脅苦滿。苦滿者。言如有物塡滿。而苦惱難忍。此病人自覺之情。非外側所得。金匱。有苦喘。苦重。苦痛。苦冒等文。其義相同。其云胸滿。云胸脅滿。俱省文也。或謂滿。懣通。果然則胸懣與心煩何別。且脅而云懣。意義可通。其說難從。嘿嘿不欲飲食。軒邨曰。嘿嘿者。不欲飲食貌。猶鬱鬱微煩之例。厥陰篇亦云。嘿嘿不欲食。心煩煩。熱悶也。詳開于兼變熱鬱中。喜嘔等。其脈亦不數不大而弦。本篇第三條云。傷寒脈弦細。所謂細者。緊細之細。非微細之細。金匱曰。瘧脈自弦。亦相互發。又陶華六書。有以浮中沈三法。候邪淺深法。以中屬少陽。皆爲邪客隙地之驗。是以汗吐下俱在所禁。而白虎之寒。藥力過重。其唯小柴胡湯。以清解之。實爲正對矣。此湯之意。明理論所釋稍當。今更詳之。柴胡爲物。固非芩連之寒。亦非麻葛之發。然其性微寒。而能豁壅鬱。故於淸解少陽。適然相應。但其力稍緩。故佐以黃芩。其喜嘔者。似是飲證。然胃氣不安。則柴芩不得擅其力。是所以用半夏生薑也。人參動輒住邪。故前輩或去不用。或曰。旣與柴芩相配。且去滓再煎。則性味混和。啻能助胃。而不敢擱補。即七味相藉。以爲少陽正方。此言似合理。徐氏曰。兼半夏生薑。有飲而嘔逆也。兼參甘棗。而調其陰陽。小柴胡得擅和解之功。實賴此也。斯說亦妥。又本湯。成氏以來。稱爲和解。然經中曰和日解。所指不一。且無謂此方爲和解者。此蓋爲清劑中之和者。若專稱和解。恐不允當。但相沿既久。難得改易爾。錢氏曰。雖後人之補中益氣湯。及逍遙散之類。其升發淸陽。開解鬱結之義。亦皆不離小柴胡之旨也。信然。又金鑑。辨世俗濫用此方之弊。楊士瀛嘗有其說。既拈于拙著廣要中。宜參。邪毒增劇。耳聾目赤者。此爲少陽中風。少陽中風。注家概謂爲太陽中風傳來者。然中風之名。經無定例。且病至兩耳無所聞目赤。則明是表既解。而少陽之邪增劇。熱氣上熏者。較之柴胡正證。其病更加一層。近今此證甚多。必併用黃連解毒。方爲合轍。蓋以風爲陽。故又以爲熱盛之稱乎。

如其兼表未解者。其等有三。病勢加進。兼裏實有三等。具列如左。

兼表未解者。其等有三。何。其一。小柴胡條。所謂或不渴。身有微熱。及傷寒四五日。身熱惡風。是也。此表證既輕。將併少陽。故不別須汗藥也。其一。柴胡桂枝湯證。是也。此太少二病。輕重相均。故治取雙解。柯氏謂表證微。是。蓋微嘔。少陽證亦微。其一。柴胡桂枝乾薑湯證。是也。此以嘗經錯治。邪氣未解。而更津液不足者也。互見飲邪併結中。當參。

病勢加進。兼裏實者。亦有三等。何。其一。大柴胡湯證是也。此小柴胡證。而邪熱壅實。既併陽明。故清解中。兼以疎裏。此湯之證。最多有之。不必拘下後。軒熙曰。過經。猶言過表。存攷。心下急。急字無明解。柯氏曰。急者。滿也。猶不了。
攷急是緩之對。蓋謂有物窘迫之勢。非拘急之謂。李氏脾胃論曰。裏急者。腹中不寬快。是也。蓋
所謂不寬快者。以釋裏急。則未爲當。而於心下急。則其義甚襯。桃核承氣條。少腹急結之急。亦
同義也。此方芍藥。蓋取之逼壅。宜參後桂枝加芍藥湯。○陶氏本草序例曰。枳實若干枚者。去穰
畢。以一分準二枚。據此。此方枳實四枚。準今一分七釐七豪六絲。比他藥殊輕。大小承氣。枳實
梔子湯。並稱幾枚。而其舉分量者。麻人丸則半斤。四逆散則各十分。仍知仲景用枳實。本不甚輕。
陶說可疑。○此方再煎。其義難晰。俟攷。

其一。柴胡加芒消湯證是也。此其壅實稍輕於前證。而以丸藥之故。裏邪膠固。殆屬壞病。此條難讀。然程注頗明覈。但此實得之攻後云云者。殊似含混。蓋此證本是少陽陽明倂病。以用下失法。徒擾
陽胃。而邪與實。依然具存者。程又曰。去者非所留。留者非所去。故溏者自溏。結者自結。而結
者旣結。溏者益溏矣。此說反覺直切。又此證旣是兼裏。乃似宜蚤從大柴胡雙解之法。而先用小柴
胡者。蓋以丸藥誤下。不欲續以快藥。仍姑淸和。以待胃安也。且其下利。故壅實輕於大柴胡證。
而燥結則有甚。是以不藉大黃之破實。而殊取芒消之軟堅矣。按以此方爲大柴胡加芒消。原出于黃
氏。而宗印亦有其說。○軒熙曰。此條與次調胃條。其云十三日者。亦是約略之辭。或以爲十餘日之譌者。殆未是也。

其一。柴胡加龍骨牡蠣湯證。是也。此以誤下。邪陷於裏。加以諸證錯雜。蓋壞之甚者矣。成氏曰。傷寒八九日。邪氣已成熱。而復傳
陽經之時。下之虛其裏。而熱不除。胷滿而煩者。陽熱客于胷中也。驚者。心惡熱而神不守也。小
便不利者。裏虛津液不行也。讝語者。胃熱也。一身盡重。不可轉側者。陽氣內行於裏。不營於表
也。與柴胡湯。以除胷滿而煩。加龍骨。牡蠣。鉛丹。收斂神氣而鎭驚。加茯苓。以行津液利小便。
加大黃。以逐胃熱止讝語。加桂枝。以行陽氣。而解身重。錯雜之邪。斯悉愈矣。尤氏曰。傷寒下
後。其邪有倂歸一處者。如結胷下利。是也。有散漫一身者。如此條所云諸證。是也。二說亦似精
當。喻氏以爲伏飮素積。爲變之最鉅者。叵從。又此證一身盡重。與三陽合病。身重難以轉側。其
機稍均。○此當入兼變諸證中。然無類可附。仍列于斯。

以上少陽病要領也。此他有兼虛小建中湯證。出兼變虛乏之中。

其愈有振汗而解者。成氏謂經下裏虛。邪氣欲出。內則振振然。蓋原于辨脈法。其人本虛。是以發戰云云。軒熙曰。太陽病未解。脈陰陽俱停。必先振慄汗出而
解。諸注皆爲自愈之候。恐非。蓋振汗非太陽所有。脈陰陽俱停。想係邪在少陽者。其病跨于表裏。
故脈不偏見。猶是金匱脈兩出積在中央之理。倘用柴胡。而鬱邪離竄。則振汗而解也。下文。云汗
出。云下之。俱指藥治。要是列舉三陽愈候者。故下二而解字。此說未知當否。姑錄備攷。

其傳陽明。有爲白虎證者。服柴胡湯已渴者條。可徵。有

爲承氣證者。經中多言之。其變或爲太陰。或爲少陰。或爲厥陰。殆不一定矣。變爲三陰。經無明文。然太陽既變太陰。則少陽亦未可不變太陰。其變少陰者。近世甚多。如厥陰。則其部位。及寒熱勝復。並與本病。稍相類似。乃其變爲。固其分也。蓋以其界表裏所係不一。而醫之失治。多於此位。故兼挾變壞之證。少陽最多。而經中所舉。不過數章。學者當擴而充也。吳有性著溫疫論。主疫邪自口鼻入之說。蓋膜原實少陽之部。而達原飲。三消飲。有地方之宜。或驗于今者。然審其主證。猶不能出大小柴胡之例。竊想當吳氏之時。邪勢暴厲。遽犯半表裏。故遂立其說乎。董氏西塘感症。引傷寒心法。稱見今世甚少太陽症。其書適與吳氏時世相近。可以證矣。世偶有墨守吳氏之法。忌用桂麻。視柴胡爲餘熱之治者。故附識于茲。

述陽明病

陽明病者。裏熱實證是也。邪熱陷胃。燥屎搏結。即所謂胃家實者也。胃家實。該諸病在胃宜下證之稱。但正陽陽明之胃家實。專指大承氣證也。又前注多立陽明經腑之別。實失經旨矣。○白虎證。係胃熱而無實者。即溫病是。今自列于次卷。又中風中寒。是不於胃家實上有分別。則亦不復具論。如其來路。或自太陽。或自少陽。而其等不一。病之輕重。亦隨而異。有其人胃素有熱。邪勢亦盛。相藉遽實者。其病爲重。即正陽陽明也。本篇大承氣第一條。玩語氣。似曾不經誤治。而邪氣自實者。有自太陽桂枝證。發汗過多。胃液爲燥者。其病最輕。即太陽陽明也。脈陽微而汗出少者。脈浮而芤。及麻子人丸二條。可以徵焉。脈經脾病證曰。脾約者。其人大便堅。小便利。而反不渴。成氏以太陽病若吐若下若發汗後。與小承氣條。爲脾約。恐非。又不更衣十日無所苦。與脾約自別。有自少陽病誤發汗利小便。以爲胃燥者。其病頗輕。即少陽陽明也。太陽陽明。少陽陽明。喻氏誤爲併病。汪氏擬方。蓋本其意。然誤治之後。亦或爲正陽陽明。有自太陽病誤汗下利小便者。如問曰何緣得陽明病條。是也。有自太陽病失汗者。

如本太陽初得病時。發其汗。汗先出不徹。是也。次條相承。亦謂失汗胃實。蓋傷寒發熱無汗。卽是表實證。其嘔不能食。亦風寒外束之故。此證倘發汗不徹。則不宜有汗。而反汗出濈濈然者。邪氣內結。以屬陽明也。有自少陽病誤汗者。如少陽篇。發汗則譫語。是也。然則輕證所由。亦不止一端也。仲景先區三等。以示輕重。更出以上諸條。以盡其變。學者宜密察。

其爲證也。不惡寒惡熱。濈濈汗出。汗出有二端。有遍身濈濈者。爲裏熱蒸迫之故。有手足濈濈者。爲邪熱內結之徵。巢源。活人書。並有掌心汗溼之說。身重短氣。腹滿而喘。潮熱。潮熱。明理論所說。似穩貼。或不言日晡者。蓋省文也。譫語。不大便。胃中有燥屎。胃中。猶言腹中。不必深講。經言部位。往往類此。且屎在大腸。而其燥結不下者。實由胃熱遏住。王好古以爲地道不通。火逆至胃者。僨矣。脈實大遲。大承氣條曰。脈遲。小承氣條曰。脈滑而疾。是兩相對待之詞。而遲脈實爲應下之正候。千金方。以脈朝夕駃。爲實癖可下。可疑。此胃實正證。大承氣湯主之。若不識人。循衣摸牀。惕而不安。微喘直視者。病加劇而正亦虛。其猶用前方者。不畏虛以養病也。吳又可補瀉兼施。蓋卽此證。且此條本分三等。輕重雖異。其爲胃實則一。故皆以大承氣湯主之。或劇熱迅傳。勢近危惡者。則有急下之例。少陰急下條。其來路雖異。其危劇則一。吳又可所謂急證急攻者。亦此類也。又急字。參成氏少陰篇急溫之之解。其義更明矣。○大承氣諸條。其有餘義者。今述于左。陽明病。潮熱大便鞕者條。首段。言旣有潮熱。則大便雖微鞕。知其熱旣實。故可與大承氣。倘未潮熱者。恐其熱未實。雖不大便六七日。難必其燥屎有否。故與小承氣試之也。又周氏曰。其後發熱。是必日晡時作。此又未盡之邪復結而鞕。但旣攻之後。所結不多。只小承氣湯和之足矣。錢氏曰。其後又復發熱者。乃潮熱之類也。二說與輯義意相合。○病人不大便五六日。繞臍痛條。錢氏解發作有時。爲日晡潮熱之類。此本于柯氏。蓋言繞臍痛煩燥之發作有時。猶日晡潮熱之理。非別有熱氣發作也。金鑑本于程氏。曰。燥屎穢氣。上攻則煩躁。不攻則不煩躁。故發作有時也。亦通。○病人小便不利。大便乍難乍易條。尤氏曰。小便不利者。其大便必溏。而有燥屎者。水液雖還入胃。猶不足以潤之。故大便乍有難時。而亦乍有易時也。此與錢氏異義。姑錄備攷。○得病二三日脈弱條。喻氏注不確。此條二雖字。爲其眼目。蓋可下證。以不能食爲常。然無太陽柴胡證。煩躁心下鞕。不大便。至四五日。則雖有能食之似胃和。猶以小承氣與之。若不大便六七日。雖有不能食之似胃實。其小便少者。初鞕後溏。宜暫待其實。不可遽下。此二證對示。以欲人通變也。又大便初鞕後溏。自有二端。其一。係寒實證。是不終結者也。其一。係熱實未成。是終結者也。宜分別看。

如胃實正證。而輕一等

者。小承氣湯主之。大承氣證。有姑用是湯探試者。其義可見也。又小承氣證。陽明病。其人多汗。以津液外出。胃中燥。及太陽病。若吐若下若發汗後條。並是津液受傷。似是調胃所宜。然多汗。本陽明所固有。則其有滿實。蓋寓之言外者耳。

如液燥熱搏。其實則輕者。調胃承氣湯主之。大承氣證。有液甚燥者。但病屬急劇。不得已而奪之者爾。此方所主。則病勢稍慢。非潤而蕩之不可也。大抵得之誤汗吐下。津液虧乏之者爲多。如吐後腹脹滿者。亦是似大實而非者。尤氏曰。設遇庸工。見其脹滿。必以枳朴爲急矣。是。又太陽中篇過經二條。其證殆屬壞病者也。〇成氏曰。大熱結實者。與大承氣湯。小熱微結者。與小承氣湯。以熱不大甚。故於大承氣湯。去芒消。又以結不至堅。故減厚朴枳實也。又雲岐子傷寒保命集曰。大承氣者。厚朴。苦溫去痞。（按此云痞者。蓋氣閉之義。非心下痞之痞。）枳實。苦寒泄滿。芒消。味鹹而能軟堅。大黃。味苦寒能泄實。痞滿燥實四證全則可用。故曰大承氣湯。小承氣者。大黃。味苦寒泄實。厚朴。苦溫去痞。痞實兩全可用也。故曰小承氣湯。調胃承氣者。大黃。苦寒泄實。芒消。鹹寒而能耎堅潤燥。甘草。和平。和其中。燥實堅三證全者可用。故曰調胃承氣湯。此說頗當。至陶氏六書。則曰。病有三焦俱傷者。則痞滿燥實堅全。邪在中焦。則有燥實堅三證。上焦受傷。則痞而實。拘鑿殊甚。閔芝慶嘗闢其繆。文繇不錄。又吳又可曰。三承氣功用彷彿。又曰。功效俱在大黃。餘皆治標之品也。並欠辨晰。又王好古舉三方主證。輯義偏載調胃證。仍補出之。曰。調胃承氣湯。治實而不滿者。腹如仰瓦。腹中轉矢氣。有燥糞。不大便。而譫語堅實之證。宜用之。又大黃酒制。程知說是。然抵當湯。不用芒消。而大黃酒洗。大陷胸湯丸。大黃牡丹湯。並有芒消。而大黃生用。故其說不能無疑。存攷。〇幼幼新書。惠眼觀證。芍藥散。治大小便下藥不通者。於調胃本方。加芍藥。當歸。保命集。當歸承氣湯。於調胃方中。加當歸。薑。棗。水煎。三法六門。玉燭散。以四物湯。承氣湯。朴消。各等分。水煎。去滓。食前服之。傷寒心要。產後如血不盡。則以涼膈與四物合煎。調理經血。甚者。大承氣合四物。乃瀉中有補也。又曰。大承氣合四物。治婦人一切血積血聚等疾。如紅花尤妙。

脾約。則病最輕。而但胃燥。故麻子人丸。僅潤下之。本草。圖經引。作枳實一斤。十丸下。有食後服之字。日。唐方七宣麻人丸。亦此類也。徐大椿曰。此潤腸之主方。又陶隱居曰。如梧子者。以二大豆准之。又杏人熬黑。陶氏有說。宜參。

熱去津竭。而大便鞕者。以蜜煎導之。導法。用蜜。用土瓜根。用猪膽汁。俱取潤肛。設更用皂角諸品。徒覺多事。〇本草。開寶引陳藏器云。主大便不通。取猪羊膽。以葦筒著膽。縛一頭。內下部。入三寸。灌之。入腹立下。（此方。出北齊道興治疾方。但主治文泐滅難致。）又梅師方。肛門主肺。肺熱即肛門塞。腫縮生瘡。白蜜一升。猪膽一枚。相和。微火煎令可丸。丸長三寸作挺。塗油內下部。臥令後重。須臾通泄。

此陽明病要領也。此他有兼素虛者。如無汗身如蟲行者。詳見兼變虛之中。及不大便。脈微濇者是也。宗印曰。明日不大便。而脈反微濇者。邪熱實。而正氣虛也。微爲氣虛。濇則無血。此胃氣虛於裏。雖有熱實。不可攻之。故爲難治。此說與汪意相同。有兼表者。有兼半表半裏者。二證詳于合併中。但發下鞕滿。不大便而嘔。舌上白胎。與小柴胡。此係其實少陽。而似陽明者。有迫血分。列于兼變瘀血。有挾溼鬱。列于經熱中。亦宜隅反爾。蓋本病無所復傳。經有明文。大抵下後清潤。病日就愈。此吳氏所以有養營淸燥諸湯也。然有攻下過度。胃虛熱逆。以爲厥陰者。殆局外之變也。古人有下多亡陰之戒。蓋下多胃亦虛。亡陰必內燥。勢不得不爲厥陰。今世往往有致此者。○詳本篇中。文易了而義難曉者。凡有五條。曰。初欲食。小便反不利。大便自調。曰。反無汗而小便利。曰。但頭眩不惡寒。曰。脈浮而緊者。必潮熱發作有時。曰。太陽病寸緩關浮尺弱。是也。○太陰病與陽明。其位與有實。則相同。而自有寒熱之異。故本篇點出。以便照對。但猶題以陽明病。是以注家不察。多致論混。今詳開于次款。讀者宜攷。

述太陰病

太陰病者。裏寒實證是也。蓋其人內有久寒。偶遇邪客。雖初得陽證。及其入裏。則遂從寒化。而胃氣猶有守。故能搏實者矣。脈經曰。下利而腹痛滿。爲寒實。當下之。（此語。出其平下利中。攷前後諸條。似卽雜病論之遺。）然則本病爲寒實。其義甚明矣。蓋雜病寒疝寒脹之類。亦係寒實。故金匱腹滿寒疝證治。閉與本篇相發。又寒實字面。出三物白散條。及腹滿篇第四條。其所受者。有自太陽病誤下來。則其不誤下。亦或有變成者。及或有自少陽來者。皆可知也。成氏曰。太陰病者。陽邪傳裏也。此言有味。豈因三陰中。太陰特有桂枝法。而發乎。曰自利。曰吐食不下。曰時腹痛。皆寒盛之徵。曰腹滿。曰下之胸下結鞕。俱壅實之驗。所謂下之者。蓋指承氣十棗之類而言。其病不似少陰之脫。故胸下結鞕。猶是崔氏所謂下後虛逆。氣毒相激之類也。胸下。蓋卽心下也。太陰唯於末條言脈候。似不必其正脈。然要不出沈遲細弱等也。其初起滿實。陽氣能持者。設桂枝加芍藥。及加大黃湯。以爲和泄溫利之法。此條。日本太陽病。則時既離表可知。蓋誤下之後。胃氣生寒。表邪陷實。以致是證。顧下後便秘者。桂枝湯加倍芍藥。既非發表。亦與建中不同其旨。孜小柴胡加減法曰。若腹中痛者。去黃芩。加芍藥三兩。成氏曰。加芍藥以通壅。又明理論曰。宜通而塞爲痛。邪氣入裏。裏氣不足。寒氣壅之。則腹中痛。芍藥。味酸苦微寒。酸性泄而利中。加之則裏氣得通。而痛自已。愚謂此方芍藥。亦取通壅。次條設當行大黃芍藥者語氣。可以徵焉。張志聰侶山堂類辨曰。芍藥氣味苦平。苦走血。故爲血分之藥。苦下洩。故本經。主邪氣腹痛。除血痺。破堅積寒熱。因其破洩。故太陰篇云云。今人咸云。芍藥主酸斂。而不知有大黃之功能。此說則過當矣。病勢更劇。大實痛者。加大黃以疎之。亦猶大黃附子湯之例。以病屬寒。主在溫利。擴充此理。則大黃附子湯。及溫脾湯等。皆宜治本病也。○脈經所謂當下之者。亦加大黃湯證。其下利。因有寒積。而氣下墜所致。與四逆證之下利自異。要知寒實用下。於脈之有力無力。腹痛之徵甚著眼。始爲襯切。○陳氏三因方曰。太陰屬脾。中州土也。性惡寒溼。非乾薑附子。不能溫燥。又曰。至太陰脾經。溫燥不行。亦當溫利。自陽明出。如溫脾圓。用大黃者。是也。此其言雖曖昧不明。似稍知太陰之爲寒實者矣。

如其脈弱者。要加斟量。太陰爲病之爲字。疑衍。提綱諸條。及風溫之外。經無此語例。續自便利。恐是承上條而言。醫下之後。續自便利。柯氏意亦似然。太陽中篇。傷寒醫下之。續得下利。殆一例也。蓋此條。示寒實動變陽虛。不可輕下之戒。

病既重者。則用四逆輩。以溫散之。提綱之證。蓋謂此也。不渴。卽與少陰分別處。彼以胃少液故渴。此以寒氣壅閉。津液猶持。故不渴。成氏曰。自利而渴。寒在下焦。自利不渴。寒在中焦。恐誤。云四逆輩。而不云四逆湯。意在溫散。而不在治厥也。朱氏活人書以來。療本病有用理中湯丸者。蓋能得經旨者矣。

蓋寒實之病。雖胃猶閉持。以寒固胃之所忌。其實之極。中氣必敗。不似熱證之久實。故初起雖用溫利。至其重者。則宜扶陽散寒耳。玉函經曰。寒則散之。此之謂也。桂枝加芍藥證曰。時痛。加大黃證曰。大實痛。提綱曰。時腹自痛。此足以知其病機。而措治之法亦見矣。

此太陰病要領也。他有兼表者。桂枝湯條是也。少陰兼太陽。治法先裏後表。太陰不似少陰之脫。且桂枝湯。程氏所謂胎建中之體。無礙於溫者。此所以猶先其表乎。

其愈有從外者。太陰中風是也。成氏注辨脈首條曰。陰病見陽脈。而主生者。則邪氣自裏之表。欲汗而解也。如厥陰中風。脈微浮爲欲愈。不浮爲未愈者。是也。據此說。則三陰中風。特似言其愈候。豈以風屬陽。假爲陽復之名乎。柯氏曰。脈濇與長。不是並見。濇本病脈。濇而轉長。病始愈耳。此亦一說。

有從內者。暴煩下利是也。此條舉客以明主。太陰當發身黃以上。是客詞。此太陰非謂寒實本病。唯是指中焦脾家而言。猶食穀欲嘔者。屬陽明之例。卽言脈浮緩。手足自溫。小便不利者。爲中焦經熱。故當發身黃也。若小便自利以下。是主詞。言寒實本病。倘脈浮緩。手足自溫者。爲陽復寒去之兆。縱有首條諸證。及小便自利。必暴煩下利日十餘行而愈。卽是脾家陽實。寒積腐穢自去之徵也。若小便自利。不能發黃二句。在陽明篇。則爲燥結之驗。在本篇。則爲裏寒之故矣。以上一出臆見。甚似迂曲。然參互審攷。義不得不然。何則金匱黃疸篇。以寸口脈浮而緩。爲其正脈。是與本條相發。可知浮緩非表邪。而爲裏熱。蓋裏熱外熏。而脈浮者。白虎證是也。緩之爲熱。見素靈及平脈法。手足溫一證。小柴胡梔豉兩條有之。亦係內熱所致。是知此脈證。在陽病見之。則爲裏熱之候。陽明篇舉以別胃實燥經之分也。今寒實而見之。何以謂爲陽復之候。曰。少陰篇曰。少陰病脈緊。至七八日。自下利。脈暴微。手足反溫。脈緊反去者。爲欲解也。雖煩下利。必自愈。此明以手足溫爲愈候。而錢氏解緊去。謂緊峭化而爲寬緩。此意甚佳。且少陰厥陰。並以脈浮爲欲愈。乃知此脈證。在陰證見之者。固與陽證不同。要之本篇此條。揭此脈證。以辨明經熱發黃。與寒實愈候耳。又太陽下篇。及辨脈法。有以手足溫爲愈候者。亦當併攷。

抑病既在裏。故無所復傳。唯自實而虛。必變爲少陰。義如上說。更有寒去而實存。實以生燥。仍變陽明者。陽明篇第三十二條。若不轉失氣者。初頭鞕後必溏。此蓋與欲作固瘕者。均屬寒實。故攻之。則脹滿不能食也。其後發熱者云云。乃言有寒去之後。或變熱結者。至如厥陰之燥熱。則恐非寒實之遽變者也。太陰一篇。從無確解。愚涵泳數年。徵之病者。定爲寒實。後得脈經中語。竊謂益爲著切。因不自揣。立說如右。蓋本篇不過僅僅數條。而陽明篇中。反多本病證候。此以其病雖有寒熱之異。而部位與壅實則同。故恐人諧認。對舉明之也。曰。不能食名中寒。曰。欲作固瘕。曰。攻其熱必噦。曰。欲作穀疸。曰飲水則噦。曰食穀欲嘔。曰寒經在裏。皆是巳。然猶冒以陽明。故諸家未之察。亡友世緝嘗特論之。惟未斷爲寒實。稍與愚見異焉。金鑑。以厚朴生薑半夏甘草人參湯。移入本篇。其候雖類。彼則氣滯虛滿耳。實不同也。柯氏以三物白散移入。亦不辨部位之有殊者也。

述少陰病

少陰病者。表裏虛寒證是也。有直中焉。有傳變焉。是故有專于表者。有專于裏者。然至其重。則俱無不涉表裏矣。直中者。所謂發於陰者也。其人陽氣素衰。邪氣之中。不能相抗。爲其所奪。直爲虛寒者矣。而有輕重之分。蓋裏未甚衰。表專虛寒者。邪氣相得。以稽留表。故猶有發熱。此病爲輕。如麻黃附子細辛甘草二湯證是也。柯氏曰。本條。當有無汗惡寒證。趙氏曰。少陰發汗二方。雖同用麻黃附子。亦有加減輕重之別。故以加細辛爲重。加甘草爲輕。辛散甘緩之義也。徐氏於甘草湯下曰。此較加細辛者。易甘草爲調停。其藥勢之緩多矣。因細詳立方之意。言少陰病二三日。比初得之。略多一二日矣。日數多而無裏證。寒邪所入尙淺。是以陰象不能驟發。故將此湯微發汗。微云者。因病情不即內入。而輕爲外引也。按三說並妥。裏陽素弱。表氣從虛者。其感邪也。表裏俱爲虛寒。蓋所謂無熱惡寒者。此病爲重。如附子湯證是也。附子湯二條。傳變亦有如此證。其方亦在傳變所必須。故注家未敢謂爲直中。但成氏引無熱惡寒以解之。似有所見。今詳其文。曰。背惡寒。曰。身體痛。手足寒。骨節痛。俱爲表寒之候。蓋陽氣素虧。筋骨乏液。寒邪因以浸漬所致。故不似麻附證之有發熱。設自非裏虛。何以至此寒盛乎。然則其兼見裏寒證者。亦可推知也。其方與眞武相近。而彼主在內溼。此主在外寒。何則此附子倍用。所以走外。朮亦倍用。所以散表。蓋仲景用朮。多取治表。用人參者。固以救素弱之陽。并制朮附之燥也。千金用此方。治溼痺緩風。及指迷方。於本方。加甘草。用蒼朮。名朮附湯。以治寒溼。俱足互徵此證之爲表寒矣。先兄曰。附子之性。雄悍燥熱。散沈寒壯元陽。生則其力特猛。救裏陽乎垂脫之際。炮則其性稍緩。走表分以溫經逐寒。前輩所辨。殊屬踳駁。此言能發未逮之祕。但率意論之。似治表宜力猛。治裏宜性緩。此殊不然。蓋裏虛驟脫。非急救則不可。所以用生附。寒溼纏綿。過發則無功。所以用炮附也。傳變者。有自太陽病者。有自少陽病者。有自太陰病者。大抵陽之變陰。皆因其人胃氣本弱。醫不知回護。汗下失法。而陽虛胃寒。以爲此病。更有雖不被錯治。遂爲邪所奪。因而變成者。其自少陽病。及不經錯治者。並多所驗見。然經無明文。豈意在言外者乎。又桂枝證多變爲陰。義述于太陽中。更有感人初得太陽。遂變本病者。賤役勞形。最多有之。殆以陽有餘于外。而不足于內之故乎。其變自太陰。詳述于前。倘其自太陽。而表熱仍在者。先救其裏。後救其表。如四逆桂枝二湯各施證是也。厥陰篇。下利淸穀。不可攻表。亦爲表裏并有者而言。又桂枝人參湯。係其輕證。程氏有說。宜參。桂枝加芍藥生薑人參新加湯。與此稍異。並錄于兼變中。既無表證。一係虛寒者。隨宜爲治。如乾薑附子湯。茯苓四逆湯。芍藥甘草附子湯等證。是也。上二方證。從無確解。柯氏分爲緩急。實似叶當。其云有救陽救陰之異者。恐不然也。今玩文勢方意。以臆測之。其病輕而來急者。屬乾薑附子湯。何則晝日煩躁不得眠。比之躁無暫安時之孤陽絕陰。有夜而安靜之異。況未至厥逆。其方亦藥單捷而劑小。蓋單味則其力專一。可以奏效于咄嗟。而劑小則不足以對大敵矣。其病重而來緩者。屬茯苓四逆湯。何則云病仍不解。蓋是緩詞。其方亦藥重複而劑大。蓋重複則其力泛應。少直擣之勢。而劑大則可以迴倒瀾矣。芍藥甘草附子湯。互舉于兼變中。又甘草乾薑湯。爲虛寒輕證。亦列在兼變中。〇茯苓。前輩稱爲益陰。愚謂滲利之品。恐無其功。蓋脾胃喜燥而惡溼。其燥必煖。陽氣以旺。其溼必冷。陽氣以衰。水穀洪溜。津液不行。苓之滲利。能去水溼。此所以佐薑附。以逐內寒。與理中之朮。其理相近矣。

傳變無專表寒者。傳變必經表熱。則其理明矣。直中麻黃附子證。或差其法。必爲裏寒。如太陽中篇四逆湯證。是也。此條。周氏注爲優。又曰。若不差。必會服汗藥矣。亦似是。蓋雖列太陽中。實係少陰。顧是其初發熱頭痛。脈反沈者。麻黃附子二湯。所宜酌用。而醫失其法。故至身體疼痛。其證殆與附子湯相同。而用四逆者。或是以其既經誤治。陽虛殊甚。而更有厥冷等證耳。三陰無頭痛。是就經絡而言。戴原禮既辨其非正法。頭痛固有因陰寒上沖者。此即是已。又其上條四逆桂枝先後證。謂表裏異病者。此條。謂虛寒似表熱者。其意互發。陽明篇小柴胡。亦有其例。

要之至病重者。則直中傳變。證治無二。俱皆以脈微細沈。心煩欲寐。自利而渴。此渴爲津脫之故。程氏謂上熱者。誤矣。厥冷外熱等。爲其正證。而四逆湯。以溫經回陽。實係對治。本病僅以脈微細但欲寐爲提綱。四逆所主。於本篇。則唯是脈沈。與鬲上有寒飲乾嘔者二條已。然其證候散見各條。則宜會而通之。如四逆湯。實是溫補諸方之祖。其爲少陰正治。誠不待辨焉。〇陶隱居曰。附子烏頭若干枚者。去皮畢。以半兩準一枚。按半兩。充今一分七釐四豪。比他藥殊輕。陶說可疑。

其重一等者。通脈四逆湯證。是也。下利甚者。更溫其內。白通湯證。是也。而重一等者。加豬膽人尿。加豬膽湯。成氏注以反治。非是。蓋加豬膽之意。通脈四逆加豬膽湯吳氏注。尤爲切實。其用尿者。亦可類推。又豬膽汁。或急遽難辦。所以有若無膽亦可用之語。不必所重在人尿也。〇陶隱居曰。薤白。葱白。除青令盡。

此少陰病要領也。四逆變方。更有如當歸四逆湯之兼滋養。通脈四逆加豬膽湯之兼和陰。四逆加人參湯之兼救胃。皆在本病亦可酌用也。

此他有兼水氣者。眞武湯證。是也。此條既曰自下利。而又曰或下利。語意重複。中西惟忠曰。或字下。疑脫不字。此說是。曰小便不利。曰或小便利。其例一也。○程知論附子生熟。本于張兼善。蓋此方證。不似四逆證之陽脫。故附子炮用。有兼寒逆者。吳茱萸湯證是也。欲死二字。不過形容煩躁之狀。與奔豚病。發作欲死復還止。同語例。陶隱居曰。吳茱萸一升者。五兩爲正。○肘後。療卒厥上氣。淹淹欲死。此謂奔豚病。於本方。去大棗。加桂。半夏。甘草。（千金。名奔氣湯。）千金。吳茱萸湯。治胸中積冷。心嘈煩滿。汪汪不下飲食。心胸應背痛方。於本方。加半夏。桂心。甘草。有大腸滑脫者。桃花湯證是也。按裏寒便膿血之機。蓋自下利數日。大腸滑脫。氣益內陷。血隨下溜而來。巢源曰。血滲入於腸。腸虛則泄。故爲血痢。可以見也。錢氏謂大腸傷損。恐無其理。又便膿血。非眞有如腸癰之膿血從下。蓋腸垢與血同出者。巢源痢候。有膿涕。及白膿如涕語。可徵。○按此三證。雖有所兼。然不外于虛寒。故致列于此。至其變。則有變爲陽者。或自表寒。此出隱攝。蓋表寒而陽鬱于裏之人。其始得邪。爲直中輕證。而及其傳裏。變爲熱候。是也。但表寒裏熱。理似可疑。然附子瀉心湯證。固爲表陽虛。而裏有熱者。其機與此相近。堅嘗見數人。冬月薄衣犯寒。始得麻附細辛湯證。用之五六日。變爲胃實。與以承氣而愈。於是知病之爲變。無所不有也。或自裏寒。亦出隱攝。蓋病未篤。而溫補過甚。或陽既復。而仍用薑附。遂生胃熱者。是也。孫兆曰。有本是陰病。與溫藥過多。致胃中熱實。或大便鞕。有狂言者。亦宜下也。可以徵焉。而熱壅半表裏者。四逆散證是也。此證不用小柴胡者。以其壅鬱。非枳實芍藥。不能開洩。不用大柴胡者。以胃無實結。蓋邪壅半表裏。而爲厥者。何啻少陰變來。其揭于本篇者。亦在使人與寒厥對看乎。胃家熱實者。大承氣湯證是也。郭雍有初與四逆。後用承氣。按及孫氏所云。卽此也。以愚測之。此證自表寒變來者爲多。知裏寒者。攻使溫補太過。恐不遽變爲胃實也。周氏曰。自利至清水。而無渣滓。明係旁流之水可知。痛在心下。口且乾燥。其燥屎攻脾。而律液盡爍。又可知矣。故當急下。以救陰津。此解頗妥。中西惟忠曰。自利清水之清。當與清穀清血之清。均爲圊字看。始與色純青文順。飲熱相併者。猪苓湯證是也。更出兼變飲邪搏聚。熱併血分者。便血及便膿血可刺證是也。熱在膀胱。卽熱結下焦之義。不是斥言淨府。桃核承氣抵當二條。可徵也。然則便血亦大便血明矣。○陰之變陽。王履既曰。或有直傷卽入。而寒便變熱。及始寒而終熱者。其言雖是。猶未明鬯。如注家傳經熱邪之說。則韓義旣辨其謬矣。或以爲本篇熱證。本係陽病。不必自變成。以其相似。仍對示之耳。然以承氣三條言之。如口燥咽乾。自利清水。猶可云爾。至腹脹不大便。則少陰豈有此證。其說不可從。有變爲厥陰者。蓋少陰之極。更有一端。有陰陽俱敗。以就暴脫者。有下利亡陰。

而孤陽上燔者。如心中煩不得臥。咽痛咽瘡。並係上焦燥熱。故黃連阿膠。猪膚。苦酒諸湯。皆爲潤法。蓋病既涉厥陰者也。此實懸料之言。然此諸方證。皆以潤爲主。不似變陽諸證之必要清涼者。知是亡陰虛燥。稍近厥陰矣。醫學讀書記曰。少陰陽虛。汗出而厥者。不足慮也。若幷傷其陰則危矣。是以少陰厥逆。舌不乾者生。乾者死。斯言稍是。然似不知少陰之變爲厥陰者矣。黃連阿膠湯。與梔豉一類。然此以潤爲主。蓋以非邪熱壅鬱故耳。程氏曰。少陰之有咽痛。皆下寒上熱。津液搏結使然。無厥陰撞氣。故不成痺。但視氣勢之微甚。或潤或解或溫。總不用著涼藥。此說頗當。蓋治咽諸方。要是治標之法已。又勞瘵病極爲咽痛。其理則一。徐大椿注苦酒湯曰。疑卽陰火喉癬之類。爲當。○猪膚。諸說不一。按儀禮聘禮。膚鮮魚鮮。腊設扃鼏。注曰。膚。豕肉也。唯燖者有膚。疏曰。豕則有膚。豚則無膚。故士喪禮。豚皆無膚。以其皮薄故也。又禮記內則疏曰。麋膚魚醢者。麋膚。謂麋肉外膚。食之以魚醢配之。今合攷之。則膚是爲肉之近外多脂者。古義了然。無庸別解矣。又錢氏。以爇香燖猪膚。誤。○苦酒湯。刀環。刀。卽古錢。今猶傳世。其形狹長。柄端有環。以安雞卵。甚適好。

述厥陰病

厥陰病者。裏虛而寒熱相錯證是也。其類有二。曰上熱下寒。曰寒熱勝復。其熱俱非有相結。而以上熱下寒。爲之正證。提綱所揭。其義可見也。注家多混合爲說。誤矣。蓋物窮則變。是以少陰之寒極。而爲此病矣。其機既詳于少陰中。然亦有自陽變者。少陽病誤治。最多致之。以其位稍同耳。少陽邪壅胸脇。本病熱在上焦。柯氏曰。少陽咽乾。卽厥陰消渴之機。胸脇苦滿。卽氣上撞心之兆。心煩。卽熱之初。不欲食。是饑不欲食之根。喜嘔。卽吐蚘之漸。故少陽不解。轉屬厥陰而病危。厥陰病衰。轉屬少陽。而欲愈。如傷寒熱少厥微。指頭寒。不欲食。至數日。熱除欲得食。其病愈者。是已。此說稍當。蓋平素陰虛。上盈下虧者。多遽變厥陰。更有自陽明病過下者。開于陽明病中。又麻黃升麻湯條證。明係上熱下寒。而云傷寒六七日大下後。則可知陽證過下。變爲厥陰。蓋彼條。其方可疑。其證不可疑矣。其爲證也。消渴。氣上撞心。心中疼熱。饑而不欲食者。上熱之徵也。氣上撞心者。邪火上逆所爲。心中疼熱者。懊憹之甚也。饑而不欲食者。以熱壅上焦。故腹中雖饑不欲食。瓜蔕散證。亦有饑不能食。蓋涎與熱。其因雖異。其情則相似。食則吐蚘。下之利不止者。下寒之徵也。下寒。謂中下二焦。楊氏所謂。熱在上焦。而中焦下焦虛寒無熱耳。是也。金匱經病。有丹田有熱。胸上有寒之語。先君子錯易寒熱字。爲之說曰。巢源。有冷熱不調候。云。陽幷於上則上熱。陰幷於下則下冷。而無上冷下熱之證。其故何也。蓋火性炎上。水性就下。病冷熱不調。則熱必浮于上。寒必沈于下。是所以無下熱上冷之候也。凡誤下之證。下焦之陽驟虛。氣必上逆。則上焦之陽。反因下而成實。以火氣不下行。故爲上熱下冷之證。此言誠發本病之理蘊。故今更拈于茲。又嶺南衞生方。載李待詔瘴瘧論云。余觀嶺南瘴疾證候。雖或不一。大抵陰陽各不升降。上熱下寒者。十蓋八九。況人之一身。上焦屬丙丁火。中焦戊己土。下焦壬癸水。上固常熱。下固常冷。而又感此陽燠陰溼不和之氣。自多上熱下寒之證也。此亦一理。仍附存之。是寒熱二證。一時併見者。故治法以溫涼兼施爲主。如烏梅丸。實爲其對方。吐蚘之機。從欠詳釋。以意揣之。蚘去寒就溫。故上入其膈。蚘在膈。故心煩。然膈上非蚘宜久留之地。故旋下于胃。故須臾復止。胃陽無權。雖得食徒增濁壅。故嘔。而蚘亦隨動。故又煩也。蚘聞食臭出者。言蚘爲食入。而不安其所。復出上膈。乃勢不得不從嘔而出。此所以其人當吐蚘也。再按得食。似非謂食畢之後。或是及稍下筯。則嘔又煩也。此爲蚘聞食臭。而上出于膈之故。驗之病者。往往爲然。上說未必是。然提綱有食則吐蚘之語。姑兩存之。〇陶隱居曰。椒。去實。於鎗中微熬。令汗出。則有勢力。又當歸。本草稱溫中而古方多用散寒。蓋此方所用。亦取溫散。且本病虛燥。特用薑附。殆畏其僭。故更配參歸。是潤養之功。亦自寓其中矣。乾薑黃芩黃連人參湯。亦宜適用矣。此條不必謂本病正證。然其方固淸上溫下。故用治本病。屢見應驗。喻氏曰。本自寒下。是其人之平素胃寒下利也。張氏曰。本自寒下。其人下虛也。並似未穩。要其謂脫不得強解。然大旨不過本是胃虛膈熱。醫誤吐下。故熱搏于上。而冷甚于下也。醫復吐下之。復。當爲反義讀。黃元御曰。本自內寒下利。醫復吐下之。中氣愈敗。寒邪阻隔。胃氣更逆。脾氣更陷。吐下不止。若食方入口卽吐者。是中脘虛寒。而上焦有熱。宜乾薑黃連黃芩人參湯。乾薑。人參。溫補中脘之虛寒。黃連。黃芩。淸泄上焦之虛熱也。此說稍妥。又黃仲理曰。翻胃之初。亦可用止逆而和中也。柯氏曰。凡嘔家夾熱者。不利於香砂桔半。服此方而晏如。〇更有上熱下冷輕證。出兼變熱鬱。又滯下勞瘵痘瘮等。其病之極。爲上熱下冷者。多難治。寒熱勝復者。其來路大約與前證相均。而所以有勝復者。在人身陰陽之消長。與邪氣之弛張耳。本篇第九條。汪氏注。以寒熱勝復證。分爲自愈。陽脫。陽復不及。陽復太過四等。殆爲詳覈。魏氏則哂程氏勝復之說。多見其不知量矣。張兼善曰。陽極則陰生。陰極則陽生。此陰陽推盪。必然之理也。易云。窮則變。窮者。至極之謂也。陽至極而生陰。故陽病有厥冷證。陰至極而生陽。則厥逆者。有發熱之條。凡言厥深熱亦深者。乃事之極。而變之常。亦篤論也。○第七條。錢氏補復發熱三日利止七字。其說甚精。或曰。按上下文。不必補而義自通。何者。云厥反九日而利。故承以凡厥利者云云。文脈相連接。蓋食以索餅。而熱來者。必在厥九日之後。是一日。後日脈之。即指其翌。是一日。旦日夜半愈。是一日。併爲三日。故下文結云復發熱三日。併前六日。爲九日也。果如錢言。則冒首至三月利止。自爲一截。殊覺語意重複。此說或有理。按此證食索餅後。分爲三證。一爲不發熱而自愈。此胃氣有守。不爲食而泄。能食乃爲佳兆。一爲除中。暴熱來出而復去。一爲熱來而續在者。錢注欠瑩。故輯義引汪魏。以糾補之。尤氏曰。不發熱。不字當作若。謬矣。○第十條。厥者必發熱。程氏曰。厥必從發熱得之。恐不然。軒熙曰。本經必字。多預決定日後之辭。此言爲是。蓋此章言熱伏于內。而厥見于外之證。或有前厥者。是熱先鬱裏。後日必熱發于外。或有前熱者。是熱先外達。後日必熱閉于內而厥矣。必發熱。後必厥。二句是雙關法。且既言厥當下之。則此厥。明屬熱鬱所致。實以外厥之微甚。卜裏熱之淺深也。

其證厥熱各發。不一時相兼。故治法。方其發熱。則用涼藥。方其發厥。則用溫藥。調停審酌。始爲合轍。倘失其機。必爲偏害矣。

秦氏傷寒大白曰。厥少熱多。熱不除必便膿血。可見熱病回陰。陰證回陽。均怕過與不及。是也。喻氏曰。按厥陰篇中。次第不一。有純陽無陰之證。有純陰無陽之證。有陰陽差多差少之證。大率陽脈陽證。當取用三陽經治法。陰脈陰證。常合用少陰經治法。厥陰病。見陽爲易愈。見陰爲難痊。據喻此說。本篇清涼諸方。恐其爲陽勝而設。溫補諸方。爲陰勝而設也。唯中間有不必係本病者。豈不過以類隸之乎。○當歸四逆湯條。錢氏柯氏注固是。或曰。此條之厥。當厥熱勝復之厥。蓋其寒本輕。但一時血氣不通。仍致厥寒。而亦有熱伏于內。故用薑附。則恐後日有喉痺口爛便膿血等之變。此所以別立一方主治之也。此說難從。又程氏曰。血虛停寒。不特不可下也。并亦難用溫。蓋慮薑附輩之僭而燥也。須以溫經。而兼潤燥和陽。却兼益陰爲治。周氏曰。至通草。本經稱其通利九竅。及血脈關節。則諸藥亦得通草之功。破阻滯而散厥寒矣。兩說亦失當。姑錄備攷。

此厥陰病要領也。

仲景舉死證者。少陰特多。而厥陰反少。此理甚妙。人身以陽爲重。厥陰則寒熱相錯。用藥有所顧忌。然比之少陰之純寒。猶有陽存耳。周氏載陳氏少陰厥陰之辨。其說欠覈。故不錄。

要之上熱下寒。與寒熱勝復。均無所傳。其唯陰陽和平。病當快瘳焉。

傷寒論述義卷二

丹波元堅 學

述合病併病

合病併病者。表裏俱病。是也。方其感邪。表裏同時受病者。謂之合病。表先受病。次傳于裏。而表邪猶在者。謂之併病。合病則劇。併病則易。此合併之略也。此本于成氏。諸家所論。多失穿鑿。徐大椿曰。同起者。爲合病。一經未罷。一經又病者。爲併病。亦爲約當。張介賓曰。今時之病。則皆合病併病耳。可謂概論矣。合病總有四證。曰太陽陽明。曰太陽少陽。曰少陽陽明。曰三陽。是也。太陽陽明者。熱盛于表。而勢迫及裏。裏氣擾動。下奔則利。上逆則嘔。治發其表。則裏隨和矣。此證蓋不胃實候見者。其稱陽明。唯是指裏氣擾動而言。方氏曰。不下利。乃對必自下利而言。兩相反之詞。所以爲彼此互相發明。斯說似妥。又此病邪熱頗劇。裏氣隨擾。蓋自非表實。不至如此。是所以不用桂枝湯。或下利。或嘔。氣機稍從內而泄。是所以不用麻黃湯。是以特有取于葛根乎。○汪氏曰。成注。裏氣虛。即爲不和。不可作眞虛看。又曰。成注云。裏氣上逆而不下者。但嘔而不下利。愚以其人胸中必有停飲故也。更有喘而胸滿者。亦不過表實裏壅也。中西惟忠曰。此雖邪實于胃。先發其表。然後下之者也。存參。太陽少陽者。太陽爲輕。而少陽爲重。故治取清熱逼壅。蓋此證不致用柴胡者。以病勢下迫。邪不必鬱本位。多用芍藥者。亦取逼壅也。陽明少陽者。少陽邪輕。而陽明病重。所以下利者。猶是熱結傍流。故治宜快藥。攷經文。似不必主大承氣。然明理論。斷爲其所對。爲當。此三證者。兩位之病。不相均齊。故施治責其所重也。軒邨曰。疫毒痢證治。不外于合病下利之機。善責其趣。則不假他求。而左右逢原。此言誠發千古之秘。

蓋本病亦紊疫痢之理。則其義更昭矣。唯合病必更有數證。今大抵以下利爲的。愚未達其故。且俟後攷。

三陽合病者。其證有二。其一。周身熱熾。邪聚于陽明者爲多。故主以白虎。陽明篇所揭是也。其一。邪聚于少陽者爲多。少陽篇所揭是也。此說本于尤氏。曰。此條。熱之聚於少陽者。視太陽陽明較多矣。設求治法。豈白虎湯所能盡哉。攷錢氏主以白虎。故尤有斯言。愚意恐是小柴胡加石膏所宜也。又風盜。與此二證相似。詳見彼條。此他陽明中風。口苦咽乾與陽明病。脈浮而緊。咽燥口苦。證候恰合而實係三陽合病。據其脈候。則專于表者也。陽明中風。脈弦浮大。亦是三陽合病。而殆專于少陽者也。此合病要領也。素問所謂兩感。卽三陽合病已。朱氏以太陽中篇四逆桂枝條附。凑爲說。殊屬深誤。故劉完素趙嗣眞既有辨。宜閱。三陰病。則其機雖各異。而其位相同。此所以無合病也。龐氏曰。三陽皆有合病。惟三陰無合病。此語爲然。而李梴醫學入門非之。反謬矣

并病。僅有二證。曰二陽。曰太陽少陽。是也。二陽者。太陽病發汗不徹。邪氣進入陽明。而表證仍在者矣。治法先解其表。表解已而攻其裏。此條竊有所攷。今陳于左。曰。此當作三截看。蓋亦二陽并病。其等不同。條首。至如此可小發汗。是一截。此邪既屬裏。而表僅存者。故須小發汗。設面色緣緣正赤三句。是一截。此表熱鬱甚。故裏氣益壅。相并以爲面赤。陽明篇所謂面合赤色者。卽一類已。然此他見證。必有數端。殆意寓言外也。熏法。陳廩丘張苗並謂連發汗不出用之。是在汗法中最緊。乃其病之重可見矣。若發汗不徹。至條末。是一截。此比前證稍輕。不足言。猶未至言。與腹滿不減。減不足言同義。此二字。當接下文爲十字一句讀。上文在表二字。玉函作不得越。以可互證。但煩躁之狀。似病稍重。然乍在腹中。乍在四肢。恐未必煩憤躁擾之謂。嘗療一人。失汗表鬱。兼以胃實者。胸腹攪刺。走注不定。正與此證吻合。汪氏曰。短氣者。邪熱壅而氣促急也。但坐者。不得臥也。汗出不徹。營氣不得條達。則脈澀。條辨以澀脈爲血虛解。大誤。此說是也。此三等證。强擬其方。則小發以桂枝。解之。據程氏用大青龍。發汗。據龐氏以麻黃而可斂。如陽明篇之桂枝麻黃二條。及桂枝承氣條。亦是此證。其治則先表後裏之法也。太陽少陽者。其二條俱用刺法。而其一條。爲誤下結胸。然如

柴胡桂枝湯。實其正方。而柴胡桂枝乾薑湯。其有所兼者也。少陽與陽明併病。則無見其稱。然大柴胡湯。爲其對方。而柴胡加芒消湯。其奇治也。如陽明病。發潮熱。大便溏云云。小柴胡湯證。亦卽是已。此條是胃實。而邪猶存少陽者。其次條。是少陽而似胃實者。兩條對示。乃與太陽中篇四逆條同例。此併病要領也。三陰無併病。理同合病。唯如太陽厥陰之桂枝四逆各施。及太陰之桂枝證。卽是表熱裏寒相兼者。殆併病之變局乎。鄭端友全嬰方論。論癎有半陰半陽合病。卽言寒熱相兼者。○按表裏兼證之治。表熱裏寒。則先裏而後表。何也。先實裏者。恐脫候倏至。邪亦從陷也。裏既實。而從事于表。亦不爲遲。設先救表。則虛耗之陽。隨汗益奪。豈望邪氣外散耶。表熱裏實。則先表而後裏。何也。先攻表者。恐表邪併入。裏熱壅重也。表既解。而從事于裏。亦不爲遲。設先攻裏。則胃空邪乘。遂爲壞病。豈望邪氣內解耶。此仲景之明律也。○六病正證之外。有表裏證者。如葛根芩連湯。五苓散。桂枝人參湯等證。其類甚多。然叵謂之併病。仍不列于此。

述溫病風溫

溫病者。熱結在裏。表裏俱熱證。是也。卽陽明病之一證。此病。前注爲內經溫病之義。閒有謂爲白虎證者。猶與彼強合。特王氏柯氏以爲傷寒中之一證。惜辨徵不覈。今因演其說曰。內經所謂溫病者。冬傷於寒。寒邪內伏。得春溫而方發之謂也。本經三陽三陰。及中風傷寒等。其名則取之素難。而其證則自異。豈特至溫病。既取其名。又併其證而取之乎。況全經本不有從時分病之說。則仲景所謂溫病。爲傷寒中之一證明矣。且攷素問瘧論。以先熱後寒爲溫瘧。而仲景則以身無寒但熱爲溫瘧。以其有骨節疼煩。故加桂枝於白虎湯中。以清裏發表。可見溫病之溫。與溫瘧之溫。均是熱盛之謂矣。溫熱互稱。猶冷與寒。素問。春必溫病。靈樞論疾診尺篇。作春必生癉熱。太素。作春乃病熱。又評熱病論。其首節。說病溫陰陽交。而倉公傳則曰。熱病陰陽交者死。又刺熱病有五十九穴。而叔和則曰。治溫病刺五十九穴。許氏說文曰。熱溫也。並可以徵焉。此條冒頭三字。蓋揭示來路者。曰渴。曰不惡寒。俱是表解而裏熱之候。則發熱。其初太陽翕翕之熱。而今爲陽明蒸蒸之熱。然則與熱結在裏表裏俱熱。有何差別。愚故以爲溫病卽白虎證之稱謂也。○溫病條列之太陽者。亦猶小柴胡之例。然其非表證。而敘在篇首者。豈叔和據五十八難。徒執其名。以與中風傷寒。相爲排比者歟。傷寒例第一節。辨列傷寒溫病暑病等。其意可知矣。愚固不欲議撰次之得失。特於此條。則不能無疑也。其來必自太陽如少陽。其自少陽。所謂服柴胡湯已渴者。寔有其義。大抵白虎證。得之其人陽氣偶擾。而邪氣乘入。進勢殊急者。今多見之。經所云。恐其機也。然亦未能無因誤治而致者也。而毒邪暴進。直陷入裏。內灼外熏。勢如燎原。故其脈浮滑洪大。吳醫彙講。薛雪曰。傷寒脈浮滑。此表有熱。裏有寒。表之熱寒之用。裏之寒熱之體。言熱病本於寒。寒既病而爲熱矣。則體用皆熱也。漢之文法如此。是說蓋本諸方氏。又活人書。改作表裏有熱。而郭氏從之。汪氏亦曰。斯言乃爲定論。然未免臆見。又黃氏據林氏。更有詳論。文繁不錄。其證蒸蒸發熱。自汗出。心煩大渴。白虎加人參湯。及五苓散條。所言煩渴者。叅自餘諸條。蓋煩而渴之謂。成氏以爲熱渴。似不妥。舌上乾燥。欲飲冷水。然不有燥屎搏結。唯是胃家焦爍。因立白虎湯以清涼之。愚嘗謂此湯妙在粳米。何也。凡物不慣于胃者。金石爲最。物慣于胃者。莫如米穀。今用極不慣者。故配以極慣者。使其不損中土。如竹葉石膏湯桃花湯之粳米。厚朴麻黃湯之小麥。滑石礬石散之大麥粥汁。皆是也。詳義見拙著藥治通義第十卷。又石膏一斤碎下。當補綿裹二字。厥陰篇方中有之。陶隱居曰。凡湯酒膏中用諸石。皆細擣之如粟米。亦可以葛布篩令調。並以新綿別裹內中。如其自太陽誤汗吐下。而加液乏之者。加人參以滋養之。或曰。加人參湯證有二。其一。本方證。而更液乏之者。其一。液雖不乏。其病稍輕。不耐本方者。佐人參以調停之。未知是否。又千金外臺加人參諸條。一用本湯。恐非是。但白虎脈證。略于本湯。而反詳于加人參湯。殆不無疑也。○太陽上篇加人參條。汪氏曰。此條當是太陽證罷。轉屬陽明之證。其不入陽明篇者。以其服桂枝湯後之變證。且與上條。脈證相同。但加煩渴。用藥霄壤。前賢著書。欲使後學悉心體認。設其失治。則胃津枯竭。遂不可救。其變或爲胃實。而不敢爲陰證也。白虎承氣之判。在實之有無。則似不宜變爲彼證。然在今驗之。往往有之。況三陽合病。既有腹滿讝語。則其理可見也。

風溫者。溫病之類證也。據脈陰陽俱浮。則似表有邪者。其證與三陽合病相近。治法亦恐白虎所宜也。此條難解。程氏注於文理爲順。然愚竊有疑。何則表裏熱盛。倘誤汗之。必大傷津。恐不更至陰陽俱浮也。成氏以爲傷寒發汗之後。方知其風溫。是似於病理爲順。今就其義。別發一說。此言太陽病發汗。當解不解者。不特表有邪。而裏既有熱。其稱之風者。猶風家風溼之風。即表有邪之謂。然則風溫爲溫病之兼表者。故一條中併論之。然不曾汗後知之。自有認得眞的。故下文先揭風溫爲病一句。而盡其證。若被下。若被火。從程氏。則是係溫病誤治。從成氏。則是係風溫誤治。未審何是。又成氏曰。先曾被火爲一逆。若更以火熏之。是再逆也。蓋本于玉函。程氏則以若火熏之。謬爲體如煙熏。故以一逆再逆。爲汗下等之誤治。又汪氏疑小便不利字。然太陽中篇。有欲小便不得。反嘔欲失溲之文。蓋同例也。又此病。謂與三陽合病相近者。何也。彼曰脈浮大上關上。此曰脈陰陽俱浮。彼曰若自汗出者。又曰目合則汗。此曰自汗出。彼曰身重難以轉側。此曰身重。彼曰但欲眠睡。此曰多眠睡。鼻息必鼾。彼曰口不仁。此曰語言難出。彼曰遺溺。此彼下曰失溲。但彼兼胃實。故有腹滿讝語。其他則證證相合如此。殆一病而異其名者耳。義出發見。姑錄俟識者。○總病論。病人素傷于風至醫殺之耳。本出玉函脈經不可發汗病中。風溫之爲病云云。全取千金方。但千金。作溫風之病。溫風二字蓋錯。

傷寒論述義卷四

丹波元堅　學

述壞病

壞病者。誤治之後。陰陽無復綱紀。證候變亂。難以正名。名是也。巢源。有時氣敗候。曰。此謂病後餘毒未盡。形候變轉。久而不瘥。陰陽無復綱紀。壞病之義。得之益明。蓋壞。崩壞也。猶墻壁之壞。不得言之墻壁。其證候變亂。難以正名者。不得已姑以壞病命之。非有他意。方氏曰。血氣既憊壞。張志聰曰。自敗曰壞。一說爲失。方氏又曰。壞。言歷遍諸治而不愈。此亦不妥。一誤亦爲壞病。不必歷遍諸治。玩三若字自知。程氏柯氏所解極是。志聰又曰。已發汗則肌表之邪已去。此語亦有病。發汗違節。亦爲壞病。且壞病中。有表猶在者。如桂枝加附子。去芍藥之類。是也。○少陽篇壞病條難解。脈沈緊。金鑑改作沈弦。然沈字遂不通。尤氏有說。亦欠穩貼。不錄。其揭讖語一證者。豈唯謂邪轉入裏者乎。然從巢源創讖語二字。義似稍勝。柴胡證罷。似指小柴胡證罷。不必柴胡諸方不可用也。或得之誤汗。或得之誤下。或誤吐。或溫鍼。而營衞乖錯。邪熱沈漬。或著上焦。或迫血分。或陽氣虛憊。或陰液竭乏。或水飲相搏。或溼熱內蒸。劇易緩急。種種不同。皆是因素稟強弱。宿疾有無。與誤逆之輕重。而有異已。所謂汗後之汗漏動經。胸滿悸築。下後之結胸痞鞕。協熱下利。吐後之內煩吐食。火逆之驚狂奔豚之類。其證多端。不勝枚舉。今就其情機。爲之區辨。併諸兼證。以述于後。故茲不得詳也。喻氏曰。陽明何以無壞病邪。曰。陽明之誤治最多。其脈證固當辨別。但不得以壞病名之也。蓋使汗下燒鍼屢誤。其病亦止在胃中。原有定法可施。與壞證無定法之例。微有不協。錢氏曰。六經之中。仲景獨以陽經之太少爲言者。蓋以在表之誤治居多。在裏之誤治少也。且二經之表裏虛實。疑似多端。難於察識。其誤治獨多。變逆尤甚。其害有不可勝言者。故特立此一法。以重其事也。學者其可忽諸。今攷陽明不能無壞病。錢說爲優。三陰亦不言壞病。蓋其最罕有者矣。○活人書曰。蓋爲病中又感異氣。變爲壞病。此係謬讀傷寒例。若更感異氣。變爲他病者。當依後壞病證而治之一語。趙氏有辨。未覈。

述兼變諸證

兼變者。兼挾變壞之謂也。仲景所立。唯是三陽三陰。今更設此目。豈不悉邪。曰。否。經雖分六病。而不特六病之正證。彼六病之所兼所變。皆具列于其中。倘不加甄辨。則至并正證而不能明。今設此目。即所以使學者於正證與兼變。能判然別白。然每證必稱何病之類變。以見病之條理。不出於三陽三陰六者之外焉。曰。然則如漏汗動經之類。實係壞病。而今更揭仲景所未言之名者。何也。曰。壞病。是誤治後變壞者爾。今斯諸證。有兼于未病之前者。有不經誤治而變者。此所以不能題以壞病。而自立此名也。其分類者八。曰虛乏。曰熱鬱。曰飲邪搏聚。曰飲邪并結。曰血熱。瘀血。曰熱入血室。曰風溼。曰溼熱。寒溼。是也。火逆諸證。少餘義可述。故闕焉不錄。抑前注家。如錢氏尤氏及徐大椿。既分正變諸法。然究雜無統。今不敢從云。

虛乏

虛乏者。氣血虛乏之是也。蓋人身氣血。相藉以榮養形骸。故氣虛則血亦虛。血虛則氣亦虛。然稟素或有偏勝。而誤治亦有偏害。是以其證不一。有平素液少。不可徑汗者。有平素虛弱。得病更加者。有發汗過多。及汗下錯行。氣血俱虛者。有汗下失度。胸中陽虛者。有誤下中虛者。有誤下下脫者。有大邪已解。胃虛生寒者。有大邪已解。胃虛生熱者。皆病之屬虛者。中閒雖未必不變爲陰證。猶未足言之眞陰證。仍并類列于此。程氏曰。汗多亡陽。夫人知之矣。然人身之陽。部分各有所主。有衛外之陽。爲周身營衛之主。此陽虛。遂有汗漏不止。惡寒身疼痛之證。有腎中之陽。爲下焦眞元之主。此陽虛。遂有發熱眩悸。身瞤動欲擗地之證。有膻中之陽。爲上焦心氣之主。此陽虛。遂有叉手冒心。耳聾及奔豚之證。有胃中之陽。爲中焦水穀化生之主。此陽虛。遂有腹脹滿。胃中不和。而成心下痞之證。雖皆從發汗後所得。在救誤者。須觀其脈證。知犯何逆。以法治之。不得以汗後亡陽一語混同。此說出生薑瀉心湯下。殆覺精鑿。內藤希哲有三焦各有陽虛有陰虛之論。蓋本此。有平素液少。不可徑汗者。何蓋其人縱有可汗之證。倘平素血液虧乏者。要須顧慮。放膽施治。必致變敗。如身疼痛。尺中遲。即其明律也。柯氏曰。脈浮緊者。以脈法論。當身疼痛。宜發其汗。然寸口雖浮緊。而尺中遲。則不得據此法矣。尺主血。血少則營氣不足。雖發汗。決不能作汗。正氣反虛。不特身疼不除。而亡血亡津液之變起矣。此解亦約覈。如禁汗六條。俱係驗之宿疾之法。咽喉乾燥。上焦液少者也。咽喉。津液上潮之道路。人會有某故如金匱所敘。肺萎所因之類。乃為乾燥。錢氏專屬少陰。似拘。尤氏曰。若強發之。乾燥益甚。為欬。為咽痛。為吐膿血。無所不至矣。淋家。下焦津乾者也。成氏曰。膀胱裏熱則淋。反以湯藥發汗。亡耗津液。增損（一作益）客熱。膀胱虛燥。故小便血。瘡家。軀殼血乏之者也。瘡家。蓋謂金瘡家。此軀殼血乏。其得傷寒。倘過汗之。筋脈益燥。遂為痙病。與破傷風。其由稍異。但下條有亡血家。乃似相複矣。然金匱亦有亡血與身有瘡對待者。亡血。言血從內亡。此血從外失也。攷瘡。古瘡痍之義。說文曰。刅。傷也。从刃从一。創。或从刀。倉聲。大徐曰。今俗別作瘡。非是也。據此。平脈法。以手把刃。坐作瘡也。金匱。若身有瘡。被刀斧所傷亡血故也。並可與本條互徵矣。瘍瘇古亦或用創字蓋假借也。衄家。血燥于上者也。脈急緊。尤氏以為寸口脈。非是。亡血家。血亡於內。而外隨虛者也。張志聰曰。此言吐血便血。及婦人崩淋亡血者。是。又下後發汗振寒脈微細。其機相似。汗家。液竭於表者也。張志聰曰。夫汗家則虛其水穀之精矣。中焦之津液。入心化赤而為血。下挾膀胱。而運行於膚表。水穀之津液虛。而重發其汗。則上動心主之血液。而恍惚心亂矣。下動膀胱之所藏。則小便已而陰疼矣。此方失傳。或有配合。又伊澤信恬曰。此條。攷前後諸條。亦係禁汗之例。不須自主一方。蓋與禹餘糧丸數字。衍文也。兩說似有理。此六者。血液所虧之處各異。故過汗之變。亦各殊矣。蓋此諸證。皆陰虛陽亢。劇則必益燥熱。不敢變為陰矣。但液少之人。其得表證。倘不發汗。恐無邪解之日。乃當別設關防。是在活通已。汪氏所擬諸方。小建中湯。黃耆建中湯。最似切當。魏氏於瘡家。處葛根芩連湯。亦似當。攷外臺。范汪論。黃帝問於岐伯曰。當發汗。而其人適失血。及大下利。如之何。岐伯答曰。數少與桂枝湯。使體潤漐漐汗纔出。連日如此。自當解也。今更審經文。有麻黃證兼虛。姑用桂枝者。則此諸條證。或宜邊用。他如括樓桂枝湯之兼潤。桂枝加芍藥生薑人參新加湯之兼補。亦必有適。如桂枝加附子湯。或宜汗家。如陽旦湯之兼凉。或宜血分燥熱。如竹葉湯之淸溫合用。或宜陽虛液燥。蓋後賢方法。亦須臨時酌用。金匱曰。夫病痼疾。加以卒病。當先治其卒病。後乃治其痼疾也。然則此等諸證。亦重在逐邪。但其不宜不顧慮。最要活意變通。豈是仲景之所以不定一方乎。如張倬傷寒兼證析義。可謂徒求之筌蹄之末。而毫無裨實際者也。

有平素虛弱。得病更加者。何。如小建中湯證。其人胃中虛燥有寒。得病更甚。一則二三日。一則少陽病。而見其候。俱用此方。以溫建中藏。腹中急痛條。就汪注攷之。其不擧少陽證者。蓋省文也。此裏寒爲少陽之邪所鼓動。故腹中急痛。治法先用此方。亦猶先與四逆之意。而痛未止者。裏寒雖散。而邪氣犯胃所致。故換以小柴胡乎。〇陶氏曰。方家用飴糖。乃云膠飴。皆是溼糖如厚蜜者。建中湯多用之。其凝強及牽白者。不入藥。〇仲景溫養中焦之劑。建中理中。實相對設。建中主潤。理中主燥。而俱取救陽矣。其人胃津不足。陽虛生寒者。建中以和液而溫中。胃氣不足。陰寒內盛者。理中以逐溼而散寒。蓋溫養之法。實不能出二方之範圍也。如炙甘草湯證。素常上焦液乏。而不能任邪者。故主此方。以滋養之。脈結代。不是二脈兼見。要不過歇止之謂。成氏曰。心中悸動。知眞氣內虛也。汪氏曰。悸。心動也。心中動悸。則知營血內虛。眞氣已餒。而藏神不寧也。並是以悸爲心動之悸。與金鑑不同。據玉函。殆可備一說。又金鑑。心下築築云云。心下字不妥。當是虛里膻中動築。此方。金匱附方。載治虛勞。又治肺痿。俱足見其潤養之功。且經中藥之濃煑者。莫如本湯。及桂枝加芍藥生薑人參新加湯。豈陶氏所謂補湯欲熟之義歟。張氏類經。論虛里跳動。以純甘壯水之劑。塡補眞陰。其說甚精。以足發此方之理。宜參。又醫學入門曰。十全大補湯。十四味建中湯。一切峻補之劑。皆自理中建中四逆等湯。而變化之也。擧甘草湯。滋陰降火湯。生脈散。補中益氣湯。一切滋補之劑。皆自炙甘草湯。而變化之也。如陽明病無汗。身如蟲行者。亦素虛所致也。趙氏曰。蟲行皮狀者。卽經言身癢。是也。久虛者。以表氣不足。津液不充於皮膚。使腠理枯澀。汗難出也。此亦一說。四十八難曰。癢者爲虛。

有發汗過多。及汗下錯行。氣血俱虛者。何。如甘草乾薑湯。芍藥甘草湯證。是氣血素虧。今依過汗。更益虛乏。而其證各見。故藥亦別行。先救其陽。後救其陰。成氏曰。內經云。辛甘發散爲陽。甘草乾薑相合。以復陽氣。又曰。酸以收之。甘以緩之。酸甘相合。用補陰血。如芍藥甘草附子湯證。亦氣血俱虛。而其病頗重。既變少陰。治宜急救。故單捷之劑。以雙補之。如桂枝加附子湯證。汗多亡陽。筋脈津燥。其表未解。脫勢亦劇。故用此方。復陽斂液。聖濟。治產後榮血虛損。汗出日夕不止。形體困怠。附子湯。於本方。加生乾地黃。如桂枝如芍藥生薑各一兩人參三兩新加湯證。亦是汗後虛燥。其邪已除。脫勢稍緩。故治取漸救。新加之名。注家多費曲解。特程氏曰。新加人參。而倍薑芍。因知新加字。專爲人參而言。蓋芍薑本方固有。而人參本方所無。故彼但言加。此言新加。以爲其別也。山田正珍說亦然。或執桂枝加大黃湯。以駁此說。則拘矣。此二方。並亦雙補。而專救陽者也。如大青龍湯之逆。二證。俱不出桂枝加附子芍藥甘草附子湯之法。而厥逆筋惕肉瞤。乃其重者也。此與眞武證。其機似不同。如邊張介賓法。則六味回陽飲。爲其對治矣。如脈浮數下之。身重心悸證。即誤下致虛。與過汗同轍者也。程氏曰。津液下奪。則機關不利。故身重。津液下奪。則不能上奉。故心悸。所恃表氣未虛。津液不至全亡。只是要和之。蓋陰生於陽。陰液耗者。陽氣必不可重虧也。表裏實。則津液自和。不過養正而邪自除之意。按尺中以候陰。故程氏有此解也。如太陽病。先下復發汗。因致冒證。其病本輕。故汗下失序。而氣血俱虛矣。此條。爲汗下先後之例而設。以臆測之。此本兼有表裏證。醫以裏爲急。而先下之。後見表仍在。以發其汗。然被下之際。表邪不陷。亦似表裏之熱。從汗下解。乃知其病俱輕。但以汗下過當。與先後失序。而致表裏俱虛也。如下後發汗。小便不利。是幸不至變壞者也。此等雖經逆治。能無他變者。其人胃氣本強也。〇下後發汗。振寒脈微細。及乾薑附子證。俱是既屬少陰。故不列于斯。如汗吐下後自愈者。亦不甚虛。且邪既清解。所以勿藥也。汪氏曰。此亦是當汗而汗。當吐下而吐下。故有陰陽和而自愈之日。非誤用汗吐下藥者所能比也。軒邨曰。此條與辨脈法相發。云。病有不戰不汗出而解者。何也。答曰。其脈自微。此以曾經發汗。若吐。若下。若亡血。以內無津液。此陰陽自和。必自愈。故不戰不汗出。而解也。是也。且下條亦云亡津液。則亡血。是諸失血之謂。而亡津液。總汗吐下亡血之詞。亦通。有汗下失度。胸中陽虛者。何。如桂枝去芍藥湯證。因誤下胸虛。邪氣乘入。以爲胸滿。故去芍藥。然表邪猶在。故用桂散表。亦扶其陽。虛稍甚者。加附子救之。脈促者。以邪著在高乎。金匱。氣分。心下堅大如盤。邊如旋杯。水飲所作。桂枝去芍藥加麻黃細辛附子湯主之。又千金。桂枝去芍藥加皂莢湯。治肺痿吐涎沫。並與本方同趣。蓋芍藥。腹滿用之。而胸滿忌之者。以其味酸澀泥膈乎。尤氏曰。去芍藥者。恐酸寒氣味。足以留胸中之邪。且奪桂枝之性也。近是。〇微惡寒。千金翼亦脫惡字。致此證。上篇末條中亦有之。乃似陽虛之驗。然未審何故。金鑑曰。當是汗出微惡寒。若無汗出二字。乃表未解。無取乎附子也。此說不必。

如桂枝甘草湯證。是過汗胸虛。然其邪既解。虛亦爲輕。故治宜小方。而師試令欬條。其病加重者也。成氏曰。發汗多亡陽。胷中陽氣不足者。病人手叉自冒心。師見外證。知陽氣不足也。又試令欬。而不卽欬者。耳聾也。知陽氣虛明矣。耳聾者。陽氣虛。精氣不得上通於耳故也。按靈樞決氣篇曰。精脫者耳聾。

有誤下中虛者。何。如桂枝人參湯證是也。此數下胃虛。邪氣內陷。協熱下利。故治取雙救。蓋殆欲屬陰者矣。脈沈滑者。協熱利。及陽明篇。協熱便膿血。並似言裏熱。與此條異義。傷寒例。內虛熱入。協熱遂利。亦然。〇此方。桂獨後煑。猶是附子瀉心湯。附子後內之意。與他桂枝諸方。其例自異。徐大椿說爲勝。

有誤下下脫者。何。如赤石脂禹餘糧湯證是也。此二三下之。下焦不約。以爲瀉利。故治取收濇。桃花湯之類證也。程氏曰。下脫上結。理中反成堵截。上下二焦。無由交通。所以利益甚。錢氏曰。謂之益甚者。言藥不中病。不能止而益甚。非理中有所妨害。而使之益甚也。按錢說似優。要之此條設法禦病。就變示例。言誤下之後。下利不止者。有冷熱不調。宜用瀉心者。又有胃氣虛寒。宜用理中者。又有下焦滑脫。宜用收澀者。又有泌別不職。宜用滲利者。證有數等。不可一概也。〇此方。分溫三服。本草圖經引。作分再服。似是。

有大邪已解。胃虛生寒者。何。如厚朴生薑半夏甘草人參湯證。汗後胃寒。虛氣壅滯者也。此證不必有停飲。其用半夏。蓋猶茯苓四逆用茯苓之意。如千金大半夏湯之類。溫泄寒脹諸劑。皆自此方脫胎。〇雞峯普濟方。殿中丞郭中妹十歲。病腹色不變。按之而大不陷。心腹下痞滿。得之因取轉數多。病已月餘。兆按甲乙經云。三焦脹者。氣滿於皮膚中。殼然不堅。遂與仲景厚朴生薑半夏甘草人參湯。小其服。凡經二十日。脹消而已。

如病人脈數而反吐證。

汗多胃虛氣逆者也。如病人有寒。發汗吐蚘證。宿寒爲陽虛而加者也。此證。難必言邪解。姑列于斯。蓋素有寒人。偶得外感。宜用桂枝人參湯。及桂枝湯加乾薑之陰旦湯之類。○玉函辨發汗吐下後病中有一條。曰。發汗後身熱。又重發其汗。胃中虛冷。必反吐也。千金翼同。胃中。作胃中。疑是經文之遺也。 如差後理中丸證。亦胃虛寒者也。差後諸證。詳開于後。然以情機相似。斯舉其概。下仿此。 蓋此諸證。尤與太陰少陰相近似焉。 有大邪已解。胃虛生熱者何。如太陽中篇誤吐兩證。俱胃中液燥。虛而生熱者也。錢氏以腹中飢。口不能食。及不喜糜粥。欲食冷食等。爲胃冷所致。恐不然。 朝食暮吐。卽暮食朝吐之互詞。成氏曰。晨食入胃。胃虛不能克化。卽知至暮胃氣近裏。與邪氣相搏。則胃氣反逆。似拘。○此證。蓋橘皮竹茹湯。或千金竹葉湯之類。所宜取用。如單從驅飲。恐不相對。 如差後竹葉石膏湯證。病後胃液不復。虛熱上逆者也。此種證狀。誤汗誤下後。並多有見。愚著廣要中詳之。宜檢。

熱鬱

熱鬱者。邪熱入裏。不與物相得。唯鬱著各位者是也。其證不一。有表未解。膈有熱者。有表既解。熱灼膈間者。有心下熱結者。有腸中熱壅者。皆是少陽之類變爾。蓋熱偏在一處。故不耐白虎之大寒。且其無所得。亦非吐下所適。是以制苦寒之劑。而爲之治矣。更有上熱下冷輕證。併隸于斯。 有表未解。膈有熱者何。如葛根黃芩黃連湯證是也。此表未解。故汗出。熱犯上焦。故喘。言喘而汗出。其汗似爲喘而出。然推其病。恐不然。 且熱勢併及經下之胃。故利遂不止。所以不用桂者。恐礙裏熱也。此方。移治滯下有表證。而未要攻下者。甚效。內臺方議曰。又能治嗜酒之人熱喘者。又千金。治夏月傷寒。四肢煩疼發熱。其人喜煩嘔逆。劇如禍祟。寒熱相搏。故令喜煩。七物黃連湯。於本方。加茯苓。芍藥。小麥。聖濟。治胃實熱。煩渴吐逆。葛根湯。於本方。去黃芩。加半夏。生薑。竹茹。

有表既解。熱灼膈間者何。如梔子豉湯證是也。太陽病誤汗吐下。邪氣乘入。或陽明病下早。熱迸于上。俱能致之。蓋不比結胸之邪藉物實。啻是邪熱熏灼上焦者耳。其爲證也。曰虛煩不得眠。此其輕者也。虛煩之虛。恐非陽虛之義。蓋是心腹無實結之謂。即對結胸及胃實之鞕滿而言。厥陰篇。下利後更煩。按之心下濡者。爲虛煩也條。柯氏注甚晰。此證鬱灼猶輕。故未至懊憹也。曰反覆顛倒。心中懊憹。此其重者也。張錫駒曰。即不得眠之甚。而爲之輾轉反側也。按心中懊憹。爲梔豉正證。陽明及結胸。並亦有之。然別有眞的。曰胸中窒。此其鬱稍甚者也。徐大椿曰。煩熱且窒。較前虛煩等象爲稍實。按上條言發汗吐下後。此條言汗下不言吐。想吐最虛胸。故吐後邪陷。則不至此鬱甚乎。否則承上而省文也。〇煩熱。即虛煩不得眠之互詞。攷煩。本熱悶之義。故三陽皆有煩者。又假爲苦惱難忍之貌。如疼煩煩疼之煩。是已。如少陰厥陰之煩。亦是也。成氏誤以煩熱爲表熱。以煩疼爲熱疼。至閔氏明理論刪補。則引蚘厥之煩。以駁成氏曰。煩者。不能安靜之狀。較躁則稍輕爲。可兼寒熱而論云云。其說頗辨。然猶未爲當。曰心中結痛。此其鬱最甚者也。徐大椿曰。結痛更甚於窒矣。按此以大下。邪激聚胸。故爲結痛。其不言汗吐者。以吐最虛胸。發汗亦有外踈之意。故不至此鬱甚乎。否則亦是省文者也。又此證最疑於結胸。唯心下鞕濡爲分。蓋輕重雖不同。而情機則無異。故均主梔子豉湯。以涼解之矣。此方。爲涼解胸中鬱熱之正劑。梔子苦寒。能清熱毒。與芩連相近。而服之必戀膈。是以清上之功。最其所長。故以爲君。後人用治胸痺。亦此意也。香豉。本草稱味苦寒無毒。又殺六畜胎子諸毒。金匱治中毒。多用此者。並足以見其亦爲清涼之品。況其臭烈。泥膈殊甚。故佐梔子之力。久留胸中。是以二味相得。而能爲對證之方矣。本草豉條。陶隱居曰。好者出襄陽錢塘。香美而濃。然古者臭香互稱。香豉之香。恐非芳香之謂也。（按以臭爲香。訓義反覆用之。見郭璞方言注。）抑本湯之非吐藥。既有詳辨。且吐本涌實。今此證無物相得實。何用吐爲。是其理最彰著矣。〇崔氏黃連解毒湯。爲清膈之神方。實自梔子豉湯變來者也。其煩熱身熱不去。及其外有熱。手足溫等。並內熱外熏之候。非表未解也。此諸證。成氏注爲妥。宜叅。注家或以爲表未解。又以發汗有用豉者。遂以上方爲兼微汗。恐不然。至其有兼者。如梔子甘草豉湯證。是胃氣不足。故少氣也。如梔子生薑豉湯證。是熱迫其飲。故嘔也。此與小柴胡之嘔相似。如梔子厚朴湯證。是下後兼胃氣壅滯。以為中滿者也。此方不用豉者。豈畏其泥戀助壅乎。如梔子乾薑湯證。是丸藥大下。兼中焦生寒者也。此條文略。姑就方意攷之。當是他有胃寒證候。要邪本不劇。故致誤治。不至大逆。故煩既微。而胃寒亦輕。是以僅須梔子乾薑而足矣。〇王氏以丸藥為神丹甘遂。當攷。此二證。即係虛實之分矣。如枳實梔子湯證。蓋梔子厚朴湯之一類也。有心下熱結者。何如大黃黃連瀉心湯證。是也。此邪熱乘誤下之勢。入而著心下。以為痞者。唯其無飲。故按之濡。然鬱結稍重。故芩連之涼。兼以大黃。而麻沸湯泡用。蓋意在疏泄。而不在峻利矣。脈浮而緊。而復下之。緊反入裏。則作痞。按之自濡。但氣痞耳。蓋言此證也。痞證因飲結者。必云痞鞕。此並云濡。以為其別。且氣痞之稱。似言但是熱結。而非飲結。方氏以本方證。次彼條後曰。此申上條。言脈以出其治。脈見關上者。以痞在心下也。以氣痞而濡。所以浮也。然痞之濡。由熱聚也。故用黃連清之於上。聚雖氣也。痞則固矣。故用大黃傾之於下。此說稍允。又成氏曰。以麻沸湯漬服者。取其氣薄。而泄虛熱。尤氏曰。成氏所謂虛熱者。對燥屎而言也。非陰虛陽虛之謂。蓋熱邪入裏。與糟粕相結。則為實熱。不與糟粕相結。即為虛熱。本方以大黃黃連為劑。而不用枳朴芒消者。蓋以泄熱。非以蕩實也。周氏曰。以麻沸湯漬之。其氣味之出。輕而且活。以大力之體。為輕清之用。非聖人其孰能之。二說亦似是。〇錢氏辨承氣。陷胸。十棗。及此湯之異。當併攷。如附子瀉心湯證。是前證而兼表陽虛者。其病表裏異情。故治亦涼溫併行焉。此條。錢氏以命門虛為說。近鑿。尤氏曰。此即上條。而引其說。謂心下痞按之濡。關脈浮者。當與大黃黃連瀉心湯。瀉心下之虛熱。若其人復惡寒而汗出。證兼陽虛不足者。又須加附子。以復表陽之氣。乃寒熱並用。邪正兼治之法也。又曰。此證。邪熱有餘。而正陽不足。設治邪而遺正。則惡寒益甚。或補陽而遺熱。則痞滿愈增。此方。寒熱補瀉。並投互治。誠不得已之苦心。然使無法以制之。鮮不混而無功矣。方以麻沸湯漬寒藥。別煮附子取汁。合和與服。則寒熱異其氣。生熟異其性。藥雖同行。而功則各奏。乃先聖之妙用也。此解甚覺精暢。又大黃附子湯。寒熱融和。自為溫利。宜分別看。〇中西惟忠曰。此方煮附子。不言水率。疑是脫文。有腸間熱壅者何。

如白頭翁湯證是也。此熱壅下迫。故爲下重。蓋與腸澼同局者矣。先兄曰。白頭翁湯。治熱利下重。意在于淸下焦之熱。緩其窘迫。仍以白頭翁。涼腸熱爲君。秦皮亦淸熱利竅。俱合之黃連檗皮。淸利以瀉之。蓋熱毒之氣。客于下焦。欲便不能。重滯以迫于後竅。故其方非治下焦腸滑之比。而往家執苦以堅之之語。可謂昧矣。　有上熱下冷輕證者何。蓋上熱下冷。實厥陰之機。然更有未至其甚。猶屬少陽之類變者。此所列是已。如梔子乾薑湯證。是自誤下而變者也。說見于上。　如黃連湯證。是從素有之寒熱。而腸胃異病者也。此方。自半夏瀉心變來。然彼冷熱在一位而相結。此冷熱異其位。故彼則要藥性溫涼混和。所以再煎。此則要溫涼各別立功。所以淡煮而不再煎。尤氏曰。此蓋痞證之屬。多從寒藥傷中後得之。本文雖不言及。而其爲誤治後證可知。故其藥亦與瀉心相似。而多桂枝耳。此說非是。〇此方。愚常用治霍亂吐瀉腹痛。應效如神。蓋以其逐邪安正。能和陰陽也。

飲邪搏聚

飲邪搏聚者。水飲蓄聚。與邪相搏。是也。大抵其人有宿水。或因邪而發動。或以誤而勢長。更有得病新成者。其停蓄多在心下胃脘之分。然泛漫上下。不凝結一處。其類凡四。有犯上焦者。有壅中焦者。有屬表分者。有兼陽虛者。就中節目亦多云。　有犯上焦者何。如小青龍湯證。是表實而宿飲被邪鼓激。以犯其肺者也。柯氏曰。水氣蓄于心下。尙未固結。故有或然之證。若誤下。則硬滿而成結胸矣。〇徐大椿於小柴胡加減法。辨五味子乾薑同用之理。攷吳綬既有其說。並似未覈。又半夏。湯洗令滑盡。陶氏有詳說。曰。不爾戟人咽喉。又曰。凡方云半夏一升者。洗畢秤五兩爲正。醫心方。引蘇敬云。半夏一升。以八兩爲正。小島尙質曰。以藥升平之。半夏一升。當今二錢三分一釐四絲。五兩。當今一錢七分六釐。陶說似優。　如喘家及桂枝加厚朴杏子湯證。是表虛而飲邪相得者也。俱係太陽病有所兼者矣。如麻黃湯。大青龍湯。及葛根芩連湯。其喘俱爲服證。邪散而喘定。故不在此例。如麻黃杏人甘草石膏湯證。是表既解。而飲熱迫肺者也。成氏以此條。與葛根芩連湯相對。爲邪氣外甚。非是。蓋此汗出。殆裏熱外熏所致耳。且孜其方意。與小青龍加石膏。越婢加半夏。厚朴麻黃等湯。實係一轍。則知是飲熱相薄之證矣。注家止爲肺熱者。亦未是也。蓋麻黃與石膏同用。則相藉開疎水壅也。〇方後。本云黃耳柸。汪說難信。或曰。此傳寫有譌脫。當是本云麻黃湯。今去桂枝，加石膏。如發汗後飲灌而喘。是新水所致也。汪氏又主麻黃湯。亦不確。有壅中焦者。何此證之水。多自宿昔。而有太陽所兼者。有裏熱所挾者。有表裏無熱者。太陽所兼。更有差別。如桂枝加茯苓朮湯。今刪去桂及白字。茯苓甘草湯二證。是表有邪。裏有水。然兩者不相搏。唯飲爲邪所動者。而加苓朮證爲重。苓甘證爲輕。此二證俱無煩渴。卽裏無熱之徵。其輕重。則玩本文自知。加苓朮條無汗證。明理論。以爲水飲不行。津液內滲之候。如五苓散證。是表有邪。而熱更入裏。與水相得。或爲下滯。或爲上逆。故外有太陽脈證。內有煩渴。小便不利。及水入則吐等候。然裏重而表輕。故治專利水。而旁發其汗。脈浮微熱消渴。與脈浮數煩渴。及水逆。自有輕重。然其機相同。故其治則一。或曰。五苓散之證之方。亦猶金匱隨其所得。而攻之之義。柯氏金鑑注意似然。但未了。又先兄曰。澤瀉行水。與茯苓猪苓相類。然五苓散。用朮與二苓。各十八銖。特至澤瀉。多一十二銖者。何。蓋其質輕淸。性味俱薄、故多用之。二苓藉其力。更能行水。此說確當。又嶺南衞生方曰。五苓散用桂。正如小柴胡用人參。大承氣湯用厚朴。備急丸用乾薑之類。欲其剛柔相濟。亦存攻守之意也。故方書謂。五苓散無桂。及隔年者。俱不可用。近者鋪家。有去桂五苓散。不知者。爲其所誤。如去桂而入參。却謂之春澤湯。治燥渴有效。此說非也。但本方移治雜病。則桂之用。在溫散。而能助滲利之力矣。〇陶隱居曰。方寸匕者。作匕正方一寸。抄散取不落爲度。按據中平三年慮傂銅尺。漢一寸當今七分六釐。又先友狩谷望之曰。白飲。卽煑米泔也。齊民要術煑粳條云。折米白煑取汁。爲白飲。此可以證。裏熱所挾者。如猪苓湯證是也。此邪氣入裏。與飲相併。以爲鬱熱。故滲利之品。兼以涼潤。且其水併停下焦。不特中焦。蓋是陽明之類證。以其有水。不爲胃實也。金匱曰。諸病在藏。欲攻之。當隨其所得而攻之。如渴者與猪苓湯。餘皆放此。尤氏曰。無形之邪。入結於藏。必有所據。水血痰食。皆邪藪也。如渴者。水與熱得。而熱結在水。故與猪苓湯。利其水。而熱亦除。若有食者。食與熱得。而熱結在食。則宜承氣湯。下其食。而熱亦去。若無所得。則無形之邪。豈攻法所能去哉。此解極覈。仍更表之。又成氏注陽明篇本方條曰。此下後客熱。客於下焦者也。邪氣自表入裏。客於下焦。三焦俱帶熱也。云云。蓋此證之水。併停中下二焦。成氏之言。不爲不當。若在後世注家。專以爲下焦之藥。然如渴心煩不得眠等。皆熱在中焦。而上熏之候。則其說難從。表裏無熱者。如發汗後水藥不得入口。及厥陰茯苓甘草湯證是也。茯苓甘草湯。一方二用。此桂但取溫散。猶雜病五苓散之意。又太陽中篇末條證。與此似同。然冒以太陽病。似不必表裏無熱者。

有屬表分者何。如文蛤散證。是冷水潠灌。水邪鬱表。故主以驅散之劑。此條。從柯氏作文蛤湯。證方始對。且金匱。渴欲得水。而貪飲者。豈發散所宜。一味文蛤。自似切當。蓋其方互錯也。如牡蠣澤瀉散證。是水氣外溢。其病在下。故治從內。並得病後新成者也。有兼陽虛者何。此其人素虛飲停。今因誤治。陽更虛。而飲亦動。其證輕重不同。如茯苓桂枝甘草大棗湯證。其病輕。而飲停下焦者也。此方多用桂者。以洩奔豚氣也。甘爛水。要取不助水勢。靈樞半夏湯。以流水千里以外者八升。揚之萬遍。取其清五升煑之。其揆一也。如茯苓桂枝朮甘草湯證。其病重。而飲停中焦者也。方氏曰。心下逆滿。伏飲上溢。搏實於膈也。氣上衝胸。寒邪上湧。挾飲爲逆也。動經。傷動經脈。振振奮動也。蓋人之經脈。賴津液以滋養。飲之爲物。津液類也。靜則爲養。動則爲病。宜制勝之。云云。尤氏曰。此傷寒邪解而飲發之證。飲停於中則滿。逆于上。則氣沖而頭眩。入於經。則身振振而動搖。金匱云。膈閒支飲。其人喘滿。心下痞堅。其脈沈緊。又云。心下有痰飲。胸脇支滿。目眩。又云。其人振振身瞤劇。必有伏飲。是也。發汗則動經者。無邪可發。而反動其經氣。故與茯苓白朮。以蠲飲氣。桂枝甘草。以生陽氣。所謂病痰飲者。當以溫藥和之也。愚謂此條止脈沈緊。卽此湯所主。是若吐若下。胃虛飲動致之。倘更發汗。傷其表陽。則變爲動經。而身振振搖。是與身瞤動振振欲擗地相同。卽眞武所主也。蓋此當爲兩截看。稍與倒裝法類似。又錢氏注。傷寒本當以麻黃汗解云云。然此證。誤汗之變。遽至動經。則其本爲桂枝證。亦未可知。蓋傷寒二字。不須拘執。又其方專取利水以健胃。與甘棗湯有小異。金鑑以中焦下焦爲辨。其說爲協。如太陽篇眞武湯證。其病最重。而與朮甘證。其機相近者也。此條。唯尤氏以爲兼水飲。然其說迂而不切。愚謂此證虛陽外越。故發熱。陽虛飲動。故心下悸。飲阻淸陽。故頭眩。經脈衰弱。爲飲被動。故身瞤動。振振欲擗地。其用此方者。以扶陽利水也。此身瞤動。與大靑龍變肉瞤殆異矣。如傷寒吐下後發汗。虛煩。脈甚微。久而成痿。亦是朮甘湯證。而經曰失治者也。方氏曰。此申苓桂朮甘湯。而復言失於不治則致廢之意。彼條脈沈緊。以未發汗言也。此條脈甚微。以已發汗言也。經脈動。卽動經之變文。惕。卽振振搖也。大抵兩相更互發明之詞。久。言旣經八九日。若猶不得解。而更失於不治。則津液內亡。經脈外漬。必致兩足痿軟。而不相及也。尤氏曰。心下痞鞕。脇下痛。氣上沖咽喉。眩冒者。邪氣搏飲。內聚而上逆也。內聚者。不能四布。上逆者。無以逮下。夫經脈者。資血液以爲用者也。汗吐下後。血液所存幾何。而復搏結爲飲。不能布散諸經。今經脈旣失浸潤於前。又不能長養于後。必將筋膜乾急而攣。或樞折脛縱。而不任地。如內經所云脈痿筋痿之證也。故曰。久而成痿。兩說並覺詳密。蓋虛煩是陽虛所致。與建中之煩相近。而與梔豉之虛煩不同。〇按苓桂二湯證。注家多單爲陽虛。輯義援金匱。以確其爲淡飲。今又以眞武證。爲同一情機。特似牽湊。然反覆申熟。理不得不然也。

飲邪併結

飲邪併結者。水飲與邪相併頑結是也。亦是素有澼飲。或因誤治而併。或不因誤而併。其結在胷中者。有結胷。有藏結。有胷有寒。在心下者。有熱實。有冷熱不調。要皆凝固一處者也。飲在胷膈者。多是稠涎。在心下者。多是稀水。治有緊慢。亦未可不由此也。

結胷者。何。飲邪相結。以盤踞胷堂。遂及心下是也。明理論曰。所謂結者。若繫結之結。不能分解者也。蓋陽明病之類。變而其證更有等差。如大陷胷湯所主膈內拒痛。心中懊憹。心下因鞕者。其正證也。拈膈痛者。僅一條。然旣名結胷。則其義自寓焉。其來多因太陽病誤下。病發於陽。而反下之。熱入因作結胷。及大陷胷湯條。其義可見已。但此所謂陰陽。殊爲難解。張氏旣疑之。秦氏傷寒大白。以爲表熱之輕重。亦未瑩。軒邨嘗謂。此蓋虛實已。當時不詳其說。今推之意。蓋言就太陽中。分其人虛實。其人實有飲。邪激甚。故作結胸。其人虛有飲。邪激微。故作痞。所釋如是。亦頗覺穩貼。〇金鑑以數則爲虛句爲剩文。愚謂當併動則爲痛句從刪。動數之動。宜泛講。蓋與脈數急者爲傳也之急字一例。

亦有不因誤下者。心下痛。按之石鞕。其證稍重。傷寒十餘日。熱結在裏條。亦是也。其揭大柴胡者。以彼證亦有心下急痞鞕等。與結胸相疑。故對待爲辨。往來寒熱。與無大熱相對。熱結在裏。與水結在胸脅相對。但頭汗出。是柴胡證所無。且舉水結字。以明結胸之必自水飲。有自重汗復下者。從心下至少腹鞕滿而痛不可近。此兼胃實。其證最重。以上輕重。如其來路。當互意看。不必拘。有自少陽病誤治者。半夏瀉心湯條。不特爲二證立辨。亦示少陽誤下。猶有爲結胸及痞者。又結胸。有自太少併病者。然似非大陷胸所主。蓋輕重來路。俱雖有異。其情則一。故均用此方。以驅除水熱也。成氏謂。利藥中此爲駃劑。信然。蓋利藥欲生。大承氣主在大黃。故後煑之。此湯重在甘遂。故先煑大黃。後內甘遂。非彼急而此緩也。尤氏有承氣陷胸辨。其說新奇不確。仍不採入。

如大陷胸丸證。是其併結稍輕於前證。然勢連甚於上者也。項強殊甚。其狀似痙。但非如剛痙之背反張。故云如柔痙狀。喻氏曰。胸邪緊逼。以大陷胸湯下之。恐過而不留。即以大陷胸丸下之。又恐滯而不行。故煑而連滓服之。然後與邪相當。而可施戰勝攻取之略。觀方中用大黃芒消甘遂。可謂峻矣。乃更加葶藶杏人。以射肺邪。而上行其急。煑時又倍加白蜜。以留戀而潤導之。而下行其緩。必識此意。始得用方之妙。〇按陶氏曰。一方寸匕散。蜜和。得如梧子。准十丸爲度。如彈丸及雞子黃者。以十梧子准之。唐本注云。方寸匕散爲丸。如梧子得十六丸。如彈丸一枚。若雞子黃者。准四十丸。今彈丸同雞子黃。此甚不同。據此。彈丸大。正准十六梧子。吳氏說。實沿李時珍之陋耳。又丸字。宋代避諱作圓字。非有異趣。詳開于愚著藥治通義中。茲不贅。

如小結胸。是病不及膈屬最輕證。故不假攻下。然亦是併結。所以猶須陷胸之法也。程氏曰。痞證亦有心下鞕者。但不痛耳。

如寒實結胸。蓋係太陰之類變。此膈間素有寒涎。邪氣內陷。相化爲實。或是有膈痛心下鞕等證。其勢連及于下。而陽猶持者。故峻利之也。尤氏亦疑小陷胸湯。及亦可服七字。然猶誤接文蛤散條。〇陶氏曰。巴豆。打破剝其皮。刮去心。不爾令人悶。如本有寒分。下之作結胸者。亦是寒實。然陽素虛。故不宜利藥也。成氏曰。

以心下結滿。臥則氣壅而愈甚。故不能臥。而但欲起也。據此。則豈與支飲倚息同機者乎。心下必結。錢氏以爲梔豉類證。愚謂此太陽病兼心下有水者。殆桂枝加茯苓朮湯之類證也。其誤下作結胸。須增損理中丸。卽胸痺用人參湯之意也。

藏結者何。陰寒上結。如結胸狀是也。汪氏以挾食無食。辨結胸藏結。亦未允。尤氏曰。胸高而藏下。胸陽而藏陰。病狀雖同。而所處之位則不同。是襲汪氏之謬。又汪氏謂。藏結按之不痛。尤氏則以爲如結胸狀者。謂如結胸之按而痛。近是。此亦太陰之類變乃與寒實結胸相似而有異。蓋深痼沈著。宗氣亦衰。故不任攻下。要錯惡最極者也。此證僅二條。難精其義。然既名藏結。則其病深重可知。且以理推之。寒實結胸。有痰涎相得。藏結則似無痰涎。唯是寒結。勢逼君主者乎。然無明徵。姑列于此。○舌上白胎滑者。舌上胎滑者。就二者字視之。則似藏結有胎不白滑。而黃澀者。又似有有陽證。往來寒熱。其人躁者。寒凝豈有此等證狀。然則二者字當虛講。曰難治。曰不可攻。並謂藏結之難治不可攻。不特爲舌上白胎滑而言也。吳氏飭飲食如故。時時下利八字。蓋飲食如故一句難解。俟攷。○太陰病。下之而胸下結鞕。與此相近。金匱曰。病者萎黃。燥而不渴。胸中寒實。而利不已者。死。亦類證已。如病脅下素有痞。是其位稍殊。而寒凝則一。故同其稱矣。

有胸有寒者何。如瓜蔕散證是也。此亦膈中頑涎與邪相實。蓋不自誤下者。故病勢甚于上。以爲寸脈微浮。微浮。以驗病位。曰弦遲。曰作緊。曰作結。並徵其實。胸中痞鞕。此病人自覺之情。氣衝喉咽等候。而不及心下。亦不痛。厥陰篇。心下滿。當作心中滿爲是。及其閉甚。陽氣阻格。以致厥逆。卽是邪高結甚。不得不因而越之。此方之所由設也。瓜蔕至苦。其能在味。豆吐藥之最峻者也。之腥臭。令人惡心。豉之腐臭。必泥胸膈。俱資助上涌之勢。王氏選注之言。蓋爲當矣。○吐之一法。與汗下鼎峙。誠爲緊要。然本是非六病之正對。且宜吐證。在本經特二條。金匱亦不過瘧黃宿食數者。可見其證極少。非汗下之所比也。

有結在心下。而熱實者何。如十棗湯證是也。亦係陽明之類變。其病連脇下。而水與邪其勢俱猛。自非此駃峻。豈能直折之者乎。尤氏曰。金匱云。飲後水流在脇下。欬吐引痛。謂之懸飲。又云。病懸飲者。十棗湯主之。此心下痞鞕滿。引脇下痛。所以知其爲懸飲也。方氏曰。此蓋邪熱伏飲。搏滿胸脅。與結胸雖涉近似。與胃實則大不相同。喻氏曰。此證與結胸頗同。但結胸者。邪結於胸。其位高。此在心下及臍。其位卑。愚謂結胸。與瓜蔕散及此證。相似不同。臨病之際。宜精認體察也。○按千金錢七之說。本于陶隱居肘後百一方序。平旦服。諸家無解。蓋陰氣未動。飲食未進之時。藥力易以潰結也。本草經曰。病在四肢血脈者。宜空腹而在旦。陶隱居曰。毒利藥。皆須空腹。孫眞人曰。凡服利湯。欲得侵早。並宜參商。○千金。乾棗湯。治腫及支滿澼飲。於本方。加大黃。黃芩。甘草。蕘花。水煑。本草。圖經曰。胡洽治水腫。及支飲澼飲。加大黃。甘草。幷前五物。各一兩。棗十枚。同煑如法。一方。又加芒消。湯成下之。聖惠。治婦人血分。四肢浮腫。心腹氣滯。不思飲食。芫花圓。於本方。加大黃。青橘皮。細剉。以米醋一中盞。旋灑藥於銚子內。慢火炒令醋盡。爲末。麪糊圓如梧子大。食前以溫酒下七圓。

有結在心下而冷熱不調者何。此其人胃氣素弱。水液不行。而誤治更虛。胃冷熱搏。以爲痞鞕者是也。大抵胃素寒者。邪陷必化爲寒。今胃雖弱。其寒未甚。故猶爲此證。喻氏解病發於陰。而反下之。因作痞曰。是熱入。省文以見意也。此與錢氏不同。而反似允愜。所以成結胸者一句。亦似略成痞字而言。經中間有此例。錢注恐鑿。又其云作痞者。只指飲邪幷結之痞。不是該言氣痞。錢氏以爲三瀉心證者。是。蓋虛實相半。汪氏有溼熱不調。虛實相半語。故病勢頗緩。實係少陽之類變。如其治法。溫涼並行。以調停之。但其證有別。如半夏瀉心湯證。是飲盛者也。如生薑瀉心湯證。是寒勝者也。如甘草瀉心湯證。是虛勝者也。瀉心湯者。非瀉心火之熱。瀉心下之痞也。此本雲岐子說。又明理論曰。氣結而不散。壅而不通。爲結胸。陷胸湯爲直達之劑。塞而不通。否而不分。爲痞。瀉心湯爲分解之劑。所以謂之瀉心者。謂瀉心下之邪也。痞與結胸。有高下焉。云云。愚攷諸注。似半夏證特熱幷。而生薑甘草二證熱既除。然所以成痞者。恐不可不因邪熱加之。曰。傷寒汗出解之後。胃中不和。不過言大邪既解。曰。此非熱結。但以胃氣虛。客氣上逆。亦是對結胸及大黃黃連證而言。非必無些熱。觀心煩不得安。而可見也。如移治雜病痞鞕。則芩連與參薑俱行。其苦唯存瀉痞之用。不嫌其清涼也。○甘草瀉心條曰。穀不化。金匱水氣篇曰。小便不利。水穀不化。面目手足浮腫。卽同義也。

更有二證相類。其一。如柴胡桂枝乾薑湯證。是也。此病涉太少。而兼飲結。亦冷熱幷有者也。此條。諸注爲津乏之解。然今驗治飲甚效。因攷。曰微結。曰小便不利。曰渴。俱似水氣之徵。不嘔者。以水在胸脅。而不犯胃之故。但頭汗出。亦邪氣上壅之候。蓋乾薑溫散寒飲。牡蠣。括蔞根。並逐水飮。牡蠣澤瀉散。亦有此二味。其理一也。先兄亦嘗言之。仍再揭于此。或曰。微結字無著落。蓋心下微結之省文也。其一。如旋復代赭湯證是也。此邪既解。而胃弱飲逆者也。

血熱瘀血

血熱者。邪熱內併。以迫血分是也。蓋熱之迫血。或血失故道。擾動外溢。或熱氣熘灼。血液內爍矣。其外溢者。有自衄而愈。有用麻黃湯衄而解。此條目瞑。蓋目眩之義。瞑。眩。古相通用。魏氏曰。以陽藥治陽邪。所以能致陽氣重劇。而作衄也。有衄而猶用麻黃。尤氏曰。必欲衄而血不流。雖衄而熱不解者。乃爲合法。不然靡有不竭其陰者。皆是屬表者也。鼻衄固表鬱之一證。不宜隸之兼變中。今以其亦係血熱。故因敘于此。以備後段諸證之參照。有熱壅上焦。而吐膿血。有熱迫下焦。血下而愈。有裏熱而衄。周氏曰。邪入血分。熱甚於經。故欲漱水。未入於府。故不欲嚥。按陽明篇衄二條。與少陰篇便血條。聖惠方。並擬黃芩湯。有熱陷入裏。及陰變陽。而便血。如便膿血。此諸證。不下數條。而皆無其方。前往所擬。或不能確。臨處之際。更須精思焉。皆是屬裏者也。更有淋家誤汗而便血。有火逆而衄。如吐血。如清血。有少陰誤汗而血自口鼻出。亦並屬裏者也。其內鑠者。有衄家誤汗。以增煎熬。有素虛誤灸。血散脈中。黃氏曰。宜助陰生血徹火熱。炙甘草湯。小柴胡加括樓實湯。按後方可疑。有厥陰誤汗。口傷爛赤。及熱氣有餘。發癰膿。皆是營血受傷者也。近今傷寒。最多血分熱灼者。大抵自素稟陽臟。加以液虧。或發汗過多。迫脅血脈。而其證治。與膈熱出入。必要清潤。是在深求經旨。而變通之矣。瘀血者。血失常度。瘀畜下焦是也。說文曰。瘀。積血也。从疒於聲。然瘀血之瘀。與瘀熱之瘀。恐同其義。蓋仲景書。或有難從說文者。如痞痛也之類。蓋邪熱壅鬱血中。則相搏爲瘀。唯其瘀也。血即水類。故必就下。以結少腹焉。其證有結日淺而病勢劇者。有結日深而病勢慢者。治之之法。隨而有別矣。結日淺而病勢劇者。桃核承氣湯證。是也。此蓋從失汗。邪氣內併所致。其結未緊。故熱未斂。而勢殊劇。所以此方亟逐利之也。膀胱。猶言下焦。蓋與胃中有燥屎同例。不必深講。抵當湯條曰。熱在下焦。義互相發。程氏曰。此條不及小便者。以有血自下三字也。然小腹急結處。包有小便自利句。愚謂此證血結。而非氣滯。是所以不用枳朴之破氣。而有取于芒消甘草軟堅緩急也。結日深而病勢慢者。抵當湯丸證。是也。大抵亦自失汗。而其結既緊。其熱既斂。故勢殆慢。所以專破潰之。但更有輕重。是以有湯丸之分矣。六七日表證仍在者。蓋以發汗不徹之故耳。表證仍在一句內。蘊有其外不解者。尚未可攻之義。宜與桃核承氣條互看。脈微而沈。微。所謂沈滯不起之狀。非微弱之微。楊士瀛曰。挾血者。脈來乍澀乍數。閃灼明滅。或沈細而隱伏。是也。反不結胸。義未瑩。徐氏曰。表邪在。脈宜浮而沈。脈沈。胸宜結。而反不結。證極可疑。乃少腹鞕滿。小便自利。而人反發狂。然後知上焦之表。證脈相反。程氏曰。微沈者。結胸脈也●脈沈而不結胸。知邪已入深。而直結於下焦血分矣。二說稍逼。姑存之。○如狂之解。柯氏爲是。此如字。與舌上如苔之如字同語例。桃核之血。多結于得病之後。抵當之血。多結于得病之先。山田正珍曰。桃核承氣。治邪結下焦。而血爲之不行。滯而爲瘀者。抵當湯丸。治素有瘀血。而熱邪乘之者。陽明篇抵當湯條云。本有久瘀血。可以見焉。徐大椿曰。桃核承氣。乃治瘀血將結之時。抵當。乃治瘀血已結之後也。按徐說未切。然未可一例而論也。張兼善曰。或云。桃核承氣。及抵當湯證。俱係下焦蓄血。中閒雖有輕重。未審緣何而致此也。此皆發汗未得其宜。或當汗不汗。或汗遲。或脈盛汗微。或覆蓋不週而不汗。其太陽之邪。無從而出。故隨經入府。結于膀胱。按抵當湯條。既有表證仍在語。而失汗蓄血。脈經及陳延之芍藥地黃湯主療旣言之。巢氏諸家。亦屢有其說。且驗之病者。益知張氏之言不誣矣。要之病雖在下。均是屬實。乃陽明病之類變也。陽明篇。病人無表裏證條。明理論有詳說。宜叅。

熱入血室

熱入血室者。婦人月事。與邪相適。熱乘子戶。是也。有自適來者。有自適斷者。曰婦人中風。曰婦人傷寒。俱是互文見意也。適來者。得病之際。月事方來者也。婦人傷寒發熱。是省惡寒字。經水適來下。蘊得之七八日字。適斷者。未得病前。月事已來。而得病方斷者也。經水適斷四字。當在七八日之上。倘七八日之後適斷者。則其來必在得病之初。是與適來何別。志聰說恐未當。唯文勢有體。不要錯易。適來血不結。適斷則結。程氏方氏說可見也。治之之法。適來。則曰刺期門。曰無犯胃氣及上二焦。而不示方藥。然除小柴胡。他無相當也。龐氏刪及二焦三字。曰。先宜小柴胡湯。可愈可刺期門。（可愈。當不愈。）郭氏曰。常氏云。隨其實而瀉。謂鍼家當行瀉法也。亦可用小柴胡湯。又曰。上焦中焦。營衛所出也。如不自愈者。服小柴胡湯。許氏本事方。有治適來證。用小柴胡加地黃湯治驗。陳氏婦人良方曰。無犯胃氣者。言不可下也。小柴胡湯主之。若行湯遲。則熱入胃令津燥。中焦上焦不榮。成血結胸狀。須當鍼期門也。並可以徵焉。且傷寒發熱條。汪氏曰。此言汗吐下三法。皆不可用也。必也與小柴胡湯。以和解邪熱。斯不調其經。而經血調。譫語等證。可不治而愈。錢氏徐大椿說亦同。爲是。蓋病至譫語如見鬼狀。未有勿藥自愈者。必自愈一句。爲無犯胃氣及上二焦而發也。方氏以爲紅汗之類。恐不然。又或曰。二焦之二。衍文也。犯胃氣。言下。犯上焦。言吐。適斷。則雖屬血結。而不敢攻之者。以僅是血道爲邪澀滯。非有瘀畜。故小柴胡湯。以清其熱。則結自散也。小柴胡解血熱。楊士瀛說爲當。既括于廣要中。醫學讀書記亦曰。血結亦能作寒熱。柴胡亦能去血熱。不獨和解之謂也。要之此二證。俱邪遏血。而逡拒胸脇。實少陽之類變也。更有一證。陽明病下血譫語者。是也。此胃實之熱。迫血下奪。血室隨空。邪隨乘入者。其機稍與前證異。然亦恐柴胡所宜。但胃實輕重。所須加察焉。

風溼

風溼者。太陽病而兼溼邪。是也。風。非中風之風。蓋總括風寒之詞。得病之初。兩邪相合。以溼性濡滯。故數日之間。猶淹留骨節。而其衛虛。其寒亦甚。八九日三字。當與風溼相搏句易位看。傷寒五六日中風。及婦人中風七八日。云云。經水適斷者。俱同例也。治宜溫發。而證有輕重。故設桂枝附子甘草附子二湯。桂枝附子湯證。舉不嘔不渴者。蓋以既經數日。人疑其邪陷。然病猶在表。故揭此二候。以爲裏無邪之徵矣。甘草附子湯證短氣。前注爲邪在胸膈者。非是。金匱歷節。亦有此證。俱是表被邪遏。裏氣不暢所致也。如裏素有熱者。有去桂加朮之法。去桂加朮之義。尤氏解稍妥。與金匱注同。故不拈出。舒氏欲改大便堅。爲大便溏。誤也。蓋裏有溼者。大便滑洩。小便不利。此其常也。今大便堅。小便自利者。知是溼唯在表。而裏素有熱。因去桂不用。然既無桂。則殊少外散之能。故易之以朮。方後曰附子朮併走皮內。則此方之朮。是爲發表溼。而不爲燥脾。明矣。仲景之時。朮無蒼白之分。未知其所用爲何。然在今世。則二朮隨宜爲妙。如此方。及甘草附子湯。並用蒼朮。正見其效。施氏續易簡方所辨甚精。今拈于左。曰。夫去溼以朮爲主。古方及本經。止言朮。未嘗有蒼白之分。自陶隱居言朮有兩種。後人以白者難得。故貴而用之。殊不知白朮肉厚而味甘。甘入脾。能緩而養氣。凡養氣調中。則相宜耳。蒼朮肉薄。而味辛烈。辛烈走氣而發外。凡於治風去溼。則相宜耳。又中西惟忠亦論此方之朮。取之發表。文冗不錄。〇方後。法當加桂以下五十二字。金匱所無。風溼之病。不止是證。其詳在雜病論中。此唯存梗概耳。再詳此二條證。俱溼病之屬表虛寒者。蓋與少陰直中。其情相似。而其機則不同。

溼熱寒溼

溼熱者。水溼內瘀。熱氣熏蒸。相鬱發黃是也。此猶陽明病。唯有燥溼之分。瘀熱。唯於發黃及蓄血稱之。錢說可信。徐氏亦曰。凡言瘀字。有挾溼之義焉。攷瘀。係淤字从疒。說文曰。淤。澱滓濁泥。从水於聲。蓋其人州都不通。內畜水溼。而得病之後。胃熱相釀。以爲重濁。殆如淤泥之黏濘。是所以鬱甚成黃。故以茵蔯蒿湯。逐除溼熱也。茵蔯蒿湯條。其一不言腹滿不大便者。省文也。蓋茵蔯爲清熱中之燥藥。故的解溼熱。又此湯用後。大便必利。胃熱能散。則溼自小便去。故如皂角汁狀。以溼即水類也。〇水一斗二升。煑至三升。殊覺過濃。二升二字無者爲勝。更有二證。其一。前證而未內實者。單清涼之梔子蘗皮湯證是也。全嬰方論。蘗皮湯。治小兒衄血。至一二勝悶絕。即本方。其一。溼熱外迫者。專發散之麻黃連軺赤小豆湯證是也。先教諭弟子西仲潛曰。此二條。證方互錯。瘀熱在裏。理不宜發表。

必是梔檗湯證。身黄發熱。卽爲表候。殆卽赤小豆湯證。此前人所未言。殊似有理。雲岐子以此三湯配三陽。亦足互徵。○先友伊澤信恬曰。連軺。卽連翹。本草經所載之物。而非其根也。千金及翼。並作連翹。爾雅。連。異翹。郭璞注。一名連苕。皆可取證。且詩陳風。邛有旨苕。陸璣疏。苕。苕饒也。幽州人謂之翹饒。漢書禮樂志。兼雲招給祠南郊。顔師古注。招。讀與翹同。文選吳都賦。翹關扛鼎。李善注。列子曰。孔子勁能招國門之關。而不肯以力聞。據此。翹。苕。軺。實一聲也。此說爲覈。又金鑑曰。無梓皮。以茵蔯代之。愚意不如李中梓之以桑白皮代之。

寒溼者。其人素胃寒。有溼。邪氣相鬱爲黄。如穀癉及寒溼在裏證是也。此太陰病之類變。而寒亦發黄者。猶是鬱黷所致也。此證。後世名爲陰黄。韓祇和方說殊詳。

傷寒論述義卷五

丹波元堅　學

述霍亂

霍亂編在本經。未審意義。汪氏以爲雜病論所錯。或曰。厥陰篇有吐利諸條。後人以霍亂亦有吐利。仍攙於雜病中。以附其後。正與痓溼暍俱有表證。故揭在太陽之前同其例。但彼則金匱具載。此則金匱不錄。故今人無知其爲雜病論之遺者。且脈經敘霍亂轉筋。在百合狐惑後。中風歷節前。外臺引本篇。曰出第十七卷中。並可徵也。此說似是。

霍亂者。內有所傷。外有所感。揮霍之間。便致撩亂。是也。霍亂所因。巢源千金。其說明覈。蓋本諸肘後。要之內無飲食宿滯。何以有腹痛吐瀉。外無邪氣感觸。何以有揮霍撩亂。可知外內相搏而發矣。其病大抵夏秋爲多。而或因傷暑。或因失覆受冷。然春溫冬寒。亦閒有之。蓋其邪雖不一。唯飲食傷則均所不免云。〇伊澤信恬曰。易說。穀雨氣當至不至。則多霍亂。春秋考異郵。襄公朝荊。士卒度歲。愁悲失時。泥雨暑溼。多霍亂之病。（並太平御覽引）漢書嚴助傳。夏月暑時。歐泄霍亂之病。相隨屬也。此霍亂之名。見古書者。亦可以資霍亂所因之攷證焉。

其證內而清濁相干。心腹攪刺。上吐下瀉。靈樞經脈篇。足太陰之別名曰公孫。云云。厥氣上逆則霍亂。又五亂篇。清氣在陰。濁氣在陽。營氣順脈。衛氣逆行。清濁相干。云云。亂於腸胃。則爲霍亂。王肯堂曰。巢氏乃因此一條。〇霍亂必有腹痛。經不言者。蓋省文也。

外而邪正相搏。發熱頭痛。身疼惡寒。成氏以此諸證。爲霍亂兼傷寒。非是。尤氏注又利止復更發熱曰。迨利止裏和則邪氣復還之表。而爲發熱。今人吐利之後。往往發熱煩渴者。是也。

施治之法。以裏爲急。即先溫其裏之例也。其病輕者。有熱多寒多之分。俱以去胃溼爲要。而有五苓理中之別。寒熱分關。亦在其人胃氣強弱。然不比傷寒寒熱之異。俱是中焦清濁相干者。故治方不敢在清涼溫補上而分。唯以去胃溼爲第一義。縱其邪熱相得。而欲飲水者。亦不過分清水穀。以爲之治而已。蓋用五苓散、使水從膀胱去。則清濁自分。吐瀉自止。而邪亦從解矣。如其胃虛寒。則理中丸以散寒溫胃。則寒溼去。而中焦和矣。徐大椿所謂五苓所以分其清濁。理中所以壯陽者。深得其理。神農本草經疏曰。

朮能燥溼。溼去則脾健。故曰補也。寧知脾虛而無溼邪者。用之反致燥竭脾家津液。是損脾陰也。何補之足云。亦篤論也。又簡易方理中圓下曰。其圓者。得蜜而潤。入脾爲快。溫補爲宜。若以蕩滌寒邪。袪逐冷積。則湯爲捷。且免蜜之穤脾也。〇理中丸。爲丸如雞子黃許大。攷本草序例。陶氏以爲准十梧子。唐本草以爲准四十梧子。詳錄于大陷胸丸下。〇按外臺引仲景論云。霍亂臍上築者。腎氣動也。先療氣。理中湯。去朮加桂。凡方加朮者。以內虛也。加桂者。恐作奔豚也。理中湯方。人參二兩。餘並三兩。煑服加減法。文有少異。今不具錄。次有一條。及附子粳米湯方。並係本經所佚。云。又霍亂臍上築者。以吐多故也。若吐多者。理中湯主之。方如前法加減。霍亂四逆。吐少嘔多者。附子粳米湯主之。方。附子一枚。炮。去皮。破六片。半夏半升。洗。完用。甘草一兩。炙。大棗十枚。擘。粳米半升。右五味切。以水八升。煑米熟去滓。溫服一升。日三。小品千金同。出第十七卷中。一方。有乾薑一兩。今詳千金有乾薑。云。仲景方無。

其重者陽亡之寒盛。則更次第療之。猶少陰之例。一以回陽爲主。如四逆湯。此條發熱。恐亦虛陽外越之熱。又轉筋一證。經不言者。豈以四肢拘急。卽蘊其義乎。及加通脈四逆湯。通脈字今補。此條小便復利。與厥陰篇。嘔而脈弱。小便復利。其機相同。猪膽湯錫駒注本于志聰。志聰注。及錫駒明鑿說。並係嵩世栻言。四逆加人參湯。此證較之通脈四逆。殆乎寒輕於彼。而液燥則稍加者矣。尤氏曰。此條本非霍亂證。仲景以爲霍亂之後。多有裏虛不足。而當溫養者。故特隸於此歟。此說誤矣。

是也。其裏和而表未和者。用桂枝湯。卽乃攻其表之例也。尤氏曰。日消息。曰小和之者。以吐利之餘。裏氣已傷。故必消息其可汗。而後汗之。亦不可大汗。而可小和之也。消息字。醫牘有說。又枚乘七發。從容猗靡。消息陽陰。又古本玉篇消字下曰。周易。尙消息盈虛。天行也。野王案。消息。猶斟酌也。〇霍亂證治。實不外乎此數端。唯許仁則乾霍亂論。能發仲景未言之祕。故明理論旣表而出之。

述差後勞復

陰陽易一證。無義可述。仍不贅。

差後勞復者。大邪既解。陰陽未諧。早有勞動。餘熱復集。是也。此本于巢源。熱必自內發。故枳實梔子湯爲其對治。此條不舉其證。想心煩不眠等。爲所必有也。徐大椿曰。勞復。因病後氣虛。邪氣又結於上焦。其症不一。故不著其病形。惟散其上焦之邪足矣。後人以峻補之劑治勞復。則病變百出矣。此說與汪氏同。而似得當。蓋此方屬梔子厚朴湯之類。則亦不外乎淸膈利滯也。如成氏以爲吐劑。錢氏以爲發汗。周氏以爲食復之治。皆似未然。方後覆令微似汗五字。可疑。或是因有發汗用豉者。而誤附之也。〇說文。漿。酢漿也。从水將省聲。本草玉石部下品。新補云。漿水。味甘酸。微溫無毒。又云。粟米新熟白花者佳。煎令醋。止嘔噦。朱氏本草衍義補遺曰。漿水。味甘酸而性涼。善走化滯物。解消煩渴。又張氏本經逢原曰。以水空煎。候熟極黃藥。名清漿水。取其下趨不至上涌也。謬。如小柴胡湯亦其正治也。此與上方證。病位不同。然其熱自內發則一也。如脈浮者病後新感也。如脈沈實者熱實于胃也。此證恐不必食復。蓋勞復亦有爲胃實者。且巢源傷寒勞復候曰。其脈緊者。宜下之。是與原注所云相合。又可下篇曰。傷寒後脈沈。沈者內實也。下之解。宜大柴胡湯。並可證焉。如竹葉石膏湯證胃液不復虛熱上逆者也。此條。成氏謂。津液不足而虛羸。餘熱未盡。熱則傷氣。故少氣氣逆欲吐。諸家概從之。然愚竊疑虛羸少氣。氣逆欲吐。似無此熱。何以主以清涼。又疑玉函所載。勞復發熱者。麥門冬湯主之。亦似證方不協。因以爲恐是兩條其方互錯。此條虛羸少氣諸證。蓋麥門冬湯所主。即與金匱大逆上氣。咽喉不利。止逆下氣相類。彼所謂勞復發熱者。却是竹葉石膏湯證。然實係臆揣。姑錄俟識者。○外臺。古今錄驗。解五蒸湯。於本方去半夏麥門冬。加茯苓。葛根。乾地黃。知母。黃芩。如枳梔之加大黃蓋所謂食復也。熱論曰。病熱少愈。食肉則復。多食則遺。此蓋巢諸家所本。○醫心方。引經心方云。胡粉十二基。博基者。大小方寸。是也。如牡蠣澤瀉散證輸化不職水氣外溢者也。成氏曰。金匱要略云。腰以下腫。當利小便。與牡蠣澤瀉散。利小便而散水也。按此方括樓根。蓋取之淡滲。不取其生津。金匱治小便不利者有水氣。用括蔞瞿麥丸。可以相證。而本草則曰。止小便利。未審何謂。如理中丸證胃虛而上焦有飲者也。胸上。諸注多作胃上。然他無此稱。愚意喜唾不了了。是胸上有寒所致。而胸寒必生於胃寒。故用理中溫胃。以達上焦也。膈上有寒飲。用四逆。金匱。肺中冷多涎唾。用甘草乾薑湯。並是一理。金匱又曰。上焦有寒。其口多涎。又曰。色黃者。胸上有寒。此二證者。蓋不過以其係病後隸之。實不必勞復也。病邪解除。既至勿藥。則唯任調養。醫之能事。於是畢矣。是故結以損穀則愈。亦所以例百病也矣。

附答問

問。傷寒既爲外感總稱。則後世謂仲景專爲冬時正傷寒立言者。其謬不待辨而知。但其以爲外感總稱。前人更有此說否。審子和意。蓋原之叔和。

謂溫熱瘧痢等疾。皆因冬傷於寒。重感時氣。故以傷寒該之。恐難取信。且仲景所以命書者。果總括風寒溫疫。至暑暍瘧痢等之詞乎。或又言仲景略于溫疫。不知實然邪。曰。成氏注傷寒例。凡傷寒之病。多從風寒得之。曰。凡中風與傷寒爲病。自古通謂之傷寒。又劉河間傷寒直格曰。寒邪爲害至大。故一切內外所傷。俱爲受汗之熱病者。通謂之傷寒也。此二說者稍爲近。張景岳之言亦同之。然要未爲明晳。是以輯義不復繇引也。如夫所謂外感總稱者。亦豈總括諸般外邪之云乎。蓋本經者。擴而充之。猶足以療內傷諸疾。而況於外感。誠莫不該盡其理焉。然立論之本旨。則仍不過風寒二邪。與時氣溫疫也。何者。暑之傷氣。溼之流關節。及痎瘧滯利之類。幷各有定證。而藥亦各異其宜。惟病之變化百端。狀態不一者。莫風寒如焉。如時氣溫疫。本自爲一種病。有晉唐諸家之言可徵矣。但其證雖邪焰或勝乎。其病情固與風寒不殊。則治法無須別設處分。觀仲景以暑溼等疾。揭之雜病中。而時氣溫疫。不更立標目。其意可見也。唯邪氣必因人而化。不得在風寒時氣溫疫上。區別其證候。故仲景所云。中風傷寒溫病等。僅是假其名。以形容其病機者。而述作本旨。仍非槪風寒時氣溫疫。稱之爲傷寒。而何也。倘叅以難經傷寒有幾之語。則其義更燦然矣。後世如吳又可。雖巧爲衒張。而要其歸。則實不能出仲景藩籬之外。但是唾專加精。則有之矣。謂仲景略于溫疫。奚可乎。難經分爲五證。傷寒例論傷寒時行之異。巢源立傷寒時氣熱病溫病疫癘五類。外臺立傷寒天行溫病三門。今熟審諸家。風寒時氣溫疫。庶幾概之矣。

問。冒頭者。每章之發題。而所繫匪輕。閔氏曰。有以傷寒二字冠之者。如傷寒一日。太陽受之。脈若靜者爲不傳之類。兼中風而言者也。以傷寒爲病。多從風寒得之。故或中風或傷寒。總以傷寒稱也。其中專稱傷寒。不兼中風者。如傷寒脈浮。不發汗因致衄者。麻黃湯主之之類是也。有中風傷寒之外。如痙病風痙之類。亦在論中者。以明不可混稱傷寒也。有但稱病人。但稱病。稱厥。稱嘔。稱下利等證。不明言傷寒中風雜病者。大概言之也。此說似得窾要。然更有但冒太陽病者。有表虛而冒傷寒者。有表實而冒中風者。其文法所以不一者。未審其義。曰。冒頭不過喚此起彼之辭。或寓脈證于此。或示來路于此。固不能有定例矣。蓋識病之要。在立其名。而施治之要。在就脈證求病。就脈證求病。則自然情狀發露。左右逢原。其名亦可從而定。倘徒事立名充病。則遂不免執吾成見。以律萬變焉。是故如各篇提綱。及太陽分風寒之類。此所以揭名示病也。題以傷寒。而或專稱。或兼稱。題以太陽病。而或言表虛。或言表實。或虛實該言。表實冒中風。表虛冒傷寒。此皆互文見意。所以使人就脈證求病。而圓機之妙。自此而生焉。再如陽明厥陰之多冒傷寒者。以其來不一而大概言之之義。如陽明病稱。姑假爲起語。而施之類證者。亦多有之。並是屬變例。他云病。云病人。云某家。云發汗吐下後之類。諸不冒病名者。皆隨宜構文者耳。讀者以冒頭與全章。參互思索之。勿爲過鑿。則庶得經意矣。

問。諸家注釋。逐條更易。輯義既闢其非。然則叔和之撰次。果爲得仲景之旨否。且其敍次何如取義。曰。仲景舊本。雖隋唐間人。猶不能覩。而生乎千百年之後。欲議撰次之得失。不亦愼乎。然姑依文義攷之。仲景之意。唯是就脈證而示病。始非有渺深難測之趣。叔和之撰次。大約以事類相從。亦欲使人易知辨證措治之方。則雖非悉仲景之舊。亦匪有大異同。譬之周易。費氏以來。割彖象文言。列之各卦之下。雖非尼山之眞。亦無悖于道矣。今推事類相從之例。以論撰次之意。及中間或似後人所錯者。具列如左。

太陽上篇。則首章至第十一章。以太陽綱領與寒熱大要錯綜爲次。第八章。玉函以來。冠之篇首。然既以太陽病爲篇。則以其提綱爲始。於理相協。第十二章至末章。皆係表虛一類。而第二十七章。承上以示大汗後更有一證。中篇。則首章至第十一章。係表實一類。第十二章至第二十八章。申明發表餘義。此以下至篇末。俱爲太陽傳變諸候。更析其類。則第二十九章。第三十章。是汗吐下後自愈者。第三十一二兩章。是下後發汗之逆。第三十三章至第四十一章。係發汗及吐下後虛證。而結以胃實（宗印曰。本經凡論虛證。後結實證一條。論正氣後。列邪氣一節。此造論之章法。按此說亦未必然。）第四十二章至第四十五章。卽五苓散證。第四十六章。（未待脈時師令欬。）其義前後不屬。恐前汗後虛證中錯文也。第四十七章。承前欲飲水證。第四十八章。承前水逆。以示有胃虛之吐。第四十九章至第五十四章。乃梔豉諸證。第五十五章。（眞武湯。）亦似當在前汗後虛證中。第五十六章至第六十二章。爲禁汗之戒。第六十三章至第六十七章。言病兼表裏者。第六十八章。據玉函等。知上篇之錯。第六十九章至第八十二章。係柴胡一類。而第七十七章。承第七十四章。第八十章。其證與上條相似。仍供對看。第八十一章。（桃核承氣湯。）疑後段瘀血中所錯。似當在抵當湯條前。第八十三四兩章。論縱橫。第八十五章至第九十五章係火逆一類。第九十六章至第九十九章。敍誤吐與嘔吐之證。第一百章至第一百二章。係瘀血一類。末章。則承上證。示小便利不啻瘀血也。下篇。亦皆屬太陽所變數證。首章至第三章。辨結胸與藏結與痞之異。第四章至第十五章。係結胸一類。而第十四章。（文蛤散。）疑中篇五苓散證中所錯也。第十六章。太少併病。第十七八九三章。熱入血室。第二十章。至二十二章。太少併病。蓋十六章至此。因有如結胸狀。心下結。胸脇滿等證。而連類及之也。第二十三章至第四十一章。皆係痞鞕。而第三十六章。麻杏甘石湯。疑爲錯出。或以次條論下後。而連及乎第四十二章至四十四章。白虎加人參湯證。第四十五六兩章。太少合併。第四十七章。其上章證。是外内擾動。故承以上熱下冷。第四十八九兩章。風溼相摶。第五十章。白虎湯。恐宜移在前項加人參湯之類。第五十一章。是素虛證。末章。卽申前章之義。蓋太陽三篇。每類必具數條。故有端緒可尋。其他則大抵各章殊類。不易區畫。如陽明篇。尤覺淆糅。闕所不知可也。少陽。太陰。不過寥寥數章。少陰亦有難類從。然斯三篇。約略可思而得矣。厥陰。則正證與厥利嘔噦。界限截然。不待辨而後知也。如夫各篇中。此類接彼。彼類承此之意。則雖或有可推明者。而亦何如六十四卦之有序哉。愚亦不欲妄爲牽強。且待有識論定爾。

問。林億等序。稱合三百九十七法。未知其指。曰。此實無謂之言。故王氏溯洄集。反復糾辨。殊爲確核。而後人更有爲說者。竟不免附湊。如周自閑。據趙氏翻雕宋本。以駁王氏。見吳醫彙講。今攷宋本。每篇之首。註共幾法者。通計得三百八十七法。是王氏所以發疑。而周氏檢攷不密。復吹其燼。可哂甚矣。

問。經中脈位。多係泛稱。而間有指某部者。有稱以陰陽者。其義何如。曰。本經脈位。實本于十八難。以寸口關上尺中。配之三焦。而更以寸口。候表與衞。尺中候裏與營。趺陽亦候胃。少陰見辨脈及金匱。而亦候下焦。大抵病邪瀰漫者。各部同狀。是以多從泛稱。病在一處者。脈隨而變。是以或直指其部。然亦有互文見意處。此則在讀者活看已。陰陽之名。其以爲尺寸者。恐未可爲誤。蓋二難以尺寸爲陰陽。辨脈第三章。亦以陽脈陰脈。爲寸尺。又曰。寸口關上尺中三處。大小浮沈遲數同等。雖有寒熱不解者。此脈陰陽爲和平。千金翼方亦曰。寸口關上爲陽。尺中爲陰。皆可以見矣。其以爲浮沈者。亦理然也。然至陰陽俱浮。竟覺不通。則俱未爲確實。宜附之闕如可也。要其所候。唯是不過表裏氣血之分而已。

問。經中脈狀。其名凡幾。而子且言有常變。常變之義。所未前聞。曰。脈名凡二十有六。云浮。云沈。云數。云遲。云緩。云緊。云弦。云長。云滑。云濇。云大。云洪。云芤。云實。云小。云細。云微。云弱。云虛。云短。云促。云疾。云結。云代。云停。云厥。是也。停與厥。義不晰。動數之動。與數急之急。俱言其勢。非形狀之謂也。所謂常變者。一脈各有常與變也。假如病在表而熱外盛。必見浮脈。豈非浮脈之常乎。更有裏熱外熏。（白虎證。及陽明太陰傷寒脈浮緩。是。）有邪結上焦。（結胸。及瓜蔕散證。是。）有血分灼熱。（陽明抵當證。是。）有虛寒陽越。（四逆證。是。）皆令脈浮。豈非浮脈之變乎。如沈爲裏爲寒。然亦爲肌表寒壅。（麻附辛湯證。是。）爲裏熱結實。（陽明脈沈爲在裏。是。）數爲熱盛。然亦爲胃冷客熱。（病人脈數。是。）爲虛寒陽竭。（少陰病脈細沈數。是。）遲爲寒爲虛。然亦爲熱結。（結胸。及大承氣證。是。）弦爲寒。（見金匱。）然亦爲熱盛（本經皆然。）之類。皆其義也。其一脈所以有數候者。在所兼與其位。而神之有無。固宜意知焉。如夫緊之通寒熱表裏。而爲病實。滑之通水燥食屎。而爲熱盛。濇之通爲血滯。洪之通爲邪擾之類。皆其一定者也。如大有實大。有虛大。細有微細。有緊細之類。最須分看。蓋脈理玄深。貴知其要。若柯氏以體用爲辨。其言雖精。猶未襯切。學者熟繹經旨。參以先人所著脈學輯要。則必有思過半者矣。

問。韓祇和曰。治傷寒病。以脈爲先。證爲後。朱奉議曰。傷寒看外證爲多。未診先問。最爲有准。二說適相反。今觀經文。大抵詳證而略脈。是仲景重證而不重脈也。曰。治傷寒。須脈證互參。無所偏重。經之略脈者。多係省文。況脈之爲類。固不如證之繁。更有舍脈從證者。如傷寒脈浮緩而用大青龍。是也。有舍證從脈者。如身體疼痛而用四逆。是也。要之病之虛實。邪之進退。及生死之訣。皆靡不于脈而驗。則韓氏之言。恐不與經錯也。

問。本經於三陽甚詳。而三陰殆略。呂元膺以爲有缺文。豈其然乎。曰。否。火動水靜，本是定理。故三陽傳變多，而三陰傳變少。況三陰其位相同乎。杜清碧曰：陽熱之證，變態不一，三法一差，死生反掌，非比陰寒之邪，不復傳變，有一定之治。王安道曰：若以藥誤治而成變證，則惟太陽爲多，縱使三陰證，亦或有寒藥誤治，而變寒者。然豈應如是之衆乎。然則經之略于三陰，亦何足怪。且陰證之理，豈有外于彼三篇乎。元膺之言，吾不信也。

問：中風之名，經中頗多，皆可一例否。曰：名同而義異，此經之例。中風在太陽，則與寒對言，爲表虛之目。在陽明，亦與寒對言，則爲裏熱之義，稱陽明中風，則爲裏熱兼表者。在少陽，則爲其熱殊劇者。在三陰，則爲陽復于表者。其義各異，倘欲實講風字，解爲一義乎，則必不免牽強。如金匱，亦爲半身不遂，爲五藏受邪，爲發狂，是可以互證耳。

問：仲景方藥，其類有幾，湯散丸之別，其理如何。曰：云汗，云清，云下，云溫，此爲正證之治。太陽之於桂麻，少陽之於柴胡，陽明之於白虎承氣，三陰之於薑附諸湯是也。云吐，云消，云補，云澀，此爲兼變之治。膈痰之於吐，停水之於消，虛之於補，脫之於澀是也。汗清下溫，兼變亦施，而吐消補澀，正證所不須。且此八法中，細目頗多，不可不審。湯散丸，則藥病各有所宜，此其所以有別。蓋方劑諸義，愚著藥治通義，詳論之云。

問。古方權量。諸說紛紜。準之今制。孰能爲當。曰。吾友小島學古（尚質）嘗從事于此。撰爲一書。云。仲景之一銖。當今之一釐四毫五絲。一兩。當今之三分四釐八毫。一斤。當今之五錢五分六釐八毫。一斗。今量之一升一合零一撮強。升合皆從此酌量。凡藥稱幾升者。皆係于藥升。平之。非通用之升也。（但粳米。豉。不在此例。藥升。見本草序例。）其說皆確有根據。以足爲定論矣。如分之名。愚謂是裁分之分。非六銖之分。至其詳說。並拈于藥治通義中。今不復贅。

問。刺灸之法。聞有補瀉。仲景所施。亦復然否。曰。用鍼補瀉。詳見靈樞。然仲景之鍼。唯是瀉而已。所謂隨其實而取之者。言隨實之微甚。而瀉有輕重也。灸艾。大率在回陽補虛。然鍼處核起之灸。殆屬瀉者也。孫眞人灸脚氣。稱以洩風氣。或是一轍。虞恆德醫學或問之言。宜併攷焉。

問。桂枝湯方。其病不重者。猶曰又不汗後服小促其閒。半日許令三服盡。而至病重者。則反曰一日一夜周時觀之。服一劑盡。病證猶在者。更作服。是病之輕重。藥之多少。似有所錯。義不可解。曰。此非錯。傷寒例甚明。云。凡發汗溫服方藥。雖言日三服。若病劇不解。當促其閒。可半日中盡三服。若與病相阻。（句）卽便有所覺。病重者。（句）一日一夜。當晬時觀之。是也。此言其人中必有奸。而藥與之相格。因致煩鬱。使其覺病勢加重者。須從容施劑。

以就其安也。湯仁齋曰。病人有挾宿恙。如痰飲癥癖之類。又隔汗而不能出。卽是已。所謂服桂枝湯。反煩不解。先刺風池風府者。殆此類也。蓋不止桂枝一證。往往有如此者。切須熟察。勿雜藥亂投之弊矣。褚氏遺書曰。當驗之藥未驗。切戒亟投。亦此之謂乎。金匱耆芍桂酒湯方後曰。若心煩不止者。以苦酒阻故也。蓋與病相阻之阻。與此阻字同義。

問。五辛之名。無出于韓義所引之外者否。曰。有。荊楚歲時記有五辛盤之稱。而不著其品。本草菜部韭條。引食醫心鏡云。正月之節。食五辛以辟癘氣。蒜。葱。韭。薤。薑。如他諸書所載。皆道家之五辛。與佛家之五辛已。山田正珍曰。玉函經。千金翼。無禁生冷云云十五字。知是後人所加。其言卓矣。

問。火逆驚狂煩躁。俱用桂枝。豈是發表。抑且不礙火熱乎。曰。嘗聞之庭訓。云。傷風誤灸煩熱。及湯潑火燒。救逆湯甚驗。湯火傷重者。必下利。卽陽虛所致。亦久服之而愈。切不可用淸涼之劑。今推此意。則火熱熏灼。遽用寒藥。冰炭相激。必致煩擾。猶湯火傷之禁水洗。暍死之不可使得冷矣。桂之爲品。雖辛不燥。雖溫不僭。是以能使火邪之內犯者。誘之外越。殆所謂從治也。蜀漆之治火逆。正如茵蔯之於黃。黃耆之於涇。徐大椿所謂藥有專長者乎。

問。吳茱萸湯條。子以爲所謂屬陽明者。唯是指中焦之詞。而其實卽寒實證。然則云得湯反劇者。屬上焦也者。其義果何。汪氏以爲膈寒。然膈寒必來自胃寒。而此方所主。如乾嘔吐涎沫。與嘔而胷滿。何不謂之膈寒。魏氏以爲上熱下冷者。豈不優乎。曰。詳玩語氣。魏氏亦失太巧。以愚觀之。此指少陽之嘔而言也。上焦。蓋胸脇之互辭耳。陽明病。脇下鞕滿。不大便而嘔。舌上白胎者。可與小柴胡湯。上焦得通。津液得下云云。成氏曰。上焦得通則嘔止。可以徵焉。上熱之嘔。倘施溫藥。兩陽相激。格拒不納。所以得湯反劇。蓋此條更舉相反之證。以示嘔有上下寒熱之別。要不過設法備變而已。赤石脂禹餘糧湯曰。復不止者。當利其小便。金匱甘草乾薑湯曰。若服湯已渴者。屬消渴。均一例也。大抵鹵莽之弊。生於略近。仲景之慮周。是以於平淺易知處。往往反復致辨。以爲不可輕忽之戒。故言外生意。求之過鑿。則去經旨遠矣。（樓氏曰。得湯反劇者。火也。當用生薑黃連治之。似魏氏所本。又前輩有謂爲小柴胡證者。然取徵不確。）

問。子既言邪有風寒時氣溫疫。而又言病之陰陽。因人而化。其理奈何。曰。請審論之。蓋風寒。雖天之常氣。人如體虛。必被感觸。況時令不正。最易爲害。倘有非常之異氣。則衆人同病。此愚之所以約爲三等也。然如叔和實講節氣。以立類目。亦似迂拘難信。前輩駁之盡矣。至天行溫疫。則其行也。每每異證。孫眞人謂爲天地變化之一氣。造化必然之理。而吳氏雜氣論。

殆發其祕焉。蓋其爲氣。猖狂厲烈。人偶感之。則氣血沸亂。從而相化。猶蟹膏投漆。漆化爲水。皂角入竈。突煙煤墜。所以衆人之疾。大略相似也。且不啻瘟疫。如時氣病。雖未敢一定。以今驗之。二十年前。人病多陰。比歲以來。患者多陽。豈是天地間風氣。有時變遷。或自陰勝。或自陽勝。而人之體氣。必隨應和。有所偏勝。故其得病。亦自相搏。仍以致然耶。地之南北。其病有等。理則一也。然則病皆無不因邪而變。而今以人論者。何也。寧實求之。不敢虛求也。夫瘟疫之有劇易緩急。謂之邪有輕重。猶可。然更不能無虛實之分。況至風寒時氣。則最多寒熱之更變。邪豈有此等伎倆乎。邪雖輕。其人弱者病難治。邪雖重。其人強者病易治。是足以知病之必因人而化矣。且邪之爲物。無象可覩。假令鑿鑿以究其理。要不免揣摩猜度。而施治之際。果有何益。譬猶涔熯然。求其所以然之故于茫昧之閒。遂無補于凶荒也。是以醫病之法。就其脈證。而認得寒熱表裏虛實之眞。則左右逢原。病無遁情。固不拘風寒時氣瘟疫之辨也。寒熱表裏虛實之所以有分。必因其人體氣之如何。譬猶田疇之有涔熯歟。高者旱。下者水。必然之數也。故治田者。因其高下以爲之防足矣。豈何須彼不急之察哉。然則病以人而論。是求本也。是實學也。仲景未嘗就邪分病。而一以傷寒括之。意其在于此乎。

問。子以病情釋陰陽。然藏府經絡。經有其文。則從前注家之說。詎可廢乎。曰。藏府經絡。仲景豈敢屏卻。唯全經大旨。在于彼不在于此爾。蓋仲景假之內經。以爲標識。而各自有義矣。陰陽者。數之可千。推之可萬。故內經以分表裏。而仲景則爲寒熱之名。如太陽。在內經。則爲邪初傷表者。故仲景假之。亦以爲表熱之名。少陽爲表之最深者。故假之以爲半表半裏之名。陽明爲胃經。故假之以爲裏熱之名。太陰爲脾經。故以爲裏寒之名。少陰腎經。爲陰中之陰。而腎主液。故以爲虛寒而液脫之名。厥陰爲陰之所盡。物極則變。故以爲寒熱相錯之名。顧其意義如是而已。如曰陽明居中主土也。曰以脾家實腐穢當去故也。曰以下焦虛有寒。不能制水之類。亦是不過姑假其名。以示病位病情也。至經絡之說。則如曰太陽病頭痛。至七日以上自愈者。以行其經盡故也。曰太陽病過經。曰到經不解。曰以太陽隨經瘀熱在裏故也之類。不出僅僅數章。則明自爲一義矣。亦活看之可也。注家或堅執其文。又憑諸證中閒有與經絡合者。遂律全經以經絡藏府之義焉。雖然。倘一以經絡讀之乎。其義往往窒而不通。如每病必分經腑之類。則尤失之支離牽強矣。唯以病情讀之。無所之而不通。而其與經絡合者。亦無庸煩說。迎刃而解。假令如頭項強痛之邪熱在表。勢必上浮使然。餘可隅反也。且如陽明太陰之治。但涼溫之差。而無脾胃之分。少陰專任溫中。而不事滋腎。是可見其不必要分各藏各府也。此經文之所以不皆主張藏府經絡也。抑又由此而推。知內經之以經絡。仲景之以病情。其理一如王程二氏之言焉。故今自提綱至勞復。一以病情貫之。徵之經文。既無前後之牴牾。驗之事爲。亦莫切近乎此。是愚所以立此說。而實本諸庭聞云爾。

傷寒論述義補

是書刊布有年。頃又得數解。因錄于左。以示子弟。辛亥清明日。元堅

孫眞人演風論之義。辨表虛表實之分。在病者之素稟。其言雖爲諸風而發。亦足以該疾病之常理。學者宜參攷。

其藏有寒。下焦虛有寒。此太陰少陰分別處。藏字。與藏寒蚘上入膈之藏同義。少陰而云下焦虛。則太陰之不下焦虛可知矣。腎者。胃之關也。今下焦有權。故胃陽亦有攝。而津液能持。此寒氣之所以得内實也。少陰則下焦虛衰。故胃陽不攝。而津液下脫。此寒氣之所以不得内實也。然則寒實寒虛之所以有分者。正在其人腎氣之強弱也。雖然少陰病。固必併其中焦而虛。觀諸其諸證。與其方藥。而可見矣。且下元之虛。非可遽復。唯其溫中散寒。以能達下焦。此所以不用補腎之劑。而特有取于四逆也。前述。於成氏太陰少陰分中焦下焦之說。以爲恐誤。又不謂少陰病爲兼下虛者。倶由研理之未密已。

下利。腹脹滿。身體疼痛。此太陰兼太陽者。其裏證重。故先裏後表。太陰篇桂枝湯條。其裏證輕。故先表後裏。宜相對看。

證治要訣論太陰病曰。腹滿而痛。當得通疰。宜桂枝湯加芍藥。復庵此言。先獲我心。

苦酒湯半夏。如棗核十四枚。十字。疑大字譌。成本玉函。核下。有大字。此可以徵。然彼亦剩十字也。蓋僅是一雞子殼。須用四枚。適協其量。

厥陰篇第七條。倘用前述或說。則食以索餅不發熱者。謂治經曰。厥利俱止者。誠不待言。後日脈之。其熱續在者。其利止。亦可知也。又後日。成本玉函。作後三日。然則併旦日爲四日。而熱多厥一日。仍知其非。

厥陰篇。不結胷腹濡。軒邨寧熙曰。照前病者手足厥冷條。濡當作滿。字之誤也。果是腹濡。則其不可下。誠不俟言。此證使人疑誤處。正在虛燥腹滿。所以致禁也。此說覺當。

三陽合病。遺溺。似非白虎證所有。此二字。疑當在發汗則譫語下。風溫被下。則直視失溲。其汗下雖殊。爲上盛下虛則一也。

風溼相搏二條。俱係表虛寒證。雖溼邪淹滯。猶與少陰直中同情。而其二方。亦即麻黃附子二湯。及附子湯之例耳。

揚雄方言。水中可居。爲洲。三輔謂之淤。郭璞曰。音血淤。此古人以音載義者。可以徵淤之爲淤矣。

外臺所引經文異同。或有韓義所未採者。今照宋本略揭數端。　白虎加人參湯。人參二兩。按經文道開美本。於太陽上篇則三兩。於下篇則二兩。　粳米一升。注曰玉函經用糯米。今按本玉函。用粳米。又引千金翼。亦作一升。按今本翼方。佚此方。　文蛤散條。病在陽作病在太陽。　柴胡桂枝乾薑湯條。微結。無微字。黃芩二兩。　半夏瀉心湯條。止卻發熱汗出而解。別出論傷寒日數病源中。蓋自爲一條也。

余嘗撰釋瘟一篇。雖非經義。姑附之以備參攷。曰瘟疫之瘟。與溫病之溫。其義不同。何以言之。疫之行也。不論四時。而其證每異。何必冬傷於寒而春病者。與發熱而渴不惡寒者乎。攷瘟之爲名。猶疫也。肘後方曰。其年歲中有癘氣。兼挾鬼毒相注。名爲溫病。又曰。道術符刻言五溫。而所謂辟溫諸方。亦辟疫之謂也。楊玄操注五十八難曰。溫病則是疫癘之病。非爲春病也。此說於經義則乖。　集韻曰。瘟烏昆切。疫也。據此則瘟之爲疫。其徵甚確。而天行多熱。許仁則既有其言。此疫之所以亦名爲溫也。瘟疫重言。猶疫癘重言之例耳。六韜云。故人主好重賦斂。大宮室。多遊臺。則民多病溫。此文。今本所逸。羣書治要引之。茲從孫同元輯本錄。後漢書五行志注。亦有此語。溫。作瘟。　論衡命義篇曰。饑饉之歲。餓者滿道。溫氣疫癘。千戶滅門。又治期篇曰。人之溫病而死也。先有凶色見於面部。並可以徵瘟之爲疫。但瘟本作溫。其从疒者。蓋後人所改寫已。又傷寒例。所謂更遇溫氣。變爲溫疫者。即對寒疫而言。亦是一種病也。要之溫之名義不一。亦猶傷寒之有謂寒氣所中者。有謂邪氣表實者。有謂外邪總稱者之類。學者不知。牽混爲言者。誤矣。蔡邕獨斷。有瘟鬼文。然抱經堂校本。爲瘧鬼譌。論衡訂鬼篇。亦作瘧鬼。又廣雅。有殟字。蓋瘟之異構。

跋

我茝庭先生嚮著傷寒論述義，既已大播於世，頃又有所發明，更撰補義，將附以行，熙庸劣又復何言。先生常誨熙輩曰：讀醫經與他書異，若讀是經，當虛心平氣，就其至平至易處，研性命之理，使文義與治術，如吻合而符契也。然爲之有本，必也博徵諸載籍，多驗諸疾病之實，會萃諸本經，優柔厭飫，浸潤涵泳，眞積力久，始足以應變無窮焉。此之謂善讀者矣。世或有穿鑿拘泥，固執偏見者；有膚淺浮疎，而無心得者；有徒騖論辨，而不察證治之要者；有專拘字訓，而不究微意之所在者。此皆不善讀之過也。世又有一種固陋之弊，其人本無學識，徒臆測懸揣，以爲得經旨，倘有不合己意者，概謂之後人攙入，肆然刪改之，此直夏蟲疑冰，越犬吠雪之類耳。蓋據經以察病者，此其常矩，亦有由驗病而悟於經義者，此理不可不察焉。又曰：讀書之法，務遵古人，古人之言既妥矣，固無須贅說，而亦且闘博誇多，更生意見，左傳右會，喋喋眩曜，謂之無用之辨，吾不取也。又曰：凡讀醫經，遇訓義有確據，則舉其一二而足矣，不必取於繁冗也。又曰：訓詁雖似精，而其義不切於治者，未可也。訓詁雖得或不精，而施之於術，必有實效者。乃爲得經意已。乃立說者。非通貫全經。則不可謂之盡理蘊。非該盡萬理。則不可謂之得經意。矧乃欲以變律常。及拘於常。而不通變者。皆不善讀之過也。此數言者。其皆講醫經之寶筏。與讀先生之書者。先了知此理。庶乎其可矣。蓋先生蚤承家學。最湛思於此經。凡義理之聚訟難決。及治術之同異得失。必徵之古人驗之病者。考據精確。剖析明白。無一毫張門戶之私。無一言不益于實際。其闢從前之未逮。而發張子之微意者。奚俟熙輩之贊揚。熙也門下瑣材。進不能恢其道以裨於世。退未能淑其教以仁於人。仍不揣檮昧。特揭其所聞。以書于其後。亦庶幾學者有所嚮方云。嘉永四年辛亥六月。筑前日葉元熙謹識。

陳存仁編校

皇漢醫學叢書

傷寒論集成

山田宗俊著

傷寒論集成

提要

仲景傷寒論一書。撰於西晉。錄於北宋。而釋於宋元明清。已非仲景之舊。以訛傳陋。莫之能辨。山田宗俊氏有志於匡正其謬。積二十年之心得。摘百餘家之發揮。察其異同。辨其得失。輯其精英。芟其蕪雜。集而成帙。名曰集成。全書一至五爲辨太陽病脈證。六至七爲辨陽明病脈證。八爲辨太陰脈證。九爲辨厥陰脈證。末爲辨霍亂脈證。書凡十卷。精詳賅博。間有附錄師生問答。尤爲明晰。足爲後學之津梁。

傷寒論集成序

夫風寒暑濕之中人也。皆能爲病。而傷寒之邪。最爲已甚矣。蓋其陰陽表裏之別。淺深緩急之辨。極所難知。而汗下溫涼。一誤其治。則死生之變。速於反掌。疾之危篤。又孰加於此乎。漢長沙守南陽張仲景。著傷寒論。辨脈證。正方法。其所以治之之術。詳審精到。無復餘蘊。其惠於天下後世者至矣。夫黃帝內經。醫經之古者。姑置而不論。自有經方之學。班志所錄。扁鵲俞拊方等。今皆不存。則方書之古者。又孰加於此乎。是故後爲其學者。皆稱仲景爲方法鼻祖。奉傷寒論爲治術甲令。抑不亦宜乎。唯奈其爲書也。撰次于西晉。編錄于北宋。而疏釋于宋元明清之間。蓋其原文。既非仲景之舊。而後註之者。因訛踵陋。輾轉迷謬。莫之能辨。蓋嘗論之。其書體統固大矣。支離穿鑿之說。入焉而碎。義理固深矣。虛浮詭誕之說。入焉而竭。方法固正矣。淺陋卑俗之說。入焉而墮。文辭固簡矣。割裂補綴之說。入焉而紊。加焉拘泥者。局乎章句文字之間。疏脫者。騖於方法條例之外。嗚呼。後講其學而求其正者。果誰適從。豈不亦悲乎。吾友山田宗俊父。家世業醫。自幼好仲景之書。竊傷其如此。有志作疏解。一匡其謬。進而奮其特見。超然遠覽。剖晰窈微。闡發蘊奧。管括樞要。爬梳浮濫。退而稽之傳註。參互考索。兼總衆說。網羅百家。詳審異同。明辨得失。凡自一字一語之義。至於各章全篇之旨。必正其出處。極其歸趣。該博扳援。精確證據。積二十年。而其書始成。乃名以傷寒集成。蓋取集而大成之義矣。凡其所論。本於字句。而不局卑近。辨於義理。而不鶩高妙。有傷寒註釋之書以來。未有如此書之精博也。後之學者。就此而求。能知其陰陽表裏之辨。汗下溫涼之術。則外之風溫暑濕之爲邪。內之饑飽勞佚之爲祟。皆可能治。又何翅傷寒哉。宗俊父既窮闡其學。又旁好儒者之學。遊道極廣。余亦昔登杏花之堂。與其盟而得聞其緒論。宗俊父以余爲才。誘掖極厚。嘗共討論唐虞三代之道。言語湧發。纚纚可聞。概其所論。超然出於前人意慮之表。余斂衽起敬。其雄邁特達。固世所希有。是豈終於方伎之間者哉。其又必歸往吾聖人之道。大有所闡發。辨世所惑者。又猶於其學矣。嗚呼惜哉。天不假之年。一病遽革。奄歸溟漠。生平著述新論等。皆未及脫藁。又何暇及吾儒乎。宗俊父沒數年。余專力經藝。竊有所見。稍稍知道之所以爲道。因欲就而正焉。則其丘隴之間。萋然宿草。嗚呼宗俊父已矣。若余之愚陋。又誰從而决其所見之是非乎。頃其門人笠原雲仙中林俊菴校其集成。將爲板本以傳永久。且奉其父宗圓先生之命。屬余序之。蓋以其所遺託在余也。余不得辭。披卷臨之。手澤猶新。文彩爛然。因想當日宴遊之好。聲音笑貌。宛在耳目。淚墮胸塞。不能爲懷。強忍把筆。書其曾所聞者。題之篇端。九原之難起。誰知余此言之是乎。嗚呼。其亦可悲也夫。寬政改元冬十二月九日。加賀大田元貞公幹序

傷寒論集成序

班椽志經方。十一家。二百七十四卷。亡佚既久矣。特以漢末張仲景傷寒論一書。寔為千載醫家之模範。此豈其所謂湯液經法之類與。何其文辭險峭。意旨淵永。不似東漢卑弱之體也。廼量疾病之淺深。因氣感之宜。致汗吐下溫和之五法。以反之於平者。斷乎古先遺傳。非仲景自撰無疑矣。唯是自經叔和之撰次。江南諸師秘而不傳。或有受而讀者。不過小品肘后視之。代革年移。堙替之久。得無良朽蠹斷。縱令繼沖編錄。億等校定。已非叔和之舊。豈能得復仲景之古。然其功亦偉矣。於是金源而降。有隨文順釋者。有改易次序增篇目者。有就章句而別設新意者。有假五運六氣而傅會者。有委曲衍贅弄己筆端者。為之註解。亡慮數十家。雖不能無詭作者之旨。要亦有所發揮焉。繼而迄近來。家逞臆見。戶建横議。轇轕嘈啈。刋章改字。使向之微豐。一旦支離破碎。其運之刀圭。則疏導湧泄。漫投妄施。戕生人於掌股間。蓋不鮮矣。噫傷寒論之行。莫盛於今。其學之壞。亦今為甚。而中醫之謬。正在於今。可重嘆哉。是山田宗俊所以有集成之作也。宗俊為人。似鈍啬而才敏。有厓岸而謙虛。洽聞強識。目下無比。其生平方羣講朋會。浮白談笑之際。片言隻語。苟得關涉傷寒論者。便以爲注解之資。况其讀書。勿論經典子史。及歷代醫籍。即至劉覽山經地志。雜鈔猥藁。道佛二藏。亦復爾爾。又况其仰誦伏思。朝驗夕試之苦心。其與幾。是以集成之書。博而要。而精。而覈。微言大義。煥然著明矣。惜乎書成。未及刻。宗俊溘焉而逝。嗚呼。凌雲之木。摧于震雷。千里之車。忽爾折軸。孰不霣涕。然而其三十年之眞血。全然存于此書。足嘉惠後學。救濟生靈。則可謂宗俊死而不死焉。或曰。宗俊指摘前修諸註者至矣。蒙莊不云乎。己識人。人反識己。毋亦指摘宗俊如宗俊之於前脩者。起于後來歟。予應之曰。世有宋義叔而翼中之書。猶與仲景之論。不朽于今。則不足病宗俊於無何有之鄉也。洎其門人中林俊菴等爲之綜緝。刻於昌平故宅。以先師遺命來謁予序。予劇喜其不朽。遂爲序之。時歲在庚戌寬政二年春正月也。醫官丹波

元簡廉夫譔

傷寒論集成首卷

日本 東都 山田正珍宗俊父 著
男 正德宗見
門人 常陸 中林清熙俊庵 同校
土佐 笠原方恒雲仙

張仲景自序解

仲景氏序論實是感慨憤激之所發。所謂披心腹。吐情實者。非後人自序其書。以希售者比也。但其天布五行以下。皆是繁衍叢脞之言。全係叔和撰次之語。非仲景氏之舊也。諺所謂貂不足狗尾續者已。何者。思過半句。既爲一篇結尾。而復別起一段議論。是徵一也。天布五行以下。文理不屬。體裁迥別。是徵二也。前稱越人。後稱扁鵲。亦非一人之口氣。是徵三也。後段譏時醫。不求經旨。務在口給。是前段所悉。假令仲景耄也。亦豈如此其鄭重乎。是徵四也。仲景論中。未嘗說五行經絡。後段乃說之。是徵五也。仲景論中。未嘗以三部九候明堂闕庭診之。後段乃說之。是徵六也。此論由感往昔之淪喪而起之。則文止於所起。爲得其實。獲麟之義。可以徵矣。是徵七也。七徵既得。奸其可掩哉。中西惟忠不知此義。併前段以爲僞託文。可謂鹵莽矣。夫仲景事蹟。范陳二史所不載。漢魏之文亦無及此者矣。知其爲東漢長沙太守者。特據其序論已。惟忠既以序論爲僞撰。反言及東漢之時。有張氏仲景者。身爲長沙太守。不知有何據焉。彼忌其撰用素問九卷等語。誣之以僞撰。棄而不取焉。然而東漢長沙四字。終不得不據其序論。眞可發一咲。今删其天布五行以下。且據千金方所引。以訂正焉。略釋其義訓。又其漢長沙守南陽張機著九字。依程應旄後條辨。移諸篇首。嘗閲漢唐諸儒序於經典者。皆署官閥姓名於其篇首。若其署諸尾者。十三經中。特有何晏論語序已。雖然。此是進呈之文。不可以爲常法也。程應旄曰。按古人作書大旨。多從序中提出。故善讀書者。未讀古人書。先讀古人序。從序法中讀及全書。則微言大義。宛然在目。余讀傷寒論仲景之自序。竟是一篇悲天憫人文字。從此處作論。蓋卽孔子懼作春秋之微旨也。

傷寒雜病論集

舊本雜作卒。傳寫之誤也。觀下文爲傷寒雜病論合十六卷之語。可見矣。方有執云。卒。讀倉卒之卒。發祕云。傷寒。急卒之病故云。皆非也。然考之唐書藝文志。有張仲景傷寒卒病論十卷之目。則其承謬亦舊矣。論。乃辨論之論。與道德論養生論之論同。蓋以其辨論傷寒及雜病之書。

故名曰傷寒雜病論。猶記事之文。謂之記。解物之文。謂之解耳。若其辨論之論。讀爲平聲。議論之論。讀爲去聲。則沈約已後之事。梁世以前。豈有此等紛紜之說哉。故辨論之論與議論之論。乃是二而一。一而二。未始有意義之可殊。亦未始有體用之可辨也。故讀爲去聲則可也。爲非辨論之論則不可也。集字當作序。字誤也。序者敍也。敍陳所以作此書之旨也。瀕穆以論集二字爲書名。非也。傷寒者。謂爲風寒所傷之病。乃六經諸證統名。非獨指太陽傷寒證也。亦非獨指冬時中寒之病也。王叔和以冬時者爲傷寒。以他時者爲時行寒疫。大非古義也。蓋疫卽傷寒。傷寒卽疫。其謂之疫。取諸役役不住。其謂之傷寒。取諸所感之源。疫者病名也。傷寒者。病因也。昔人之立論。舍其名而取其因者。何也。以治術之所關。不可以不明也已。後世醫家不察此義。傷寒與疫。判爲二病。至其甚者。則以爲鬼神所爲。不亦愚乎。若夫溫病者。則冬時爲寒氣所襲。至平春溫之時。自內而發者。與夫疫大不同。不可混合矣。按傷寒之名。在醫經。則以素問熱論爲祖。所謂熱病者。皆傷寒之類是也。在歷史。則以後漢書崔駰傳爲始。曰。熊經鳥伸。雖延歷之術。非傷寒之理。是也。又按周禮疾醫職云。秋時有瘧寒疾。孟子公孫丑篇曰。有寒疾。不可以風。由此觀之。以疫爲寒疾。不可謂不古矣。中西惟忠云。傷寒者。爲邪所傷害也。謂邪爲寒。蓋古義也。予謂邪字所該者廣。故謂寒爲邪則可。若謂邪爲寒則不可。惟忠乃以寒爲邪之名。不知爲暑熱所傷害。亦復謂之傷寒乎。不覺歎飯耳。惟忠又云傷寒論之論。乃論定之義。與論語之論略同。蓋取諸物茂卿論語徵者也。殊不知論語乃孔夫子論辨之語。因以命書矣。夫論自論。論定自論定。豈可混乎。惟忠適見茂卿一時謬言。以爲千載卓論。引以解傷寒論。粗妄孰甚焉。惟忠又辨自序云。秦漢以上雖有諸子百家。而未嘗聞自序其書也。仲景氏之自序于卷首者何耶。且其撰用素問九卷諸書。質諸終篇。未嘗有本于此者。是必後之黠者。僞擬以欺人者耳。以予觀之。是亦大不然。何則。仲景氏漢季之人。當以漢季爲例。不當以秦漢以上爲例。然而如孔安國尚書傳序。班固兩都賦序。荀悅漢紀序。劉熙釋名序。應劭風俗通序。皆在仲景氏以前。自序其所著者也。

漢長沙守南陽張機著

漢。後漢也。長沙南陽。俱是郡名。仲景氏南陽郡人。仕爲長沙郡太守也。漢書百官表云。郡守秦官。掌治其郡。秩二千石。景帝更名太守。

論曰。余每覽越人入虢之診。望齊侯之色。未嘗不慨然歎其才秀也。史記孟軻傳。太史公曰余讀孟子書。至梁惠王問何以利吾國。未嘗不廢書而歎也。仲景氏此段。蓋倣此體。斯篇其體則序。其事則論。論也者何。論世人之徒迷名利。而不知有目前之禍也。故以論曰起之。論乃論辨之論。世醫讀爲去聲者。非也。以論曰發端。蓋亦古文一體。與何晏論語序。以敍曰起之同一法。已。程應旄刪論曰二字。非也。每常也。慨然。自奮之貌。後漢范滂傳云。慨然有澄清天下之志是也。或問。後漢光武帝諱秀。時改秀才號茂才。仲景氏不避秀字者。何也。曰。臨文不諱也。曰。有徵乎。曰。有之。天下俊秀王叔茂。（王暢。字叔茂。後漢人。時有此諺。見後漢書黨錮傳。）史記扁鵲傳云。扁鵲。勃海郡鄭人也。姓秦氏。名越人。過虢。太子死。扁鵲曰。若太子病。所謂尸蹷者也。形靜如死狀。太子未死也。乃使弟子子陽厲鍼砭石。以取外三陽五會。有間。太子蘇。乃使子豹爲五分之熨。以八減之齊。和煮之。以更熨兩脇下。太子起坐。更適陰陽。但服湯二旬而復故。扁鵲過齊。齊桓侯客之。入朝見曰。君有疾。在腠理。不治將深。桓侯曰。寡人無疾。扁鵲出。桓侯謂左右曰。醫之好利也。欲以不疾者爲功。後五日。扁鵲復見曰。君有疾。在血脈。不治恐深。桓侯曰。寡人無疾。扁鵲出。桓侯不悅。後五日。扁鵲復見曰。君有疾在腸胃間。不治將深。桓侯不應。扁鵲出。桓侯不悅。後五日。扁鵲復見。望見桓侯而退走。桓侯使人問其故。扁鵲曰。疾之在腠理也。湯熨之所及也。在血脈。針石之所及也。其在腸胃。酒醪之所及也。

其在骨髓。雖司命無奈之何。今在骨髓。臣是以無請也。後五日桓侯體病、使人召扁鵲。扁鵲已逃去。桓侯遂死。

怪當今居世之士。曾不留神醫藥。精究方術。上以療君親之疾。下以救貧賤之厄。中以保身長全。以養其生。

怪字。管到七十四字。不字。管到三十二字。當今居世之士。泛言世上貪利之士。居世與避世反其義矣。神者。精神也。留神。猶云用心。醫藥方術。互文言之。史記始皇紀云。悉召文學方術士。漢書平帝紀云。方術本草。北史周澹傳云。澹多方術。尤善醫藥。二程全書曰。治病委之庸醫。比之不慈不孝。事親者。不可不知醫。斯言旨哉。

但競逐榮勢。企踵權豪。孜孜汲汲。惟名利是務。

競逐企踵。俱是貪望之意。榮勢權豪。并指功名富貴言之。孜孜汲汲。勤不休貌。南史蕭允傳云。其恬榮勢如此。又漁父傳云。黄金白璧。重利也。駟馬高蓋。榮勢也。漢書蕭望之傳云。天下之士。延頸企踵。爭願自效。唐書盧懷慎傳云。傾耳以聽。企踵以望。後漢書明帝紀云。權門請託。殘吏放手。唐中宗制云。白簡凝霜。宜屏權豪之氣。晉書段灼傳云。東宮文武將吏。且勿復取豪門子弟。韻會小補孜字注云。說文。孜汲汲也。周書。孜孜無怠。增韻。勤也。通作孳。孟子。孳孳爲善。又作滋。孔叢子。滋滋汲汲。

崇飾其末，而忽棄其本，欲華其外，而悴其內。

所以怪止于此。崇飾其末，華其外，以喻夫孜孜汲汲惟名利是務，忽棄其本，悴其內，以喻夫不知養生之貴，忘身殉物，以消耗其精神，是亦互文言之。

皮之不存，毛將安傅焉。

傅舊作附，今依左傳改之。左傳僖公十四年，虢射曰，皮之不存，毛將安傅。皮以喻養生，毛以喻名利，言人不能保身全生，則雖欲名利，是猶無皮而望毛之傅焉，其可得乎。

進不能愛人知物，退不能愛躬知己。

愛人知物，所謂療君親救貧賤也。愛躬知己，所謂保身養生也。

卒然遭邪風之氣，嬰非常之疾。

嬰音英，觸也。傷寒之病，傳變迅速，死生反掌，固不可與他病同日而語矣。是以謂之非常之疾。素問陰陽應象大論云，邪風之至，疾如風雨。漢書武帝紀云，蓋有非常之人，必有非常之功。

患及禍至，而方震慄。

正字通云，方，始也。小雅燎之方揚。

身居厄地，蒙蒙昧昧，戇若游魂。

戹字典云。於革切。厄也。困也。俗用厄。乃五果切。木節也。地猶言所。死地樂地等語。可見也。身居戹地。謂罹篤疾。蒙蒙昧昧。猶言視而不見。聽而不聞。戇又作惷。愚也。若游魂者。言絕無定見也。周易繫辭云。精氣爲物。游魂爲變。晉皇甫謐甲乙經自序云。夫受先人之體。有八尺之軀。而不知醫事。此所謂游魂耳。蓋本於仲景氏此段語。所謂者。仲景氏所謂也。不則所謂二字。大無著落。人或謂仲景氏自序。叔和僞撰。夫叔和與謐同是晉人。豈有所不知而却引證之乎。或之妄眞可呵笑。

降志屈節。欽望巫祝。告窮歸天。

節。節操也。欽。敬也。贊主人饗神者曰祝。音子六切。在女曰巫。音無。禮記檀弓注云。專盡理屈爲窮。史記屈原傳云。夫天者。人之始也。父母者。人之本也。人窮則反本。故勞苦倦極。未嘗不呼天也。疾痛慘怛。未嘗不呼父母也。

束手受敗。賫百年之壽命。將至貴之重器。委付凡醫。恣其所措。

賫俗作賷。持也。將亦持也。凡者。輕微之稱。猶凡民凡夫之凡。措。倉故切。置也。漢書王吉傳云。數以耎脆之玉體。犯勤勞之煩毒。非所以全壽命之宗也。屈原大招云。永宜厥身。保壽命只。

咄嗟嗚呼。厥身已斃。神明消滅。變爲異物。幽潛重泉。徒爲啼泣。痛夫。

咄嗟字出晉書石崇傳。歎聲也。神明猶言精神。素問靈蘭秘典論云。心者君主之官。神明出焉。是也。異物謂死。賈誼鵩鳥賦云。忽然爲人。何足控揣。化爲異物。兮。又何足患。史記索隱云。死而形化。是爲異物。重泉謂地下。左傳隱公元年云。不及黃泉。無相見也。朱申注云。此生無復相見。至死後。方相見於地下也。

舉世昏迷。莫能覺悟。自盲若是。彼何榮勢之云哉。

言彼徒迷惑名利。而不悟禍之在目前。猶瞽者陷穽在前。而不自知也。彼字指名利而言。言彼名利者。何足以謂榮勢。上療君親。下救貧賤。中全己身。是此眞榮勢矣。此句有黍稷非馨。明德惟馨語意焉。漢書司馬相如傳封禪頌云。正陽顯見。覺悟黎蒸。

以上譏世人之徒迷名利。而不知方術爲何事。及罹疾病。狼狽失機也。

余宗族素多。向餘二百。建寧紀年以來。猶未十稔。其死亡者。三分有二。傷寒十居其七。

向。嚮同。稔年也。字典云。稔。如甚切。音荏。說文穀熟也。左傳僖二年。不可以五稔。襄二十七年。不及五稔。注。年也。穀一熟爲一年。是也。建寧。後漢靈帝年號。紀年。紀以爲年號也。醫史云。張機字仲景。漢靈帝時。舉孝廉。

官至長沙太守。由是觀之。舊本作建安者、蓋傳寫之誤、若夫建安、獻帝年號。與下文感往昔之文。不合也。又考後漢書五行志。自建寧四年、至光和二年。相去僅九年。大疫三流行。與所謂未十稔之文。合若符契。可見其稱傷寒者。果是天行疫疾無疑矣。否則未十稔之間。何以至於病且死。若斯已甚乎。故千金方引小品云云。傷寒是雅士之辭。天行溫疫。是田舍間號耳。外臺天行病門。亦引許仁則云。此病方家呼爲傷寒是也。

或問曰。吾子謂傷寒卽疫。疫卽傷寒。非爲二病。然而嘗見疫氣之流行。或自西而東。或自南而北。小則一鄉一里。大則數郡數州。無男女。無老弱。不嬰其氣者幾希矣。若夫傷寒。則一人自病。而不與衆同病。其或染人。亦唯不過三五人。由此觀之。昔人以疫爲鬼神所作。別立之論治。不可謂無其理也。曰。否。此唯由天時之失常。與人氣之失常而已。其爲風寒之邪。則同矣。蓋人之腠理。逢溫熱則開。得寒涼則閉。是以自季春至仲秋之際。天時溫熱。腠理常開。若當是時。有非節之暴寒。則腠理不能先之密閉。寒邪乘虛而入。自季秋至仲春之際。天時寒涼。腠理常閉。若當是時。有非節之暴溫。則腠理爲之開發。寒邪窺隙而入。故一鄉有非節之氣。則一鄉同病。一州有非節之氣。則一州同病。若其一人自病。而不與衆同病者。蓋其人適有勞動之事。而腠理爲之不密。寒邪乃襲其間而入焉耳。可見傷寒與疫。其名雖異。實則一病矣。若徒因其一人自病。與衆同病。以爲二病。則如瘧痢痘瘡諸疾。或與衆同病。或一人自病。亦復分爲二病乎。又其謂疫爲鬼神。曹植既辨其妄。予尚何言。太平御覽七百四十二曰。曹植說疫氣曰。建安二十二年。癘氣流行。家家有僵尸之痛。室室有號泣之哀。或闔門而殪。或覆族而喪。或以爲疫者。鬼神所作。夫罹此者。悉被褐茹藿之子。荊室蓬戶之人耳。若夫殿處鼎食之家。重貂累蓐之門。若是者鮮焉。此乃陰陽失位。寒暑錯時。是故生疫。而愚民懸符厭之。亦可笑也。

感往昔之淪喪。傷橫夭之莫救。

是蓋在獻帝時。追記其事也。否則不可言往昔。尚書微子篇云。商其淪喪。字典云。淪。沒也。韻會小補云。殀通作夭。廣雅不盡天年。謂之夭。平信敏云。橫夭不可死而死也。宗族之病。可起而不起。可救而莫救者。舉世皆迷。不精究方術之由。乃論首所以歎越人而起端也。

乃勤求古訓。博采衆方。

古訓。古人之訓。衆方。衆家之方也。佩文韻府云。訓。許運切。誡也。書學于古訓。乃有獲。說命下 詩古訓是式。大雅蒸民

撰用素問。九卷。八十一難。陰陽大論。胎臚藥錄。并平脈辨證。爲傷寒雜病論合十六卷。

按傷寒雜病論。原是一部書名。而非二部相合而爲十六卷也。觀北史

王邵傳可見矣。北史王邵傳曰。邵撰皇隋靈感志合三十卷。奏之上令宣示天下。宋林億眩合字見以爲二書。
序金匱要略曰。張仲景爲傷寒雜病論。合十六卷。今世但傳傷寒論十
卷。雜病未見其書。蓋以十卷爲傷寒論。以六卷爲雜病論也。殊不知古
昔十六卷之本。亡失不傳。雖叔和亦不得而見之矣。林億所校十卷者。
亦未詳出於何世。隋書經籍志。有張仲景辨傷寒十卷。唐書藝文志。有
張仲景傷寒卒病論十卷。

字典云。撰與選同。漢書龔遂傳云。選用賢良。吳志顧雍傳云。顧雍爲丞
相。平尚書事。其所選用。文武將吏。各隨能所任是也。甲乙自序曰。伊尹
以亞聖之才。撰用神農本草。以爲湯液。撰用二字。亦取之仲景氏語。九
卷謂靈樞。見林億素問序注。林億素問序注云。黃帝內經十八卷。今有針經九卷。素問九卷共十八卷。又素問外九卷。漢張仲景及西晉王叔和脈經。只爲之九卷。皇甫士晏名爲針經。按隋書經籍志謂之九靈。王冰名爲靈樞。

按素靈二書。雖稱軒岐問答之書。其非軒岐之文固矣。或謂韓諸公子
所著。李濂醫史 或謂出於戰國之末。二程全書程頤說 或謂周秦之間。上古哲人之作。胡元瑞筆叢
或謂漢世作。物茂卿度量考 或謂六朝以降之書。縣公褔說出醫斷 諸說紛紛。共未有明
徵。獨宋聶吉甫斷以爲淮南王之作。可謂千古卓見矣。明郎瑛七修類藁云。素問文。非上古人得
知之。以爲全元起所著。猶非隋唐文也。惟馬遷劉向近之。又無此等義語。宋聶吉甫云。既非
三代以前文。又非東都以後語。斷然以爲淮南王之作。予意鴻烈解中。內篇文義。實似之矣。
但淮南好名之士。即欲藉岐黃以成名。特不可曰述也乎。或者醫卜未焚。當時必有岐黃問答之
書。安得文之以成耳。不然陰陽五行之理學。固得人身百骸之微。非聖不知。何其致疾之由。

死生之故。明然纖悉。此淮南解性命道理處。必竊素問。而詭異奇環處。乃蘇飛等爲之也。故宋潛溪以淮南出入儒墨不純正。此是也。且淮南七十二候。與素問注。皆多芍藥榮五物。改麥秋至。爲小暑至。較呂氏春秋不同。則王冰當時亦知素問出淮南也。岐黃之文。至於首篇曰。上古中古。而曰今世。則黃帝時果末世耶。又曰。以酒爲漿。以妄爲常。則儀狄是生其前。而彼時人已皆僞耶。精微論中。羅裹雄黃。禁服篇中。歃血而受。則羅與歃血。豈當時事耶。予故以爲岐黃問答。而淮南文成之者耳。

八十一難。亦古醫經名。其書不傳也。若夫今之難經。則後人僞撰。非古之八十一難。有辯載于予新論中。八十一難。陰陽大論。胎臚（音閭）藥錄。平脈辨證諸書。今皆不傳。可歎哉。雖然。玩夫撰用二字。則所云諸書。固非可盡信。若其可信者。既已撰用。雖亡何恨。孟軻氏稱吾於武成取二三策而已矣。書之不可盡信也尚矣。○再按陰陽大論。林億以運氣七篇充之。（林億素問序注。論運氣七篇曰。竊疑此七篇。乃陰陽大論之文。）本邦名古屋玄醫以陰陽應象大論充之。（說出醫學愚得。）皆非也。不可從矣。太平御覽七百二十二。引張仲景方序曰。衛汎好醫術。少師仲景。有才識。撰四逆三部厥經。及婦人胎藏經。小兒顱顖方三卷。由此考之。所謂胎臚。乃婦人小兒之義已。又按傷寒六經之目。蓋據于素問熱論者也。其所謂太陽病。刺風池風府者。據于素問骨空論刺法者也。其所謂發汗後。臍下悸。以甘煉水煮藥者。據于靈樞邪客篇半夏湯煎法者也。其所謂傷寒厥而心下悸。宜先治水。却治其厥者。據于素問標本病傳論小大不利。治其標之語者也。其他本于素靈者不少。孰謂仲景不撰用素靈哉。

素問陰陽應象大論曰。治病必求於本。又曰。形不足者。溫之以氣。精不足者。補之以味。其高者因而越之。其下者引而竭之。中滿者寫之於內。其有邪者。漬形以爲汗。其在皮者。汗而發之。按仲景用理中四逆建中眞武輩以補其不足者。用瓜蒂以越其高者。用猪苓五苓輩以引其下者。用承氣瀉心輩以寫其中滿者。用麻黃桂枝輩以發其在表者。若其所謂心下有水氣。脇下有水。胸中有熱。胃中有邪氣。胃中乾燥。胃中不和。胃氣不和。胃中有燥屎。胃中空虛。胃中虛冷。裏有熱。裏有寒。熱入血室。熱結在裏。熱在下焦。熱結膀胱。瘀熱在裏。寒濕在裏。水結在胸脇。冷結在膀胱之類。皆所謂治病求於本者也。中西惟忠乃謂質諸終篇。未嘗有本于素靈者。嗚呼。何其疎漏之甚也。

雖未能盡愈諸病。庶可以見病知源。若能尋余所集。思過半矣。

言斯書雖未盡論萬病。庶可以見其病。知其所來之源矣。苟能留神於予所編輯。則雖未論及之病。亦可以治也。思過半。周易繫辭語。易云。知者觀其彖辭。則思過半矣。

或問傷寒論本文高遠精微。如其自序。則平易淺近。似出二手。何也。曰。仲景氏之著論也。勤求古訓。博采衆方。從而敷演焉。從而擴充焉。是以其書雖成於漢季。亦不得不從而高遠精微也。辟之入芝蘭之室。久而不聞其香也。若夫自序披心腹，吐情實之文，丁寧其言，以告諭之，欲不平易淺近，可得乎。若徒以體格之異疑之，則如韓愈平日述作，縱横飛動，變化不測，而其著順宗實録，核實質直，平淡無味，絶不與他文相類。及蘇軾少時議論，英氣勃勃，八面無敵，而暮年文章，寒酸蕭索，慘悴可憐，其亦謂之出二手歟。人苟會之，則自序之與本論不同，其何疑之有。

傷寒論集成凡例

一曩余著傷寒考一編。略疏全論大旨。并及一二名義。然附仲景氏事蹟。以授門徒。其後歷時稍久。所得日新。驗諸事實。增知其確的無疑。因揚搉古今註家。緝其精英。芟其蕪雜。附以管見。集而成編。是其所以名曰集成也。若夫孟軻氏所謂金聲玉振。集而大成者。元聖事業。如余謭劣。豈僭冒之哉。

一傷寒論數本。莫古於宋板。又莫善於宋板。是故經文一從宋板。若文字有脫落舛訛。則考成本。全書。玉函。脈經。千金。千金翼。外臺諸書。以補正之。若兩可難裁。嵌註以備參考。

一辨脈法。平脈法。傷寒例。及辨發汗吐下諸篇。並是王叔和所攙。前輩諸公業既辨之。今從而不采用矣。又其痓濕暍三種。乃是雜病論中一篇。固非傷寒篇內之文也。故今不載之論中。於金匱集成中釋之。

一霍亂篇。亦宜在雜病部內。然金匱之所逸。故今詳釋其義矣。夫痓濕暍霍亂等。皆屬雜病者也。而傷寒論中並收之。可見今之傷寒論者。分取傷寒雜病論以成編者矣。詳見于傷寒考中。

一註中所引。宋林億校正。成無巳註解。及明理論。明趙開美全書。方有執條辨。清程應旄後條辨。喻昌尚論編張璐纘論。張志聰集註。乾隆御纂醫宗金鑑中所載。汪琥吳人駒魏荔彤諸人。王肯堂證治準繩。錢潢溯源集。本邦瀨穆之詁。劉棟之傳。中西惟忠名數解及辨正。內藤希哲玉函類編及解惑論。小島瑞傷寒類編。島壽集解。宮義方翼注。以上諸書。皆舉其姓名而不及書名。若其他所扳援。皆載書名。

一古今諸註。有其說可據而其語不穩者。苟其說之是。皆采而載之。如其語不穩。不必一一辨正。覽者察焉。

一註中所引。註家姓名次序。或從本文上下。或從時世先後。不必爲例云。

一林億金匱要略方序云。翰林學士王洙。在館閣日。於蠹簡中得仲景金匱玉函要略方三卷。上則辨傷寒。中則論雜病。下則載其方。今閱玉函經。亦復聚其方於末卷。蓋仲景氏本色云。若夫宋板則每證必載其方。同方復出各處。繁冗鄭重。大非古人精簡之旨。想是林億等所補入爾。至於成無已本。則爲削其複。且諸加減方皆省其本方不載。惟云於某方內。加某去某。餘依前方。以余觀之。此亦非其本色。何也。如調胃承氣四逆二方。先載諸二十九條。如小柴胡湯始出九十八條。果以調胃四逆之例推之乎。則小柴胡湯亦當先載諸三十七條。何至九十八條。始出之乎。且諸加減方。省本方不載。簡則簡矣。惟非古人丁寧質樸之意。

意者成無巳。取諸己意。以省略之者。否則葛根加半夏湯。何獨併本方具錄之耶。蓋適遺之巳。君子察微觀人於其所忽。信哉。雖然。成無巳本。行世既久。人亦以爲便。難遽改復之。今不得巳而從焉。若夫諸加減方。則從宋板玉函。不敢之省略。以存古人丁寧之意云。

傷寒論集成目錄

傷寒論集成卷一

日本　東都　山田正珍宗俊父　著

男　正德宗見

門人　常陸　中林清熙俊庵　同校

土佐　笠原方恆雲仙

辨太陽病脈證幷治上第一

〔一〕太陽之爲病，脈浮。頭項強痛而惡寒。

喻昌曰。先挈太陽病之總脈總證。統中風傷寒爲言也。

內藤希哲曰。此以後稱太陽病者。指此脈此證一一見者而言。非單指脈證悉具者而言也。

張璐曰。脈浮者。邪氣併於肌表也。

程應旄曰。太陽經之見證。莫確於頭痛惡寒。故首揭之。

吳人駒曰。頭爲三陽之通位。項爲太陽之專位。有所障礙。不得如常之柔和。是爲強痛。

成無已曰。惡寒者。嗇嗇然增寒也。雖不當風。而自然寒矣。惡風者。見風至則惡矣。得以居密室之內。幃帳之中。則坦然自舒也。

方有執曰。項。頸後也。惡寒者。該風而言也。

正珍曰。太陽指表而言。蓋傷寒以六經言之。古來醫家相傳之說。不可遽易者也。夫人之常情。每信於其所習見。而疑於其所未嘗習見者。故仲景氏亦不得已。而襲其舊名。實則非經絡之謂也。借此配表裏脈證已。故論中無一及經絡者。可見此書以六經立名。猶數家者流以甲乙爲記號。註家不察。解以素靈經絡之說。可謂不解事矣。大氏外邪之中人。其始浮在肌表。謂之太陽病。最淺且輕。所以居三陽之首也。脈浮邪氣在表之診。千金方曰。凡脈浮之與沉。以判其病在陰陽表裏也。　頭項強痛。謂頭痛項強。此蓋文之一體。猶稱車馬羸敗。後漢書羊續傳耳目聾瞑晉書山濤傳也。故瓜蔕散條云。病如桂枝證。頭不痛。項不強。是也。太陽病。有傷寒。有中風。此條統而論之。故惟云脈浮。而未分其緊與緩也。其所謂惡寒。亦兼惡風言之。惡風輕惡寒重。舍輕取重。所謂舉大而小從者也。其唯稱惡寒。而不言發熱者。以太陽傷寒之初證。有或已發熱。或未發熱之異也。後凡稱太陽病者。皆指斯條之脈證而言。譬如太陽與陽明合病者。必自下利。葛根湯主之。若但見自下利三字。以爲葛根湯證。則與彼太陽少陽合病。自下利者。與黃芩湯條。其亦奚擇焉。讀者莫草草看過。

〔一二〕太陽病。發熱汗出。惡風脈緩者。名爲中風。

王肯堂曰。太陽病。上條所揭云云者。是也。後皆倣此。

汪琥曰。脈緩。當作浮緩看。

中西惟忠曰。惡寒發熱惡寒之中且發熱。發熱之中且惡寒也。

張志聰曰。汗出而毛腠虛。故惡風。

方有執曰。中。當也。

喻昌曰。中字與傷字無別。卽謂傷風亦可。

正珍曰。此條承首條。論太陽病表虛中風之脈證也。其不言脈浮頭項強痛者。承首條略之也。汗出惡風。對下條傷寒無汗惡寒言之。名爲二字。示其本只一氣。非他邪也。品字箋漢字注云。水經曰漾水出隴西郡氐道縣嶓冢山。東至武都。始爲漢水。蓋漢水發源時。不名漢而名漾。其後又不止名漢。而更名滄浪。以水所經歷。隨地得名。謂之爲者。明其只此一流非他水也。

〔傷寒中風辯〕太陽病有傷寒有中風。其脈其證。判然各異。治亦不同。不可不辯也。先輩諸公皆謂。風爲陽邪。寒爲陰邪。風邪傷衞。謂之中風。寒邪傷營。謂之傷寒。雖然風之與寒。均是一氣。合而不離者也。故冬月雖寒無風則溫。夏時雖熱有風則涼。此風從寒來。寒隨風入故也。是以寒之傷人。不能無風。而風之傷人。亦不能無寒。豈有風唯傷衞而不傷營。寒唯傷營而不傷衞之理乎。況營衞等事。本仲景之所不言乎。其妄不辨而明矣。夫風寒均是一氣。至其感人。或爲中風。或爲傷寒者何也。

蓋以人之體氣素有虛實之異、其所受之邪。每從其虛實而化。其從虛而化者謂之中風。其從實而化者謂之傷寒。所以名之傷寒中風者、以其惡寒惡風之異也。雖然惡風者不得不惡寒。惡寒者不得不惡風。是必然之勢也。但無汗者之惡風。不如有汗者之惡風。有汗者之惡寒。不如無汗者之惡寒。此中風傷寒之辨也。雖大段若斯。然徧考諸論中。傷寒亦謂之中風。中風亦謂之傷寒。如太陽中風脈浮緊。傷寒脈浮自汗出。傷寒脈浮緩。傷寒汗出而渴。傷寒中風五六日。不可枚舉。由是觀之。太陽病特表出斯二證者。本唯爲分桂枝麻黃兩證之設已。故傷寒中風四字。有指麻黃桂枝證言之者。有通稱外邪之證者。固不可一概而看。要顧其脈證如何而已。其題書曰傷寒論。亦此義也。豈特指麻黃湯證言之已乎。近閱中西惟忠名數解曰。傷寒中風。惟是輕重之別已。謂其重者爲寒。謂其輕者爲風。寒曰傷。風曰中。亦唯輕重之別已。正珍謂。傷寒中風宜以虛實言之。不可以輕重言矣。傷寒亦有輕重。中風亦有輕重。豈徒謂傷寒輕者爲中風。謂中風重者爲傷寒而可乎。傷寒輕者麻黃湯主之。重者大青龍湯主之。傷寒既然。中風豈獨得不然乎。以意推之。所謂太陽病頭痛發熱汗出惡風者。是中風之輕者。雖初服桂枝湯。反煩不解者。先刺風池風府。却與桂枝湯者。是中風之重者已。故其證雖輕傷寒自傷寒。其證雖重中風自中風。決不可以輕重言矣。故論曰。桂枝本爲解肌。若其人脈浮緊。發熱汗不出者不可與也。豈非虛實逈異乎。

(二)太陽病。或已發熱。或未發熱。必惡寒。體痛嘔逆。脈陰陽俱緊者。名爲傷寒。成本爲作曰。非。

方有執曰。或者。未定之辭。必者。定然之謂。曰或曰必者。言發熱早晚不一。而惡寒則定然即見也。

金鑑曰。胃中之氣。被寒外束。不能發越。故嘔逆也。

劉棟曰。惡寒。惡風之深劇者也。身體痛者。惡寒之甚也。嘔逆。乾嘔之甚者也。

正珍曰。此亦承首條。論太陽病表實傷寒之脈證也。故亦不及脈浮頭項強痛也。陰陽俱三字。王叔和所攙入。宜删。名爲二字。諸註本多作名曰。非也。今據玉函宋板爲正矣。嘔實少陽正證。其在太陽。是兼證已。葛根加半夏湯條可參考。方有執云。嘔。吐也。逆。俗謂惡心。錢潢云。嘔逆。氣逆而嘔也。瀨穆云。嘔。嘔吐也。逆。逆上也。惟忠云。嘔逆者。欲嘔而其氣衝於上者也。予謂諸說俱未是。按嘔逆與吐逆同。逆亦嘔已。如下利疼痛之類。可以見矣。緊品字箋曰。急也。組引大急者亦謂之緊。語云。大絃急者小絃絕。言緊之太過也。正珍曰。緊乃緩之反。所謂數急者是也。脈經諸書多與弦對說。

非也。

〔附録〕原夫脈之動於周身也。唯是一血氣之所貫。是以人迎氣口太衝趺陽靡適不齊一。豈復有陰陽尺寸之可分別者哉。故其分陰陽論尺寸者。皆未知脈之所以爲脈者耳。故論中言脈者。百五十許條。未嘗分陰陽尺寸也。可見其間稱陰陽尺寸者。皆是王叔和所攙。决非仲景氏之本色也。惟忠云。審仲景氏所論。其惟曰脈浮脈沈者之最多。而其逮陰陽寸關尺者之最少也。若必以陰陽寸關尺爲不可不候者。則其惟曰脈浮脈沈而不指其所候之在何處也。何其粗且略耶。觀乎其惟曰脈浮脈沈者最多。且不指其所候之在何處。則其所候之處。必當在寸口也。而未必若後世三指取三部。惟其候之也。潛心於茲無敢失之輕易矣。惟忠此言。眞可謂診家確論矣。

〔附録〕門人某問曰。據先生之說。凡邪氣之犯人。其人表裏俱實。則發爲三陽證。表裏俱虛。則發爲三陰證。而其於三陽之初也。表虛而裏實。則發爲太陽中風。表裏俱實。則發爲太陽傷寒。雖然業既實矣。邪將何緣得犯入膚。余曰。實如吾子之言。但邪之襲人。必且俟夫腠理空疏之時。然后敢入焉。故雖虛人。當其腠理緻密。則邪氣不能得而犯焉。雖實人。當其腠理空疏。則邪氣肆然而入焉。故不問其人之虛弱與實強。苟方其勞動飢餓入房出浴之際。而腠理適不密。則邪氣乘其一時之虛而入焉。此所以無虛實皆能致病者也。問者唯唯而退。因錄問答之言以附於此云。

〔四〕傷寒一日。太陽受之。脈若靜者。爲不傳。頗欲吐。若躁煩脈數急者。爲傳也。

〔五〕傷寒二三日。陽明少陽證不見者。爲不傳也。

劉棟曰。右二條。後人之言也。

惟忠曰。凡疾疢之於淺深緩急也。莫不脈證之盡焉。然又日之多少。或爲之轉機。則日數何不舉也。所以繫之以日數也。雖則繫之以日數乎。亦惟槪舉以爲法焉爾。乃其不曰一日二日三日。而曰一二日二三日者。豈非槪舉乎。又有不曰一日二日三日。而曰一日二日三日者。如曰一日太陽受之云云。二三日陽明少陽證不見云云。發於陽者七日愈。發於陰者六日愈云云。是也。雖均之以日數乎。與其取之於槪。曰一二日二三日。自不同也。乃必之于此。曰一日二日三日者。蓋取諸素問也。素問之於說。一日太陽受之。經各一日。至厥陰凡六日。此不取之於槪。而必于此者也。必于此者。推之於理者也。推之於理者。施于事必差。仲景氏之於論。皆施于事者也。奈何從夫理之爲。而今及于此者。蓋後人謬竊仲景氏所論之似乎素問之說。取以自補者。遂傳于今耶。亦不可不擇矣。故今以平概者爲正。如其必于此者則舍旃。

〔六〕太陽病。發熱而渴。不惡寒者爲溫病。若發汗已身灼熱者。名風溫。風溫爲病。脈陰陽俱浮。自汗出。身重多眠睡。鼻息必鼾。語言難出。若被下者。小便不利。直視失溲。若被火者。微發黃色。劇則如驚癇。時瘈瘲。若火熏之。一逆尙引日。再逆促命期。按爲溫病二字。當作名爲溫病四字。倣上二條例。

此條論太陽病表虛表實之外。別有一種溫病者。使之不混也。但其若發汗以下。王叔和所加。較之傷寒例。其贋自彰彰矣。況其曰灼熱。曰陰陽俱浮。曰一逆尙引日。曰再逆促命期。皆非仲景氏之辭氣乎。按素問熱論云。凡病傷寒而成溫者。先夏至日者爲病溫。後夏至日者爲病暑。暑當與汗皆出勿止。皆。偕也。勿。無也。瘧論亦有與汗皆出語。病源候論引此作與汗偕出。又詩周頌。降福孔皆。晉書作降福孔偕。湯誓時日曷喪。予及汝皆亡。孟子引之皆作偕。是皆可徵也。又陰陽應象大論云。冬傷於寒。春必病溫。靈樞論疾診尺篇云。冬傷於寒。春生癉熱。癉之爲言單也。但熱而無惡寒之謂。觀癉瘧消癉脾癉膽癉之類。而可見也。其他論溫病者。猶且數篇。皆寒毒留連於內。至於春溫之時。發動作病者也。故名曰溫病。蓋得之漸漬於涸陰沍寒之中。而不自覺其被襲者也。非一朝一夕之故也。故其發也。亦復有漸矣。非夫傷寒中風得諸一時之虛者之比也。是以唯熱而不惡寒。又所以稱癉熱也。今仲景氏冠之以太陽病者。一以其發動之初言之。一以其頭項強痛言之。病源候論云。冬時嚴寒。人有觸冒之。寒氣入肌肉。至春得發氣而發。則頭痛壯熱。謂之溫病。以別夫陽明病之必自惡寒發熱而來者也。第此病多在荆室蓬戶之人。而不在重貂累蓐之門也。此所以都下甚稀而村鄙多有之也。往歲房州一漁師彌五左衛門者。來寓都下。時同友人賞花於東叡山。飲酒三四盞。歸後忽爾發熱。頭痛岑岑。大渴大煩。殆如陽明之證。延余請治。余乃問曰。有惡寒乎。其人曰。惟是發熱與渴已。無有一毫惡寒也。就切其脈。洪大而數。蒸蒸汗出。因合大劑白虎加人參湯以與之。數日。徐徐復故。是乃冬傷於寒。至春成溫者也。嘗觀內藤希哲解惑論云。夫中邪之大者。莫不即病焉。若其邪小者。留而不去。則不過成疝成積。豈有寒毒纔藏于肌膚。至春夏為夫溫暑之大病乎哉。但冬不藏精者。精氣虛微。至春夏不勝時令之氣。感而為溫熱病耳。蓋取諸錢潢之說矣。錢潢溯源集云。溫者。天時溫煖之邪氣也。感之即為溫病。非謂冬月為寒所傷。至春而後為溫病也。〇希哲又謂。冬傷於寒者。冬不藏精也。此以寒字為人之腎也。斯說雖出程應旄。實至於錢潢而成矣。其略曰。寒乃北方寒水。在人則為兩腎。果然則春傷於風。以為不藏魂乎。夏傷於暑。以為不藏神乎。安孰大焉。雖然時令傷風寒之病。未初有不由表而入者。豈復有不有惡風寒而發者邪。仲景氏於中風傷寒之二證。必稱惡風惡寒者。以為何如乎。近又觀中西惟忠辨溫病云。嗚呼此何以知其不即病。而至春至夏而變乎。倘能知焉乎。不若速施之治。而不使其寒毒之藏肌膚也。

又何俟其至春至夏而變乎。孰謂素難之不妄虖。以余觀之。惟忠之妄。甚於希哲。何者希哲之言。本出錢潢吐唾之餘。固不足以掛諸牙頰。惟忠則以拔羣之才。刻意仲景氏之書。自以爲千載一人。視天下醫者。猶蟯蟻然。然而其言狂妄若斯。可不辨乎。夫古昔聖人之所以知夫春溫夏熱。皆出一寒毒者。蓋本諸貴賤異等。苦樂殊業之源。仰觀俯察。然后知之。豈其人自知之謂乎哉。假令有明者能知之者。將何術可以療諸未發乎。顯然太陽淺證。猶尚有失之治。以至少陽陽明而斃者。而矧沈潛伏匿之邪。其孰能謀之於未發乎。惟忠之妄。豈不甚於希哲耶。且夫邪氣之潛而不見者。世固甚多。若夫痘瘡之發於胎毒。風犬傷。楊梅毒之再發者。此皆伏邪在身。而不自知覺者也。他如史傳所記扁鵲之於桓侯。倉公之於齊丞相舍人奴。華佗於嚴昕。亦皆預知之數日數月前者也。又古有行漸毒之術者。人雖服其藥。當時不覺其遭害。至經數月之久。其毒忽發。發則死矣。又如水銀輕粉之類。雖稱多毒乎。其發也。亦必在數日之後也。由此推之。寒毒之留連於人身。至春夏而發者。亦何疑之有。余嘗於十餘載前。著溫病考一編。備言其義。丙辰之春。祝融奪稿。今不復存矣。因聊舉其大義。以俟知音。雖然仲景氏逝矣。孰知余言之不狂。

〔七〕病有發熱惡寒者、發於陽也。無熱惡寒者、發於陰也。發於陽七日愈。發於陰六日愈。以陽數七。陰數六故也。

此條三陰三陽大綱領、寒熱虛實之原本。不可不明也。但其發於陽七日愈以下、王叔和所補、今不取也。按玉函經以此一節爲太陽篇開卷第一章。可謂仲景氏眞面目也。後人不知、妄次之溫病章後、遂遺全編大法。不復明於世。悲哉。夫外邪之岐而爲寒熱兩途者。固非邪氣有二也。皆由其人虛實而已。所謂陰陽二字。指其人固有寒熱虛實之殊而言。太陽少陽陽明皆屬實熱。少陰太陰厥陰皆屬虛寒。可以見矣。其發於陽之始。謂之太陽。發於陰之始。謂之少陰。太陽終乎陽明。少陰終乎厥陰。少陽與太陰。皆其間證而已。此章就其病發之始而言。所以稱發也。先輩諸醫。不過此義、妄分風寒於二邪。以發於陽者爲中風。以發於陰者爲傷寒。指陰陽以爲風寒。指無熱以爲未發熱。方有執喻昌魏荔彤及金鑑皆爾。雖然風寒本一邪氣。非岐而有二也。營衞亦是仲景氏之所不取焉。且無熱之與未發熱。文義大異。豈可混同乎。其說至此而窮矣。又有纔知其發於陽發於陰之爲陰證陽證。而未盡其本義者。訓夫陰陽二字。以爲陰經陽經者。程應旄張璐張志聰錢潢及島壽希哲宮義方諸人皆爾。此雖似舉其一隅。然而經絡之說。亦是仲景氏所不據。論中無一及此者。其說亦至此而窮矣。又有發熱惡寒劉棟惟忠二子皆爾。然奈彼爲三陽總證。無熱惡寒爲三陰總證。陰陽爲表裏者。何。陽明之純於裏。與少陰之專於表何。又奈陽明之唯有熱而無惡寒何。其說亦至此而窮矣。又按成無已訓陰陽爲寒熱。似則似矣。雖然寒之與熱。皆起自虛實。是虛實本而寒熱末也。成氏徒語寒熱而不言虛實。要亦不知寒熱之所以爲寒熱者也。且其訓發爲傷。吾未知何所攷據。又觀全書所引戴元禮說。既以陰陽爲經之陰陽。又指以爲邪之陰陽。然就一字立二義。亦古之所無。況其說皆是仲景氏所不取者乎。其說亦至此而窮矣。嗚呼。自後漢迄今千有五百載。了無一人能得本旨者。是皆未會熟讀詳玩故而已。嗚呼。醫苟不知陰陽之所以爲陰陽。則仲景氏之旨不可得而窺焉。傷寒之病。不可得而療焉。其所關係。蓋非細故也。學者察諸。○外臺祕要曰。夫病發熱而惡寒者發於陽。無熱而惡寒者發於陰。發於陽者。可攻其外。發於陰者。宜溫其內。發外以桂枝。溫裏宜四逆。正珍曰。外臺所載。雖不知據何書。幸足以窺仲景氏之微意矣。因記備參考。

〔八〕太陽病。頭痛至七日以上自愈者。以行其經盡故也。若欲作再經者。鍼足陽明。使經不傳則愈。

〔九〕太陽病。欲解時。從巳至未上。

〔十〕風家表解而不了了者，十二日愈。

劉棟曰：右三條後人之所記也。

〔十一〕病人身大熱，反欲得近衣者，熱在皮膚，寒在骨髓也；身大寒，反不欲近衣者，寒在皮膚，熱在骨髓也。上近字依成本補之。

成無已曰：皮膚言淺，骨髓言深；皮膚言外，骨髓言內。身熱欲得衣者，表熱裏寒也；身寒不欲衣者，表寒裏熱也。

正珍曰：表熱裏寒，通脈四逆湯之證也；表寒裏熱，白虎湯之證也。厥陰篇曰：下利清穀，裏寒外熱云云者，通脈四逆湯主之。又曰：傷寒脈滑而厥者，白虎湯主之。按大寒大熱之大，當爲太，音讀，猶言甚。非大小之大也。論中有微熱微惡寒，而無小熱小惡寒者，可以見矣。身大熱者，謂皮膚之表有翕翕之熱，上言身，下言皮膚，其義不待解而了了。餘義見乾薑附子湯條。再按此條不似仲景氏辭氣，疑是古語，仲景氏採以錄之耳。通於文辭者，自能辨之。又按張璐以此二證爲太陽表病，近衣爲虛弱素寒人之病，不近衣爲壯盛素熱人之病，且云若以皮膚爲表，骨髓爲裏，則麻黃湯證骨節疼痛，其可名爲有表有裏之證耶。張璐此說甚非也。表證豈有不惡寒者乎。又按志聰以太陽與少陰言之，亦非也。

〔十二〕太陽中風，陽浮而陰弱，陽浮者熱自發，陰弱者汗自出，嗇嗇惡寒，淅淅惡風。翕翕發熱。鼻鳴乾嘔者。桂枝湯主之。

此條王叔和攙入之文。非仲景氏語也。先輩諸醫。皆不知其所以然。奉爲金科玉條。抑何不達於辭義之甚。蓋仲景有仲景之辭義。叔和有叔和之辭義。其辭其義。斷然不同。若彼辨脈平脈及傷寒例。人皆能知其爲叔和。苟能知其爲叔和。則此條之非仲景氏言。亦不竢辨而得矣。

〔十二〕太陽病。頭痛發熱。汗出惡風者。桂枝湯主之。者字據成本補之。

方有執曰。主。主當也。言以是爲主當。而損益則存乎人。蓋脈證無有不相兼而見者。所以經但活潑潑不欲人拘執之意也。

正珍曰。此太陽中風之正證。表虛者也。其不言脈浮緩者。承上省之也。表虛非麻黃湯大發汗之所宜。故主以桂枝湯。溫而散之也。

桂枝湯方

桂枝三兩去皮　芍藥三兩　甘草二兩炙　生薑三兩切　大棗十二枚擘

右五味㕮咀三味。以水七升。微火煮取三升。去滓。適寒溫服一升。服已須臾歠熱稀粥一升餘。以助藥力。溫覆令一時許。遍身漐漐。微似有汗者益佳。不可令如水流離。病必不除。若一服汗出病差。停後服。不必盡劑。若不汗更服。依前法。又不汗。後服小促其間。半日許。令三服盡。若病重者。一日一夜服。周時觀之。服一劑盡。病證猶在者。更作服。若汗不出。乃服至二三劑。禁生冷粘滑肉麵五辛酒酪臭惡等物。成本脫三味二字。當補之。離作漓。小促下有役字非。不出下有者字是。全書遍身作遍身非。後服下有當字是。玉函千金翼俱無禁生冷云云十五字是。

金鑑曰。名曰桂枝湯者。君以桂枝也。

劉棟曰。桂枝湯本大表解肌之方。而非發汗之方。故汗出者主之。然以有其證可發汗者之故。當時乃有溫服桂枝湯一升餘。服已須臾歠熱稀粥一升餘。以助藥力。溫覆令一時許。遍身漐漐似有汗者益佳云云。至麻黃湯。本是太陽發汗之方。故曰不須歠粥也。是桂枝湯麻黃湯可發汗之分別也。且用桂枝湯發汗者。必有法。初一日用之而不解。二日用之而不解。三日又用之而尚不解者。不可與桂枝湯也。是本論之語。而太陽中風傷寒。無汗有汗治法之辨也。

正珍曰。古今釋方意者。率皆考之本草。而推物物之性味。主張空理。牽強爲說。雖然本草之爲書。漢書藝文志不載。仲景氏序論亦無之及焉。由是觀之。其不傳也久矣。香川太沖行餘醫言痰條曰。神農本草晋時始出。疑是葛洪所作也。名醫別錄。亦相繼出。若非葛洪。應是成於陶弘景。且讀抱朴子。專尚仙術。以成仙爲其道。終篇長生辟穀之妄談。宛然同一口氣。必是葛洪所託撰也。苟此書在漢以前。則張機傷寒論自序中。必當舉載焉。今觀舉胎臚藥錄。而無神農本經名。則知張機以前無此書決然而明矣。在張機以後。則葛洪乃其人。此亦斷然而可知矣。正珍曰。太沖所說未的確。余別有考。若其傳於今者。出於梁陶弘景所註。其後于東漢也。無慮五百餘載。此豈仲景氏之所據以制方者哉。故仲景之書。或可以正本草也。本草之書。不可以極仲景氏之蘊也。無已則遍考全論。以窺其端倪乎。是余之所以不釋方意也云。

又按金鑑及錢潢刪去去皮二字。其說曰。桂味皆在皮。若曰去皮。則木心有何氣味乎。不可入藥。殊不知所謂去皮者。惟是去甲錯無味之粗皮之謂也。

右桂枝湯方。本在前條之後。今移於此焉。服法中。若病重者一日一夜服周時觀之十二字。蓋叔和註文誤入正文者也。觀傷寒例可見矣。醫藥攻病。各有所主。專精一隅。故藥術稱方。按㕮咀二字。始見靈樞壽夭剛柔篇。張介賓曰。㕮咀古人以口嚼藥碎如豆粒而用之。後世雖用刀切。而猶稱㕮咀者其義本此。品字箋云。㕮齧咀味也。今醫家呼飲片爲㕮咀者。上古無有刀劑。但以口齒㕮而斷之。咀而味之。遂定其佐使君臣溫涼寒熱也。

本草綱目序例云。恭曰。㕮咀。商量斟酌之也。宗奭曰。㕮咀有含味之意。如人以口齒咀齧。雖破而不塵。古方多言㕮咀。此義也。杲曰。㕮咀。古製也。古無鐵刃。以口咬細。令如麻豆煎之。今人以刀剉細爾。以上諸說皆非也。蓋㕮咀者。謂製藥爲飲片。蓋古人製藥。不用刀切。唯於臼中擣碎。令之如口齒㕮細。而后用之。是以謂之㕮咀。梁陶弘景名醫別錄云。凡湯酒膏藥舊方皆云㕮咀者。謂秤畢擣之如大豆。又使吹去細末是也。

若夫生薑大棗類。其質濕潤。不能得而㕮咀。因以切之譬之耳。後人不察。妄謂㕮咀者以口咬細也。或謂仲景書中刀切爲㕮咀。存古名也。殊不知堅硬難破者。雖窮日之力。十兩以上固不可得而咬細。而於生薑下別稱切。則㕮咀與刀切自別矣。或疑果爾直謂之擣碎可也。不可謂㕮咀矣。不知比象取義。華夏文辭之教乃爾。故詩以比爲六義之一。禮以直情徑言爲戎狄之道。苟不會此義。妄由戎狄之道以讀華夏古文。其不蹇閡者幾希矣。服者。說文云。服用也。禮記曰。醫不三世。不服其藥。須臾者。韵會小補云。斯須則一離一合之頃。又須臾不久皃。品字箋云。俄頃也。翻譯名義云。一日一夜共有三十須臾。又說類引毘曇論云。一息爲一羅婆。三十羅婆爲一摩睺。羅譯爲一須臾。是三十息爲一須臾也。稀粥者言薄粥也。品字箋云。稀疏也。促者。韵會小補云。催也。方有執云。漐漐和潤而欲汗之皃。微似二字。最爲要緊。有影無形之謂也。如水流漓者。言過當也。按通雅曰。林離一作淋灕。淋漓通作滲灕流離。陸機賦。流離需翰。注曰。林離流離通用。病必不除。決言不遵節制。則不効驗也。發祕曰。遍身漐漐四字。謂汗浹洽也。若不若此。則必有發汗不徹。轉屬陽明之患也。

正珍曰。食禁十五字。後人所加。古無五辛之目。其說蓋出釋氏。酪者西域記云。從乳得酥。從酥得酪。從酪得醍胡。畜乳所製。其法本出胡貉。古昔中國人之所不食者。魏晉以來、其法漸入中國。若夫禮記所謂醴酪鹽酪之酪。皆指酢酨言之。非乳漿也。詳見字典等書。

〔微似有汗解〕桂枝麻黃葛根青龍諸湯、鈞是太陽病發汗之劑。凡行斯諸劑者、宜溫覆以發其汗也。然嘗觀桂枝湯服法曰。溫覆令一時許。遍身漐漐。微似有汗者益佳。其於麻黃葛根青龍三方。皆言覆取微似汗。似訓爲肖。非眞之謂也。若然則此等諸方。殆不可以發汗言之。乃其於桂枝證。言當以汗解。或言可發汗。於大青龍證。言發之。皆非可疑乎。麻黃葛根青龍三證。俱是表實無汗之病。雖與以大劑、雖覆以厚被。其汗不易出。出亦非一身漐漐、手足俱周。則邪氣不肯解圍矣。今乃取僅似汗而止。惡保無發汗不徹。轉屬陽明之虞乎。益可疑也。古今解傷寒論者無慮數十家。未見一人容疑其間。或却稱似字爲有味。愈益可疑也。一日適讀詩之小雅斯干篇云。似續妣祖。毛傳云。似、嗣也。又周頌良耜篇云。以似以續。續古之人。毛傳云。嗣前歲。續往事也。孔疏云。似則爲嗣。嗣續一義。乃知似字。不獨訓肖。又訓爲嗣。嗣爲續矣。由茲攷之。所謂微似有汗者。即微微似續有汗之謂。而非其狀似有汗之謂也。仍又考白通加猪膽湯條。有脈暴出者死。微續者生之文。孔疏所謂嗣續一義。或言微似。或言微續。果是同義。對暴出爲言。又考痓濕暍篇云。若治風濕者發其汗。但微微似欲汗出者。風濕俱去也。欲乃續字誤寫。觀桂枝麻黃各半湯條。清便欲自可之欲。辨不可發汗病篇。及脈經。幷作續字。可見矣。夫若斯。則微似有汗者。微微似續有汗之謂。明白精確。不可易也。如其所謂覆取微似汗。蓋省略溫覆令一時許云云十數言。爲一小句者。非復可疑矣。蓋傷寒一書。本是周漢古名醫遺文。仲景氏述以傳之。參以其所親驗已。故於其姓字下。亦唯書述。而不言著。文獻通考所載。可以徵矣。故自非博乎古。精乎文。焉能暢然洞見其蘊而無遺憾乎。乃世之憒憒者。一經未通。妄意作解。何其不自揣之甚。

（十四）太陽病。項背強几几。反汗出惡風者。桂枝加葛根湯主之。按程應旄。改几几作兀兀。非也。注曰。項背強兀兀五字連讀。兀兀上半身成硬直之象。

成無已曰。几音殊。几引頸之皃。几短羽鳥也。短羽之鳥。不能飛騰。動則先伸引其頸爾。項背強者。動亦如之。非若几桉之几而偃屈也。

程林金匱直解曰。按說文。几字無鉤挑。有鉤挑者。乃几案之几字也。几乃鳥之短羽。象小鳥毛羽未盛之形。飛几几也。故鳧字從几。蓋形容其頸項強急之意。

金鑑曰。太陽病。項背強几几。無汗惡風者。實邪也。反汗出惡風者。虛邪也。宜桂枝加葛根湯。

劉棟曰。此條雖爲太陽中風之淺證。加之以項背強几几之證。則其病深一等也。廼桂枝加葛根湯主之。凡太陽病。項背強者。法當無汗。此葛根湯之主也。而反汗出者。桂枝湯之主也。今更加葛根而治其項背強者。欲令學者定其部位。而不誤其治也。故用反字。以分之也。又曰。桂枝湯之部位。而項背強者。桂枝加葛根湯也。麻黄湯之部位。而項背強者。葛根湯也。何以知之。以汗之有無知之也。不可不詳矣。

正珍曰。几几。當作几几。字之誤也。王肯堂。反以几几爲非。引詩豳風赤舄几几註絇皃之文解之。考之字彙。絇音渠。屨頭繩履飾也。與拘強之義不合。名醫類案羅謙甫曰。几几者。如几。人疾屈而強也。謝復古謂。病人羸弱。憑几而起。誤也。項背強几几。五字連讀。程應旄說得之。按方程喩諸人。見項背強几几者。乃以爲太陽陽明合病。蓋因葛根湯條有合病之文而誤已。殊不知。項強固是太陽中一證。而及背者。特加一等之重者矣。

桂枝加葛根湯方

葛根二兩　麻黄三兩去節　芍藥二兩　生薑三兩切

甘草二兩炙　大棗十二枚擘　桂枝二兩去皮

右七味。以水一斗。先煮麻黄葛根。減二升。去上沫。内諸藥。煮取三升。去滓溫服一升。覆取微似汗。不須啜粥。餘如桂枝法。將息及禁忌。芍藥二兩。可發汗篇。作三兩是。桂枝二兩。玉函全書集註。作三兩。亦是。

林億曰。謹按仲景本論。太陽中風自汗。用桂枝。傷寒無汗。用麻黃。今證云汗出也。恐是桂枝中但加葛根耳。成無已說亦同

速水知高曰。此方也。桂枝湯中。唯加葛根一味者。亦當啜粥以助藥力。若其有麻黃且曰不須啜粥者。此由後人以葛根湯方。誤爲桂枝加葛根湯故也已。

正珍曰。將息二字。古人缺註。按將。乃闕黨童子將命之將。訓以爲行。書胤征。今予以爾有衆。奉將天罰。注曰。將。行也。息。止也。凡服藥之法。病差則不終一劑止之。不愈則服至二三劑。此所謂將息也。按玉函桂枝加葛根湯方。無麻黃三兩去節六字。右七味。作右六味。又先煮麻黃。無麻黃二字。又無將息及禁忌五字。實此仲景氏之本色。宜從。但其作芍藥二兩。乃傳寫之誤。而言不須啜粥。乃後世攙入已。俱當改之。

〔十五〕太陽病。下之後。其氣上衝者。可與桂枝湯。方用前法。若不上衝者。不得與之。方用前法四字。玉函千金翼並無之。得。成本作可。皆是。

錢潢曰。太陽中風。外證未解之時。而誤下之。則胃氣虛損。邪氣乘之。當內陷而爲痞爲結。下陷而成協熱下利矣。以下後而其氣上衝。則知外

邪未陷。胸未痞結。當仍從外解。可與桂枝湯。不須加減。悉照前方服法可也。若其氣不上衝者。恐下後邪或內入。胃氣已傷。將有逆變。尚未可知。桂枝湯不可與也。姑待其變。然後隨證治之可耳。

正珍曰。上衝者。指頭項強痛言之。成無已曰。頭痛。謂邪氣外在經絡上攻於頭所致也。太陽下篇曰。病如桂枝證。頭不痛。項不強云云者。瓜蔕散主之。可以見所謂上衝。果是頭項強痛之謂矣。凡論中言發汗後。吐後。下後者。皆其病證悉解。而止餘一證已。今下後。而其氣仍上衝者。蓋表邪未全解。故與桂枝湯。以驅餘邪也。下篇又曰。太陽病。脈浮而動數。醫反下之。動數變遲。陽氣內陷。心下因鞕。則爲結胸。此條上衝二字。蓋對彼內陷言之。

或問曰。苓桂朮甘湯證云。氣上衝胸。桂枝加桂湯證云。氣上衝心。合而考之。上衝。即氣衝心胸之謂也。余曰。必不然也。瓜蔕散條云。氣上衝咽喉。金匱附方。茯苓甘草五味薑辛湯條云。胃熱上衝薰其面。皆非衝心之謂。况此章惟云上衝。而不言上衝於何地。則其爲頭項強痛。無疑矣。

〔十六〕太陽病三日。已發汗。若吐。若下。若溫鍼。仍不解者。此爲壞病。桂枝不中與之也。觀其脈證。知犯何逆。隨證治之。玉函不中與之。作不復中與也。成本。無之字。

劉棟曰。三日。已發汗者。初日行發汗之法。次日又行之。三日又行之也。溫鍼者。用溫鍼熨之也。中風傷寒。兼中寒者。非溫鍼不能發汗。是古之法也。

程林金匱直解曰。燒鍼。即素問燔鍼焠鍼。川蜀謂之煨鍼。用以行痺潰癰。而昧者以治傷寒熱病。即非也。

方有執曰壞。言歷遍諸治。而猶不愈。則反覆雜治之餘。血氣已憊壞。難以正名名也。中去聲。不中。猶言不當。

張志聰曰。太陽病。至三日而已發汗。則肌表之邪已去。假令裏證未除。若吐之若下之若溫鍼。裏證仍不解者。此爲壞病。夫自敗曰壞。言裏氣自虛。而自敗也。

王肯堂曰。按逆者。謂不當汗而汗。不當下而下。或汗下過甚。皆不順於理。故云逆也。隨證治之者。如後云汗後病不解。及發汗若下之病仍不解。某湯主之之類。是也。隨證治之一句。語活而義廣。王韓諸家。以壞病別作一證。而以羊肉湯主之。誤矣。

程應旄曰。如汗後亡陽動經。渴躁讝語。下後虛煩。結胸痞氣。吐後內煩腹脹滿。溫鍼後。吐衄驚狂之類。紛紜錯出者。俱是爲前治所壞。

瀨穆曰。吐下溫鍼。非悉皆經之。故曰若也。

正珍曰。溫鍼發汗之法。不可得而考。本草綱目所載火鍼術。蓋後世俗法也已。按少陽篇云。若已吐下發汗溫鍼讝語。柴胡證罷。此爲壞病。知犯何逆以法治之。由此考之。所謂不解者。指病不解而言。非言太陽表證之不解也。蓋桂枝證已變。而不復六經正證者也。壞者。自敗之義。言歷誤治。而正證自壞也。縱爲醫所誤。其證不壞者。仍當行桂枝也。成無已。程應旄。錢潢諸人。皆讀壞爲怪。以爲被醫壞之義非也。果爾則太陽病因誤治而變少陽陽明者。亦不謂壞病不可也。又按桂枝柴胡等方。非仲景氏所制。蓋周漢古方而世之所徧知。故單稱桂枝柴胡。而不必及湯字也。

〔十七〕桂枝本爲解肌。若其人脈浮緊。發熱汗不出者。不可與之也。常須識此勿令誤也。千金翼玉函。並桂枝下。有湯字。成本無之字。

說文曰。肌肉也。人身四支附骨者。皆曰肌。

程應旄曰。其云解肌者。猶言救肌也。救其肌而風團自解。正珍按：桂枝爲攻表劑。程氏訓救肌。非也。

成無已曰。脈浮發熱汗出惡風者。中風也。可與桂枝湯解肌。脈浮緊發熱不汗出者。傷寒也。可與麻黃湯。常須識此勿妄治也。

方有執曰。識與誌同。記也。言當常常用心以記其事。勿忘勿怠。而不可便有一忽之失誤。

程應旄曰。識。即默而識之識。有念茲在茲之意。

瀨穆曰。常。疑當字誤。正珍曰。此說是也。按陽明篇蜜煎條曰。當須自欲大便。厥陰篇瓜蔕散條曰。當須吐之。可以徵矣。

正珍曰。解肌者。解散肌表邪氣之謂。與發表不同。陶弘景名醫別錄。注麻黃曰。解肌。及葛洪肘後方。治天行二方。一曰麻黃解肌湯。一曰葛根解肌湯。皆視與攻表同。俱失之。抑何不知仲景氏之甚也。

〔十八〕若酒客病。不可與桂枝湯。得之則嘔。以酒客不喜甘故也。成本。之作湯。

〔十九〕喘家作桂枝湯。加厚朴杏子佳。桂枝加厚朴杏子湯方。出太陽中篇。千金翼。喘家下。有有汗二字。

〔二十〕凡服桂枝湯吐者。其後必吐膿血也。

錢潢曰。其後必吐膿血。乃未至而逆料之詞也。此以不受桂枝而知之。非誤用桂枝而致之也。

方有執曰。佳一本作仁。錢潢曰。前人有以佳爲仁字之訛者非也。

惟忠曰。大氐酒客如此。而未必然也。且方其有桂枝之證也。何避之。亦桂枝湯之例也。

正珍曰。右三章宜合爲一條。而以凡服桂枝湯章。置之條首。不爾則酒客喘家二章。皆屬突出。言太陽中風之證。其服桂枝湯。吐而不受者。蓋胸中有癰膿之人。知其後必吐膿血也。若夫平素好飲之客。雖有中風之證。不可執桂枝之成法與之。宜減去甘棗二物以投之。否則亦吐而不受。以酒客本惡甘味也。若夫平素有喘之人。亦不可執桂枝之成法投之。宜加厚杏二物兼制其喘氣矣。按程應旄。指吐膿血。以爲治傷寒以中風之方之所致。非也。金鑑云酒客病。謂過飲而病也。亦非也。不可從矣。又按喘家之家與瘡家汗家虛家。皆就其人之平素爲言。魏荔彤謂。素有喘證。謂之喘家。是也。

〔附考〕按嘔之與吐。元自不同。所謂吐者。有爲而自口內唾棄之之名。如詩大雅烝則茹之。剛則吐之。左傳僖公五年。明德以薦馨香。神其吐之乎。禮記玉藻。父命呼唯而不諾。食在口則吐之。史記魯世家。周公一飯三吐哺類。可見也。所謂嘔者。有物從腹內飜出之名。如左傳哀公二年。簡子伏弢嘔血鼓音不衰。漢書嚴助傳。夏月暑時歐泄霍亂之疾類。可見也。（說文曰。歐。或作嘔。廣韻曰。嘔與歐同。）故嘔之與吐。猶下之與自下之異。嘔是病證。而吐則非病證也。（又按嘔吐二字。因自然使然之分而判。自然者謂之嘔。使然者謂之吐。此古之義也。）後世醫家。不學無術。妄謂物出無聲。謂之吐。聲物並出。謂之嘔。（金鑑）雖然業既有物而飜出。豈有不爲聲者乎。或謂。嘔者。有聲無物。吐者。吐出食物也。（張介賓景景全書）果如此說。則嘔與乾嘔。奚以辨之。要之皆不熟讀古書之故已。古義若斯。然至於仲景氏論中。則既概而混用焉。如腹滿而吐。嘔吐而下利。是也。由此觀之。嘔吐之字。失古義也久矣。雖然唯謂汗吐下。而不謂汗嘔下。古義猶存耳。再按說文歐字註曰。吐也。或作嘔。漢書西域傳曰。身熱無色頭痛嘔吐。由是考之。混嘔吐爲一。蓋漢人通爾。不特仲景氏而已。又按方有執註葛根加半夏湯曰。嘔。大吐也。不知如柴胡桂枝湯微嘔。亦訓爲微大吐乎。哄堂哄堂。

〔二十二〕太陽病。發汗遂漏不止。其人惡風。小便難。四肢微急。難以屈伸者。桂枝加附子湯主之。

金鑑曰。太陽中風。本當解肌。若大發其汗。如水流漓。因而遂漏不止。其人必腠理大開。表陽不固。故惡風也。液傷於內。膀胱津少。故小便難也。

醫學入門曰。小便難者。出不快也。

成無已曰。四肢微急。難以屈伸者。亡陽而脫液也。針經曰。(靈樞決氣篇。)液脫者。骨屬屈伸不利。與桂枝加附子湯。以溫經復陽。

正珍曰。此辨太陽病中風證。誤用麻黃輩發之。不啻不解。反致陽虛者也。按惡風。是中風固有之證。今復稱之者。以漏汗不止之故。所惡益甚也。蓋所謂壞病中之一而已。又按本條。桂枝加附子湯。治太陽病發汗。遂漏不止云云者之方也。千金以此療產後風虛汗出不止。小便難。四肢微急。難以屈伸者。金匱附子粳米湯。治腹中寒氣。雷鳴切痛。胸脇逆滿嘔吐者之方也。千金以此療霍亂四逆。吐少嘔多者。可謂能活用古方者也。世人不察。妄謂傷寒論徒可以論傷寒。某方徒可以療某病。悲哉。仲景氏不言乎。雖未能盡愈諸病。庶可以見病知源。吁醫苟達此。則一方或可療數病。如孫氏者。可謂幾矣。

桂枝加附子湯方

桂枝三兩去皮　芍藥三兩　甘草三兩炙　生薑三兩切　大棗十二枚擘

附子一枚炮去皮破八片

右六味。以水七升。煮取三升。去滓。溫服一升。本云。桂枝湯。今加附子。將息如前法。正珍按。甘草三兩。當作甘草二兩。

錢潢曰。此方於桂枝湯全方內。加附子者。故多一加字。傷寒八九日。風濕相搏條下之桂枝附子湯。芍藥已去。非桂枝全湯。乃別是一方。故無加字。

正珍曰。本云。玉函作本方。宜從焉。所以示桂枝湯之爲古方也。亦所以示桂枝加附子湯之自我作之也。下皆倣之。將息二字解。詳于桂枝加葛根湯條。按全書於桂枝加附子湯後。載朮附湯方。突然櫓拙。元與本經毫無關涉。宜從宋板成本删焉。

〔二一二〕太陽病。下之後。脈促胸滿者。桂枝去芍藥湯主之。若微惡寒者。桂枝去芍藥加附子湯主之。惡字。依成本玉函。補之。

此亦辨太陽中風誤下之後諸證自解。而其脈反促。更生胸滿一證者也。促者。數也。攷之韵會字典諸書。促之與數。俱趨玉切。迫也。速也。義亦無與數殊矣。錢潢云。促者。非脈來數時一止復來之促。卽急促。亦可謂之促也。見葛根黃連黃芩湯註。友人多紀簡云。近閲後漢荀悅申鑒俗嫌篇曰。夫善養性者無常術。得其和而已矣。隣臍二寸。謂之關。關者。所以關藏呼吸之氣。以稟授四氣也。故氣長者。以關息。氣短者。其息稍升。其脈稍促。其神稍越。由此考之。促數通用無疑也。若數中一止之脈。不可稱稍促也。○再按促雖與數音義無異。不可槪爲一脈。猶浮與汎。動與搖。自有分別也。韵會小補促字注云。迫也。速也。短也。感也。又局促蹴小貌。由此考之。促卽數小之脈。與下後兼虛之病相符焉。雖然訓以爲細數。亦非是也。又按此條與葛根黃芩黃連湯條。其脈皆促。俱係太陽下後之病。論中言促脈者。凡四條。考之宋板注。每條皆云。一作縱。又一異也。又按辨脈法中。以促爲數脈之時一止者。非也。促豈有止之義乎。滿。去聲。與悶同。考證見下。蓋下之之後。諸證已解。則脈亦當復平。今乃反促而胸滿。仍知表分餘熱未解。延及胸膈而致之。故仍以桂枝主之。惟芍藥非胸悶所宜。故去之。小柴胡湯。麻黃湯。柴胡加龍骨牡蠣湯。猪膚湯。柴胡加芒消湯。瓜蔕散諸方。皆有胸滿而無芍藥。非其所宜可知矣。成無巳曰。芍藥益陰。陽虛者非所宜。故去之。果爾。桂枝加附子湯證。

陽虛尤甚。而何不去芍藥乎。可謂妄解矣。若兼微惡寒者。乃陽亡于外。而不能護表之候。非表不解之發熱惡寒也。故加附子以復其陽也。又按。此條唯見胸滿一證。而不兼他證。其爲輕淺可知矣。故唯以桂枝解餘熱。而胸滿不攻而自退也。劉棟謂。胸滿。虛氣上衝之甚也。去芍藥專桂枝之力也。曩者余得此說。以爲信然。今而知其言之非也。胸中悒悶。豈上衝之所致乎哉。又見曾氏說。見集註 以微惡寒。爲脈微而身寒。不知論中稱微惡寒者。太陽下篇曰。心煩背微惡寒者。白虎加人參湯主之。陽明篇曰。汗出多微惡寒者。表未解也。可發汗。宜桂枝湯。 皆以爲脈微而惡寒乎。大可咲矣。又按金鑑云。微惡寒。當是汗出微惡寒。若無汗出二字。乃表未解。無取乎加附子也。殊不知此方爲下後表證悉解。唯脈促胸滿。而微惡寒者設之。而非爲表邪未解之發熱惡寒者設也。又按。桂枝新加證者。汗後仍有身痛之陽證。而脈則變之陰位爲沉遲者也。如本節所論。則下後雖復無見陽證。脈則猶屬陽位者也。

桂枝去芍藥湯方

桂枝三兩去皮 甘草二兩炙 生薑三兩切 大棗十二枚擘

右四味。以水七升。煑取三升。去滓。溫服一升。本云。桂枝湯。今去芍藥。將息如前法。

此方本在前文桂枝去芍藥湯主之句後。今依成本移之於此。

桂枝去芍藥加附子湯方

桂枝三兩去皮　甘草二兩炙　生薑三兩切　大棗十二枚擘　附子一枚炮去皮破八片

右五味。以水七升。煮取三升。去滓。溫服一升。本云桂枝湯。今去芍藥加附子。將息如前法。

〔附考〕謹考仲景氏全論。有胸脇苦滿。胸滿脇痛。並小柴胡湯條 及支滿。金匱苓桂朮甘湯條 逆滿。六十七條又金匱附子粳米湯條 欬滿。金匱苓甘五味薑辛湯條 煩滿。金匱葦莖湯厥陰篇三百四十七條 喘滿。陽明篇二百二十八條 諸語。先輩諸家。幷未之有辨也。蓋與脹滿腹滿同看。夫滿者。虛之反也。老子曰消息滿虛。潘岳笙賦曰。抑揚以虛滿。　必有實形之可診。然后敢言之。所謂按之心下滿痛者。此爲實也。宜大柴胡湯。金匱 心下痞。按之濡者。大黃黃連瀉心湯主之。百六十三條 結胸熱實。脈沈而緊。心下痛。按之石鞕者。大陷胸湯主之。百四十三條 皆可見也。雖然胸脇之爲地。心肺內守。肋骨外護。豈有滿不滿之可診哉。況至於煩滿喘滿諸語。遂不可讀虖。又況其於胸脇言滿。但稱苦滿支滿煩滿。而一無稱硬滿脹滿堅滿大滿者乎。造語之有異。既已如此。因攷漢書石顯傳曰。顯與妻子徙歸故郡。憂滿不食。道病死。師古注曰。滿讀曰懣。音悶。又王莽傳曰。莽憂懣不能食。亶飲酒啗鰒。又許皇后傳曰。淳于衍取附子。幷合大醫大丸。以飲皇后。有頃曰。我頭岑岑也。藥中得無有毒。對曰。無有。遂加煩懣崩。師古註曰。懣音滿。又音悶。劉向說苑善說篇曰。歡忻憤滿。以送之。魏志華佗傳曰。廣陵太守陳登。胸中煩懣。病源候論卷三十引養生方云。憤滿傷神。避暑錄話曰。余少時苦上氣。每作輒不能臥。一日疾作。喘懣頃刻不度起。韵會小補。悶字註曰。增韵。煩懣。心鬱也。或作懣。亦作滿。正字通。滿字註曰。又正韵。音悶。與悶通。合而考之。滿卽懣。懣卽悶。同音通用。可見也。矧通考全論。無有一悶字。則滿之爲懣。愈益無疑矣。若其所謂胸滿脇痛。便是胸脇苦懣。互字言之。猶神閑意定。郭象莊注 心煩意亂。楚辭卜居篇 亦與此同法。惟自成無已以還。世爲之解者。徒隨文爲說。而不復察義之當否。何如概與脹滿腹滿同看。不亦疏乎。

不亦疏乎。

〔二十三〕太陽病。得之八九日。如瘧狀。發熱惡寒。熱多寒少。其人不嘔。清便欲自可。一日二三度發。脈微緩者。爲欲愈也。脈微而惡寒者。此陰陽俱虛。不可更發汗更下更吐也。面色反有熱色者。未欲解也。以其不能得小汗出。身必痒。宜桂枝麻黄各半湯。此字下。脈經有爲字。是。當補。

成無已曰。如瘧。發作有時也。正珍曰。如瘧狀者。以休作有時言。潮熱亦雖休作有時。無惡寒爲異也。太陽下篇。婦人中風條曰。發作有時如瘧狀。可以徵矣。

惟忠曰。一日二三度發者。發熱之中。且惡寒。熱多而寒少。其發作也。日至二三度。而與往來寒熱頗異。故論曰。如瘧狀。此以其二三度發作言之。又曰。其人不嘔。此以其異於往來寒熱言之也。
劉棟曰。自以至必痒十一字。語意不通。故刪之。
正珍曰。一日二三度發六字。當移熱多寒少句下。傳寫之誤也。此條挈太陽病得之八九日九字。爲綱。係以欲愈者與陰陽俱虛者與未欲解者之三證。以辨其治法也。不嘔者。示裏無邪熱之辭。如乾薑附子湯。桂枝附子湯二條。幷云不嘔不渴。亦復然。清便者。通洩大便之謂。清與圊。古字通用。（成無已曰。清。厠也。見太陽中篇。清血注。）其以通泄曰清。猶視曰目。聞曰耳。取曰手。飲酒於人曰觴。古文多有矣。說文。圊字註曰。清也。周禮玉府褻器注曰。清器虎子之屬。（清器。謂糞槽。虎子謂溺器。虎子見西京雜記。又漢書張騫傳註曰。獸子褻器。所以溲便也。）厠別名。說文。厠。清也。徐曰。厠。古謂之清者。以其不潔。當常清除之也。本作清。俗加口作圊。韵會小補引釋名曰。行清。卽糞槽也。品字箋曰。行圊。受糞函也。合而考之。清圊通用者久矣。按太陽中篇云。傷寒醫下之。續得下利。清穀不止。身疼痛者。急當救裏。後身疼痛。清便自調者。急當救表。救裏宜四逆湯。救表宜桂枝湯。所謂清便自調。對上文下利清穀言之。言彼下利清穀。得四逆湯而自然復常也。方有執妄謂。清便自調。言小便清而大便調也。藤市哲註此條。亦依有執之說。果爾如夫清穀清血。亦判爲二證乎。又按錢潢金鑑俱釋清便以爲小便清。不知清穀清血清膿血。亦以爲清濁之清乎。可謂不通之解矣。欲自可二字。辨不可發汗病篇。作續自可。脈經亦然。宜從焉。太陽中篇。續自微汗出。太陰篇。續自便利。金匱風水條。續自汗出。無大熱者。越婢湯主之。可者。許可也。清便續自可者。其大便自初至今不溏不硬。無復有可言之事也。言太陽病傷寒之證。得之八九日間。若發汗。若下。若吐而病仍不解。如瘧狀。發熱惡寒。熱多寒少。一日二三發。其人不嘔。大便無可言之事。脈之浮緊。變爲微緩者。成無已曰。脈微緩者。是邪氣微緩也。是餘邪稍衰。而無入裏之勢。欲自解者也。桂枝麻黃各半湯。微微發之可也。此證以桂枝則寬。以麻黃則猛。俱未得其宜。故合二方之半。以取其不寬不猛也。何以知其經發汗若下若吐也。以下文不可更發汗更下更吐之文知之也。字典。更字注曰。玉篇。復也。增韵。再也。又何以知其爲傷寒之證也。以其用麻黃與無汗知之也。若又無以上諸證。唯脈微細而惡寒者。此雖經發汗或吐或下。而其邪則解矣。表裏之氣。皆爲之虧乏者也。所謂陰陽。指表裏而言。太陽中篇云。下之後。復發汗。必振寒脈微細。所以然者。以內外俱虛故也。成無已云。陽。表也。陰。裏也。輕者可與芍藥甘草附子湯。重者可與乾薑附子湯也。不可更發汗吐下也。若又其人面有熱色者。雖陰陽俱虛。然其表邪猶留。而未欲解也。宜行桂枝加附子等方。且解且扶。其宜桂枝麻黃各半湯八字。宜在爲欲愈也之下。而在於此者。乃仲景氏一家文法。論中每每有之。第四十一條。第四十六條。第六十七條皆然。不可不知也。程林金匱直解。大黄牡丹湯條云。大黄牡丹湯。當在有血之下。以古人爲文法所拘。故綴於條末。傷寒論中多有之是也。再按。宜者。適理之詞。但以宜字冠方名上。可謂奇法也。若以常法言之。則當云某湯宜某證。所謂青州宜稻。雍州宜黍稷。左傳成二年注文。是也。今此云某證宜某湯。猶言稻宜青州。黍稷宜雍州。豈非奇法乎。詩小雅小宛篇云。哀我塡寡。宜岸宜獄。禮内則云。牛宜稌。羊宜黍。唐皇甫嵩。醉鄉日月曰。醉花宜晝。醉雪宜夜。亦此是法。仲景氏文法蓋有所本也。言某證宜用某湯也。

桂枝麻黄各半湯方

桂枝一兩十六銖去皮　芍藥　生薑切　甘草炙　麻黄各一兩去節

大棗四枚擘　杏仁二十四枚湯浸去皮尖及兩仁者○正珍按。及兩仁者四字。後人之所加。宜刪去。

右七味。以水五升。先煮麻黄一二沸。去上沫。内諸藥。煮取一升八合。去滓。溫服六合。本云。桂枝湯三合。麻黄湯三合。併爲六合。頓服。將息如上法。成本脫本云以下二十三字。當補之。杏仁二十四枚。成本。全書。作二十四箇是。

林億曰。今以算法約之。二湯各取三分之一。非各半也。宜云合半湯。

惟忠曰。後之合方者。濫觴于此也耶。

正珍曰。此方本作桂枝麻黄二湯。湯成後各取其三合。合而用之。此半桂枝而半麻黄也。所以名曰各半也。億等固執二湯分量。而不知煎法中自有明文之存。斤斤求合其數。遂致此鑿説耳。若其各取三分之一。不過小其劑以省無用之費而已。

〔二十四〕太陽病。初服桂枝湯。反煩不解者。先刺風池風府。却與桂枝湯則愈。

金鑑曰。太陽病。服桂枝湯。外證不解者。可更作服。今初服不惟不解。而反加煩。是表邪太盛。若遽與桂枝。恐更生煩熱。故宜先行刺法。疏其在經邪熱。然後却與桂枝發其肌腠風邪。俾內外調和。自然汗出而解矣。

素問骨空論曰。風從外入。令人振寒。汗出頭痛。身重惡寒。治在風府。大風頸項痛。刺風府。風府在上椎。

甲乙經曰。風池在項上入髮際一寸。大筋宛宛中。風府。在顳顬後。髮際陷者中。風池。足少陽膽經穴。風府。督脈穴。

惟忠曰。煩但訓熱者。未盡其義也。蓋不可情狀。而困悶擾撓。謂之煩也。正珍按。煩但訓熱。成無巳説也。增韵訓煩爲悶。頗得之矣。

正珍曰。刺法蓋取諸素問也。序論所謂。撰用素問九卷等者。是也。風池風府二穴。並非太陽經孔穴。而取之太陽病。可見仲景氏之立六經。固不拘經脈矣。按方有執。以煩爲服桂枝湯不如法之所致。喻昌亦然。雖然經文中未見有違法之意。可謂妄矣。又按。程應旄謂。此其人原有宿風，加以新風合之者也。桂枝湯，不唯不拔出新風，而所伏宿風，反因辛熱之藥而擾動，故煩耳。先刺風池風府，拔出宿風，使新風無所合，却與桂枝湯則愈矣。噫，果若斯，則初不服桂枝湯可也。服之始知其有宿風，愚之至也。

〔二十五〕服桂枝湯大汗出，脈洪大者，與桂枝湯如前法，若形如瘧，一日再發者，汗出必解，宜桂枝二麻黄一湯。如瘧成本作似瘧，宜從而改。

劉棟曰，若其證日再發如瘧狀者，一等深也。服桂枝二麻黄一湯，發其汗則愈也。是乃各半湯之淺證也。其形雖如瘧，唯日再發者，其淺證可知也。

惟忠曰，再發，同一日二三發而稍輕，故不至二三而再，再也者，不過一二之辭。二三日，踰再次之辭也。二三之所以爲重也。

張璐曰，詳此方藥品與各半不殊，惟銖分稍異，而證治所分，可見仲景於差多差少之間，分毫不苟也。

正珍曰，此條服桂枝湯以下十八字，蓋後條之文錯亂而入者，衍文可删矣。若形以下，宜接前條則愈句下，以爲一條也。論中洪大之脈，無與桂枝之例也。又按，島壽以如前法三字，爲風池風府刺法，非也。

桂枝二麻黄一湯方

桂枝一兩十七銖去皮　芍藥一兩六銖　麻黃十六銖去節　生薑一兩六銖切

杏仁十六個去皮尖　甘草一兩二銖炙　大棗五枚擘

右七味。以水五升。先煮麻黃一二沸。去上沫。內諸藥。煮取二升。去滓。溫服一升。日再服。本云桂枝湯二分。麻黃湯一分。合爲二升。分再服。今合爲一方。將息如前法。成本。脫本云以下二十九字。當補之。林億等云。今以算法約之。桂枝湯。取十二分之五。麻黃湯取九分之二。

〔二十六〕服桂枝湯。大汗出後。大煩渴不解。脈洪大者。白虎加人參湯主之。千金方。脈經。幷作白虎湯。非。

成無已曰。大汗出。脈洪大而不渴。邪氣猶在表也。可更與桂枝湯。若大汗出。脈洪大而煩渴不解者。表裏有熱。不可更與桂枝湯。可與白虎加人參湯。生津止渴。和表散熱。

金鑑曰。大煩渴。脈洪大者。是邪已入陽明。津液爲大汗所傷故也。

劉棟曰。此條承上條。以明治例也。下篇傷寒脈浮。發熱無汗。其表不解者。不可與白虎湯之條。與此條意義相抗衡。

正珍曰。此症其所以異乎猪苓五苓者。以脈之洪大與小便快利也。煩渴。謂渴之甚也。煩字有主用。有兼用。如煩。心煩。胸煩。內煩。微煩。皆主煩言之。若夫煩躁。煩渴。煩疼。煩熱。煩驚。煩滿。皆不以煩爲主。蓋所兼及之客證已。判爲一證。非也。故煩字在句首者。皆帶說之詞而輕。其在句尾者皆主用之證而重。如安樂苦痛憂患。恐懼可見矣。史記倉公傳。生子不生男。緩急無可使者。又袁盎傳。緩急人所有。今公常從數騎。一旦有緩急。寧足恃乎。柳子厚與韓愈論史書。司馬遷觸天子喜怒。是其意唯在急與怒而不在緩與喜。亦帶說之詞已。諸煩字在句首者。可例而知也。

白虎加人參湯方

知母六兩　石膏一斤碎綿裹　甘草二兩炙　粳米六合　人參三兩

右五味。以水一斗。煮米熟湯成。去滓。溫服一升。日三服。

按此煎法甚粗。不合他方之精。似有闕文。因考外臺祕要。作右五味切。以水一斗二升。煮米熟內藥。煮取六升。去滓。分服一升。日三服。再按綿古所通用者。蠶綿也。後世有木草二綿。俱不可裹物入湯也。諸家無其辨可疑。因按梔子豉湯條。香豉四合綿裹。金匱梔子豉湯條。作絹裹。且本草綱目。石膏條。時珍曰。古方惟打碎如豆大。絹包入湯煮之。是以觀之。綿裹之爲絹裹也。可以相證矣。又按外臺作石膏一升非也。蓋斤升字形甚似。所以致傳寫之誤也已。

〔二十七〕太陽病。發熱惡寒。熱多寒少。脈微弱者。此無陽也。不可發汗。宜桂枝二越婢一湯。發。全書作更。玉函不可發汗。作不可復發其汗。

無陽。當作亡陽。亡字讀爲武夫切。則通有無之無。此所以致斯誤也。太陽中篇五十八條。亡津液。玉函作無津液可見矣。亡。失也。楚人亡弓之亡。是也。非滅亡也。如亡血亡津液皆爾。大青龍湯方後云。汗多亡陽。救逆湯條云。醫以火迫劫之亡陽必驚狂。第二百二十一條云。發汗多。若重發汗者。亡其陽。本篇甘草乾薑湯條。亦有復其陽之文。皆可以爲明徵矣。張璐以無陽爲無津液之通稱。非也。方有執。金鑑。劉棟。惟忠。皆認爲無表證之義。亦非也。夫所謂陽者。指元氣言之。人之所藉而運用營爲者。表裏上下左右前後。其活潑溫暖。咸是一元氣之發也。人苟無此氣則死矣。猶天之有太陽而四時行焉。百物生焉。體中之物。莫貴焉。故謂之陽也。非指表指熱之陽也。故論中唯有亡陽。而無亡陰。素問所謂。陽氣若天與日。失其所則折壽不彰者。便是也。後世注家。乃有汗多亡陽下多亡陰之說。雖然。如桂枝去芍藥加附子湯證。下後微惡寒者。其可謂之亡陰乎。不深考而已。惟過汗。則多亡表中之陽。過吐下。則多亡裏中之陽。汗吐下俱過。則併亡表裏之陽。若夫所謂陰陽俱虛者。乃表裏之陽俱亡。所以危急也。豈惟誤治爲然乎。乃至自吐自利嘔血下血。亦皆有亡陽之患。可不懼乎。按桂枝麻黃各半湯條云。太陽病。得之八九日。如瘧狀。發熱惡寒。熱多寒少。其人不嘔。清便續自可。一日二三度發。脈微緩者。爲欲愈也。大青龍湯條云。太陽中風。脈浮緊。發熱惡寒。身疼痛。不汗出而煩躁者。大青龍湯主之。若脈微弱。汗出惡風者。不可服之。今合二條考之。此條熱多汗少句下。當有一日二三度發。脈浮緊者。更可發汗也若之十六字也。一說云宜桂枝二越婢一湯八字。宜移之熱多寒少句下而看。非有脫簡。文法乃爾。余謂此誠然。然而詳考全論。凡若此之處。必有分界之可察存焉。桂枝麻黃各半湯條。以也字分之。小青龍湯條。以服湯字分之。麻黃湯條。以服藥字分之。茯苓桂枝白朮甘草湯條。以脈沈緊分之。皆是也。今此條絕無分界之可察。則其爲闕文無疑矣。言太陽病。傷寒之證。醫雖發之。猶尚不解。發熱惡寒。熱多寒少。一日二三度發。其脈浮緊者。是餘邪猶盛而未欲解者也。桂枝二越婢一湯。更發之可也。何以知其前已行發汗也。以下文亡陽二字知之也。若又有以上病證。而其脈反微弱者。是其人資質虛弱。爲過汗所誤。而陽爲之亡者也。表邪雖未解。不可發汗也。宜與桂枝加附子輩。且解且扶焉。其宜桂枝二越婢一湯八字。綴之條末者。與桂枝麻黃各半湯之例同焉。蓋桂枝二麻黃一湯者。其證輕矣。桂枝二越婢一湯者。其證重矣。桂枝麻黃各半湯者。其證在輕重之間也。又按。金鑑云。脈微弱無太陽表證。然既有無汗熱多寒少之表證。麻黃桂枝石膏之藥。終不可無。吳人駒云。微。乃微甚之微。非幽微之微。但不過強耳。希哲云。顧內熱熾盛。燥耗津液者。亦有見微弱脈。然而平素虛弱無陽之所致。非大青龍湯之可妄用。但宜用桂枝二越婢一湯。輕解其邪熱也。更改也。不可更發汗者。言不可用他藥發汗也。噫。諸子何其窮之甚。

桂枝二越婢一湯方

桂枝去皮　芍藥　麻黃　甘草各十八銖炙

大棗四枚擘　生薑一兩二銖切　石膏二十四銖碎綿裹

右七味。以水五升。煮麻黃一二沸。去上沫。內諸藥。煮取一升。去滓。溫服一升。本云。當裁爲越婢湯桂枝湯合之飲一升。今合爲一方。桂枝湯二分。越婢湯一分。本云二字。玉函成本全書。俱作本方。是。五升下。玉函有先字。成本作生薑一兩三錢。非。又七味下。有㕮咀二字。亦非。又水五升。作五升水。亦非。合之二字。作合一字。亦非。桂枝湯二分。越婢湯一分。作桂枝二。越婢一。亦非。

按越婢湯方。見金匱要略。林億等云。今以算法約之。桂枝湯取四分之一。越婢湯取八分之一。

〔越婢說〕金匱要略有越婢湯。本論亦有桂枝二越婢一湯。越婢二字。古來無明解。成無己曰。謂之越婢者。以發越脾氣。通行津液。外臺方。一名越脾。卽此義也。吳人駒曰。越婢者。發越之力。如婢子之職。狹小其制。不似大青龍之張大也。方有執曰。越。踰也。過也。婢。女子之卑者也。女子。陰也。卑。少也。程應旄曰。越婢一中之石膏。不過取其陰涼之性。女奴畜之非如大青龍湯之可以匹主也。驅遣唯吾。而左右供職。故曰越婢也。

喻昌曰。越婢者。石膏之辛涼也。胃得之則熱化津生。以此兼解其寒。柔緩之性。比女婢猶爲過之。可用之無恐矣。五子者所言。辨則辨矣。無乃過鑿乎。以予觀之。以其方本得於越國之婢。從而爲名耳。豈有深理耶。白居易詩曰。越婢脂肉滑。奚僮眉眼明。又有漢婢燕婢語。並見唐人詩中。又按國語曰。厲王得衞巫。註曰。衞巫。衞國之巫也。可知越婢卽越國之婢矣。余既著此說。後得傷寒溯源集讀之。越婢之解。暗符余說。然彼曰仲景嘗以此方。療越人之婢。故名。杜撰亦甚哉。

〔二十八〕服桂枝湯。或下之。仍頭項強痛。翕翕發熱無汗。心下滿微痛。小便不利者。桂枝去桂加茯苓白朮湯主之。滿下。玉函有而字。是。全書。桂枝下。有湯字。非。

成無己曰。頭項強痛。翕翕發熱。雖經汗下。爲邪氣仍在表也。心下滿微痛。小便利者。則欲成結胸。今外證未罷。無汗。小便不利。則心下滿微痛。爲停飲也。與桂枝湯以解外。加茯苓白朮。利小便行留飲。正珍曰。此註不言去桂之事。不知其所見之本。猶未去桂歟。

宮義方曰。此章飲家也。茯苓桂枝白朮甘草湯。可參考。按五苓散之心下痞。亦同一根源。

家君語予曰。凡論中揭一物。以名於方者。皆一方主將。猶天之有日。國之有君。不可一日無者也。故柴胡。葛根。麻黃。黃連。附子。黃芩。吳茱萸。白頭翁諸方。俱未有去其主者。今此條獨云去桂。豈是仲景氏之眞哉。况仍有頭項強痛發熱無汗證乎。決是後人舛誤所致。家君斯言甚快。足以破千古瞶矇矣。翕翕字。見韓詩外傳。及後漢書翟酺傳。佩文韵府云。翕。盛也。成無已云。翕翕者。熇熇然而熱也。若合羽所覆。言熱在表也。按此證本非中風桂枝之證。蓋傷寒麻黄之證兼停飲者也。稱仍無汗者可見矣。而今不取麻黄。反用桂枝者。何也。心下滿微痛。小便不利。固雖白朮茯苓所得而主。若奪力於發表。則不能專其宣導之功也。

正珍再按。金鑑云。去桂。當是去芍藥。旁引曲喻。以桂枝去芍藥加附子湯之胸滿。雖然。胸悶與心下滿。豈可同日而語哉。喻昌云。去桂枝者。以已誤。不可復用也。殊不知桂枝之法。有一服不解。而至三服。一劑不解。而至二三劑者矣。又觀王肯堂說云。此非桂枝證。乃屬飲家。故去桂枝。加茯苓白朮。喻以十棗湯頭痛。然而既曰服桂枝湯。又曰。仍頭項強痛。此以仍字。應桂枝者。瞭然也。若不則何必取之桂枝乎。直用五苓散。茯苓桂枝白朮甘草湯類可也已。又觀希哲註。曰。此是脾胃素弱人。感外邪之證。妄建脾胃弱者。不宜桂枝之說。強合去桂之義。殊不知數下之之後。脾胃受傷而利下不止者。猶且用桂枝人參湯。莫所疑憚。噫。彼何讀書之粗且略耶。又錢潢云。治之以桂枝去桂加茯苓白朮湯。未詳其義。恐是後人傳寫之誤。未可知也。錢氏此說。大勝諸家強辨爲說也。方有執云。朮上不當有白字。是書編始于叔和。叔和有脈經。脈經朮上皆無白字。足可徵也。然則白爲後人所加明甚。以予觀之。有執斯說。亦未足信也。按古昔惟一朮。以其白者爲佳。故冠曰白。潛確居類書。九十七卷。范子曰。朮出三輔。黃白色者善。明黯者不足用也。猶棗之必以大稱焉。今觀華舶齎來之物果然。後人不知。遂以一類別種之草。名之赤朮蒼朮。以對白朮。朮分赤白。自梁陶弘景始也。可謂不解事矣。有執亦不知脈經爲後人僞撰。引以議之。豈果可信乎。予嘗著脈經辨。以發其奸。今搜得其稿於巾衍。因附以曉世之眩脈經者云。

〔附錄脈經辨〕脈經十卷。西晉太醫令王叔和所著。其書亡矣。今之所傳。蓋唐季人。將其散軼之餘。敷演成編者。決非王叔和眞本也。何以證之。林億等進呈脈經劄子曰。大抵世之傳授不一。有以隋巢元方時行病源爲第一卷者。徵一也。七言詩。雖創柏梁。虗然而季唐以前。人未多作焉。僅僅乎若晨星。觀文選所收。可見矣。如其歌行律絕。則唐之所始制。又如其爲之韵語。以便講習。愈益輓者焉耳。脈經乃以二十四脈。奇經八脈。十六怪脈。觀形察色等。爲七言歌括。西晉時寧有之邪。是雖或非其眞。然其原本晚出無雜。有招之混攙矣。徵二也。按醫統正脈所收之本。欠脈圖歌括。蓋吳勉學亦知其非。而除之乎。非宋板之舊也。今世所傳傷寒論。便叔和撰次之本。而其辨脈平脈二篇。及傷寒例。皆不與六經本論相愜。其出叔和之手。人所共知也。脈經乃舉平脈法文。題曰張仲景論脈。是不啻不知仲景氏。亦不知叔和者之爲昭然明矣。徵三也。其他猶可議可疑者。不遑枚舉。此知今之所傳。蓋唐季人。將其散軼之餘。敷演成編者。決非叔和眞本也。雖然其書去古未甚遠。間亦有益於參考者。學者擇而采之。亦何妨之有。昔人止辨脈訣之爲僞撰。而不知脈經亦不免僞撰也。因摘其尤者。以發其奸。予豈好辨哉。予豈好辨哉。庚子上巳日。書於杏花園。

桂枝去桂加茯苓白朮湯方

芍藥三兩　甘草二兩炙　生薑切

白朮　茯苓各三兩　大棗十二枚擘

右六味。以水八升。煮取三升。去滓。溫服一升。小便利則愈。本云桂枝湯今去桂枝加茯苓白朮。

〔二十九〕傷寒。脈浮。自汗出。小便數。心煩微惡寒。脚攣急。反與桂枝。欲攻其表。此誤也。得之便厥。咽中乾。煩躁吐逆者。作甘草乾薑湯與之。以復其陽。若厥愈足溫者。更作芍藥甘草湯與之。其脚卽伸。若胃氣不和。讝語者。少與調胃承氣湯。若重發汗。復加燒鍼者。四逆湯主之。成本。桂枝下。有湯字。煩躁之躁。成本全書。幷作燥。非。

金鑑曰，微惡寒者，表陽虛，不能禦也。

方有執曰，厥，謂四肢冷也。

程應旄曰，得之便厥者，眞寒也。咽中乾煩躁者，假熱也。

正珍曰，傷寒二字，泛稱疫而言，非太陽傷寒也。脈浮自汗出，小便數，心煩微惡寒，脚攣急，卽少陰病，而大青龍條所謂，若脈微弱，汗出惡風之大同小異者，故脈唯言浮之似表，而不言其爲緊爲緩。證唯言微惡寒之似表，而不言發熱頭痛。當知其汗出惡寒者，乃與附子瀉心之惡寒汗出者，同爲陽虛之病。故此證雖有脈浮惡寒之似表者，決不可攻表。唯宜與薑附扶陽劑，以溫之也。今乃錯認其似表者，以發之，故有厥冷咽乾煩躁吐逆之變。因作乾姜附子湯，以復其陽氣。若其不用四逆吳茱萸類者何。桂枝之發，徒伐表氣，而裏氣受敗不深。雖有吐逆，未及下利清穀之甚故也耳。舊本作甘草乾薑湯，大非也。甘草乾薑湯，治肺痿多涎唾者之方。安能挽回陽氣將盡者乎。若胃氣不和以下，至四逆湯主之。蓋他條錯亂而入者，删之可也。何以知之。以上文序證至脚攣急止，而不及胃氣不和等事已。按此證，始則心煩，後則煩躁，其爲主證可知矣。且嘔家不欲甜，其非四逆所宜，亦可知矣。雖然此證而兼下利清穀。必溫以四逆可也。不可復泥嘔矣。又按心煩微惡寒，與白虎加人參湯似矣。而脈之虚實。口之和不和。大不同矣。再按。論中以承氣命者四方。而調胃承氣。專爲吐下後胃中不和者設。所以名調胃也。若其用諸發汗後。若不吐不下心煩者。殊是權用。而非主用也。故曰。先此時。自極吐下者。與調胃承氣湯。若不爾者。不可與。又曰。大便當鞕而反下利。脈調和者。知醫以丸藥下之。非其治也。調胃承氣湯主之。並出太陽中篇調胃之義。可以見矣。况方中有甘草和緩之品。而其服之。亦不至五合一升之多。唯少少溫服之。則其專爲吐下後胃氣不和者設。而非先攻下之劑也。彰彰乎明矣。今此條言胃氣不和讝語者。必是吐下後之證巳。甘草乾薑湯。芍藥甘草湯。俱仲景氏所始製。故各置作字。以分桂枝之古方也。

甘草乾薑湯方

甘草四兩炙　乾薑二兩

右二味。以水三升。煮取一升五合。去滓。分溫再服。甘草四兩。玉函作二兩。非。二味下。有㕮咀二字。亦非。

成本全書。二味作㕮咀。非。成本乾薑二兩下。有炮字。宜從而補矣。

芍藥甘草湯方

白芍藥　甘草各四兩

右二味。以水三升。煮取一升五合。去滓。分溫再服。成本全書。二味下。有㕮咀二字。再服下。有之字。非。

香川太冲藥選曰。芍藥甘草湯方中。創加白字。論中止此一項。他所皆無芍以爲此後人之所加也。何者。既書芍藥甘草湯。而不書白芍藥甘草湯。惟藥名。係白字。則爲一剩字也。甚明矣。正珍曰。玉函無白字

調胃承氣湯方

大黃四兩去皮清酒洗　甘草二兩炙　芒消半升

右三味。以水三升。煮取一升。去滓。內芒消。更上火微煮令沸。少少溫服之。

玉函成本全書。三味下。有㕮咀二字。非。芒消半升。成本作半斤。千金翼作半兩。按大承氣。猶不用半升。宜以半兩爲是。外臺秘要。作甘草三兩。

戶田齋非藥選云。難曰。古法藥用上行以酒。下行以鹽。緩寒亦以酒炒。不可謂無其理也。齋答曰。予屢試之。未嘗見其效。已且夫酒鹽。固不敵於本味十分之一也。況炒過之本味。添味俱減乎。又且中世以上。未有用酒。醋。人溺。鹽水。姜汁。暨塗酥。塗蜜。土炒。麩炒等制法也。王叔和撰次金匱玉函經。方藥炮制曰。半夏以湯洗十數度。令水清滑盡。洗不熟有毒也。附子大黃之類。或炮。或生。皆去黑皮。厚朴。即斜削。如脯法。下略可見耳。其調胃承氣湯。抵當湯下。有大黃酒浸酒洗之事者。乃後人之加也明矣。

成無已曰。承。順也。邪氣入於胃也。胃中氣鬱滯。糟粕秘結。壅而爲實。是正氣不得舒順也。以湯蕩滌。使塞者利。而閉者通。正氣得以舒順。是以承氣名之。

正珍曰。承氣湯四方。以大承氣爲主。成無已所解甚是也。後世諸家亦皆遵奉之。無敢間言者。雖然古今字書韵書。並未見以承訓順者。於是乎信且疑者數年。庚子夏日。適繙詩之大雅抑篇則云。繩繩子孫。萬民靡不承。鄭玄箋云。言承順也。孔穎達云。天下之衆民。無有不承順而奉行之。乃曩者所疑。渙然冰釋。怡然理順。又嘗考宋書樂志漢宗廟樂食舉十三曲。其第十二曰承元氣。豈非承氣之名之所職由者邪。又按周易云至哉坤元。萬物資生。乃順承天。禮記樂記曰。理發於外。而民莫不承順。史記秦始皇紀云宇縣之中。承順聖意。晉書陳騫傳云。時韋弘爲揚州刺史。不承順騫命。合而考之。承順連用。承亦有順義者。自彰彰矣。

四逆湯方

甘草二兩炙　乾薑一兩半　附子一枚生用去皮破八片

右三味。以水三升。煮取一升二合。去滓分溫再服。強人可大附子一枚。乾薑三兩。甘草二兩。千金霍亂篇。作一兩。三味下。成本全書。幷有㕮咀二字。非。

錢潢曰。四逆湯者。所以治四支厥逆。而名之也。

惟忠曰。大附子一枚。乾薑三兩。卽通脈四逆湯也。

正珍曰。強人以下十二字。叔和所攙。當刪之。否則與通脈四逆湯。無差別也。又按本草載宋雷斆說云。附子一個。重一兩者。卽是氣全。乃知古人所用之附子。大抵以一兩。准一枚。梁陶弘景曰附子烏頭若干枚者。去皮畢以半兩准一枚。蓋以皮肉各得半兩而已。

〔三十〕問曰。證象陽旦按法治之而增劇。厥逆。咽中乾。兩脛拘急而讝語。師曰言夜半手足當溫。兩脚當伸。後如師言。何以知此。答曰寸口脈而大。浮爲風。大爲虛。風則生微熱。虛則兩脛攣。病形象桂枝。因加附子參其間。增桂令汗出。附子溫經亡陽故也。厥逆。咽中乾。煩躁。陽明內結。讝語。煩亂。更飲甘草乾薑湯。夜半陽氣還。兩足當熱。脛尙微拘急。重與芍藥甘草湯。爾乃脛伸。以承氣湯微溏。則止其讝語。故知病可愈。

劉棟曰。上條之注文。後人之言也。

惟忠曰。此疑非仲景之言也。或後人追論之言。謬入本文也。大氏以問答者皆然。不可從矣。

正珍曰。凡論中設問答而言之者。皆叔和所附託。非仲景氏之言。何以知之。以其言繁衍叢脞。而與本論所說大相乖戾也。爾按金匱產後門。有陽旦湯。卽桂枝湯也。千金陽旦湯。亦桂枝湯也。特外臺引古今錄驗。陽旦湯。桂枝湯中加黃芩二兩者。非是。成無巳曰。陽旦。卽桂枝別名。亦可以證矣。

傷寒論集成卷二

日本　東都　山田正珍宗俊父　著
男　正德宗見
門人　常陸　中林清熙俊庵　同校
土佐　笠原方恒雲仙

辨太陽病脈證幷治中第二

〔三十二〕太陽病。項背強几几。無汗惡風者。葛根湯主之。者字。依可發汗篇。及玉函外臺。補之。

成無已曰。太陽病。項背強几几。汗出惡風者。中風表虛也。項背強几几。無汗惡風者。中風表實也。正珍曰。中風表實。宜作傷寒表實。成無已。謬拘惡風二字。非也。表虛宜解肌。表實宜發汗。是以葛根湯發之也。

方有執曰。惡風。乃惡寒之互文。風寒皆通惡。而不偏有無也。

喩昌曰。設以麻黃本湯。加葛根大發其汗。將無項背強几几者。變爲經脈振搖動惕乎。此仲景之所爲精義入神也。

劉棟曰。麻黃湯之部位。而項背強者。葛根湯主之。桂枝湯之部位。而項背強者。桂枝加葛根湯主之。不須啜粥者。以葛根湯發汗之劑。而爲麻黃湯部位之方故也。

正珍曰，此條乃太陽傷寒，而項背強者，比麻黃證一等深者也。方有執喻昌之徒，皆以爲太陽陽明合病之初證，蓋坐誤讀下條之文故已。錢潢云，葛根湯，卽麻黃湯加入葛根也，不喘，故去杏仁。方有執同。又云，本當名之曰麻黃加葛根湯，芍藥後人誤入，殊不知葛根湯用以治此證，乃古來相傳之定方，而非仲景氏所自制者也，序論所謂勤求古訓博采衆方者，可以見矣。且彼徒知芍藥之非麻黃湯中品味，而不及棗薑二種，可不謂疎邪。

葛根湯方

葛根四兩　麻黃三兩去節　桂枝二兩去皮　生薑三兩切
甘草二兩炙　芍藥二兩　大棗十二兩擘

右七味，以水一斗，先煮麻黃葛根，減二升，去白沫，內諸藥，煮取三升，去滓，溫服一升，覆取微似汗，餘如桂枝法將息及禁忌，諸湯皆倣此。麻黃三兩，外臺作四兩。芍藥二兩，金匱作三兩。成本全書，俱脫桂枝之枝字。當補之。大棗十二兩，成本全書俱作十二枚。是。七味下，成本全書俱有㕮咀二字。非。成本似汗下，有不須啜粥四字。無諸湯皆倣此五字。○正珍曰，白沫當作上沫，從前後諸例。餘如桂枝法以下，後人攙入，宜刪。觀葛根加半夏湯條可見矣。

〔三十二〕太陽與陽明合病者，必自下利，葛根湯主之。

金鑑曰，太陽與陽明合病者，無太陽之發熱惡寒無汗，與陽明之煩熱不得眠等證，同時均病。

劉棟曰。太陽者。脈浮發熱頭痛項背強也。陽明者。不惡寒反惡熱譫語大便不通也。

正珍曰。此章有誤字。有錯置。有衍文。當作太陽與陽明合病而下利者。葛根湯主之。脈經。作太陽與陽明合病。而自利不嘔者。太陽下篇曰。太陽少陽併病。而反下之。成結胸。蓋自字與而字。撿之韵鏡。四聲雖殊。音則相近。自者。去聲。四寘韵。而者。平聲。四支韵。俱屬開轉。故傳寫者。不覺致此誤耳。少陰篇眞武湯條。自下利之自字。玉函千金翼。俱作而字。可徵矣。蓋古昔唯有五音之別。而四聲呼法未正也。如而之爲爾。爾之爲汝。汝之爲若。可見矣。所謂太陽。承前條葛根湯證言之。太陽病。項背強几几。無汗惡風者。是也。陽明指其所交見陽明輕證一二而言也。若其下利與嘔。殊是所兼客證。猶小青龍小柴胡等湯下。有或以下諸兼證也。非合病中必有之正證也。自成無已以降。皆謂爲合病中正證。非也。按論中。冠合病併病者。才數條矣。其不冠合病併病。而實爲合病併病者。反居多。何也。蓋彼舉合併名目。以略合併病證。此舉合併病證。以略合併名目。互略之而已。

〔三十二〕太陽與陽明合病。不下利但嘔者。葛根加半夏湯主之。

嘔是所兼之輕證。故於本方中但加半夏也。若是陽明內熱之嘔。豈一半夏之所能止乎。按以上二證。雖見陽明證。仍誘諸發汗者。以表未解。

裏未實也。

〔附錄合併病諸說〕成無已曰。傷寒有合病。有併病。本太陽病不解。併於陽明者。謂之併病。二經俱受邪相合病者。謂之合病。合病者。邪氣甚也。正珍按。合併解。特成無已惟忠二說。尤爲妥帖。其他諸說。皆難信從矣。

方有執曰。合。見答切。合之爲言。相配偶也。輕重齊多少等。謂之合。併猶合也。彼此相兼合。而有輕重多寡之不同。謂之併。

程應旄曰。合病者。太陽之惡寒發熱等證。與陽明之喘滿胸滿等證。同時均發。無有先後也。表邪去尙未盡。裏邪乘其未去而已來。兩邪相持而前後互見。是曰併病。縱使表少裏多。終是帶表之陽明也。

喩昌曰。合病者。兩經之證。各見一半。如日月之合朔。如王者之合圭璧。界限中分。不偏多偏少之謂也。併病者。兩經之證。連串爲一。如貫索然。卽兼併之義也。併則不論多寡。

錢潢曰。合病者。兩經三經。一時竝受。見證齊發。無先後之不齊。故謂之合。併病者。此經傳入彼經。遂至兩經俱病。謂之併者。併及他經亦病。故謂之併。金鑑曰。傷寒有六經之證。有六經之脈。證脈井然不雜。則可直指爲某經之病。若兩經三經。陰陽混淆。不可以一經名者。或一經未罷。又傳一經。二經三經同病。不歸併一經者。則名曰合病。或二經三經同病。其後歸併一經自病者，則名曰併病。論中所著合病併病，雖單舉陽經，未及陰經，然陽經既有合病併病，則陰經亦必有之可知矣。如太陽病脈反沈，少陰病反發熱，是少陰太陽合病也。陽明病脈遲，太陰病大實痛，是太陰陽明合病也。少陽病脈細而厥，厥陰病嘔而發熱，是厥陰少陽合病也。是雖無合病之名，而確有合病之實。且三陽皆有發熱證，三陰皆有下利證，如發熱而下利，是陰陽合病也。陰陽合病，若陽盛者屬陽經，則下利爲實熱，即論中所謂太陽陽明、陽明少陽、太陽少陽合病者是也。陰盛者屬陰經，則下利爲虚寒，即論中所謂少陰下利反發熱不死，少陰下利清穀，裏寒外熱，不惡寒而面赤者是也。蓋陽與陽合，不合於陰，爲三陽合病，則不下利而自汗出，乃白虎湯證也。陰與陰合，不合於陽，爲三陰合病，則不發熱而吐利厥逆，乃四逆湯證也。誠以人之藏府互根，陰陽相合，三陽既有合併之病，則三陰亦有合併之病，不待言矣。

張介賓景岳全書曰：併病與合病不同。合病者，彼此齊病也。併病者，一經先病，然后漸及他經，而皆病也。

劉棟曰：凡合病併病之別，謂緩急之分也。於太陽陽明，爲合病；於太陽少陽，爲併病。併病者，從中風來；合病者，從傷寒來。

惟忠曰。合也者。謂在其始而既已太陽陽明及少陽之脈證之相交見者也。併也者。謂未離於太陽之脈證。荐及于陽明少陽者也。之二者之於輕重緩急也。合病爲最重最急矣。併病之於合病。雖若稍輕稍緩乎。不若太陽之最輕最緩也。故併病亦不爲不重且急矣。以其荐及于陽明少陽也。合病之所以最重最急者。以其始而既已交于陽明少陽也。又曰。夫既三陽有合併之名。則三陰亦不得言無焉。惟不設其名耳。設其名者。以治法之有先後也。不設其名者。以治法之一於救裏。而無有先後也。故仲景氏之設名也。莫不關於治法焉。

正珍按。病源候論卷七曰。有太陽少陰併病。脈數緊。而下之。緊反入裏。則作否之文。人或由此。有陽與陽相病爲合。陰與陽相病爲併之說。殊不知此是引傷寒論中太陽少陽併病之文者。傳寫訛陽作陰。豈足舉以爲徵乎。可咲殊甚。韵會小補。併字注曰。兼也。合也。或作幷。品字箋。幷字注曰。及也。合也。兼也。賈誼過秦論。幷呑八荒。世說政事篇。續晉陽秋曰。江左造創豪族幷兼。

葛根加半夏湯方

葛根四兩　麻黄三兩去節　甘草二兩炙　芍藥二兩

桂枝二兩去皮　生薑二兩切　半夏半升洗　大棗十二枚擘

右八味。以水一斗。先煮葛根麻黄。減二升。去白沫。内諸藥。煮取三升。去滓。

溫服一升。覆取微似汗。生薑二兩當作三兩。葛根湯方。及可發汗篇。成本全書。皆作三兩。可徵焉。半夏半升。成本全書。俱作半斤。非。

〔三十四〕太陽病。桂枝證。醫反下之。利遂不止。脈促者。表未解也。喘而汗出者。葛根黃芩黃連湯主之。

太陽病。桂枝證。醫反下之。續得下利。其脈緩者。變爲數。此爲表不解。而裏更虛也。謂之協熱利。桂枝人參湯證也。夫因下之。而遂利不止。爲脾胃虛寒所致。其脈當遲澀。今乃促急。故爲表分餘熱未解也。若下之之後。不復下利。喘而汗出無表證者。此爲餘熱內攻上焦所致。與麻黃杏仁甘草石膏湯證略同。但彼汗出而喘。此因喘而汗出。彼以汗爲主。此以喘爲主。所以治法有異也。雖則有異。其爲上焦之熱。乃一也。故幷用寒藥。以清解上焦也。又按。汗出一證。有屬表者。有屬裏者。此條雖首稱桂枝證。今啻言汗出。而不及其他表證。可見此汗。非表不解之汗。而實爲因喘之汗矣。乃知此證者。桂枝證下之後。餘熱攻胸中之候也。註家不察。幷下利脈促表未解。以爲一病而說之。非也。豈有表未解之病。舍桂枝而用芩連之理乎。果其言之是乎。則喘而汗出一句。當在利遂不止句下也。胡以也字別之乎。又胡特下一者字乎。據文繹義。其判爲二證者。瞭然也。論中往往有此文法。不可不察也。按方有執。喻昌。張璐諸人。皆以此條爲太陽兼陽明之病。蓋爲葛根湯治太陽陽明合病之文所誤也。再按。下後表未解。而微喘者。乃四十三條。桂枝加厚朴杏子湯之所主也。

葛根黃芩黃連湯方

葛根半斤　甘草二兩炙　黃芩三兩　黃連三兩

右四味。以水八升。先煮葛根。減二升。內諸藥。煮取二升。去滓。分溫再服。瀨穆曰。記者。脫甘草二字。成本全書。作黃芩二兩。玉函同宋板。

〔三十五〕太陽病。頭痛發熱。身疼腰痛。骨節疼痛。惡風無汗而喘者。麻黃湯主之。

方有執曰。身疼腰痛。骨節疼痛。即上條之體痛。而詳言之也。上條言必惡寒。而此言惡風者。乃更互言之。

喻昌曰。蓋惡風。未有不惡寒者。

島壽曰。惡風者。寒亦惡之。所以傷寒亦互云惡風。後人謂傷寒惡寒不惡風。中風惡風不惡寒。誤矣。

劉棟曰。傷寒與中風。以脈與汗。爲分別也。此條爲太陽傷寒之表證也。

正珍曰。此太陽傷寒之正證表實者也。不言脈浮緊者。以上篇悉之也。身體骨節疼痛。陰陽俱有之證。其無發熱頭痛。而脈沉微者。是爲陰證。附子湯眞武湯等之所主也。喘。是表熱延及所致之客證。非主證也。但以此證多兼之故及此已。故雖無喘者。既已有主證。則可與之矣。不可泥喘之有無也。又按無汗二字。必置之喘者上。蓋承前條喘而汗出句以示其差別也。

麻黃湯方

麻黃三兩去節　桂枝二兩去皮　甘草一兩炙　杏仁七十第去皮尖

右四味。以水五升。先煮麻黃。減二升。去上沫。內諸藥。煮取二升半。去滓。溫服八合。覆取微似汗。不須啜粥。餘如桂枝法將息。正脈本。桂枝作二兩。非。杏仁七十第。成本全書作七十箇是。

金鑑曰。此爲純陽之劑。過於發汗。如單刀直入之將。用之若當。一戰成功。不當則不戢而召禍。故可一而不可再。如汗後不解。便當以桂枝代之。此方爲仲景開表逐邪發汗第一峻藥也。又曰。麻黃湯之峻與不峻。在溫覆與不溫覆也。

島壽曰。徐春甫云。凡煎藥者。必以主治爲君。先煎一二沸。後入諸藥。壽按。未必盡然。凡用麻黃先煮之去上沫者。沫令人煩也。不以君臣然也。

陶弘景曰。沫令人煩。根節能止汗。此所以先煮去沫也。

方有執曰。麻黃有專攻之能。故不須啜粥之助。

內藤希哲曰。其人脾胃素強。不須借補力。故不啜粥。正珍曰。此說。非也。

〔附考〕按疼痛二字。古今字書。並未有辨其差異者。從來註家。亦皆無及之。蓋疼之與痛也。義訓雖同。自不無輕重緩急之分也。凡二字同訓而連用者。靡不皆然也。如彼忿懥恐懼類。若謂忿卽懥。恐卽懼可乎。曩余讀虞德升品字箋。得其說。因書備參看。

品字箋。恐字註曰。案大學忿懥恐懼好樂憂患八字八義。竝由淺入深。論語好之者。不如樂之者。孟子終身之憂。一朝之患是也。舊註恐字卽懼。懥字卽忿。未確。又痛字註曰。疼痛。痛之淺者。爲疼。疼之甚者。爲痛。

〔二三十六〕太陽與陽明合病。喘而胸滿者。不可下。宜麻黃湯。成本作宜麻黃湯主之。非也。云宜。云主之。自有差別。不可混言也。成本往往混言者。全係後人妄添。宋板則一無混言者。可謂古矣。

二百四十二條曰。陽明病。脈浮無汗而喘者。發汗則愈。宜麻黃湯。

惟忠曰。此雖其邪之實于胃。先誘諸其表於發汗。然後下之者也。

正珍曰。太陽者。承前章麻黃湯證言之。與葛根湯合病條同矣。陽明者。指其所交見陽明輕證一二而言也。喘而胸滿。殊是兼證耳。不必拘其有無而可也。滿與懣同。悶也。說已見上。此條惟言胸滿。不言胸脇苦滿。明其未至於柴胡證也。再按。喘而胸滿。因喘而胸滿也。與喘而汗出同。故重在喘而不在胸滿也。

〔二三十七〕太陽病。十日以去。脈浮細而嗜臥者。外已解也。設胸滿脇痛者。與小柴胡湯。脈但浮者。與麻黃湯。玉函脈字上。有其字。是。證治準繩。以去。作已去。○正字通。以字注曰。又無已同。畢也。止也。

史趙世家。以服爲臣。按史記。趙世家無此文。越世家曰。以服爲臣。乃知趙。是越字之誤。又漢書張良傳曰。毀事以畢。亦與巳通用也○字典。設字注曰。又假借之辭。戰國策。今先王設爲不宦注。設者。虛假之辭瀨穆曰。設猶若。

方有執曰。脈浮細而嗜臥者。大邪已退。血氣乍虛。而肢體倦怠也。

正珍曰。是提太陽病十日以去七字。以辨其已解者。與傳及於少陽者也。言太陽病十日以上。發汗後。脈浮細而嗜臥。他無所苦者。此外邪已解。不須藥而可也。設胸滿脇痛者。則知邪氣不解。傳及於少陽也。非前條喘而胸滿之比也。故與小柴胡湯和之。脈但浮云云八字。恐是後人所加。否則必有闕文。何者。仲景氏之立論。必參合脈證。而后敢言其方。今此文惟云脈。而不云證。若非有闕文。則後人之言已。故今刪之。按少陰篇曰。少陰之爲病。脈微細。但欲寐也。與此條稍似而大異也。彼在於病發之始而言。此在於十日以後而言。彼脈微細。而此浮細。彼欲寐。而此嗜臥。自有差別。不可混也。又按。方有執云胸滿脇痛則少陽未除。金鑑亦同。不知十日以去。脈未浮細之前。少陽證安在。而曰未除邪。再按。宋板此條後。載小柴胡湯方。今依成本刪之。其方見後第九十八條。

〔三十八〕太陽中風。脈浮緊。發熱惡寒。身疼痛。不汗出而煩躁者。大青龍湯主之。若脈微弱。汗出惡風者。不可服之。服之則厥逆。筋惕肉瞤。此爲逆也。千金。太陽中風。作中風傷寒。身字下有體字。玉函脈經煩躁下。有頭痛二字。成本全書。脫不可服之之之字。

程應旄曰。此湯非爲煩躁設。爲不汗出之煩躁設。若脈微弱。汗出惡風者。雖有煩躁證。乃少陰亡陽之象。全非汗不出而鬱蒸者比也。

惟忠曰。爲逆也下。條辨。尙論編。後條辨。纘論。皆有以眞武湯救之六字。此必後人之補入也。

正珍曰。中風當作傷寒。此太陽表實。兼挾陽明内熱之候。非麻黃湯所能發。故與大青龍湯。以峻發之矣。若其脈微弱。汗出惡風者。雖有發熱煩躁身痛。乃少陰亡陽之證。與通脈四逆湯之裏寒外熱。吳茱萸湯之煩躁。附子湯之身痛同類。並見少陰篇是皆眞寒假熱之病。而非大青龍湯所主也。若誤與之。則必見四肢厥逆筋惕肉瞤等危候。是之謂逆治也。當此之時。惟眞武湯可以僥倖萬一而已矣。從來註家。皆謂是中風見寒脈。風寒兩傷營衛者也。殊不知冒首中風二字。卽傷寒二字之誤。有後章可徵矣。字典。瞤字注曰。說文目動也。黃帝素問。肉瞤瘈註。動掣也。廣雅曰。掣縱曰瘈瘲。手足掣縱。卽筋惕肉瞤也。再按麻黃證曰。無汗。大青龍證曰。不汗出。猶太陽病曰或未發熱。少陰病曰無熱惡寒。造語既畢。義亦不同。不可不詳也。蓋無汗。對有汗而言之。不汗出對無汗而言之。言其人不曾無汗。雖服麻黃以發之。尙猶不得汗也。但雖與之麻黃。不能有汗而煩躁者。乃始可與大青龍湯已。若其不云汗不出。而云不汗出者。所主在煩躁二字。而汗之不肯出。落第二義也。若夫桂枝湯方後。汗不出三字主汗而言之。本論屬辭之法。一字不苟如是。

大青龍湯方

麻黃六兩去節　桂枝二兩去皮　甘草二兩炙　杏仁四十枚去皮尖

生薑三兩切　大棗十枚擘　石膏如雞子大碎

右七味。以水九升。先煮麻黃。減二升。去上沫。內諸藥。煮取三升。去滓。溫服一升。取微似汗。汗出多者。溫粉撲之。一服汗者。停後服。若復服。汗多亡陽。遂虛惡風煩躁不得眠也。杏仁。四十枚、成本。全書。作四十個是、大棗。十枚。金匱、成本。作十二枚是。成本全書。無若復服三字亦是、撲字成本作粉。

按大青龍湯。乃越婢湯加桂枝杏仁減大棗者。麻黃甘草生薑三味。分量無異。由是推之。所謂石膏雞子大。乃亦半斤已。溫粉者。熬溫之米粉也。同溫鍼溫湯之溫。劉熙釋名云。粉。分也。研米使分散也。字彙粉字注曰。米細末。說文。傅面者。古傅面亦用米粉是也。按後漢書華佗傳曰。體有不快。起作一禽之戲。怡而汗出。因以著粉。義與本論同。再按。成無已明理論。載外臺辟溫粉方。以為溫粉。非也。辟溫粉。乃辟溫疫之粉。非止汗之設也。無已引而混之。可謂鹵莽矣。茲錄外臺明理二方。以發其矇矣。外臺祕要辟溫粉方。　川芎　蒼朮　白芷　藁本　零陵香各等分

右五味擣篩為散。和米粉。粉身。若欲多時。加藥增粉用之。

明理論溫粉方　白朮　藁本　川芎　白芷各等分　右搗末為細末。

每末一兩。入米粉三兩。和令勻粉。撲周身止汗。無藁本亦得。

香川太沖行余醫言。論本事。三因。明理諸書所載溫粉方曰。按張機元無溫粉方。唯用白米粉。溫而撲之耳。後雖立溫粉方。如許叔微陳言。成無已。而皆俱和米粉用之。米粉居四之三。安在芎芷藁朮之四味乎。

又按。若其所謂煩躁不得眠者。乃乾薑附子湯證。不復眞武湯證也。

〔附錄〕門人某問曰。先生言。青龍以麻黃之青命焉。果然則麻黃湯何無青龍之稱乎。余曰。其方不出一人之手也。仲景氏不云乎。勤求古訓。博采衆方。可見其所載諸方。多出於衆家之秘。而非仲景氏一人之所自制。故其立名不一規爾。

〔三十九〕傷寒脈浮緩。身不疼。但重。乍有輕時。無少陰證者。大青龍湯發之。

金鑑曰。乍有輕時。謂身重而有時輕也。若但欲寐。身重無輕時。是少陰證也。

傷寒發祕曰。前條乃傷寒之脈。而其證劇者。此則中風之脈。而其證劇者也。與之大青龍者。舍脈而取證也。內經云。九候雖全。形肉脫者。死之類。是亦舍脈而取證也。

瀨穆曰。此章大青龍湯。張氏醫通。續論後條辨作小青龍湯。謂古本然。予未見其古本。疑據身重之文而改之乎。程應旄曰。余幼讀古本。實是小青龍湯。觀其中脈證。總非大青龍湯病。

正珍曰。此條承前章。論其有異證者。故唯言其異者。而不言同者。雖則不言乎。其發熱惡寒。不汗出而煩躁者。含畜其中。古文之簡乃爾。少陰證者。前所謂脈微弱汗出惡風是也。按。眞武湯。四肢沈重疼痛。桂枝附子湯。身體疼煩不能自轉側。柴胡加龍骨牡蠣湯。一身盡重不可轉側者。皆此身重也。不可不辨也。

〔四十〕傷寒表不解。心下有水氣。乾嘔發熱而欬。或渴。或利。或噎。或小便不利。少腹滿。或喘者。小青龍湯主之。千金不解作未解。宜從而改之。玉函喘上。有微字。少腹之少作小。是也。詳見傷寒考。及後一百十一條。

島壽曰。千金以此論方。爲發汗後證是也。汪昂曰。仲景書中。凡有裏證兼表證者。則以表未解三字該之。正珍按。島氏。依千金。以爲發汗後證。可謂卓見矣。自此以後數章。皆論汗下後。邪氣未解之證也。

方有執曰。水氣。謂飲也。

王肯堂曰。水留於胃。故乾嘔而噎。水射肺。故喘欬。水停心下。故渴。水入腸間。故利。水畜下焦。故小便不利。小腹滿。與小青龍湯發汗散水氣。又曰。小青龍湯證。與小柴胡證。相似有不同者。小青龍湯無往來寒熱胸脇滿硬痛之證。但有乾嘔發熱而欬。此則爲表不解。水停心下也。雖有或爲之證。與小柴胡相似。終無半表半裏之證爲異耳。證治準繩惟忠曰。乾嘔。欬渴。噎喘。皆心下有水氣之狀也。其云或者。謂有兼證如此者。又否者。亦皆主之也。加減法後人補入。不足據矣。它如小柴胡眞武理中及四逆散通脈四逆等加減法。亦皆同。

金鑑曰。太陽停飲有二。一中風有汗爲表虛。五苓散證也。一傷寒無汗爲表實。小青龍湯證也。

正珍曰。傷寒表未解者。謂已經發汗。而脈浮緊頭痛。發熱惡寒之證仍在也。心下有水氣者。謂飲物之停畜胃中。非痰也。乾嘔及欬。皆水氣之所發也。然水之爲病不一。故舉或以下諸證。以盡其變也。或者未定之謂。言兼證如是者與否者。皆用小青龍湯主之也。後加減法。後人誤看或字而所妄加者。不可從矣。錢潢業已辨其非。惟忠從而和之。可謂定論矣。錢潢曰。詳推後加減法。凡原文中每具諸或有之證者。皆有之。愚竊揆之以理。恐未必皆出于仲景。

又按。噎當作噫。噫與噎因字形相似。傳寫譌爲噎也。生薑瀉心湯條曰。乾噫食臭。脇下有水氣。可見噫亦水氣所致。程應旄本。改噎作噫。

小青龍湯方

麻黃去節　芍藥　細辛　乾薑

甘草炙　桂枝各三兩去皮　五味子半升　半夏半升洗

右八味。以水一斗。先煮麻黃減二升。去上沫。內諸藥。煮取三升。去滓。溫服一升。若渴。去半夏加栝樓根三兩。若微利。去麻黃加蕘花。如一雞子熬令赤色。若噎者。去麻黃加附子一枚炮。若小便不利少腹滿者。去麻黃加茯苓四兩。若喘。去麻黃加杏仁半升去皮尖。且蕘花不治利。麻黃主喘。今此語反之。疑非仲景意。

〔四十一〕傷寒心下有水氣。欬而微喘。發熱不渴。服湯已渴者。此寒去欲解也。小青龍湯主之。

劉棟曰。此條承上條。以明治例也。凡傷寒心下有水飲之人。欬而微喘。發熱而不渴者。小青龍湯主之。服湯已後發渴者。勿與白虎湯等以治其渴。此邪去欲解也。此條與下服柴胡湯已者。相反可考。

發祕曰。傷寒者。指麻黃湯證言也。

瀨穆曰。服湯之湯者。指小青龍湯。此書文法也。

惟忠曰。服湯以下。當屬主之之下看之。文法亦有如此者。湯。卽小青龍也。

正珍曰。按成無已云。不渴者。表證未罷。余謂。不然也。蓋此條不渴二字。對下文渴字言之。非辨熱之淺深也。其服湯已渴者。此寒去欲解故也。勿治之。俟津液回。其渴自止也。寒。卽所謂水氣。指心下停飲而言。理中丸條。胃上有寒。四逆湯條。膈下有寒飲等皆爾。雖然論中寒字。又有以痰而言者。如瓜蒂散條。胸有寒。卽是也。蓋飲與痰。但非溫養人身之物也。品字箋。寒字注曰。事之棄而不舉。亦可曰寒。左傳哀十二年。若可尋也。亦可寒也。是也。一說以寒爲表邪。非也。喻昌謂。寒去欲解。仍用小青龍湯。與上篇脈見單浮用桂枝湯。中篇脈見單浮用麻黃湯同意。止此殊不知小青龍湯主之六字。原當移不渴之下而觀之。所謂服湯之湯。亦指爲何等湯歟。眞堪捧腹也。又按張璐。志聰。錢潢。金鑑竝云。小青龍湯主之六字。當在發熱不渴之下。傳寫之誤也。不知仲景氏書。要在俾學者默思也。彼徒但隨文解之。而不識微意之所存。侮弄原文。以欺來學。僭哉。妄哉。妄哉。僭哉。

〔四十二〕太陽病。外證未解。脈浮弱者。當以汗解。宜桂枝湯。

方有執曰。外證未解。謂頭痛項強惡寒等證猶在也。

錢潢曰。外證。卽前發熱汗出。頭項強痛。惡寒等證也。

正珍曰。此亦論太陽病發汗後。當解而不解者也。故不言不解。而言未解。所以示其經發汗也。浮弱。乃浮緩也。對浮緊言之。宋板此條後。重出桂枝湯方。今依成本刪之。凡宋板重出之方。今皆依成本省之云。

〔四十三〕太陽病。下之。微喘者。表未解故也。桂枝加厚朴杏子湯主之。

張志聰曰。燕氏曰。此與喘家作桂枝湯。加厚朴杏子。同一義也。

惟忠曰。此桂枝湯之證。猶未已。而加微喘者也。

正珍曰。按太陽病。桂枝證。雖醫反下之。其證不變。唯加微喘者。因表邪未解。而邪熱延及上焦也。凡書汗後。吐後。下後者。皆以前證悉去而言之。此條不言後字者。前證不去也。又按葛根黃芩黃連湯。治太陽病桂枝證。醫反下之之後。喘而汗出。無表證者。麻黃杏仁甘草石膏湯。治太陽病桂枝證。發汗後。汗出而喘。無表證者。今此條之證。雖既經誤下。其表猶未解。故以桂枝解外。加杏仁厚朴。以治其微喘也。

桂枝加厚朴杏子湯方

桂枝三兩去皮　甘草二兩炙　生薑三兩切　芍藥三兩

大棗十二枚擘　厚朴三兩炙去皮　杏仁五十枚去皮尖

五十枚。作五十箇。

右七味。以水七升。微火煮。取三升。去滓。溫服一升。覆取微似汗。成本。杏子湯之子。作仁。

(四十四)太陽病。外證未解者。不可下也。下之為逆。欲解外者。宜桂枝湯。

上者字。依成本全書補之。桂枝湯下。成本全書。並有主之二字。非也。

金鑑曰。凡表證未解。無論已汗未汗。雖有可下之證。而非在急下之例者。均不可下。

王肯堂曰。但有一毫頭痛惡寒。即為表證未解。不可下。

錢潢曰。夫太陽中風。其頭痛項強。發熱惡寒。自汗等表證未除。理宜汗解。愼不可下。下之則於理爲不順。於法爲逆。逆則變生。而邪氣乘虛。内陷結胸。痞鞕下利。喘汗脈促胸滿等證作矣。故必先解外邪。欲解外者。宜以桂枝湯主之。無他法也。

汪琥曰。逆者。爲病在外。而反攻其内。於治法爲不順也。

正珍曰。此亦已經發汗。而表猶未解者也。桂枝湯方後曰。服一劑盡。病證猶在者。更作服。若汗不出者。乃服至二三劑。是所以更行桂枝也。

（四十五）太陽病。先發汗不解。而復下之。脈浮者不愈。浮爲在外。而反下之。故令不愈。今脈浮。故在外。當須解外則愈。宜桂枝湯。

傷寒三註曰。此條雖汗下兩誤。桂枝證仍在。不爲壞病。

劉棟曰。此條承上條。而後人之所記也。

正珍曰。劉説甚是。決非仲景氏之言也。晰於文辭者。自能辨之。

（四十六）太陽病。脈浮緊。無汗發熱。身疼痛。八九日不解。表證仍在。此當發其汗。服藥已微除。其人發煩目瞑。劇者必衄。衄乃解。所以然者。陽氣重故也。麻黄湯主之。

成無已曰。脈浮緊發熱。身疼痛。太陽傷寒也。雖至八九日。而表證仍在。當發其汗。

瀨穆曰。服藥已者。服麻黄湯已也。此自此書文法也。服湯已渴者。此寒去欲解也。小青龍湯主之之類。是也。

正珍曰。微除二字。文義不穩。予嘗作未除解之。爾後沈思數回。猶未妥帖。一日偶讀朝鮮本三綱行實者有須字誤作微字者。乃知微除。即須臾之誤矣。桂枝湯方後曰。服已須臾。歠熱稀粥一升余。以助藥力。與此條服藥已語。正相吻合。因以爲定說。按文蛤散條。彌更益煩。考之玉函。乃亦須臾益煩之誤。由此考之。須字一訛爲彌。彌字再訛爲微。須彌由形而訛。彌微由音而訛也。又按。除與臾。古音相同。因致轉訛。字典臾字注曰。正韵雲居切。音余。又除字注曰。集韵。羊諸切。音餘。詩小雅疏云。爾雅除作余。字雖異。音實同也。先輩諸子不知此誤。皆解爲小除之義。然小之與微。其義不同。故有小安小可之語。無微安微可之文。若其所謂微煩。微喘。微溏。微惡寒。皆對顯而言。不與小同也。且此證致衄。乃麻黄之力也。豈有汗後藥力已盡。病證小除之後。更發煩致衄之理乎。所以然以下九字。叔和註文。凡論中云所以然者多爾。四十九條。六十條。七十五條。九十五條。一百二十一條。

再按。方有執。喻昌諸人。俱未知服藥二字。指下文麻黄湯而言。妄謂雖得衄解。仍用麻黄湯。以發其未盡之沈滯。殊不知其所謂發煩以下。乃麻黄湯之瞑眩矣。劉棟又謂。服藥者服麻黄湯也。雖服湯微除。而其人發煩躁。目瞑甚者。必爲鼻血也。仍麻黃湯主之。止此夫麻黃湯者。發表峻劑。豈可重用之於得衄解之後乎。劉棟又云。瞑。瞑眩之瞑也。果然則宜言其人發瞑而煩。不宜言發煩目瞑也。又按張璐張志聰張兼善金鑑皆云。麻黃湯主之五字。當在當發其汗句下。傳寫之誤也。可謂昧乎文法矣。呂覽曰。瞑者。目無由接。晉書山濤傳曰。臣耳目聾瞑。不能自勵。康熙字典。瞑字注曰。音溟。集韵。目不明也。

〔四十七〕太陽病。脈浮緊。發熱。身無汗。自衄者愈。

成無已曰。衄則熱隨血散。故云自衄者愈。

方有執曰。汗本血之液。北人謂衄爲紅汗。達此義也。

島壽曰。衄而頭痛微止者。自愈之衄也。世謂之衄汗。衄而病證依然者。不愈之衄也。可發其汗。麻黃湯主之。

希哲曰。諸本身字下。無疼字。蓋脫落也。今補之。

正珍曰。希哲補疼字。是也。若無疼字。則與但頭汗出證奚擇焉。友人樧田巽云。和蘭之俗。凡傷寒熱甚者。刺絡取血。其熱乃解。若其自衄者。謂之天然刺絡也。景岳全書卷二十曰。今西北人。凡病傷寒熱入血分而不解者。悉刺兩手膕中出血。謂之打寒。蓋寒隨血去。亦卽紅汗之類也。此暗符自衄者愈之語。可見天下一理。萬國同情矣。

〔四十八〕二陽併病。太陽初得病時。發其汗。汗先出不徹。因轉屬陽明。續自微汗出不惡寒。若太陽病證不罷者。不可下。下之爲逆。如此可小發汗。設面色緣緣正赤者。陽氣怫鬱在表。當解之熏之。若發汗不徹。不足言陽氣怫鬱。不得越。當汗不汗。其人躁煩。不知痛處。乍在腹中。乍在四肢。按之不可得。其人短氣。但坐。以汗出不徹故也。更發汗則愈。何以知汗出不徹。以脈濇故知也。

此條屬陽明以上。陽明篇之文。續自微汗出以下。叔和敷衍之文。何以知之。以文義全同乎辨脈平脈二篇。而毫不與本論愜也。

〔四十九〕脈浮數者。法當汗出而愈。若下之。身重心悸者。不可發汗。當自汗出乃解。所以然者。尺中脈微。此裏虛。須表裏實。津液自和。便自汗出愈。

此條云法當。云所以然。皆叔和家言。且脈分三部。亦仲景氏之所不取。

〔五十〕脈浮緊者。法當身疼痛。宜以汗解之。假令尺中遲者。不可發汗。何以知然。以榮氣不足。血少故也。

此條言法當。言假令尺中遲。言榮氣不足。皆非仲景氏辭氣。

〔五十一〕脈浮者。病在表。可發汗。宜麻黃湯。

此條及次條。惟言脈以附主方。非仲景之言明矣。辨已見上。且夫脈之浮者。多雖屬表證哉。主方則隨證區別。豈一麻黃之所總邪。

〔五十二〕脈浮而數者。可發汗。宜麻黃湯。

〔五十三〕病常自汗出者。此爲榮氣和。榮氣和者。外不諧以衞氣。不共榮氣諧和。故爾以榮行脈中。衞行脈外。復發其汗。榮衞和則愈。宜桂枝湯。

此條及次條。皆以榮衞言之。合于辨脈法中說。而不合於仲景全論之旨。其爲叔和明白。

〔五十四〕病人藏無他病時。發熱自汗出而不愈者。此衞氣不和也。先其時發汗則愈。宜桂枝湯。

以上七條。叔和補入之語。宜刪。

〔五十五〕傷寒脈浮緊不發汗。因致衄者。麻黃湯主之。

島壽曰。江篁南曰。仲景言衄家不可發汗。亡血家不可發汗。而此用麻黃湯。何也。曰。久衄之家。亡血已多。故不可汗。今緣當汗。不汗。熱毒蘊結而成衄血。當分其津液乃愈。蓋發其汗。則熱越而出血自止也。

惟忠曰。不汗出與不發汗自別。此謂未與發汗之藥也。

正珍曰。此承上條。論衄而不解者。以示其治方也。

〔五十六〕傷寒不大便六七日。頭痛有熱者。與承氣湯。其小便清者。知不在裏。仍在表也。當須發汗。若頭痛者必衄。宜桂枝湯。外臺。小便下。有反字。千金翼。有熱下。有小便赤三字。俱宜補。

傷寒發祕曰。傷寒不大便六七日。頭痛有熱。且小便赤者。可與承氣湯也。小便雖赤。惡寒猶未止者。仍未可下之。況小便未赤乎。

錢潢曰。其熱則蒸蒸之熱。或日晡潮熱。非寒邪在表之頭痛有熱也。

方有執曰。承氣湯有四方。此不明言。要當隨證辨用耳。

正珍曰。有熱者。唯有熱而無惡寒之謂。所謂煩熱是也。若頭痛者必衄六字。文義不貫。疑是前條註文。錯亂入此。宜刪焉。言傷寒不大便六七日。頭痛煩熱。小便赤澀者。史記倉公傳曰。中熱。故小便赤也。雖未及潮熱譫語。手足濈然汗出等。然而其已轉入陽明者無疑。宜與承氣以下之。此證雖有頭痛之似表乎。然惡寒已罷。則非表證之頭痛。乃屬裏之頭痛。如十棗湯之頭痛亦然。雖然若其小便反清白者。是熱尚在表。而未入裏之候。即有不大便煩熱等證。先宜以桂枝發之。俟其小便渾赤。而後可下之也。按張志聰。惟忠之徒。以桂枝湯爲麻黃湯之誤。深拘傷寒二字。及必衄語也。不可從矣。再按傷寒不大便六七日。頭痛有煩熱。而小便清者。此餘熱不解之候。非惡寒發熱而脈浮緊悉具者也。故不用麻黃而用桂枝也。

〔五十七〕傷寒發汗已解。半日許。復煩。脈浮數者。可更發汗。宜桂枝湯。成本脫已字。當補之。湯字下。成本全書。并有主之二字。非。

方有執曰。傷寒發汗者。服麻黃湯。以發之之謂也。瀬穆曰。張夫子不曰用發汗何湯。然後人據何文。得此說。正珍曰。不然也。傷寒而用麻黄。中風而用桂枝。乃一定之常法。何疑之有。

金鑑曰。是表邪未盡。退而復集也。可更發汗。其不用麻黄湯者。以其津液前已爲發汗所傷。不堪再任麻黄。故宜桂枝更汗可也。

正珍曰。成無已以煩訓熱。未盡其義也。蓋煩猶言悶也。悶之輕爲煩。煩之重爲悶。故言煩悶。而不言悶煩。猶言疼痛。而不言痛疼矣。更猶再。對上文發汗言之。方有執讀爲平聲。訓爲改前法之義。非也。不知上篇各半湯條所謂更發汗。更下。更吐者。亦謂之改用他藥。以行發汗吐下而可乎。眞堪一咲也。喩昌從而和之。噫是誠何心哉。錢潢云。風寒並有之症。但以麻黄湯發汗。則榮邪去而解矣。解後半日許。復煩者。因在衞之風邪未解故也。宜桂枝湯。止此辨則辨矣。奈天下絕無此事何。何者。以風寒本一氣。合而不離也。又按。方有執。喩昌。瀨穆。皆以其復煩脈浮數爲再感之病。非也。惟成無已以爲邪未盡。金鑑從之。是也。凡論中言復利復惡寒之類。皆非云再感也。

〔五十八〕凡病。若發汗。若吐。若下。若亡血。亡津液。陰陽自和者。必自愈。成本全書。及諸注本。皆脫亡血二字。唯宋板玉函有之。又亡津液之亡。玉函作無。非也。

魏荔彤曰。上三若字作或字看。下一若字作倘字看。

正珍曰。凡病二字。廣該三陽諸證言之。若亡血。亡津液六字。上文汗吐下之所致。如用麻黄湯致衄。用抵當湯丸。桃核承氣類。以下血。所謂亡血也。如下條大下後。復發汗。致小便不利。所謂亡津液也。一說以嘔血便血。爲亡血。以自汗盜汗。爲亡津液。非也。此等惡證。豈有自愈之理乎。陰陽。指表裏言之也。言既有其病。而施其治。雖則或有致一時之虛者。然以表裏既和之故。不必俟補。而其虛自復也。方有執。劉棟並云。陰陽以脈而言。非也。

〔五十九〕大下之後。復發汗。小便不利者。亡津液故也。勿治之。得小便利。必自愈。

金鑑曰。大下之後。復發其汗。重亡津液。小便當少。以水液內竭故也。勿治之言。勿利其小便也。須俟津液回。而小便利。必自愈矣。陽明篇曰。陽明病汗出多而渴者。不可與猪苓湯。以汗多胃中燥。猪苓湯復利其小便故也。宜與此條參考。

再按。又宜與第七十二條參看。

正珍曰。自此以下數條。承上章說陰陽不和者也。其得小便利四字。疑是古註文。或叔和語已。宜刪。若有此四字。則必自愈三字。果是何等病證乎。按方有執以勿字管下六字看之。其說雖是。文法不穩。不可從矣。程應旄云。得小便利。而雜病皆愈。止此 然而此條所論。止小便一證已。末嘗言及其他雜證。可謂強辨矣。又按。此條及百五十四條。並是蘧伯玉之治國。以弗治爲治之意。非後世諸醫所能知也。淮南子。蘧伯玉爲相。子貢往觀之曰。何以治國。曰。以弗治治之。

〔六十〕下之後。復發汗。必振寒脈微細。所以然者。以內外俱虛故也。

宮義方曰。內外。陰陽表裏也。可行乾薑附子湯證也。

正珍曰。所以然者四字。蓋叔和所加。凡稱所以然者。皆爾。必者。十而八九然之謂也。下則虛其內。發汗則虛其外。其邪雖解乎。表裏之陽俱虛。所以振振寒慄而脈微細也。宜與薑附之劑。急補其虛也。成無已以振寒爲陽氣微。以脈微細爲陰血弱。鑿矣。惟忠云。凡曰實者。皆是邪實。藥之所治。凡曰虛者。皆是正虛。以穀肉菓菜養之。非藥之所治也。嗚呼。惟忠過矣。如此條振寒脈微細者。豈不藥而可哉。亦豈穀肉菓菜之所可得而養邪。

〔六十一〕下之後。復發汗。晝日煩躁。不得眠。夜而安靜。不嘔不渴。無表證。脈沈微。身無大熱者。乾薑附子湯主之。

成無已曰。下之虛其裏。汗之虛其表。既下又汗。則表裏俱虛。陽王於晝。陽欲復。虛不勝邪。正邪交爭。故晝日煩躁不得眠。夜陰王。陽虛不能與之爭。是夜則安靜。不嘔不渴者。裏無熱也。身無大熱者。表無熱也。又無表證而脈沉微。知陽氣大虛。陰寒氣勝。與乾薑附子湯。退陰復陽。

發祕曰。按此證已經汗下。而餘邪未盡。惟以其汗下。大亡其陽。故其餘邪不能肆然自擅其權。必待晝日陽旺之時。從而發動。是以晝則煩躁。夜則貼然。今治方一專扶陽。而不敢攻其邪者。正勝而邪自退者而已。

正珍曰。二說。雖未審然否。姑書俟後考。

惟忠曰。婦人熱入血室。晝日明了。暮則譫語。與此條相反。

正珍曰。上條論汗下俱犯後之常證。此條論其有變證如此者也。其所以異於前條者。無振寒而反有煩躁。所謂眞寒假熱者也。其所謂晝日煩躁。夜而安靜者。乃表裏俱虛之候。如其所以然者。則存而不論。非不論也。不可知也。不嘔不渴者。示其裏無邪熱之辭。蓋對煩躁之似裏熱而言。如桂枝附子湯條。不嘔不渴。桂枝麻黃各半湯條。不嘔。皆然。煩躁專屬陽證。而今無少陽主證之嘔。陽明主證之渴。太陽主證之身熱。而其脈沉微。其非陽證之煩躁明矣。身無大熱者。言皮膚之表無有翕翕之熱也。大音泰。并見上篇。按本章及麻黃杏仁甘草石膏湯條。并稱身無大熱。大陷胸湯。白虎加人參湯。並單稱無大熱。而無身字。皆承上篇身大熱文而言。故雖省身字。亦自通矣。劉棟惟忠。皆以大熱之大。訓爲大表之大。非也。大表。謂面也。凡人身之表見於外。莫大於面。是以謂之大表。扁鵲所謂。病應見于大表是也。此承上文望色而言。如奇表。後漢李固有奇表鼎角。匿犀帝王表。劉峻。辨命論。龍犀日角。帝王之表。河目龜文。公侯之相。○格致鏡原曰。大洞經。面爲赤宅。枚乘七發注。劉良曰。大宅。面也。皆以面相爲言。可以見矣。彼既誤解扁鵲傳。以爲肌表。又引而注大熱。抑何妄之甚。假令大表爲肌表之謂。豈可特訓一大字以爲大表乎。再按此條煩躁。與茯苓四逆湯。吳茱萸湯之煩躁。皆亡陽虛寒之煩躁。大青龍湯方後所謂。汗多亡陽。遂虛惡風。煩躁不得眠者是也。與梔子豉湯之虛煩不得眠者。不可誤混也。又按此方與四逆湯。近似而無下利厥冷脈欲絕等證。故不用甘草。又與茯苓四逆證相似而有異也。

乾薑附子湯方

乾薑一兩　附子一枚生用去皮切八片

右二味。以水三升。煮取一升。去滓頓服。成本。切作破。是也。

頓服者。一次服盡之謂。字典頓字註曰。增韻。食一次也。杜甫詩。頓頓食黃魚。世說新語。欲乞一頓食。

〔六十二〕發汗後。身疼痛。脈沈遲者。桂枝加芍藥生薑各一兩人參三兩新加湯主之。

成無已曰。汗後身疼痛。邪氣未盡也。脈沈遲。榮血不足也。與桂枝湯。以解未盡之邪。加芍藥生薑人參。以益不足之血。

張兼善曰。凡言發汗後。以外無表證。裏無熱證。止餘身疼一事而已。

金鑑曰。發汗後。身疼痛。脈浮緊或浮數。乃發汗未徹。表邪未盡也。仍當汗之。宜桂枝湯。今發汗後。身雖疼痛。脈見沉遲。是營衛虛寒。故宜桂枝新加湯。以溫補其營衛也。

張志聰曰。新加湯者。謂集用上古諸方。治療表裏之證。述而不作。如此湯方。則其新加者也。亦仲祖自謙之意。

劉棟曰。脈沉遲者。亡津液也。

正珍曰。發汗後。諸證皆去。但身痛未除者。是餘邪未盡之候。其脈沉遲者。過汗亡津液也。故與桂枝以解未盡之邪。增芍藥生薑。加人參以補其津液。其不用附子者。以未至筋惕肉瞤汗出惡風之劇也。又按。如此湯及桂枝加桂湯方。經文既言其所加分量。則知仲景氏原本。本不載其方矣。後人不察。看以爲方名。遂錄其方耳。且芍藥生薑。固是桂枝湯中所存。故唯云之加。人參則原方所無。故特稱新加也。否則新加二字。終不可解矣。又按。方有執。錢潢。島壽諸人。皆以身疼痛爲汗後邪氣驟去。血氣暴虛之所致。非也。本篇。傷寒醫下之。續得下利。清穀不止。身疼痛條。及厥陰篇。下利腹脹滿。身體疼痛條。可參考。再按。桂枝去芍藥證者。太陽中風。醫下之頗劇。表邪被劫而其證伏者也。故除胸滿之外。雖別無表裏證。脈仍不復平而促也。新加證者。太陽傷寒。醫發之太峻。血液因而頓損者也。故雖脈見沈遲。身痛仍未去也。

或問。吾子謂桂枝湯是仲景氏以前古方。而加減則出于仲景。故特稱新加也。以予觀之。安知其併新加皆不古方邪。余曰。否。不然也。凡方名加桂枝。柴胡。理中。黄芩類。皆是古方。而其設加減者。皆出於仲景氏之新意也。故論中有桂枝證。柴胡證。及醫以理中與之。反與黄芩湯等語。而未嘗有云桂枝加減證。柴胡加減證者。又未嘗有云反與桂枝新加湯。反與柴胡加芒消湯類。由是觀之。加減諸方。皆出於仲景氏。確乎信矣。

桂枝加芍藥生薑各一兩人參三兩新加湯方

桂枝二兩去皮　芍藥四兩　甘草二兩炙
人參三兩　大棗十二枚擘　生薑四兩

右六味。以水一斗二升。煮取三升。去滓。溫服一升。本云桂枝湯。今加芍藥生薑人參。

按玉函脈經。俱作桂枝加芍藥生薑人參湯。蓋係後人改訂。不可從矣。

〔六十二〕發汗後。不可更行桂枝湯。汗出而喘。無大熱者。可與麻黄杏仁甘草石膏湯。成本全書。皆句尾有主之二字。非也。

方有執曰。更行。猶言再用。類纂曰。戰國策。君其行之。注。行。猶用也。○正珍曰。左傳昭十年子產曰。喪焉用幣。用幣必百兩。百兩必千人。千人至將不行。杜預注曰。行。用也。

張兼善曰。余觀仲景常言發汗後。乃表邪悉解。止餘一證而已。故言不可行桂枝湯。今汗出而喘。無大熱。乃上焦餘邪未解。當用麻黃杏仁甘草石膏湯以散之。夫桂枝加厚朴杏仁湯。乃桂枝證悉具。而加喘者用之。註。正珍曰。註。謂成無已註。言汗出而喘。以為邪氣壅甚。非桂枝所能發散。此誤也。況身無大熱。更無他證。何故復言表邪必甚。

正珍曰。此條與葛根黃芩黃連湯。皆表邪已解。而上焦餘熱未解。內迫肺中而喘者。張兼善所解是也。但彼下後。此汗後。彼喘而汗出。此汗出而喘。彼以喘為主。此以汗為主。所以治法有異也。若無汗而喘。且有大熱者。乃麻黃湯證也。無大熱者。謂表無翕翕之熱也。成無已註于乾薑附子湯下。以為表無熱。今又註于此條。以為表邪甚。遂失前後之照應矣。且謂此證邪氣擁甚。桂枝湯不能發散也。殊不知麻黃之所以能發汗者。唯在其輔佐之任。而不在麻黃一品之力矣。歷代諸醫皆云。麻黃發汗之藥也。此未必然也。有人於此。發熱惡寒。身疼無汗。太陽證具焉。試取麻黃一品。濃煎與之。終不能有汗焉。必也溫覆而後汗可得而言已。決不能如彼巴豆甘遂之下咽乃泄也。惟以麻黃能行陽氣通腠理。

若佐以桂枝之辛與溫覆之勢。則令夫難發之邪。能與汗偕出。麻黃之所以爲麻黃。全在於此也。故無汗者。用以發之。有汗者。用以收之。要顧其輔佐如何而已。豈在一品之力乎。金匱越婢湯。越婢加朮湯。千金西州續命湯。外臺所引刪繁治肉極方。皆有麻黃。以治自汗。且其肉極方中有言。麻黃止汗通肉。可見麻黃之性。不獨發汗。亦能收汗矣。嘗考本草。有麻黃能發汗。而根節止汗說。是亦因其輔佐而然者。其實非根節有別性也。試看常山蜀漆。芫花芫根。功用不異。椒樹其實辛則樹皮亦辛。人參其根能益元氣生津液。則葉亦有益氣生津之功。唯力有強弱。功有遲速已。豈有如此霄壤之懸隔哉。若其參蘆吐人。當歸頭尾破血諸說。皆妄誕不經之談。固不足論已。又考金匱救卒死還魂湯方。用麻黃杏仁甘草三物。蓋亦取諸通陽氣。又嘗考和蘭本草。麻黃有達神經之言。而無有發汗之說。益可以徵予言之不誣云。

麻黃杏仁甘草石膏湯方

麻黃四兩去節　杏仁五十箇去皮尖　甘草二兩炙　石膏半斤碎綿裹

右四味。以水七升。先煮麻黃。減二升。去上沫。內諸藥。煮取二升。去滓。溫服一升。本云黃耳柸。先字。依成本補之。

本云黃耳柸五字。玉函全書。俱無之。此係後人之筆。宜刪。

〔六十四〕發汗過多，其人叉手。自冒心，心下悸，欲得按者。桂枝甘草湯主之。字彙曰：叉，兩手相錯也。冒，覆也。

惟忠曰：按之則如少安，故欲得按也，

正珍曰：汗後亡陽之證，種種不同者，皆由其宿昔素常，或表裏有強弱之異，或臟府有虛實之分而判。如此條所說，蓋其人中焦之陽固有不足者，又從而大發汗，其陽愈益虛者也。悸者，心動也。後世醫家，謂之怔忡。凡人有所驚怒，則心氣爲之不寧，惕惕然而跳動，是之謂悸也。悸與脈動，其大小遲速，毫無所爽者，以心爲一身動脈之源也。雖然此是一時驚怒之所致，驚怒止而自愈，猶樂而歌笑，哀而哭泣，非爲病證也。若其由發汗吐下，致心下悸臍下悸者，則非心動之悸，俗呼爲動氣者是也。蓋以其人藏氣平生不足，復爲發汗吐下所傷動，而不能鎮壓腹底潛行之大動脈也。所謂大動脈，即心血下行之一大幹，其道在脊骨之前藏府之後，至於下焦，膂藏之下，歧而入兩脚者是也。其詳載在友人杉田翼所著解體新書中。嘗試之平人，凡肥滿充實者，腹動極微，或不全應手矣。又如羸瘦虛弱者，腹動頗大，靡有不應者。蓋人腹之作動也，辟猶火爐之作熱乎。腹猶爐，脈猶火，臟猶灰也。灰多爐厚，則熱之見外也微矣。臟實腹厚，則動之見外也微矣。若夫一腹而動有心下臍下之異者。亦猶一爐而熱有耳上耳下之異焉。熱之分耳上耳下也。必由灰之多少與爐之厚薄也。動之分心下臍下也。必由臟之虛實與腹之厚薄也。故同一發汗。而悸有高低之異者。以其人所虛之處本有高低之異也。大氐病人有虛熱者。每見此證。以腹氣不充而其脈僨興也。若其動脈而命之以悸者。一以其發見之殊於常而言。一以其深在臟府之底而言。不同以人迎氣口之直應於指下言之也。又有一身悉悸者。此心動之極盛者。一身流行之血。皆從而奮動也。再審解體新書。所謂大動脈。其行鬻脊骨左旁。故人腹之動。亦必屬左也。然看大病危急之人。間有動於右旁者。竊是腸胃中物。適停滯左旁。而不得運轉右旁。特空虛故也。此證多不治矣。新書曰。動脈者。從心之左方起支別則蔓延一身也。又曰。動脈者。主受血于心。而傳支別細絡。以能周流養一身。姙婦七八月以上入房者。每每有斯患。余嘗見數人皆不日而死。爲人之妻者。不可不愼也。又有水飲停畜。而發心下悸者。其人必小便不利。如下篇百三十四條。及小柴胡湯證。眞武湯證。茯苓甘草湯證。是也。然其所以致水飲停畜者。亦必由中焦陽氣之虛而然也。但蓋水畜則胃張。胃張則壓胃背之動脈。動脈爲之激動。故亦致悸。先輩諸氏解悸字。殊未盡其義。特表而出之云。

桂枝甘草湯方

桂枝四兩去皮　甘草二兩炙

右二味。以水三升。煮取一升。去滓頓服。

〔六十五〕發汗後。其人臍下悸者。欲作奔豚。茯苓桂枝甘草大棗湯主之。

奔。玉函金匱。並作賁。本草白前條。引大明。亦作賁豚。

此是下焦之陽。從來不足。而復爲發汗見傷者也。奔與賁。古字通用。考韵會小補康熙字典諸書。奔通作賁。憤亦通作賁。憤。懣也。荀子彊國篇曰。下比周賁潰。以離上矣。唐楊倞注曰。賁讀爲憤。憤然也。民逃其上。曰潰。由此考之。奔豚當讀曰憤豚。清王子接古方選注。作賁豚湯。其解曰。賁與憤同。俗讀奔豚。是也。蓋豚者。豬之小者。其性善嗔。故有憤豚之稱也。而魚中鯸鮐。亦復善嗔之物。故又稱之河豚焉。卞子曰。豬性卑而率。寧波府志曰。河豚觸物輒嗔。腹脹如鞠。浮於水上。一名嗔魚。可見奔豚者。病名也。氣自小腹上衝心胸。若憤豚然。故以爲名。發汗過多。其人臍下悸。欲作奔豚者。較之上條。爲虛悸殊甚。故於上條方內。更加茯苓大棗。煮之以甘爛水。以輯穆之。若反制之。則以愈虛愈悸也。按靈樞邪客篇。治陽盛陰虛。目不得眠。半夏湯。金匱治胃反嘔吐。大半夏湯。及此條。皆用甘爛水者。蓋取其甘淡和緩。能收輯穆之功也。爛與煉同。所謂以杓揚之是也。本草經馬先蒿。一名練石草。一名爛石草。字典煉字注曰。又集韵。卽旰切。音彰。本作爤。或作爛。又爛字注曰。集韵與爛煉同。止此可見爛煉相同矣。謂之甘煉者。言煉之使甘也。當云煉甘。而云甘煉者。猶下才曰才下。唐書。蕭遘傳曰。保衡才下。諸儒靳薄之不甚齒。秦先曰先秦。漢書景十三王傳注曰。

先秦猶言秦先 明威曰威明。後漢書齊武王傳曰。新市平林將帥憚伯升威明。而貪聖公懦弱。 心中曰中心。詩曰。中心藏之。何日忘之。 亦古書一體已爾。古今註家皆謂奔豚腎之積。用甘爛水者。取不助腎氣也。此素難五行家之說。素不足取矣。病源云。奔豚者。氣下上遊走。如豚之奔。故曰奔豚。古今註家。亦皆沿此說。然不若奔讀曰憤之穩。不可從也。

茯苓桂枝甘草大棗湯方

茯苓半斤　桂枝四兩去皮　甘草二兩炙　大棗十五枚擘

右四味。以甘爛水一斗。先煮茯苓。減二升。內諸藥。煮取三升。去滓。溫服一升。日三服。甘草二兩。成本全書作三兩。

作甘爛水法。取水二斗。置大盆內。以杓揚之。水上有珠子五六千顆相逐。取用之。甘爛水。方有執。張璐。及金鑑。皆作甘瀾水。非也。

瀨穆曰。甘爛水。即勞水也。孫思邈暗解靈樞半夏湯曰。治五勞七傷羸弱之病。煎藥宜以陳蘆勞水。取其水不強。其火不盛也。可謂能識得古意者。成氏曰。取不助腎氣也。非矣。

〔六十六〕發汗後。腹脹滿者。厚朴生薑甘草半夏人參湯主之。

成無已曰。吐後腹滿。與下後腹滿。皆爲實。言邪氣乘虛入裏爲實。發汗後。外已解也。腹脹滿知非裏實。由脾胃津液不足。氣澀不通。壅而爲滿。與此湯和脾胃而降氣。

張兼善曰。凡云發汗後者。以外無表證。裏無別術。止有腹滿一事而已。

程應旄曰。虛氣留滯之脹滿。較實者。自不堅痛。

正珍曰。陽明篇曰。吐後腹脹滿者。調胃承氣湯主之。又曰。大下後。六七日不大便。煩不解。腹滿痛者。此有燥屎也。宜大承氣湯。按下後脹滿者。爲邪實。吐後脹滿者。乃藥毒遺害已成。無已概爲邪實。非矣。

厚朴生薑半夏甘草人參湯方

厚朴半斤炙去皮　生薑半斤切　半夏半升洗　甘草二兩炙　人參一兩

右五味。以水一斗。煮取三升。去滓。溫服一升。日三服。半夏半升。成本作半斤。非。脫甘草二兩炙之炙字。宜依成本補入。

〔六十七〕傷寒。若吐。若下後。心下逆滿。氣上衝胸。起則頭眩。脈沈緊。發汗則動經。身爲振振搖者。茯苓桂枝白朮甘草湯主之。

方有執曰。動經。傷動經脈。振振。奮動也。韵會小補。振字注曰。又之人切。奮也。動也。正珍按。本音去聲。救也。奮也。

金鑑曰。振振搖者。卽戰振身搖也。

正珍曰。太陽上篇曰。心下滿微痛。小便不利者。桂枝去桂加白朮茯苓湯主之。金匱曰。夫短氣有微飲。當從小便去之。苓桂朮甘湯主之。又曰。心下有痰飲。胸脇支滿。目眩。用苓桂朮甘湯。合而考之。此條心下逆滿。氣上衝胸。起則頭眩。脈沈緊者。此由吐之。或下之。外入之邪雖解矣。陽氣爲之受傷。而不克運化。水漿停而爲病者也。頭眩者。頭中之陽虛也。靈樞衞氣篇曰。上虛則眩。是也。眩。謂頭旋。此證宜與茯苓桂枝白朮甘草湯以行其停水。若誤爲表邪未解。又發其汗。則經脈爲之被動。爲身搖肉瞤振振欲仆地證。乃眞武湯所主也。眞武湯條曰。太陽病。發熱汗出不解。心下悸頭眩。身瞤動。振振欲擗地。故以脈沈緊三字。綴在頭眩下。所以使之不混也。此乃一書文法。宜與第二十三條。第四十一條。第四十六條參看。古今注家不察此義。皆混爲一證。不達文法故也。按逆滿與支滿苦滿。皆讀滿爲懣。不曰硬滿脹滿。而曰逆滿支滿。造語亦自有差別如此。金匱附子粳米湯條。亦有腹中寒氣。雷鳴切痛。胸脇逆滿語。其非硬滿脹滿明矣。錢潢曰。逆滿。氣逆中滿也。非也。設其言之是乎。則下文氣上衝胸。豈不一剩語乎。金鑑云。吐下則胸虛邪陷。故心下逆滿。氣上衝胸。非也。若是邪陷之滿。乃爲實滿。非大陷胸則不可得而當焉。豈此湯之所能鐳耶。又嘗見喻昌註本。於傷寒下。加若發汗三字。非也。再按。若下下。玉函有若發汗三字。喻昌或據之乎。

茯苓桂枝白朮甘草湯方

茯苓四兩　桂枝三兩去皮　白朮　甘草各二兩炙

右四味。以水六升。煮取三升。去滓。分溫三服。千金翼。作白朮一兩。甘草一兩。非。金匱。作白朮三兩。非。

〔六十八〕發汗病不解。反惡寒者。虛故也。芍藥甘草附子湯主之。

小島瑞曰。長沙所謂病解與表解。其辭自異也。金鑑混而一之。可謂粗漏也。

正珍曰。言太陽病。已經發汗。病當解散復故也。若不復故反惡寒者。其人表陽素弱。汗出亡陽也。惡寒該惡風而言。與桂枝加附子湯之惡風。桂枝去芍藥加附子湯及附子瀉心湯之惡寒。皆爲表虛之候。宜與芍藥甘草附子湯。以復其陽焉。病不解。不復常之謂。非謂表不解也。如後章發汗若下之。病仍不解。煩躁者。亦復爾爾。若夫表不解之煩躁。乃大青龍湯所主。豈反用茯苓四逆乎。金鑑不字爲衍。惟忠爲已字之誤。並非也。

芍藥甘草附子湯方

芍藥三兩　甘草三兩炙　附子一枚炮去皮破八片

右三味。以水五升。煮取一升五合。去滓。分溫三服。疑非仲景意。玉函。千金翼。作水三升。玉函無疑非仲景意五字。是。右字。成本全書并作已上。非。三服之三。成本全書。并脫之。

劉棟曰。疑非仲景意五字當刪。

〔六十九〕發汗若下之。病仍不解。煩躁者。茯苓四逆湯主之。

金鑑曰。大青龍證。不汗出之煩躁。乃未經汗下之煩躁。屬實。此條病不解之煩躁。乃汗下後之煩躁。屬虛。然脈之浮緊沈微。自當別之。汪琥曰。

虛煩虛躁。乃假熱之象也。祇宜溫補。

劉棟曰。上條一等之深證也。宮義方說同

正珍曰。發汗或下之之後。仍不復常。反生煩躁者。乃亡陽假熱之煩躁。與乾薑附子湯之煩躁同。而比之乾薑附子湯。其證稍異矣。大青龍湯條所謂汗多亡陽。遂虛惡風煩躁者。是也。非實熱之煩躁也。宜與茯苓四逆湯。回復陽氣。按乾薑附子湯條。是汗下俱犯之證。此則或汗或下犯其一者也。觀若字可見矣。成無已以汗下兩犯解之。非也。此蓋四逆證而兼煩躁者已。何謂四逆證。下利清穀。若下利腹脹滿。若自利不渴。若大汗出。腹內拘急。四肢厥逆而惡寒。若吐利汗出。發熱惡寒。四肢拘急。手足厥冷。若膈下有寒飲乾嘔。若大汗大下利而厥冷類。是也。若夫言脈。則或浮而遲。或弱或沈。或脈微欲絕類。是也。

茯苓四逆湯方

茯苓四兩　人參一兩　附子一枚生用去皮破八片

甘草二兩炙　乾薑一兩半

右五味。以水五升。煮取三升。去滓。溫服七合。日二服。成本全書。茯苓四兩作六兩。非。二服作三服。是。玉函千金翼。幷作茯苓四兩。

按千金方婦人產後病。淡竹茹湯方後曰。若有人參入一兩。若無內茯苓一兩半亦佳。蓋人參茯苓皆治心煩悶及心虛驚悸。安定精神。

〔七十〕發汗後惡寒者。虛故也。不惡寒但熱者。實也。當和胃氣。與調胃承氣湯。玉函脈經千金翼。皆作小承氣湯是也。但熱者二字。千金翼作但惡熱者四字。後條辨。尚論編。溯源集。皆同。

成無己曰。汗出而惡寒者。表虛也。汗出不惡寒。但熱者。裏實也。經曰。汗出不惡寒者。此表解裏未和。太陽下篇。十棗湯條中語。與調胃承氣湯。

程應旄曰。汗後不惡寒反惡熱。其人大便必實。由發汗後亡津液所致。病不在營衛而在胃矣。法當和胃氣。與調胃承氣湯。又曰。實者表解裏未和也。故曰和胃氣。同一汗後。而虛實不同者。則視其人之胃氣。素寒素熱而氣隨之轉也。可見治病須顧及其人之本氣爲主。

劉棟曰。發汗後表解。不發熱有惡寒者。表虛也。芍藥甘草附子湯之主也。遂漏而不止。其證輕者。桂枝加附子湯之主也。若無惡寒但有惡熱者。此胃實也。當先與調胃承氣湯。使胃氣和矣。

正珍曰。陽明篇於小承氣湯。稱和者四條矣。此條亦既稱和胃氣。則可見作小承氣湯者是。而作調胃承氣之非矣。又按調胃承氣。本爲吐下後胃氣不調者而設。此條不經吐下。胃氣無傷。甘草遂屬無用。

〔七十一〕太陽病。發汗後。大汗出。胃中乾。煩躁不得眠。欲得飲水者。少少與飲之。令胃氣和則愈。若脈浮。小便不利。微熱消渴者。五苓散主之。煩躁之躁。全書作燥。非。五苓散主之上。
成本全書玉函幷有與字。非。

錢潢曰。此條當作兩截解。發汗後大汗出二句。乃一條誤汗之總領。張兼善曰。煩渴用白虎。宜也。其用五苓散滲津液何哉。曰白虎乃表證已解。邪傳裏而煩渴者。今脈尙浮。身有微熱而渴。乃表邪未全解。故用桂枝之辛。和肌表。白朮茯苓之甘淡。以潤虛燥也。

魏荔彤曰。發汗後。大汗出。所謂如水流漓也。於是胃中津液受傷而乾。因乾而燥。因燥而煩。因煩燥而不得眠。此一串而至者。惟恐人誤認爲傳裏之燥煩。而又誤下也。於是標出欲得飲水者一證。以見非傳裏之燥煩。乃亡津液之燥煩。但少少與水飲之。令其胃氣和。則可望愈。不必別生事致變矣。

惟忠曰。治渴非一。有白虎。有白虎加人參。有豬苓。有文蛤。有五苓。論其概則因小便之利不利而異已。

正珍曰。飲水二字。古人一定熟語。論語。飯疏食飲水。禮記啜菽飲水盡其歡。與本論飲水之水。皆泛稱飲物者。而非必言冷水也。若是果冷水。則不曰水。而曰冷水。文蛤散條可徵矣。可見單稱水者。非復涼冷之水也。是本篇中稱水。又稱冷水者之別也。按太陽病。發汗後表證表脈悉除。但汗出不止。煩躁不得眠。欲得飲水者。是雖邪氣已解。汗後表不固。

津液內竭而胃中乾燥故也。非熱結在裏也，又非水飲停蓄也，故飲水以滋其胃燥則愈。若有此證。而其脈洪大。雖與水尚不愈者。乃熱結在裏之候。宜與白虎加人參湯也。若太陽病。發汗不解。其脈仍浮。小便不利。微熱消渴者。此爲表未盡解。兼挾停飲。與五苓散。以發未盡之表。且利其停飲。則表裏雙解而愈矣。金鑑云。倘與之飲。胃仍不和。脈浮小便不利。微熱消渴者。用五苓散。止此 此渾二證而爲一。甚非也。如桃核承氣湯條中愈字。可以見矣。按先輩（方有執錢潢及金鑑等）皆謂。太陽是膀胱之經。此證小便不利而渴者。是經邪傳入其腑也。遂以五苓散。爲太陽經腑俱病之劑。雖然仲景氏所立六經之名。非以經脈言也。假以配表裏脈證也已。故除五苓之證及陽明胃實之外。少陽及三陰病。並未有云其臟腑者也。若必以經脈言之。則其云臟腑。何惟太陽陽明已。而不及少陽及三陰病耶。觀其惟太陽陽明已。而不及少陽及三陰病。則其非以經脈言也明矣。再按。消渴者。言其所飲之水。徒皆消盡。而渴不爲之止。愈飲愈渴也。成無已云。飲水多而小便少者。謂之消渴。此是後世醫家俗說。大非古義。若必以小便少而名焉。惟云消渴足矣。何更煩小便不利四字乎。此蓋因消渴病之飲多水少。而誤來如此。

五苓散方

猪苓十八銖去皮　澤瀉一兩六銖　白朮十八銖　茯苓十八銖　桂枝半兩去皮

右五味，擣爲散，以白飲和服方寸匕，日三服，多飲煖水，汗出愈，如法將息。成本全書，無如法將息四字。澤瀉一兩六銖下，成本全書，俱有半字，非。又脫桂枝之枝字，當補入之。擣爲散二字，成本玉函全書，俱作爲末二字。

王肯堂曰：五苓之中，茯苓爲主，故曰五苓散。

正珍曰：外臺祕要第四卷五苓散方後，多飲煖水下，有以助藥力四字。蓋與啜粥之意同矣。按上言白飲，下言煖水，此非一物也。白飲，謂白米飲也。謂之白飲者，與白粉見猪膚湯條白粲漢書惠帝紀白粥見搜神記元好問詩同義矣。千金方脫肛篇猪肝散條曰：溫清酒一升，服方寸匕，日再。若不能酒，與清白米飲亦得。證類本草滑石下引聖惠方曰：治乳石發動，滑石半兩，細研如粉，以水一中盞，絞如白飲，頓服之。倭名類聚鈔第十六卷引四時食制經曰：春宜食漿甘水。漿水音卽良反。和名。豆久利美豆。俗云。迩於毛比。冬宜食白飲。和名。古美都。今按。濃漿之名也。諸所載白飲，皆白米飲也。與本篇同。而千金翼白飲作白水，可謂誤也。觀白散條，可見矣。又外臺書墨丸用巴豆方後曰：利不止者，以冷白飲止之，亦同。梁陶弘景名醫別錄云：方寸匕者，作匕正方一寸。宋洪遵泉志有方寸匕圖。可參考。抄散取不落爲度。證類本草

〔七十二〕發汗已，脈浮數，煩渴者，五苓散主之。玉函。已作後。浮下。有而字。

成無己曰：脈浮數者，表邪未盡也。

方有執曰。已言發汗畢。非謂病罷也。

正珍曰。此承上條。論其有異證者也。小便不利微熱六字。含畜在中。義與第三十二條。第三十九條同焉。上條脈但浮而不數。此條脈浮而數。是其異者也。其脈雖有小異。内因不殊。故均以五苓散主之。煩渴。謂渴之甚。非且煩且渴也。說見前二十六條。按成無已以煩渴。爲亡津液胃燥。非也。金鑑云。脫小便不利四字。亦非也。再按。白虎加人參之煩渴。則其脈洪大。此則其脈浮數。淺深可見也。

〔七十三〕傷寒。汗出而渴者。五苓散主之。不渴者。茯苓甘草湯主之。

金鑑曰。傷寒發汗後。脈浮數汗出煩渴。小便不利者。五苓散主之。今惟曰汗出者。省文也。

正珍曰。此亦承上二條。以略其脈證。特舉其所兼之異證。以示其治也。異證者何。所謂汗出是也。言脈浮。或浮數。小便不利。微熱汗出而渴者。五苓散主之。若此證而無渴者。其病輕一等。宜用茯苓甘草湯。其以表證未全解。故仍用桂枝以發之也。冒首傷寒二字。泛指太陽病。不必拘麻黃桂枝二湯之證也。先輩諸子。深泥傷寒二字。非也。成無已謂渴者。邪氣漸傳裏也。亦非矣。凡病人小便不利而渴者。皆内有停水之所致。非邪熱傳裏也。

茯苓甘草湯方

茯苓二兩　桂枝二兩去皮　甘草一兩炙　生薑三兩切

右四味。以水四升。煮取二升。去滓。分溫三服。玉函。茯苓作三兩。

〔七十四〕中風發熱。六七日不解而煩。以表裏證。渴欲飲水。水入則吐者。名曰水逆。五苓散主之。

魏荔彤曰。有表裏證。裏證何。卽此條所謂煩渴飲水。水入卽吐。是也。表證何。卽前條所謂頭項強痛而惡寒。發熱汗出。是也。於是用桂枝。以驅表邪。佐以朮苓澤瀉。以固土逐水。加以多飲煖水。使汗出而表解。水既不逆。小便利而裏解。而病有不愈者乎。

正珍曰。此亦承上諸條。只略諸條脈證。以從簡省。特舉其異者。以示其治也。表指脈浮頭痛發熱惡寒等而言。裏指渴欲飲水。水入則吐。及小便不利等言也。言太陽病。發汗汗出。至六七日仍不解。反加小便不利。渴欲飲水。水入則吐之證者。此以汗後有微渴。飲水過度。水停不行之所致。故用五苓散。以發未盡之表。且利其停水則愈。謂之水逆者。示其病因之詞。義與火逆同矣。註家皆謂因其吐水。故名水逆。果然。則火逆之證。爲吐火乎。可謂不通矣。按表裏證者。以表有太陽證。裏有停水。或下利。或嘔逆乾嘔。或心下痞鞕等證言之。如桂枝人參湯表裏不解。十棗湯表解裏未和類。可以證矣。方有執以經府言之，王肯堂以太陽陽明言之。惟忠劉棟以爲少陽柴胡證，皆非也。又按。五苓散、猪苓湯，其證大同而小異。其所異者，但由挾表證與否已。故於五苓散條，則冠以太陽病，或發汗已。或傷寒，或中風等之文，且稱有表裏證。於猪苓湯條。則未嘗冠以此等文，且靡有一表字也。是以二方皆雖具小便不利，發熱消渴，脈浮之文，其辨在惡寒惡風，頭痛項強等上而判矣。不可不審也。

〔七十五〕未持脈時，病人手叉自冒心，師因教試令欬，而不欬者，此必兩耳聾無聞也。所以然者，以重發汗虛，故如此。

劉棟曰。此條後人之所攙，恐是上文叉手冒心之註，誤出於此也。

正珍曰。此條王叔和敷演桂枝甘草湯條意者。辭氣與平脈法相似。決非仲景氏之言也。宜刪。

〔七十六〕發汗後，飲水多必喘，以水灌之，亦喘。玉函。多下。有者字。

〔七十七〕發汗後，水藥不得入口爲逆，若更發汗，必吐下不止。玉函。無若以下九字。

劉棟曰。此二條後人之所記，恐是上文水逆之注也。

正珍曰。前條當是麻黄杏仁甘草石膏湯注。後條乃水逆注已。按逆者，謂誤治也。成無已爲吐逆之逆，非也。

傷寒論集成卷三

日本　東都　山田正珍宗俊父　著
男　正德宗見
常陸　中林清熙俊庵　同校
門人　土佐　笠原方恒雲仙

〔七十八〕發汗吐下後。虛煩不得眠。若劇者。必反覆顛倒。心中懊憹。梔子豉湯主之。若少氣者。梔子甘草豉湯主之。若嘔者。梔子生薑豉湯主之。

厥陰篇曰。下利後更煩。按之心下濡者。爲虛煩也。宜梔子豉湯。

成無已曰。懊憹。心中鬱鬱然不舒。憒憒然無奈。比之煩悶而甚者。懊憹也。字彙曰。懊憹音奧農。憂悶意。

傷寒直格曰。懊憹者。煩心熱躁悶亂不寧也。甚者。似中巴豆草烏頭之類毒藥之狀也。

喻昌曰。不得眠。即臥起不安之互詞。

張志聰曰。懊憹者。煩之甚也。反覆顛倒。不得眠之甚也。

金鑑曰。未經汗吐下之煩。多屬熱。謂之熱煩。已經汗吐下之煩。多屬虛。謂之虛煩。不得眠者。煩不能臥也。汪琥曰。虛煩二字。不可作眞虛看。作汗吐下暴虛看。

王肯堂曰。懊。卽惱字。古通。

香川太冲。行餘醫言曰。少氣者。言氣息微少不足以言也。靈樞曰。少氣身漯漯也。素問曰。一呼脈一動。一吸脈一動。曰少氣。此是虛候。而與短氣不同。多在暴瀉大吐之後。

希哲曰。謂之虛煩者。以經發汗吐下。因虛致煩。而非因表實夾內熱。及胃中燥實。致煩者比也。

島壽曰。少氣。謂呼吸之氣短少也。

劉棟曰。少氣與短氣。大同少異。短氣者。呼吸促迫。如欲絕也。少氣者。因上逆而呼吸微弱。如欲絕也。乃加甘草而緩其急也。

惟忠曰。呼吸如將絕。謂之少氣。氣急息迫。謂之短氣。

正珍曰。心中熱擾。謂之煩。煩甚而致反覆顚倒。謂之懊憹。本章所說。其義了然。凡傷寒若發汗。若吐。若下後。諸證皆去。但胸中熱煩。不得眠者。是大邪已去。正氣暴虛。而餘熱內伏之候。故謂之虛煩。雖則曰虛。其實非爲眞虛也。亦惟汗吐下後一時之虛已。故與梔子豉湯。以解其餘熱。則其虛不補而自復也。如竹葉石膏湯。治傷寒解後。虛羸少氣。氣逆欲吐者。亦然矣。若發汗大汗出後。煩躁不得眠。欲得飲水者。乃津液內竭。

胃中乾燥之所致。少少與水以滋潤之則愈。今此證。惟煩而不渴。知其非胃燥也。若汗下後。煩躁不得眠。不嘔不渴無表證。其脈沈微者便是眞虛。不復一時暴虛之比。宜以乾薑附子湯。茯苓四逆湯輩急溫之。愼不可與梔子豉湯也。若其反覆顚倒。心中懊憹者。卽虛煩劇證。亦宜與梔子豉湯也。按成無已及諸註家。皆謂此因汗吐下後。邪熱乘虛。客於胸中所致。非也。果然則如彼結胸胃實類。凡汗吐下後。邪氣乘其虛。內陷而煩者。亦皆謂之虛煩乎。可謂不通之說矣。又按。梔子豉湯固非吐劑。張志聰所辨。可稱千古卓見矣。故虛煩而少氣者。加甘草以治之。虛煩而嘔者。加生薑以治之。果是吐劑乎。則其加甘草加生薑者。遂不可解矣。再按。金匱梔子大黃湯。用梔子十四枚豉一升。大黃消石湯。用梔子十五枚。二方並不言得吐。亦是明徵矣。又按。調胃承氣湯爲吐下後。胃中不和者設焉。梔子豉湯爲發汗吐下後。胸中不和者設焉。

梔子豉湯方

梔子十四箇擘　香豉四合綿裹

右二味。以水四升。先煮梔子得二升半。內豉煮取一升半。去滓。分爲二服。溫進一服。得吐者止後服。二升半下。外臺。有去滓二字。是也。宜補之。千金。得吐二字。作安一字。

張志聰曰。舊本有一服得吐止後服七字。此因瓜蒂散中有香豉。而誤傳於此。今爲删正。又曰。按元人王好古曰。本草中竝不言梔子能吐。奚仲景用爲吐藥。嗟嗟仲祖。何曾爲吐藥耶。卽六節中並不言一吐字。如瓜蔕散證則曰。此爲胸有寒也。當吐之。况既汗吐後焉有復吐之理。此因訛傳訛。宜爲改正。

正珍曰。豉卽黑豆所制者。解毒和胃。故瓜蔕散用之。一以緩毒。一以顧胃。梔子豉湯用之。一以解前藥餘毒。一以調吐下後胃氣不和。前輩以爲吐藥妄甚。

梔子甘草豉湯方

梔子十四箇擘　甘草二兩炙　香豉四合綿裹

右三味。以水四升。先煮梔子甘草。取二升半。內豉煮取一升半。去滓。分二服。溫進一服。得吐者止後服。

梔子生薑豉湯方

梔子十四箇擘　生薑五兩　香豉四合綿裹

右三味。以水四升。先煮梔子生薑。取二升半。內豉煮取一升半。去滓。分二服。溫進一服。得吐者止後服。千金外臺。得吐者三字。作安卽二字。

〔七十九〕發汗若下之。而煩熱胸中窒者。梔子豉湯主之。字彙曰。窒。音質。塞也。

此虛煩見異證者。證雖小異。其因不殊。故亦用梔子豉湯也。煩熱者。煩熱二字。又見二百四十六條。可參考。謂熱之甚。猶煩疼煩渴之煩。甚之之詞已。非謂胸煩身熱也。胸中窒者。未至心中懊憹之劇。唯上焦鬱結而不快是也。程應旄云。煩熱二字互言。煩在內。熱在外也。止此非也。劉棟云。此上條一等之劇也。止此亦非也。

〔八十〕傷寒五六日大下之後。身熱不去。心中結痛者。未欲解也。梔子豉湯主之。

此亦虛煩見異證者。言傷寒五六日。醫以丸藥大下之之後。身熱不去。心中鬱結而痛者。是正氣暴虛。餘熱未欲解也。梔子豉湯。以解餘熱。則愈。按凡傷寒有熱者。雖有可下證。不可以丸藥下之。宜以湯藥下之。本篇明言。過經讝語者。以有熱也。當以湯下之。醫以丸藥下之。非其治也。調胃承氣湯條又曰。日晡所發潮熱。已而微利。此本柴胡證。而不得利。今反利者。知醫以丸藥下之。非其治也。柴胡加芒硝湯條又曰。醫以丸藥。大下之。身熱不去微煩。梔子乾薑湯條合而考之。本節大下。亦爲丸藥之大下。可知矣。若有可下之證。而下之以湯藥。則亦何身熱不去之有。又按。成無已。王肯堂。程應旄諸人。皆以本節心中結痛。與下後爲結胸者。以爲似而非之證。苦口辨其差別。殊不知結胸之爲病。惟在心下。而不在心中。病之所位。本自不同矣。若徒以熱之有無論之。則結胸心下鞕痛。手不可近。而有身熱者。

亦以梔子豉湯乎。可謂杯水救薪火矣。又按。金鑑改梔子豉湯。爲梔子乾薑湯。亦非矣。

〔八十一〕傷寒下後。心煩腹滿。臥起不安者。梔子厚朴湯主之。

此虛煩兼腹滿者。故於梔子豉湯內去香豉加厚朴枳實以主之。心煩。即虛煩臥起不安。即不得眠也。其致腹滿者。以下後內虛。氣濇不痛也。與厚朴生薑半夏甘草人參湯之腹滿。同一虛脹已。是以雖滿不堅痛。此所以其不用大黃芒消等也。成無已云。既煩且滿。則邪氣壅於胸腹之間也。非矣。邪氣實滿。豈此湯之所能治哉。

梔子厚朴湯方

梔子十四箇擘　厚朴四兩炙去皮　枳實四枚水浸炙令黃

右三味。以水三升半。煮取一升半。去滓。分二服。溫進一服。得吐者止後服。

右字。成本全書。作以上二字。非。

瀨穆曰。方名後人脫枳實二字。

〔八十二〕傷寒。醫以丸藥大下之。身熱不去微煩者。梔子乾薑湯主之。

按丸藥。謂大陷胸丸三物備急類也。王肯堂曰。丸藥。所謂神丹甘遂也。或作巴豆。　凡傷寒熱盛者。雖有可下證。不可以丸藥下之。何者。丸藥惟蕩滌腸胃。而不能除身熱也。今傷寒熱盛者。醫反以丸藥大下之。身熱不去。更加微煩者。內虛而煩也。法當以梔子豉湯主之。然以其煩微而無心中結痛及懊憹等證。去香豉加乾薑。一以解熱。一以復虛也。猶胸中有熱胃中有寒者。黃連乾薑。寒熱並施之意。見太陽下篇黃連湯條 金鑑云。梔子乾薑湯。當是梔子豉湯。斷無煩熱用乾薑之理。止此 非也。虛煩虛熱。不用乾薑而何。

梔子乾薑湯方

梔子十四箇擘　乾薑二兩

右二味。以水三升半。煮取一升半。去滓。分二服。溫進一服。得吐者止後服。

〔八十三〕凡用梔子湯。病人舊微溏者。不可與服之。

成無己曰。病人舊微溏者。裏虛而寒在下也。雖煩則非蘊熱。故不可與梔子湯。內經曰。先泄而後生他病者。治其本。必且調之。後乃治其他病。

正珍曰。凡用梔子之湯。不問梔子豉湯梔子甘草豉湯梔子生薑豉湯。梔子厚朴湯梔子乾薑湯。其病人大便舊微溏者。不可妄與之。以梔子爲寒藥。恐致胃寒下利也。溏者。大便濡甚也。瀨穆云。梔子湯。當作梔子豉湯。非也。字典。溏字註曰。音唐。博雅。溏溏。淖也。又淖字註曰。奴教切。說文。泥也。左傳成十六年。有淖於前。乃皆左右相違於淖。又字林。濡甚。曰淖。

〔八十四〕太陽病。發汗。汗出不解。其人仍發熱。心下悸。頭眩。身瞤動。振振欲擗地者。眞武湯主之。脈經。身作目。擗作仆。

成無己曰。心下悸。頭眩。身瞤動。振振欲擗地者。汗出亡陽也。裏虛爲悸。

上虛爲眩。經虛爲身瞤振振搖。與眞武湯主之、溫經復陽。

方有執曰、眩。昏暈也。瞤、輒動也。振振、振作也。

喻昌曰。大青龍證中、垂戒云若脈微弱、汗出惡風者、不可服。服之則厥逆筋惕肉瞤。正與此段互發。

金鑑曰、此示人以救逆之法也。振、聳動也。振振欲擗地者、聳動不已、不能興起。欲墮於地、陽虛氣力不能支也。

正珍曰。擗地二字。諸家紛紜。未有歸一之說。按法華經信解品云、轉更惶怖悶絕躄地。唐慧琳音義云、躄。脾役切。倒也。宋方回虛谷閒抄。幽州石老條云、擗地號叫、人異而觀之。字典云。音擗。倒也。類篇。仆也。正字通云。躄與辟通。又字典擗字注云。通作辟。合而考之。躄擗辟三字通用。所謂擗地。卽躄地也。蓋字以音爲本。形則亞之。苟其音旣同。則互相通用。不泥字義。如拒通作距。亦復爾爾。又按。脈經作仆地。字異而義同。宋板注云。擗一作僻。是亦同音通用已。方有執云。擗。拊心也。詩邶風。寤辟有摽。言拊心而無可奈何也。喻昌云。擗者。闢也。避也。思欲闢地而避處其內也。汗多亡陽者。欲入土中避虛就實也。嗚呼。何其迂曲之甚。此條言太陽病。以麻黃青龍輩。大發其汗。其人充實者。當汗出復常也。若其人虛弱者、汗出表證罷。而病仍不解。發熱心下悸頭眩。身瞤動欲仆地。此以汗出多而亡陽故也。雖有發熱。非表不解之發熱。乃虛火炎上之發熱。後世所謂。眞寒假熱者也。心下悸者。胃陽虛而水飲停畜也。頭眩者。頭中之陽虛也。靈樞衞氣篇所謂。上虛則眩。是也。身瞤欲仆者。經中之陽虛也。茯苓桂枝白朮甘草湯條所謂發汗則動經。身爲振振動是也。此表裏上下俱虛之候具焉。故與眞武湯。以復其陽。以行其水也。成無已云。仍發熱。邪氣未解也。此與桂枝新加湯之身疼痛。柴胡桂枝湯之發熱微惡寒同看。以爲表邪未解也。蓋爲仍字所誤也。故亦誤解茯苓四逆湯發汗若下之病仍不解煩躁者。以爲陰陽俱虛。邪獨不解。豈邪氣未解之發熱煩躁。反劑薑附輩以溫補之乎。抱薪救火。悖哉。妄哉。方有執。張璐徒皆云。此條太陽中風。誤服大青龍。而致逆之救法也。雖然。古昔發汗之法。種種不同。豈獨爲大青龍而設乎。不知麻黃葛根發汗之後。而見本節證候者。別有何等救法哉。可謂拘累之甚矣。

〔八十五〕咽喉乾燥者。不可發汗。

成無已曰。津液不足也。

張志聰曰。咽喉乾燥者。心腎之精血皆虛。發汗則有上文之變證矣。上文言汗後之變證。此乃未發之先機。本論錯綜之妙。讀者以意會之。

金鑑曰。咽喉乾燥。津液不足也。更發其汗則津液益枯。故戒人雖有可汗之證，亦不可發汗也。

希哲曰：已言咽喉，則口舌在其中。

正珍曰：口舌咽喉之乾燥，有白虎加人參湯證，有大承氣湯證，有大陷胸湯證，有五苓散證。於金匱則有己椒藶黄丸證，有溫經湯證，有小建中湯證，有桔梗湯證，有白散證。但五苓散渴而口燥煩，小便不利者，微用發汗已。然不言咽喉乾燥，則其爲輕證可知矣。

〔八十六〕淋家不可發汗，發汗必便血。

按淋之爲病也，小便淋瀝，不能快利者，非癃也。其因在精道之失常也。精，即心血之經精道入精囊而變化者，固非他物矣。故淋家過于發汗，則精道失守，精囊曠職，遣夫動血二脈之血妄動妄行，所以溺血也。往歲東叡山寶勝院主貫純，一日忽爾發熱惡寒，周身發小瘡五六日間，瘡皆成膿，苦悶日加。又一日瘡悉黑陷，起而如廁，溺鮮血者二升許。病人視而大驚，精神益衰，短氣煩躁，口不能言。市醫某術盡技窮，迺告急於予。予未至之間，復溺鮮血者兩三行。余往而診之，脈微欲絕，冷汗津然而出。又溺血者三升餘，試染厚白紙視之，紅與猩猩緋一般。余曰：此瘡氣内攻，陽氣暴亡之候也，決不能回生。遂辭而歸。翌日煞死云。嗚呼，古聖垂訓，語無虛發，雖一言一字，無非精微之蘊。後人乃輒概以謂論說無益於治術。抑何不思之甚。蓋臟腑經脈說。上自素問靈樞。下訖明清諸家。率皆以臆度之。飾以陰陽五行之理。強立之論辨。滔滔者天下皆是。未嘗有一人驗諸解剖之實者也。故其所說臟腑形狀。脈絡纏繞。皆是暗中摸索。不啻漆桶掃帚焉。甚哉昔人之欺後世也。余嘗閱和蘭解體書二三本。其所圖說。皆出于解剖之實者。與今日所驗。亦皆吻合。桃田翼所譯解體新書。卽此物也。今據其說考之。精道乃動血二脈之支別。起於腎臟下行入于精囊動血二脈。乃一身來往之血道矣。精道則當交接之時。受彼動血二脈之血。傳到精囊。始化成精而瀉出者也。非腎臟所藏物也。淋家過于發汗致便血者。其理於是乎明矣。成無已程知徒皆云。膀胱裏熱則淋。更發其汗。則膀胱愈燥而小便血矣。止此雖然膀胱之爲府。惟是貯小便之地。猶胃之容受水穀。然胃中熱燥。未見圊血者。膀胱熱燥。豈亦有溺血之理乎。一說以便血爲血淋。非也。若然則肛門下血者。亦直爲膿血痢乎。可謂妄矣。發秘曰。淋家謂平時患淋之人。○瀨穆曰。便平聲。溲也。

〔附考〕門人某問曰。溺血證。仲景氏不言治方。處之奈何。曰。均是一亡陽之證。宜以亡陽處之。嘗療一壯夫卒爾溺血者。作附子理中加泊夫藍湯飲之。數日徐徐而瘳矣。

〔八十七〕瘡家雖身疼痛。不可發汗。汗出則痓。成本全書。汗出作發汗。玉函。痓作痙。是。

錢潢曰。瘡家。非謂疥癬之疾也。蓋指大膿。大血。癰疽。潰瘍。楊梅結毒。臁瘡。痘疹。馬刀俠瘻之屬也。身疼痛。傷寒之表證也。言瘡家氣虛血少。營衞衰薄。雖或有傷寒身體疼痛等表證。亦愼不可輕發其汗。若誤發其汗。則變逆而爲痙矣。痙者。即所謂身熱足寒。頸項強急惡寒。時頭熱面赤目脈赤。獨頭面搖。卒口噤。背反張者。是也。故於痙證中有云。太陽病。發汗太多。因致痓也。豈有所謂重感寒濕。外風襲虛之說哉。

成無已曰。痓當作痙。傳寫之誤也。痓者惡也。非強也。

方有執曰。痙廣韵。風強病。俗謂打寒噤是也。

香川太冲行餘醫言曰。痙。巨郢切。擎上聲。從來諸方書。多誤寫痓。大謬之甚。按說文云。痙。彊急也。而無痓字。痓。字彙充智切。惡也。與痙義會不相涉。又按正字通。痙俗作痓。六書故曰。醫書云。痓亦作痙。考之說文。合之以聲。痓乃痙之譌。當定爲痙。蓋莖脛頸勁經徑涇輕。並皆省書或巠或𢀖。與至字。甚相似。全是傳寫之誤。彰彰可見矣。省文之害。至如此也。

正珍曰。按金匱直解。引郭白雲曰。痓是病名。如中風傷寒之類也。痙是病證。如結胸否氣之類也。痓爲輕。痙爲重。痓而又痙者。爲尤重。止此。嗚呼。何爲其說之曖昧模糊。如此之甚乎。可謂盲聾之甚者也。欲廣異聞。故幷及焉。又按。成無已以身疼痛。爲瘡之疼痛。非也。

〔八十八〕衄家不可發汗。汗出必額上陷。脈急緊。直視不能眴。不得眠。字典曰。眴，音縣。說文。目搖也。史記項羽紀。項梁眴籍曰。可行矣。註。謂動目私視之也。又音舜。目自動也。與瞤同。

韓氏曰。此人素有衄血證。非傷寒後如前條之衄也。故不可發汗。

錢潢曰。衄鼻出血也。額上。非即額也。額骨堅硬。豈得即陷。蓋額以上之顖門也。正珍曰。外臺。作額上脈。急而緊。無陷字。頗似妥帖。錢潢所云。恐未必是也。

正珍曰。平素善衄之人。頭中之陽已屬不足。故發其汗。則頭中之陽大虛。生變逆如是矣。乾薑附子湯輩。可以僥倖萬一也。成無已云。眴。合目也。不知何據。恐是任筆杜撰者而已。錢潢云所謂衄家者。即論中所云。發煩目瞑必衄。及傷寒脈浮緊。不發汗因致衄者。脈浮緊。發熱無汗。自衄者愈也。亦非矣。不可從也。金鑑云。衄家者。該吐血而言也。亦非矣。

〔八十九〕亡血家。不可發汗。發汗則寒慄而振。

成無已曰。針經曰。奪血者無汗。奪汗者無血。亡血發汗。則陰陽俱虛。故寒慄而振搖。正珍曰。成氏所引針經文。出靈樞營衞生會篇。

金鑑曰。凡失血之後。血氣未復。爲亡血虛家。皆不可發汗也。若再發汗則陽氣衰微。力不能支。故身寒噤慄。振振聳動。所必然也。

王三陽曰。血家。汗家。俱指本人平時舊病言之。

正珍曰。亡血家者。如嘔血下血。崩漏產後。金瘡破傷類是也。亡者。失也。

非滅也。寒慄而振。乃乾薑附子湯之證。

〔九十〕汗家重發汗。必恍惚心亂。小便已陰疼。與禹餘糧丸。

宋板注曰。方本闕。

魏荔彤曰。禹餘糧丸方闕。悬臆度之。即赤石脂禹餘糧湯耳。意在收濇小便。以養心氣。氣足而血生矣。且有鎮安心神之義也。是否質之高明。如理中湯可以製丸也。

金鑑曰。汗家。謂平素好汗出之人也。

錢潢曰。恍惚者。心神搖蕩而不能自持。心亂者。神虛意亂。而不得自主也。

瀬穆曰。恍惚。不分明也。

宮義方曰。可行桂枝加附子湯。

正珍曰。錢潢云。汗家。傷寒家已經發汗。及自汗盜汗者。皆是也。非也。

〔九十一〕病人有寒。復發汗。胃中冷。必吐蚘。宋板注曰。一作逆。

方有執曰。復。反也。言誤也。

金鑑曰。胃寒復汗。陽氣愈微。胃中冷甚。蚘不能安。故必吐蚘也。宜理中湯送烏梅丸可也。全書。引活人曰。先服理中丸。次服烏梅丸。

島壽曰。凡蟲避寒就溫。冬蟄夏出。胃中冷蚘不得安。欲走上焦陽分。從胃脘出口也。

希哲曰。病人有寒者。言有虛寒。而外見表證也。

宮義方曰。有寒。謂胃中虛冷。理中或附子理中湯證也。

正珍曰。有寒。謂腸胃虛寒。太陰篇所謂自利不渴者屬太陰。以其藏有寒故也。當溫之。宜服四逆輩。是也。復。芳六反。與覆古字通用。反也。詩大雅曰。人有土田。女反有之。人有民人。女覆奪之。又曰。匪用其良。覆俾我悖。註曰。覆。反也。字典曰。復又與覆通。正字通曰。反復音義通。癸辛雜識新集云。復字有三音。房六切者。復歸之復也。字書訓以往來是也。扶富切者。又復也。字書訓以又是也。芳六切與復同音者。覆之復也。易乾象。反復道也。釋文。芳六反。本亦作覆。是也。合而考之。復覆通用明矣。言病人素有虛寒證。反發其汗。則陽氣愈微。胃中冷甚。而蚘不能安。故必吐蚘也。友人栗山獻臣曰。嘗解剖刑人數人矣。腸胃之間。皆有蚘蟲存焉。意者。蚘之於腸胃。蓋亦相扶以消化穀食者已。非無用之長物也。入門小兒死證部蟲出下有消食蟲名。予聞而疑之久矣。頃者偶檢太平御覽。援東方朔神異經云。南方有𤯱蟅。可以節蚘蟲。蚘蟲狀如蚓。消穀蟲也。多則傷人。少則穀不消。是甘蔗能減多益少。凡蔗亦然。予雖未信然否。書以廣異聞。按。神異經所謂甘蔗。蓋指其生草言之。乃蔗漿。是也。古人所用皆然。若夫煎煉成沙餹者。多食生蟲。豈有減蟲之効乎。況其法初于唐太宗時。而唐以前則世未嘗有此物乎。又按。甘蔗。出名醫別錄。漢書。郊祀歌所謂。泰尊柘漿。析朝酲。乃是蔗漿。詳見本草綱目。喻昌云。寒。亦痰也。惟忠云。有寒。謂胸中有停飲也。此與瓜蒂散條。胸有寒之寒同看。不知有寒飲之人。何害禁汗也。汗之之後。亦何故吐蚘也。金鑑云。復發汗者。謂汗而復汗也。非也。

〔九十二〕本發汗而復下之。此爲逆也。若先發汗。治不爲逆。本先下之而反汗之。爲逆。若先下之。治不爲逆。

成無已曰。病在表者。汗之爲宜。下之爲逆。病在裏者。下之爲宜。汗之爲逆。

方有執曰。復與覆同。古字通用。復。亦反也。猶言誤也。與下文反汗之反同意。

金鑑曰。本應先汗而反下之。此爲逆也。若先汗而後下。治不爲逆也。若裏急於表。本應先下而反汗之。此爲逆也。若先下而後汗。治不爲逆也。

汪琥曰。治傷寒之法。表證急者。卽宜汗。裏證急者。卽宜下。不可拘拘於先汗而後下也。汗下得宜。治不爲逆。

惟忠曰。雖不及吐自在其中也。本發之間。脫先字。

〔九十三〕傷寒。醫下之。續得下利。清穀不止。身疼痛者。急當救裏。後身疼痛。清便自調者。急當救表。救裏宜四逆湯。救表宜桂枝湯。

金鑑曰。傷寒。醫不分表裏寒熱虛實。而誤下之。續得下利。清穀不止者。

寒其裏也。雖有遍身疼痛之表未除。但下利清穀不止。裏寒已盛。法當急救其裏。俟便利自調。仍身疼痛不止者。再救其表可也。救裏宜四逆湯。溫中勝寒。救表宜桂枝湯。調營和衛也。

瀨穆曰。清者。反語。不淨之處。即厠也。穀食不化之謂。自調。言如常調和也。

惟忠曰。大氐雖有裏證。而表未和。則先表而後裏也。此則反之。下利清穀。比之他證則急矣。故以先救裏爲法也。例云。下利清穀。不可攻表。汗出必脹滿。

正珍曰。太陽上篇。二十九條曰。反與桂枝欲攻其表。此誤也。厥陰篇。三百八十一條曰。攻表宜桂枝湯。合而考之。本節救表之救字。乃攻字誤寫。宜改正。按此證重於協熱利一等矣。彼惟下利。而此則加以清穀。彼則桂枝人參湯。以雙解表裏。此則急用四逆。偏救其裏。輕重緩急。自有其分矣。清圊也。詳見前第二十三條。方有執。解清便自調。以爲小便清而大便調。錢潢解清穀。以爲清水完穀。並非也。

〔九十四〕病發熱頭痛。脈反沉。若不差。身體疼痛。當救其裏。宜四逆湯。

金鑑曰。身體疼痛之下。當有下利清穀四字。方合當溫其裏之文。觀太陰篇。云傷寒醫下之。續得下利。清穀不止。身疼痛者。急當救裏。宜四逆湯。此雖未下。但脈反沉。可知裏寒。必是脫簡。

又曰。是太陽表證。而得少陰裏脈也。宜以麻黃附子細辛湯發之。若不差。下利清穀。卽有身體疼痛之表未解。不可更汗。當溫其裏。宜四逆湯。

方有執曰。此憑脈。不憑證之大旨。

宮義方曰。少陰病。脈沉者。急溫之也。

正珍曰。此是表實裏虛之合病。屬麻黃附子細辛湯證也。非發汗後。身疼痛。脈沈遲之證也。劉棟以爲新加湯證非矣。不差者。既已服藥而無効之辭。外證未解。噫氣不除皆爾矣。下 一百三條云。先與小建中湯。不差者。小柴胡湯主之。亦同一義例矣。

〔九十五〕太陽病。先下而不愈。因復發汗。以此表裏俱虛。其人因致冒。冒家汗出自愈。所以然者。汗出表和故也。裏未和。然後復下之。

〔九十六〕太陽病未解。脈陰陽俱停。一作微 必先振慄。汗出而解。但陽脈微者。先汗出而解。但陰脈微 一作尺脈實 者。下之而解。若欲下之。宜調胃承氣湯。

〔九十七〕太陽病。發熱汗出者。此爲營弱衛強。故使汗出。欲救邪風者。宜桂枝湯。

右三條並王叔和所攙入。非仲景氏言也。凡稱所以然者。蓋叔和家言矣。且脈之分陰陽。及調胃承氣湯本非下劑。而稱欲下之。仲景未嘗語營衞，而稱營弱衞強者，皆足以發其奸。況文采辭氣，本自不同乎。

〔九十八〕傷寒五六日中風，往來寒熱，胸脇苦滿，嘿嘿不欲飲食，心煩喜嘔，或胸中煩而不嘔，或渴，或腹中痛，或脇下痞鞕，或心下悸，小便不利，或不渴身有微熱，或欬者，小柴胡湯主之。小柴胡湯上，成本全書，有與字，非也。

成無已曰：病有在表者，有在裏者，有在表裏之間者。此邪氣在表裏之間，謂之半表半裏。邪氣在表者，必漬形以爲汗。邪氣在裏者，必蕩滌以取利。其於不外不内，半表半裏，是當和解則可也。小柴胡和解表裏之劑。

錢潢曰：往來寒熱者，或作或止，或早或晏，非若瘧之休作有時也。

惟忠曰：往來寒熱者，寒止即熱，熱止復寒，互而發者也。而其自熱而之寒也，非無間也，惟是爲間而復繼發之如初，所以名曰往來寒熱也。

島壽曰：半表半裏者，不表不裏，正在表裏之中間也。然一身但表裏，別非復有表裏中間之地，故取表分近裏之半，與裏分近表之半，以定地位。又有表裏俱見者，不與此同。夫表裏俱見者，有頭痛寒熱之表證，而復有口舌乾燥，腹滿等之裏證也。非若所謂半表半裏，寒熱往來，胸脇苦滿等證也。後學不察，誤者亦多，特表而出之。

正珍曰：傷寒五六日中風，宜從全書，及張志聰集註，改作傷寒中風五六日。論曰。傷寒中風。有柴胡證。但見一證便是。不必悉具。又甘草瀉心湯條曰。傷寒中風。醫反下之。是也。言其病或自麻黃證而來。或自桂枝證而來。謂不拘其始也。劉棟云。傷寒五六日。中風八九日。必有小柴胡證。鑿矣。滿與懣古字通用。悶也。說見前第二十二條悶而加苦字。甚之之詞。猶苦病。苦痛。苦患。苦勞之苦。又考小補注曰。苦。集韻困也。可見苦滿。便是困悶矣。嘿嘿。又作默默。佩文韵府云。默。莫北切。反靜也。又作嘿。漢書匡衡傳云。默默不自安。柳宗元詩云。嘿嘿含悲辛。成無已云。默默。靜也。喻昌云。默默。卽昏昏之意。非靜默也。喜字去聲。與憙通。喜嘔者。謂數嘔吐也。按。喜。善。好。三字。皆有轉用訓數者。左傳襄公二十八年云。慶氏之馬善驚。正義云。善驚。謂數驚也。古人有此語。今人謂數驚。爲好驚。亦善之意也。漢書溝洫志云。岸善崩。師古注云。言憙崩也。字典喜字注云。又許記切。與憙同。好也。又憙字注云。好也。又省作喜。合而考之。喜善好三字。皆宜訓數也。又按。正字通。善字注。引詩鄘風女子善懷。箋云。善。猶多也。字典亦同焉。然而不如訓數之的當也。程應旄云。嘔則木火兩舒。故喜之也。張志聰亦云。嘔則逆氣少疏。故喜也。是讀喜爲喜悅之喜。不知抵當湯條所謂其人喜忘者。亦讀爲喜悅之喜乎。不覺歎飯滿案矣。心下悸。玉函作心中悸。非也。此章實是少陽病正證。宜在少陽篇首也。古經殘缺。叔和信手而編次之。故錯亂若斯也。自此以下。柴胡諸證。亦皆然也。所謂少陽病者。蓋太陽病一變而未至于陽明之甚者。實爲太陽陽明間證也。太陽屬表。陽明屬裏。而少陽居表裏之間。故亦謂之半表半裏證也。表則頭項強痛。發熱惡寒。裏則腹滿便結。潮熱讝語。今只見往來寒熱。胸脇苦悶。默默不欲飲食。心煩喜嘔者。知邪氣已去表。而未結于裏。正在乎表裏之間矣。表則發之。裏則下之。今在表裏之間。故不肯發。亦不肯下。惟與小柴胡湯。以和解之也。若其或以下數證。便是所兼之客證。不問其兼與不兼。皆在一小柴胡所得而主也。蓋人之爲體。有虛有實。有老有少。有有宿疾者。有無宿疾者。故邪氣之所留雖同也。至於其所兼者。則不能齊。是以有兼證若此者也。古今註家。皆以苦滿之滿。讀爲虛滿之滿。非也。胸肋堅剛。豈有滿不滿之可診者哉。成無已云。邪在表則能食。邪在裏則不能食。不欲食者。未至於必不能食。故亦爲在表裏之間也。辞則辞矣。然少陽篇明言。本太陽病不解。轉入少陽者。脇下鞕滿。乾嘔不能食。由是觀之。不欲食與不能食。辭雖不同。實則一證之輕重已。別爲二證鑿矣。

小柴胡湯方

柴胡半斤　黃芩三兩　人參三兩　半夏半升洗

甘草炙　生薑各三兩切　大棗十二枚擘

右七味。以水一斗二升。煮取六升。去滓。再煎。取三升。溫服一升。日三服。大棗十二枚。全書作十三枚。非。集註千金翼。亦爾。　若胸中煩而不嘔者。去半夏人參加栝樓實一枚。若渴去半夏加人參。合前成四兩半。栝樓根四兩。若腹中痛者。去黃芩加芍藥三兩。若脇下痞鞕。去大棗加牡蠣四兩。若心下悸小便不利者。去黃芩加茯苓四兩。若不渴外有微熱者。去人參加桂枝三兩。溫覆微汗愈。若欬者。去人參大棗生薑。加五味子半升乾薑二兩。

王好古此事難知。小柴胡湯下云。忌發汗。忌利小便。忌利大便。故名三禁湯。

李時珍本草。茈胡條曰。茈是古柴字。古本張仲景傷寒論。尚作茈字也。

錢潢曰。柴胡而有大小之分者。非柴胡有大小之異也。蓋以其用之輕重。力之大小而言也。張氏本草選曰。昧者。以粗大者。爲大茈胡。細者。名小茈胡。不知仲景大小茈胡。乃湯名也。

清王子接古方選注曰。小柴胡湯。去滓再煎。恐剛柔不相濟。有礙於和也。

正珍曰。加減法。後人因或字所加。說見小青龍湯條下。再煎說。已見傷寒考中。按。外臺引古今錄驗。黃龍湯。卽小柴胡湯。又引崔氏作小前胡湯。方用前胡。論與方大同小異。

〔附錄〕張介賓景岳全書傷寒無補法辨末載徐東皐說曰，漢張仲景著傷寒論專以外傷爲法。其中顧盼脾胃元氣之祕。世醫鮮有知之者。觀其少陽證小柴胡湯用人參。則防邪氣之入三陰。或恐脾胃稍虚邪乘而入。必用人參甘草固脾胃。以克中氣。是外傷未嘗不內因也。卽如理中湯。附子湯。黃連湯。炙甘草湯。吳茱萸湯。茯苓四逆湯。桂枝人參湯。人參白虎湯。陽毒升麻湯。大建中湯等湯。未嘗不用參朮以治內傷。可見仲景公之立方神化莫測。或者謂外傷是其所長。而內傷非所知也。此誠不知公者也。何今世之醫。不識元氣之旨。惟見王綸雜著。戒用人參之謬說。執泥不移。樂用苦寒攻病之標。致誤蒼生。死於非命。抑何限耶。

〔九十九〕血弱氣盡。腠理開。邪氣因入與正氣相搏。結於脇下。正邪分爭。往來寒熱。休作有時。嘿嘿不欲飲食。藏府相連。其痛必下。邪高痛下。故使嘔也。小柴胡湯主之。

劉棟曰。此條後人所記。上條注文也。

〔一百〕服柴胡湯已。渴者屬陽明也。以法治之。也字。依成本全書。補之。

方有執曰。已。畢也。

錢潢曰。此邪自少陽入陽明也。服柴胡湯者。邪在少陽也。

鄭重光曰，少陽陽明之病機，在嘔渴中分。渴則轉屬陽明，嘔則仍在少陽。如嘔多雖有陽明證，不可攻之。因病未離少陽也。服柴胡渴當止。若服柴胡湯已，加渴者，是熱入胃府，耗津消水，此屬陽明胃病也。

正珍曰，前條辨太陽之一轉而爲少陽，此條乃辨少陽之一轉而爲陽明。可見六經次序，陽明在少陽前者，雖循素問之舊，然實則不然矣。按以法治之之語，亦見陽明五苓散條，及少陽篇内。論中治渴方，種種不同，宜求其全證，以與主方。而其屬陽明者，專在白虎加人參湯也。若其頭汗出，身無汗，小便不利而渴者，此爲陽明發黄之機，乃茵陳蒿湯證也。可見以法治之一語，自有深意存焉。成無已云，服小柴胡湯，表邪已而渴，裏邪傳於陽明也。此止此訓已爲瘥，非矣。

〔百一〇〕得病六七日，脈遲浮弱，惡風寒，手足溫，醫二三下之，不能食，而脇下滿痛，面目及身黄，頸項強，小便黄者，與柴胡湯，後必下重。本渴飲水而嘔者，柴胡湯不中與也。食穀者噦。

劉棟曰，此下傷寒四五日條之注文，後人所攙，誤出于此也。

〔百一一〕傷寒四五日，身熱惡風，頸項強，脇下滿，手足溫而渴者，小柴胡湯主之。

成無已曰，身熱惡風，頸項強者，表未解也。脇下滿而渴者，裏未和也。

張志聰曰。陸氏曰。手足溫者。手足熱也。乃病人自覺其熱。非按而得之也。不然。何以本論既云身熱而復云手足溫。有謂身發熱而手足溫和者。非也。凡靈素中言溫者。皆謂熱也。非謂不熱也。

正珍曰。太陽病。以三日爲期。今乃四五日。爲少陽病可知矣。蓋此條證。自太陽葛根證轉來者。故仍身熱惡風而頸項強也。脇下滿手足溫而渴者。少陽所兼之證。柴胡本條中所謂或脇下痞鞕。或身有微熱。或渴是也。雖無往來寒熱胸脇苦滿。默默不欲飲食。心煩喜嘔等正證。然以其轉入少陽部位。故用柴胡治之也。（少陽篇曰。本太陽病不解。轉入少陽者。脇下鞕滿。乾嘔不能食。往來寒熱。脈沈緊者。與小柴胡湯。）若其仍有表證。而不用柴胡桂枝湯者。以少陽證較重而太陽證不盛也。按身熱二字。人或疑其非表證。然上篇已以身大熱。爲熱在皮膚。身字蓋指皮膚而言者明矣。况乾薑附子湯條。上云身無大熱。而下云無表證乎。梔子豉湯條所謂身熱不去亦爾。大氐身字。以表言之。如身黃身疼身涼。可以見矣。喻昌張璐並云頸項強。太陽兼陽明證也。蓋因葛根湯條。有太陽陽明合病之語而誤焉而已。再按手足溫一證。又見陽明篇梔子豉湯條。成無已定爲少陽一證。以予觀之。未必然也。先輩注家。亦有以手足溫爲太陰一證者。蓋爲太陰篇叔和補入之文所誤也。（島壽曰。邪中太陰。則手足自溫。蓋太陰在三陰之表。去陽經尚近也。）又按外臺所載之方。雖名小柴胡湯。觀其藥品。則柴胡桂枝乾薑湯也。

〔百二〕傷寒陽脈濇。陰脈弦。法當腹中急痛者。先與小建中湯。不差者。小柴胡湯主之。上者字。依成本全書補之。小柴胡湯上。成本全書。有與字。非也。

發祕曰。傷寒無嘔。而腹中急痛甚者。宜先與小建中湯以緩其急矣。傷寒有嘔而腹痛微者。宜小柴胡湯。故曰嘔家不可用建中湯是也。先字。有試意。權用之義也。

正珍曰。陽脈以下八字。叔和所攙。何者。脈分陰陽。非仲景氏所拘。法當二字。亦是叔和家言。仲景氏之所不言也。若是仲景氏之語。則下文痛者之者字。當在陰脈弦句下。而始成其義。否則不成語矣。按傷寒二字。承前條。亦指少陽病也。急痛者。拘急而痛也。其證多屬虛寒。如金匱所載虛勞裏急。腹中痛。主小建中湯。可見矣。故先與小建中湯。以補其虛而緩其急也。若服之腹痛自若者。乃外邪將入于少陽之所致。非裏虛也。乃少陽中兼證已。故與小柴胡湯則差焉。希哲云。不差二字。言傷寒之不差。非言腹痛之不差。見名醫方考等書。止此果爾。則大柴胡條。先與小柴胡湯者。對何等證候而言耶。可謂妄矣。又按。陶華書中有云。傷寒腹中痛甚。將涼水一盞。與病人飲之。其痛稍可者屬熱。當用涼藥清之。清之不已。急用寒藥下之。若飲水愈加作痛。屬寒。當用溫藥和之。和之不已。急用熱藥救之。吁賴一杯水。以辨其寒熱。以斷其攻救。不亦殆乎。

蓋仲景氏之先與建中。不差而與柴胡。謹之至也。

小建中湯方

桂枝三兩 去皮　甘草二兩 炙　大棗十二枚 擘

芍藥六兩　生薑三兩 切　膠飴一升

右六味。以水七升。煮取三升。去滓內飴。更上微火消解。溫服一升。日三服。玉函成本全書。作甘草三兩。非。七升下外臺有先字。煮下有五味二字。是。微火消解四字。作火微令消解五字。非。內飴二字。玉函成本全書。幷作內膠飴三字。是千金翼外臺。與宋板同。

成無已曰。以此湯溫建中藏。是以建中名焉。

清王子接古方選註曰。建中者。建中氣也。

正珍曰。中字與理中之中同焉。謂腹中腸胃所在也。建。建立也。言此湯能建立中氣也。金鑑云。是方也。即桂枝湯倍芍藥加膠飴也。名曰小建中湯者。謂小小建立中氣也。止此 予謂小字。對大建中湯命之。與小柴胡小承氣小青龍小半夏之小同矣。金鑑所說。大非古義。按建中字。雖出尚書。其義不同。莫傅會焉。尚書曰。王懋昭大德。建中于民。又唐德宗年號。

(百四)嘔家。不可用建中湯。以甜故也。

此條與酒客不可與桂枝湯同意。若強與之。愈益使人嘔也。雖然。如大建中方。則主嘔與之。以其有蜀椒乾薑也。若能知此意加減以投。則亦何害之有。豈惟一小建中爲然乎。諸方皆爾。按諸本附小建中湯方後爲一章。今別爲二條。

〔百五〕傷寒中風、有柴胡證。但見一證便是。不必悉具。

劉棟曰。凡柴胡湯正證中。往來寒熱。一證也。胸脇苦滿。一證也。默默不欲飲食。一證也。心煩喜嘔。一證也。病人於此四證中。但見一證者。當服柴胡湯也。不必須其他悉具矣。

正珍曰。劉棟此解。於柴胡正證中定焉。可謂的確矣。徵之論中。用柴胡諸證。有但認胸滿脇痛而施者。有但認胸脇滿不去而施者。有但認脇下鞕滿。不大便而嘔而施者。有但認嘔而發熱而施者。有但認寒熱如瘧而施者。可以見其説之正矣。成無已錢潢諸人。皆以其所兼之客證言之。胸中煩而不嘔。爲一證。渴爲一證。腹中痛。爲一證。脇下痞鞕。爲一證。心下悸小便不利。爲一證。不渴身有微熱。爲一證。欬爲一證。非也。程應旄於少陽篇首。口苦咽乾目眩中求焉。亦非也。此等證候。諸經通有焉。豈足但就一證。以定少陽柴胡部位虖。惟前一百三條。有認腹中急痛一證。用柴胡者。然先與小建中而不差。然後用柴胡。其不爲柴胡正證可知矣。按所謂傷寒中風。蓋指太陽之傷寒中風言之。凡論中傷寒中風兼舉者皆然。本節所云柴胡一證。亦宜就太陽病上求焉。若病勢巳深之後。又或帶三陰虛寒候者。縱有似柴胡證者。不可妄與柴胡。況於大柴胡乎。庸醫不察。往往失策矣。要之不熟讀傷寒論故巳。

〔百六〕凡柴胡湯病證而下之。若柴胡證不罷者。復與柴胡湯。必蒸蒸而振。却復發熱汗出而解。（成本全書。無却復之復字。後百五十八條。亦無復字。却。成本作卻。）

金鑑曰。凡柴胡湯病證。不與柴胡湯而反下之。不變他病。柴胡證仍在者。可復與柴胡湯則解。但以誤下。其證必虛。故解必蒸蒸而熱。振振而寒。邪正交爭。然後汗出而解也。

方有執曰。蒸蒸而振。作戰汗也。必如此而後解者。以下後裏虛故也。

劉棟曰。凡大小柴胡二湯。雖異其方。而其證同。只有輕重之分而巳。如大小承氣二湯。亦同于此。

正珍曰。蒸蒸內熱貌。蒸蒸而振者。其內如蒸而外則振寒也。凡病人巳經數日之後。藥能中其膏肓。則間有振寒發熱而解者。豈唯下後爲然乎。亦豈唯一柴胡湯爲然乎。又按本節宜與後一百八條通考矣。

〔百七〕傷寒二三日。心中悸而煩者。小建中湯主之。（外臺。作傷寒一二日。）

金鑑曰。傷寒二三日。未經汗下。卽心悸而煩。必其人中氣素虛。雖有表證。亦不可汗之。

錢潢曰。心中。心胸之間。非必心藏之中也。悸。虛病也。

瀨穆曰。今世素有積氣之人。多見此證。

劉棟曰。胸脇苦滿。心煩而嘔者。小柴胡之主也。心中悸而煩。無嘔者。小建中之主也。

百八十六條曰。傷寒脈結代。心動悸。炙甘草湯主之。

正珍曰。此條亦承柴胡本條發之。曰悸。曰煩。雖似柴胡證。别無一少陽正證。則知其非少陽病也。況二三日。亦未至柴胡部位日數乎。其爲中虛感邪之證明矣。故小建中湯。溫而散之也。若有嘔者。乃少陽病。可與柴胡也。

〔百八〕太陽病。經過十餘日。反二三下之。後四五日。柴胡證仍在者。先與小柴胡湯。嘔不止。心下急。鬱鬱微煩者。爲未解也。與大柴胡湯下之則愈。小柴胡湯之湯字。依成本補之。成本脫大柴胡湯之湯字。當補之。

程應旄曰。太陽病。經過十餘日。邪不入裏。知此際已具有柴胡證矣。觀下文柴胡證仍在字可見。醫乃二三下之。此之謂反。

發祕曰。嘔不止三字。可見未與小柴胡之前。既已有嘔矣。

林瀾曰。嘔不止。則半表半裏證猶在。然心下急。鬱鬱微煩。必有燥屎也。非下除之不可。故以大柴胡。兼而行之。

希哲曰。過經者。言太陽表證罷也。非謂十二日以後也。

劉棟曰。鬱鬱。默默之劇也。

正珍曰。過經者。邪氣過去經脈之表。（經脈之表者。謂動血二脈之支別。蔓延包裹於周身之表者也）而既轉入乎少陽或陽明之辭。故於少陽及陽明每每稱焉。蓋表解之謂也。過者。字典云。越也。超也。又曰。經過之過。平聲。超過之過。去聲。按韵會平聲歌韵。收過字。由此考之。經過之過。如字讀之。超過之過。發爲去聲也。經者。經脈之經。與茯苓桂枝白朮甘草湯條。發汗則動經。及太陽下篇。經脈動惕。久而爲痿之經同焉。皆指表之辭。對臟腑之裏爲言也。本篇調胃承氣湯條曰。過經譫語者。以有熱也。當以湯下之。陽明篇大承氣湯條曰。過經乃下之。此皆於陽明稱之也。若夫本節過經二字。殊指少陽證言之。觀下文柴胡證仍在之文。可見矣。成無已解過經二字云。日數過多。累經攻下。（本節註文）又云。傷寒十二日。再傳經盡。謂之過經。（調胃承氣湯註文）又云。過太陽經。無表證。（陽明篇汗出譫語條註文）可見。其唯隨文爲解。而不之深考。遂致此矛盾矣。方有執云。過經與壞同。其他諸家所解。大氏以再傳經十二日行盡而後尚猶不解者。爲過經。皆非古義也。及乎劉棟解出則曰。過經。經過也。然而倒經過爲過經。又復古之所未有。義亦難通矣。按柴胡證者。泛指柴胡部位證言。不可以小柴胡必之言。太陽病。已轉入少陽十餘日。法當與小柴胡以和解之。而反二三下之。後經四五日。少陽柴胡證仍在者。當先與小柴胡湯。如或不愈。其嘔不止。心下急結。鬱鬱微煩者。是爲邪氣已犯陽明。必有燥屎也。故與大柴胡湯。以下之則愈。蓋少陽陽明併病者也。再按。心下急。謂心下痞鞕。百十一條云。少腹急結者。宜桃核承氣湯。百三十一條云。少腹鞕滿。抵當湯主之。百七十四條云。心下痞鞕。嘔吐而下利者。大柴胡湯主之。合而考之。急與痞鞕。同是一證。但急與急結。以病者所自覺而言。痞鞕鞕滿。以醫者所診得言之。略寓其輕重已。

大柴胡湯方

柴胡半斤　黃芩三兩　芍藥三兩　半夏半升洗

生薑五兩切　枳實四枚炙　大棗十二枚擘

右七味。以水一斗二升。煮取六升。去滓再煎。溫服一升。日三服。一方加大黃二兩。若不加恐不爲大柴胡湯。全書。有大黃二兩四字。是。七味。當作八味。玉函作生薑三兩。再煎下。有取三升二字。幷是。按。玉函金匱。及附後所載方。皆有大黃二兩。宜從而爲正。

外臺引崔氏大前胡湯。品味與大柴胡同。但柴胡作前胡。

許叔微曰。大柴胡湯。一方無大黃。一方有大黃。此方用大黃者。以大黃有蕩滌蘊熱之功。爲傷寒中要藥。王叔和云。若不加大黃。恐不名大柴胡湯。且經文明言下之則愈。若無大黃。將何以下心下之急乎。應從叔和爲是。

〔百九〕傷寒十三日不解。胸脇滿而嘔。日晡所發潮熱。已而微利。此本柴胡證。下之而不得利。今反利者。知醫以丸藥下之。此非其治也。潮熱者實也。先宜服小柴胡湯以解外。後以柴胡加芒消湯主之。玉函脈經。幷無已字。是。下之二字衍文。蓋下文下之之語。譌重巳。而不得利。宋板。作以不得利。今依成本改之。成本全書。幷脱此非之此字。

成無已曰。潮熱者。若潮水之潮。其來不失其時也。一日一發。指時而發者。謂之潮熱。若日三五發者。卽是發熱。非潮熱也。

惟忠曰。潮熱者。熱之發也。必有時矣。猶潮汐之來去以時也。所以名曰潮也。且其於常也。必身熱。當其發也。必惡熱。所以使人煩躁也。不但於日晡所。或於午未申之間。亦可以名矣。若必於日晡所而名矣。惟曰潮熱足矣。復何煩日晡所字乎。

正珍曰。先宜以下十二字。後人攙入之文。宜删去之。何者。以柴胡非解外之藥也。十三日。當作十餘日。蓋餘字省文作余。余訛爲三巳。韵會小補日。餘通作余。周禮委人。凡其余聚以待頒賜。注。余當爲餘。又三字注日。。三。集韵。作或。猶痙省作痓。訛爲痓。屎通作矢。訛爲失類。後人不察。妄意傅會過經之說。殊不知論中言十餘日者數條。其稱十三日者。僅不過二條。其誤可見矣。日晡所發潮熱者。謂申時前後發熱也。所字屬日晡。大陷胸湯條。日晡所。小有潮熱語。可以見矣。所。

猶言前後也。尚書云。多歷年所。史記東方朔傳云。率取婦一歲所者。卽棄去更取婦。漢書原涉傳云。涉居谷口半歲所。自劾去官。禮記檀弓註云。高四尺所。疏云。所是不定之名。是也。滿讀曰懣。悶也。言傷寒十餘日不解。胸脇苦悶而嘔。且日晡所發潮熱者。是少陽病之帶陽明者。乃大柴胡之所主也。於法當不下利。今反利者。知先此時醫以丸藥迅下之。非其治也。迅下則水雖去而燥屎不去。故凡內有燥屎而發身熱者。非湯藥下之則不解。今反下之用丸藥。所以其熱不解。徒動臟腑而致微利也。恐醫以下後之利。爲虛寒自利之病。故復指之曰。潮熱者。實也。是示其可再以湯潤下之也。此證不用大柴胡者。因其先經丸藥攻下。而續自微利也。故唯加芒消潤燥以取利。是又下中兼和之意也。按陽明篇云。陽明病發潮熱。大便溏。小便自可。胸脇滿不去者。小柴胡湯主之。其證全與本條同。但一則由攻下而致微利。一則不由攻下而自溏。故芒消猶有所畏。況大黃乎。是以雖有潮熱。不敢以攻之也。

柴胡加芒消湯方

柴胡二兩十六銖　黄芩一兩　人參一兩　甘草一兩炙　生薑一兩切

半夏二十銖本云五枚　大棗四枚擘　芒消六兩

右八味。以水四升。煮取二升。去滓。內芒消。更煮微沸。分溫再服。不解更作。

玉函作半夏五枚

按清王子接古方選注云。張錫駒云。應以大柴胡加芒消。其理亦通。姑誌之。劉棟云。大柴胡湯方中。加芒消。以爍其燥屎。得快利而愈也。惟忠云。柴胡加芒消湯。疑大柴胡加芒消也。凡特云柴胡湯者。必大柴胡湯也。此既有小柴胡。而特云柴胡。故曰必大柴胡加芒消也。果如三子者言。則柴胡桂枝湯。柴胡加龍骨牡蠣湯。柴胡去半夏加栝樓湯。皆謂之大柴胡所加去乎。再按。此方本當於小柴胡湯方內。加芒硝六兩也。今此條所載分量。小柴胡三分之一。減其劑者。疑非仲景氏意。宜以全書所載爲正矣。

〔百十〕傷寒十三日不解。過經讝語者。以有熱也。當以湯下之。若小便利者。大便當鞕。而反下利。脈調和者。知醫以丸藥下之。非其治也。若自下利者。脈當微厥。今反和者。此爲內實也。調胃承氣湯主之。不解二字。依成本全書補之。十三日。當作十餘日。說見上。

三百八十二條。下利欲飲水者。以有熱故也。亦以內有熱邪而言。

成無已曰。讝語者。陽明胃熱也。當以諸承氣下之。

發祕曰。前條是少陽壞病。本節是陽明壞病也。

正珍曰。微厥。當作微結。因聲近而譌。厥與結。俱入聲。牙音清行字。結者。脈之名。即脈動之忽有斷絕者。謂之結者。以如一直線中。忽有交結之處也。炙甘草湯條。結代之結。抵當湯條。沈結之結。皆同焉。微結者。謂微弱而結代也。成無已。程應旄。劉棟。惟忠諸人。皆以爲脈微而厥冷。非也。果然宜云當脈微而厥。不可云脈當微厥也。錢潢云微厥者。忽見微細也。然訓厥爲細。不知何所攷據。想亦任筆杜撰而已。豈足論乎。（辨不可下篇曰。厥者。脈來大。漸漸小。更來漸漸。本此。）此條蓋深於前條一等者。言傷寒十餘日不解。表證已罷而讝語者。此以內有熱邪也。法當以大小承氣湯下之。若小便利者。大便當鞕而反下利。其脈調和者。知醫以巴豆甘遂等丸藥下之。續自下利矣。此非其治也。若又不因丸藥攻下。而自利者。乃內虛有寒之所致。其脈當微結。四逆眞武等。所得而主也。今反調和者。此非虛寒。便爲內實有熱也。雖有下利。乃熱藥餘毒之利已。宜和胃氣。調胃承氣湯主之。按調和二字。一以脈證不相乖言之。一對微結言之。其實當沈而數滑也。非平人無病之調和也。又見後二百二十一條。

〔百十一〕太陽病不解。熱結膀胱。其人如狂。血自下。下者愈。其外不解者。尚未可攻。當先解其外。外解已。但少腹急結者。乃可攻之。宜桃核承氣湯。（少。玉函作小。是也。）

方有執曰。急結者。有形之血蓄積也。又曰鞕滿。卽急結。（抵當湯條註）

程應旄曰。此條不及小便者。以有血自下三字也。然小腹急結處。包小便自利句。

錢潢曰。謂之如狂者。狂而未甚之詞。其語言動靜。或是。或非。猶未至於棄衣而走。登高而歌。踰垣上屋。妄言罵詈不避親疏之甚也。

發秘曰。不言血室而言膀胱。其專爲男子設明矣。

正珍曰。下者愈三字。脈經作下之則愈四字。宜從而改。否則下文尙未可攻一句。無所照應也。少腹之少。玉函及程應旄本作小。是也。蓋臍上曰大腹。臍下曰小腹。素問藏氣法時論有明文可徵矣。又考釋名云。自臍以下曰水腹。（今本。作小腹。非也。格致鏡原。引釋名。作水腹。）水汋所聚也。又曰。少腹少小也。比於臍以上爲小也。（止此）由是觀之。小訛爲少。其來久矣。又劉完素傷寒直格云。臍上爲腹。腹下爲小腹。小腹兩旁。謂之少腹。可謂鑿矣。熱結膀胱者。邪氣鬱結於下焦膀胱部分之謂。下文所謂小腹急結。便其外候已。非直指膀胱一府言之也。抵當湯證所謂其人發狂者。以熱在下焦。小腹當鞕滿。下血乃愈者。可以相徵也。言太陽病。數日不解。小腹急結。（即鞕滿）其人如狂。自下血者。此爲邪氣結下焦膀胱地位也。結乃鬱之甚者。邪氣鬱於頭中。則致頭痛項強衄血。鬱於胸中。則致胸悶心煩嘔吐。結於胃中。則大便不通。穢氣上而乘心。令人如狂。今邪結於下焦。而血氣不行。停而爲瘀。是以瘀氣上而乘心。令人如狂。雖則如狂。其血自下。而小腹不急結者。不須藥而愈。以血下則邪熱隨血而解也。如太陽病。脈浮緊。發熱身無汗。自衄者愈。及婦人傷寒。經水適來。譫語如見鬼狀者。無犯胃氣及上二焦。必自愈。皆是也。今此證雖其血自下。然急結不散。故非下之則不愈。猶少陰篇所載。飲食入口則吐。心下溫溫。欲吐復不能吐者。非吐之則不愈。自利清水。色純青。心下必痛。口乾燥者。非下之則不愈。故曰下之則愈。雖然。其人外證不解。猶有惡寒頭痛脈浮等候者。不可妄下之。若然者。當先與桂枝湯。以解其外。外解已而但熱結膀胱之證不去者。乃始可攻之。若外未解而下之。必變作壞病。如結胸痞鞕。挾熱利。諸證是也。按此條。上文言熱結膀胱。而不言小腹急結。下文言小腹急結。而不言熱結膀胱。本論錯綜之妙如是。再按。註家自成無已以下。皆云太陽病熱結膀胱者。此邪自經而入府也。不知厥陰病。冷結在膀胱者。彼以爲何如乎。若強以經府論之。則其所下血。亦當自溺道出焉。然未見有傷寒熱結。而血出自溺道者。錢潢業既有此論。宜參考。

桃核承氣湯方

桃仁五十箇去皮尖　大黃四兩　桂枝二兩去皮　甘草二兩炙　芒消二兩

右五味，以水七升，煮取二升半，去滓，内芒硝，更上火微沸，下火先食，溫服五合，日三服，當微利。

正珍曰：此方也，即調胃承氣湯，加桃核桂枝者。桃核，即桃仁，非不用仁而用核也。千金芒消湯方中云李核仁二十一枚，亦非以核爲言也。夫栗者，米之未脫甲者，固非可食之物。而古有食栗之語，是非不食米而食栗可以徵矣。但其所以加桂枝之意，不可得而詳也。茲錄諸說，以俟後考。

成無巳曰：下焦畜血，散以桂枝辛熱之氣。

王肯堂曰：當是桂，非桂枝也。蓋桂枝輕揚治上，桂厚重治下。成氏隨文順釋，未足據。

張志聰曰：配甘草桂枝，資中焦之精。

魏荔彤曰：桃核承氣中，復兼桂枝，猶恐裏邪未全盡，而表邪亦未全盡也。

方有執曰：桂枝，解外也。

程應旄曰：兼桂枝者，以太陽隨經之熱，原從表分傳入，非桂枝不解耳。

喻昌曰：桂枝分解外邪，正恐少有未解，其血得以留戀不下乎。

錢潢曰：桂之爲用，通血脈，消瘀血，尤其所長也。

希哲曰。吳山甫曰。桂枝辛物也。能利血而行滯也。

按以上諸說。要之不過行瘀解外之二塗也。果桂之行瘀乎。則抵當湯丸。專主瘀血。而不用之者。何也。果取解外之義乎。則奈經文外解已三字何。又如金匱所載桂枝茯苓丸。則雖專主瘀血乎。其方蓋出後人附入。何者。其所謂婦人宿有癥病。數十字。文之與義。皆不似仲景氏法。且其以煉蜜和丸。食前服一丸者。亦是非全論義例乎。遂乃洗心滌慮。沈默涵泳。再三易稿。纔得其緒端。蓋此條爲發汗後外解已。而如狂之證不止。小腹急結者設之。夫既發之汗。又從而下之。不能無亡陽之虞。故加桂枝。以護其陽也。抵當二方則否。所以不用桂枝也。如桂枝甘草湯。茯苓桂枝甘草大棗湯。茯苓桂枝白朮甘草湯。救逆湯類。亦皆爲其發汗過多。中下焦之陽。爲之亡故也。非因其表未解也。雖然。仲景氏之方。去今久遠。義理最奧。增減甚謹。吾安知其果然否乎。聊識以告同志云爾。

神農本經曰。病在胸膈已上者。先食後服藥。病在心腹已下者。先服藥而後食。

素問病能論曰。岐伯曰。病名酒風。治之。以澤瀉朮各三分。麋銜五分。合以三指撮爲後飯。注曰。先服藥而後容飯也。

正珍曰。先食二字。後人攙入。宜删之。

〔百十二〕傷寒八九日下之。胸滿煩驚。小便不利。譫語。一身盡重不可轉側者。胡柴加龍骨牡蠣湯主之。下之下。外臺有後字。

錢潢曰。因誤下之後。使太陽之經邪。傳至少陽而入裏也。少陽篇云。少陽中風。胸中滿而煩。及胸中煩而不嘔。或心煩喜嘔。或小便不利者。是也。

劉棟曰。此方有疑惑者二。傷寒八九日。風濕相搏。身體疼煩。不能自轉側。不嘔不渴。脈浮虛而濇者。桂枝附子湯之主也。三陽合病。腹滿身重。難以轉側。譫語遺尿者。白虎湯之主也。但身體痛與不痛。胸滿與腹滿。遺尿與不利。有嘔與無嘔。有渴與無渴。此其異而已。正珍曰。桂枝附子湯。以身體疼煩爲主。白虎湯。以腹滿譫語爲主。柴胡加龍骨牡蠣湯。以胸滿煩驚爲主。其身重不可轉側。三證俱同焉。

正珍曰。下條云。太陽傷寒者。加溫針必驚也。又云傷寒脈浮。醫以火迫刧之。亡陽必驚狂。臥起不安者。桂枝去芍藥加蜀漆牡蠣龍骨救逆湯主之。又云。火逆下之。因燒針煩躁者。桂枝甘草龍骨牡蠣湯主之。合而攷之。此條有煩驚而用龍骨牡蠣者。亦必火逆一證。不則何以發煩驚。亦何以用龍骨牡蠣邪。因詳文義。八九日下之之間。必有闕文。今竊以意補之如左。

傷寒八九日下之後。復以火迫刼之。胸滿煩驚。小便不利讝語。一身盡重。不可轉側者。柴胡加龍骨牡蠣湯主之。嘗考素問玉機眞藏論。火攻之術。本爲寒痺不仁等而設。不可以施諸傷寒實熱者也。今傷寒柴胡證。醫反下之。又以火強發其汗。遂致胸滿煩驚。小便不利。讝語身重之變證者。蓋火氣乘其虛以上衝。心氣爲之不鎭故也。故主小柴胡。加龍骨牡蠣。以鎭壓之也。胸滿讀曰胸懣。說見上篇。煩驚之煩。與煩渴煩疼之煩同。甚之之詞。非驚外別有心煩也。如煩勞煩苦。可以見矣。詳見上篇。惟忠分爲二證。非也。再按此條蓋柴胡證。被火邪而發煩驚讝語身重者。究竟火毒陷脈乘心。以發癎證也。故以柴胡治本證。加龍骨牡蠣。以治所挾之癎也。但古昔以癎。爲小兒病名。而不稱之大人。故本論無癎名也。叔和論溫病火逆證曰。若被火者。微則發黃色。劇則如驚癎。時瘈瘲云。如而不云發。亦復以古昔大人不稱癎也。蓋癎者。心疾也。驚與讝語。皆心氣失常之病。隋書許智藏傳曰。秦王俊有疾云云。智藏診脈曰。疾已入心。卽當發癎。不可救也。凡病人外無風寒之衞。內無痞滿便結之證。卒然見煩驚讝語瘈瘲煩躁悶亂不安之證者。皆癎也。婦人妊娠五六月。小兒痘瘡初熱。間往往有此證。謹勿認讝語如狂證。爲陽明內實病。處下劑。

柴胡加龍骨牡蠣湯方

柴胡四兩　龍骨　黄芩　生薑切　鉛丹

人參　桂枝去皮　茯苓各一兩半　半夏二合半洗　大黄二兩

牡蠣一兩半熬　大棗六枚擘

右十二味。以水八升。煮取四升。内大黄。切如碁子。更煮一兩沸。去滓。溫服一升。本云柴胡湯。今加龍骨等。

按方名曰柴胡加龍骨牡蠣湯。則宜於小柴胡湯方中加二物也。不則加字失義。今此方有鉛丹桂枝茯苓大黄四味者。非仲景氏本色也。方後先煮諸藥。後内大黄。及切如碁子文。在煎法中者。論中無再見。倍知其不爲眞方矣。外臺此方引千金翼。而不引傷寒論。亦可以證矣。劉棟云。大柴胡方中加二品也。非也。説見前柴胡加芒消湯條。

〔百十三〕傷寒腹滿。譫語。寸口脈浮而緊。此肝乘脾也。名曰縱。刺期門。

〔百十四〕傷寒發熱。嗇嗇惡寒。大渴欲飲水。其腹必滿。自汗出。小便利。其病欲解。此肝乘肺也。名曰横。刺期門。

〔百十五〕太陽病二日。反躁。凡熨其背而大汗出。大熱入胃。胃中水竭。躁煩。必發譫語。十餘日振慄自下利者。此爲欲解也。故其汗從腰以下不得汗。欲小便不得。反嘔。欲失溲。足下惡風。大便鞕。小便當數。而反不數。及不多大便已。頭卓然而痛。其人足心必熱。穀氣下流故也。

〔百十六〕太陽病中風。以火劫發汗。邪風被火熱。血氣流溢。失其常度。兩陽相熏灼。其身發黃。陽盛則欲衄。陰虛小便難。陰陽俱虛竭。身體則枯燥。但頭汗出。劑頸而還。腹滿微喘。口乾咽爛。或不大便。久則讝語。甚者至噦。手足躁擾。捻衣摸床。小便利者。其人可治。

劉棟曰。右四條。後人之所記也。

〔百十七〕傷寒脈浮。醫以火迫劫之。亡陽必驚狂。臥起不安者。桂枝去芍藥加蜀漆牡蠣龍骨救逆湯主之。

金鑑曰。傷寒脈浮。醫不用麻桂之藥。而以火劫取汗。汗過亡陽。故見驚狂起臥不安之證。

正珍曰。以火迫劫之者。謂以溫針強發其汗也。下文太陽傷寒者。加溫針必驚。是也。劫與脅古字通用。迫劫。即迫脅也。漢書吳王濞傳云。迫劫萬民。伐殺無罪。後漢書鄭康成傳云。靈帝末。黨禁解。大將軍何進聞而辟之。州郡以進權威不敢違意。遂迫脅康成。不得已而詣之。字典云。迫脅。以威力恐人也。是也。又按。臥起成本作起臥。諸註本皆從之。非也。古人唯有臥起之語。未見有起臥之文也。梔子厚朴湯條云。臥起不安。漢書蘇武傳云。杖漢節牧羊。臥起操持節旄盡落。又金日磾傳云。日磾兩子。賞建俱侍中。與昭帝略同年共臥起。黄庭堅詩云。臥起一牀書。是也。

此條臥起不安。乃前條胸滿之外候。救逆二字。後人所加。宜删。按前條論柴胡證而被火攻者。本節論桂枝證而被火攻者也。前言八九日。此言脈浮。其義可見矣。驚狂臥起不安。乃火攻發汗過多。遂亡其陽。火熱乘虚陷脈中上而乘心。心氣爲之不鎮也。故於桂枝方内。去芍藥加蜀漆牡蠣龍骨。以鎮其躁擾也。成無巳云芍藥益陰。非亡陽所宜。誤矣。再按。此證雖云亡陽。然而未至汗出惡寒四肢厥冷之甚。故無取乎薑附劑也。金鑑云。不用附子四逆輩者。以其爲火刦亡陽也。非矣。

桂枝去芍藥加蜀漆牡蠣龍骨救逆湯方

桂枝三兩去皮　甘草二兩炙　生薑三兩切　大棗十二枚擘

牡蠣五兩熬　蜀漆三兩洗去腥　龍骨四兩

右七味。以水一斗二升。先煮蜀漆。減二升。内諸藥。煮取三升。去滓。溫服一升。本云桂枝湯。今去芍藥。加蜀漆牡蠣龍骨。右七味。成本全書作爲末。非。又脱本云以下十六字。

〔百十八〕形作傷寒。其脈不弦緊而弱。弱者必渴。被火必譫語。弱者發熱。脈浮解之。當汗出愈。

〔百十九〕太陽病以火熏之。不得汗。其人必躁。到經不解。必清血。名爲火邪。

〔百二十〕脈浮熱甚。而反灸之。此爲實實以虛治。因火而動。必咽燥吐血。

〔百二十一〕微數之脈。愼不可灸。因火爲邪。則爲煩逆。追虛逐實。血散脈中。火氣雖微。內攻有力。焦骨傷筋。血難復也。

〔百二十二〕脈浮宜以汗解。用火灸之。邪無從出。因火而盛。病從腰以下必重而痹。名火逆也。

〔百二十三〕欲自解者。必當先煩。煩乃有汗而解。何以知之。脈浮。故知汗出解。

劉棟曰。右六條。後人之所記也。

〔百二十四〕燒鍼令其汗。鍼處被寒。核起而赤者。必發奔豚。氣從少腹上衝心者。灸其核上各一壯。與桂枝加桂湯。更加桂二兩也。玉函金匱。奔豚作賁豚。成本脫也字。

金鑑曰。燒鍼。卽溫鍼也。燒鍼取汗。亦是汗法。但鍼處宜當避寒。若不謹愼。外被寒襲。火鬱脈中。血不流行。必結腫核赤起矣。

錢潢曰。燒鍼者。燒熱其鍼而取汗也。玉機眞藏論曰。風寒客於人。使人毫毛畢直。皮膚閉而爲熱。當是之時。可汗而發也。或痹不仁腫痛。可湯熨及火灸刺而去之。觀此則風寒本當以汗解。而漫以燒鍼取汗。雖或不至於因火爲邪。而鍼處孔穴不閉。已被寒邪所侵矣。

劉棟曰。凡冬日中於寒邪者。行燒鍼之法。以發其汗也。

前論曰。發汗後。其人臍下悸者。欲作奔豚。茯苓桂枝甘草大棗湯主之。

正珍曰。奔與憤古字通用。詳見前六十五條。少當作小。說見前一百十一條。賁豚。病名也。氣字屬下。按燒鍼取汗。其術極暴。若其人虛弱者。爲之必亡陽而發奔豚也。否則何以至於其鍼處被寒核起而赤耶。其暴可知也。今其人既已亡陽而不取薑附者。以未見筋惕肉瞤。汗出惡風。厥逆煩躁等危候也。故與之桂枝加桂湯。以下衝氣也。蓋奔豚。虛悸之甚者耳。其灸核上者。以溫散寒邪也。正字通曰。醫用艾灸一灼。謂之一壯。陸佃曰。以壯人爲法。老幼羸弱。量力減之。

桂枝加桂湯方

桂枝五兩去皮　芍藥三兩　生薑三兩切　甘草二兩炙　大棗十二枚擘

右五味。以水七升。煮取三升。去滓。溫服一升。本云桂枝湯。今加桂滿五兩。所以加桂者。以能泄奔豚氣也。

按此方及桂枝新加湯。經文既言其所加之分量。則仲景氏原本。不載其方可知矣。後人不識。看以爲方名。從而附載其方已。又按。方有執云。所加者桂也。非枝也。果爾。唯當稱加。不可云更加也。

〔百二十五〕火逆下之。因燒鍼煩躁者。桂枝甘草龍骨牡蠣湯主之。

下之二字。莫所主當。必是衍文。宜刪。按古昔火攻之術。種種不同。有艾火。有溫鍼。有燒瓦。即前百十五條。玉函。作燒瓦熨其背者。是也。此註出於叔和言。其術蓋自古有之。證類本草。謂之溫石。又謂燒塼。便是也耳。

火逆之證。於是多端矣。逆謂誤治也。劉棟註爲火刼之上逆。非也。本節所說。比之救逆湯證。一等輕者也。然而煩躁。乃狂驚之漸。亦爲火熱內攻之候。故亦以桂枝甘草龍骨牡蠣四物。以救其逆也。桂枝甘草湯條云。發汗過多。其人又手自冒心。心下悸。欲得按者。桂枝甘草湯主之。由此考之。此條亦爲發汗過多之證明矣。又按。魏荔彤謂火逆一句。下之一句。因燒鍼一句。誤治之故有三。而煩躁之變證既一。則惟立一法以救三誤。不必更問其致誤何由矣。止此吁。果如斯所謂知犯何逆隨證治之。亦以爲無用之言乎。妄甚矣。

桂枝甘草龍骨牡蠣湯方

桂枝一兩去皮　甘草二兩炙　牡蠣二兩熬　龍骨二兩

右四味。以水五升。煮取二升半。去滓。溫服八合。日三服。

〔百二十六〕太陽傷寒者。加溫鍼必驚也。

此條火逆總綱。本當在于柴胡加龍骨牡蠣湯前也。所謂太陽傷寒者。即是麻黃湯所主。若誤加溫鍼。則火熱入脈中。上而乘心。心氣爲之不鎮。令人驚狂也。金鑑云。太陽傷寒。加溫鍼必驚者。謂病傷寒之人。卒然加以溫鍼。其心畏而必驚也。非溫鍼之後必生驚病也。止此果爾。救逆湯驚狂。亦以爲卒然加溫鍼之驚乎。可謂大謬矣。張志聰云。施氏曰。溫者。

熱也。溫鍼者。即燔鍼焠鍼之類也。燒鍼者。既鍼而以艾火灼之也。皆爲火攻之義。山邊篤雅傷寒箋注。亦從之。余謂燒鍼即溫鍼。非有二法也。猶火食又言熟食已。別而爲二物。非也。

〔百二十七〕太陽病。當惡寒發熱。今自汗出。反不惡寒發熱。關上脈細數者。以醫吐之過也。一二日吐之者。腹中飢。口不能食。三四日吐之者。不喜糜粥。欲食冷食。朝食暮吐。以醫吐之所致也。此爲小逆。

劉棟曰。後人所竄也。

正珍曰。此次條註文。錯亂出於此者已。宜刪。

〔百二十八〕太陽病吐之。但太陽病當惡寒。今反不惡寒。不欲近衣。此爲吐之內煩也。

方有執曰。不惡寒不欲近衣。雖不顯熱。而熱在內也。故曰內煩。

金鑑曰。太陽病吐之。表解者。當不惡寒。裏解者。亦不惡寒。今反不惡寒。不欲近衣者。是惡熱也。此由吐之後。表解裏不解。內生煩熱也。蓋無汗煩熱。熱在表。大青龍湯證也。有汗煩熱。熱在裏。白虎湯證也。吐下後。心中懊憹。無汗煩熱。大便雖鞕。熱猶在內。梔子豉湯證也。有汗煩熱。大便已鞕。熱悉入府。調胃承氣湯證也。今因吐後。內生煩熱。是爲氣液已傷之虛煩。非未經汗下之實煩也。以上之法。皆不可施。惟宜用竹葉石膏湯、於益氣生津中。清熱寧煩。可也。

正珍曰。太陽病吐之句下。似有闕文。

〔百二十九〕病人脈數。數爲熱。當消穀引食。而反吐者。此以發汗。令陽氣微。膈氣虛。脈乃數也。數爲客熱。不能消穀。以胃中虛冷。故吐也。

劉棟曰。此條後人之所記也。

正珍曰。數爲熱。及令陽氣微等語。自有辨脈平脈法中辭氣。

〔百三十〕太陽病。過經十餘日。心下溫溫欲吐。而胸中痛。大便反溏。腹微滿。鬱鬱微煩。先此時自極吐下者。與調胃承氣湯。若不爾者。不可與。但欲嘔胸中痛微溏者。此非柴胡湯證。以嘔故知極吐下也。（成本。無柴胡湯之湯字。）

方有執曰。不爾。言未極吐下也。

錢潢曰。此辨症似少陽。而實非柴胡證也。

希哲曰。此證欲吐。而胸中痛。鬱鬱微煩者。似于大柴胡湯證之嘔不止。心下急。鬱鬱微煩。而心下溫溫。大便溏不同。又欲吐而胸中痛。大便溏。腹微滿者。似于汗出不解。心下痞鞕。嘔吐而下利。而心下溫溫。鬱鬱微煩不同。故再辨之也。欲吐而胸中痛者。言欲吐時痛而常不痛也。

發祕曰。極吐下而後溏者。假溏也。屬一時暴虛。藥毒盡而自痊。若不因吐下而溏者。眞溏也。雖梔子豉湯輩。業在所禁也。何況承氣乎。

正珍曰。溫溫。讀曰慍慍。考徵見下。自當作而。因聲近而譌。蓋自者。去聲。四寘韻。而者。平聲。四支韻。其韻雖異。音則相近。前第三十二葛根湯條。而下利。誤作自下利者。亦爲之故也。又少陰篇眞武湯條。自下利之自字。玉函千金翼。俱誤作而字。可謂明徵矣。以嘔。當作以溏。應上文反溏語也。過經。謂表解也。言太陽病表證已罷十餘日。心下慍慍。欲吐而胸中痛。大便不溏者。此爲邪傳少陽。小柴胡湯證也。今其人大便當不溏而反溏。鬱鬱微煩者。知醫先此時而極吐下。字典。極字註云。極。盡也。易繫辭。極其數。遂定天下之象。極吐下者。必用瓜蔕巴豆類。故傷動腸胃。以致下利也。然是藥毒未解之下利。非虛寒下利。又非太陽病外證未除而數下之。遂致虛寒之利也。故與調胃承氣湯。以和其胃則愈。若不爾者。謂不因極吐下。而有此證。則虛寒之溏。虛寒之腹滿。虛寒之煩也。雖有似柴胡證者。非實熱也。其脈當微弱結代。義如前百十條所述。不可與調胃承氣湯。宜以理中四逆輩溫之。若但欲嘔。胸中痛。大便微溏者。似柴胡證。而非柴胡證。以其大便溏之故知其極吐下。又知其非柴胡證也。按此章也。言簡而旨微。加以傳寫之謬。是以千古憒憒。終莫得其本旨者。劉棟解自極吐下。以爲病人自欲爲吐下。妄之尤甚者。極字。豈有欲義耶。

〔附考〕嘗考論中本條既曰。心下溫溫。欲吐而胸中痛。又少陰篇曰。心中溫溫。欲吐而不能吐。溫溫二字。古來註家。並未之釋。考諸爾雅釋訓。則曰溫溫。柔也。疏曰。寬緩和柔也。以是釋之乎。其奈枘鑿不相入何。及於王肯堂解出。始爲之說云。溫溫。當是慍慍。乃吐飲之狀也。醫宗金鑑亦從而由之。蓋據玉函經也。因考字書。慍。乙骨切。又烏沒切。潘岳笙賦註。訓慍噦。以爲吐飲之皃。此雖稍近有理。猶未妥帖。且也字形與音。亦頗奇僻。不合全論典雅之旨也。浪華瀨穆。又改作蘊蘊。蘊蘊乃結聚之皃。傅休奕鬱金賦。雖有英蘊蘊而金黃之語。亦未足以爲的確之解也。余則以爲溫溫。卽慍慍。古字通用。不必改作。唯讀作去聲耳。素問玉機眞藏論曰。秋脈大過。則令人逆氣而背痛慍慍然。千金方引傷寒論少陰篇文。亦作慍慍。又考韻會小補。溫字注云。又問韻。紆問切。釋文云。又作蘊。慍。可見溫溫。卽慍慍。乃爲煩憤慍悶之皃。蓋古昔聖人之制字。唯有音之與義已。未有平上去入。其有之則自梁沈約始。雖然業既有音之與義。則非全無四聲。但呼法不明。四聲混淆。殆如倭音之類耳。故漢魏以上諸書。遇其音同者。則取次借用。而不復顧字義之異。如哅哅。平聲 通作兇兇洶洶恟恟。並上聲 昧昧。去聲 通作梅梅媒媒。並平聲 又通作每每。上聲 詳見于方以智通雅。又如夫將讀將。孝經事君章 毀讀毀。孝經喪親章 摽讀標。毛詩標有梅篇 駕讀加。呂覽貴因篇 及藩之轉發。大學。仁者以財發身之發。 曰之轉爰。尙書洪範土爰稼穡 安之轉閼。韓非子內儲說 立之轉粒。周頌思文立我烝民即益稷所謂烝民乃粒也古經傳中此例極多。故不通古音。則古書不可得而解。噫先輩諸子。何其不思諸。

〔百三十一〕太陽病六七日。表證仍在。脈微而沈。反不結胸。其人發狂者。以熱在下焦。少腹當鞕滿。小便自利者。下血乃愈。所以然者。以太陽隨經瘀熱在裏故也。抵當湯主之。

劉楝曰。所以然以下十五字。後人之註。誤入本文也。

正珍曰。此辨太陽病有畜血者。比桃核承氣證。一等重者也。彼則小腹急結。此則小腹鞕滿。彼則如狂。此則發狂。彼則汗後。此則下後。自有差別也。桃核承氣證。其血自下。其爲瘀血之病。不俟辨明矣。此則血不下。故因小便利不利。以斷其爲瘀血也。桃核承氣。主治傷寒病中。熱邪結于下焦。而其血爲之不行。滯而爲瘀者也。抵當湯丸。主治其人素有瘀血。而熱邪乘之者。故陽明篇曰。其人喜忘者。本有久瘀血。宜抵當湯。其有別如之。此下焦本有積血之人。適病傷寒而其熱乘瘀血。穢氣上而乘心。令人發狂者也。按劉向新序云。楚惠王食寒葅而得蛭。因遂吞之。腹有疾而不能食。令尹入問曰。王安得此疾也。王曰。我食寒葅而得蛭。念譴之而不行其罪乎。是法廢而威不立也。譴而行其誅乎。則庖宰食監。法皆當死。心又不忍也。故吾恐蛭之見也。因遂吞之。令尹避席再拜而賀曰。臣聞天道無親。惟德是輔。君有仁德。天之所奉也。病不爲傷。是夕也。惠王之後蛭出。故其久病心腹之疾皆愈。王充論衡福虛篇云。蛭之性食血。惠王心腹之積。殆積血也。故食血之蟲死。而積血之病愈。由此觀之。雖丈夫亦有積血之疾。自古而然。第不及婦人最多已。言太陽病六七日。下之後。頭痛發熱惡寒等仍在。其脈微而沈者。當變爲結胸。大陷胸湯條云。脈沈而緊。可見結胸。其脈多沈。今反不結胸。其人發狂者。此爲熱乘其畜血。試看小腹雖鞕滿。小便則快利如常。可以決畜血無疑而下之。何以知其經攻下。以仍在二字。及反不結胸四字。知之也。下篇云。病發於陽而反下之。熱入因作結胸。可見結胸。必是下後之病矣。今此證下後。脈沈而不結胸。故曰反也。再按傷寒下法。種種不同。咸待其表解而後下之。今此條表證仍在。而用下法者。何也。以其脈既變沈微也。若猶浮大者。未可下之也。下條云。太陽病身黃。脈沈結。亦以脈決其表之假在。而實則既解也。

〔附考〕抵當湯及丸。皆破積血之劑。其所以命抵當者。諸家紛然。未有定論也。成無已云。血畜於下。非大毒駛劑。則不能抵當其甚邪。故治畜血。曰抵當湯。方有執云。抵當之當。去聲。抵至也。至當不易之正治也。喻昌云。畜血而至於發狂。則熱勢攻心。桃仁承氣。不足以動其血。非用單刀直入之將。必不能斬關取勝。故名其湯。爲抵當。抵者。至也。乃至當不易之良法也。張志聰云。抵當者。抵當隨經之熱。而使之下洩也。醫宗金鑑云。非抵當湯。不足以逐血下瘀。乃至當不易之法也。瀨穆云。抵。敵也。當。猶玉巵無當之當。言底也。四味皆逐下瘀血之藥。令之適當其瘀血相釀之底。而下之之名也。或曰。抵。諸矢切。至也。使之至其底也。其他諸家所解。亦皆不出於右諸說之外。果爲至當不易之劑乎。則如桂枝於太陽。柴胡於少陽。承氣於陽明。無之而不至當不易。豈獨抵當爲然耶。訓抵爲擊乎。則巴豆甘遂大黃芒消諸劑。孰不抵當者。訓當爲底乎。則大小承氣於燥屎結鞕之底。十棗瓜蒂於留飲停畜之底。亦孰不抵當者。余嘗聞之。愧一夫不得其所者。調鼎之任也。患一字不能解者。學者之業也。然則方名之末。雖匪治術大本。苟私淑仲景氏者。奈之何其可弗考究乎。按爾雅釋蟲曰。蛭蝚。至掌。名醫別錄亦云。水蛭一名至掌。太平御覽。亦引本草經曰。水蛭一名至掌。因檢韵鏡。至字去聲。四寘韵。抵字上聲。四紙韵。韵雖不同。均屬開轉齒音淸行第三等照母。又考之字書。抵通作扺。紙邸二音。擊也。觸也。當也。至也。乃知其訓抵爲至。亦因同音而然。蓋古昔四聲未判。往往同音通用。如亡名作亡命。智者作知者。不遑枚舉。此知至抵通用。所謂抵當。即抵掌之訛。而實爲水蛭之異稱矣。是方以水蛭爲君。所以命曰抵掌湯巳。若其不直曰水蛭湯者。蓋汚穢之物不欲斥言。殊取其異稱以爲方名。猶如不言人尿湯而言白通湯。不言大便而言不潔。不云死而云物故可見其讀抵曰邸。亦是傳習之誤矣。但其號蛭曰抵掌。其義不可得而考。要之方言讔語。不過虎謂於菟腐鼠謂璞類也。嘗詳論中。罣誤若斯者。不壹而足。如彼痓作痙。轉矢氣作轉失氣。挾熱利作協熱利。本方作本云。小腹作少腹。傳寫一誤。而千載襲其失。流傳既久而耳目熟之。遂至復無一人容疑於其間者。可勝歎哉。因詳辨之。以詔後昆。惟達觀者。方可與語。若夫屑屑於宋元註家之陋者。豈足與謀乎。豈足與謀乎。辛丑中秋之日。杏花園主人識。

抵當湯方

水蛭熬　虻蟲各三十箇去翅足熬　桃仁二十箇去皮尖　大黃三兩酒洗

右四味。以水五升。煮取三升。去滓。溫服一升。不下更服。酒洗。成本。作酒浸。四味下。有爲末二字。非也。千金外臺。亦無爲末二字。

柯琴曰。幷取水陸之善取血者。以攻之。同氣相求。淮南子。說山訓。虻散積血。

〔百二十二〕太陽病。身黃脈沈結。少腹鞕。小便不利者。爲無血也。小便自利。其人如狂者。血證諦也。抵當湯主之。脈上。玉函。有其字。爲上。外臺有此字。俱是。

成無已曰。身黃脈沈結。小便不利者。胃熱發黃也。可與茵陳湯。身黃脈沈結。少腹鞕。小便自利。其人如狂者。非胃中瘀熱。爲熱結下焦而爲畜血也。與抵當湯。以下畜血。

方有執曰。諦。審也。

錢潢曰。此以小便之利與不利。以別血證之是與非是也。身黃。遍身俱黃也。

〔百三十三〕傷寒有熱。少腹滿。應小便不利。今反利者。爲有血也。當下之。不可餘藥。宜抵當丸。有熱下。玉函外臺。俱有而字。是。

方有執曰。上條之方。變湯而爲丸。名雖丸也。而猶煮湯焉。

正珍曰。此證也。輕於抵當湯一等。故無發狂如狂等證。唯滿而不鞕。方亦爲四分之一也。若傷寒有熱而小腹滿。小便不利者。五苓散證也。若身發黃者。茵蔯蒿湯證也。今小便反利。故知其爲血證也。

抵當丸方

水蛭二十箇熬　蝱蟲二十箇去翅足熬　桃仁二十五箇去皮尖　大黃三兩

右四味。擣分四丸。以水一升。煮一丸。取七合服之。晬時當下血。若不下者。更服。成本。作蝱蟲二十箇。桃仁二十箇。全書分下有爲字。四味下。千金並翼。有蜜和二字。

證類本草曰。陶弘景云。晬時者。周時也。從今日至明旦。

方有執曰。晬。音醉。晬時。周時也。

正珍曰，四味分量，宜與抵當湯同，猶理中湯丸，半夏散湯例，唯分爲四丸，以用其一丸，此其別也已。

〔百二十四〕太陽病，小便利者，以飲水多，必心下悸，小便少者，必苦裏急也。

小便利，當作小便不利，病源傷寒悸候，引此文，小便利，作小便不利，宜從而改焉，小柴胡條云，心下悸，小便不利，眞武條云，心下悸頭眩，又云，有水氣，茯苓甘草湯條云，厥而心下悸，宜先治水，金匱云，食少飲多，水停心下，甚者則悸，合而考之，飲水多而悸者，以水停心下，小便不利也，小便少，乃不利之甚者，膀胱爲之塡滿，故苦小腹裏急也，裏急，謂腹裏拘急，外臺虛勞裏急篇，可參看矣，按此條，承前章以辨小便不利之由也，蓋茯苓甘草湯證也。

傷寒論集成卷四

日本　東都　山田正珍宗俊父　著
男　正德宗見
門人　常陸　中林清熙俊庵　同校
土佐　笠原方恒雲仙

辨太陽病脈證并治下第三

〔百三十五〕問曰。病有結胸有藏結。其狀何如。答曰。按之痛。寸脈浮。關脈沈。名曰結胸也。

〔百三十六〕何謂藏結。答曰。如結胸狀。飲食如故。時時下利。寸脈浮。關脈小細沈緊。名曰藏結。舌上白胎滑者。難治。

〔百三十七〕藏結無陽證。不往來寒熱。其人反靜。舌上胎滑者。不可攻也。

右三條。係王叔和敷演之文。劉棟以爲後人之言是也。

〔百三十八〕病發於陽而反下之。熱入因作結胸。病發於陰而反下之。因作痞也。所以成結胸者。以下之太早故也。（成本全書。無痞也之也字。痞。病源作否。）

病源曰。結胸者。謂熱毒結聚於心胸也。此由病發於陽而早下之。熱氣乘虛而否結不散也。

錢潢曰。舊注咸謂。風傷衛而陽邪陷入爲結胸。寒傷營而陰邪陷入爲痞。此誠千古之誤。詳究論中。中風亦有成心下痞者。傷寒亦有成結胸者。更有中風傷寒幷見。而衹作心下痞者。有但傷寒而心下滿硬痛者。但滿而不痛者爲痞。參互交錯。未便分屬兩篇。故別編一卷。位置於上中二卷之後。以見風寒均有此二證之意。

又曰。發於陽者。邪在陽經之謂也。發於陰者。邪在陰經之謂也。反下之者。不當下而下也。兩反下其義逈別。一則以表邪未解而曰反下。一則以始終不可下。而曰反下也。因者。因誤下之虛也。

正珍曰。發陰發陽。詳見上篇。陽言結胸。陰言痞。互文言之。如論語死生有命。富貴在天。禮記夫爲人子者。出必告。反必面。皆互文也。 其實陰陽皆有痞。有結胸也。言熱入而不言寒入者。以結胸得諸外來之邪。痞得諸心氣之結也。言所以成結胸。而不言所以成痞者。以結胸多得諸下早。而痞則不必然也。其所謂病發於陰而反下之。因作痞者。如太陰篇首條是也。成結胸之成字。亦與作字爲字同。但古文不多有。晉書童謠曰。官家養蘆化成荻。蘆生不止自成積。孫綽疏曰。若還都旋軫之日。中興五陵。即復緬成遐域。 痞否也。氣結而否塞之名。周易否卦云。天地不交而萬物不通。又云。天地不交否。痞名蓋取諸此矣。釋名云。痞否也。氣否結也。病源云。否者。心下滿也。字彙云。痞氣隔不通也。皆是也。故無脹無痛。但心下妨悶而不知饑。亦不欲食也。非若結胸之有物，而且鞕且痛也。按痞與結胸，同是心下之病，惟由其氣結與水結，以別之名。已成無已方有執諸人皆以胸中心下，爲之分別，非也。蓋結胸之爲結，正唯在心下，而非通入全腹而然，故不得名曰結腹，而隸諸胸部，以命結胸，已亦猶以胃隸腸，稱云胃中有燥屎。假立之名，以別彼痞耳。如三陰三陽中風傷寒諸名，可以見矣。再按，凡傷寒不可下而反下之，熱入因作結胸者，是理之常，固不足怪也。其邪自解於外，而內更生痞病者，何也。蓋以表邪有盛不盛，下劑有峻不峻。今邪自解於外，而內更生痞病者，以邪氣本微，而攻之太峻也。從來寒熱之證，一朝變爲虛寒者，皆由此而來。成無已諸人，不會此義，妄謂痞亦表邪入裏所結，殊不知仲景氏以熱入二字，冠之結胸，而不冠痞者，自有深意存焉。果痞之從外邪而來乎，所謂傷寒汗出解之後，心下痞鞕者，其謂之何乎。

〔百三十九〕結胸者，項亦強，如柔痓狀，下之則和，宜大陷胸丸。

方有執曰：王氏曰：痓，當作痙。

正珍曰：結胸證，心下鞕滿而痛，甚則背反張，如痙狀，項亦強，故曰亦也。金匱曰：剛痓爲病，胸滿口噤，臥不著席，脚攣急，必齘齒，可與大承氣湯。由此考之，本節柔痓之柔，當作剛。凡結胸有熱者，宜用大陷胸湯下之。

其無熱者宜用大陷胸丸下之。論云過經譫語者。以有熱也。當以湯下之。而醫以丸藥下之。非其治也。（中篇調胃承氣湯條）可見丸方本爲無熱者而設矣。

大陷胸丸方

大黃（半斤） 葶藶子（半升熬） 芒消（半升） 杏仁（半升去皮尖熬黑）

右四味。擣篩二味。內杏仁芒消。合研如脂和散。取如彈丸一枚。別擣甘遂末一錢匕。白蜜二合。水二升。煮取一升。溫頓服之。一宿乃下。如不下。更服取下爲效。禁如藥法。

劉棟曰。丸方。疑後人所加也。大陷胸丸。本以大陷胸湯爲丸者也。猶如理中湯四逆散之例也。

正珍曰。劉棟解爲是。按千金方四十八。主宿食不消大便難練中丸。藥味與此大陷胸丸同。疑後人摘以載于茲。亦未可知矣。又按杏仁皆以枚箇言。而今云半升。亦非仲景方法之徵。

〔百四十〕結胸證。其脈浮大者。不可下。下之則死。

金鑑曰。其脈浮大。是尚在表。知熱結未實。故不可下。若誤下之。未盡之表邪。復乘虛入裏。誤而又誤。結而又結。病熱彌深。正氣愈虛。則死矣。

正珍曰。結胸之病。不可不下。但其脈浮大者。猶爲表未解。可與小陷胸湯以和解之。按錢潢以浮大爲裏虛之脈。甚非也。凡脈大者。皆邪熱熾盛之診。兼浮爲表實。兼沈爲裏實。如上篇白虎加人參湯其脈洪大。可見矣。若夫證象陽旦條所謂浮則爲風。大則爲虚者。則叔和妄誕。豈足論乎。若但浮而無力者。卽是芤脈。爲虚寒之候。不可與大混也。

〔百四十一〕結胸證悉具。煩躁者。亦死。

喻昌曰。亦字。承上見結胸證全具。更加煩躁。卽不下亦主死也。

正珍曰。悉具者。表證皆去。而脈不浮大。心下鞕滿而痛。其脈沈緊者。是也。結胸原非輕證。加以煩躁。不死何俟。

〔百四十二〕太陽病。脈浮而動數。浮則爲風。數則爲熱。動則爲痛。數則爲虚。頭痛。發熱。微盗汗出。而反惡寒者。表未解也。醫反下之。動數變遲。膈內拒痛。胃中空虚。客氣動膈。短氣煩躁。心中懊憹。陽氣內陷。心下因鞕。則爲結胸。大陷胸湯主之。若不結胸。但頭汗出。餘處無汗。劑頸而還。小便不利。身必發黄也。也字。依成本補之。全書。無餘處之處字。非。

浮則爲風云云二十三字。王叔和注文。誤入者也。按盗汗二字。恐六朝以降之名。非漢時語。內經中亦未有之。六元正紀大論。則謂之寢汗。膈內拒痛云云二十字。甘草瀉心湯及梔子豉湯條文。錯亂入于此者也。今并刪之。朱震亨嘗評此章云。曰胃中空虚。曰短氣煩躁。曰脈浮。此湯不可輕用。可謂有所見矣。程應旄改心下作心中。爲胸字見惑也。劑頸而還者。其汗之出也。以頸爲分界。而頸以下。則無有汗之謂矣。劑乃質劑之劑。假以譬頭之與身。各分其證焉。猶觴字假爲飲酒于人之義。耳目二字。假爲聞見之義。及本論以淸字爲更衣之義也。正字通劑字註云。又劵書。周禮。司市以質劑。結信止訟。註。兩書一札。同而別之。長曰質。短曰劑。若今俗合同。各分其半也。周禮十五卷。司徒教官之職。凡賣儥者。質劑焉。大市以質。小市以劑。由此觀之。廣韻注劑爲分劑。亦轉而用之也。格致鏡源身體篇引釋名云。臍。濟也。腸端之所限劑也。是也。方有執程應旄二子。不會此義。妄改作蹄頸而還。非矣。成無已據素靈經絡之理解之。亦非矣。陽氣者。謂在表之邪氣。陽。表也。氣。邪也。本篇文蛤散條云。病在陽。應以汗解之。上篇各半湯條云。陰陽俱虛。皆以表稱陽者也。非所謂亡陽之陽也。中篇小靑龍湯條云。心下有水氣。本篇甘草瀉心湯條云。客氣上逆。皆於邪。稱氣者也。非所謂胃氣之氣也。言太陽病。脈浮而動數者。宜發其汗。而醫反下之。浮數變爲沈遲者。此爲表邪乘虛而內陷。必使人心下鞕滿而痛。名爲結胸。所以名之結胸者。以水氣爲邪所圍結。而在於胸脇閒也。宜以大陷胸湯。陷下以平之。若下後不結胸。但頭汗出。劑頸而還。小便不利者。此爲熱不得發越。瘀閼在裏。身必發黃也。乃茵蔯蒿湯證。其詳見陽明篇。

大陷胸湯方

大黃六兩去皮　芒消一升　甘遂一錢匕

右三味。以水六升。先煮大黃。取二升。去滓。內芒消。煮一兩沸。內甘遂末。溫服一升。得快利。止後服。成本全書。并脫一錢匕之匕字。當補之。

〔百四十三〕傷寒六七日。結胸熱實。脈沈而緊。心下痛。按之石鞕者。大陷胸湯主之。玉函外臺。石字上。有如字。

此承前條。論其不因經誤下。自作結胸者也。蓋下之太早而作結胸者。事之常。其不因下早而結胸者。事之變。張兼善。既有此說。如十棗湯證。亦復然。熱實者。有熱而實之謂。對寒實言之實。乃胃家實之實。大便不通。是也。

〔百四十四〕傷寒十餘日。熱結在裏。復往來寒熱者。與大柴胡湯。但結胸無大熱者。此爲水結在胸脇也。但頭微汗出者。大陷胸湯主之。

錢潢曰。若但結胸而身無大熱。其邪不在表可知。尙論言後人誤謂結胸之外。復有水結胸一證。又謂下文支結。乃支飲結聚。亦別一症。殊爲可咲。愚謂若水飲必不與熱邪並結。則大陷胸方中。何必有逐水利飲之甘遂乎。可謂一言破惑。

希哲曰。傷寒十餘日。則知邪不在太陽。熱結在裏。則陽明證見可知。復往來寒熱。則少陽經邪未解可知。此乃陽明少陽合病。與大柴胡湯。兼治二一者也。

正珍曰。復。反也。詳見前第九十一條及九十二條。但頭微汗出者六字。發黃條內之文誤入。當刪之。無大熱者。身無翕翕熱之謂。詳見前六十一條。此爲水結在胸脇也八字。釋所以名結胸之義。以示其病因。胸脇二字。該膈上膈下而言也。注家成無已諸人。皆謂此是爲一種水結胸矣。果爾。其治亦應用別方。豈均以一大陷胸療之乎。惟喩昌錢潢。獨得古意。熱結在裏者。謂表裏俱熱。煩渴引飲。宜與本篇白虎加人參湯條互參攷焉。凡熱結在裏者。宜不往來寒熱。而今反往來寒熱。故曰復也。

〔百四十五〕太陽病。重發汗而復下之。不大便五六日。舌上燥而渴。日晡所小有潮熱。從心下至腹鞕滿而痛。不可近者。大陷胸湯主之。

成無已曰。日晡潮熱者。屬胃。

方有執曰。晡。日加申時也。

錢潢曰。日晡。未申之時也。所者。即書云多歷年所之所也。

正珍曰。此承上條。見熱結在裏之外證也。復。又也。少當作小。此因發汗後又下之。表邪內陷。從實而化爲結胸。兼有陽明白虎承氣之二證者也。三者中。結胸尤急。故攻之以陷胸。則餘證從而解矣。辟諸漢王一討楚王。而海外諸蠻。皆望風慴服。不亦愉快哉。

〔百四十六〕小結胸病。正在心下。按之則痛。脈浮滑者。小陷胸湯主之。

病字。玉函千金翼。俱作者。宜從而改之。按結胸證。雖有輕重之異。俱不可不下。但其脈浮滑。故與小陷胸。以和解之也。蓋結胸者。不啻心下。并及兩脇下。所謂水結在胸脇。及婦人中風。胸脇下滿。如結胸狀可見矣。此則不然。正唯在心下。且不按則不痛。實結胸之小者已。故名曰小結胸也。小結胸與痞。其證極相似矣。按之則痛。不欲近手者。小結胸也。按之則痛。雖痛其人反覺小安。欲得按者。痞也。何者。結胸雖小。其因屬水也。痞雖大。其本屬氣故也。瀨穆惟忠。俱謂按之而痛。爲小結胸。雖按不痛。爲痞。可謂千古大謬矣。凡病人心下鞕而滿者。豈有按之不痛者邪。其或有之。亦十之一二已。要之彼徒求諸文字上。而不驗之於病人之實。以故往往致此鹵莽。昔者王燾。著外臺秘要。及其引傷寒論。廢六經而不取。一逐日數多少。以爲之次第。舉小建中以爲開卷第一方。發表攻裏。前後錯雜。陽病陰病。冠履倒置。要亦徒求諸文字上。而不驗之於病人之實故而已矣。世之腐儒村學究。喜著醫書。每每有此弊。惟忠雖豪傑之士。不事治療。徒求文字上。故如其所著名數解辨正。謬妄不壹而足也。夫醫雖小伎。人命所係。可不愼乎。再按王肯堂。以前條兼胃實之證。爲大結胸。以唯在心下。爲小結胸。非矣。

小陷胸湯方

黃連一兩　半夏半升洗　栝樓實大者一枚

右三味。以水六升。先煮栝樓。取三升。去滓。內諸藥。煮取二升。去滓。分溫三服。（玉函。作黃連二兩。栝樓實一枚。成本。作一箇。非。）

王肯堂曰。栝蔞實連殼剉用。去殼無功。

（百四十七）太陽病二三日。不能臥。但欲起。心下必結。脈微弱者。此本有寒分也。反下之。若利止。必作結胸。未止者。四日復下之。此作協熱利也。

此條係王叔和敷演之文。劉棟以爲仲景氏之言。可謂暗乎文辭矣。

（百四十八）太陽病下之。其脈促。不結胸者。此爲欲解也。脈浮者。必結胸也。脈緊者。必咽痛。脈弦者。必兩脇拘急。脈細者。頭痛未止。脈沈緊者。必欲嘔。脈沈滑者。協熱利。脈浮滑者。必下血。

此條亦叔和所攙。凡由脈以推證。非仲景氏之法也。按外臺以太陽病至解也十七字。接後百五十八條若心下滿而鞕痛。上以爲一章。非也。

（百四十九）病在陽。應以汗解之。反以冷水潠之。若灌之。其熱被劫不得去。彌更益煩。肉上粟起。意欲飲水。反不渴者。服文蛤散。若不差者。與五苓散。（外臺。肉上。作皮上。飲水下。有而字。玉函。彌更。作須臾。俱是也。）

方有執曰。在陽。謂表未罷。熱未除也。潠。噴之也。灌。溉之也。

金鑑曰。病在陽。謂病發於陽而身熱也。此應以汗解之。而反以冷水潠之灌之。則身熱雖被劫而暫却。然終不得去。故熱煩益甚也。水寒外束。膚熱乍凝。故肉生膚栗。熱入不深。故意欲飲水。反不甚渴也。又曰。潠。心艮切。

瀨穆曰。噀與潠同。說文。含水噴也。灌。溉也。劫。卽迫脅之意。以威力恐人。謂之迫脅。字典曰。劫。訖業切。說文。欲去以力脅止曰劫。一曰。以力去曰劫。玉篇。強取也。

正珍曰。此條亦外攻水逆之病。邪氣爲水寒所束。不能發外。鬱遏皮肉。消耗津液。故須臾益煩。蓋非表邪熾盛之所致。是以不用驅散之劑。與文蛤潤其中也。非攻邪之主劑也。故云服云與。而不云主之。蓋權用之方已。陽謂表也。服文蛤散不差。與五苓散者。猶與小建中湯不差。與小柴胡湯。一百三條 先與小柴胡湯不解。與大柴胡湯 一百八條 例也。按文蛤證。似渴而不能飲。五苓證。渴而能飲。文蛤證。小便能利。五苓證。小便不利。其異可見矣。

文蛤散方

文蛤 五兩

右一味爲散。以沸湯和一方寸匕服。湯用五合。一方寸匕。成本。作一錢匕。玉函金匱。千金翼外臺。幷與宋板同。

方有執曰。文蛤。卽海蛤之有文理者。

王肯堂曰。文蛤。卽海蛤粉也。河間丹溪。多用之大能治痰。

錢潢曰。文蛤。似蛤而背有紫斑。即今吳中所食之花蛤。俗誤呼爲蒼鸁或昌蛾者是也。夢溪筆談云。即今吳人所食花蛤也。

清王子接古方選注曰。文蛤取用紫斑紋者。得陰陽之氣。若黯色者餌之。令人狂走赴水。

正珍曰。文蛤散方。本在寒實結胸條後。今移入于此。金鑑云。文蛤。即五倍子也。非也。按五倍子。又稱文蛤。殊是後世俗間之寓名已。論中諸藥。悉用正名。未有以寓名者。可見文蛤。便是有文之蛤。非五倍子之文蛤矣。若夫醋稱苦酒。人尿曰白通。乃是古之別名。猶日稱太陽。月曰太陰。非俗間寓名也。

〔百五十〕寒實結胸。無熱證者。與三物小陷胸湯。白散亦可服。玉函。作與三物小白散。宋板注亦云。一云。與三物小白散。

金鑑曰。三物小陷胸湯。當是三物白散。溫而能攻。與寒實之理相屬。小陷胸湯。乃栝蔞黃連。皆性寒之品。豈可以治寒實結胸之證乎。亦可服三字。亦衍文也。

正珍曰。此條舊本。合前條爲一章。非也。今別爲二條。陷胸湯亦可服六字衍文。宜從玉函及宋板注刪之。寒實。對熱實而言。所謂無熱證是也。非有寒證也。如本篇婦人中風。熱入血室條。熱除而身涼。亦唯謂無熱耳。非有寒涼也。左傳僖四年。楚子使與齊師言曰。君處北海。寡人處南海。杜注曰。楚界猶未至南海。因齊處北海。遂稱所近。○正珍曰。溫泉寒火之寒。亦言不熱已。抱朴子。論仙卷曰。水性純冷。而有溫谷之湯泉。火體宜熾。而有蕭丘之寒焰。實。乃胃家實之實。大便不通是也。言結胸無熱證而不大便者。宜與白散攻下。若有熱者。不宜丸散。宜以湯下之。按此證不同大陷胸丸證者。唯大便不通為異。其無熱證則一也。方有執云。寒以飲言。非也。劉棟云。寒實。邪實也。亦非矣。

白散方

桔梗三分　巴豆一分去皮心熬黑研如脂　貝母三分

右三味為散。內巴豆更於臼中杵之。以白飲和服。強人半錢匕。羸者減之。病在膈上必吐。在膈下必利。不利進熱粥一杯。利過不止。進冷粥一杯。身熱皮粟不解。欲引衣自覆。若以水潠之洗之。益令熱劫不得出。當汗而不汗則煩。假令汗出已。腹中痛。與芍藥三兩如上法。成本。右字下。有件字。非。為散。作為末。無半錢匕之匕字。並非。但醫統正脈所收之本。作為散。與宋板同。

方名當作三物小白散。身熱皮粟以下。後人攙入。宜刪。半錢匕。謂一錢匕之半也。千金方云。錢匕者。以大錢上。全抄之。若云半錢匕者。則是一錢抄取邊一邊爾。並用五銖錢也。宋洪遵泉志云。前漢武帝紀曰。元狩五年。罷半兩錢。行五銖錢。舊譜曰。此錢厚大者。徑一寸。重五銖。利過不止。進冷粥一杯者。冷物能解毒故也。通鑑。後漢質帝紀載。帝少而聰慧。嘗因朝會。目梁冀曰。此跋扈將軍也。冀深惡之。使左右置毒于煮餅。以進帝。苦煩甚。召李固。固入前問。帝曰。食煮餅腹悶得水尚可活。冀曰。恐吐不可飲水。語未絕而崩。遇讀漫記。亦載朱子中烏喙毒。煩懣身黑欲死多飲新水。嘔洩而解之事。是皆與進冷粥之義同矣。

按。中西惟忠服法辨云。白散十棗四逆之三方。有強人羸者之辨。所謂強人羸者。當就病而辨。不宜以常論也。大凡人之於常。各有其稟。稟有厚薄強弱之差。不可得而一也。及其受病也。未必不失其常。既已失其常。則向之強人。今反爲羸者。而向之羸者。猶保其強。故曰。強人羸者。當就病而辨。不宜以常論也。病有輕重緩急。藥有大毒小毒。劑有大小多少。參伍之而察其機。商量之而適其宜。是醫之術也。惟忠此言甚非。不可從矣。何也。有強人得病而爲羸者。豈有羸者得病。而反爲強人之理哉。矧強人羸者之稱。皆指其平常之辭。而絕非言病之輕重緩急乎。有人于茲。平素羸弱。當其得病也。反有強壯之勢者。謂之實則可也。稱爲強人。豈理也哉。

〔百五十一〕太陽與少陽併病。頭項強痛。或眩冒時。如結胸心下痞鞕者。當刺大椎第一間肺俞。愼不可發汗。發汗則讝語。脈弦五六日。讝語不止。當刺期門。

此條王叔和敷演之文。非仲景氏之言矣。

〔百五十二〕婦人中風。發熱惡寒。經水適來。得之七八日。熱除而脈遲身涼。胸脇下滿。如結胸狀。讝語者。此爲熱入血室也。當刺期門。隨其實而取之。成本。取作瀉。玉函脈經。俱同宋板。

本草綱目。時珍曰、女子。陰類也。以血爲主。其血上應太陰。下應海潮。月有盈虧。潮有朝夕。月事一月一行。與之相符。故謂之月水月信月經。經者。常也。有常軌也。

甲乙經曰。期門。肝募也。在第二肋端。不容傍一寸五分。上直兩乳。

正珍曰。經水適來四字。當在得之七八日之下。血室謂胞。即子宮也。張介賓類經。三焦命門辨曰。子戶者。即子宮也。俗名子腸。醫家以衝任之脈盛於此。則月事以時下。故名之曰血室。○明程式醫彀曰。子宮。即血室也。 金匱云。婦人少腹滿如敦狀。小便微難而不渴。生後者。此爲水與血俱結在血室也。可見血室果是子宮矣。不則何以有少腹滿。小便微難之理乎。成無已方有執喻昌之徒。皆以爲衝脈之異名。錢潢以爲衝任二脈。希哲以爲血分。皆非也。何者。經絡之說。仲景氏固所不據。且下條明言。此爲熱入血室。其血必結。其指子宮而言者。益可以無疑焉。凡云某結者。皆就其地位言之。而無一以經絡者。所謂熱結膀胱。（中篇）邪結在胸中。（厥陰篇）冷結在膀胱。（同上）熱結在裏。水結在胸脇（並本篇）之類。是也。劉棟云。熱入血室者。法言也。是其意似不深拘者。不知所謂胃中有燥屎。而用大小承氣。亦概爲法言歟。不思之甚矣。經水適來者。言經水不期而來也。字典適字注。引正韵云。適然。猶偶然也。書康誥。乃惟眚災適爾。注。適。偶也。按此證熱雖除。脈雖遲。然有讝語而不譏湯藥者。以經水下則血室之熱。從而自解也。前第四十七條云。太陽病。脈浮緊。發熱身無汗。自衄者愈。又百十一條云。太陽病不解。熱結膀胱。其人如狂。血自下。下者愈。後百五十四條云。婦人傷寒。經水適來。晝日明了。暮則譫語。如見鬼狀者。此爲熱入血室。無犯胃氣及上二焦。必自愈。可見血下則熱隨血自解。不復假湯藥而愈矣。希哲劉棟皆謂此證亦應用柴胡湯。非也。刺期門者。以洩胸脇下滿之邪也。猶刺風池風府及大椎肺俞。以泄太陽病頭項強痛之邪。（風池風府刺法。見上篇。大椎肺俞刺法。見本篇。）實者。指邪實而言也。成無巳及諸注家皆云。期門者。肝之募。肝主血。故刺之以寫血室之熱。果爾。以下二條。及桃核承氣抵當諸條。何不及刺法乎。可謂臆造矣。再按婦人中風病中。經水適來。熱除而脈遲身涼。胸脇下滿如結胸。其人譫語者。蓋邪氣陷入乎血室。而震蕩其血故也。成無巳云。因經水適來。血室空虛。邪氣乘虛而入。非也。苟經水既盡。而血室空虛。則邪氣縱乘其虛而入。將何因令人譫語。且胸脇下滿哉。莊周不言乎。方舟而濟于河。有虛船來觸舟。雖有惼心之人不怒。是言也。可以正無巳之誤矣。又按陽明篇。亦有熱入血室條。宜參考焉。

〔百五十二〕婦人中風。七八日。續得寒熱。發作有時。經水適斷者。此爲熱入血室。其血必結。故使如瘧狀發作有時。小柴胡湯主之。

張志聰曰。經水適斷四字。當在七八日之下。

方有執曰。寒熱。以往來寒熱言。

匡珍曰。前條及後條。論太陽病中經水適來者。此條論月事中得病。經水未可斷而斷者也。其因雖不同。其熱入血室則一矣。惡寒發熱而如瘧狀者。桂枝麻黄各半湯。桂枝二麻黄一湯等之證也。寒熱往來而如瘧狀者。小柴胡湯之證也。如瘧狀者。謂發作有時也。此條及下條。并無胸脇下滿。故不刺期門也。

〔百五十四〕婦人傷寒發熱。經水適來。晝日明了。暮則譫語。如見鬼狀者。此爲熱入血室。無犯胃氣及上二焦。必自愈。

程林金匱直解曰。上章以往來寒熱如瘧。故用小柴胡以解其邪。下章以胸脇下滿如結胸狀。故刺期門以瀉其實。此章則無上下二證。似待其經行血去。邪熱得以隨血出而解也。

方有執曰。無與毋通。毋者。禁止之詞。犯胃氣以禁下言。

發秘曰。晝日明了。暮則譫語者。以邪氣入于陰分。故同氣相得而發動也。

劉棟曰。有血之證。往來寒熱。經水適斷來。譫語如見鬼狀者。以外證爲主。而以血證爲客也。小腹鞕滿。小便自利。如狂發狂者。以血證爲主。而以餘證爲客也。故大小柴胡二湯者，以熱爲本根。桃核承氣湯抵當湯，以血爲本根。此血證譫語發狂，疑似之別也。

正珍曰：此條程林所解，千古確論，實先輩之所未嘗發也。蓋此條與刺期門條，俱是太陽病中，其邪陷血室而震蕩其血之所致，穢氣上而乘心，故令人譫語如見鬼狀也。雖然，以經水適來，則血室之熱，隨血出而解，故不及湯劑也。無犯胃氣者，以譫語見鬼之似承氣證，辨之。期門，屬上焦之穴，柴胡治上焦之方，故謂之上二焦也。柴胡證云，胸脇苦悶，心煩喜嘔，可見柴胡爲治上焦之方也。陽明篇云，食穀欲嘔者，屬陽明也，吳茱萸湯主之。得湯反劇者，屬上焦也。可見柴胡之嘔，乃爲屬上焦之嘔也。期門刺法與小柴胡湯，并非攻擊之術，而謂之犯者，以其攻無辜也。按金鑑以前之二章，爲自風得之，以此章爲自寒得之，殊不知風寒本一氣，合而不離矣。成無已犯上焦爲發汗，犯中焦爲刺期門，方有執、程應旄、劉棟上二焦爲禁汗吐，王肯堂爲發汗。諸說皆非，一掃除之可也。

〔百五十五〕傷寒六七日，發熱微惡寒，支節煩疼，微嘔，心下支結，外證未去者，柴胡桂枝湯主之。（玉函：支節作肢節。成本柴胡桂枝湯，作柴胡加桂枝湯。非。）

金鑑曰：是太陽之邪傳少陽也，故取桂枝之半，以散太陽未盡之邪，取柴胡之半。以散少陽嘔結之病。而不名桂枝柴胡湯者。以太陽外證雖未去。而病機已見於少陽裏也。故以柴胡冠桂枝之上。意在解少陽爲主。而散太陽爲兼也。

柯琴曰。仲景書中。最重柴桂二方。故於六經病外。獨有桂枝證柴胡證之稱。見二方之任重不拘於經也。正珍按。仲景氏。稱柴胡證桂枝證者。一寓重古方之意。一示六經之假設焉。

方有執曰。支節。四肢百節也。

王肯堂曰。支節猶云肢節。古字通也。支結。謂支撐而結。南陽云。外證未解。心下妨悶者。非痞也。謂之支結。

程應旄曰。結卽結胸之結。支者。偏也。撐也。若有物撐擱在胸脇間。較之痞滿實爲有形。較之結胸。遜其沈鞕。卽下條之微結也。微言其勢。支言其狀。證非純裏可知。

錢潢曰。發熱微惡寒。支節煩疼。表證未解也。微嘔而心下支結。則邪犯胸膈矣。支結。成氏以散字訓之。固誤。而方氏以支飲摶聚爲解。亦未中窾。尙論謂邪結心下偏旁。而不中正。若果如其說。則仲景不謂之心下。諸說之中。當支撐之解爲近是。

正珍曰。味外證未去四字。是卽太陽少陽併病也。故不舉太陽少陽之名。冠以傷寒已。劉棟以爲合病。非也。煩疼。謂疼之甚。與煩渴煩驚之煩同。與微嘔之微。反對爲文也。支結。乃痞鞕之輕者。支撐之解得之。程應旄云。較之痞滿。實爲有形。非也。凡心下之病。其鞕滿而痛。不可近者。此爲結胸。其鞕滿而不痛。按之則痛。不欲按之者。此爲小結胸。其鞕滿而不痛。按之則痛。雖痛其人却欲得按者。此爲痞。其鞕滿甚微。按之不痛者。此爲支結。支結。乃妨悶之意耳。要之大小結胸與痞鞕支結。俱是一證輕重已。

柴胡桂枝湯方

桂枝去皮　黄芩一兩半　人參一兩半　甘草一兩炙　半夏二合半洗

芍藥一兩半　大棗六枚擘　生薑一兩半切　柴胡四兩

右九味。以水七升。煮取三升。去滓。溫服一升。本云人參湯。作如桂枝法。加半夏柴胡黄芩。復如柴胡法。今用人參作半劑。依玉函成本考之。桂枝下。當有一兩半三字。

本云以下二十九字。玉函成本俱無之。全係後人攙入。宜刪。蓋此方合柴胡桂枝二湯。以爲一方者已。非人參湯變方也。

（百五十八）傷寒五六日。已發汗而復下之。胸脇滿微結。小便不利。渴而不嘔。但頭汗出。往來寒熱心煩者。此爲未解也。柴胡桂枝乾薑湯主之。

成無已曰。傷寒五六日。已經汗下之後。則邪當解。今胸脇滿微結。往來寒熱者。即邪猶在半表半裏之間。爲未解也。小便不利而渴者。汗下後亡津液內燥也。若熱消津液。令小便不利而渴者。其人必嘔。今渴而不嘔。知非裏熱也。

正珍曰。胸脇滿微結。卽是胸脇苦滿。結謂鬱結之結。病人自覺者已。非醫之所按而得也。如梔子豉湯條。心中結痛之結。亦然。

按此條所說全係小柴胡證。否者一頭汗已。然其他證候。無復可疑者。則何更以餘藥處之。意者柴胡桂枝乾薑湯。蓋叔和因小柴胡加減之法而所制。决非仲景氏之方。何以言之。柴胡方後。叔和加減法云。不嘔者去半夏。今此方因不嘔而不用半夏。又云。渴者加栝樓根。今此方因渴而用之。又云。脇下痞鞕加牡蠣。今此方因胸脇滿微結而用之。又云。外有微熱者。去人參加桂枝。今此方因頭汗出與爲未解二句。不用人參而用桂枝。由是考之。此方必叔和所制。況方名亦不合他方之例乎。一掃除之可也。

正珍曰。考金匱外臺。此方仲景治瘧病多寒者之方。而今用之傷寒渴而心煩小便不利者。决非仲景氏也。

柴胡桂枝乾薑湯方

柴胡半斤　桂枝三兩　乾薑二兩　栝樓根四兩

黄芩三兩　牡蠣二兩熬　甘草二兩炙

右十味。以水一斗二升。煮取六升。去滓。再煎取三升。溫服一升。日三服。初服微煩。復服汗出便愈。

〔百五十七〕傷寒五六日。頭汗出。微惡寒。手足冷。心下滿。口不欲食。大便難。脈細者。此爲陽微結。必有表復有裏也。脈沈亦有裏也。汗出爲陽微。假令純陰結。不得復有外證。悉入在裏。此爲半在裏半在外也。脈雖沈緊。不得爲少陰病。所以然者。陰不得有汗。今頭汗出。故知非少陰病也。可與小柴胡湯。設不了了者。得屎而解。

此叔和敷演上條者。劉棟以爲上二條之注文。是也。按此條雖謂少陰不得有汗。考之少陰篇。有少陰病。脈微細沈。但欲臥。汗出不煩。自欲吐者。有少陰病。下利脈微澀。嘔而汗出者。要皆叔和言。其自言而自反如此。可笑之甚。

〔百五十八〕傷寒五六日。嘔而發熱者。柴胡湯證具。而以他藥下之。柴胡證仍在者。復與柴胡湯。此雖已下之。不爲逆。必蒸蒸而振。卻發熱汗出而解。若心下滿而鞕痛者。此爲結胸也。大陷胸湯主之。但滿而不痛者。此爲痞。柴胡不中與之。宜半夏瀉心湯。

成無己曰。嘔而發熱。邪在半表半裏之證。是爲柴胡證具。

錢潢曰。他藥者。卽承氣之類。非有別藥也。因此證唯柴胡爲對證之藥。

彼不當用者。卽指爲他藥也。蒸蒸。身熱汗欲出之狀也。振者。振振然動搖之皃。卽寒戰也。言膚體蒸蒸然。却發熱汗出。而邪氣解矣。其所以戰而後汗者。以下後正氣已虛。難勝於邪。故必戰而後汗也。

魏荔彤曰。結胸不言柴胡湯不中與。痞證乃言柴胡不中與者。何也。結胸證顯而易認。痞證甚微難認。且大類於前條所言支結。故明示之。

正珍曰。傷寒五六日。至汗出而解。旣見前第一百六條。若心下滿以下。亦是少陽病誤下後之變證。亦宜接以他藥下之句下而看。益結胸者。內有水氣。爲邪熱所團結。故鞕滿而痛。是以用甘遂破飲之藥。痞者。心氣鬱結而不能交通也。故唯滿而不痛。無水氣故也。所以用芩連行氣之劑矣。按陷胸之名。取諸陷下胸邪。瀉心之號。取諸輸寫心氣。瀉與寫。借音通用。成無已方有執諸人。皆云瀉心瀉去心下痞之謂。一說又云。瀉心火之義。皆非正義也。所謂瀉心。乃輸寫心氣之鬱結之義。以故瀉心諸方。皆以芩連苦味者爲主。周禮所謂以苦養氣。是也。再按他藥者。益指攻下之丸藥而言。凡傷寒發熱者。雖有下證。唯宜以湯下。而不可以丸下之。觀調胃承氣。柴胡加芒硝諸論。可見矣。今乃以丸攻之。是以謂之他藥。他猶邪。不對證之謂也。揚子法言問道篇曰。適堯舜文王者。爲正道。非堯舜文王者。爲他道。君子正而不他。其義可見矣。他藥字。又見禹餘糧湯條。

半夏瀉心湯方

半夏半升洗　黃芩　乾薑　人參

甘草三兩炙各　黃連一兩　大棗十二枚擘

右七味。以水一斗。煮取六升。去滓。再煎取三升。溫服一升。日三服。須大陷胸湯者。方用前第二法。再煎。成本。作再煮。非。

〔百五十九〕太陽少陽併病。而反下之。成結胸。心下鞕。下利不止。水漿不下。其人心煩。人字下。玉函脈經。千金翼。俱有必字。是也。

此條言太陽少陽併病。當先解其外。而反下之。則熱邪乘虛而入。因成結胸也。大抵結胸之證。大便多鞕。或者不通。此之為常。所謂熱實寒實是也。故用大黃芒消以蕩滌之。此則下利不止。水漿不下而煩。亦結胸中之變局也。此為下後腸胃受傷。而其裏不得成實。但水結在胸脇之所致。乃十棗湯證也。劉棟以成結胸為一病。以心下鞕下利不止。別為一病。以水漿不下其人心煩。又別為一病。可謂用意太過。反失於鑿矣。

〔百六十〕脈浮而緊。而復下之。緊反入裏。則作痞。按之自濡。但氣痞耳。玉函。復作反。

方有執曰。濡與軟古字通用。復亦反也。濡言不鞕不痛而柔軟也。痞言氣隔不通而否塞也。易曰。天地不交。而萬物不生也。

金鑑曰。按之自濡者。謂不鞕不痛。但氣痞不快耳。

正珍曰。此論下後諸證皆解。但覺氣痞不快者也。緊反入裏四字。蓋後人所攙。宜删之矣。脈浮而緊。是邪在表之診。而反下之。其人有留飲。則成結胸。無飲則作痞。痞者。心氣鬱結之名。故下文承之云但氣痞耳。若其濡云但云。俱是示其非結胸。且無水結之辭。對以上論結胸諸章爲言。乃大黄黄連瀉心湯證也。程應旄云。按之自濡。指脈言。非指痞言。騃愚如此。庸詎足論。金鑑云。此甘草瀉心湯證也。亦非也。甘草瀉心條云。心下痞鞕而滿。此云按之自濡。其妄明白。

〔百六十二〕太陽中風。下利嘔逆。表解者。乃可攻之。其人漐漐汗出。發作有時。頭痛心下痞鞕滿。引脇下痛。乾嘔短氣。汗出。不惡寒者。此表解裏未和也。十棗湯主之。下汗出二字。玉函無之。此字下。有爲字。俱是也。

成無已曰。下利嘔逆。裏受邪也。邪在裏者可下。亦須待表解者。乃可攻之。其人漐漐汗出。發作有時。不惡寒者。表已解也。頭痛心下痞鞕滿。引脇下痛。乾嘔短氣。汗出不惡寒者。邪熱内畜而有伏飲。是裏未和也。與十棗湯。下熱逐飲。

喻昌曰。種種下法。多爲胃實而設。胃實者。邪熱爍乾津液。腸胃俱結。不得不用苦寒以蕩滌之。今證在胸脇而不在胃。則胃中津液未經熱耗。而蕩滌腸胃之藥。無所取矣。故取蠲飲逐水於胸脇之間。以爲下法也。

張志聰曰。頭痛。表證也。然亦有在裏者。如傷寒不大便五六日。頭痛有熱者。與承氣湯。與此節之汗出不惡寒而頭痛爲表解。則凡遇風寒頭痛之證。可審別矣。

正珍曰。下利嘔逆。有可攻者。有不可攻者。若其表未解者。四肢厥冷者。脈沈遲微弱者。心下不鞕痛者。并不可攻之。急可溫之。如四逆湯眞武湯吳茱萸湯證是也。今此證漐漐然發熱汗出。而發作有時。頭痛心下痞鞕滿。引脇下痛。乾嘔短氣。不惡寒者。此爲其表已解。而裏有水結。亦結胸中之變局也。但以其腸胃不實。反下利嘔逆。故不用大陷胸。只劑逐水之品。以攻下之。此章亦以已經汗下者言之。以何知之。以表解裏未和之文知之也。若惟痞鞕而不痛。嘔逆而不下利。乃屬大柴胡證。見後百七十四條。又按小青龍湯五苓散。皆治表未解。不可攻裏之飲證。十棗湯。治表已解而有痞鞕滿痛之裏未和。桂枝去桂加白朮茯苓湯。治表未解而有心下滿微痛之裏未和也。其鞕滿痛與惟滿微痛亦自有別矣。金鑑辨之甚精。宜參考焉。又按金鑑下利改作不利。發作改作發熱。其說云。豈有上嘔下利。而用十棗湯峻劑攻之之理乎。惟其大便不利、痞鞕滿痛、始屬裏病。小便不利、嘔逆短氣、始屬飲病。乃可峻攻。發作之作字、當是熱字。若無熱汗出、乃少陰陰邪寒飲、眞武湯證也。殊不知此證下利嘔逆、而不辟峻攻者、內有勍敵之甚於此者。治法稍緩、則大命先之絕矣。此乃子產以猛之術、素問有故無損之義。仲景氏之所以爲仲景氏、全在此也。且夫不利二字、只當稱之小便。全論中、未見稱之大便者也。發作有時、固以發熱言之、所謂續得寒熱、發作有時。及煩躁發作有時、皆是也。故冠以漐漐汗出四字。漐漐卽熱汗皃。桂枝湯條下所謂溫覆令一時許、遍身漐漐者、可見矣。豈得言無熱乎。

十棗湯方

芫花熬　甘遂　大戟

右三味等分、各別擣爲散。以水一升半、先煮大棗肥者十枚、取八合、去滓。內藥末。強人服一錢匕。羸人服半錢。溫服之。平旦服。若下少病不除者、明日更服加半錢。得快下利後、糜粥自養。右三味。成本全書。作右上三味。非。

方執有曰、羸瘦劣也。糜粥、取糜爛過熟易化、而有能補之意。

金鑑曰、邪之所湊、其氣必虛。以毒藥攻邪、必傷及脾胃。使無冲和甘緩之品爲主宰、則邪氣盡而大命亦隨之矣。故選十棗之大而肥者以君之。一以顧其脾胃。一以緩其峻毒。得快利後、糜粥自養。一以使穀氣內充。一以使邪不復作。

正珍曰。按發秘云。傷寒論有青龍白虎眞武而無朱雀。殊爲可疑。不識朱雀卽十棗之異名。以其大棗之赤。立之名號。外臺第八卷引深師。載朱雀湯方。卽是十棗湯。可見朱雀之非逸也。猶理中湯一名人參湯。炙甘草湯一名復脈湯。桂枝湯又稱陽旦湯。小柴胡湯又有黄龍湯之名。按淮南子繆稱訓云。大戟去水。亭歷愈脹。用之不節。乃反爲病。是名人羸人之所以各異節制也。

〔百六十二〕太陽病。醫發汗。遂發熱惡寒。因復下之。心下痞。表裏俱虛。陰陽氣並竭。無陽則陰獨。復加燒針。胸煩。面色青黄。膚瞤者。難治。今色微黄。手足溫者。易愈。

此條王叔和所攙。今删之。

〔百六十三〕心下痞。按之濡。其脈關上浮者。大黄黄連瀉心湯主之。千金翼。

濡上有自字。

此與前百六十條。皆表病差後氣痞不快之輕證。病人言我心下痞。而按之則不鞕者也。故以大黄黄連二味。湯漬與之。取其氣薄而不事攻下。其但漬而不煮者。其用之妙。不可思議也。其脈關上浮五字。後人所攙。何者脈分三部。仲景氏之所不言。况浮而用大黄乎。劉棟以爲衍。是也。金鑑云。濡字上當有不字。若按之濡。乃虛痞也。補之不暇。豈有用大黄黄連之理乎。果爾。其但漬而弗煮。抑亦何說。

大黄黄連瀉心湯方

大黄二兩　黄連一兩

右二味。以麻沸湯二升漬之。須臾絞去滓。分溫再服。

成無己曰。但以麻沸湯漬服者。取其氣薄而泄虛熱。

金鑑曰。觀其以滚沸如麻之湯。漬大黄黄連。須臾絞去滓。僅得其無形之氣。不重其有形之味。是取其氣味俱薄。不大瀉下。

錢潢曰。麻沸湯者。言湯沸時。泛沫之多。其亂如麻也。全生集作麻黄沸湯。謬甚。東醫寶鑑。引入門曰。麻沸湯。即青麻煮汁也。

正珍曰。林億等云。看詳大黄黄連瀉心湯。諸本皆二味。又後附子瀉心湯用大黄黄連黄芩附子。恐是前方中亦有黄芩。後但加附子也。故後云附子瀉心湯。本云加附子也。殊不知大黄黄連瀉心湯。附子瀉心湯及半夏瀉心。甘草瀉心。生薑瀉心。金匱瀉心。凡六方。皆仲景以前古方已。林億所解非也。不可從矣。按麻沸字。始出於後漢書華佗傳。後漢書華佗傳云。若疾發結於內。鍼藥所不能及者。乃令先以酒服麻沸散。既醉無所覺。因刳破腹背。抽割積聚。既而縫合。傅以神膏。四五日創愈。麻沸湯者。謂沸時泛沫如麻子也。如星沸。張協七命。浮蟻星沸。麋沸。漢書揚雄傳。豪俊麋沸。雲沸。傅休奕七謨。金漿玉醴。雲沸潏淈。魚目沸、唐陸羽。茶經云。其沸如魚目微有聲。爲一沸。蟹目沸。千金方。婦人下痢門。膠蠟湯方後云。以水八升煮米。蟹目沸去米。麻如麻疹麻臉堯山堂外記。一朝士麻臉。又見客座新聞。之麻。通雅云麻沙印本之初出未精者老學庵筆記曰。尹少稷日能誦麻沙版本書一寸。正珍按謂之麻沙者。彫刻麁惡。似麻子與沙石相混雜也。可見麻沸之麻。亦指麻子言之。又按增續韻府。沸字下云麻沸盜賊。王莽傳注。言如亂麻沸湧。

〔百六十四〕心下痞而復惡寒汗出者。附子瀉心湯主之。

此乃前條之證而兼陽虛者。非表有熱邪之惡寒汗出。故唯惡寒而不發熱。瀉心以解痞。附子以復陽也。

附子瀉心湯方

大黃二兩　黃連一兩　黃芩一兩　附子二枚炮去皮破別煮取汁

右四味。切三味。以麻沸湯二升漬之須臾絞去滓。內附子汁。分溫再服。附子二枚。玉函成本全書。俱作一枚。

是亦用麻沸湯。義同于前矣。瀨穆謂此危急之證。若待其煎煮。則緩不及事。果爾四逆湯吳茱萸湯等證。皆非危急者歟。

〔百六十五〕本以下之。故心下痞。與瀉心湯。痞不解。其人渴而口燥煩。小便不利者。五苓散主之。此下宋板玉函脈經千金翼。俱有一方云。忍之一日乃愈九字。全係後人之攙入。今依成本刪之。

成無已曰。本因下後成痞。當與瀉心湯除之。若服之痞不解。其人渴而口燥煩。小便不利者。爲水飲內畜。津液不行。非熱痞也。與五苓散。發汗散水則愈。

方有執曰。瀉心湯治痞。而痞不解。則非氣聚之痞。可知。

正珍曰。煩字當在渴字上。否則文不成語。前第七十二條云。脈浮數煩渴者。五苓散主之是也。煩渴謂渴之甚。非謂且煩且渴也。瀉心湯。蓋指大黃黃連瀉心湯言之矣。

〔百六十六〕傷寒汗出解之後。胃中不和。心下痞鞕。乾噫食臭。脇下有水氣。腹中雷鳴。下利者。生薑瀉心湯主之。

成無已曰。胃爲津液之主。陽氣之根。大汗出後。外亡津液。胃中空虛。客氣上逆。心下痞鞕。金匱要略曰。中焦氣未和。不能消穀。故令噫。

方有執曰。解謂大邪退散也。噫飽食息也。正珍按。此五字。乃說文噫字注也。食臭毈氣也。正珍按。毈音段。卵不成鳥曰毈。見淮南注。平人過飽傷食。則噫食臭。病人初瘥。脾胃尚弱。化輸未強。雖無過飽。猶之過飽而然也。水氣。謂飲也。

錢潢曰。傷寒汗出解之後。言表邪俱從汗出而悉解也。胃中不和以下。皆言裏症未除也。

瀨穆曰。乾者。濕之對。言食不出也。

正珍曰，此傷寒瘥後，臟腑尙弱，飲食難消化之所致，胃中不和，故心下痞鞕乾噫食臭也，脇下有水氣，故腹中雷鳴下利也，胃中脇下互文，言之，猶如陽言結胸，陰言痞，其實胃中亦有水，脇下亦不和也，此證有水氣，而不成結胸者，以外邪已解之後也，不用五苓者，以其人不渴小便能利也，故與生薑瀉心，以和其胃氣則愈，按金鑑曰，其人平素胃虛，兼脇下有水，卽不誤下，而餘熱亦乘虛入裏，以致之，殊不知痞鞕之證，惟得之心氣之鬱塞，而固非挾外入之邪者矣，况本文明稱汗出解之後，則知其已無邪矣，已無邪矣，豈得云餘熱乘虛入裏乎。

生薑瀉心湯方

生薑四兩切　甘草三兩炙　人參三兩　乾薑一兩

黄芩三兩　半夏半升洗　黄連一兩　大棗十二枚擘

右八味，以水一斗，煮取六升，去滓，再煎取三升，溫服一升，日三服，附子瀉心湯，本云加附子半夏瀉心湯，甘草瀉心湯，同體別名耳，生薑瀉心湯，本云理中人參黄芩湯，去桂枝朮加黄連，幷瀉肝法。

按附子瀉心湯以下五十字，玉函成本幷無之，葢後人攙入已，當删之。

〔百六十七〕傷寒中風，醫反下之，其人下利日數十行，穀不化，腹中雷鳴，心下痞鞕而滿，乾嘔心煩不得安，醫見心下痞，謂病不盡，復下之，其痞益甚。此非結熱。但以胃中虛。客氣上逆。故使鞕也。甘草瀉心湯主之。穀不和。外臺。作水穀不化。心煩。玉函脈經。俱作而煩。使鞕。玉函外臺。俱作使之鞕。

穀不化。外臺作水穀不化。其義益明白。言其所飲食之物。客滯於胃中。不能化輸也。差後病篇云。病人脈已解。而日暮微煩。以病新差。人強與穀。脾胃氣尚弱。不能消穀。故令微煩。損穀則愈。金匱云。脈緊頭痛風寒。腹中有宿食不化也。又云。朝食暮吐。暮食朝吐。宿穀不化。名曰胃反。又云。鱠食之在心胸間不化。吐復不出。速除下之。合而考之。穀不化乃食物客滯而不消化之義。若其稍重者。必發乾噫食臭。生薑瀉心證是也。先輩諸家。皆以下利清穀爲解。可謂大杜撰矣。何者。清穀之證。裏寒大虛之所致。故急以四逆湯或通脈四逆湯救之。豈可與瀉心苦寒之劑者哉。再按素靈中往往稱清穀爲穀不化。其文雖同。症則不一。謹莫混同焉。此條言毋論中風傷寒。凡表未解者。俱不可下之。而醫反下之。續得下利。一日數十行。飲食客滯而不化輸。腹中雷鳴。心下痞鞕而滿。乾嘔心煩而不得安。醫見其心下痞。謂病不盡。復下之。其痞益甚。此非下後熱入因作結胸之痞鞕。但以外邪本微。而攻之太峻也。故雖邪自解平外。而內使胃氣虛矣。胃氣不健。客氣上逆。心氣因鬱結。使之痞鞕也。客氣。乃上文穀不化之氣。所以謂之客氣者。以其客滯之氣也。與甘草瀉心，以調胃虛散氣結則愈。按金鑑以傷寒中風至心煩不得安，以爲桂枝人參湯證，似則似矣。然彼則表未解而裏虛頗甚，故其所主在表與下利，而不在痞鞕。是以有桂朮，而無芩連。此則表已解，而裏虛不甚，雖虛亦一時之虛，非彼數下之而大虛者之比。故其所主在痞鞕而不在下利，是以有芩連而無桂朮也。金鑑又註客氣上逆云，此乘誤下中虛，而邪氣上逆，陽陷陰凝之痞，蓋指客氣以爲外入之邪也。殊不知痞之爲證，唯得之心氣自結，而非外邪之所使矣。詳已見前百三十八條。

甘草瀉心湯方

甘草四兩炙　黃芩三兩　乾薑三兩
半夏半升洗　大棗十二枚擘　黃連一兩

右六味，以水一斗，煮取六升，去滓，再煎取三升，溫服一升，日三服。

按此方無人參，蓋脫落之也。林億既辨之，當補人參三兩四字。金匱千金外臺俱有人參三兩，是也。右六味當作右七味。再按，大黃瀉心治心氣痞結而不鞕者，附子瀉心治大黃瀉心證而挾陽虛者，半夏瀉心治大黃瀉心證而一等重，按之鞕滿者，生薑瀉心治半夏瀉心證而挾飲食者，甘草瀉心治生薑瀉心證而挾胃虛者。證方雖各有異，至其外邪已解而中氣自結者則一也。

傷寒論集成卷五

日本　東都　山田正珍宗俊父　著
男　正德宗見
門人
常陸　中林清熙俊庵　同校
土佐　笠原方恒雲仙

〔百六十八〕傷寒服湯藥。下利不止。心下痞鞕。服瀉心湯已。復以他藥下之。利不止。醫以理中與之。利益甚。理中者理中焦。此利在下焦。赤石脂禹餘糧湯主之。復不止者。當利其小便。已字千金作竟。復不止。玉函作若不止。成本作復利不止。宜從玉函。

已畢也。如發汗已脈浮數。服柴胡湯已渴者。是也。成無已云。與瀉心湯。攻之則痞已。此訓已爲愈。惟忠亦從之。可謂強解也。一說又云。已止也。復反也。言服瀉心湯則下利止。反以他藥下之。故其利不止也。然本節利不止之三語。皆用止字爲文。不啻本節。全論悉然。豈特就此一句。改止爲已耶。或曰。理中者理中焦。此利在下焦十一字。係後人攙入。當刪之。斯言甚是也。夫利雖多端。均關一胃腑之事。豈有此利在下焦。而不在中焦之理乎。此條言傷寒醫以承氣等湯下之。下利不止。心下痞鞕。頗似大黃黃連瀉心證。是以先與瀉心湯。服湯已不解。故復以他藥下之。其服瀉心已不解者。彼痞而不鞕滿。此則痞鞕而下利。可見彼以痞而不鞕滿爲主。此以痞鞕而下利爲主。如此者。法當與理中湯也。而反以他藥復下之。其裏愈虛而下利愈不止。於是醫始以理中與之。而其利益甚者。何也。蓋一誤下而利者。雖利未至滑脫。以中虛未甚也。理中湯。可得而療也。再三誤下。則虛而又虛。終至滑脫無度。非復理中之所能及。故得之其利益甚也。非有所妨害而然。惟緩不及事也。故用赤石脂禹餘糧。澀滑固脫。庶可以止之也。若服之仍利不止小便不利者。當先利小便。得小便利而下利自止矣。此證始不用附子者。以其得之誤下。而不清穀。且無厥逆脈微之候。與彼眞寒自利者。自不同也。再按。既云湯藥。又云他藥。則知他藥者。指巴豆甘遂等丸散之詞。而非復指上文湯藥也。

赤石脂禹餘糧湯方

赤石脂一斤碎　太乙禹餘糧一斤碎

右二味。以水六升。煮取二升。去滓。分溫三服。太乙二字。玉函成本俱無之。衍文。右字。成本作已上。非。又脫分溫二字。當補之。

〔百六十九〕傷寒吐下後發汗。虛煩脈甚微。八九日心下痞鞕。脇下痛氣上衝咽喉。眩冒經脈動惕者。久而成痿。

傷寒或問曰，後當復字，是傳寫之誤。

金鑑曰。八九日心下痞鞕。脇下痛。氣上衝咽喉三句。與上下文義不屬。必是錯簡。注家因此三句。皆蔓衍支離。牽强注釋。不知此證總因汗出過多。大傷津液而成。當用補氣補血益筋壯骨之藥。經年始可愈也。

張志聰曰。痿者。如委棄而不爲我用之意。

正珍曰。八九日以下十五字。蓋十棗湯及瓜蒂散條文。錯亂入此也。當删之。此證其未成痿者。眞武湯主之。至其久而成痿。則爲難治矣。

〔百七十〕傷寒發汗。若吐若下。解後。心下痞鞕。噫氣不除者。旋復代赭湯主之。玉函。復。作覆。成本玉函。俱赭下。有石字。

方有執曰。解。謂大邪已散也。心下痞鞕。噫氣不除者。正氣未復。胃氣尚弱。而伏飲爲逆也。

劉棟曰。傷寒發汗。若吐若下。其證解後。心下痞鞕而噫氣者。生薑瀉心湯之主也。雖服湯。噫氣仍不除者。旋復代赭石湯主之。

正珍曰。不除二字。示其已用生薑瀉心之意也。如九十四條。一百三條不差之語。可見矣。

旋復代赭湯方

旋復花三兩　人參二兩　生姜五兩　代赭一兩

甘草三兩炙　半夏半升洗　大棗十二枚擘

右七味。以水一斗。煮取六升。去滓。再煎取三升。溫服一升。日三服。生姜下。成本全書。俱有切字。代赭。作代赭石。皆是。右字下。成本全書。有件字。非。

〔百七十一〕下後不可更行桂枝湯。若汗出而喘。無大熱者。可與麻黃杏子甘草石膏湯。

張志聰曰。此條重出。下字。疑本汗字。

正珍曰。此與前六十三條全同。惟下後作發汗後。爲異已。張志聰以爲重出衍文。其說極是。今從之。何者。本篇自前百三十八條。至後百七十六條。率以屬痞之證。駢列立論。而此條獨不及此。茲知重出無疑。當刪之。

〔百七十二〕太陽病。外證未除而數下之。遂協熱而利。利下不止。心下痞鞕。表裏不解者。桂枝人參湯主之。

張璐曰。以表未解。故用桂枝以解之。以裏適虛。故以理中和之。

錢潢曰。外證未解。一誤下。已足致變。況數下之乎。表不解者。以外證未除而言也。裏不解者。以協熱下利。心下痞鞕而言也。

喻昌曰。此方卽理中加桂枝。而易其名。亦治虛痞下利之聖法也。

發秘曰。此方也。卽人參湯。增甘草一兩。加桂枝四兩者。故名曰桂枝人參湯。其不云人參加桂枝者。以其所加不翅桂枝也。猶四逆加茯苓人參。名曰茯苓四逆也。一說云。桂枝人參湯。茯苓四逆湯類。亦是古方。非仲景氏所新加者。故不稱桂枝加人參湯。四逆加茯苓湯。以示其爲古方也。亦頗有理。

正珍曰。恊。成本作協。玉函脈經俱作挾。皆借音通用。挾爲正字。正字通云。恊協古通。通雅云。後漢方術傳。懷協道藝。即懷挾。又與夾俠通。可見挾之爲恊。恊之爲協。皆借音而通矣。挾熱者。乃內寒挾外熱之謂。其謂之挾者。示寒之爲急也。先輩不知。皆以協字本義解之。協乃互相和同之謂。寒熱冰炭。豈有互相和同之理乎。可謂妄矣。按此條也。即禹餘糧湯證而一等輕。且挾外證者。與甘草瀉心之以痞爲主。生薑瀉心之以噫爲主者。自有差別。臨病之工。不可不深察詳考也。又按。惟忠每見有表裏二字者。概爲柴胡證。非也。詳見前七十四條。

桂枝人參湯方

桂枝四兩別切　甘草四兩炙　白朮三兩　人參三兩　乾薑三兩

右五味。以水九升。先煮四味。取五升。內桂。更煮取三升。去滓。溫服一升。日再夜一服。桂枝下。別切二字。全書作去皮。是。取五升下。玉函有去滓二字。當補之。成本全書脫三升下之去滓二字。亦當補之。

〔一百七十二〕傷寒大下後。復發汗。心下痞。惡寒者。表未解也。不可攻痞。當先解表表解乃可攻痞。解表宜桂枝湯。攻痞宜大黃黃連瀉心湯。

方有執曰。解猶救也。解表與發表不同。傷寒病初之表當發。故用麻黃湯。此以汗後之表當解。故曰宜桂枝湯。

活人書曰。大氐結胸與痞皆應下。然表未解者。不可攻也。

惟忠曰。附子瀉心證云。心下痞而復惡寒汗出。此證祇同。唯無汗出字已。按例云發熱惡寒者。外未解也。此證疑脫發熱二字也。不然則附子瀉心證何別。正珍曰。惟忠之說是也。當補之。

〔百七十四〕傷寒發熱。汗出不解。心下痞鞕。嘔吐而下利者。大柴胡湯主之。心下之下。宋板全書。俱作中。非也。今從成本玉函改之。

錢潢曰。此條亦不由誤下。乃自表傳裏之痞也。

金鑑曰。下利之下字。當是不字。若是下字。豈有上吐下利。而猶以大柴胡湯下之者乎。當改之

正珍曰。金鑑改下利。作不利。其意雖好。文例不合。何者。凡論中云不利者。皆以小便言之。且必以小便二字冠之。未見其單云不利者也。按前第三十三條云。太陽與陽明合病。不下利但嘔者。葛根加半夏湯主之。由是考之。此章下利之上。似脫不字。當補之。此章特稱不下利者。蓋對前條桂枝人參湯。甘草瀉心湯。生薑瀉心湯。赤石脂禹餘糧湯。諸證皆

有痞鞕且下利言之。言傷寒發汗後。唯惡寒罷。而發熱不爲汗解。心下痞鞕。嘔吐而不下利者。此爲熱邪内攻爲實。蓋少陽陽明併病也。故與大柴胡湯下之則愈。宜與前一百八條互相參看。大抵痞證。率屬心氣自結。而不關外來之邪。但此一條。是爲外邪入裏。心氣爲之鬱結。故不用瀉心。而取大柴胡。其因不同也。又按此證既有痞鞕而不作結胸者。以其人原無停飲故也。又按金鑑指傷寒發熱。汗出不解八字。以爲表仍未已。非也。汗出者。謂發之得汗。非自汗之謂。生薑瀉心條傷寒汗出解之語。可見矣。不解者。謂病之不解。非表不解之謂。芍藥甘草附子湯。及茯苓四逆湯條。病不解之語。可見矣。

或問十棗證已稱下利嘔逆心下痞鞕。則此條下利似未必爲不下利之誤。曰否。不然也。何則。十棗證。心下痞硬滿。引脇下痛。即結胸也。此則但痞鞕而不滿。不痛。其不結胸也明矣。已非結胸。唯心下痞硬。嘔吐下利。豈可妄下之乎。況前一百八條證可以相參驗乎。

按一百八條曰。太陽病。過經十餘日。反二三下之。後四五日。柴胡證仍在者。先與小柴胡湯。嘔不止。心下急。鬱鬱微煩者。爲未解也。與大柴胡湯下之則愈。所謂嘔不止心下急。乃此條心下痞硬而嘔吐者。而無一字及下利。反謂與大柴胡下之則愈。可見此條下利二字。果是不下利之誤。特對前文痞鞕下利諸條。而發之矣。

〔百七十五〕病如桂枝證。頭不痛。項不強。寸脈微浮。胸中痞鞕。氣上衝咽喉。不得息者。此爲胸有寒也。當吐之。宜瓜蔕散。（寸脈微浮四字。病源作其脈微三字。咽喉。宋板作喉咽。非。）

成無已曰。病如桂枝證。爲發熱汗出惡風。

方有執曰。氣上衝咽喉者。痰涌上逆。俗謂喉中聲如曳鋸。是也。寒以痰言。

錢潢曰。邪在上焦。因勢利導。應從上越。當用內經高者因而越之之法。故以瓜蔕散吐之。使邪從上越。則胸中氣自和平矣。

正珍曰。寸。當作其。中當作下。皆傳寫之譌也。此條論痰病之有熱。頗似太陽中風之證者也。謂之如者。明其似外感而實不外感也。若是外感。必使人脈浮頭項強痛。今頭不痛。項不強。其脈亦不顯然浮而微浮。其非外感可知也。胸下痞鞕。乃心氣鬱結之外候。氣上衝咽喉。不得息者。後世所謂痰喘壅盛是也。夫鬱結久則血脈稠粘。不能健運。令人痰喘壅盛矣。痰。卽血之糟魄。成於肺中。出於喉門者是也。非留飲也。（留飲者。謂停留之淤水。乃飲物之入胃。而不化輸。精氣頗去。唯存原水。停畜作病者也。故亦謂之寒也。）其謂之寒者。以業既離血不復溫養之具也。其因而越之者。以肺惟開門於喉嚨。而無別有去路之在也。雖然。豈惟吐胸中寒痰哉。亦以達其鬱結也。按古昔未有痰字。故或稱之寒。或謂唾濁。（金匱皂莢丸條下。）或謂出濁唾。（金匱桔梗湯條下。）或謂吐涎沫，（金匱桂枝去芍藥加皂莢湯條下。）皆今之所謂痰也。若夫金匱所謂痰飲，乃是淡飲，謂淡薄之飲。淡乃形容之辭，猶支飲之支，留飲之留，非痰喘之痰也。後人以淡痰音同，誤作痰飲。已考之脈經千金翼，俱作淡飲，亦足可徵也。宋元諸醫不知痰爲淡誤，皆以飲爲痰，謬誤之大者也。詳見金匱集成中，茲不復贅焉。又按此條，成無己及金鑑諸注，皆以外感言之，非也。果是外感，則如桂枝證者未罷，豈妄議之吐乎。凡用瓜蔕吐者，大便亦必瀉，間有止瀉而不吐者，故其表未解者，吐亦在所禁也。

又按素問靈樞爾雅說文，幷無痰字，未詳其制於何代，顧在魏晉之際乎。葛洪抱朴子至理卷云：甘遂葶藶之逐痰癖。名醫別錄云：檳榔除痰。王羲之初月帖云：胸中淡悶，干嘔轉劇，食不可强。是字雖作淡，已指爲病名者也。字典云：淡古痰字。合而攷之，變淡作痰，以爲一種病名，其在魏晉之際乎。痰字始見神農本經常山巴豆二條，至于名醫別錄，則見二十餘條，肘後方亦有痰癊字。正字通云：古有淡陰之疾，俗作痰飲。痰證在素靈，則唯以沫唾涎液涕稱之，詳見厥論、癲狂篇、評熱病論、至眞要大論、五癃津液別論、欬論、寒熱病篇、腹中論等。抱朴子極言卷曰：食過則結積聚，飲過則成痰癖。

瓜蔕散方

瓜蔕一分熬黃　赤小豆一分

右二味。各別擣篩爲散。已合治之。取一錢匕。以香豉一合。用熱湯七合。煮作稀糜。去滓取汁。和散溫頓服之。不吐者。少少加。得快吐乃止。諸亡血虛家。不可與瓜蔕散。

〔百七十六〕病脇下素有痞。連在臍傍。痛引少腹。入陰筋者。此名藏結死。玉函脈經。俱病字之下。有者字。當補之。

獨嘯庵漫游雜記曰。一男子病腹痛。苦楚不可堪。四肢厥冷。額上生汗。脈沈遲。食飲則吐。按其腹。痛連胸脇。遶臍入陰筋。鞕滿難近手。諸醫畏縮而歸。余曰。是寒疝。應不死。作附子瀉心與之。夜死。余不知其故。沈思數日。偶讀傷寒論。其所謂藏結也。余當時夗然不精思。誤鑒如此。噫呼。讀傷寒論十五年。甚哉事實難同。

正珍曰。脇下有痞。連在臍傍。是其平素所有。俗謂疝積者。是也。痛引小腹入陰筋。是其觸事發動來者。所以名之藏結者。其以藏氣爲之結塞不通也。此與厥陰篇所載。冷結在膀胱。小腹滿痛者。頗相類。宜急灸關元。飲以附子湯輩也。按此證。亦不必以傷寒而言。亦唯觸類長之耳。又按厥陰篇。有藏厥證。藏厥。疑卽藏結。已俟後考。

〔百七十七〕傷寒，若吐，若下後，七八日不解，熱結在裏，表裏俱熱，時時惡風，大渴，舌上乾燥而煩，欲飲水數升者，白虎加人參湯主之。成本全書，傷寒下，有病字，非也。宋板玉函外臺俱無之。白虎加人參湯。千金及翼脈經，俱作白虎湯。亦非。

成無己曰，邪熱結而爲實者，則無大渴，邪熱散漫則渴，今雖熱結在裏，表裏俱熱，未爲結實，邪氣散漫，熏蒸焦膈，故大渴，舌上乾燥而煩，欲飲水數升，與白虎加人參湯，散熱生津。

金鑑曰，傷寒二字之下，當有若汗二字，蓋發汗較吐下，更傷津液爲多也

正珍曰，金鑑之說得之矣，宜補若發汗三字，前第十六條云，已發汗，若吐，若下，第二十三條云，更發汗，更下，更吐，第五十八條云，若發汗，若吐，若下，皆有發字，按此條陽明病淺證，未至胃實者，所謂陽明病，汗出多而渴，是也，本當在陽明篇中，以下二章及百八十五條，皆然矣，熱結在裏，表裏俱熱八字，是因時時惡風以下，是證也，此傷寒表邪熾盛，不爲發汗若吐若下解，入裏而結者也，雖然，未至成胃實，故其熱熏蒸于表裏，使人且熱且渴也，其致時時惡風者，亦復以未成結實故也，蓋此條時時惡風，與次條背微惡寒，皆因內熱熏蒸，汗出肌疎所致，是以不常而時時，不顯然於全身，而微於背，其非表不解之惡風寒，可知也，亦猶

陽明之腹滿常痛。與太陰之腹滿時痛之異也。成無已方有執諸人。皆指時時惡風。以爲表未除。非也。後百七十九條云其表不解者。不可與白虎湯。渴欲飲水。無表證者。白虎加人參湯主之。可見其非表不解之惡風寒矣。金鑑云。時時惡風。當是時汗惡風。若非汗字。則時時惡風是表不解。白虎湯在所禁也。是蓋不然。時汗之語。論中無例。不可從也。又按白虎加人參湯方。已見前第二十六條。宋板重載本條之後。方後有此方立夏後立秋前乃可服。立秋後不可服。正月二月三月尚凜冷。亦不可與服之。與之則嘔利而腹痛。諸亡血虛家。亦不可與。得之則腹痛利者。但可溫之當愈六十二字。考之玉函。則判爲三章。以列後第百七十九條後。蓋叔和所攙。大非仲景氏之旨。今刪之。

〔百七十八〕傷寒無大熱。口燥渴。心煩。背微惡寒者。白虎加人參湯主之。

白虎加人參湯。千金及翼外臺。俱作白虎湯。非也。

金鑑曰。傷寒身無大熱。不煩不渴。口中和。背惡寒。附子湯主之。屬少陰病也。今傷寒身無大熱。知熱漸去表入裏也。口燥渴。心煩。知熱已入陽明也。雖有背微惡寒一證。似乎少陰。但少陰證口中和。今口燥渴。是口中不和也。背惡寒非陽虛惡寒。乃陽明內熱熏蒸於背。汗出肌疎。故微惡之也。主白虎湯。以直走陽明。大清其熱。加人參者。蓋有意以顧肌疎也。

傷寒瑣言曰。仲景既云表不解者。不可與之白虎加人參湯證。一曰惡風。一曰惡寒。豈非表不解而復用白虎。何耶。蓋惡寒曰微。則但見於背。而不至甚。於惡風曰時時。則時時或乍寒而不常。是表證已輕。非前脈浮緊發熱無汗。全不解者。此則加之大熱大渴。所以用白虎而無疑也。

〔百七十九〕傷寒脈浮。發熱無汗。其表不解者。不可與白虎湯。渴欲飲水。無表證者。白虎加人參湯主之。（不解者之者字。依成本補之。白虎加人參湯。玉函千金及翼外臺。幷作白虎湯。非也。）

成無已曰。傷寒脈浮。發熱無汗。其表不解。不渴者。宜麻黃湯。渴者宜五苓散。非白虎所宜。大渴欲水。無表證者。乃可與白虎加人參湯。以散裏熱。臨病之工。大宜精別。

方有執曰。無表證。謂惡寒頭身疼痛皆除。

金鑑曰。其表不解者。雖有燥渴。乃大青龍湯證。不可與白虎湯。又曰。加人參者。於大解熱中。速生其津液也。

正珍曰。白虎湯與白虎加人參湯。均之陽明解熱之劑。唯於渴不渴上而判矣。凡陽明病。大渴引飲者。多汗亡津液故也。是以必加之人參。以復其津液也。若其不煩渴者。津液不虧。故無取乎人參也。世醫不察。雖遇渴者。概去人參不用。終歸罪其方。可勝歎哉。楊起有言。近因病者吝財薄。醫醫復算本惜費。不肯用參療病。以致輕者致重。重者至危。斯言也。深中世人之膏肓矣。

〔百八十〕太陽少陽併病。心下鞕。頸項強而眩者。當刺大椎肺俞肝俞。愼勿下之。玉函太陽下。有與字。心下下。有痞字。成本脫肝俞二字。當補之。又按。正脈本。有肝俞二字。蓋據注補之也。

甲乙經曰。大椎在第一椎陷者中。刺入五分。肺俞在第三椎下。兩傍各一寸五分。刺入三分。留七呼。肝俞在第九椎下。兩傍各一寸五分。針入三分。留六呼。

正珍曰。太陽與少陽併病。屬柴胡桂枝湯證。若其心下痞鞕。頸項強而眩者。所兼客證也。大椎肺俞。以泄頸項之鬱。肝俞以泄心下之鬱也。前第百五十九條云。太陽少陽併病而反下之。成結胸。此其所以禁下也。成無已云。心下鞕而眩者。少陽也。頸項強者。太陽也。可謂強辨矣。又按結胸證。有心下鞕而項亦強者。大陷胸丸下之則愈。此條見證略同。而不痛不滿。其非結胸可知矣。故曰愼勿下之。又按前一百二條曰。傷寒四五日。身熱惡風。頸項強脇下滿。手足溫而渴者。小柴胡湯主之。乃知此條亦小柴胡證矣。若夫刺法者。兼施之術耳。然愼一字不似仲景氏辭氣。則恐亦王叔和撰次之文矣。

〔百八十一〕太陽與少陽合病。自下利者。與黃芩湯。若嘔者。黃芩加半夏生薑湯主之。

成無已曰。太陽陽明合病。自下利。爲在表。當與葛根湯發汗。陽明少陽合病。自下利。爲在裏。可與承氣湯下之。此太陽少陽合病自下利。爲在半表半裏。非汗下所宜。故與黄芩湯。以和解半表半裏之邪。嘔者。胃氣逆也。故加半夏生薑。以散逆氣。

惟忠曰。此以其邪之客於中位。不宜發汗。亦不宜下。故惟於中間而制之者也。

發秘曰。已稱太陽少陽合病。而方中絕無解表之品者。何也。所主在少陽也。猶三陽合病所主在陽明。而處以白虎而已。

正珍曰。自下利。當作而下利。説見葛根湯下。葛根湯。治太陽陽明合病之方。黄芩湯。治太陽少陽合病之方。而下利與嘔。皆所兼客證已。猶小柴胡小青龍等方。有或以下諸兼證焉。按併病則兼解二經。合病則獨解其一經。大柴胡湯之於少陽陽明併病。柴胡桂枝湯之於太陽少陽併病。桂枝加芍藥湯之於太陽太陰併病。皆爾。若夫葛根湯及麻黄湯之於太陽陽明合病。黄芩湯之於太陽少陽合病。白虎湯之於三陽合病。皆獨解其一經者也。蓋以併病者。邪勢緩。而合病則邪勢急也耳。按厥陰篇云。傷寒脈遲六七日。而反與黄芩湯徹其熱。脈遲爲寒。由茲觀之。黃芩湯證。其不惡寒而惡熱。脈數者可知矣。小柴胡。大柴胡。甘草瀉心。黃連阿膠四方。皆有心煩而用黃芩。乃知黃芩湯證。亦有心煩矣。况心煩少陽一證。而此條爲太陽少陽合病乎。大氏合病熱勢猛烈。故表急裏緩者。麻黃葛根發之。裏急表緩者。白虎清之。病在中位。而不表不裏者。黃芩解之。若夫不用柴胡湯。而用黃芩湯者。其病在一二日之間。而未至往來寒熱胸脇苦滿等證故也。蓋受病之始。已有心煩惡熱脈數等候。而兼帶太陽頭痛項強脈浮等證者。黃芩湯主之。如其下利與嘔。不必問有無。猶葛根湯例。此條嘔者。亦不下利但嘔也。非嘔利俱有也。徵之葛根湯條。自瞭然矣。

黃芩湯方

黃芩三兩　芍藥二兩　甘草二兩炙　大棗十二枚擘

右四味。以水一斗。煮取三升。去滓。溫服一升。日再夜一服。成本。一服下。有若嘔者。加半夏半升。生姜三兩十二字。而無黃芩加半夏生薑湯方。

黃芩加半夏生薑湯方

黃芩三兩　芍藥一兩　甘草二兩炙

大棗十三枚擘　半夏半升洗　生薑一兩半一方三兩切

右六味。以水一斗。煮取三升。去滓。溫服一升。日再夜一服。大棗十三枚。玉函全書。俱作十二枚。是。

生薑。玉函作一兩半。

〔百八十二〕傷寒胸中有熱。胃中有邪氣。腹中痛。欲嘔吐者。黄連湯主之。

成無已曰。濕家下後。舌上如胎者。以丹田有熱。胸中有寒。是邪氣入裏。而爲下熱上寒也。此傷寒邪氣傳裏。而爲下寒上熱也。

程應旄曰。此等證。皆本氣所生之寒熱。無關于表。故着二有字。

金鑑曰。傷寒未解。欲嘔吐者。胸中有熱邪上逆也。腹中痛者。胃中有寒邪內攻也。此熱邪在胸。寒邪在胃。陰陽之氣不和。失其升降之常。故用黄連湯。寒溫互用。甘苦並施。以調理陰陽而和解之也。又曰。傷寒邪氣入裏。因人藏氣素有之寒熱而化。此則隨胃中有寒。胸中有熱而化。腹中痛欲嘔吐。故以是方主之。

正珍曰。上舉因下說證。形影聲響。但欲嘔吐。是外入邪熱。而其腹中痛。係固有之宿寒。非一因也。故桂枝乾薑。以逐胃寒。黄連半夏。以除心熱。人參以扶元氣。甘草大棗。以調和諸藥也。

黄連湯方

黄連三兩　甘草三兩炙　乾薑三兩　桂枝三兩去皮

人參二兩　半夏半升洗　大棗十二枚擘

右七味。以水一斗。煮取六升。去滓。溫服。晝三夜二。疑非仲景方。成本溫服下。有一升二字。

晝三夜二。作日三服夜二服。無疑非仲景方五字。

〔百八十二〕傷寒八九日。風濕相搏。身體疼煩。不能自轉側。不嘔不渴。脈浮虛而濇者。桂枝附子湯主之。若其人大便鞕。小便自利者。去桂加白朮湯主之。金匱。疼煩。作疼痛。金匱脈經玉函千金翼。俱以去桂加白朮湯六字。作朮附子湯四字。疼煩。外臺作疼痛而煩。去桂加白朮湯。作附子白朮湯。成本全書去桂作去桂枝。

成無已曰。不嘔不渴。裏無邪也。脈得浮虛而濇。身有疼煩。知風濕在經也。與桂枝附子湯。以散表中風濕。

發秘曰。若其人以下。疑有錯誤也。身體疼煩。不嘔不渴。脈浮虛而濇。是濕邪在表之候。桂枝決不可闕。大便鞕。小便自利。豈有加朮之理耶。若非有錯誤。則後人攙入之言已。不可強解。一掃除之可也。

正珍曰。此與次條。俱係中濕之病。非傷寒也。攷之金匱。果在痓濕暍篇內。由此觀之。傷寒八九日五字。殊無着落。當刪之。疼煩二字顛倒。當作煩疼。次條骨節煩疼之語。及柴胡桂枝湯證。支節煩疼之文。皆可徵也。煩疼。謂疼之甚。猶煩渴煩驚之煩。惟忠以身體疼爲句。又以煩爲句。可謂瞽文法焉。濕乃山嵐瘴氣。雨濕氣。霧露氣。卑濕氣。皆是也。但濕不能獨傷人。必也隨風寒之氣。然后敢中之。太沖曰。古人多言。風濕寒濕。凡濕證無不兼風寒者。風寒證多有不兼濕者。濕固寒氣。何得不兼風寒乎。故有寒濕風濕之解。其謂之風濕者。以汗出惡風故也。猶中風傷寒之義。搏與薄。借音通用。逼迫也。周易說卦傳。有陰陽相薄。雷風相薄之文。靈樞決氣篇。有兩神相搏。合而成形之言。又迫晚日薄暮。皆逼迫之義也。凡濕之傷人。必與風寒之氣。相逼迫而後中之。是以謂之風濕相搏。方有執改搏作摶。摶。定文切。捝聚也。言風與濕捝合團聚。共爲一病也。瀨穆訓搏爲擊。搏。廣韵。手擊也。史。兩虎相擊。借以爲風濕相共病之形狀字。皆非也。若其人以下十九字。文義不明暢。今姑從發秘之說。

桂枝附子湯方

桂枝四兩去皮　附子三枚炮去皮破　生薑三兩切　大棗十二枚擘　甘草二兩炙

右五味。以水六升。煮取二升。去滓。分溫三服。附子下。全書有八片二字。是也。

去桂加白朮湯方

附子三枚炮去皮破　白朮四兩　生薑三兩　甘草二兩炙　大棗十二枚擘

右五味。以水六升。煮取二升。去滓。分溫三服。初一服。其人身如痺。半日許復服之。三服都盡。其人如冒狀。勿怪。此以附子朮。并走皮內。逐水氣。未得除。故使之耳。法當加桂四兩。此本一方二法。以大便鞕。小便自利。去桂也。以大便不鞕。小便不利。當加桂。附子三枚。恐多也。虛弱家及產婦。宜減服之。

是即朮附湯。成本附桂枝加附子湯後者。非也。按此方金匱。名白朮附子湯。分量半減。外臺名附子白朮湯。生薑二兩。甘草一兩。

〔百八十四〕風濕相搏。骨節疼煩。掣痛不得屈伸。近之則痛劇。汗出短氣。小便不利。惡風不欲去衣。或身微腫者。甘草附子湯主之。疼煩。成本全書。作煩疼。宜從而改。

正珍曰。此比前條一等重。而兼水氣者。故小便不利。或身微腫。方中有朮。爲是故也。按此證與桂枝加附子湯證。頗相似。但彼因亡津液致小便難。此因水氣致小便不利。或身微腫也。難者。求而不得之辭。不利者。出而不多之義。通而言之。均是一不利已。字典。掣字注云。玉篇。同㨖。牽也。說文。引縱曰㨖。從手瘛省聲。尺制切。六書故。瘛瘲謂小兒風驚乍掣乍縱。掣搐也。縱則掣而乍舒也。瘛瘲因掣縱立文。今乃作㨖。更从瘛。失之甚矣。

甘草附子湯方

甘草二兩炙　附子二枚炮去皮破　白朮二兩　桂枝四兩去皮

右四味。以水六升。煮取三升。去滓。溫服一升。日三服。初服得微汗則解。能食汗止復煩者。將服五合。恐一升多者。宜服六七合爲始。甘草二兩。玉函。外臺。作三兩。白朮二兩。玉函作三兩。是。

按能食汗止復煩者。將服五合十一字。古註文攙入。當削之。爲始二字。成本作爲妙。是也。妙者。得宜之辭。猶言恰好。晉書阮咸傳云。咸妙解音律。廣韵。妙字註云。好也。

〔百八十五〕傷寒脈浮滑。此以表有熱。裏有寒。白虎湯主之。此字。玉函作而。是。成本全書。無以字。是。○正珍按。有寒下。當有者字。

林億曰。按前篇云。熱結在裏。表裏俱熱者。白虎湯主之。又云。其表不解。不可與白虎湯。此云脈浮滑。表有熱。裏有寒者。必表裏字差矣。又陽明一證云。脈浮遲。表熱裏寒。四逆湯主之。又少陰一證云。裏寒外熱。通脈四逆湯主之。以此表裏自差明矣。千金翼云。白通湯。非也。正珍按。玉函亦作傷寒脈浮滑。而表熱裏寒者。白通湯主之。

程應旄曰。讀厥陰篇中。脈滑而厥者。裏有熱也。白虎湯主之。則知此據表裏二字為錯簡。

正珍曰。林億程應旄二說。考徵明備。引援詳確。宜拳拳服膺。張璐纘論。遵而奉之。可謂見善能從矣。表有寒。以時時惡風。背微寒。及厥冷等證言。裏有熱。以脈滑大。讝語腹滿。發熱汗出。身重而喘。咽燥口苦等證言。蓋舉因略證者也。後進諸家不察。強為之分疏。不思之甚。茲辨其一二。以廣異聞焉。

成無已曰。浮為在表。滑為在裏。表有熱。外有熱也。裏有寒。有邪氣傳裏也。以邪未入府。故止言寒。如瓜蒂散證云。胸上有寒者。是矣。與白虎湯。以解內外之邪。

〔辨曰〕果以邪之未入府，謂之寒，則黃連湯條，胸中有熱之熱，亦以爲入府之邪乎。可謂從家忘妻矣。况瓜蒂散條中之寒字，唯是指痰之辭，而非指外來之邪者乎。

方有執曰，裏有寒者，裏字非對表而稱，以熱之裏言，蓋傷寒之熱，本寒因也，故謂熱裏有寒。

〔辨曰〕凡表裏之字，必對待爲言，如表熱裏寒，裏寒外熱，表裏不解，表解裏未和皆爾，豈有表爲肌表之表，而裏爲熱裏之裏乎，仲景氏之著論，本欲以解人之惑，果如其說，豈非惑人之甚者邪。

喻昌曰，裏有寒者，傷寒傳入於裏，更增裏熱，但因起於寒，故推本而曰裏有寒，實則表裏俱爲熱極也。

王三陽曰，經文寒字，當邪字解，亦熱也，若是寒字，非白虎湯證矣。

錢潢曰，先受之寒邪，已經入裏，鬱而爲熱，本屬寒因，故曰裏有寒。

〔辨曰〕若果推本而言，凡布帛之黃者，赤者，黑者，青者，皆謂之白可乎。熱湯謂之寒水可乎，可謂無目矣。

張志聰曰，此表有太陽之熱，裏有癸水之寒，夫癸水雖寒，而與陽明相搏，則戊己化火，爲陽熱有餘，故以白虎湯淸兩陽之熱。

〔辨曰〕是假五行，强爲之說，均之推本之陋已。

魏念庭曰。此裏尙爲經絡之裏。非藏府之裏。亦如衛爲表營爲裏。非指藏府而言也。

傷寒論翼疑曰。裏有寒字。對表說。只是裏無熱之意。

〔辨曰〕二說雖不同。其爲裏無熱則一而已矣。夫白虎大寒解熱之劑。若投諸無裏熱者。其不害人者幾希。可不懼哉。

劉棟曰。寒者。邪之總稱也。

〔辨曰〕邪者。對正之名。所該甚廣。豈惟風寒暑濕之爲邪乎。凡害人之物。皆謂之邪也。若夫寒者。反熱之一氣已。安可以爲邪之總稱乎。果以爲邪之總稱。則彼宛暍之人。亦謂之中寒乎。

白虎湯方

知母六兩　石膏一斤碎　甘草二兩炙　粳米六合

右四味。以水一斗。煮米熟湯成。去滓。溫服一升。日三服。

外臺白虎湯煎法曰。右四味切。以水一斗二升。煮取米熟。去米內藥。煮取六升。去滓。分六服。日三服。

〔百八十六〕傷寒脈結代。心動悸。炙甘草湯主之。心動悸三字。玉函作心中驚悸四字。

成無已曰。結代之脈。動而中止。能自還者。名曰結。不能自還者。名曰代。由血氣虛衰。不能相續也。心中悸動。知眞氣內虛也。與炙甘草湯。益虛補氣血而復脈。
金鑑曰。心動悸者。謂心下築築惕惕然。動而不自安也。若因汗下者多虛。不因汗下者多熱。欲飲水小便不利者屬飲。厥而下利者屬寒。今病傷寒。不因吐下。而心動悸。又無飲熱寒虛之證。但據結代不足之陰脈。卽主以炙甘草湯者。以其人平日血氣衰微。不任寒邪。故脈不能續行也。此時雖有傷寒之表未罷。亦在所不顧。總以補中生血復脈爲急。通行營衞。爲主也。
正珍曰。悸字下。當有者字。蓋脫之也。又曰此乃一百八條。小建中湯證。而脈結代者。

炙甘草湯方

甘草四兩炙　生薑三兩切　人參二兩　生地黃一斤　桂枝三兩去皮
阿膠二兩　麥門冬半升去心　麻仁半升　大棗三十枚擘

右九味。以清酒七升。水八升。先煮八味。取三升。去滓。內膠烊消盡。溫服一升。日三服。一名復脈湯。大棗三十枚。成本全書。作大棗十二枚。玉函金匱。與宋板同。
唐愼微證類本草卷六曰。傷寒類要。治傷寒脈結代者心悸方。甘草二兩。水三升。煮取一半。服七合。日三。正珍按。傷寒類要四卷。宋高若訥所著。見乎宋史藝文志。
〔百八十七〕脈按之來緩。而時一止復來者。名曰結。又脈來動而中止更來小數。中有還者反動。名曰結陰也。脈來動而中止。不能自還。因而復動。名曰代陰也。得此脈者必難治。

劉棟曰。後人之注文。誤混本文也。

傷寒論集成卷六

日本　東都　山田正珍宗俊父　著
男　正德宗見
門人　常陸　中林清熙俊庵　同校
土佐　笠原方恒雲仙

辨陽明病脈證幷治第四

〔百八十八〕問曰。病有太陽。陽明。有正陽陽明。有少陽陽明。何謂也。答曰。太陽陽明者。脾約是也。正陽陽明者。胃家實是也。少陽陽明者。發汗利小便已。胃中燥煩實。大便難是也。

劉棟曰。此條後人之所記也。舉陽明之三證。非古義也。若有此說。則合病及轉屬之目。皆爲無謂也。故不采用矣。

〔百八十九〕陽明之爲病。胃家實是也。

方有執曰。實者。大便結爲鞕滿。而不得出也。雖則遲早不同。而非日數所可拘也。

正珍曰。陽明。指裏而言。蓋邪之中人。始于太陽。中于少陽。終于陽明。自表而裏。自輕而重。勢之必然也。此陽明宜在少陽後。今置之少陽前者。

何也。嘗攷素問熱論。其所謂陽明者。亦以表病言之。乃仲景氏大青龍湯證也。故繼太陽以陽明。乃是素問之說。非仲景氏之說也。雖然。太陽陽明少陽之次序。古來醫家相傳之定說。不可遽易者也。故姑從其舊說。以次第之。備論其傳變于內。俾人思而得焉而已。實謂邪實。乃腹滿便結之病。故曰胃家實。凡平人腸胃素虛。有邪陷之。則成三陰下利嘔吐諸虛寒證。腸胃素實。有邪陷之。則成陽明腹滿便結。譫言妄語。身熱自汗。諸實熱證。是非邪之有寒熱。皆從其人固有之虛實而化也。辟諸練絲之可以黃。可以黑。其本雖同。末則大異也。再按。素問三陰。卽本論陽明病。蓋素問單以實熱病。分屬於六經。仲景則並舉虛寒實熱。以配三陰三陽也。

〔百九十〕問曰。何緣得陽明病。答曰。太陽病若發汗若下若利小便。此亡津液。胃中乾燥。因轉屬陽明。不更衣內實大便難者。此名陽明也。

〔百九十一〕問曰。陽明病外證云何。答曰。身熱汗自出不惡寒反惡熱也。

〔百九十二〕問曰。病有得之一日不發熱而惡寒者何也。答曰。雖得之一日惡寒。將自罷。卽自汗出。而惡熱也。

〔百九十三〕問曰。惡寒何故自罷。答曰。陽明居中主土也。萬物所歸。無所復傳。始雖惡寒二日。自止此爲陽明病也。

劉楝曰，右四條，後人之所記也。

〔百九十四〕本太陽，初得病時，發其汗，汗先出不徹，因轉屬陽明也。

成無已曰，太陽病未解，傳併入陽明，而太陽證未罷者，名曰併病。（太陽中篇二陽併病條注）

方有執曰，徹，除也。言汗發不對，病不除也。

正珍曰，太陽中篇，亦有此文，本一字作二陽併病四字。按徹，除也。厥陰篇曰，傷寒脈遲，六七日而反與黃芩湯，徹其熱。義與此同。程應旄訓為盡也，透也，非也。凡傷寒中風，既離於太陽，而純于陽明，或少陽，此之為轉入也。既轉而未純，此之為轉屬。轉，係也。轉屬轉係，皆併病也。（左傳隱元年。大叔命西鄙北鄙貳於己。杜預注曰。貳。兩屬。）

〔百九十五〕傷寒發熱無汗，嘔不能食，而反汗出，濈濈然者，是轉屬陽明也。

方有執曰，濈濈，熱而汗出貌。

正珍曰，傷寒無汗，嘔不能食者，此為少陽病，小柴胡湯證也。若其人反汗出，濈濈然者，此為轉屬陽明，乃少陽陽明併病也。當與大柴胡。柴胡加芒硝等湯，以潤下也。

〔百九十六〕傷寒三日，陽明脈大。

（百九十七）傷寒脈浮。而緩手足自溫者。是爲繫在太陰。太陰者。身當發黃。若小便自利者。不能發黃。至七八日大便鞕者。爲陽明病也。

（百九十八）傷寒轉繫陽明者。其人濈然微汗出也。

（百九十九）陽明中風。口苦咽乾。腹滿微喘。發熱惡寒。脈浮而緊。若下之。則腹滿小便難也。

（二百）陽明病若能食。名中風。不能食。名中寒。

（二百一）陽明病若中寒者。不能食。小便不利。手足濈然汗出。此欲作固瘕。必大便初鞕後溏。所以然者。以胃中冷。水穀不別故也。

（二百二）陽明病初欲食。小便反不利。大便自調。其人骨節疼。翕翕如有熱狀。奄然發狂。濈然汗出而解者。此水不勝穀氣。與汗共并。脈緊則愈。

（二百三）陽明病欲解時。從申至戌上。

（二百四）陽明病不能食。攻其熱必噦。所以然者。胃中虛冷故也。以其人本虛。攻其熱必噦。

（二百五）陽明病脈遲。食難用飽。飽則微煩頭眩。必小便難。此欲作穀癉。雖下之。腹滿如故。所以然者。脈遲故也。

（二百六）陽明病法多汗。反無汗。其身如蟲行。皮中狀者。此以久虛故也。

（二百七）陽明病反無汗。而小便利。二三日嘔而欬。手足厥者。必苦頭痛。

若不欬不嘔。手足不厥者。頭不痛。

〔二百八〕陽明病但頭眩。不惡寒。故能食而欬。其人咽必痛。若不咳者。咽不痛。

〔二百九〕陽明病無汗。小便不利。心中懊憹者。身必發黃。

〔二百十〕陽明病被火額上微汗出。而小便不利者。必發黃。

〔二百十一〕陽明病脈浮而緊者。必潮熱發作。有時但浮者。必盜汗出。

〔二百十二〕陽明病口燥。但欲漱水。不欲嚥者。此必衄。

〔二百十三〕陽明病本自汗出。醫更重發汗。病已差。尚微煩不了了者。此必大便鞕故也。以亡津液。胃中乾燥。故令大便鞕。當問其小便日幾行。若本小便日三四行。今日再行。故知大便不久出。今爲小便數少。以津液當還入胃中。故知不久必大便也。

右十八條。弁叔和所攙入。劉棟以爲後人之言是也。

〔二百十四〕傷寒嘔多。雖有陽明證。不可攻之。

成無已曰。嘔者熱在上焦。未全入府。故不可下。

張志聰曰。嘔多。胃氣虛也。雖有陽明實熱之證。不可攻之。

正珍曰。此條接前百九十五條發之。可見前十八箇條。果是撰次之文矣。嘔多。爲少陽未解。少陽者。汗吐下皆所禁。故不可攻之。後二百三十七條云。陽明病。脇下鞕滿。不大便而嘔。舌上白胎者。可與小柴胡湯是也。方有執喩昌錢潢。皆以嘔屬太陽。非也。

〔二百十五〕陽明病心下鞕滿者。不可攻之。攻之利遂不止者死。利止者愈。

〔二百十六〕陽明病面合色赤。不可攻之。必發熱色黃者。小便不利也。

劉棟曰。右二條。亦後人之所記也。本論中。其義已盡矣。

〔二百十七〕陽明病。不吐不下。心煩者。可與調胃承氣湯。

金鑑曰。不吐不下。心煩者。謂未經吐下而心煩也。其爲熱盛實煩可知。故與調胃承氣湯。瀉熱而煩自除也。

正珍曰。病人嘔吐而心煩者。少陽柴胡證也。下利而心煩者。少陰猪膚湯證也。今不吐不下而心煩。乃陽明熱煩。但未至潮熱讝語。便秘腹滿。大渴引飲諸候。故先與調胃承氣湯。以解內熱也。蓋一時權用之方耳。又按。成無已諸人。皆謂未經吐下而心煩也。其說頗鑿。不可從矣。

〔二百十八〕陽明病。脈遲。雖汗出。不惡寒者。其身必重。短氣腹滿而喘。有潮熱者。此外欲解。可攻裏也。手足濈然而汗出者。此大便已鞕也。大承氣湯主之。若汗多微發熱惡寒者。外未解也。其熱不潮。未可與承氣湯。若腹大滿不通者。可與小承氣湯。微和胃氣。勿令至大泄下。濈然而之而。依成本補之。汗多二字。玉函作汗出多二字。是。至大之至。成本無之。

成無巳曰。陽明病脈遲。若汗出多。微發熱惡寒者。表未解也。若脈遲雖汗出而不惡寒者。表證罷也。身重短氣。腹滿而喘。有潮熱者。熱入府也。四肢諸陽之本。津液足爲熱蒸之。則周身汗出。津液不足爲熱蒸之。其手足濈然而汗出。知大便已鞕也。與大承氣湯。以下胃熱。經曰。潮熱者實也。其熱不潮。是熱未成實。故不可便與大承氣湯。雖有腹大滿不通之急。亦不可與大承氣湯。與小承氣湯微和胃氣。

張璐曰。仲景既言。脈遲尚未可攻。而此證首言脈遲。復言可攻者。何也。夫所謂脈遲尚未可攻者。以腹中熱尚未甚。燥結未定。故尚未宜攻下。攻之必脹滿不食。而變結胸痞滿等證。須俟脈實結定。後方可攻之。此條雖云脈遲。而按之必實。且其證一一盡顯胃實。故當攻下無疑。若以脈遲妨礙一切下證。則大陷胸之下證。亦將因循縮手待斃乎。

正珍曰。本節雖字。當在陽明病下。否則文法不穩。前第八十七條曰。瘡家雖身疼痛。不可發汗。同一文法。言此條雖脈遲汗出而不惡寒。是以知爲陽明病也。且其身必重。短氣腹滿而喘。則其非太陽表邪可知矣。若雖脈遲汗出。而惡寒發熱者。表未解也。二百四十一條云。陽明病。脈遲汗出多。微惡寒者。表未解也。可發汗。宜桂枝湯。不可攻之。脈遲。乃是脈緩。以可數而不數言之。脈遲汗出而惡寒。

乃桂枝證。今乃雖脈遲汗出。然不惡寒。故識其爲陽明病也。按手足濈然而汗出者。言自腹背至手足之末。濈濈然而汗出也。蓋承上文汗出二字言之。若是身無汗而手足有汗。則手足上當有但字。所謂但頭汗出身無汗者可見矣。成無已以爲但手足汗出。誤矣。

大承氣湯方

大黃四兩酒洗　厚朴半斤炙去皮　枳實五枚炙　芒消三合

右四味。以水一斗。先煮二物。取五升。去滓内大黃。更煮取二升。去滓内芒消。更上微火一兩沸。分溫再服。得下餘勿服。芒消之消。成本全書。作硝。更煮取。成本作煮取二字。微火。成本。作火微非。

小承氣湯方

大黃四兩　厚朴二兩炙去皮　枳實三枚大者炙

右三味。以水四升。煮取一升二合。去滓。分溫二服。初服湯。當更衣。不爾者。盡飲之。若更衣者。勿服之。右字。成本作已上非。

方有執曰。古人大便必更衣。不更衣言不大便也。

張璐曰。更衣。言更衣而如廁也。

錢潢曰。更衣者。凡貴人大便後。必更換所服之衣。故稱大便曰更衣。

正珍曰。按指大便曰更衣。蓋醜穢之物。不欲斥言也。史記外戚世家。衞皇后子夫傳云。是日武帝起更衣。子夫侍尚衣。軒中得幸。正義云。尚。主也。於王衣車中得幸也。漢書灌夫傳云。坐乃起更衣稍稍去。王充論衡。四諱篇曰。更衣之室。可謂臭矣。鮑魚之肉。可謂腐矣。皆指如廁而言也。而顏師古註灌夫傳云。更。改也。凡久坐者。皆起更衣。以其寒暖或變也。止此殊不知更衣指登廁而言。論衡有明文。可徵矣。師古此註。宜其排叱也。又考晉書王敦傳。云有如廁者。皆易新衣而出。客多羞脫衣。而敦脫故著新。意色無怍。止此此亦更衣之事。可以見師古之謬也。承氣猶云順氣。詳見太陽上篇。方有執謂承氣者。承上以逮下。推陳以致新之謂也。張志聰謂大承氣者。乃大無不該主。承通體之火熱。能下承在上之熱氣。內經所謂熱氣在上。水氣承之。此命名之大義也。錢潢謂謂之承氣者。蓋承其邪盛氣實。而以鹹寒苦泄。蕩滌攻下之也。但熱實氣盛者可用。無實熱而正氣虛餒者。不可攻也。此無氣可承之故也。卽內經亢則害。承廼制之義。謂熱邪亢害。而以鹹寒苦泄承制之。三子者所辨。皆失於鑿。不可從矣。

〔二百十九〕陽明病。潮熱大便微鞕者。可與大承氣湯。不鞕者。不可與之。若不大便六七日。恐有燥屎。欲知之法。少與小承氣湯。湯入腹中。轉失氣者。此有燥屎也。乃可攻之。若不轉失氣者。此但初頭鞕。後必溏。不可攻之。攻之必脹滿不能食也。欲飲水者。與水則噦。其後發熱者。必大便復鞕而少也。以小承氣湯和之。不轉失氣者。愼不可攻也。不可與之之可字。此有燥屎也之也字。成本全書。并脫之。

當補之。轉失氣。玉函。作轉矢氣是。當改之。

成無巳曰。潮熱者實。得大便微鞕者。便可攻之。若便不鞕者。則熱未成實。微有潮熱。亦未可攻。若不大便六七日。恐有燥屎。當先與小承氣湯漬之。如有燥屎。小承氣湯。藥勢緩。不能宣泄。必轉氣下失。若不轉失氣。是胃中無燥屎。但腸間少鞕爾。止初頭鞕。後必溏。攻之則虛其胃氣。致腹脹滿不能食也。

方有執曰。黃氏曰。矢漢書作屎。正珍按。當作屎。漢書作矢。漢書昌邑王賀傳云。王夢青蠅之矢。又馬宮傳云。本姓馬矢。宮仕學稱馬氏是也。古屎矢通。失傳寫誤。轉矢氣。放屁出也。脹滿。藥寒之過也。

愈弁續醫說。引醫學入門全書曰。轉失氣。是下焦泄氣。俗云去屁也。考之篇韵。屎矢通用。竊恐傳寫之誤矢爲失耳。宜從轉矢氣爲是。且文理頗順。若以失字。則於義爲難訓矣。

島壽曰。李挺云。轉氣者。腹中響而放屁。壽亦按。放屁者。糟粕新故相搏之氣也。平人欲圊或有宿食者。喜放屁。可見放屁腸胃有物矣。陽明病。服小承氣湯不轉矢氣。又不大便。是裏無物及未熱實也。

正珍曰。轉矢氣。乃推轉燥屎之氣。失當作矢爲是也。左傳文公十八年云。以君命召惠伯。殺而埋之馬矢之中。史記廉頗傳云。頃之三遺失矣。莊子云。夫愛馬者。以筐盛矢。以蜄盛溺。皆與屎通用也。一說。謂轉失氣。

動轉失泄之氣也。（以上十字。係傷寒直格文。）註家改作矢。非也。論中云燥屎者。若干而不見一作燥矢者。豈獨於放屁避之乎。殊不知不書轉屎氣。而書轉矢氣。蓋是不期然而暗然者。猶孟子書中。引詩書。書必用曰字。而一無用云字者。詩必用云字。而其用曰字者。十中僅有一。又猶如亡命之亡。未嘗作亡名。赤子之未嘗作尺子。要領之未嘗作腰領焉。且也一書中。本字假字并用者。亦不一而足。如莊子或云以筐盛矢。或云道在屎溺。又大學聖經一章云而后者。凡十有二。皆用后字。惟物有本末一節。獨用後字。不遑枚舉。豈以無燥屎之一作燥矢者。疑之哉。欲飲水以下三十八字。係王叔和之攙。當削之。錢潢不知爲叔和之言。苦其難通。終以其後發熱以下之文。移在不轉失氣句下。雖然業既曰慎不可下。則豈更曰不可攻之乎。攻之之後。脹滿不能食者。腸胃虛寒之所致。急可溫之。所謂下利腹脹滿。宜四逆湯者是也。

〔二百二十〕夫實則譫語。虛則鄭聲。鄭聲者。重語也。直視譫語喘滿者死。下利者亦死。（玉函也上。有是字。下利上。有若字。成本。脫鄭聲者之者。當補之。外臺。以鄭聲重語也五字。爲細註。）

成無已曰。內經（通評虛實論）曰。邪氣盛則實。精氣奪則虛。譫語由邪氣盛。而神識昏也。鄭聲由精氣奪。而聲不全也。

王肯堂曰。譫語者。謂亂言無次。數數更端也。鄭聲者。謂鄭重頻煩也。只將一句舊言重疊頻言之。終日殷勤。不換他聲也。蓋神有餘則能機變。而亂語數數更端。神不足則無機變。而只守一聲也。成氏謂鄭衛之聲。非是。正珍按。漢書王莽傳曰。非皇天所以鄭重降符命之意。廣韵云。鄭重。殷勤之意。

張璐曰。重語者。字語重疊。不能轉出下語。真氣奪之徵也。

喻昌曰。此條當會意讀。謂譫語之人。直視者死。喘滿者死。下利者死。其義始明。

程應旄曰。直視譫語。尚非死證。即帶微喘。亦有脈弦者生一條。唯兼喘滿兼下利。則真氣脫而難回矣。

金鑑曰。直視者。精不注乎目也。

正珍曰。諸註本截直視以下。別爲一章。非也。今從宋板合之。蓋此條主譫語立論。所謂下利者。亦譫語而下利也。大氐病人譫語而下利也。多屬死證。然間亦有得而治者。厥陰篇所載下利譫語者。有燥屎也。宜小承氣湯是也。故曰下利者亦死。亦字有味。喘滿。即喘懣。因喘而懣也。滿懣通用。詳見太陽上篇。按後二百二十七條云。若下之早。語言必亂。乃謂鄭聲也。再按此條。恐是叔和攙入之言。

〔二百二十一〕發汗多。若重發汗者。亡其陽。譫語脈短者死。脈自和者不死。玉函。發汗以下八字。作發汗多。重發其汗。若已下。復發其汗十四字。

亡陽。謂損失元氣。詳見太陽上篇。凡病人譫語。其脈洪大滑數者。是脈與證不相齟齬。是以謂之和也。非無病之平脈也。如前一百十條調和。亦復爲爾。短乃微弱。爲亡陽之診。故爲死證。若其自和者。邪熱熾乎內之候。其陽不亡。故爲不死。宜與承氣湯矣。

〔二百二十二〕傷寒若吐若下後不解。不大便五六日。上至十餘日。日晡所發潮熱。不惡寒。獨語如見鬼狀。若劇者發則不識人。循衣摸牀。惕而不安。微喘直視。脈弦者生。濇者死。微者但發熱譫語者。大承氣湯主之。若一服利。則止後服。玉函。摸牀。作撮空。惕而。作怵惕。成本脫利則之則。當補之。

成無已曰。其邪熱微而未至於劇者。但發熱譫語。可與大承氣湯以下胃中熱。

趙嗣眞曰。弦字當是滑字。弦爲陰負之脈。豈有必生之理。惟滑脈爲陽。始有生理。玩上條正珍按指後二百二十四條脈滑而疾者。小承氣湯主之。脈微濇者。裏虛爲難治。益見其誤。

金鑑曰。若病勢微者。但見潮熱譫語不大便之證。而無前神昏等劇者宜以大承氣湯下之。

錢潢曰。獨語。譫語妄語也。劇者。病之甚也。發。發作之時也。直視。目光直而睛不轉動也。

發秘曰。傷寒下。疑脫若發汗三字。

劉棟曰。讝語者之者。當作也。

正珍曰。此證也。胃中邪實有燥屎者。劇者宜大承氣。微者宜小承氣。劉棟以微者爲脈狀。非是。

〔二百二十三〕陽明病。其人多汗。以津液外出。胃中燥。大便必鞕。鞕則讝語。小承氣湯主之。若一服讝語止者。更莫復服。成本。脫止者之者字。當補之。

張璐曰。多汗讝語。下證急矣。以其人汗出既多。津液外耗。故不宜大下。但當略與小承氣湯和其胃氣。讝語自止。若過服反傷津液也。

正珍曰。此即前條所謂微者。

〔二百二十四〕陽明病。讝語發潮熱。脈滑而疾者。小承氣湯主之。因與承氣湯一升。腹中轉失氣者。更服一升。若不轉失氣者。勿更與之。明日又不大便。脈反微濇者。裏虛也。爲難治。不可更與承氣湯也。脈經千金翼。俱無小字。二失字。依成本補之。玉函。作轉矢氣是也。成本脫不轉失氣者之者字。及明日又之又字。當補之。

小字衍文。當從脈經千金翼刪之。腹中上。脫湯入二字。當從前二百十九條文補之。明日以下十七字。別是一章。承前文發之。明日又三字。當作陽明病。蓋以陽字省文作阳。一訛爲日明病。再訛爲明日病。又已猶荀子鼫鼠五技。而窮之鼫字。本誤爲鼯。傳寫誤爲捂耳。勸學篇不可更與承氣湯也八字。古註文攙入。亦當刪之。承氣湯不言大小者。要在隨證辨用也。言陽明病。讝語發潮熱。不大便。脈滑而疾者。此爲裏實。承氣湯主之。本文雖不及不大便。脈症既已若斯。則其不大便者可從而知也。因與承氣湯一升。湯入腹中。轉矢氣者。是有燥屎。可更與一升。以下之。若其不轉矢氣者。是無燥屎。不可更與之。如是者。宜與柴胡加芒消湯輩以和之也。陽明病不大便者。其脈當滑疾。今反微澀者。此爲裏虛。故爲難治也。前舉讝語潮熱。而略不大便。後舉不大便而略讝語潮熱。本論錯綜之妙若斯。嘗考古今諸註傳。並皆隨文作解。而不知其有錯誤。是其所以愈辨而愈不明也。

〔二百二十五〕陽明病。讝語有潮熱。反不能食者。胃中必有燥屎五六枚也。若能食者。但鞕爾。宜大承氣湯下之。玉函。反上有而字。無宜字。下之。作主之。是也。

反當作煩。因聲近而誤。所謂心中懊憹而煩。胃中有燥屎者可攻。及煩躁發作有時者。此有燥屎。及煩不解。腹滿痛者。此有燥屎。皆見本篇 皆可以徵矣。凡傷寒讝語。有潮熱者。固應不能食。豈得謂反乎。金匱產後病篇曰。病解能食。七八日更發熱者。此爲胃實。大承氣湯主之。可見病之未解。乃不能食。此爲其法也。成無已謂胃熱當消穀引食。殊不知胃熱消穀。靈樞師傳篇曰。中熱消癉則便寒。寒中之屬則便熱。胃中熱則消穀。令人懸心善飢。 本以內因之病言之。而與傷寒外邪入胃者。毫不關涉。可謂牽強矣。燥屎五六枚者。以腹診言之。此證診其腹。則必有糞塊五六枚應於手也。後藤省所著傷風約言中所謂若夫裏結必有裏熱。硬糞多少。阻住去路。臍下底如著餅。或如杏核雞卵者是也。如是者。宜以大承氣湯下之。若其不煩且能食者。但鞕而已。與小承氣湯可也。大承氣湯一句。當在也字下。而在於此者。乃本論屬辭之法也耳。金鑑以爲錯置。非也。或問曰。嘗詳和蘭解體之實說。所謂胃府。唯是容受水穀之所。而非燥屎所留也。水穀之作穢物。必在入腸之後也。今謂胃中有燥屎者何也。予曰。凡陽明病。大便不通者。皆由邪之聚胃中也。屎雖則在腸中。使之鞕且燥者。實由邪之入胃。且也腸胃原是一府。胃爲本。腸爲末。固非他物。故舉胃隸腸。概言胃中有燥屎已。譬諸趙穿弒靈公。而書曰趙盾弒其君。蓋盾之出奔也。穿承其風旨而弒之也。事出左傳宣公二年。

〔二百二十六〕陽明病。下血讝語者。此爲熱入血室。但頭汗出者。刺期門。隨其實而寫之。濈濈然汗出則愈。玉函脈經。刺字上。有當字。爲是。成本。寫作瀉。古字通用也。

此論婦人陽明病。熱入血室者也。病狀如是。當必自愈。以熱隨血而下也。詳見太陽下篇。若其但頭汗出者。瘀熱在裏。而不得越故也。當刺期門以瀉其鬱熱。則熱得發越。遍身濈然汗出而愈。其不用茵蔯蒿湯者。

以未及腹滿煩渴小便不利等。自無發黃之勢也。按太陽下篇。婦人中風刺期門者。以胷脅下滿也。此條刺期門者。以瘀熱在裏也。註家皆謂期門肝之募。肝主血。故刺之以瀉血室之熱。果如此說乎。凡熱入血室諸條。何不及刺法乎。成無已謂奪血者無汗。故但頭汗出也。不知傷寒發黃證。其先致頭汗者。亦以爲奪血之由乎。王三陽云此男子亦有之。夫下血讝語者。男子固當有之。雖然所謂血室。卽是子宮。男子豈有之乎。方有執金鑑。亦皆以爲丈夫之病。不可從矣。再按金匱以此章。入婦人雜病篇。脈經亦然。

〔一百二十七〕汗出讝語者。以有燥屎在胃中。此爲風也。須下之。過經乃可下之。下之若早。語言必亂。以表虛裏實故也。下之則愈。宜大承氣湯。（須下之之之字。宋板作者。今依成本改之。則字依成本及玉函補之。）

風當作實。傳寫之誤也。本篇有之。大便難。身微熱者。此爲實也。急下之。宜大承氣湯。辨可下篇亦言。病腹中滿痛者。此爲實也。當下之。宜大承氣湯是也。魏荔彤以內經腸風胃風。牽強立論。可謂妄也。下之若早語言必亂八字。錯簡也。當在宜大承氣湯句下。始合。言汗出讝語者。此燥屎在胃中爲實也。須下之。雖然表證未盡解者。不可下之。過經。謂表解也。邪氣去表入裏。是以表虛裏實也。惟其表虛裏實。故下之則愈。宜大承氣湯。下之若早語言必亂。以表未虛裏未實故也。虛實二字。當作邪氣之去來看焉。再按。魏荔彤過經解曰。過經者。去經入府也。不知柴胡條。亦有稱過經者矣。

〔二百一十八〕傷寒四五日。脈沈而喘滿。沈爲在裏。而反發其汗。津液越出。大便爲難。表虛裏實。久則讝語。

滿同懣悶也。越猶言發。字典越字註云。又散也。左傳昭四年。風不越而殺。註。越散也。又爾雅釋言。越揚也。註謂發揚。周語。汩越九原。註。越揚也。晉語。使越于諸侯。註。發聲聞也。言傷寒四五日。脈沈而喘悶。此爲邪氣在裏。以脈沈故也。合次條及後二百三十一條考之。此證宜以白虎湯以解其裏熱。而反發汗。津液發出。則胃中乾燥。大便因爲難。難者求而不得之辭。以尿既爲鞕故也。此爲表虛裏實。至其久則發讝語。以穢氣犯神明也。宜用大小承氣下之。

〔二百一十九〕三陽合病。腹滿身重。難以轉側。口不仁而面垢。讝語遺尿。發汗則讝語。下之則額上生汗。手足逆冷。若自汗出者。白虎湯主之。（而字。依成本玉函補之。玉函。尿作溺。逆作厥。脈經口字下。有中字。無若字。）

金鑑曰。三陽合病者。太陽之頭痛發熱。陽明之惡熱不眠。少陽之耳聾寒熱等皆具也。

劉棟曰。口不仁者。謂口爽不知五味也。

發秘曰。白虎湯主之五字。當移遺尿句下讀焉。以古人爲文法所拘。故綴於條末。（正珍按。宮義方解亦同焉。）

惟忠曰。此以其邪之熾于二陽。（素問陰陽別論云。二陽陽明也。）不宜發汗。不宜下。故挫其勢於裏者也。

正珍曰。此證雖以三陽命焉。腹滿身重讝語。皆屬陽明內熱之病。故不發汗。不和解。唯用大寒以挫其壯熱也。發汗則讝語下似脫一甚字。當補之。痓濕暍篇云。太陽中暍云云。發汗則惡寒甚。加溫針則發熱甚。數下之則淋甚。以此文勢考之。脫簡明甚。若其發汗則讝語甚者。由津液越出。大便燥結也。如斯者。當議大小承氣湯也。若其下之則額上生汗。（痓濕暍篇曰。濕家下之。額上汗出微喘。小便不利者死。可見下後額上汗出者。果爲虛寒危急之證矣。）手足逆冷。或自汗出者。大便未鞕。其裏未實而下之頗早故也。如是者。急可救之。宜通脈四逆湯。（厥陰篇曰。大汗若大下利。而厥冷者。四逆湯主之。下利清穀。裏寒外熱。汗出而厥者。通脈四逆湯主之。）按病證曰不仁。寒熱痛痒并不知覺之名。（病源云。搔之如隔衣。不覺知。是名爲不仁也。）辟諸不仁人路視人之患難。恝然無介于心。是以謂之不仁。素問痺論云。皮膚不營。故爲不仁。程氏遺書云。醫家以不認痛癢謂之不仁。人以不知覺不認義理爲不仁。譬最近是也。正字通以痿痺爲不仁。後漢書班超傳註。以不遂爲不仁。皆非也。馬蒔素問註云。果核中有仁。惟肉無所知。則若有不能如仁有生意矣。其說迂遠。不可取也。香川太冲行餘醫言云。一身皮膚上摸摩之。而自以爲非吾身也。猶隔靴搔痒之意。便是人而非人。故曰不仁也。然而考之素問。（出逆調論）不仁且不用。名曰肉苛。苛乃苛政之苛。亦有不仁之意存焉。可見太冲非人之訓。大非古人命名之義也。若其所謂口中不仁者。或口不能言語。或口不覺寒熱痛痒。或口不能辨五味。皆謂之口中不仁。豈唯不知味一事。爲然乎。

〔二百二十〕二陽併病。太陽證罷。但發潮熱。手足漐漐汗出。大便難而讝語者。下之則愈。宜大承氣湯。

成無已曰。本太陽病併於陽明。名曰併病。太陽證罷。是無表證。但發潮熱。是熱併陽明。一身汗出爲熱越。今手足漐漐汗出。是熱聚於胃也。必大便難而讝語。經曰手足漐然而汗出者。必大便已鞕也。與大承氣湯。以下胃中實熱。（正珍按。手足漐漐汗出者。言至手足之末漐漐然汗出也。詳見二百十八條。成註誤矣。）

程知曰。併病者。一經證多。一經證少。有歸併之勢也。

惟忠曰。此俟其表之已除。而後攻其裏者也。

〔二百二十一〕陽明病。脈浮而緊。咽燥口苦。腹滿而喘。發熱汗出。不惡寒反惡熱。身重。若發汗則躁。心憒憒反讝語。若加溫針。必怵惕煩躁。不得眠。

若下之則胃中空虛客氣動膈。心中懊憹。舌上胎者。梔子豉湯主之。若渴欲飲水。口乾舌燥者。白虎加人參湯主之。若脈浮發熱。渴欲飲水。小便不利者。猪苓湯主之。則躁之躁。成本作燥。非。當改之。千金翼。心字下。有中字。憒憒下。有而字。胎字上。有白字。皆當從而補之。玉函千金翼。幷無加人參三字。非也。不可從矣。溫針。成本作燒針。

成無已曰。憒憒者。心亂。

方有執曰。怵惕。恐懼貌。

正珍曰。陽明病。至身重二十七字。乃熱結在裏。而無燥屎之證。與前三陽合病條同焉。宜與白虎湯。以挫其熱。若認其脈之浮以爲表未解而發其汗。則津液越出。大便爲鞕。令人煩躁心亂而反譫語。乃承氣證也。謂之反者。以其發汗不徒無益。反使之增劇也。若加溫針。則致火逆。怵惕煩躁不得眠。所謂太陽傷寒者。加溫針必驚。是也。乃桂枝去芍藥加蜀漆牡蠣龍骨湯。桂枝甘草龍骨牡蠣湯等證也。若認其腹滿汗出惡熱。以爲有燥屎而下之。則胃中空虛。客氣動膈。令人心下痞鞕。所以然者。以本無燥屎也。乃甘草瀉心湯證也。心中懊憹以下。不與上文相屬。當別爲一條也。心中懊憹上。當補入陽明病三字。蓋脫簡也。若其旨義。則太陽篇中已具。茲不復解云。胎字說。見後二百三十八條註中。又按。梔子猪苓二證。並非陽明病。而冒以陽明病者。以舌胎口渴。皆爲陽明部位證也。

或疑此章心中懊憹以下，別爲一章，似未必是。何也，心中懊憹，舌上胎者，必是下後一證，與上文相接。且下二證，亦必下後變證耳。余曰，否，不然也。何則，此章始不云主方，其誤發汗，亦不云主方，其誤加溫針，亦復不云主方。豈獨於下後突然列數證，揭數方乎。若夫無有一陽明證，而冒云陽明，其例不一而足。如陽明病，脈浮無汗而喘者，發汗則愈，宜麻黃湯。太陰病，脈浮者，可發汗，宜桂枝湯，及少陰病急下大承氣三條，皆爾。

猪苓湯方

猪苓去皮　茯苓　澤瀉　阿膠　滑石碎各一兩

右五味，以水四升，先煮四味，取二升，去滓，內阿膠烊消，溫服七合，三服。全書阿膠，作甘膠，非也。成本，內字下，有下字，衍也。

〔二百二十二〕陽明病，汗出多而渴者，不可與猪苓湯。以汗多胃中燥，猪苓湯復利其小便故也。

成無已曰，針經曰，五癃津液別篇水穀入於口，輸於腸胃，其液別爲五矣。天寒衣薄，則爲溺，天熱衣厚，則爲汗。是汗溺一液也。汗多爲津液外泄，胃中乾燥，故不可與猪苓湯利小便也。

正珍曰，此承前條陽明病，用猪苓湯證發之。言陽明病，汗出多而渴者。

雖小便不利。不與猪苓湯。蓋汗與小便同是一液。故汗多者。小便必不利。津液內竭也。非蓄而不利也。此證宜與白虎加人參湯。

〔二百二十三〕脈浮而遲。表熱裏寒。下利清穀者。四逆湯主之。

成無已曰。浮爲表熱。遲爲裏寒。下利清穀者。裏寒甚也。與四逆湯。溫裏散寒。

正珍曰。是三陰篇中錯亂之文。表熱裏寒者。明其因之辭。謂外有太陽表熱。內有太陰裏寒。如下利腹脹滿。身體疼痛亦然。大抵表裏俱病者。先治表而後治裏。今以下利清穀之急。故先救其裏也。

〔二百二十四〕若胃中虛冷。不能食者。飲水則噦。

噦者。後世所謂呃逆也。靈樞雜病篇云。噦以草刺鼻。使嚏。嚏而已。無息而疾迎引之。立已。大驚之亦可已。是也。先輩諸家。或以爲咳逆。或以爲乾嘔。皆非也。

〔二百二十五〕脈浮發熱。口乾鼻燥。能食者則衄。千金翼。鼻作舌。是也。

能食。當作不能食。右二條。通計二十七字。舊二十六字。今補不字。合二十七字。當在下條梔子豉湯主之句下。合爲一章。蓋承上文不能食。觸類長之者已。

〔二百二十六〕陽明病。下之。其外有熱。手足溫。不結胸。心中懊憹。飢不能食。但頭汗出者。梔子豉湯主之。

惟忠曰。誤下多爲結胸。如此證則否。乃變爲心中懊憹。故云不結胸。

正珍曰。此陽明病下後。大邪已去。而餘熱少伏於內。而不得越者。與梔子豉湯。以解餘熱則愈。若因胃中虛冷不能食者。飲水則噦逆。宜附子理中湯溫之。非梔子豉湯證也。若脈浮發熱。口乾舌燥。不能食者則衄。宜麻黃大青龍輩。亦非梔子豉湯證也。此示與上文不能食者。大有徑庭也。再按手足溫。乃手足熱。已見前一百二條。

〔二百二十七〕陽明病。發潮熱。大便溏。小便自可。胸脇滿不去者。與小柴胡湯。可字下。玉函。有而字。與小柴胡湯五字。玉函成本全書。作小柴胡湯主之。非。

王肯堂曰。陽明爲病胃家實也。今便溏而言陽明病者。謂有陽明外證。身熱汗出不惡寒反惡熱也。

金鑑曰。陽明病。發潮熱。當大便鞕。小便數也。今大便溏。小便如常。非陽明入府之潮熱可知矣。況有胸脇滿不去之少陽證乎。故不從陽明治。而從少陽。與小柴胡湯主之也。

錢潢曰。此陽明兼少陽之證也。邪在陽明。而發潮熱。爲胃實可下之候矣。而大便反溏。則知邪雖入而胃未實也。小便自可。尤知熱邪未深。胸脇滿者。邪在少陽之經也。

正珍曰。陽明病有潮熱者。大便當鞕。小便當數赤。今反大便溏。小便可者。知其人臟腑有虚寒。而邪未實矣。此與柴胡加芒消條。證全同而因稍有異。故先與小柴胡。以解少陽餘邪。凡云與者。皆權用之義。與主字不同也。滿。懣也。胸脇滿不去者。是邪猶在少陽。而未全歸于裏也。故仍以柴胡。解之于中位也。若與柴胡而不解。當與柴胡加芒消湯。又曰。此條宜與柴胡加芒消湯條參考。

傷寒論集成卷七

日本　東都　山田正珍宗俊父　著
　　　　　男　正德宗見
門人　常陸　中林清熙俊庵　同校
　　　土佐　笠原方恒雲仙

〔二百三十八〕陽明病。脇下鞕滿。不大便而嘔。舌上白胎者。可與小柴胡湯。上焦得通。津液得下。胃氣因和。身濈然汗出而解也。

成無已曰。陽明病。腹滿。不大便。舌上胎黄者。爲邪熱入府可下。若脇下鞕滿。雖不大便而嘔。舌上白胎者。爲邪未入府。在表裏之間。與小柴胡湯以和解之。

程應旄曰。脇下鞕滿。不大便而嘔。自是大柴胡湯證也。其用小柴胡湯者。以舌上白胎。猶帶表寒故也。若胎不滑而濇。則所謂舌上乾燥而煩。欲飲水數升。謂裏熱已耗及津液。此湯不可主矣。

錢潢曰。此亦陽明兼少陽之證也。上文雖潮熱而大便反溏。小便自可也。此雖不大便而未見潮熱。皆爲陽明熱邪未實于胃之證。

劉棟曰。上焦得通以下。後人之註。誤混本文也。

正珍曰。脇下鞕滿。乃小柴胡本條所謂脇下痞鞕者也。胎與炲古字通用。炲。煤也。字本作炱。小補韻會炱字註云。說文灰。炱煤也。徐曰。火煙所生也。字典云。炱集韻或書作炲。湯來切音胎。玉篇。炱煤。煙塵也。合而考之。胎之爲炲明甚。痙濕暍篇云。舌上如胎者。以丹田有熱。胸中有寒。如字可味矣。一說云。胎苔也。非也。蓋炲者火煙所生。而傷寒舌胎。亦是熱氣所生。於義尤爲深切著明。若夫苔者水氣所生。與傷寒舌胎之義冰炭相反。下筆詳愼。智慮周密者。當不應若是。

〔二百三十九〕陽明中風。脈弦浮大。而短氣。腹都滿。脇下及心痛。久按之氣不通。鼻乾。不得汗。嗜臥。一身及目悉黃。小便難。有潮熱。時時噦。耳前後腫。刺之小差。外不解。病過十日。脈續浮者。與小柴胡湯。脈但浮無餘證者。與麻黃湯。若不尿。腹滿加噦者。不治。

劉棟曰。此條後人之所記也。因太陽中篇。太陽病十日以去脈浮細之條。又論柴胡湯麻黃湯之別也。

〔二百四十〕陽明病。自汗出。若發汗。小便自利者。此爲津液內竭。雖鞕不可攻之。當須自欲大便。宜蜜煎導而通之。若土瓜根及大猪膽汁。皆可爲導。玉函。發字下。有其字。無及字。成本及字下。有與字。

成無已曰。津液內竭。腸胃乾燥。大便因鞕。此非結熱。故不可攻。宜以藥外治而導引之。

方有執曰。竭亦亡也。

金鑑曰。雖大便鞕而無滿痛之苦。不可攻之。

正珍曰。小便自利。當作小便不利。傳寫之誤也。故下文承之云。此爲津液內竭。乃前第五十九條所謂大下之後。復發汗。小便不利者。亡津液是也。蓋小便以自利爲常。以不利爲病。惟其常則津液內竭四字。無所照應也。且也論中云小便自利者。每於其當不利。而反快利如常者而言。太陽中篇。抵當湯諸條可見矣。今此條突然言之。益知其誤寫無疑焉。先輩諸家。未有一言及此者。嗚呼。讀書若斯疎漏。豈足窺古人精微之訓哉。又按土瓜根方見肘後方

蜜煎方　食蜜七合

右一味。於銅器內。微火煎之。稍凝如飴狀。攪之勿令焦著。欲可丸。併手捻作挺。令頭銳。大如指。長二寸許。當熱時急作。冷則鞕。以內穀道中。以手急抱。欲大便時。乃去之。疑非仲景意。已試甚良。蜜煎方。成本。作蜜煎導方非。玉函成本全書。無食字。成本全書。無右字。非。於銅器內。玉函成本全書。作內銅器中。攪。成本作擾。非。欲可丸。玉函作俟可丸。是。之稍二字。宋板作當須。非。今依成本改之。玉函成本全書。無疑非仲景意已試甚良九字是也。

併手捻作挺者。謂兩手合併而捻之。欲剛柔得所也。挺與鋌。古字通用。正字通。梃字註云。他頂切。木枝條梃出也。孟子註。趙岐曰。梃。杖也。字

典鋌字註曰。音挺。金鋌也。說文銅鐵樸也。是也。若夫挺者。勁直貌。又拔也。寬也。與本文不合。按外臺二十五卷。駐車丸方後云。消膠令鎔。併手丸如大豆。併手二字。義與本論同。一說。併字屬上句。手捻作挺四字爲句。非矣。以手急抱以下二十字。語意不通。蓋不知醫事者所攙。當刪之。萬氏家抄卷三。蜜導法。凡諸祕結不通。或兼他症。又老弱虛極。不可用藥者。用蜜入皂角末少許。同熬至蜜老。乘熱捻如棗核大。納入穀道中。良久即通。

猪膽汁方

大猪膽一枚。瀉汁和少許法醋。以灌穀道內。如一食頃。當大便出。宿食惡物甚効。和少許法醋五字。成本。玉函。并作和醋少許四字。玉函成本全書。穀道內。作穀道中。又無宿食惡物甚効六字。

土瓜根方

外臺引古今錄驗。療大小便不通方。

取生土瓜根。擣取汁。以水解之。於筒中吹內下部。即通。

證類本草引肘後方。治小便不通。及關格方。

生土瓜根擣取汁。以少水解之。筒中吹下部。取通。

〔二百四十一〕陽明病。脈遲。汗出多。微惡寒者。表未解也。可發汗。宜桂枝湯。玉函多字下。有而字。

金鑑曰。汗出多之下。當有發熱二字。若無此二字。乃是表陽虛。桂枝附子湯證也。豈有桂枝湯發汗之理乎。陽明病。脈當數大。今脈遲。汗出多。

設不發熱惡寒，是太陽表邪已解矣。今發熱微惡寒，是表猶未盡解也。故宜桂枝湯解肌以發其汗，使初入陽明之表邪，仍還表而出也。

正珍曰：陽明病三字，承上條大便鞕言之。金鑑補發熱二字，極是。前第百五十四條云：發熱微惡寒，外證未去者，柴胡桂枝湯主之。二百十七條云：微發熱惡寒者，表未解也。是也。錢潢解所謂遲者，非寒脈之遲，乃緩脈之變稱也。又非中寒之陽明脈遲也。錢潢此說頗失於鑿。遲唯是遲，以其當數而不數言之而已。

〔二百四十二〕陽明病，脈浮無汗而喘者，發汗則愈，宜麻黃湯。

金鑑曰：是太陽之邪，未悉入陽明，猶在表也，當仍從太陽傷寒治之，發汗則愈，宜麻黃湯。

錢潢曰：此條脈證治法，皆寒傷營也。而仲景何故以陽明病冠之邪？蓋以太陽中篇之第一條曰：惡寒體痛，脈陰陽俱緊者，名曰傷寒。其次條又曰：惡風無汗而喘者，麻黃湯主之。此條雖亦無汗而喘，然無惡風惡寒之證，即陽明所謂不惡寒反惡熱之意，是以謂之陽明病也。

正珍曰：不惡寒惡熱，大便鞕，皆陽明證也。故有此等證者，每以陽明稱之。汪琥云：無汗而喘，但浮不緊，何以定其爲陽明病？必其人目痛鼻乾身熱不得眠，故云陽明病也。雖然此是素問陽明病之證，即仲景氏大青龍湯所主。安在其爲陽明乎。

〔二百四十三〕陽明病。發熱汗出者。此爲熱越。不能發黃也。但頭汗出身無汗。劑頸而還。小便不利。渴引水漿者。此爲瘀熱在裏。身必發黃。茵蔯蒿湯主之。（成本脫汗出者之者及蒿字。當補之。引字一本作飲非。）

成無已曰。但頭汗出身無汗。劑頸而還者。熱不得越也、小便不利。渴飲水漿者。熱甚於胃津液內竭也。

正珍曰。陽明病。發熱汗出而渴者。白虎加人參湯證也。若發熱汗多而不渴者。此爲有燥屎。大承氣湯證也。二證俱不能發黃。以其熱發揚也。越猶言發。劑猶言限。詳見于前。瘀蓋與菸通用。衣虛切。音於。說文云。菸。鬱也。瘀熱即鬱熱也已。先輩諸家不達此義。或謂熱之不得越。譬猶瘀血之不行。是以謂之瘀熱。吁。迂亦甚矣。若其但頭汗出者。鬱熱不越。上蒸攻頭也。其身發黃者。其熱外薄肌膚而鬱蒸也。茵蔯蒿湯。以通大便。則鬱從而解矣。金鑑云。小便不利。濕蓄膀胱也。非也。何者。濕是外邪之名。猶風之與暑也。故曰中濕中風中暑則可。若謂濕蓄某處風蓄某處。暑蓄某處則不可。况非此證本從中濕而來者乎。

茵蔯蒿湯方

茵蔯蒿（六兩）　梔子（十四枚擘）　大黃（二兩去皮）

右三味。以水一斗二升。先煮茵蔯。減六升。去滓。內二味。煮取三升。去滓。分溫三服。小便當利。尿如皂莢汁狀。色正赤。一宿腹減。黃從小便去也。減全書作取非玉函成本全書。俱脫二升二字。當補之。六升下。肘後。千金外臺並有去滓二字。分三服。玉函。成本。俱作分溫三服是。今從之。

小便當利以下二十三字。後人所攙。當刪之。何則。此證小便不利者。因瘀熱熬津液。而不因停飲。故方中無一品之主利水者。則小便當利之語。頗失主當。徵一也。夫服大黃者。雖無病之人。其尿皆赤。豈惟黃病而然耶。又其黃從小便去一語。尤爲無謂。蓋黃之解於此湯。病根已去也。豈在從小便去乎。果是則表病面赤。發汗而去。亦謂赤從其汗去乎。徵二也。一宿腹減之語。依後之茵蔯蒿湯腹微滿文而言。然諸治腹滿方。俱未見方後有腹減之文者。豈獨於其微滿者而言乎。徵三也。三徵既得。攙其可掩邪。一說云。黃從小便去之黃。指大黃而言。鑿矣。

〔二百四十四〕陽明證。其人喜忘者。必有畜血。所以然者。本有久瘀血。故令喜忘。屎雖鞕。大便反易。其色必黑者。宜抵當湯下之。玉函。無宜字。下字作主字。

成無已曰。內經素問調經論曰。血并於下。亂而喜忘。此下本有久瘀血。所以喜忘也。

正珍曰。喜忘謂數忘。畜蓄同。韵會小補蓄字註云。勅六切。說文積也。通作畜。是也。所以然以下二十五字。王叔和釋文。當刪之。此論陽明證下焦有蓄血之證。凡論中稱少陰證陽明證者。少陰證。見三十九條。陽明證。見二百十四條。皆於章中言之。其以爲冒首。特斯一條已。陽明二字。以其久不大便而言。言病人久不大便。喜忘前言往事者。以下焦有久瘀血也。抵當湯下之則愈也。程應旄謂血與糞併。故易而黑。張璐謂大便色黑。雖曰瘀血。而燥結亦黑。但瘀血則黏如漆。燥結則晦如煤。此爲明辨也。吁二子者。何其爲叔和所欺之甚。

〔二百四十五〕陽明病。下之心中懊憹而煩。胃中有燥屎者可攻。腹微滿。初頭鞕。後必溏。不可攻之。若有燥屎者。宜大承氣湯。玉函。腹微滿上。有其人二字。是。必溏。作溏者非。

成無已曰。下後心中懊憹而煩者。虛煩者。當與梔子豉湯。若胃中有燥屎者。非虛煩也。可與大承氣湯下之。其腹微滿。初鞕後溏。此無燥屎。此熱不在胃而在上也。故不可攻。

金鑑曰。陽明病。下之後。心中懊憹而煩者。若腹大滿。不大便。小便數。知胃中未盡之燥屎復鞕也。乃可攻之。

〔二百四十六〕病人不大便五六日。繞臍痛。煩躁。發作有時者。此有燥屎。故使不大便也。

錢潢曰。不大便五六日。而繞臍痛者。燥屎在腸胃也。煩躁。實熱鬱悶之所致也。發作有時者。日晡潮熱之類也。

張志聰曰。不言大承氣湯者。省文也。此接上文而言。亦宜大承氣湯明矣。

正珍曰。發作有時。以發熱言。如前百五十三條。百六十一條可見矣。

〔二百四十七〕病人煩熱。汗出則解。又如瘧狀。日晡所發熱者。屬陽明也。脈實者。宜下之。脈浮虛者。宜發汗。下之與大承氣湯。發汗宜桂枝湯。玉函又作復。宜下宜發之宜。並作當。與作宜。皆宜從而改之。

差後病篇曰。傷寒差已後。更發熱者。小柴胡湯主之。脈浮者。以汗解之。脈沈實者。以下解之。

金鑑曰。病人。謂病太陽經中風傷寒之人也。

方有執曰。煩熱太陽也。故脈浮虛。而宜汗散。如瘧狀。謂熱之往來。猶瘧之作輟有時而不爽也。

張璐曰。日晡所發熱。則邪入陽明審矣。發熱。即潮熱。乃陽明之本候也。

錢潢曰。脈浮虛者。即浮緩之義。爲風邪猶在太陽之表。

希哲曰。脈實乃沈實。對下文浮虛。

正珍曰。又字玉函作復。是也。復與覆通。反也。論中復字訓反者。不一而足。如九十一條。九十二條。百六十條。皆爾。如瘧狀。即是潮熱。但以其斯時而發言之。非寒熱交作也。七十九條曰。發汗若下之。而煩熱胸中窒者。梔子豉湯主之。論中煩熱僅二條。猶煩疼煩渴煩驚煩滿煩亂之煩。惟忠分爲胸煩身熱二證。非也。煩帶說之辭也已。言太陽病煩熱者。發汗汗出則解。（百六十六條云。傷寒汗出解之後。亦以發汗言也。）汗後不啻不解。反如瘧狀潮熱者。轉屬陽明也。其脈沈實者。轉而純也。故承氣下之。若脈浮緩者。轉而未純也。當先與桂枝以發太陽未盡之表也。一說。以汗出爲自汗。大非也。眞武湯證云。太陽病。發汗汗出不解。其人仍發熱。大柴胡湯證云。傷寒發熱汗出不解。皆就發汗上言之。可見本條汗出。亦因發汗而汗出之謂矣。又按。本文汗出則解一句。與前八十七條。瘡家雖身疼痛不可發汗。汗出則痓之條。同一句法。蓋足以相證也。果是自汗。當云汗出解。安用則字爲語辭乎。

〔二百四十八〕大下後。六七日。不大便。煩不解。腹滿痛者。此有燥屎也。所以然者。本有宿食故也。宜大承氣湯。

方有執曰。煩不解。則熱未退可知。腹滿痛。則胃實可診。故曰有燥屎。

金鑑曰。下之未盡。仍當下之。

正珍曰。所以然十字。叔和釋文。當删之。

〔二百四十九〕病人小便不利。大便乍難乍易。時有微熱。喘冒不能臥者。有燥屎也。宜大承氣湯。

燥屎乃曰外所食之糟粕，牢結而乾著腸內者，大便乃現今所食之糟粕，潤輭而順下肛門者，今病人小便不利，大便乍難乍易者，燥屎橫道，爲之障礙也。兄微熱喘冒不能臥，是煩躁譫狂之漸乎。雖無滿痛，亦必有燥屎，故宜大承氣湯下之。金鑑云，大便乍難乍易者，蓋熱將欲作結，而液未竭也。吁，果如是則鞕已，豈謂之燥屎哉。錢潢云，乍難大便燥結也，乍易旁流時出也。雖然本文難易二字，唯於一大便上而言，豈分配燥與潤而言乎。

〔二百五十〕食穀欲嘔者，屬陽明也。吳茱萸湯主之。得湯反劇者，屬上焦也。

成無己曰，得湯反劇者，上焦不內也，以治上焦法治之。

趙開美曰，婁氏云，得湯反劇者火也，當用生薑黄連治之。

方有執曰，食穀欲嘔胃寒也。

正珍曰，陽明二字，本當作中焦，乃對下文上焦之句。王叔和不知文法若斯，妄謂中焦，即陽明胃腑所位，遂改作陽明者已。食穀欲嘔者，胃中虛寒，而飲水滯蓄故也。吳茱萸之溫中，生姜之逐飲，爲是之故也。按太陽下篇云，傷寒胸中有熱，胃中有邪氣，腹中痛，欲嘔吐者，黄連湯主之。由是觀之，屬上焦者，乃胸中有熱之謂，當與小柴胡湯者也。前百五十四條。指小柴胡湯以爲治上焦之方。亦可以徵矣。按金鑑以屬上焦。爲太陽表熱。處以葛根加半夏湯。希哲劉棟。處以瓜蔕散。皆屬臆造。宜排叱焉。

吳茱萸湯方。

吳茱萸一升洗　人參三兩　生薑六兩切　大棗十二枚擘

右四味。以水七升。煮取二升。去滓。溫服七合。日三服。二升。全書集註並作三升。非。

〔二百五十一〕太陽病。寸緩關浮尺弱。其人發熱汗出。復惡寒。不嘔。但心下痞者。此以醫下之也。如其不下者。病人不惡寒而渴者。此轉屬陽明也。小便數者。大便必鞕。不更衣十日無所苦也。渴欲飲水。少少與之。但以法救之。渴者宜五苓散。如其以下十三字。玉函作若不下其人復不惡寒而渴者十二字。

寸緩。關浮。尺弱。其人八字。叔和所攙。當刪之。發熱汗出。復惡寒者。太陽中風也。不嘔。爲其裏未受邪也。但心下痞者。此以醫下之也。如是者。當先與桂枝以解表。表解已而後。與大黃黃連瀉心湯。以治其痞。例見前百七十三條。如不下之。其人不惡寒。而渴者。此爲轉屬陽明也。當俟其表悉解。而與白虎加人參湯也。小便數以下。似有闕文。不可強解。姑存疑云。

〔二百五十二〕脈陽微而汗出少者。爲自和也。汗出多者。爲太過。

〔二百五十三〕陽脈實。因發其汗出多者。亦爲太過。太過者。爲陽絶於裏。亡津液。大便因鞕也。

〔二百五十四〕脈浮而芤。浮爲陽。芤爲陰。浮芤相搏。胃氣生熱。其陽則絶。

〔二百五十五〕趺陽脈浮而濇。浮則胃氣強。濇則小便數。浮濇相搏。大便則鞕。其脾爲約。麻子仁丸主之。

右四條叔和所攙。當刪之。

麻仁丸方

麻仁二升　芍藥半斤　枳實半斤炙

大黃一升去皮　厚朴一尺炙去皮　杏仁一升去皮尖熬別作脂

右六味。蜜和丸。如梧桐子大。飲服十丸。日三服。漸加以知爲度。

麻仁丸。疑非仲景之方。厚朴一尺。枳實半斤。杏仁一升。煉蜜和丸。皆非本論文法也。外臺引古今錄驗。而不引仲景傷寒論。亦可以徵矣。

〔二百五十六〕太陽病。三日發汗不解。蒸蒸發熱者。屬胃也。調胃承氣湯主之。主字。全書作汗非。外臺發汗不解四字。作發其汗病不解六字。

錢潢曰。蒸蒸發熱。猶釜甑之蒸物。熱氣蒸騰。從内達外。氣蒸濕潤之狀。非若翕翕發熱之在皮膚也。

程應旄曰。此即大便已鞕之徵。故曰屬胃也。熱雖聚於胃。而未見潮熱讝語等證。主以調胃承氣者。於下法内從乎中治。以其日未深故也。

正珍曰。三日發汗不解。謂發汗及乎三日。仍未解也。不解者。邪氣之不解也。非表之不解也。按調胃承氣湯五字。脈經作承氣湯三字。宜從之。凡單稱承氣者。統大小承氣而言之。若夫調胃承氣。乃吐下後主藥。自有差別。不可混用也。

〔二百五十七〕傷寒吐後。腹脹滿者。與調胃承氣湯。

傷寒行吐方之後。諸證皆去。唯胃中不和。其腹脹滿者。藥毒遺害也。調胃承氣可以解毒和胃。若夫發汗後之脹滿則否。故治法不同也。前第六十六條發汗後腹脹滿者。厚朴生姜半夏甘草人參湯主之。　按成無已以吐爲嘔吐。以脹滿爲邪熱入胃。皆非矣。凡論中云後者。皆以施治之後言之。如發汗後下後皆爾。若夫邪熱入胃而脹滿者。内必有燥屎。攻之不暇。豈取乎調胃緩弱之將耶。

〔二百五十八〕太陽病若吐若下若發汗後。微煩小便數。大便因鞕者。與小承氣湯和之愈。成本全書幷脫後字。當補之。玉函有之。

喻昌曰。微煩小便數。大便因鞕。皆是邪漸入裏之機。故用小承氣湯和之。

〔二百五十九〕得病二三日。脈弱無太陽柴胡證。煩躁心下鞕。至四五日雖能食。以小承氣湯。少少與微和之。令小安。至六日。與承氣湯一升。若不大便六七日。小便少者。雖不能食。但初頭鞕後必溏。未定成鞕。攻之必溏。須小便利屎定鞕。乃可攻之。宜大承氣湯。煩躁。成本全書作煩燥。非。不能食。宋板。作不受食非。今依成本全書改之。

方有執曰。太陽不言藥。以有桂枝麻黃之不同也。少陽言藥。以專主柴胡也。凡以此爲文者。皆互發也。

錢潢曰。須待也。

劉棟曰。六日。當作五六日。

正珍曰。承氣湯上。脫小字。當補之。四五日五六日。皆不大便之日數也。故下文承之云。不大便六七日。古文錯綜之妙。乃爾。否則至字。無所承當。前二百二十二條云。不大便五六日。上至十餘日。可見至字。暗寓不大便之義焉。不大便而能食。其屎纔鞕。而未燥之候。若不大便而不能食。乃定鞕爲燥之診。宜與前二百二十五條互相參考矣。得病二三日。脈弱者。其熱不熾盛可知也。無太陽柴胡證。煩躁心下鞕者。其邪已入裏可知也。不大便至四五日者。其人雖能食。當以小承氣湯。少少與微和之。令小安也。少少者。不過三四合之謂。對一升而言也。若少少與之而不得屎。延至五六日者。乃與小承氣湯一升。雖然若其小便少者。則雖不大便至六七日。且不能食哉。攻之則令人溏。必待其小便數。屎爲定鞕。始可攻之。宜大承氣湯。

〔二百六十〕傷寒六七日。目中不了了。睛不和。無表裏證。大便難。身微熱者。此爲實也。急下之。宜大承氣湯。

成無巳曰。目中不了了。睛不和者。邪熱內甚上熏於目也。

方有執曰。了了。猶瞭瞭也。

金鑑曰。目中不了了而睛和者。陰證也。睛不和者。陽證也。雖外無陽證。惟身微熱。內無滿痛。秖大便難。亦爲熱實。故曰此爲實也。睛不和者。謂睛不活動也。

正珍曰。無表裏證者。謂表無惡寒發熱頭項強等證。裏無腹滿便祕潮熱讝語等證也。劉棟惟忠以表裏證爲柴胡證。非也。

〔二百六十一〕陽明病。發熱汗多者。急下之。宜大承氣湯。成本脫病字。當補之。張璐本。汗字下。補出字。汗多二字。宜與前二百二十三條參考。

成無巳曰。汗多者。熱迫津液將竭。急與大承氣湯以下其府熱。

金鑑曰。陽明病不大便。發熱汗多不止者。雖無內實。亦當急下之。以全津液爲務也。宜大承氣湯下之。

〔二百六十二〕發汗不解。腹滿痛者。急下之。宜大承氣湯。

成無巳曰。發汗不解。邪熱傳入府。而成腹滿痛者。傳之迅也。是須急下之。

正珍曰。病人雖表不解。腹滿痛者。不得不下之。九十三條曰。本先下之而反汗之爲逆。若先下之。治不爲逆。是也。

〔二百六十三〕腹滿不減。減不足言。當下之。宜大承氣湯。

成無巳曰。若腹滿時減。非內實也。則不可下。金匱要略曰。腹滿時減。復如故。此爲寒。當與溫藥。

正珍曰。若滿不痛者。虛也。宜厚朴生姜半夏甘草人參湯。

〔新增〕傷寒腹滿。按之不痛者爲虛。痛者爲實。當下之。舌黃未下者。下之黃自去。宜大承氣湯。

金匱曰。按之心下滿痛者。此爲實也。當下之。宜大柴胡湯。

程林金匱直解曰。腹滿之證。虛者可按。實者不可按。故實者當下之。若舌有黃胎。而未經下者。則實熱結於中焦。下之則實熱除。而黃胎自去。

正珍曰。此承上二條。以辨腹滿之虛實也。舊本脫落。錯入金匱要略中。今依玉函補焉。

〔二百六十四〕陽明少陽合病。必下利。其脈不負者。爲順也。負者。失也。互相尅賊。名爲負也。脈滑而數者。有宿食也。當下之。宜大承氣湯。

〔二百六十五〕病人無表裏證。發熱七八日。雖脈浮數者。可下之。假令巳下。脈數不解。合熱則消穀喜飢。至六七日不大便者。有瘀血。宜抵當湯。

〔二百六十六〕若脈不解。而下不止。必協熱便膿血也。

〔二百六十七〕傷寒發汗已。身目爲黃。所以然者。以寒濕在裏不解故也。以爲不可下也。於寒濕中求之。

右四條叔和所攙。當刪之。

〔二百六十八〕傷寒七八日。身黃如橘子色。小便不利。腹微滿者。茵蔯蒿湯主之。

此乃前二百四十三條證。而加腹微滿一證者。蓋瘀熱在裏。而大便鞕故已。

〔二百六十九〕傷寒身黃發熱者。梔子蘗皮湯主之。者字。依成本全書。補之。

茵蔯蒿湯證。瘀熱在裏。而外無發熱。且小便不利。腹有微滿。此則不然。外有發熱。而無小便不利腹滿。至於身黃。則一而已矣。又云茵蔯蒿湯主裏鬱。蘗皮湯主表鬱。

梔子蘗皮湯方

肥梔子十五箇擘　甘草一兩炙　黃蘗二兩

右三味。以水四升。煮取一升半。去滓。分溫再服。成本全書無肥字。玉函。作梔子十四枚擘。一升半。千金翼作二升。並是。

〔二百七十〕傷寒瘀熱在裏。身必發黃。麻黃連軺赤小豆湯主之。發字。依成本及玉匧全書，補之。

此乃茵蔯蒿湯證輕者。無腹滿小便不利證。故治方亦輕。比之梔子蘗皮湯證。無發熱爲異矣。瘀鬱也。詳見前二百四十三條。瘀熱在裏是因。身必發黃是證。

麻黃連軺赤小豆湯方

麻黃二兩去節　連軺二兩連翹根是　杏仁四十箇去皮尖　赤小豆一升

大棗十二枚擘　生梓白皮切一升　生薑二兩切　甘草二兩炙

右八味。以潦水一斗。先煮麻黃。再沸。去上沫。内諸藥。煮取三升。去滓。分溫三服。半日服盡。甘草二兩。成本作一兩。千金。潦水。作勞水。非也。再沸。玉匧全書。作已上八味。成本。非。又脫去滓二字。

錢潢曰。潦水。乃雨水所積。韓退之詩云潢潦無根源。朝灌夕已除。

正珍曰。連軺。千金方及翼並作連翹。嘗考郭璞爾雅連異翹疏云。一名連苕。又名連草。本草云。由此觀之。連軺卽連翹明甚。註云連翹根是。疑根字卽字訛已。一說云潦水。千金作勞水。卽是甘爛水矣。若夫潦者。非有雨則不可得而用。若取而貯之。則若其腐敗何。殊不知雨水之爲物。獨經旬日而不腐敗矣。五雜俎第三卷載閩地近海。井泉多鹹。人家惟用雨水烹茶。蓋取其易致。而不臭腐。由是觀之。蓄而待用。亦何不可之有。金鑑云。無梓皮以茵蔯代之。不知果可否。

辨少陽病脈證幷治第九

〔二百七十一〕少陽之爲病。口苦咽乾目眩也。成本。全書。幷脫爲字。當補之。

按少陽篇綱領。本亡而不傳矣。王叔和患其闕典。補以口苦咽乾目眩也七字者已。固非仲景氏之舊也。按陽明篇云。陽明病。脈浮而緊。咽燥口苦。腹滿而喘。可見口苦咽乾。則是陽明屬證。而非少陽之正證矣。若夫目眩。多逆治所致。如桂苓朮甘湯眞武湯證是也。亦非少陽之正證也。況目眩之文。六經篇中無再見乎。又況柴胡諸條。一不及此等證候乎。蓋少陽者。指半表半裏之號。如其病證則所謂往來寒熱。胸脇苦滿。默默不欲飮食。心煩喜嘔。是也。凡傷寒陽證。其淺者爲太陽。其深者爲陽明。其在淺深間者。此爲少陽。是少陽篇當在太陽之後者也。今本論次之陽明後者。蓋依素問之次序也。其詳已見傷寒考中。再按少陽篇諸條。今本混入太陽篇中者過半。蓋古經篇簡錯雜。叔和從而爲之撰次也。

〔二百七十二〕少陽中風。兩耳無所聞。目赤。胷中滿而煩者。不可吐下。吐下則悸而驚。

中風二字。係外邪總稱。非傷寒中風之中風也。耳聾目赤。熱攻上焦也。乃少陽兼證。猶小柴胡條或以下諸證也。滿懣同。此證宜以小柴胡湯以和解之。不可吐下。若誤吐下。則有變證若斯者。若吐下後。悸而驚者。乃賁豚之漸。宜與茯苓桂枝甘草大棗湯。輩以輯穆焉。

〔二百七十三〕傷寒脈弦細。頭痛發熱者。屬少陽。少陽不可發汗。發汗則譫語。此屬胃。胃和則愈。胃不和則煩而悸。宋板註云。悸。一云躁。則煩之則字。依成本補之。

王肯堂曰。凡頭痛發熱。俱爲在表。惟此頭痛發熱。爲少陽者何也。以其脈弦細。故知邪入少陽之界也。

正珍曰。悸。作躁爲是。若煩而悸。乃小建中湯證。非胃實之候也。屬者。太陽轉屬少陽。而未純之辭。故仍有頭痛發熱之表也。如是者。宜與柴胡桂枝湯。蓋以其爲併病也。若以麻黃湯以發其汗。則津液內竭。大便燥結。令入譫語。此爲屬胃。宜與小承氣以和胃氣。胃和則愈。若其胃不和。則不但譫語。又令人煩而躁也。如此則當與大承氣湯也。

〔二百七十四〕本太陽病不解。轉入少陽者。脇下鞕滿。乾嘔。不能食。往來寒熱。尚未吐下。脈沈緊者。與小柴胡湯。玉函。無本字。不能食。作不欲食飲。是矣。

金鑑曰。脈沈緊。當是脈沈弦。若是沈緊。是寒實在胸。當吐之診也。惟脈沈弦。方與上文之義相屬。始可與小柴胡湯。當攻之。

〔二百七十五〕若已吐下發汗溫針譫語。柴胡證罷。此爲壞病。知犯何逆。以法治之。

劉棟曰。右二條一章也。不可圈别。

正珍曰。讝語二字衍文。當删之。病源候論。引此條文無讝語二字爲是矣。壞病謂正證自敗。不可以少陽陽明等目名焉。以法治之。乃隨證治之之謂。

〔二百七十六〕三陽合病。脈浮大。上關上。但欲眠睡。目合則汗。

劉棟曰。此條後人之所攙也。

〔二百七十七〕傷寒六七日。無大熱。其人躁煩者。此爲陽去入陰故也。玉函無故字。

無大熱。無翕翕發熱也。躁煩。當作煩躁。字之顛倒也。陰陽。乃表裏之别稱。陽去入陰者。謂其邪去表入裏。陽去二字。似倒而非倒。蓋亦古文一法已。按論語云。迅雷風烈必變。楚辭九歌云。吉日兮辰良。後漢書云。候氣之法。爲室三重。戶閉塗釁必周密。文法並與此同焉。

〔二百七十八〕傷寒三日。三陽爲盡。三陰當受邪。其人反能食而不嘔。此爲三陰不受邪也。

〔二百七十九〕傷寒三日。少陽脈小者。欲已也。

〔二百八十〕少陽病欲解時。從寅至辰上。

劉棟曰。右三條。後人之所攙也。

傷寒論集成卷八

日本　東都　山田正珍宗俊父　著
男　正德宗見
門人　常陸　中林清熙俊庵　同校
土佐　笠原方恒雲仙

辨太陰病脈證幷治第六

按凡風寒之中人。其人素實強者。則成三陽之病。其人素虛弱者。則成三陰之病。非邪之有寒熱。蓋從其虛實而化也。故三陽自三陽。三陰自三陰。各各爲之病也。先輩諸人不達此義。皆謂陽病傳入而成陰病。蓋取諸素問者已。殊不知素問所謂三陰病。即是本論陽明之證。而與本論所謂三陰病者。實冰炭不相容矣。若其陽病而兼陰病。陰病而兼陽病。乃是表實裏虛之病。否則誤治所致。決非陽邪傳入而然也。又有陽病誤治變爲陰病者。此非陽邪之因誤治變爲陰寒也。但以其病本微而攻之太峻。故邪自解於外。而內更生病也。此雖其因或不同哉。均是虛寒所生。是以其治無異也。又嘗詳三陰諸論。所謂少陰乃邪之中表。從寒而化者。所謂太陰乃少陰之傳入而頗重者。所謂厥陰乃太陰之傳入而至重至急者。猶太陽一轉。爲少陽。少陽一轉。爲陽明。此三陰宜以少陰爲始。太陰爲中。厥陰爲終也。今本論以太陰爲始者。蓋依素問之舊。竟非其本旨也。學者察焉。

〔二百八十一〕太陰之爲病。腹滿而吐。食不下。自利益甚。時腹自痛。若下之必胸下結鞕。結。玉函作痞。是。

金鑑曰。此太陰裏虛。邪從寒化之證也。當以理中四逆輩溫之。

吳人駒曰。自利有時而腹自痛者。非若積蓄而常痛者。

正珍曰。三陰諸證。多是平素虛弱人之所病。故傳變早而兼併速也。故少陰篇云。少陰病得之二三日。麻黃附子甘草湯微發汗。以二三日無裏證。故微發汗也。可見三四日。便輒兼生裏證矣。裏證。卽自利腹痛類。如眞武證是也。則知少陰雖曰表病。其稍重則兼下利腹痛等證也。太陰者。謂少陰之邪之轉入于裏者也。寒邪在裏。臟腑失職。是以腹滿而吐。食不下。自利益甚。時腹自痛也。吐者。有物自胃中反出也。食不下者。胃脘不肯容也。史記倉公傳云。氣鬲病使人煩懣食不下。時嘔沫。義與本文同焉。自利益甚。承少陰之自利不甚言之。若以太陰病爲承之陽明病。或以爲陰病之始。則自利益甚一語。遂不可讀矣。時腹自痛。謂有時自痛。時也者何。以得寒則痛。得煖則止也。自也者何。以內無燥屎也。

蓋陽明之腹滿痛。由內有燥屎。故不得寒而發。不得暖而止。所以不同也。可見時自二字不苟下焉。故後亦論之曰。腹滿時痛者。屬太陰也。其義益明矣。若下之者謂粗工見其腹滿痛。以爲陽明滿痛。妄攻下之也。殊不知此滿痛。固屬虛寒。而與陽明實熱證。大有攻救之別焉。其教之必胸下結鞕者。裏虛益甚。而心氣爲之鬱結故也。前百三十八條曰。病發於陰而反下之。因作痞。卽是也。成無已解此條云。太陰爲病。陽邪傳裏也。陰寒在內。而爲腹痛者。則爲常痛。此陽邪干裏。雖痛而亦不常痛。但時時腹自痛也。王三陽云。此風寒中於太陰經。非陽邪傳裏也。二說皆非矣。吳人駒云。自利益甚四字。當在必胸下結鞕句之下。亦非矣。按本篇散逸不少。才存什一已。又云。太陽病誤下。胸下痞鞕者。宜用附子粳米湯。

〔二百八十二〕太陰中風。四肢煩疼。陽微陰濇而長者。爲欲愈。

〔二百八十三〕太陰病欲解時。從亥至丑上。

劉棟曰。右二條。後人之所攙。故不采用。

〔二百八十四〕太陰病。脈浮者。可發汗。宜桂枝湯。

此太陽太陰合病。以內寒不甚。故先治其表。若至於下利清穀。宜先救其裏。而後解其表也。

〔二百八十五〕自利。不渴者。屬太陰。以其藏有寒故也。當溫之。宜服四逆輩。玉函。無服字。脈經。作宜四逆湯。

張兼善曰。經言輩字。謂藥性同類。惟輕重優劣不同耳。

金鑑曰。凡自利而渴者。裏有熱屬陽也。若自利不渴。則爲裏有寒屬陰也。今自利不渴。知爲太陰本臟有寒也。故當溫之。四逆輩者。指四逆理中附子等湯而言也。

魏荔彤曰。自利二字。乃未經誤下誤汗誤吐而成者。故知其藏本有寒也。

正珍曰。藏字泛指臟腑爲言。註家以爲脾之一臟非矣。厥陰篇云。下利欲飲水者。以有熱故也。白頭翁湯主之。今自利不渴。知其裏有寒也。屬太陰者。謂少陰轉屬太陰。乃少陰太陰併病也。按自利而渴一證。間有津液內亡而然者。惟其人小便不利。亦屬虛寒也。余嘗療下利煩渴小便不利者。每用四逆輩屢收全功。若徒以渴爲熱。以不渴爲寒。則未爲盡善矣。所謂自利不渴。爲有寒者。殊語其常已。若至其變證。則未必盡然也。成無已謂自利而渴者。屬少陰。自利不渴者。屬太陰。蓋爲少陰篇內叔和言所誤已。豈有渴爲少陰。不渴爲太陰之理乎。

〔二百八十六〕傷寒脈浮而緩。手足自溫者。繫在太陰。太陰當發身黃。若小便自利者。不能發黄。至七八日雖暴煩。下利日十餘行必自止。以脾家實腐穢當去故也。

劉棟曰。此條後人之所加也。故不采用。

〔二百八十七〕本太陽病。醫反下之。因爾腹滿時痛者。屬太陰也。桂枝加芍藥湯主之。大實痛者。桂枝加大黄湯主之。玉函無本字。全書集註。并爾作而。

大實痛以下。成本別爲一章非矣。今依宋板玉函合之。桂枝加大黄湯六字。當作桂枝加芍藥大黄湯八字。太陽病本當發汗。而反下之。以虚其裏。因而腹滿時痛者。此爲轉屬太陰也。是其太陽猶未解。而内更生太陰虚滿證。是以謂之屬。乃太陽太陰併病也。與桂枝加芍藥湯以解表和裏。若其大滿大實痛者。是表邪熾盛。併其裏以作陽明胃實。乃太陽陽明併病也。故與桂枝加芍藥大黄湯。以解表攻裏。按前證腹滿時痛。表證誤下所生之病。而非表邪入裏而然。故惟滿而不實。時痛而不常痛。後證則表邪傳入之所致。非太陰之證。故屬太陰三字。在前證下。不在後證下。雖然。二證俱有表之未解。故皆以桂枝爲主。惟後證雖實。非太陰證。然以其同得之下後。而同有表之未解。同有腹滿痛。不得不附以辨其異。諸家不察。總二證以爲太陰。合前後以爲傳入之邪。不思之甚。

桂枝加芍藥湯方

桂枝三兩去皮　芍藥六兩　甘草二兩炙　大棗十二枚擘　生薑三兩切

右五味，以水七升，煮取三升，去滓，溫分三服。本云桂枝湯，今加芍藥。

桂枝加大黃湯方

桂枝三兩去皮　大黃二兩　芍藥六兩

生薑三兩切　甘草二兩炙　大棗十二枚擘

右六味，以水七升，煮取三升，去滓，溫服一升，日三服。大黃二兩。玉函作三兩。成本作一兩。非矣。

按方有執云，桂枝加，則以本方加也。而用芍藥六兩，水七升，不合數，殊不知方名本脫芍藥二字。

〔二百八十八〕太陰爲病，脈弱，其人續自便利，設當行大黃芍藥者，宜減之，以其人胃氣弱易動故也。

劉棟曰，上條之註文，後人之所加也。故亦不采用。

辨少陰病脈證并治第七

〔二百八十九〕少陰之爲病，脈微細，但欲寐也。

但字下，脫惡寒二字，當補之。何則，但者，示無他事之辭。但頭汗出，餘處無汗，不惡寒，但熱，及溫瘧身無寒但熱金匱瘧疾篇等語，可見矣。少陰病豈但欲寐一證，得以盡之乎。若以其但欲寐，謂之少陰病，則所謂太陽病十日以去。脈浮細而嗜臥者。亦名爲少陰病乎。闕文明矣。但惡寒者。所謂無熱惡寒。卽是也。故麻黄附子細辛湯條云。少陰病始得之。反發熱。通脈四逆湯條云。少陰病反不惡寒。可見無熱惡寒。乃爲少陰本證矣。凡外邪之中人。其人素屬實熱者。則發爲太陽。其人素屬虛寒者。則發爲少陰。寒熱雖不同。均是外感初證也已。故太陽篇辨之云。發熱惡寒者發於陽也。無熱惡寒者發於陰也。二發字。示其爲初證也。今邪從其虛寒而化。故其脈微細。但惡寒而欲寐也。宜與麻黄附子甘草湯。微發其汗也。成無巳謂脈微細爲邪氣傳裏深也非矣。按六經綱領諸條。脈證兼說者。惟太陽少陰。而其他四經。唯言證而不及脈。可見太陽乃三陽之始。而少陰果爲三陰之首矣。古人未有此說。因贅于茲。

〔二百九十〕少陰病欲吐不吐。心煩但欲寐。五六日自利而渴者。屬少陰也。虛故引水自救。若小便色白者。少陰病形悉具。小便白者。以下焦虛。有寒。不能制水。故令色白也。

〔二百九十一〕病人脈陰陽俱緊。反汗出者。亡陽也。此屬少陰。法當咽痛。而復吐利。

〔二百九十二〕少陰病欬而下利讝語者。被火氣刧故也。小便必難。以強責少陰汗也。

〔二百九十三〕少陰病脈細沈數。病爲在裏。不可發汗。

〔二百九十四〕少陰病脈微。不可發汗。亡陽故也。陽已虛尺脈弱澀者。復不可下之。

〔二百九十五〕少陰病脈緊。至七八日自下利。脈暴微。手足反溫。脈緊反去者。爲欲解也。雖煩下利必自愈。

〔二百九十六〕少陰病下利。若利自止。惡寒而踡臥。手足溫者。可治。

〔二百九十七〕少陰病惡寒而踡。時自煩欲去衣被者。可治。

〔二百九十八〕少陰中風。脈陽微陰浮者。爲欲愈。

〔二百九十九〕少陰病欲解時。從子至寅上。

〔三百〕少陰病吐利。手足不逆冷。反發熱者。不死。脈不至者。灸少陰七壯。

〔三百一〕少陰病八九日。一身手足盡熱者。以熱在膀胱。必便血也。

〔三百二〕少陰病但厥無汗。而強發之。必動其血。未知從何道出。或從口鼻。或從目出者。是名下厥上竭。爲難治。

〔三百三〕少陰病惡寒身踡而利。手足逆冷者。不治。

〔三百四〕少陰病吐利躁煩四逆者。死。

〔三百五〕少陰病下利止。而頭眩時時自冒者。死

〔三百六〕少陰病四逆惡寒而身踡。脈不至。不煩而躁者。死。

〔三百七〕少陰病六七日息高者。死。

〔三百八〕少陰病脈微細沈。但欲臥。汗出不煩。自欲吐。至五六日自利。復煩躁不得臥寐者。死。

右十九條。王叔和所攙。當刪之。

〔三百九〕少陰病。始得之反發熱脈沈者。麻黃附子細辛湯主之。宋板。作麻黃細辛附子湯。今依玉函成本全書。改之。

錢潢曰。始得之而即稱少陰病。則知非陽經傳邪。亦非直入中藏。乃本經之自感也。

正珍曰。少陰病謂脈微細。但惡寒欲寐也。凡三陰諸病。皆邪從其虛化者。而少陰實爲之始。故云始得之也。其反發熱者。以其人裏虛而外實也。謂之反者。對無熱惡寒發於陰爲言。麻黃附子細辛湯。溫而散之。則瘳。蓋太陽少陰合病也。

麻黃附子細辛湯方

麻黃二兩去節　細辛二兩　附子一枚炮去皮破八片

右三味。以水一斗。先煮麻黃。減二升。去上沫。內諸藥。煮取三升。去滓。溫服一升。日三服。成本全書。脫諸字。當補之。

〔三百十〕少陰病。得之二三日。麻黃附子甘草湯。微發汗。以二三日無裏證。故微發汗也。裏字。依玉函成本全書。補之。

上條兼太陽之發熱。故用細辛以代桂枝。此條無發熱。故不用細辛。而用甘草。意在預扶其裏也。無裏證者。以其未見自利嘔吐等證言之。又曰。少陰病得之二三日。寒邪在肌表而未入于裏。故微發汗。若其二三日。與此湯不愈。延至四五日則必帶裏證。眞武湯條曰。少陰病二三日不已。至四五日。腹痛小便不利。四肢沈重疼痛。自下利者。此爲有水氣。其人或咳。或小便利。或下利。或嘔者。眞武湯主之是也。

麻黃附子甘草湯方

麻黃二兩去節　甘草二兩炙　附子一枚炮去皮破八片

右三味。以水七升。先煮麻黃一兩沸。去上沫。內諸藥。煮取三升。去滓。溫服一升。日三服。

趙嗣眞曰。四逆生附。配乾薑補中有發。二湯熟附。配麻黃發中有補。

正珍曰。仲景氏之用附子。其與乾薑配者皆生。四逆。通脈四逆。白通加猪膽汁。茯苓四逆。乾薑附子諸劑是也。其與他藥配者皆炮。附子湯。眞武湯。麻黃附子細辛湯。麻黃附子甘草湯。甘草附子湯。桂枝附子湯。桂枝加附子湯。桂枝去芍藥加附子湯。芍藥甘草附子湯。附子瀉心湯是也。生用者。其證皆急。炮用者。其證皆緩。可見生則峻烈。炮則和緩。療體本自有別矣。趙説不可從也。

〔三百十一〕少陰病，得之二三日以上，心中煩，不得臥，黃連阿膠湯主之。

少陰病得之二三日以上十字，宜從肘後方改作大病差後四字。臥字下當補者字。蓋梔子豉湯證之輕者。大病差後，胸中有餘熱而煩也。惟病後血液未充，不可徒解其熱，故以芍藥雞子黃阿膠三物，復其血液，芩連以治胸中熱煩也。肘後方時氣病起勞復篇曰：大病差後，虛煩不得眠，眼中痛疼懊憹，黃連四兩，芍藥二兩，黃芩一兩，阿膠三小挺，水六升，煮取三升，分三服，亦可內雞子黃二枚。

黃連阿膠湯方

黃連四兩　黃芩二兩　芍藥二兩　雞子黃二枚　阿膠三兩一云三挺

右五味，以水六升，先煮三物，取二升，去滓，內膠烊盡，小冷，內雞子黃，攪令相得，溫服七合，日三服。黃芩二兩，成本作一兩。水六升，成本作水五升。

〔三百十二〕少陰病，得之一二日，口中和，其背惡寒者，當灸之，附子湯主之。

金鑑曰：背惡寒，爲陰陽俱有之證。如陽明病無大熱，口燥渴，心煩，背微惡寒者，乃白虎加人參證也。今少陰病，但欲寐，得之二三日，口中不燥而和，其背惡寒者，乃少陰陽虛之背惡寒，非陽明熱蒸之背惡寒也。故當灸之。更主以附子湯。

魏荔彤曰。少陰病三字中。該脈沈細而微之診。見但欲寐之證。却不發熱而單背惡寒。此少陰裏證之確據也。全篇亦視此句爲標的。

正珍曰。脈經無附子湯主之五字。此蓋前條麻黃附子甘草湯證所謂無裏證者也。故以艾火扶其陽氣。而逐外寒耳。口中和三字。承無裏證文發之。附子湯主之五字。宜從脈經刪去。

〔三百十三〕少陰病。身體痛。手足寒。骨節痛。脈沈者。附子湯主之。

金鑑曰。身體痛。表裏俱有之證也。如太陽病。脈浮發熱惡寒。身痛手足熱。骨節痛。是爲表寒。當主麻黃湯發表以散其寒。今少陰病脈沈。無熱惡寒。身痛手足寒。骨節痛。乃是裏寒。故主附子湯。溫裏以散寒。

正珍曰。身體骨節疼痛者。寒邪盛也。手足寒。乃厥冷。兼見厥陰證也。蓋少陰厥陰合病矣。

附子湯方

附子二枚炮去皮破八片　茯苓三兩　人參二兩　白朮四兩　芍藥三兩

右五味。以水八升。煮取三升。去滓。溫服一升。日三服。此方本在前條後。今移入于此。

〔三百十四〕少陰病。下利便膿血者。桃花湯主之。

按。便膿血三條。並係今之痢病。決非傷寒也。金匱要略下利篇。有此證此方。而無少陰之目。且外臺桃花湯下。引崔氏方書。療傷寒後赤白滯下無數。可徵矣。意是雜病論中文。錯亂入此者。已虛痢下膿血者。當與此湯。若其熱邪熾盛。裏急後重者。非此湯所宜也。

桃花湯方

赤石脂一斤一半全用一半篩末　乾薑一兩　粳米一升

右三味。以水七升。煮米令熟。去滓。溫服七合。內赤石脂末方寸匕。日三服。若一服愈。餘勿服。

張志聰曰。赤石脂色如桃花。故名桃花湯。或曰赤石脂。即桃花石也。

劉棟曰。溫服七合之服字。要略無之爲是。不然則文意不通。

正珍曰。赤石脂一半全用者。與乾薑粳米同煎之也。一半篩末者。和湯服之也。清王子接古方選注云。桃花湯非名其色。腎藏陽虛用之。一若寒谷有陽和之致故名。止此可謂過鑿矣。

〔三百十五〕少陰病。二三日至四五日。腹痛小便不利。下利不止便膿血者。桃花湯主之。全書。痛作滿非。

自少陰病。至下利不止二十字。蓋剽竊後眞武湯條。加以便膿血三字者。益明。膿血三條。本非少陰病。而叔和氏強屬之少陰矣。

〔三百十六〕少陰病。下利便膿血者。可刺。

發祕曰。痢病每多腹裏拘急而痛。故刺以救其急。

〔三百十七〕少陰病。吐利手足逆冷。煩躁欲死者。吳茱萸湯主之。成本。逆作厥。

張璐曰。少陰病兼厥陰之候也。

劉棟曰。下利清穀。而手足厥冷。煩躁欲死者。四逆之主也。嘔吐而下利。手足厥冷。煩躁欲死者。吳茱萸湯之主也。故吳茱萸湯。以吐為主也。四逆湯。以利為主也。是下利二證之別。不可不識也。

正珍曰。少陰病。以無熱惡寒脈微細言之。吐利逆冷。煩躁欲死。已見裏證也。蓋少陰兼厥陰者。如不合病。則是併病已。陽明篇云。食穀欲嘔者。吳茱萸湯主之。厥陰篇云。乾嘔吐涎沫頭痛者。吳茱萸湯主之。此條以嘔為主者諦矣。若原其因。則胃中虛寒。而飲水淤蓄。陽氣為是被閉。因乃厥逆者也。

〔三百十八〕少陰病。下利咽痛。胸滿心煩者。猪膚湯主之。者字。依成本全書。補之。禮內則。鄭玄注曰。膚切肉也。

滿懣也。胸滿心煩。謂胸中懮懮而困。心中鬱鬱而熱也。皆上焦有熱之候。權與猪膚湯。以治其標也。此是少陰異證。而胸中有假熱者。雖似黃連湯胸中有熱胃中有寒證。然外證大異。內寒甚於彼。而下利。故雖有胸悶心煩。非實熱而然。即與白通加猪膽汁湯之心煩同因者也。故雖有心煩。非芩連苦寒所宜。况調胃承氣類乎。是以用猪膚白蜜白粉等。其性平而能解熱者。以調中解熱也。猪膚。即猪肉。本草明稱。性平解熱毒。考證見下。又曰。下利咽痛。通脈四逆湯。亦有之證。宜參考。

猪膚湯方

猪膚一斤

右一味。以水一斗。煮取五升。去滓。加白蜜一升。白粉五合。熬香和令相得。溫分六服。

喻昌曰。猪膚者。猪厚皮去肥白油者也。白粉。白米粉也。

錢潢曰。猪膚一味。方中向未注明。以何者爲膚。致使前後註家。議論紛然各異。如吳綬謂燖猪時。刮下黑膚也。方有執謂本草不載。義不可考。說者不一。用者不同。然既曰膚。當以燖猪時所起之皮外毛根之薄膚爲是。王好古以爲猪皮。尙論云。若以燖猪皮外毛根薄膚。則薟劣無力。且與熬香之說不符。但用外皮。去其內層之肥白爲是。其說頗通。若果以燖猪時毛根薄膚。則薄過于紙。且與垢膩同下。熬之有何香味。以意度之。必是毛根深入之皮。尙可稱膚。試觀刮去毛根薄膚。毛斷處。毛根尙存皮內。所謂皮之去內層。極爲允當。

正珍曰。按儀禮燕禮有內羞註云。羞籩之實。糗餌粉餈。疏云。此二物皆粉。稻米黍米所爲也。釋名云。粉。分也。研米令分散也。合而考之。白粉卽米粉。喻昌說是也。熬香二字。特於白粉言之。喻昌兼猪膚說之非矣。錢潢以白粉爲粟粉。亦非矣。

〔三百十九〕少陰病。二三日咽痛者。可與甘草湯。不差者。與桔梗湯。

甘草湯方

甘草二兩

右一味。以水三升。煮取一升半。去滓。溫服七合。日二服。二服。外臺作三服。非。

桔梗湯方

桔梗一兩　甘草二兩

右二味。以水三升。煮取一升。去滓。溫分再服。甘草二兩。外臺作三兩。溫分。玉函成本全書。幷作分溫。是。

劉棟曰。二湯皆少陰部位權用之方也。

正珍曰。二方甘草皆生用。而不炙。宜熟察焉。外臺甘草湯方。亦無炙字。按甘草湯以下。治咽喉五方。蓋雜病論中之方。不可獨屬少陰病也。想因前條有咽痛一證。叔和氏遂以咽痛爲少陰一候。妄冠少陰病三字。以附載於此已。非謂不爲仲景氏方也。

〔三百二十〕少陰病。咽中傷生瘡。不能語言。聲不出者。苦酒湯主之。

金鑑曰。咽痛不愈。甚劇者咽中爲痛。所傷漸乃生瘡。不能言語。聲音不出。所必然也。

錢潢曰。今之優人。每遇聲啞。卽以生雞子白啖之。聲音卽出。亦此方之遺意也。

張志聰曰。苦酒。醯也。

劉棟曰。此亦權用之方也。

正珍曰。按王肯堂以苦酒爲酒之苦者。非矣。本草綱目醋條。陶弘景曰。以有苦味。俗呼苦酒。張華博物志云。龍肉以醯漬之。則文章生。晉書張華傳云。陸機嘗餉張華鮓。于時賓客滿座。華發器便曰。此龍肉也。衆未之信。試以苦酒濯之。必有異。旣而五色光起。機還問鮓主。果云園中茅積下得一白魚。質狀殊常。作鮓過美。故相獻。合而攷之。苦酒之爲醋。其尙何疑。肯堂妄人哉。

苦酒湯方

半夏洗破如棗核十四枚　雞子一枚去黃內上苦酒著雞子殼中

右二味。內半夏著苦酒中。以雞子殼置刀環中。安火上。令三沸。去滓。少少含嚥之。不差更作三劑。玉函成本全書。核字下。有大字。玉函無三劑二字。幷當從之。全書三劑下。有服之二字。非也。

按玉函經云。雞子一枚。去黃。內苦酒於殼中。由是考之。本論一一著字。俱是於字之誤。當改之。上苦酒。謂上好苦酒。外臺喉痺篇。引古今錄驗。載此方。作淳苦酒。可徵矣。言雞子一枚。去黃留白。納上好苦酒於其卵殼中也。聖濟總錄。苦酒湯。治少陰病。咽中生瘡。語聲不出。半夏十四枚。雞子一枚。去黃留白。入苦酒于蛋中。又以半夏。入苦酒內。以雞殼放剪刀環中。安火上。煮三沸、少少含咽。

〔三百二十一〕少陰病。咽中痛。半夏散及湯主之。外臺。作咽喉。

劉棟曰。是亦權用之方也。

正珍曰。此亦治咽痛之一方。意者病因有異已。金鑑云。咽痛者。謂或左或右一處痛也。咽中痛者。謂咽中皆痛也。劉棟亦依中字以辨其輕重。用意太過。反失於鑿。又按。痛字下似脫者字。當補之。

半夏散及湯方

半夏洗　桂枝去皮　甘草炙

右三味等分。各別擣篩已。合治之。白飲和服方寸匕。日三服。若不能散服者。以水一升。煎七沸。內散兩方寸匕。更煮三沸。下火令小冷。少少嚥之。半夏有毒。不當散服。兩字。玉函作一二二字。全書作一兩二字。右字。成本全書。作已上。非。玉函成本全書。幷無半夏有毒不當散服八字是也。

〔三百二十二〕少陰病下利。白通湯主之。

由下條考之。此條下利下。脫脈微者三字。其方亦脫人尿五合四字。俱當補之。按三陰病下利。有大同小異數證。不可不詳也。凡三陰病。寒邪縱肆。陽氣爲是所鬱閉。下利脈微者。乃白通湯所主也。其劇者。白通加猪膽湯所主也。寒邪太盛。陽氣虛脫。下利清穀者。四逆湯所主也。其劇者。通脈四逆湯所主也。若夫眞武湯。則有水氣而下利者乃用之。白通之用葱白加猪膽。而不取甘草。豈非爲閉之故乎。四逆之一主扶陽。豈非爲脫之故乎。眞武之用苓朮。豈非爲水之故乎。

白通湯方

葱白四莖　乾薑一兩　附子一枚生去皮破八片

右三味。以水三升。煮取一升。去滓。分溫再服。附子一枚生下。玉函成本。俱有用字。當補之。右三味。當作右四味。去滓下。當補內人尿三字。

發祕曰。人溺穢物。不可以薦大人君子。今以竹瀝代用。蓋取諸性之相近也。

正珍曰。按白通。卽人尿之別稱。此方以人尿爲主。故云白通湯也。後漢書。載就傳云。臥就覆船下。以馬通熏之。註云。馬通。馬矢也。韻會小補云。馬矢曰通。本草綱目。鶩條云。白鴨通。卽鴨屎也。與馬通同義。附方引聖惠方云。乳石發動。用白鴨通一合。由此考之。通乃大便之別稱。今加以一白字。示其爲小便也。若其敍藥名。則直書人屎。命其方則稱白通者。何也。醜穢之物。不欲斥言。猶穢器之名淸器。方有執程應旄諸人皆云。

用葱白而曰白通者。通其陽則陰自消也。果如其言。則橘皮直書皮可乎。杏仁單曰仁可乎。大可笑矣。

〔三百二十三〕少陰病。下利脈微者。與白通湯。利不止。厥逆無脈。乾嘔煩者。白通加猪膽汁湯主之。服湯脈暴出者死。微續者生。醫宗粹言曰。脈促厥冷爲虛脫。景岳四味回陽飲治元陽虛脫。危在頃刻者。

此乃白通湯證。而寒邪更甚。氣閉極劇者。故令人下利不止。厥逆無脈。乾嘔而煩。此非用白通湯之誤也。惟以其力不足也。是以前方加猪膽。以開其氣閉。蓋以猪膽能喚起元氣。開通閉塞也。今人治卒患急病。氣閉脈伏。不省人事者。每用熊膽。屢奏奇効。與仲景氏加猪膽之旨。暗合冥契矣。服湯後其脈暴出者。猶油盡將滅之燈。一被挑剔。忽明而終滅。故爲死徵。若其微續漸出者。猶爲霜雪所抑屈之草。得春陽之氣。徐徐甲坼。故爲生也。此證蓋少陰兼厥陰者也。古來註家皆云。此證陰寒太盛。若耑與熱藥。則拒格而不入。故以人尿猪膽之寒。從其陰寒。以導姜附之熱。果爾。則如通脈四逆證。曾無一寒藥之在其中乎。可謂強矣。或問。閉之與脫。其證何緣辨之。曰。閉者其脈伏。脫者其脈欲絕。所謂無脈。乃是伏而非絕也。白通湯之脈微。亦是欲伏之微。非欲絕之微也。通脈四逆證云。下利清穀。手足厥逆。脈微欲絕。其脫可知也。又云。裏寒外熱。

身反不惡寒。其人面色赤。其不閉可知也。白通及白通加猪膽證則否。此可以辨其閉之與脱矣。若夫通脈四逆加猪膽湯。主虚寒至極。且閉且脱者云。

三百七十條曰。下利手足厥冷。無脈者灸之。不溫。若脈不還。反微喘者死。由此考之。本條白通加猪膽證宜兼用灼矣。

白通加猪膽汁湯方汁字。依成本補之。

葱白四莖　乾薑一兩　附子一枚生去皮破八片　人尿五合　猪膽汁一合

右五味。以水三升。煮取一升。去滓內膽汁人尿。和令相得。分溫再服。若無膽亦可用。附子生下，當有用字。右字。成本全書。作巳上二字。非。五味。成本全書。作三味。非。

若無膽亦可用六字。叔和所攙。當删之。按霍亂篇通脈四逆加猪膽湯條云。無猪膽。以羊膽代之。蓋以諸獸膽。性用不甚相遠也。今則可以熊膽代焉。

〔三百二十四〕少陰病。二三日不巳。至四五日。腹痛小便不利。四肢沈重疼痛。自下利者。此爲有水氣。其人或欬。或小便利。或下利。或嘔者。眞武湯主之。自下利三字。玉函作而利二字。小便利。作小便自利四字。千金翼。眞武湯。作玄武湯。

或下利三字。當作或不下利四字。對上文自下利言之。否則上既云自下利。豈更云或下利乎。脱簡明矣。不巳者。謂其病不瘥。枚乘七發云。聽聖人辯士之言。惣然汗出。霍然病已。又漢書宣帝紀。孝武皇帝曾孫病已。師古註云。蓋以夙遭屯難而多病苦。故名病已。欲其速差也。又按。内經中亦往往以已字爲瘥。惟康熙字典正字通。韻會小補諸書。俱未載此說。因茲委焉。不已者。示前藥無効之辭。腹痛以下。皆屬有停水之證。或以下。皆是兼證。言或如是者與否者。皆在一眞武湯所得而療也。按太陽病。有水氣者。桂枝加白朮茯苓湯。五苓散。小青龍湯所主也。今此證少陰病而有水氣。故附子爲主以療少陰證。芍藥以止腹痛。白朮茯苓生姜三味。以利停水也。此方亦治太陽病。發汗後仍發熱。心下悸。頭眩身瞤動。振振欲擗地者。亦以汗後中虛而飲水停畜故也。此方名眞武者。以附子色黑也。金鑑云。眞武者。北方司水之神也。以之名湯者。賴以鎮水之義也。果爾。五苓散猪苓湯之專主利水者。無眞武之號何也。又按。方名本曰玄武湯。宋板改作眞武。避宣祖諱也。說見王世貞四部稿宛委餘編。是在當時。固當避之。元金以降。踏襲不復者何也。蓋以沿習日久。耳目所慣。遽難改復也。猶莊助莊光。避明帝諱。改爲嚴助嚴光。後世從而不改已矣。

眞武湯方

茯苓三兩 芍藥三兩 白朮二兩 生薑三兩切 附子一枚炮去皮破八片

右五味。以水八升。煮取三升。去滓。溫服七合。日三服。若欬者。加五味子半升。細辛一兩。乾姜一兩。若小便利者。去茯苓。若下利者。去芍藥。加乾薑二兩。若嘔者。去附子。加生姜。足前爲半斤。白朮二兩。外臺作三兩。

錢潢曰。後加減法。爲後世俗醫所增。察其文理紕謬。惡其紫之亂朱。故重附于此。幷逐一指摘其誤。使學者有所別識云。下略

程知曰。白通通脈眞武。皆爲少陰下利而設。白通四證。附子皆生用。惟眞武一證熟用者。蓋附子生用。則溫經散寒。炮熟則溫中去飮。白通諸湯。以通陽爲主。眞武湯以益陰爲先。故用藥有輕重之殊。

〔三百一十五〕少陰病。下利淸穀。裏寒外熱。手足厥逆。脈微欲絕。身反不惡寒。其人面色赤。或腹痛。或乾嘔。或咽痛。或利止脈不出者。通脈四逆湯主之。面色赤。成本全書。作面赤色。非。

此亦少陰厥陰兼病者。寒邪太盛。陽氣虛脫也。蓋四逆湯證一等深劇者也。反不惡寒四字。對少陰病言之。此證雖外有發熱。非表有實邪。乃後世方書所謂無根虛火泛上者也。此湯以救其虛脫則瘥。或以下則所兼客證已。裏寒外熱四字。說其因也。非說其證也。

通脈四逆湯方

甘草二兩炙　附子大者一枚生用去皮破八片　乾薑三兩強人可四兩

右三味。以水三升。煮取一升二合。去滓。分溫再服。其脈卽出者愈。面色赤者。加葱九莖。腹中痛者。去葱加芍藥二兩。嘔者。加生薑二兩。咽痛者。去芍藥加桔梗一兩。利止脈不出者。去桔梗加人參二兩。病皆與方相應者。乃服之。全書。作甘草三兩。錢潢從之。然考玉函及成本。皆與宋板同。

錢潢曰。後加減法。揣其詞義淺陋。料非仲景本意。何也。原文中。已先具諸或有之證。然後方立治。則一通脈四逆湯。其證皆可該矣。豈庸續用加減邪。況其立意。庸惡陋劣。要皆出于鄙俗之輩。未敢竟削。姑存之以備識者之鑑云。

正珍曰。此方治陽氣虛脫。而脈氣不能通達于四末。四肢厥逆。脈微欲絕者。故名曰通脈四逆湯也。脈卽出者。微而欲絕之脈。卽以漸而出也。不與暴出之自無而忽有同。故爲生也。

〔三百一十八〕少陰病。四逆。其人或欬。或悸。或小便不利。或腹中痛。或泄利下重者。四逆散主之。

正珍曰。此條論之與方。皆出于王叔和。非仲景氏筆也。當削之。錢潢四逆說。可謂卓論矣。王履泝洄集。四逆厥辯。大非古義。排叱而可也。張兼善云。太陰則手足溫。少陰則手足凊。厥陰則手足厥逆。亦非也。

四逆散方

甘草炙　枳實破水漬炙乾　柴胡　芍藥

右四味。各十分。擣篩。白飲和服方寸匕。日三服。欬者。加五味子。乾薑。各五分。幷主下利。悸者。加桂枝五分。小便不利者。加茯苓五分。腹中痛者。加附子一枚炮令坼。泄利下重者。先以水五升。煮薤白三升。煮取三升。去滓。以散三方寸匕內湯中。煮取一升半。分溫再服。

錢潢曰。詳推後加減法。凡原文中每具諸或有之證者皆有之。如小柴胡湯。小青龍湯。眞武湯。通脈四逆湯。四逆散。皆是也。愚竊揆之以理。恐未必皆出于仲景。

〔三百二十七〕少陰病。下利六七日。欬而嘔渴。心煩不得眠者。猪苓湯主之。

按前三百十八條云。少陰病。下利咽痛。胸滿心煩者。猪膚湯主之。由是觀之。此條猪苓湯。當作猪膚湯。蓋傳寫之誤也。若夫猪苓湯。主小便不利而渴者。若其小便自利而渴者。猪苓湯在所禁也。故陽明篇云。陽明病汗出多而渴者。不可與猪苓湯。以汗多胃中燥。猪苓湯復利其小便故也。是也。況下利。欬嘔。心煩不得眠。皆不爲猪苓湯證乎。此亦少陰病。權用之方也。再按。曰少陰病。曰下利。曰心煩。皆同猪膚湯症也。若夫少陰而欬而嘔。係眞武湯所兼之證。故雖渴非白虎五苓之渴。雖煩不得眠，非梔子豉湯證也。

〔三百二十八〕少陰病，得之二三日，口燥咽乾者，急下之，宜大承氣湯。

此以下三條，幷是陽明病有燥屎者，而實非少陰證，今冒以少陰病三字者，以其有無熱欲寐等證也。與太陰篇桂枝加大黃湯例同。按承氣證，以脈滑數爲法。二百六十四條曰，脈滑而數者，有宿食也，當下之，宜大承氣湯。二百二十四條曰，陽明病讝語發潮熱，脈滑而疾者，小承氣湯主之。辨可下篇曰，下利脈遲而滑者，內實也，宜大承氣湯。下利脈反滑，當有所去，下之乃愈，宜大承氣湯。合而考之，以下三證，其脈滑數者可知也。

〔三百二十九〕少陰病，自利清水，色純青，心下必痛，口乾燥者，急下之，宜大承氣湯。玉函脈經，自利作下利，是。急下之宋板作可下之，非。今依成本全書，改之。

金鑑曰，自利清水，謂下利無糟粕也，色純青，謂所下者皆污水也。

正珍曰，清，圊也。清水猶言下水，與清穀清便清血清膿血之清同，非清濁之清也。若是清濁之清，則其色當清白，而不當純青也。註家皆爲清濁之清，非矣。心下痛似結胸非結胸，蓋彼有鞕滿，而此無鞕滿，其別可知也。

〔三百三十〕少陰病，六七日，腹脹不大便者，急下之，宜大承氣湯。脹字玉函脈經千金

傷寒論集成卷九

日本　東都　山田正珍宗俊父　著
　　　　男　正德宗見
門人　常陸　中林清熙俊庵　同校
　　　土佐　笠原方恒雲仙

辨厥陰病脈證并治第十二

〔三百三十四〕厥陰之爲病。消渴。氣上撞心。心中疼熱。飢而不欲食。食則吐蚘。下之利不止。

〔三百三十五〕厥陰中風。脈微浮。爲欲愈。不浮。爲未愈。

〔三百三十六〕厥陰病欲解時。從丑至卯上。

〔三百三十七〕厥陰病渴欲飲水者。少少與之愈。

按厥陰篇亡而不傳矣。王叔和患其闕文。補以四章。所謂厥陰之爲病。消渴云云。厥陰中風云云。厥陰病欲解云云。厥陰病渴欲飲水云云是也。後人復患其若斯淺略。拾取其散落者。附以雜病之文。何以知其然也。蓋厥陰者。陰證之極。至深而至急者也。其文雖缺。以意推之。四肢厥逆。煩躁吐利。脈微欲絶者。固不竢言。如少陰篇所收。吳茱萸湯。通脈四逆湯證。是也。而今厥陰云云四章。無一及此者。其非仲景之舊可知也。玉函經纔舉此四章以充厥陰一篇。而不及下利嘔噦諸條。豈非叔和眞面目乎。其下利有微熱以下。至嘔噦等條。皆金匱之所載。非傷寒之文也。豈非後人拾取其散落者。附以雜病之文乎。

〔三百三十八〕諸四逆厥者。不可下之。虛家亦然。

〔三百三十九〕傷寒先厥後發熱。而利者。必自止。見厥復利。

〔三百四十〕傷寒始發熱。六日厥。反九日而利。凡厥利者。當不能食。今反能食者。恐爲除中。食以索餅。不發熱者。知胃氣尚在必愈。恐暴熱來出而復去也。後日脈之。其熱續在者。期之旦日夜半愈。所以然者。本發熱六日厥反九日。復發熱三日。幷前六日。亦爲九日。與厥相應。故期之旦日夜半愈。後三日脈之。而脈數。其熱不罷者。此爲熱氣有餘。必發癰膿也。

右三條係後人之言。當刪之。

〔三百四十一〕傷寒脈遲六七日。而反與黃芩湯徹其熱。脈遲爲寒。今與黃芩湯。復除其熱。腹中應冷。當不能食。今反能食。此名除中。必死。（今與玉函作而與。此名作此爲。）

傷寒脈遲句下。當有發熱二字。應下文反與黃芩湯徹其熱之語。蓋黃芩湯。本治太陽少陽合病之方。豈用之於無發熱者乎。徹與撤通。韻會小補。撤字註云。直列切。除去也。經典通作徹。論語以雍徹。左傳襄公二十三年。平公不徹樂。杜注云。徹。去也。是也。除中者。謂中氣被剪除。魏書任城王澄傳云。尋得翦除。亦大損財力。是也。除中反能食者。胃氣將絶。引食以自救故也。辟諸富家暴貧。強作驕奢。以取一時之快。不祥莫大焉。不死何俟。易曰枯楊生華。何可久也。

〔三百四十二〕傷寒先厥後發熱。下利必自止。而反汗出。咽中痛者。其喉爲痺。發熱無汗。而利必自止。若不止。必便膿血。便膿血者。其喉不痺。

〔三百四十三〕傷寒一二日至四五日厥者。必發熱。前熱者。後必厥。厥深者。熱亦深。厥微者。熱亦微。厥應下之。而反發汗者。必口傷爛赤。

〔三百四十四〕傷寒病厥五日。熱亦五日。設六日當復厥。不厥者。自愈。厥終不過五日。以熱五日。故知自愈。

以上三條。亦係後人之言。當刪之。

〔三百四十五〕凡厥者。陰陽氣不相順接。便爲厥。厥者。手足逆冷者是也。成本無逆冷者之者字。是。

陰陽氣不相順接者。謂血氣否塞。不能升降。所謂天地不交。否。是也。嘗考和蘭解體之書。人身血行之道二矣。其一起于心臟。以順行周身。是之謂動脈。其一起于動脈所盡之處。受動脈之血。逆行。而還入于心。是之謂血脈。更出更入。如環無端然。若有一所否塞。則出者不入。入者不出。厥逆於是乎發。脈動於是乎絕。遂乃至乎死。所謂陰陽二字。蓋動脈血脈是也。再按。此條疑是後人註文已。

〔三百四十六〕傷寒脈微而厥。至七八日膚冷。其人躁無暫安時者。此為藏厥。非為蚘厥也。蚘厥者。其人當吐蚘。令病者靜而復時煩者。此為藏寒。蚘上入其膈故煩。須臾復止。得食而嘔。又煩者。蚘聞食臭出。其人當自吐蚘。蚘厥者。烏梅丸主之。又主久利方。非為蚘厥也五字。千金翼。作死一字。非為之為字。依成本全書補之。又按令病玉函作今病是。當改之。成本脫時煩者之者字。及其膈之其字。弁當補之　玉函無又主久利方五字是。當刪之。

成無已曰。藏厥者死。陽氣絕也。蚘厥雖厥而煩。吐蚘已則靜。不若藏厥而躁無暫安時也。病人藏寒胃虛。蚘動上膈。聞食臭出。因而吐蚘。與烏梅丸。溫藏安蟲。

張璐曰。藏厥用附子理中湯及灸法。其厥不回者死。

希哲曰。此為藏寒。蚘上入其膈故煩十一字為一句。為字去聲。又曰藏寒者。胃寒也。古書有指府為藏者。不可拘泥也。

烏梅丸方

烏梅三百枚　細辛六兩　乾薑十兩　黃連十六兩　當歸四兩

附子六兩炮去皮　蜀椒四兩出汗　桂枝去皮六兩　人參六兩　黃蘗六兩

右十味。異擣篩。合治之。以苦酒漬烏梅一宿。去核蒸之五斗米下。飯熟擣成泥。和藥令相得。內臼中與蜜杵二千下。丸如梧桐子大。先食飲服十丸。日三服。稍加至二十丸。禁生冷滑物臭食等。

劉棟曰。按千金方治久痢方亦同于此。疑是唐以降之方。至作其劑者。當有取捨耳。

正珍曰。此條論與方皆非仲景氏也。附子六兩。亦非仲景之方法。

〔三百四十七〕傷寒熱少微厥。指頭寒。嘿嘿不欲食。煩躁數日。小便利。色白者。此熱除也。欲得食其病爲愈。若厥而嘔。胸脅煩滿者。其後必便血。

劉棟曰。此條亦後人之言也。

〔三百四十八〕病者手足厥冷。言我不結胸。小腹滿。按之痛者。此冷結在膀胱關元也。

結胸當作厥冷。蓋結厥同音。因誤爲結冷。再誤爲結胸耳。猶荀子鼫鼠五技。一誤爲鼯鼠。再誤爲梧鼠。本草馬矢蒿。一訛爲馬先蒿。再誤爲馬新蒿。否則言吾不結胸一句。甚似無謂矣。金匱瘀血病篇曰。病人腹不滿。其人言我滿。爲有瘀血。造語之法。全與本節同。益可以知結胸爲厥冷之誤矣。關元上當有當灸二字。後三百五十七條云。傷寒脈促。手足厥逆者。可灸之。三百七十條亦云。下利手足厥冷無脈者灸之。甲乙經云。關元在臍下三寸。刺入二寸。留七呼。灸七壯。又云胞轉小腹滿。關元主之。又云奔豚寒氣入小腹。時欲嘔。關元主之。合而考之。脫簡無疑。又按金匱云。婦人懷娠六七月。小腹如扇。子藏開故也。當以附子湯溫其藏。此證亦當用附子四逆輩。

〔三百四十九〕傷寒發熱四日。厥反三日。復熱四日。厥少熱多者。其病當愈。四日至七日熱不除者。必便膿血。

〔三百五十〕傷寒厥四日。熱反三日。復厥五日。其病爲進。寒多熱少。陽氣退。故爲進也。

〔三百五十一〕傷寒六七日。脈微。手足厥冷。煩躁。灸厥陰。厥不還者死。

右三條。係後人之言。當刪之。

〔三百五十二〕傷寒發熱。下利。厥逆。躁不得臥者死。

〔三百五十三〕傷寒發熱。下利至甚。厥不止者死。

此卽陰證之極。裏寒外熱之證。

不止者。以服藥無効言。

〔三百五十四〕傷寒六七日。不利。便發熱而利。其人汗出不止者死。有陰無陽故也。

不利便。當作小便不利。有陰無陽故也六字。係後人之言。

〔三百五十五〕傷寒五六日。不結胸。腹濡。脈虛。復厥者。不可下。此爲亡血。下之死。爲字。依玉函成本全書。補之。

濡字。程應旄改作滿。是也。若腹濡脈虛而厥。皆無可下之理。而曰不可下。則爲無謂。按金鑑改結胸作大便。方有執訓亡爲無。皆非矣。

〔三百五十六〕發熱而厥。七日下利者。爲難治。

此亦係後人之言。當刪之。

〔三百五十七〕傷寒脈促。手足厥逆者。可灸之。者字。依玉函成本全書。補之。

灸可以挽回陽氣。繼以四逆輩可也。

〔三百五十八〕傷寒脈滑而厥者。裏有熱也。白虎湯主之。也字。依玉函成本全書。補之。

程應旄曰。脈滑而厥。此乃陽實拒陰之厥也。可舍證而治脈也。

金鑑曰。滑爲陽脈。裏熱可知。是熱厥也。然內無腹滿痛不大便之證。是雖有熱。而裏未實。不可下而可清。故以白虎湯主之。

發祕曰。厥逆脈沈微者爲寒。用四逆。脈滑大者爲熱。用白虎。

〔三百五十九〕手足厥寒。脈細欲絕者。當歸四逆湯主之。

當歸四逆湯方

當歸三兩　桂枝三兩去皮　芍藥三兩　細辛三兩

甘草二兩炙　通草二兩　大棗二十五枚擘一法十二枚

右七味。以水八升。煮取三升。去滓。溫服一升。日三服。

〔三百六十〕若其人內有久寒者。宜當歸四逆加吳茱萸生薑湯。

當歸四逆加吳茱萸生薑湯方

當歸三兩　桂枝三兩去皮　芍藥三兩　細辛三兩　甘草二兩炙

通草二兩　生薑半斤切　茱萸二升　大棗二十五枚擘

右九味。以水六升。清酒六升和。煮取五升。去滓。溫分五服。一方水酒各四升

錢潢曰。手足厥寒。即四逆也。故當用四逆湯。而方名雖曰四逆。而方中并無薑附。不知何以挽回陽氣。仲景製方。治極陰最寒之證。獨遺此二物邪。是以不能無疑也。恐是歷年久遠。散失遺亡。訛舛于後人之手。未可知也。不然。何湯名四逆。而藥物與四逆迥異邪。

正珍曰。右二條論之與方。俱非平仲景之言。錢潢所論。極是也。此乃後人之所攙。不可從矣。劉棟曰。通脈四逆湯方中。加當歸。以復其脈也。大非。

〔三百六十一〕大汗出。熱不去。內拘急。四肢疼。又下利厥逆而惡寒者。四逆湯主之。脈經無又字。是。

金鑑曰。是陽亡表。寒盛於裏也。故主四逆湯。溫經以勝寒。回陽以斂汗也。

正珍曰。内者腹内也。此證而脈微欲絕者。通脈四逆湯所主。

〔三百六十二〕大汗。若大下利而厥冷者。四逆湯主之。

成無已曰。大汗大下利。内外雖殊。其亡津液損陽氣則一也。陽虛陰勝。故生厥逆。與四逆湯固陽退陰。

〔三百六十三〕病人手足厥冷。脈乍緊者。邪結在胸中。心下滿而煩。饑不能食者。病在胸中。當須吐之。宜瓜蔕散。乍緊辨可吐篇作乍結是。千金翼同。

此與前三百三十二條。併係邪氣實于上焦。陽氣爲是所閉塞。而不能通達四末之證。非清穀下利脈微欲絕之寒厥也。故吐以瓜蔕散以達其鬱閉也。按乍緊作乍結爲是。結即代。惟病者其脈素不結。今發手足厥冷而乍結者。非炙甘草湯證血液不充之結。即有物塞於胸中之所致。故與瓜蔕散以吐之則愈。若其心下滿以下。別是一證。不可與上文混視。唯以其均可吐之證合而論之。蓋證異而因同者。故亦吐之以瓜蔕散也。仲景氏家法乃爾。

〔三百六十四〕傷寒厥而心下悸者。宜先治水。當服茯苓甘草湯。却治其厥。不爾。水漬入胃。必作利也。者字。依成本全書補之。服字。玉函作與字。却成本作卻。

方有執曰。金匱曰。水停心下。甚者則悸。然則悸爲水甚。

金鑑曰。厥而心下悸者之下。當有以飲水多四字。若無此四字。乃陰盛之厥悸。非停水之厥悸矣。何以即知是水。而曰宜先治水耶。蓋停水者。必小便不利。若不如是治之。則所停之水。漬入胃中。必作利也。此證雖不曰小便不利。而不利之意。自寓其中。

正珍曰。此條蓋承上條。重論邪實在胸中之厥。兼挾停水而心下悸者。以示治有緩急也。非裏虛陰盛。危在旦夕之厥冷也。故厥一字與心下二字。亦皆自上條中。細繹出來。可見脈之乍結。心下之滿而煩。飢不能食。皆在一厥字中而含蓄焉。猶大青龍湯之後條。五苓散之後條。皆承上條而省略其脈證也。夫邪結在胸中之厥。非危急之證也。其所兼挾之悸。却急於厥何也。悸乃停水所致。其人小便必不利。觀小柴胡條。可以見矣。是以不先與茯苓甘草湯以治其水。則停水漬入大腸中。必作下利。故先治其水。而后更與瓜蒂散以治其厥也。又按水漬入胃之胃字。當爲腸字解之。如胃中有燥屎亦然。其實腸胃一府。唯就其廣狹大細。以殊其名已。素問標本病傳論云。大小不利治其標。今此條先行其水。而後治厥。蓋取諸標者也。孰謂仲景氏不撰用素問乎。

〔三百六十五〕傷寒六七日。大下後。寸脈沈而遲。手足厥逆。下部脈不至。喉咽不利。唾膿血。泄利不止者。爲難治。麻黄升麻湯主之。

麻黄升麻湯方

麻黃二兩半，去節　升麻一兩一分　當歸一兩一分　知母十八銖　黃芩十八銖
萎蕤十八銖，一作菖蒲　芍藥六銖　天門冬六銖，去心　桂枝六銖，去皮　茯苓六銖
甘草六銖，炙　石膏六銖，碎，綿裹　白朮六銖　乾薑六銖

右十四味，以水一斗，先煮麻黃一兩沸，去上沫，內諸藥，煮取三升，去滓，分溫三服，相去如炊三斗米頃，令盡，汗出愈。

此條論與方，俱後人之所僞，非乎仲景氏之言，故今刪之。

〔三百六十六〕傷寒四五日，腹中痛，若轉氣下趣少腹者，此欲自利也。（趣，成本作趨。）

此乃心下有水，漬入腸中，以作利之兆，蓋承厥而心下悸條發也。俚語有之，腹鳴者必下，蓋喻之於事之必有前兆而言，乃此條之意。百六十六條生薑瀉心證曰，脅下有水氣，腹中雷鳴下利，同是有水而雷鳴也。金匱曰，腹中寒氣，雷鳴切痛，附子粳米湯主之。此條證亦宜用粳米湯，不可用生薑瀉心湯，何也。水則一也，證則有痛不痛之別也。

〔三百六十七〕傷寒本自寒下，醫復吐下之，寒格更逆吐下，若食入口即吐，乾薑黃芩黃連人參湯主之。（玉函成本全書，俱無復吐下之下字。玉函即吐下有者字，是，當補之。）

傷寒至逆吐下十七字，闕誤錯亂，不可強解，王肯堂以寒下爲吐下之誤寫矣。按金匱云，食已即吐者，用大黃甘草湯，由此考之，飲食有間而

吐者。多因虛寒。其入口卽時吐出者。多因上焦有熱。故用芩連解熱之品主之也。

乾薑黃芩黃連人參湯方

乾薑　黃芩　黃連　人參各三兩

右四味。以水六升。煮取二升。去滓。分溫再服。

〔三百六十八〕下利有微熱而渴。脈弱者。令自愈。

〔三百六十九〕下利脈數。有微熱汗出。令自愈。設復緊。爲未解。

右二條。係後人之言。當删之。

〔三百七十〕下利手足厥冷。無脈者灸之不溫。若脈不還。反微喘者死。

此乃白通加猪膽汁湯證。

〔三百七十一〕少陰負趺陽者。爲順也。

〔三百七十二〕下利寸脈反浮數。尺中自濇者。必清膿血。

右二條。亦係後人之言。當删之。

〔三百七十三〕下利清穀。不可攻表。汗出必脹滿。

下利清穀。裏寒爲甚。可與四逆湯溫之。雖有表證。不可發汗。汗出則表裏俱虛。而中氣不能宣通。故令人脹滿。亦四逆湯證也。宜與後三百八十一條參考。

〔三百七十四〕下利脈沈弦者下重也。脈大者爲未止。脈微弱數者爲欲自止。雖發熱不死。

〔三百七十五〕下利脈沈而遲。其人面少赤。身有微熱。下利清穀者。必鬱冒汗出而解。病人必微厥。所以然者。其面戴陽。下虛故也。

〔三百七十六〕下利脈數而渴者。令自愈。設不差。必清膿血。以有熱故也。

右三條。亦係後人之言。當刪之。

〔三百七十七〕下利後脈絕。手足厥冷。晬時脈還。手足溫者生。脈不還者死。不還下。玉函千金。有不溫二字。是。當補之。

成無已曰。晬時。周時也。

正珍曰。此條蓋以通脈四逆湯服後言之。晬時。詳見抵當丸條下。

〔三百七十八〕傷寒下利日十餘行。脈反實者死。

金鑑曰。傷寒下利日十餘行。正氣虛也。其脈當虛。今反實者。邪氣盛也。正虛邪盛。故主死也。

正珍曰。素問玉機眞藏論曰。泄而脈大。脫血而脈實。皆難治。

〔三百七十九〕下利清穀。裏寒外熱。汗出而厥者。通脈四逆湯主之。

此證其脈微欲絕。蓋寒邪太盛。陽氣虛脫者也。宜與前三百一十五條參考。

〔三百八十〕熱利下重者。白頭翁湯主之。

島壽曰。熱利下重者。有熱致利。下焦重滯也。

正珍曰。此亦係今之痢病。下重謂下部沈重。又謂之後重。身熱下利。腹裏拘急。下部沈重。後世所謂熱毒痢也。白頭翁湯可以解其熱毒。按痢字蓋後世俗字。素靈謂之腸澼。病源千金外臺諸書。又謂之滯下。盧和丹溪纂要云。仲景以瀉利滯下。混同論治。殊不知腸澼滯下及痢。皆屬病名。而仲景氏所論。惟以病證而言矣。再按白頭翁湯。主熱痢。桃花湯。主冷痢。俱是治痢之方。本在雜病論中者。而非傷寒之方也。視金匱二方接在一處。可以見矣。

白頭翁湯方

白頭翁二兩 黃蘗三兩 黃連三兩 秦皮三兩

右四味。以水七升。煮取二升。去滓。溫服一升。不愈更服一升。白頭翁二兩。玉函金匱全書。俱作三兩。是。

〔三百八十一〕下利腹脹滿。身體疼痛者。先溫其裏。乃攻其表。溫裏宜四逆湯。攻表宜桂枝湯。成本全書。俱脫二宜字。當補之。

成無已曰。下利腹滿者。裏有虛寒。先與四逆湯溫裏。身疼痛爲表未解。利止裏和。與桂枝湯攻表。

張志聰曰。攻專治也。

正珍曰。下利腹脹滿者。以裏虛而氣不能宣通也。前第九十二條曰。傷寒。醫下之。續得下利淸穀不止。身疼痛者。急當救裏。後身疼痛。淸便自調者。急當救表。救裏宜四逆湯。救表宜桂枝湯。

〔三百八十二〕下利欲飲水者。以有熱故也。白頭翁湯主之。

成無已曰。自利不渴。爲藏寒。與四逆湯以溫藏。下利飲水爲有熱。與白頭翁湯以涼中。

劉棟曰。此條當在上白頭翁條之下也。

正珍曰。飲水二字指渴而言。水字泛言飲物。訓爲冷水非也。說詳于前第七十一條。按下利飲水多。是内有熱邪所致。間亦有津液内竭而然者。或大汗後。或大下若大吐後。或瘡瘍灌膿後。往往有之。槪爲熱邪所致非也。又因所飲之冷熱。以辨其虛實亦非也。

〔三百八十三〕下利譫語者。有燥屎也。宜小承氣湯。

金鑑曰。其下利之物。必稠粘臭穢。知熱與宿食合而爲之也。此可決其有燥屎也。於此推之。可知燥屎不在大便鞕與不鞕。而在裏之急與不急。便之臭與不臭也。

正珍曰。少陰篇曰。少陰病自利淸水。色純靑。心下必痛。口乾燥者。急下之。宜大承氣湯。辨可下篇曰。下利心下鞕者。急下之。宜大承氣湯。下利脈遲而滑者。內實也。宜大承氣湯。下利不欲食者。有宿食故也。當下之。宜大承氣湯是也。雖然。讝語間有屬虛寒者。不可概以爲胃實燥屎也。二百二十一條曰。讝語脈短者死。二百二十四條曰。陽明病讝語。脈反微濇者裏虛也。是也。

〔三百八十四〕下利後更煩。按之心下濡者。爲虛煩也。宜梔子豉湯。

方有執曰。更煩。本有煩不爲利除而轉甚也。

正珍曰。凡傷寒發汗吐下者。諸證皆去。但心煩者。是大邪已去。正氣暴虛而餘熱內伏故也。心下濡者。下後無物也。是雖言虛煩。其實非眞虛。亦惟一時假虛已。梔子豉湯以解餘熱則愈。按金鑑以此條爲虛煩。以大黃黃連瀉心湯條。爲實煩。彼豈爲實煩乎。不可從矣。

〔三百八十五〕嘔家有癰膿者。不可治嘔。膿盡自愈。

金鑑曰。心煩而嘔者。內熱之嘔也。渴而欲水嘔者。停水之嘔也。今嘔而有膿者。此必內有癰膿。故曰不可治。但俟嘔膿盡自愈也。

正珍曰。不可治嘔句。膿盡自愈句。金鑑以嘔屬下句非也。此蓋以肺癰證言之。劉棟云。此當在太陽篇服桂枝湯條之下。誤混于此。是未必然。又曰明萬表萬氏家抄云。試肺癰法。凡人胸中隱隱疼。咳嗽有臭痰。吐在水内沉者是癰證。浮者是痰。入門曰。肺癰咳唾膿血腥臭。置之水中則沉。此試肺癰之法。亦不可不知矣。

〔三百八十六〕嘔而脈弱。小便復利。身有微熱見厥者。難治。四逆湯主之。

既云難治。又處以四逆湯。論中斷無此例。疑非仲景之言。

〔三百八十七〕乾嘔吐涎沫頭痛者。吳茱萸湯主之。沫字下。玉函有而復二字。

成無巳曰。乾嘔吐涎沫者。裏寒也。頭痛者。寒氣上攻也。與吳茱萸湯溫裏散寒。

正珍曰。此胃虛寒。而飲水泚蓄者。與少陰篇膈下有寒飲乾嘔。與四逆湯。差後病篇。大病差後喜唾。久不了了。胃上有寒。宜理中丸者。同胃寒有飲之證。故與吳茱萸湯。以溫胃逐水也。又按吐涎沫。乃是吐痰。古無痰字。詳見瓜蒂散下。再按此證也。今世所謂痰厥頭痛者。外臺第八卷。載痰厥頭痛方八首。至於後世則有元人李杲半夏白朮天麻湯方。載在蘭室祕藏。蓋皆吳茱萸湯之支流餘裔耳。

〔三百八十八〕嘔而發熱者。小柴胡湯主之。

成無巳曰。嘔而發熱者。柴胡證具。

〔三百八十九〕傷寒。大吐大下之。極虛復極汗出者。以其人外氣怫鬱。復與之水。以發其汗。因得噦。所以然者。胃中寒冷故也。

此條係後人之言。當刪之。

〔三百九十〕傷寒噦而腹滿。視其前後。知何部不利。利之卽愈。視。玉函。作問。是。

成無已曰。前部小便也。後部大便也。

趙開美曰。活人云。前部宜猪苓湯。後部宜調胃承氣湯。

張璐曰。一爲胃氣虛寒。一爲胃中實熱。不可不辨。虛寒者溫之。四逆理中是也。實熱者利之。承氣五苓是也。

金鑑曰。傷寒噦而不腹滿者。爲正氣虛。吳茱萸湯證也。噦而腹滿者。爲邪氣實。視其二便何部不利。利之則愈也。

正珍曰。素問標本病傳論曰。先病而後生中滿者。治其標。又曰。小大不利。治其標。此條不拘噦而專主腹滿者。蓋先療其急者也。

理論云。傷寒吐利者。邪氣所致。霍亂吐利者。飲食所傷也。唐僧義淨。南海寄歸傳云。凡四大之有病者。咸從多食而起。或由勞力而發。夜餐未洩。平旦便餐。或旦食不消。午時還食。因茲發動。遂成霍亂。可見霍亂。乃是暑時傷食之所致也。雖然。冬月間亦有之。惟不若夏秋間最多耳。唯霍亂之爲傷食。前人未明言及之。至香川太仲行餘醫言。斷然定爲一病。考徵明白。眞可謂千古一人矣。雖然。其名曰霍亂。猶不得不依揮霍撩亂之說。是以世人動致疑于其間。惜哉。然則其所以名曰霍亂者。何也。霍與臛古字通用。漢書鮑宣傳云。漿酒霍肉。可徵矣。說文云。臛。肉羹也。大氐人之爲食所傷。肉食居多。故特舉臛以統一應食物也。凡人溺其所嗜欲。皆謂之亂。孔子曰。惟酒無量。不及亂也。左傳昭元年。醫和診晉侯之疾曰。是爲近女室。淫溺惑亂之所生也。亂字義可以知矣。前輩諸解。紛紜不歸一。皆坐不知其爲傷食故爾。今集諸家異同。附于左方。以待有識者之訂。

病源候論云。霍亂。言其病揮霍之間。便致繚亂也。

成無已曰。傷寒霍亂何以明之。上吐而下利。揮霍而撩亂也。又曰。輕者止曰吐利。重者揮霍撩亂。名曰霍亂。

方有執曰。霍。吐也。亂。雜亂也。

傷寒論集成卷十

日本　東都　山田正珍宗俊父　著
男　正德宗見
門人　常陸　中林清熙俊庵　同校
土佐　笠原方恒雲仙

辨霍亂病脈證幷治第十三

〔三百九十一〕問曰。病有霍亂者何。答曰。嘔吐而利。此名霍亂。成本全書。作名曰霍亂。

按此一篇。本是金匱雜病篇之文。然金匱之所逸。故今詳釋其義矣。霍亂者。上吐下瀉之病名。篇首嘔吐而利。此名霍亂一條。蓋係王叔和之解。雖非仲景氏言乎。實是古訓也。原夫霍亂之爲病。夏月暑時。食飲過度之所致。胃中擾亂。上吐下瀉者是也。漢書嚴助傳云。夏月暑時。歐泄霍亂之疾。相隨屬也。孫思邈千金方云。霍亂之病。皆因飲食。非關鬼神。夫飽食肫膾。復飡乳酪。海陸百品。無所不噉。眠臥冷席。多飲寒漿。胃中諸食。結而不消。陰陽二氣。擁而反戾。陽氣欲升。陰氣欲降。陰陽乖隔。變成吐利。又曰。大凡霍亂。皆中食膾酪及飽食雜物。過度不能自裁。夜臥失覆。不善將息所致。隕命者衆。諺曰。百病從口生。蓋不虛也。成無已明錢潢曰。霍字未詳其義。大約是倏忽間吐瀉擾亂之意耳。成氏以揮霍撩亂解之。恐未必然。

傷寒發祕曰。霍亂之名。千古以來。未有一人之得其旨者。按左傳閔公元年。晉獻公作二軍。公將上軍。太子申生將下軍。以滅耿滅霍。國語亦載。獻公十六年。公作二軍。公將上軍。太子將下軍。以伐霍。註云。霍。周文王之子。霍叔武之國也。由是考之。霍亂之霍。乃國名。所以謂之霍亂病者。蓋以霍國之亂。軍士多病此證。故時人遂呼爲霍亂病已。昔者東晉建武中。南陽擊虜。得天行斑瘡。仍呼爲虜瘡。外臺天行發斑病篇。引肘後云。世人云以建武中。於南陽擊虜所得仍呼爲虜瘡。後世又有廣東瘡之名。俞弁續醫說云。弘治末年。民間患惡瘡。自廣東人始。吳人不識。呼爲廣瘡。又以其形似。謂之楊梅瘡。我東方俗間。亦有肥前瘡。大坂腫。江戶疱瘡等稱。可見霍亂之稱。果起于獻公伐霍之役也。

〔三百九十二〕問曰。病發熱頭痛。身疼惡寒。吐利者。此屬何病。答曰。此名霍亂。霍亂自吐下。又利止。復更發熱也。

〔三百九十三〕傷寒其脈微澀者。本是霍亂。今是傷寒。却四五日至陰經上轉入陰必利。本嘔下利者。不可治也。欲似大便而反失氣。仍不利。者此屬陽明也。便必鞕。十三日愈。所以然者。經盡故也。

劉棟曰。後人之所記也。故不采用。

〔三百九十四〕下利後當便鞕。鞕則能食者愈。今反不能食。到後經中頗能食。復過一經能食。過之一日當愈。不愈者。不屬陽明也。

此亦係後人之言。當删之。

〔三百九十五〕惡寒脉微。而復利。利止亡血也。四逆加人參湯主之。

金鑑云。利止當是利不止。亡血當是亡陽。利止亡血。如何用大熱補藥。

正珍曰。復利者。其利暫止而復利也。

四逆加人參湯方

甘草二兩炙　附子一枚生去皮破八片　乾薑一兩半　人參一兩

右四味。以水三升。煮取一升二合。去滓。分溫再服。人參一兩。千金外臺。幷作二兩。

霍亂頭痛發熱。身疼痛。熱多欲飲水者。五苓散主之。

〔三百九十六〕寒多不用水者。理中丸主之。丸字。玉函。千金翼。幷作湯。

按頭痛發熱。惡寒身痛等證。傷寒霍亂俱有之候。一則風寒之邪。從外中表而致之。一則飲食之邪。從內及表而致之。內外之因雖殊。其爲表症則同矣。惟一乎表。與兼而及表。非無其分也。雖則非無其分也。其爲表症則同矣。惟夫同矣。是以其治雖殊。至乎其用桂枝以解肌表。則同矣。故不問瘡腫初起。或竹木刺傷。或爲砒礜硫礬諸惡毒氣所侵。凡有頭痛發熱惡寒身痛等證者。皆宜以表論焉。若其兼裏證者。乃宜以表裏論焉。世人不察。獨於風寒外來邪氣。以分之表裏。不亦淺乎。成無巳註于本節云。頭痛發熱。則邪自風寒而來。錢潢亦云。霍亂者。嘔吐而利也。頭痛發熱。身疼痛者。霍亂而兼傷寒也。吁。果如是則瘡腫初起。或竹木刺傷。或爲砒礜硫礬諸惡毒氣所侵而頭痛發熱。身疼痛者。亦復爲兼傷寒乎。弗思之甚也。若其一霍亂。而此則見頭痛發熱。身疼痛之表證。彼則絕不見此等證者何也。以人有強弱。邪有微甚。正勝邪則爭而致之。正不勝邪則不能爭而致之耳。余嘗著虛實論三篇。備述其義。實醫治之大關係。不可不詳也。所謂熱多寒多。乃是明其虛實之因之辭。非指病證而言也。白虎湯條所謂裏熱表寒。四逆湯條所謂內寒外熱。通脈四逆湯條所謂裏寒外熱。皆然也。若以熱多爲發熱多。以寒多爲惡寒多。則上文發熱二字。竟屬蛇足。可見熱多寒多。幷是明其因之辭矣。霍亂一也。彼據其有頭痛發熱身痛欲飲水證。以知其外熱多而裏寒少。處之以五苓雙解表裏。此據其無頭痛發熱身痛欲飲水證。以知其裏寒多而外熱少。處之以理中。專理其裏。二方雖異其所之。俱以吐利爲主。則一而已。若其欲吐而不吐。欲利而不利。胸腹攪痛。脹急悶亂者。名曰乾霍亂。此非五苓理中之所能治。若不速治。多致暴死。宜急用吐下劑。又有宿食者。蓋食物停滯胃中。經宿不消是也。其證固不與霍亂同。不可混而爲一也。故於辨可吐篇曰。宿食在上脘者。當吐之。於辨可下篇曰。下利不欲食者。以有宿食故也。當宜下之。與大承氣湯。仲景氏豈有遺策乎。所憾者。古經殘缺。不復見其完璧矣。

理中丸方

人參　乾薑　甘草炙　白朮各三兩

右四味。擣篩蜜和爲丸。如雞子黃許大。以沸湯數合。和一丸。研碎溫服之。日三四夜二服。腹中未熱。益至三四丸。然不及湯。湯法。以四物依兩數切。用水八升。煮取三升。去滓。溫服一升。日三服。若臍上築者。腎氣動也。去朮加桂四兩。吐多者。去朮加生薑三兩。下多者。還用朮。悸者。加茯苓二兩。渴欲得水者。加朮足前成四兩半。腹中痛者。加人參足前成四兩半。寒者。加乾薑足前成四兩半。腹滿者。去朮加附子一枚。服湯後如食頃。飲熱粥一升許。微自溫。勿發揭衣被。日二四。差後病篇。玉函成本全書。幷作日二服。是。當改之。擣篩下。玉函成本全書。有爲末二字。

錢潢曰。後加減法。文理背謬。量非仲景之法。

劉棟曰。加減法。後人之所加也。故不采用焉。

正珍曰。腹中未熱以下。至湯法及加減方。皆王叔和所攙。可刪矣。理中者。丸劑之名也。非湯劑之名。故藥味分量雖同。於其作湯者。名曰人參湯。見于金匱要略。至其加桂枝者。則謂之桂枝人參湯。况標理中丸方。

而不標理中丸及湯法乎。又況言湯法以四物依兩數切。而不言湯法以四物依兩數㕮咀乎。後人不察。妄指人參湯以爲理中湯。雖無害於大義。終非立方之本旨也。又至如其處理中丸證以人參湯。則以牛易馬之類。馱重致遠雖同也。遲疾利鈍則殊異。不可不擇矣。又按晉書齊獻王傳云。齊獻王攸居喪哀毀過禮。杖而後起。左右以稻米乾飯雜理中丸進之。不知指此理中丸否。

〔三百九十七〕吐利止。而身痛不休者。當消息和解其外。宜桂枝湯小和之。

成無已曰。吐利止。裏和也。身痛不休。表未解也。與桂枝湯。小和之。

方有執曰。消息猶言斟酌也。

〔三百九十八〕吐利汗出。發熱寒寒。四肢拘急手足厥冷者。四逆湯主之。

此亦霍亂而裏寒甚者。故先救其裏。

〔三百九十九〕既吐且利。小便復利。而大汗出。下利清穀。內寒外熱。脈微欲絕者。四逆湯主之。內字。玉函作裏。

劉棟曰。此條亦承上條以示其一等深證之治例也。既已吐利者。當小便不利也。而今小便復利。而大汗出。下利清穀者。厥陰病而爲內寒外熱也。其人脈微而欲絕者。通脈四逆湯之主也。今作四逆湯非也。

正珍曰。此是虛寒盛于內。而陽氣脫去也。四逆上脫通脈二字也。一說云。復利當作不利。是也。

〔四百〕吐已下斷。汗出而厥。四肢拘急不解。脈微欲絕者。通脈四逆加猪膽汁湯主之。吐已下斷。千金作吐下已斷是。千金外臺。並用通脈四逆湯。無猪膽汁。非。汁字。依成本補之。

汗出而厥。四肢拘急。脈微欲絕者。寒邪內盛而陽氣虛脫也。固無吐已下斷之理。今無其理而止。乃陽氣被閉而然也。故本方以固其脫。猪膽以開其閉也。四肢拘急不解。蓋轉筋之輕者。今人治傷食用熊膽。本于茲。

通脈四逆加猪膽汁湯方

甘草二兩炙　乾薑三兩強人可四兩　附子大者一枚生去皮破八片　猪膽汁半合

右四味。以水三升。煮取一升二合。去滓。內猪膽汁。分溫再服。其脈卽來。無猪膽。以羊膽代之。猪膽半合。玉函作四合。肘後。作一合。皆非。

〔四百一〕吐利發汗後。脈平小煩者。以新虛不勝穀氣故也。後字依發汗吐下後病篇。補之。

千金曰。霍亂務在溫和將息。若冷卽遍體轉筋。凡此病定一日不食爲佳。

金鑑曰。節其飲食。自可愈矣。

辨陰陽易差後勞復病脈證并治第十四

〔四百二〕傷寒陰陽易之爲病。其人身體重少氣。少腹裏急。或引陰中拘攣。熱上衝胸。頭重不欲舉。眼中生花。膝脛拘急者。燒褌散主之。

按陰陽易一條。論之與方。其非仲景氏固矣。雖然驗之今日。往往有焉。因玆錄愚見。以備後賢采擇。蓋陰陽易病。便是傷寒變證。故冠以傷寒二字也。陰陽二字。付房事言之。易者變易也。此平素好淫人傷寒病中。更犯房事奪精血。以致此變易者。是以謂之陰陽易。其證身體重少氣。小腹裏急。或引陰中拘急。熱上衝胸。頭重不欲舉。眼中生花。膝脛拘急。一一與暑中注夏之病不殊。蓋彼則精血素虛。不能耐暑熱而病。此則體先有邪熱。更奪精血而病。雖有前後之異也。其因乃一而已矣。治法宜以小建中湯爲主焉。古人用燒褌散治之者何也。褌之所隱處。乃男女精血所流滴薰染。取以用之。直是以精補精已。按巢元方病源論則曰。陰陽易者。男子病新瘥。未平復。而婦人與之交接得病者。名曰陽易。婦人得病新瘥。未平復而男子與之交接得病者。名曰陰易。後世注家。皆遵守此說。無有異論。雖然平素壯實無病之人。一夕與病後之人交接。安得有病證如此者乎。又按方後男婦二字。以夫婦言之。易所謂男女搆精。萬物化生。可以見也。亦各取不病人之褌已。如病源所言。則取先病傷寒人之褌。以與新傳染之人。豈不戾乎。

燒裩散方

婦人中裩近隱處。取燒作灰。

右一味。水服方寸匕。日三服。小便即利。陰頭微腫。此爲愈矣。婦人病取男子裩燒服。

〔四百三〕大病差後勞復者。枳實梔子湯主之。

病源曰。大病者。中風傷寒熱勞溫瘧之類是也。又曰。傷寒病後。多因勞動不節。飲食過度。更發於病名之爲復。復者謂復病如初也。正珍曰。差者言差解而未復常也。與愈不同。

劉棟曰。右二條。後人之所記也。故不采用。

正珍曰。陰陽易。差後勞復。其論之與方。但亡而不傳。王叔和乃以意補之已。

枳實梔子湯方

枳實三枚炙　梔子十四箇擘　豉一升綿裹

右三味。以清漿水七升。空煮取四升。內枳實梔子。煮取二升。下豉更煮。五六沸。去滓溫分再服。覆令微似汗。若有宿食者。內大黄如博碁子五六枚。服之愈。

〔四百四〕傷寒差以後。更發熱者。小柴胡湯主之。脈浮者。以汗解之。脈沈實者。以下解之。發熱者之者字。依成本。補之。

成無已曰。差後餘熱未盡。更發熱者。與小柴胡湯以和解之。脈浮者。熱在表也。故以汗解。脈沈者。熱在裏也。故以下解之。

方有執曰。此示病後不謹調理小復之大法。脈浮有所重感也。脈沈飲食失節也。

正珍曰。此條與陽明篇二百四十六條同一義例。下以承氣言之。汗以桂枝言之。此條差後因勞動失節而復者。脈不浮不沈者。因動作餘燼復然者也。浮者。因勞動再感者也。沈實者。飲食失節者也。發熱二字。兼浮沈二病言之。

〔四百五〕大病差後。從腰以下有水氣者。牡蠣澤瀉散主之。

喻昌曰。腰以下有水氣者。水漬爲腫也。金匱曰。腰以下腫。當利小便。此定法矣。

牡蠣澤瀉散方

牡蠣熬　澤瀉　蜀漆煖水洗去腥　葶藶子熬

商陸根熬　海藻洗去鹹　栝樓根各等分

右七味。異擣下篩爲散。更於臼中治之。白飲和服方寸匕。日三服。小便利止後服。於臼。成本全書。作入臼。

〔四百六〕大病差後。喜唾久不了了者。胃上有寒。當以丸藥溫之。宜理中丸。玉函差後下。有其人二字。是也。無以丸藥三字。胃上。宋板作胸上。今依玉函成本全書。改之。

方有執曰。唾。口液也。寒以飲言。不了了。謂無已時也。

金鑑曰。大病差後。喜唾久不了了者。胃中虛寒。不能運化津液。聚而成唾。故唾日久無已時也。宜理中丸以溫補其胃。

正珍曰。按論中寒字。有對熱而言者。有指留飲而言者。有指痰而言者。此條與小青龍湯條四逆湯條。皆以留飲言者也。

〔四百七〕傷寒解後。虛羸少氣。氣逆欲吐者。竹葉石膏湯主之。者字。依成本全書。補之。

方有執曰。羸。病而瘦也。少氣。謂短氣不足以息。

金鑑曰。是治病後虛熱也。

竹葉石膏湯

竹葉二把　石膏一斤　半夏半升洗　麥門冬一升去心

人參二兩　甘草一兩炙　粳米半升

右七味。以水一斗。煮取六升。去滓。內粳米。煮米熟湯成。去米。溫服一升。日三服。人參二兩。玉函成本全書。作三兩。

發祕曰。竹葉宜用生者。若夫淡苦不必拘焉。

正珍曰。外臺引集驗。有生薑四兩。是當從矣。又曰。證類本草。引梁陶弘景名醫别錄云。凡云一把者。二兩爲正。

〔四百八〕病人脈已解。而日暮微煩。以病新差。人強與穀。脾胃氣尚弱。不能消穀。故令微煩。損穀則愈。

方有執曰。脈已解。邪悉去而無遺餘也。強與穀。謂壓其進食也。損言當節減之也。此調理病餘之要法也。

正珍曰。此即食復之輕證。

〔新增〕病後勞復發熱者。麥門冬湯主之。

此條舊本脱落。今依玉函經補之。大病差後。妄爲勞事因而發熱者。以血氣未復。更有所損傷也。非滋潤之劑則不可也。故與麥門冬湯以復其精液也。可見枳實梔子湯。果非仲景氏方也。再按勞字。據華佗傳。似專指房勞。蓋女勞復之病已。三國志華佗傳曰。故督郵頓子獻得病已差。詣佗視脈。曰尚虛未得復。勿爲勞事。御內即死。臨死當吐舌數寸。其妻聞其病除。從百餘里來省之。止宿交接。中間三日發病。一如佗言。

麥門冬湯方

麥門冬七升　半夏一升　人參二兩

甘草二兩炙　粳米三合　大棗十二枚

右六味。以水一斗六升。煮取六升。溫服一升。日三夜一服。

傷寒論集成跋

傷寒論之爲書也。實是周漢古醫方。而長桑君之禁方。公乘陽慶之所傳於倉公者。亦恐不出於此矣。不然則周漢醫人。將以何等方爲治病邪。漢志所謂經方之類無疑也。仲景宿尚方術。勤求古訓。博采衆方。爲傷寒雜病論。定立萬世不易之法。究極寒熱虛實之原。於此乎治術之規矩始備矣。王氏謂仲景垂妙於定方。豈是之謂乎。是以古今醫人。不法仲景而爲治病。則譬猶不以規矩而爲方員。不以準繩而爲平直。其不橢且曲者。未之有也。然則仲景氏醫家之繩墨也。程氏曰。千手千眼大慈大悲張仲景夫子。豈不其然乎。雖然。其書殘缺。簡錯不尠。太醫令王叔和。得以撰次雜以自己謬說。遂失仲景氏之眞面目。悲乎哉。成無已以下註家。各各爲說。愈益失仲景氏之本旨。乖錯極多。紕繆殊甚矣。吾先師圖南山田先生。深憂其如此。朝研夕究。積思數年。終闡發仲景立法之微意。因以删定本論。解釋經旨。並載諸家之說。著集成十有一卷。以匡時俗謬誤。補前人不足。而後寒熱虛實之原。補瀉清涼之法。彰然復明於世矣。至如其註中曰少陽篇綱領。後人僞託。曰厥陰篇亡而不傳。則古今註家皆所未論及而論之精覈。實可謂不誣矣。其他至方名之末。皆徵之古書。質之事實。雖書不考究焉。其書藏之篋笥。以此教諭弟子。弟子日進。杏花之教。將風靡天下矣。不幸天奪之壽。天明丁未春。疾胇而逝。嗚呼傷哉。乃開廚中閱其書。亦唯草創未訂之書。又何上之梨棗。因請其尊大人宗圓先生。與中林俊庵等三四校正。始能成編。可以傳後世矣。宗圓先生曰。命諸剞劂。以繼家俊之志。俊庵應曰。唯唯。因記其言於卷尾。幷述傷寒論之爲古醫方以爲跋云。寬政壬子秋九月十五日。土佐醫官笠原方恒雲仙謹識。